国家卫生健康委员会"十三五"规划教材

专科医师核心能力提升导引丛书

供专业学位研究生及专科医师用

老 年 医 学

Gerontology

第 3 版

主　审　张　建　范　利　华　琦

主　编　刘晓红　陈　彪

副主编　齐海梅　胡亦新　岳冀蓉

人民卫生出版社

图书在版编目（CIP）数据

老年医学 / 刘晓红，陈彪主编. —3 版. —北京：
人民卫生出版社，2020
ISBN 978-7-117-30068-1

Ⅰ. ①老…　Ⅱ. ①刘…②陈…　Ⅲ. ①老年病学－医
学院校－教材　Ⅳ. ①R592

中国版本图书馆 CIP 数据核字（2020）第 110065 号

人卫智网	www.ipmph.com	医学教育、学术、考试、健康，
		购书智慧智能综合服务平台
人卫官网	www.pmph.com	人卫官方资讯发布平台

老 年 医 学
第 3 版

主　　编：刘晓红　陈　彪
出版发行：人民卫生出版社（中继线 010-59780011）
地　　址：北京市朝阳区潘家园南里 19 号
邮　　编：100021
E - mail：pmph @ pmph.com
购书热线：010-59787592　010-59787584　010-65264830
印　　刷：北京市艺辉印刷有限公司
经　　销：新华书店
开　　本：850×1168　1/16　印张：35　插页：2
字　　数：988 千字
版　　次：2009 年 1 月第 1 版　2020 年 8 月第 3 版
　　　　　2024 年 9 月第 3 版第 7 次印刷（总第 15 次印刷）
标准书号：ISBN 978-7-117-30068-1
定　　价：116.00 元

打击盗版举报电话：010-59787491　E-mail：WQ @ pmph.com
质量问题联系电话：010-59787234　E-mail：zhiliang @ pmph.com

编　者 （按姓氏笔画排序）

马　清	首都医科大学附属北京友谊医院	孙晓红	中国医学科学院北京协和医院
马丽娜	首都医科大学宣武医院	孙福成	北京医院
王玉玲	中国人民解放军总医院	杜毓锋	山西医科大学第一医院
王秋梅	中国医学科学院北京协和医院	李　晶	北京医院
王晓霞	北京医院	李　颖	四川大学华西医院
王朝晖	华中科技大学同济医学院附属协和医院	李　静	首都医科大学宣武医院
王晶桐	北京大学人民医院	李小梅	中国人民解放军总医院
王燕妮	中国老年学和老年医学学会	李冬云	北京中医药大学东直门医院
毛　琴	云南省第一人民医院	李晓波	云南省第一人民医院
毛佩贤	首都医科大学附属北京安定医院	李燕明	北京医院
甘华田	四川大学华西医院	肖　谦	重庆医科大学附属第一医院
田小利	南昌大学生命科学学院人类衰老研究所	吴　方	上海交通大学医学院附属瑞金医院
宁晓红	中国医学科学院北京协和医院	吴秀萍	哈尔滨医科大学附属第一医院
西英俊	首都医科大学附属北京安定医院	吴剑卿	南京医科大学第一附属医院
吕继辉	北京老年医院	吴晓芬	华中科技大学同济医学院附属同济医院
朱　剑	中国人民解放军总医院	宋岳涛	北京老年医院
朱宏丽	中国人民解放军总医院	张　勤	浙江大学医学院附属第一医院
朱鸣雷	中国医学科学院北京协和医院	张　蔷	天津医科大学总医院
向　阳	南昌大学生命科学学院人类衰老研究所	张存泰	华中科技大学同济医学院附属同济医院
刘　丰	广州市第一人民医院	张红雨	山东大学齐鲁医院
刘　伟	四川省社会科学院	张新超	北京医院
刘　明	北京医院	陈　彪	首都医科大学宣武医院
刘　谦	首都医科大学附属北京同仁医院	陈　琼	中南大学湘雅医院
刘　颖	中国医学科学院北京协和医院	陈　曦	美国爱荷华大学口腔医学院
刘幼硕	中南大学湘雅二医院	武力勇	首都医科大学宣武医院
刘晓红	中国医学科学院北京协和医院	林　帆	福建省立医院
刘梅林	北京大学第一医院	林展翼	广东省人民医院
齐海梅	北京医院	岳冀蓉	四川大学华西医院
闫素英	首都医科大学宣武医院	瓮长水	中国人民解放军总医院
闫雪莲	中国医学科学院北京协和医院	周飞虎	中国人民解放军总医院
孙　颖	首都医科大学附属北京友谊医院	郑松柏	复旦大学附属华东医院

赵迎新　首都医科大学附属北京安贞医院
赵慧颖　吉林大学第一医院
胡亦新　中国人民解放军总医院
施　红　北京医院
洪华山　福建医科大学附属协和医院
秦　苑　北京市海淀医院
秦明照　首都医科大学附属北京同仁医院
莫　莉　四川大学华西医院
殷　实　中国科学技术大学附属第一医院
郭欣颖　中国医学科学院北京协和医院
黄大海　北京医院
黄石松　中国人民大学
黄晓丽　四川大学华西医院
黄海力　中国人民解放军总医院

梅　丹　中国医学科学院北京协和医院
曹　立　四川大学华西医院
康　琳　中国医学科学院北京协和医院
彭　雯　华中科技大学同济医学院附属协和医院
彭丹涛　中日友好医院
葛　宁　四川大学华西医院
韩璐璐　中国医科大学附属盛京医院
景丽伟　中国人民大学
程继文　广西医科大学第一附属医院
曾　平　中国医学科学院北京协和医院
梁　真　深圳市人民医院
翟晓梅　北京协和医学院
樊　瑾　泰康燕园康复医院
滕宗艳　哈尔滨医科大学附属第二医院

编写秘书

王秋梅　中国医学科学院北京协和医院
姜　珊　中国医学科学院北京协和医院

主 编 简 介

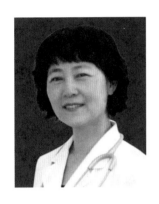

刘晓红　医学博士、医学理学博士，主任医师、博士生导师。中国医学科学院北京协和医院老年医学科建立者，曾先后任内科副主任、国际医疗部主任和老年医学科主任，现任北京协和医学院老年医学系主任。现担任中国医师协会老年医学科医师分会副会长；中华医学会老年医学分会常务委员，老年营养不良与肌少症学组组长；中国老年保健医学研究会缓和医疗分会主任委员；北京医师协会老年医学专科医师分会会长；北京医学会老年医学分会副主任委员；北京市老年学学会副理事长；国家执业药师资格考试命审题专家；国家卫生健康委员会人才交流服务中心全国医养结合领域专家；国家卫生健康委员会安宁疗护试点工作人才队伍能力建设培训班专家；《中华老年多器官疾病杂志》副主编，《中国实用内科杂志》《中华老年医学杂志》《中国临床保健杂志》编委等职务。

从事教学30年，打造不同级层的本科生、研究生、住院医师规范化培训与专科医师培训的老年医学教育，建立三个精品培训项目，多次荣获医院优秀教师奖。主编、主译《老年医学诊疗常规》等6部著作，副主编《老年医学》（住院医师规范化培训教材）。发表文章150余篇。

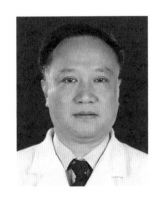

陈彪　首都医科大学神经病学和老年医学教授、博士生导师、老年医学系主任；首都医科大学宣武医院老年医学部和神经生物室主任、神经内科副主任；国家老年疾病临床医学研究中心主任。担任中华医学会老年医学分会副主任委员，中国医师协会老年医学科医师分会副主任委员，中国老年医学学会副会长，北京医学会老年医学分会第八届主任委员。

陈彪教授及其课题组长期从事老年神经变性病的临床和基础研究工作，针对帕金森病以及其他运动障碍病开展了早期预警预测及个体化治疗、流行病学和遗传学相关病因的研究，并开展了疾病模型的建立、药物研发和临床试验等工作。参与制定国际帕金森病临床诊断和前驱期诊断标准，亚太区老年衰弱和跌倒的诊疗指南，主持起草多个中国帕金森病相关临床诊疗指南和标准。承担过多项"863计划""973计划""攻关和支撑项目""新药创制重大计划""重大研发计划"、卫健委行业基金项目、国家自然科学基金和北京市自然科学基金重点项目等。在国际发表SCI文章240篇，被引用7 000多次，在国内统计源期刊上发表论文320余篇，被引用3 000次以上。曾获得中华医学科技奖一等奖、教育部科技进步一等奖、北京市科技进步一等奖；入选国家百千万人才计划、中组部"万人计划"、北京市卫生系统领军人才、北京市科技百人领军人才等，并享受国务院特殊津贴。

副主编简介

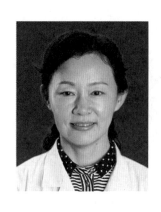

齐海梅 主任医师,特约研究员,北京医院老年医学部病房主任、全科教研室及全科培训基地副主任。中国老年学学会老年医学委员会、中国老年保健医学研究会老年心血管病分会常务委员,《保健医苑》副主编。

1995年在国内率先开展急性心肌梗死急诊直接介入治疗,对老年病特别是老年心脑血管疾病诊治等方面有丰富经验。数十年坚持北京大学医学部学生的教学工作。曾承担多项科研课题,首次提出的"老年病综合诊治纵横坐标法"等观点广受欢迎。主持国家行政学院"中国老年医疗服务体系建设"等重大课题研究。主编出版了《现代心血管疾病急诊》《中国老年医疗服务体系建设——问题与对策》《中国老年医疗服务体系建设——回眸与展望》等著作。

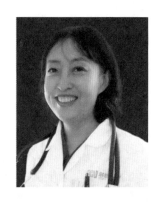

胡亦新 中国人民解放军总医院副主任医师、副教授,硕士研究生导师,老年医学博士,美国国立老年医学研究院访问学者。中国老年医学学会常务理事、国际交流合作部主任;中国老年医学学会高血压分会总干事、青年委员会副主任委员;中国医师协会高血压专业委员会委员;北京医师协会高血压专业专家委员会青年委员会副主任委员。

主要从事老年高血压与失能的综合防治,并获老年失能、衰弱多项研究资助。现任《中华保健医学杂志》编委、网络继续教育部副主任;负责中国老年医学学会老年医学继续教育项目。主编国家级规划教材《中国老年医疗照护》系列丛书,副主编2部。参编《高龄老年人血压管理中国专家共识》《中国老年高血压管理指南2019》及科普专著多部。发表SCI论著多篇,获医疗成果奖2项,计算机软件著作权1项,带教研究生4名。

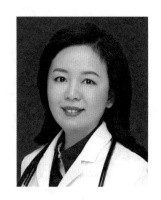

岳冀蓉 老年医学博士,主任医师,教授,博士生导师,四川大学华西医院老年医学中心副主任。现任中华医学会老年医学分会神经学组委员,中国老年学学会老年医学委员会常务委员,中国老年学学会智慧医疗与养老照护协会副主任委员,四川省医师协会老年分会副会长,四川省医学会老年医学分会委员。入选"第十二批四川省学术和技术带头人后备人选",获四川省卫生计生委"学术技术带头人"称号。

主要研究方向为老年谵妄及认知功能障碍。在各级学术刊物发表论文80余篇,负责及主研国家重点研发专项、国家自然科学基金、哈佛大学国际合作课题及省部级课题多项。主译、副主编及参编教材专著8部。获2017年度四川省科学技术进步奖二等奖。

全国高等学校医学研究生"国家级"规划教材
第三轮修订说明

进入新世纪,为了推动研究生教育的改革与发展,加强研究型创新人才培养,人民卫生出版社启动了医学研究生规划教材的组织编写工作,在多次大规模调研、论证的基础上,先后于2002年和2008年分两批完成了第一轮50余种医学研究生规划教材的编写与出版工作。

2014年,全国高等学校第二轮医学研究生规划教材评审委员会及编写委员会在全面、系统分析第一轮研究生教材的基础上,对这套教材进行了系统规划,进一步确立了以"解决研究生科研和临床中实际遇到的问题"为立足点,以"回顾、现状、展望"为线索,以"培养和启发读者创新思维"为中心的教材编写原则,并成功推出了第二轮(共70种)研究生规划教材。

本套教材第三轮修订是在党的十九大精神引领下,对《国家中长期教育改革和发展规划纲要(2010—2020年)》《国务院办公厅关于深化医教协同进一步推进医学教育改革与发展的意见》,以及《教育部办公厅关于进一步规范和加强研究生培养管理的通知》等文件精神的进一步贯彻与落实,也是在总结前两轮教材经验与教训的基础上,再次大规模调研、论证后的继承与发展。修订过程仍坚持以"培养和启发读者创新思维"为中心的编写原则,通过"整合"和"新增"对教材体系做了进一步完善,对编写思路的贯彻与落实采取了进一步的强化措施。

全国高等学校第三轮医学研究生"国家级"规划教材包括五个系列。①科研公共学科:主要围绕研究生科研中所需要的基本理论知识,以及从最初的科研设计到最终的论文发表的各个环节可能遇到的问题展开;②常用统计软件与技术:介绍了SAS统计软件、SPSS统计软件、分子生物学实验技术、免疫学实验技术等常用的统计软件以及实验技术;③基础前沿与进展:主要包括了基础学科中进展相对活跃的学科;④临床基础与辅助学科:包括了专业学位研究生所需要进一步加强的相关学科内容;⑤临床学科:通过对疾病诊疗历史变迁的点评、当前诊疗中困惑、局限与不足的剖析,以及研究热点与发展趋势探讨,启发和培养临床诊疗中的创新思维。

该套教材中的科研公共学科、常用统计软件与技术学科适用于医学院校各专业的研究生及相应的科研工作者;基础前沿与进展学科主要适用于基础医学和临床医学的研究生及相应的科研工作者;临床基础与辅助学科和临床学科主要适用于专业学位研究生及相应学科的专科医师。

全国高等学校第三轮医学研究生"国家级"规划教材目录

11	SAS 统计软件应用（第 4 版）	主 编	贺 佳			
		副主编	尹 平	石武祥		
12	医学分子生物学实验技术（第 4 版）	主 审	药立波			
		主 编	韩 骅	高国全		
		副主编	李冬民	喻 红		
13	医学免疫学实验技术（第 3 版）	主 编	柳忠辉	吴雄文		
		副主编	王全兴	吴玉章	储以微	崔雪玲
14	组织病理技术（第 2 版）	主 编	步 宏			
		副主编	吴焕文			
15	组织和细胞培养技术（第 4 版）	主 审	章静波			
		主 编	刘玉琴			
16	组织化学与细胞化学技术（第 3 版）	主 编	李 和	周德山		
		副主编	周国民	肖 岚	刘佳梅	孔 力
17	医学分子生物学（第 3 版）	主 审	周春燕	冯作化		
		主 编	张晓伟	史岸冰		
		副主编	何凤田	刘 戟		
18	医学免疫学（第 2 版）	主 编	曹雪涛			
		副主编	于益芝	熊思东		
19	遗传和基因组医学	主 编	张 学			
		副主编	管敏鑫			
20	基础与临床药理学（第 3 版）	主 编	杨宝峰			
		副主编	李 俊	董 志	杨宝学	郭秀丽
21	医学微生物学（第 2 版）	主 编	徐志凯	郭晓奎		
		副主编	江丽芳	范雄林		
22	病理学（第 2 版）	主 编	来茂德	梁智勇		
		副主编	李一雷	田新霞	周 桥	
23	医学细胞生物学（第 4 版）	主 审	杨 恬			
		主 编	安 威	周天华		
		副主编	李 丰	杨 霞	王杨淦	
24	分子毒理学（第 2 版）	主 编	蒋义国	尹立红		
		副主编	骆文静	张正东	夏大静	姚 平
25	医学微生态学（第 2 版）	主 编	李兰娟			
26	临床流行病学（第 5 版）	主 编	黄悦勤			
		副主编	刘爱忠	孙业桓		
27	循证医学（第 2 版）	主 审	李幼平			
		主 编	孙 鑫	杨克虎		

28	断层影像解剖学	主　编	刘树伟　张绍祥
		副主编	赵　斌　徐　飞
29	临床应用解剖学（第2版）	主　编	王海杰
		副主编	臧卫东　陈　尧
30	临床心理学（第2版）	主　审	张亚林
		主　编	李占江
		副主编	王建平　仇剑崟　王　伟　章军建
31	心身医学	主　审	Kurt Fritzsche　吴文源
		主　编	赵旭东
		副主编	孙新宇　林贤浩　魏　镜
32	医患沟通（第2版）	主　编	尹　梅　王锦帆
33	实验诊断学（第2版）	主　审	王兰兰
		主　编	尚　红
		副主编	王传新　徐英春　王　琳　郭晓临
34	核医学（第3版）	主　审	张永学
		主　编	李　方　兰晓莉
		副主编	李亚明　石洪成　张　宏
35	放射诊断学（第2版）	主　审	郭启勇
		主　编	金征宇　王振常
		副主编	王晓明　刘士远　卢光明　宋　彬
			李宏军　梁长虹
36	疾病学基础	主　编	陈国强　宋尔卫
		副主编	董　晨　王　韵　易　静　赵世民
			周天华
37	临床营养学	主　编	于健春
		副主编	李增宁　吴国豪　王新颖　陈　伟
38	临床药物治疗学	主　编	孙国平
		副主编	吴德沛　蔡广研　赵荣生　高　建
			孙秀兰
39	医学3D打印原理与技术	主　编	戴尅戎　卢秉恒
		副主编	王成焘　徐　弢　郝永强　范先群
			沈国芳　王金武
40	互联网＋医疗健康	主　审	张来武
		主　编	范先群
		副主编	李校堃　郑加麟　胡建中　颜　华
41	呼吸病学（第3版）	主　审	钟南山
		主　编	王　辰　陈荣昌
		副主编	代华平　陈宝元　宋元林

42	消化内科学（第3版）	主 审	樊代明	李兆申		
		主 编	钱家鸣	张澍田		
		副主编	田德安	房静远	李延青	杨 丽

43	心血管内科学（第3版）	主 审	胡大一			
		主 编	韩雅玲	马长生		
		副主编	王建安	方 全	华 伟	张抒扬

| 44 | 血液内科学（第3版） | 主 编 | 黄晓军 | 黄 河 | 胡 豫 | |
| | | 副主编 | 邵宗鸿 | 吴德沛 | 周道斌 | |

45	肾内科学（第3版）	主 审	谌贻璞			
		主 编	余学清	赵明辉		
		副主编	陈江华	李雪梅	蔡广研	刘章锁

| 46 | 内分泌内科学（第3版） | 主 编 | 宁 光 | 邢小平 | | |
| | | 副主编 | 王卫庆 | 童南伟 | 陈 刚 | |

47	风湿免疫内科学（第3版）	主 审	陈顺乐			
		主 编	曾小峰	邹和建		
		副主编	古洁若	黄慈波		

48	急诊医学（第3版）	主 审	黄子通			
		主 编	于学忠	吕传柱		
		副主编	陈玉国	刘 志	曹 钰	

49	神经内科学（第3版）	主 编	刘 鸣	崔丽英	谢 鹏	
		副主编	王拥军	张杰文	王玉平	陈晓春
			吴 波			

| 50 | 精神病学（第3版） | 主 编 | 陆 林 | 马 辛 | | |
| | | 副主编 | 施慎逊 | 许 毅 | 李 涛 | |

| 51 | 感染病学（第3版） | 主 编 | 李兰娟 | 李 刚 | | |
| | | 副主编 | 王贵强 | 宁 琴 | 李用国 | |

| 52 | 肿瘤学（第5版） | 主 编 | 徐瑞华 | 陈国强 | | |
| | | 副主编 | 林东昕 | 吕有勇 | 龚建平 | |

53	老年医学（第3版）	主 审	张 建	范 利	华 琦	
		主 编	刘晓红	陈 彪		
		副主编	齐海梅	胡亦新	岳冀蓉	

| 54 | 临床变态反应学 | 主 编 | 尹 佳 | | | |
| | | 副主编 | 洪建国 | 何韶衡 | 李 楠 | |

55	危重症医学（第3版）	主 审	王 辰	席修明		
		主 编	杜 斌	隆 云		
		副主编	陈德昌	于凯江	詹庆元	许 媛

56	普通外科学（第3版）	主　编	赵玉沛			
		副主编	吴文铭	陈规划	刘颖斌	胡三元
57	骨科学（第2版）	主　编	陈安民			
		副主编	张英泽	郭　卫	高忠礼	贺西京
58	泌尿外科学（第3版）	主　审	郭应禄			
		主　编	金　杰	魏　强		
		副主编	王行环	刘继红	王　忠	
59	胸心外科学（第2版）	主　编	胡盛寿			
		副主编	王　俊	庄　建	刘伦旭	董念国
60	神经外科学（第4版）	主　编	赵继宗			
		副主编	王　硕	张建宁	毛　颖	
61	血管淋巴管外科学（第3版）	主　编	汪忠镐			
		副主编	王深明	陈　忠	谷涌泉	辛世杰
62	整形外科学	主　编	李青峰			
63	小儿外科学（第3版）	主　审	王　果			
		主　编	冯杰雄	郑　珊		
		副主编	张潍平	夏慧敏		
64	器官移植学（第2版）	主　审	陈　实			
		主　编	刘永锋	郑树森		
		副主编	陈忠华	朱继业	郭文治	
65	临床肿瘤学（第2版）	主　编	赫　捷			
		副主编	毛友生	于金明	吴一龙	沈　铿
			马　骏			
66	麻醉学（第2版）	主　编	刘　进	熊利泽		
		副主编	黄宇光	邓小明	李文志	
67	妇产科学（第3版）	主　审	曹泽毅			
		主　编	乔　杰	马　丁		
		副主编	朱　兰	王建六	杨慧霞	漆洪波
			曹云霞			
68	生殖医学	主　编	黄荷凤	陈子江		
		副主编	刘嘉茵	王雁玲	孙　斐	李　蓉
69	儿科学（第2版）	主　编	桂永浩	申昆玲		
		副主编	杜立中	罗小平		
70	耳鼻咽喉头颈外科学（第3版）	主　审	韩德民			
		主　编	孔维佳	吴　皓		
		副主编	韩东一	倪　鑫	龚树生	李华伟

71	眼科学（第 3 版）	主　审	崔　浩　黎晓新			
		主　编	王宁利　杨培增			
		副主编	徐国兴　孙兴怀　王雨生　蒋　沁			
			刘　平　马建民			
72	灾难医学（第 2 版）	主　审	王一镗			
		主　编	刘中民			
		副主编	田军章　周荣斌　王立祥			
73	康复医学（第 2 版）	主　编	岳寿伟　黄晓琳			
		副主编	毕　胜　杜　青			
74	皮肤性病学（第 2 版）	主　编	张建中　晋红中			
		副主编	高兴华　陆前进　陶　娟			
75	创伤、烧伤与再生医学（第 2 版）	主　审	王正国　盛志勇			
		主　编	付小兵			
		副主编	黄跃生　蒋建新　程　飚　陈振兵			
76	运动创伤学	主　编	敖英芳			
		副主编	姜春岩　蒋　青　雷光华　唐康来			
77	全科医学	主　审	祝墡珠			
		主　编	王永晨　方力争			
		副主编	方宁远　王留义			
78	罕见病学	主　编	张抒扬　赵玉沛			
		副主编	黄尚志　崔丽英　陈丽萌			
79	临床医学示范案例分析	主　编	胡翊群　李海潮			
		副主编	沈国芳　罗小平　余保平　吴国豪			

全国高等学校第三轮医学研究生"国家级"规划教材评审委员会名单

顾　问

　　韩启德　桑国卫　陈　竺　曾益新　赵玉沛

主任委员（以姓氏笔画为序）

　　王　辰　刘德培　曹雪涛

副主任委员（以姓氏笔画为序）

　　于金明　马　丁　王正国　卢秉恒　付小兵　宁　光　乔　杰
　　李兰娟　李兆申　杨宝峰　汪忠镐　张　运　张伯礼　张英泽
　　陆　林　陈国强　郑树森　郎景和　赵继宗　胡盛寿　段树民
　　郭应禄　黄荷凤　盛志勇　韩雅玲　韩德民　赫　捷　樊代明
　　戴尅戎　魏于全

常务委员（以姓氏笔画为序）

　　文历阳　田勇泉　冯友梅　冯晓源　吕兆丰　闫剑群　李　和
　　李　虹　李玉林　李立明　来茂德　步　宏　余学清　汪建平
　　张　学　张学军　陈子江　陈安民　尚　红　周学东　赵　群
　　胡志斌　柯　杨　桂永浩　梁万年　瞿　佳

委　员（以姓氏笔画为序）

　　于学忠　于健春　马　辛　马长生　王　彤　王　果　王一镗
　　王兰兰　王宁利　王永晨　王振常　王海杰　王锦帆　方力争
　　尹　佳　尹　梅　尹立红　孔维佳　叶冬青　申昆玲　史岸冰
　　冯作化　冯杰雄　兰晓莉　邢小平　吕传柱　华　琦　向　荣
　　刘　民　刘　进　刘　鸣　刘中民　刘玉琴　刘永锋　刘树伟
　　刘晓红　安　威　安胜利　孙　鑫　孙国平　孙振球　杜　斌
　　李　方　李　刚　李占江　李幼平　李青峰　李卓娅　李宗芳
　　李晓松　李海潮　杨　恬　杨克虎　杨培增　吴　皓　吴文源

前　言

人口老龄化，特别是高龄化已成为 21 世纪全球面临的最严峻挑战。近 50 年来，随着现代老年医学在世界各国的蓬勃开展，老年医学近 10 年来在我国也得到重视，并迅速发展。老年医学是一门研究人类衰老规律及机制、研究延缓衰老和维护身心健康的对策，关注老年疾病及老年问题、衰弱及失能的预防与干预，探索社会支持和法律伦理，为合理配置社会医疗保障与管理提供支持的综合性的新兴临床学科。其宗旨是最大限度地维持和恢复老年人的功能状态，提高老年人及其家人和照护者的生活质量。

教育部、国家卫生健康委员会第三轮全国高等学校医学专业研究生"国家级"规划教材《老年医学》（第 3 版）与第 1 版和第 2 版相比，做了较大变动。本书旨在全面体现老年医学知识体系的全貌；根据近年来老年医学新进展、基于改善内在能力的临床指南更新和经过验证的工作模式，并结合临床实践体会进行撰写；教材内容更加重视对老年人复杂健康医学问题的全人连续性管理的介绍；突出人本医疗的临床思维模式；介绍了需要掌握的核心技能；增加了适合老年人群的健康服务模式，并在各章节中指出其发展与研究方向。

来自全国的编者为本书倾注了大量精力，我们采用互审和多次复审的形式来对本书的质量进行把关。期望本书能够适用于老年医学研究生，也能对老年医学专科培训生和初级老年科医师起到指导作用。由于时间和水平有限，仍有很多缺憾，期望得到读者的指正。

感谢各位副主编和审阅专家的辛勤工作，感谢王秋梅和姜珊细心的整理工作。

刘晓红　陈　彪

2020 年 1 月于北京

目　录

第一章 衰老及相关基础研究

第一节 衰老的定义及特征

一、衰老的定义及定量

衰老（aging 或 ageing）难以简单定义，因为它在群体、个体、组织器官以及细胞水平可具有不同的表现。衰老是一个生理过程，包含着随着年龄增加的"老"和功能下降的"衰"。对群体或个体而言，生殖期后随着年龄继续增长，机体功能逐渐降低或丧失、罹患疾病和死亡风险增加的现象即为衰老。

在器官水平，衰老可定义为随着年龄增长，器官功能逐渐降低或丧失的现象。不过即使在同一个体中，不同组织器官的功能随增龄变化的速度也不完全相同。例如胸腺已经开始退化时，骨骼却依然处在生长阶段。而在细胞水平，衰老可以定义为"逐渐丧失复制能力的过程"。这个定义主要基于"Hayflick 上限"或者"细胞复制的有限性"——1961 年 Leonard Hayflick 等发现人成纤维细胞在体外培养时，传代到有限代数就不再分裂，这个现象后来在多种细胞中得到验证。

衰老是一个复杂的生物学过程。尽管已有大规模的流行病学调查和各种组学技术的研究，但对衰老程度的判断或定量研究仍非易事。在群体层面，可用年龄来测量人群衰老的程度（如80 岁的人群比 50 岁的人群更老）。但在其他层面（个体、组织器官和细胞）很难用单一的指标来判断其衰老程度，而需多个指标综合判断。衡量一个人衰老的参数中可包括功能、心理和社会因素等，涵盖这些参数的"衰弱指数"（Rockwood frailty index）似乎可以很好地用于个体（人）衰老的判断。而事实上，衰弱指数也存在一定不足：

首先就功能而言，机体包括不同系统，而非单纯的躯体功能；其次，衰老也受疾病的影响，众多疾病参数在衰弱指数中的选取和权重很难确定，导致临床使用困难。

在器官组织水平，有不少学者通过检查该器官组织细胞的端粒长度、细胞凋亡和功能判断其衰老程度；在细胞层面，衰老可以由形态学改变（细胞变大和扁平）、功能异常（不再增殖）和一些分子标志物如衰老相关 β- 半乳糖苷酶（senescence-associated beta-galactosidase，SA-β-gal 或 SABG）活性、p16、p21 表达量等来判断。这些不同层面上衰老程度的判断，为衰老研究奠定了基础。

二、衰老的基本特征

Lopez-Otin 等认为衰老特征应该具有三个标准：①在自然衰老中出现；②对这些特征的实验性增强可以加速衰老；③对这些特征实验性削弱能够延缓自然衰老并增加健康寿命。根据这三条标准，他在文中提出了衰老的九个特征：基因组不稳定性增加（genomic instability）、端粒损耗（telomere attrition）、表观遗传学改变（epigenetic alterations）、蛋白质稳态丧失（loss of proteostasis）、营养素感应失调（deregulated nutrient-sensing）、线粒体功能障碍（mitochondrial dysfunction）、细胞衰老（cellular senescence）、干细胞耗竭（stem cell exhaustion）和胞间通讯改变（altered intercellular communication）。进一步将这九个特征分为三类：原发性特征、拮抗性特征和整合性特征。基因组不稳定性增加、端粒损耗、表观遗传学改变和蛋白质稳态丧失为原发性特征，这些特征均促进衰老。营养素感应失调、线粒体功能障碍和细胞衰老归类为拮抗性特征，拮抗性特征则具有两面性，且取决于其强度。在较低水平可介导良性效应，而在较高水平则产生恶性效应。干细胞耗竭、胞间通讯改变归类为整合性特征，直接影响组织器官稳态和功能，导致个体衰老。原发性特征是衰老的触发因素，且会随着增龄逐渐累积。拮抗性特征在原则上是良性的，但在某个过程中（部分可因原发性特征而促进或加速）则具有负面性。最后，当原发性特征和拮抗性特征无法通过组织稳态机制实现代偿时，便呈现整合性特征——个体衰老。针对这些特征详述如下：

（一）基因组不稳定性增加

基因组的不稳定包括细胞核 DNA 损伤、线粒体 DNA 损伤和细胞核结构的改变。衰老过程中伴随着基因组损伤的累积，老年人和衰老的老年生物模式，均会表现出体细胞突变的累积。人类的多种早老性疾病如 Werner 综合征和 Bloom 综合征都伴随着 DNA 损伤的过度积累。DNA复制等内源性因素和物理、化学、生物来源的外源性刺激均可破坏 DNA 的完整性和稳定性。因此，机体有一套完整的 DNA 修复机制以对抗细胞核 DNA 损伤，损伤的增多和修复机制的缺乏均可促进衰老。除上述人类早衰疾病 Werner 综合征、Bloom 综合征外，另外还有着色性干皮病（xeroderma pigmentosum）、毛发硫营养不良（trichothiodystrophy）、科凯恩综合征（Cockayne syndrome）、塞克尔综合征（Seckel syndrome）的发病原因均为细胞核 DNA 修复机制的缺乏。

与细胞核 DNA 相比，线粒体 DNA 处于氧化微环境中，缺乏保护性组蛋白，也缺乏有效的修复机制，因此被认为是衰老相关体细胞突变的主要靶点。衰老线粒体 DNA 出现突变和删除会促进衰老，但是线粒体 DNA 具有异质性，同一细胞中可并存突变基因组和野生型基因组，在衰老过程中，随着损伤线粒体 DNA 增多，突变的比例会增多。我们在临床实践中有些病例也提示线粒体 DNA 的损伤可以促进衰老，如 HIV 感染者经抗逆转录病毒药物（可干扰 mtDNA 复制）治疗后，会出现衰老加速，可能就是因为这些药物干扰了线粒体 DNA 的复制。但是降低线粒体 DNA 突变负荷能否延长寿命尚不清楚。

细胞核结构的缺陷会导致基因组在染色体水平的失稳。如 Hutchinson-Gilford 早老综合征（Hutchinson-Gilford progeria syndrome，HGPS）患者的核纤层蛋白（nuclear lamins）突变，而核纤层蛋白是核纤层的主要成分，可充当脚手架以束缚染色质和蛋白复合物，维持基因组的稳定性。这种病理性的早衰可能不足以说明人自然衰老的情况，但在人类自然衰老过程中，也发现核纤层改变和早老蛋白（progerin，核纤层蛋白前体 A 变异亚型）的生成。而降低 HGPS 模型小鼠核纤层蛋白前体 A 或早老蛋白水平，可延缓早老症状的出现并延长寿命，说明核纤层异常与早衰之间存在因果关系。

总之，在自然衰老和早老症等快速衰老模型中，都发现衰老过程伴随着基因组损伤。通过诱导基因组损伤可以加速衰老，而加强稳定基因组的机制会延长健康寿命。

（二）端粒缩短

端粒（telomere）是存在于真核细胞线性染色体末端的一小段 DNA- 蛋白质复合体，它与端粒结合蛋白一起构成了特殊的"帽子"结构，作用是保持染色体的完整性和控制细胞分裂周期。端粒、着丝粒和复制原点是染色体保持完整和稳定的三大要素。包括哺乳动物在内的大多数高等动物体细胞不表达端粒酶，因此端粒会随着细胞增殖呈进行性和累积性的丧失。所以，端粒长度可以反映细胞复制史及复制潜能，被称作细胞寿命的"有丝分裂时钟"。在前文提到过，Hayflick 在1961年提到了细胞分裂的 Hayflick 极限就是由于细胞端粒长度有限且随着分裂不断损耗，而通过表达端粒酶就可以使得细胞永生化。在人类和小鼠的组织器官和个体水平，端粒的缩短在自然衰老过程中也会出现。端粒缩短和延长的小鼠会分别表现为寿命的缩短或延长。

哺乳动物体细胞不表达端粒酶，但是生殖细胞和干细胞表达端粒酶。端粒酶的缺乏与肺纤维化、先天性角化不良和再生障碍性贫血等疾病相关，往往是因为端粒酶的缺乏导致相应组织再生能力缺陷或丧失。端粒酶缺乏可导致小鼠的早老症，在其老年阶段采用基因手段重新激活其端粒酶，则该小鼠的早老症状能够被逆转。

（三）表观遗传学改变

表观遗传学（epigenetics）改变是指基因组相关功能改变而不涉及核苷酸序列的改变。自然衰老过程伴随的表观遗传学改变包括 DNA 甲基化模式改变、组蛋白修饰以及染色质重塑（chromatin remodeling）。

增龄伴随着组蛋白 H4K16 乙酰化、H4K20 三甲基化和 H3K4 三甲基化程度增加，但 H3K9 甲基化、H3K27 三甲基化程度降低，这构成了组蛋白的增龄性标志。衰老伴随着总体低甲基化，但在某些位点会发生增龄性高甲基化，这些甲基化位点的组合有可能用于预测功能年龄，通常将这些位点的甲基化称为"甲基化时钟（epigenetic clock）"。

酿酒酵母 Sir2 可以对组蛋白去乙酰化，过表达 Sir2 可以延长酵母的复制性寿命，其在哺乳动物的直系同源基因为 SIRT1，虽然不能延长寿命，但可以改善各方面健康水平。SIRT 基因家族在人类拥有 7 个同源基因，目前已经证明至少有 SIRT1、SIRT3 和 SIRT6 可以促进老年健康，其机制涉及能量代谢的调控。表观遗传学改变是可逆的，因此可能成为干预衰老的重要靶点。

（四）蛋白质稳态丧失

蛋白质稳态是指的特定时间细胞内蛋白质合成与降解、折叠与去折叠、修饰与去修饰等过程达到的一种平衡状态。蛋白质的正确折叠依赖于包括热休克蛋白在内的分子伴侣帮助，而降解则依赖自噬 - 溶酶体系统和泛素化 - 蛋白酶体系统这两种途径。衰老和增龄性疾病与蛋白质稳态丧失有关，衰老伴随着未折叠蛋白、错误折叠蛋白或蛋白聚合体的积累，导致某些增龄性病变如阿尔茨海默病、帕金森病、白内障等的发生。衰老也伴随着应激诱导的胞质特异性和细胞器特异性伴侣蛋白合成的显著减少。在衰老过程中，上述蛋白质降解的两大途径的活性也随着增龄而降低。

分子伴侣蛋白（molecular chaperone protein）和衰老及长寿存在明确因果关系。热休克蛋白家族某种辅伴侣蛋白（co-chaperone）发生突变的小鼠，其衰老表型会加速，长寿品系小鼠则表现会为某些热休克蛋白的显著上调。转基因过表达分子伴侣蛋白，可延长线虫和果蝇寿命。激活线虫热激反应的主要转录因子 HSF-1 可延长其寿命并增强耐热性。

蛋白质稳态失调和衰老及某些增龄性病变的因果关系可使其成为延缓衰老、促进健康长寿的重要靶点，其中很多靶点都可以用小分子药物进行干预（如西罗莫司、亚精胺等），使其具有非常好的开发前景。

（五）营养感知失调

营养感知失调可能是所有物种在衰老中最为保守的特征。本文所讲的营养素感知主要包括胰岛素 / 胰岛素样生长因子（IGF-1）信号（IIS）通路、mTOR、AMPK 和 sirtuins 等。

IIS 通路是进化过程中最为保守的衰老调控通路，主要用以感知葡萄糖。IGF-1 信号通路与胰岛素诱发的反应类似，均可使细胞感应到葡萄糖的水平。IGF-1 和生长激素（growth hormone，GH）共同组成哺乳动物促生长轴。GH、IGF-1 受体、胰岛素及其下游胞内效应因子（如 AKT、mTOR、FOXO）的基因多态性或突变在人类和模式生物中均被发现与长寿有关。基因操作减轻 IIS 通路的信号强度，均可延长线虫、果蝇和小鼠的寿命。IIS 下游效应因子中，与线虫和果蝇寿命最为相关的是转录因子 FOXO。自然衰老过程以及小鼠早老模型中，GH 和 IGF-1 水平降低。

除了 IIS 外，另外三种营养感知系统包括：感应高浓度氨基酸的 mTOR、通过测取高水平 AMP 以感应低能量状态的 AMPK、通过测取高水平 NAD + 以感应低能量状态的 sirtuins。mTOR（包括 mTORC1 和 mTORC2）可调节合成代谢的各个方面。下调酵母、线虫和果蝇 mTORC1 均可延长寿命。而下调 mTORC1 可削弱饮食限制引起的延长寿命效应，说明抑制了 mTOR 参与饮食限制延长寿命的作用。西罗莫司作为 mTOR 的抑制剂，可以延长小鼠寿命，被认为是延长哺乳动物寿命的最强效化学干预手段之一。

AMPK 和 sirtuins 与 IIS 和 mTOR 的作用方向相反，它们分别感知的是 AMP 和 NAD+，代表了营养匮乏的状态，两者上调有益于健康衰老。AMPK 的激活可以关闭 mTORC1。二甲双胍可在线虫和小鼠通过激活 AMPK 延长寿命。sirtuins 调节寿命的作用主要通过调节其底物的去乙酰化来实现。现有证据证明，合成代谢增强会加速衰老，而适度降低营养则可延长寿命（如饮食限制），通过这些营养感知通路可以模拟降低营养的状态来延长寿命。但是也存在一些值得质疑的地方，人在老年期肌肉的分解多于其合成，似乎不能用合成代谢加速衰老的理论来解释。

（六）线粒体功能障碍

线粒体是真核细胞的"能量工厂"，也是产生大量活性氧（reactive oxygen species，ROS）的场所。细胞和个体的衰老都伴随着呼吸链效率降低和电子漏（electron leak）增加，而导致 ATP 生成效率降低。线粒体功能和衰老的关系主要涉及三个层次的问题：一是 ROS 的形成，二是线粒体的完整性和生物合成，三是在很多物种都观测到的"线粒体毒物兴奋效应"。

前文提到的衰老的自由基理论认为，衰老过程中发生线粒体功能障碍，会增加 ROS 生成，这会进一步导致线粒体功能损伤。按照该理论，增加 ROS 应该可以促进衰老，而降低 ROS 应该可以延缓衰老，但是在酵母和线虫中 ROS 增加反可延长其寿命；通过基因操作使小鼠增加线粒体 ROS 生成和氧化损伤，并不会加速衰老；增强小鼠的抗氧化能力也没有延长其寿命，但仅损伤线粒体而不增加 ROS 生成反而可以加速衰老。

线粒体的损伤（如 DNA 聚合酶 γ 缺陷）、生物合成减少以及能量生成效率降低都和衰老直接相关。通过增强端粒酶的功能和激活 sirtuins 可促进线粒体功能，从而发挥对抗增龄性疾病的作用，线粒体功能障碍往往和基因组损伤以及营养感知联系起来。严重的线粒体损伤可促进衰老，但轻微的线粒体呼吸缺陷则可延长寿命，这可能是源于毒物兴奋效应。少量毒物处理后会诱发线粒体的代偿反应，促进细胞的适应性反应。二甲双胍和白藜芦醇都具有轻微的线粒体毒性，可能上述机制也参与了二者所具有的抗衰老作用。（详见第四节衰老与干预）

线粒体功能对衰老进程的影响比较复杂。线粒体功能障碍可加速哺乳动物衰老，但尚不明确是否可通过改善线粒体功能（如通过线粒体毒物兴奋效应）延长哺乳动物寿命。

（七）细胞衰老

细胞衰老可定义为细胞周期的彻底终止，细胞不再分裂，并伴随表型的固定化。该现象最早由 Hayflick 对人成纤维细胞进行连续传代培养时发现的。这种细胞衰老现象是由于端粒缩短而导致的，这类细胞衰老过程被称为复制型细胞衰老（replicative senescence）。然而，其他很多刺激可以诱导细胞衰老，如血管紧张素 II 就可以诱导内皮细胞衰老，DNA 损伤（如阿霉素和丝裂霉素）和原癌基因（如 Ras）也可以诱导细胞衰老，这类细胞衰老被称为诱导型细胞衰老。某些研究直接采用检测 SABG 等来测定组织中的细胞衰老程度。细胞衰老的研究更多是在体外培养的细胞中进行的，在老年动物个体中，用 SABG 活性测定发现年轻小鼠肝脏中衰老细胞所占比例约为 8%，而在老年小鼠约为 17%。在小鼠的皮肤、肺脏和脾脏亦有类似结果，但在其心脏、骨骼肌和肾脏中则未见类似改变。在 18 月龄的正常衰老的小鼠血管内皮中几乎未发现有衰老细胞（Tian & Li，2014）。

细胞随着损伤的增加，其癌变可能性也增加，在增龄过程中发生的细胞衰老可能会降低癌变的可能性。诱导细胞衰老的 p16 和 p53 同时也具有肿瘤抑制作用。但是随着衰老细胞的增多，组织再生能力因此减弱甚至丧失，则细胞衰老编程可能朝向有害的方向进行，进一步加速衰老。细胞衰老、组织器官衰老以及个体衰老需要严格区分。细胞衰老对个体衰老的影响除了影响组织再生，也可能通过分泌炎性细胞因子或者基质金属蛋白酶来影响附近细胞的衰老，在实验性早老模型中，衰老细胞的清除可延缓增龄性病变的发生。对衰老细胞的靶向清除近年来正在成为可能延缓衰老的研究热点，但是其特异性和有效性（特别是在衰老后期）还有待进一步的验证。

（八）干细胞耗竭

干细胞（stem cell）是原始且未特化的细胞，它是未充分分化、具有再生为各种组织器官潜在功能的一类细胞。对哺乳动物来说，干细胞分为两大类：胚胎干细胞与成体干细胞，许多组织中存在成体干细胞。如造血干细胞具有血细胞生成的功能，很多组织中的干细胞起到组织再生修复的功能（如肠干细胞）。

组织再生潜力降低是衰老的一个重要特征。衰老过程中造血干细胞减少，导致适应性免疫细胞生成减少，贫血和骨髓异常增生的发病率增加。细胞周期抑制蛋白如 p16^{INK4a} 过表达和端粒缩短是衰老过程中干细胞减少的重要原因，这说明干细胞耗竭是多重初级损伤整合的结果。干细胞耗竭，一方面可能来自于干细胞增殖能力下降，另一方面，干细胞过度增殖会加速干细胞巢的耗竭，也会促进个体衰老。

干细胞功能的降低伴随细胞周期抑制蛋白表达及端粒缩短，这是来自干细胞自身的原因。而有的干细胞移植实验则支持干细胞功能降低源于其微环境的改变。将年轻小鼠的肌源性干细胞移植入早老小鼠后，可延长早老小鼠寿命，并改善衰老相关的退行性改变，即便在未检测到供体细胞的组织中亦是如此，提示上述治疗获益或源于干细胞分泌因子的系统性效应。通过连体共生实验（parabiosis）证明，年轻小鼠的血液因子，可逆转老年小鼠神经干细胞和肌肉干细胞的功能降低。

综上，干细胞耗竭是多种衰老相关损害相互整合的结果，也可能是组织和机体衰老的终极元凶。干细胞移植已经被证明可以逆转机体的多种衰老表型，但其对人的长期有效性和安全性还有待进一步确认。

（九）胞间通讯改变

细胞间的通讯是指细胞通过相互接触或通过分泌因子或激素对周围细胞进行调控。在个体衰老的过程中，细胞间的通讯改变首先包括内分泌、神经内分泌或神经方面的改变等，例如哺乳动物在衰老过程中肾素-血管紧张素、肾上腺素、胰岛素/IGF-1 信号通路失调，会导致炎症反应增强，对抗病原体和癌前细胞的免疫监视功能降低，以及胞周、胞外环境组分的改变等；具体包括促炎症表型的累积（称为炎性衰老，inflamaging），胰岛素靶细胞对胰岛素的敏感性下降（胰岛素抵抗，insulin resistance）和免疫衰老（immunosenescence）。

除了细胞因子和激素水平的细胞通讯改变，细胞之间也可以通过直接接触的方式来修饰对方的功能。衰老细胞通过间隙连接介导的细胞联系以及 ROS 相关过程，亦可导致邻近细胞衰老。细胞通讯的改变是一个系统层面的改变，原因复杂，能否通过血源性的系统因子进行干预有待进一步验证。

上述九个特征，相互关联，进一步明确相互关联的内在机制，将有助于设计延长人类健康寿命的干预手段。

（向阳 田小利；张立群 齐海梅 审阅）

第二节 衰老的理论和假说

衰老理论的研究比老年学、老年医学、衰老生物学和老年科学的系统研究早很多。可能有超过三百种衰老的理论，包括在现代分子生物学得到广泛发展前的一些"前理论（pre-theories）"和在此之后的"现代衰老理论"。Weisman 早在 1891 年提出了衰老的进化学说，他相信衰老的目的是选择性淘汰群体中不再具有生殖能力的个体，以免它们和年轻个体争夺有限的食物和水等资源。提出这一学说是基于物种的利益高于个体利益这一原则。

人类衰老的现代生物学理论主要分为两类：程序化或编程理论以及损伤或错误理论。程序化衰老理论认为衰老是一个有序的过程，是人类生命周期的一部分。程序化衰老过程受到基因有序表达变化的调控，从而影响到组织器官的修复和防御等功能的完整性。损伤或错误理论则更加强调生命进程中环境对生物体的影响和"攻击"，导致生物体损伤的累积最终导致衰老。

一、程序化理论

（一）寿命的编程

寿命的编程（programmed longevity）理论认为衰老是一系列特定基因开启和关闭的结果，衰老相关的表型因为特定基因的开启或者关闭而出现。在 1 900 年以前，人类的平均寿命不到 45岁，经过一百多年的发展，人类的平均寿命在部分国家已经大于 80岁，然而最长寿命却几乎没有发生变化，这是对寿命的编程理论的最强有力的支持。人类的一些遗传病，如 Werner 综合征、Hutchinson-Guildford 综合征、Cockayne 综合征等表现出类似于衰老的表型，并且也发生多种年龄相关的疾病，包括动脉粥样硬化、癌症和糖尿病，尽管衰老是这些疾病的危险因素，但这些疾病也可能加速了衰老的进程，而这一过程则可能是由特定基因的开启或者关闭引起的。Werner 综合征患者位于 8 号染色体短臂、编码 DNA 螺旋酶的 *WRN* 基因有缺陷，患者体细胞端粒比一般人的端粒以更快的速度变短。Hutchinson-Guildford 综合征则是由 *Lamin A* 基因突变导致。Cockayne 综合征的致病基因是位于 5q12.1 的 *ERCC8* 基因。

（二）内分泌理论

内分泌理论（endocrine theory）认为，生物钟通过激素来控制衰老的速度。如大量多物种的研究证实，衰老是受激素调节的，进化保守的胰岛素/IGF-1信号（IIS）通路在衰老的激素调节中起关键作用。

（三）免疫学理论

免疫学理论（immunological theory）认为，免疫系统功能在发育结束后，随着时间的推移而下降，导致个体更容易被感染，从而导致衰老和死亡。免疫系统在青春期达到高峰，随后随着年龄的增长而逐渐下降。事实上，免疫反应失调与老年相关疾病如心血管疾病、阿尔茨海默氏症和癌症密切相关。

二、损伤或错误理论

磨损理论

衰老的磨损理论（wear and tear theory）最早是由德国生物学家 August Weismann 在 1882 年提出的，他认为细胞和组织的重要部件的磨损导致老化。就像老化汽车的部件一样，身体的某些部位最终会因为反复使用而磨损，最终导致整个机体的死亡。

1. 生活速率理论（rate of living theory） 这个理论最初是 Max Rubner 在 1908 年提出的，当时他观察到大体型的动物比小体型的动物寿命更长，而且体型较大的动物新陈代谢更慢，据此认为一个有机体的新陈代谢越快，它的寿命就越短。Raymond Pearl 在 the Rate of Living 一书中报道了其用果蝇和哈密瓜种子所进行的实验，发现降低基础代谢率可以延长寿命。生活速率理论其实在 Max Rubner 提出前已经有"前理论"的雏形，古代哲学家认为我们拥有一个有限量的某种"重要物质"。当这种物质被消耗时，我们就会死亡。哲学家甚至认为每个人只有有限数量的呼吸或心跳，一旦它们被耗尽，死亡随之而来。这一理论也受质疑，如鸟类的代谢率就较高，但是却有较长寿命。

2. 交联理论（cross-linking theory） 衰老的交联理论是 Johan Bjorksten 在 1942 年提出的。根据这一理论，交联蛋白质的积累会损害细胞和组织，导致功能降低，加速身体的衰老。

3. 自由基理论（free radical theory） 自由基指任何具有自由电子的分子，这种性质使它以破坏性的方式与健康的分子发生反应。该理论认为氧气产生的自由基是导致衰老相关的损害的原因。抗氧化剂系统不能抵消细胞生命周期期间连续产生的所有自由基。这一理论最早是由 Gerschman 于 1954 年提出的，由 Denham Harman 进一步发展而成。有大量的实验证据支持这一理论。老年动物的氧化指数高于年轻动物，它们会积累氧化蛋白质，氧化的 DNA 和氧化脂质。这些损伤可归因于老年生物体中自由基生成率的增加。其他实验证据也支持这一理论作为衰老的原因，例如增加抗氧化防御能力会使平均寿命延长，抗氧化剂可延长果蝇的平均寿命。活性氧以类似的方式参与年龄相关的退行性疾病。

氧自由基主要由线粒体产生，在线粒体复合物Ⅳ中，哺乳动物线粒体使用的所有氧气中约有 1%～2% 不产生水而是产生活性氧。基于线粒体作为氧自由基产生的主要细胞器这一事实以及线粒体更容易被氧自由基攻击，Miquel 等于 1980 年提出了基于自由基的线粒体衰老理论。该理论认为，衰老是有丝分裂后细胞中活性氧对线粒体基因组造成损伤的结果。

4. 体细胞 DNA 损伤理论 DNA 损伤在生物体的细胞中不断发生，虽然这些损伤大多数可以被修复，但也有一些积累，因为 DNA 聚合酶和其他修复机制可能无法迅速纠正这些损伤和错误。有证据表明，哺乳动物的非分裂细胞中也有 DNA 损伤的积累。基因突变随着年龄的增加不断积累，导致细胞功能损伤或者恶变。这其中特别值得注意的是线粒体 DNA 的损伤可能导致线粒体功能障碍，而线粒体的损伤是细胞衰老的重要原因。因此，该理论认为衰老是由于人体细胞的遗传物质完整性受损造成的。

三、其他衰老理论和假说

除上述所提及的衰老假说，还有很多其他假说，我们不一一叙述。需要知道的是，早在 1945 年，薛定谔在《生命是什么？》（What Is Life?）一书中曾提出"生命赖负熵生存"，认为衰老是一个熵增的过程，这是从物理学层面对衰老的另外一种解释。

当然，这些衰老理论实际上都只是对观测到的特定衰老特征或者现象而提出的，各自有其证据和不足之处。衰老是一个复杂的生理学过程，是内因（遗传）和外因（环境）相互作用的结果。这个结论可能适用于各个层面的衰老。

（向阳　田小利；张立群　齐海梅　审阅）

第三节　衰老中的疾病和长寿

一、衰老与疾病

衰老或增龄是多种常见疾病独立的危险因素。威廉姆·奥斯勒博士（William Osler）在解剖大量人尸体后发现："人与血管同老"（A man is as old as his blood vessels）。就血管而言，随着增龄表现出的衰老特征包括：①中 - 内膜加厚；②僵硬度增加；③动脉粥样硬化易感性增加；④血压升高；⑤血管新生能力降低；⑥对血管舒张不敏感；⑦对血管收缩刺激敏感等。奥斯勒不仅描述了个体与组织衰老之间的关系，也描述了衰老与组织损伤和疾病的关系。

随着年龄增加尤其是在 60 岁以后，多种疾病的发病率明显增加。本书其他章节会详细讨论，这里不再赘述。在前文曾多次提及的早老症，包括 Werner 综合征（成年型）和 Hutchinson-Gilford 综合征（儿童型）等。其中 Werner 综合征由 *WRN* 基因突变引起，*WRN* 基因参与 DNA 损伤修复，并协助 DNA 复制，其缺失或功能下降导致更多的 DNA 损伤，使患者身材矮小、过早白发或者脱发、双眼白内障以及皮肤硬皮病样改变。除此之外，其发生代谢性疾病和心血管疾病的风险也更高，寿命大概在 45～50 岁。而 Hutchinson-Gilford 早老症则具有更短的寿命，大约 12～15 岁，更容易发生心血管疾病和神经系统病变。这两种早老症表现出严重的动脉粥样硬化性疾病，是他们死亡的重要原因。

由早衰导致常见疾病的发生，也可以在动物模型上得到证实。例如，将 Klotho 基因敲除后，小鼠表现出早老和衰老相关表型，包括寿命缩短、动脉粥样硬化、皮肤肌肉萎缩、认知障碍、运动神经元受损、软组织钙化、听力下降、骨质疏松等，而过表达 Klotho 则可以挽救或逆转这些表型。再如，SIRT6 缺失的小鼠出现早老表型，与同窝正常小鼠相比个体较小，因多种代谢障碍导致在大约 4 周时死亡，而过表达 SIRT6 既可以延长平均寿命也可以挽救早老相关表型。

二、衰老与长寿

在理解长寿（longevity）的概念前，首先需要了解寿命（life span）的概念。从群体的角度，寿命包含两个不同的概念：最大寿命和平均寿命。最大寿命是可以记录的给定物种或者群体的任何个体的最大年龄。平均寿命定义为给定物种或群体的个体出生时的平均预期寿命。在有记录的历史中，人类的平均寿命显著增加。在 20 世纪，由于疫苗、抗生素的发现以及传染病的控制及营养改善，婴儿死亡率降低，平均寿命从 33 岁增加至 80 岁（女性总是略高于男性）。尽管如此，人类的最大寿命似乎并没有变化，说明人类可能主要死于病，而不是老。

早在公元前 44 年，Cicero 在撰写的 *On Old Age* 中提到老年、健康与死亡，认为"老龄并不一定意味着（功能的）衰退和丢失，如果处理得当，或许有积极正向的变化及有效的功能"，首次表达了"成功衰老"（习惯上称为"成功老化"）的可能。1987 年 John Wallis Rowe 和 Robert Kahn 在他们的论文"Human aging: usual and successful"中提出了现代"成功老化"的概念。随后对成功老化的概念进一步明确，于 1998 年出版了著作 *successful aging*，随后"成功老化"成为老年医学领域的重要理念。Rowe 和 Kahn 表示，成功老化涉及三个主要因素：①没有残疾或疾病；②具有较高的认知和身体能力；③能够以有意义的方式与他人互动。由此可以看出，成功老化几乎和健康衰老拥有同样的意义。

如前文所述，早在 1793 年，本杰明·拉什基于其对临床的观察和思考就提出"很少有人死于老年"，大多数人实际上死于各种疾病。有极少数人能够健康活过 100 岁（百岁老人，centenarian）。人类到目前为止记录到的寿命最长的人为法国的 Jeanne Calment，她于 1997 年 8 月 4 日在其 122 岁时逝世。这些百岁老人健康地度过了自己的晚年（衰老期）。他们或许不是对抗了"衰老"，而是成功地战胜了"衰老相关疾病"，是健康衰老（healthy aging)和成功老化（successful aging）的典范。

要实现健康衰老，首先要克服疾病带来的死亡，接着就是延缓衰老带来的退行性病变。2003年 Evert 等通过对 424 名百岁老人进行 10 种主要致命疾病（包括高血压、心脏病、糖尿病、脑卒中等）发病时间的综合分类，将百岁老人分为三类：幸存者（survivor）、延迟者（delayer）和逸脱者（escaper）。幸存者是指那些在 80 岁以前就被诊断为有这些疾病的人，延迟者指在 80 岁以后才被诊断出这些疾病的人，而逸脱者则指在超过 100 岁时仍然没有被诊断出这些疾病。其中有 30% 的男性和 15% 的女性符合逸脱者的标准。"幸存者"可能说明疾病发生和决定寿命并不是完全相同的机制，"延迟者"可能代表了在增龄过程中机体对疾病的抵抗能力，而"逸脱者"的遗传背景和生活方式可能代表了健康老化的正性因素。

（向阳　田小利；张立群　朱鸣雷　审阅）

第四节　衰老与干预

人类自有文明以来，一直没有停止过抗衰老和延长寿命的尝试。尤其是现在，大量的动物实验包括人群实验，已经积累了一些知识。对衰老的干预方法，主要来自于对衰老相关表型的观测和衰老理论的解读。对衰老过程干预的目的是延长寿命。但是最近衰老研究中正在着重强调健康寿命（healthy span）的重要性，对衰老的干预更多的是为了减少衰老相关疾病的发生和延长健康寿命。延缓衰老或者延长寿命（及健康寿命）的方法包括：生活方式干预和药物干预。目前研究报道的这些干预方式主要来自于人群研究的统计以及对模式生物的干预。如前文所述，衰老是一个呈现阶段性的高度复杂的过程，这会导致不同实验室及不同研究者在筛选过程中出现非常大的差异，因此有研究人员认为对衰老的有效干预应满足三个标准：①能显著延长寿命和／或改善老年健康状况；②至少在三种模式生物中得到验证；③由至少三个独立实验室确认。虽然到目前为止，已经有大量通过生活方式、营养结构以及小分子药物对衰老进行干预的报道，但是按照上述标准来看，目前对衰老的干预获得比较广泛认可的不多，包括：①饮食限制；②运动；③小分子化

合物，如二甲双胍、西罗莫司、白藜芦醇和亚精胺等。这些干预方式和衰老的特征相对应，涵盖了表观遗传的改变、蛋白质稳态的修复、营养感知的重建、线粒体功能的调节和细胞衰老的调节。

一、衰老或长寿相关基因

通过对模式生物（尤其是线虫）和人类早老症及百岁老人的研究，已经确定了一批影响衰老或者长寿相关的基因。这些基因或者信号通路有些在进化上具有保守性，而有些则具有物种特异性。已经证实与人类衰老相关的基因包括 *WRN* 和 *LAMA* 等，与人类长寿相关的基因有 *FOXO3A* 和 *APOE* 染色体位点和一些新发现的基因，如 *FOXO1A* 和 *ADRB2* 等。在模式生物上发现的与衰老和长寿相关的基因很多，这里不再赘述。这些基因的发现，为人类从根本上认识衰老和长寿的机制及干预打下了基础。研究发现，饮茶、锻炼以及一些休闲的运动可以与这些基因的位点进行相互作用，抵御不良遗传位点带来的影响，改善认知功能、减少老年疾病和延长寿命。

二、年轻血液中含有延缓衰老的物质

通过将老年小鼠与年轻小鼠循环系统连接起来，使其共享血液循环并形成连体共生系统（因为两只小鼠年龄不同，又称异体共生），让它们一起生活一段时间后，研究评估老年小鼠的健康状况结果发现，共生 300 天后，老年小鼠许多退行性病变包括神经系统、心血管系统等病变得到明显改善。该现象已被多个实验室证实，且输入来自年轻动物的血清也可以得到相同的结果，说明年轻血液中有延缓衰老的因子。当然，这些延缓衰老的因子是单一成分还是复合组分，它们作用的机制还有待于进一步研究揭示。

三、清除体内衰老的细胞可以改善个体健康状况

最近一些实验室希望通过清除动物体内衰老的细胞达到抵御衰老、维持健康的目的。清除体内衰老细胞的方法包括：①通过构建转基因小鼠模型，在诱导条件下，使自杀基因在衰老细胞高表达，导致衰老细胞的死亡；②通过药物使衰老细胞死亡，该类药物（衰老细胞清除剂，Senolytics）

使衰老细胞特异凋亡而被清除。如 ABT263（现称 Navitoclax）可以通过靶向 Bcl-2 和 Bcl-XL 来清除衰老细胞等。这些实验结果显示，如果老年小鼠体内的衰老细胞被清除则表现为小鼠寿命延长、衰老相关表型（如脱发、肾功能衰退、骨质疏松等）可以得到不同程度的恢复。但目前这些实验仅限于动物模型，是否可以用于人类还需要进一步观察和研究。

四、小分子药物对衰老的干预作用

（一）二甲双胍

二甲双胍是一种从法国紫丁香（也称"山羊豆"）中分离出来的双胍类药物，是治疗 2 型糖尿病最常用的处方药。二甲双胍可以增加不同小鼠品系的平均寿命和最长寿命，可以降低肝脏糖异生并增加胰岛素敏感性。它是 AMPK 的有效间接激活剂，尽管二甲双胍的直接靶标尚不清楚，但它间接抑制了呼吸链复合物 I，因此，二甲双胍会减少线粒体中的 ATP 产生，从而导致 AMP/ATP 比率增加而没有 ROS 积累。二甲双胍可以激活转录因子 SKN-1/Nrf2，导致抗氧化基因的表达增加和随后的氧化损伤保护。在生物化学水平，补充二甲双胍与抑制慢性炎症和减少氧化损伤有关，这是影响健康和寿命的两个众所周知的因素。二甲双胍的作用从基因表达和细胞功能层面上都与饮食限制较为类似。

（二）西罗莫司

西罗莫司（雷帕霉素）是 TOR 的抑制剂，为大环内酯类化合物，现主要运用于肾移植的抗排斥治疗。它是最初在复活节岛上发现的一种由土壤细菌所分泌的天然产物，因为复活节岛也叫拉帕努伊岛（Rapa Nui），因此其被命名为 Rapamycin。西罗莫司是自噬的强诱导物，并且可以延长迄今为止所测试的所有生物的寿命，包括酵母、果蝇、蠕虫和小鼠。但是西罗莫司也有很多对健康不利的效应，临床观测发现其可以影响伤口愈合，也可以导致贫血、蛋白尿、肺炎和高胆固醇血症。西罗莫司对哺乳动物 TOR（mTOR）功能的慢性抑制可促进实验室小鼠的胰岛素抵抗和糖尿病。但是间歇性喂食西罗莫司，也增加了小鼠的寿命，提示其在临床应用中可采用新的方案来抗衰老。

（三）白藜芦醇

白藜芦醇是一种多酚类化合物，主要存在于葡萄和红葡萄酒中。最初在酵母模型发现其具有延长寿命的潜力，白藜芦醇还可以延长果蝇、线虫的寿命。白藜芦醇是 sirtuin 的激动剂，也可以改善胰岛素抵抗、降低心血管疾病发生。在高糖、高脂肪饮食的猴子中，白藜芦醇可以降低脂肪组织中的炎症，也可以通过阻止 β 细胞去分化来维持胰腺稳态，改善血管功能。在酵母中，其靶点为 sirtuin，在哺乳动物其靶点为 sirtuin 家族成员 SIRT1，白藜芦醇发挥的保护机制和过表达 SIRT1 非常类似，这也使 SIRT1 成为开发延缓衰老的小分子药物的重要靶点。

（四）亚精胺

亚精胺是一种天然存在的多胺。在酵母、果蝇和线虫的食物中添加亚精胺可以增加自噬而延长寿命。随着年龄的增长，内源性亚精胺浓度降低，但是百岁老人却表现出比 60～80 岁老人更高的水平（低于年轻人）。长期摄入亚精胺可以延长小鼠寿命，并起到保护心脏的作用。终身给予亚精胺可减少肝纤维化和肝细胞癌，并使寿命延长至 25%。亚精胺可以通过阻断 caspase3 介导的 Beclin-1 裂解诱导自噬来防止神经元细胞损伤。

（五）其他

随着对衰老的基本生物学过程的深入揭示，也有更多的干预方法正在开发中，有可能真正走向临床。这其中不仅包括那些可以直接延长寿命的方法和药物，也包括可以改善健康寿命的有效方法和药物以及它们的组合，甚至包括基于特殊遗传背景的药物组合（个性化和靶向性）。其中一些是临床常用药物的新用途，如 α1 受体拮抗剂特拉唑嗪（Terazosin，TZ）主要用于治疗良性前列腺增生和高血压，但是也发现其可以通过激活 Pgk1 和 Hsp90 来提高抗压能力，可能具有延缓衰老的作用。作为降脂药，他汀类药物可以抑制 miR-133a 异位表达，延缓血管衰老等。

五、节食和运动减少老年相关疾病的发生

饮食限制是延长寿命和减少衰老相关疾病发生的最有效的方式。早在 20 世纪 30 年代，美国科学家 Mckay 就发现限制大鼠喂食可延长其寿

命。饮食限制也已被证明可延长狗、啮齿动物、线虫、果蝇和酵母等多个物种的平均寿命和最长寿命。在人类中，存在一些迹象表明约 15% 的饮食限制可能对衰老期间低死亡率最有利。饮食限制对老年相关疾病如糖尿病、高血压、动脉粥样硬化的改善也非常明确。饮食限制可以减少生长激素、胰岛素和 IGF1 等生长因子的释放，这些因子已被证明可加速老化并增加许多生物体的死亡率。饮食限制还可以促进 sirtuin 的激活，而 sirtuin 激活则是延缓衰老的重要靶点。mTOR 信号通路也参与到饮食限制介导的寿命延长以及减少衰老相关疾病发生。此外，饮食限制还可以改变氧化应激、炎症、线粒体功能和葡萄糖稳态。但是饮食限制在实际实施过程中却需要非常注意，饮食限制促进健康的前体是没有营养不良。另外，长期饮食限制可能会降低生育能力和性欲、造成伤口愈合减慢、导致女性闭经、骨质疏松症和降低抵抗感染能力。

除了传统的饮食限制，间歇性断食也正在被大量研究，间歇性断食可能在一定程度上模拟饮食限制对身体带来的有益效应。另外，很多具有延缓衰老作用的小分子药物在很大程度上模拟了饮食限制带来的益处。当然这些结果还需要更多针对老年人的临床研究验证。

在人类和啮齿动物中，定期运动可以降低老年疾病的发病率和由此导致的死亡。老年人定期进行有氧运动可以产生降低血压、血脂、维持葡萄糖耐量、增加骨密度等有益效应。运动训练特别对心血管疾病、糖尿病和骨质疏松症有益。适度或甚至低水平的运动（例如每天 30min 的步行）虽然不能降低血压、血脂等指标，但是依然对抑制肥胖者代谢综合征的进展有积极影响。另外，运动是唯一已知的可以预防甚至逆转肌少症的治疗方法。但是，过度运动也是导致老年人死亡的重要原因。

（田小利　向阳；张立群　朱鸣雷　审阅）

第五节　模式生物与衰老研究

衰老研究不仅是要了解衰老生物学过程，更重要的是要利用这些生物学过程达到健康老龄化的目标。研究模型涵盖单细胞生物到非人灵长类及人类，以下介绍几种常见的模型及主要进展。

一、线虫

秀丽隐杆线虫（*Caenorhabditis elegans*）是一种非寄生性线虫，身体透明，长度约 1mm，主要分布在温带地区的土壤中。其寿命为 2～3 周（受温度等影响），其中发育时间在 3 天左右，分为胚胎期、幼虫期和成虫期，是实验室常用的研究寿命和长寿的模式动物。秀丽隐杆线虫有雄性和雌雄同体两种性别。自然条件下，雌雄同体虫占大多数，可自体受精，也可接受雄虫的精子产生后代。自 20 世纪 60 年代，Sydney Brenner 利用线虫研究细胞凋亡遗传调控的机制之后，秀丽隐杆线虫逐渐成为分子生物学和发育生物学研究领域中最常用的模式生物之一。

秀丽隐杆线虫具有固定且已知的细胞数量和发育过程，亦为第一种完成全基因组测序的多细胞真核生物，其基因组大小为 97Mb，包含约 2 万个蛋白质编码基因和 2.5 万个编码核糖体 RNA、转运 RNA、小 RNA 等非蛋白编码基因。线虫可以通过饲喂的方式非常方便地进行 RNA 干扰，可以快速进行基因功能研究。另外，因其寿命短，可快速绘制其生存曲线（2～3 周）。1977 年 Klass 等首次报道将秀丽隐杆线虫用于衰老研究，自此以后多条重要的长寿调节通路都是先从线虫研究开始的，如胰岛素 / 胰岛素样生长因子信号（IIS）通路中 IGF-1 受体在线虫的同源蛋白 daf-2 功能下调或缺失时可以极大延长线虫的寿命。线虫基因 daf-16 和哺乳动物 FOXO 转录因子同源，daf-16 激活可以延长线虫寿命，这一信号通路在哺乳动物也很保守，FOXO 家族对长寿的作用在百岁老人群体分析中也得到证实。秀丽隐杆线虫还可以用来进行药物筛选，寻找延长寿命的小分子药物。与单细胞生物相比，线虫拥有完整的神经系统、消化系统和肌肉系统，可用于这些系统衰老的研究。

二、啮齿动物

（一）小鼠

小鼠可能是最常用的模式动物，一般体长 7.5～10cm，尾长 5～10cm。小鼠妊娠期为 19～21 天，平均在 5～7 周内达到性成熟，小鼠的平均寿命为 2~3.5 岁。其基因组大小为 3 482Mb，含有近 23 000 个蛋白质编码基因和大约 14 000 个非蛋白质编码基因。小鼠和人类基因组的比较分析显示，80% 的小鼠基因在人基因组中具有直系同源基因，只有不到 1% 的基因在人的基因组中没有直系同源基因。

由于与人在基因组水平的相似性、饲养和操作的方便性以及寿命较短等特征，小鼠成为常用的自然衰老模型，用以研究衰老过程中的生理和病理学变化。除此以外，由于小鼠非常容易进行基因操作，也可以对其进行基因敲除和转基因来研究衰老和长寿的机制。虽然酵母、线虫和果蝇是研究很多生物学过程和机制的优秀模式生物，但小鼠为我们提供了研究复杂哺乳动物衰老和长寿的模型。

除了用于研究自然衰老，一些小鼠品系寿命更短，可以用来研究对衰老的干预。如快速老化模型鼠（SAM）是一个近交系小鼠品种，其特征为出现快速老化症候，在其高龄期频繁出现人类老年常见的与老化相关的病态，SAM 寿命较短，仅为 1 年左右。

（二）大鼠

大鼠也称褐家鼠（*Rattus norvegicus*），比小鼠大，长 25cm，妊娠期约 21 天，在 5 周内达到性成熟。大鼠的平均寿命为 2~3 年。大鼠的基因组大小为 3 042Mb，包含 22 250 个编码基因，8 934 个非编码基因。多种与人类疾病相关的基因都在大鼠中研究过。随着基因编辑技术的发展，大鼠的基因组改造（缺少或插入等）已经不再是限制大鼠作为模式动物的瓶颈。以大鼠为研究模型进行衰老和长寿研究几乎拥有所有小鼠具有的优点，其另一个优点是因为个体相对较大，更易于进行手术操作。饮食限制以及一些小分子干预对寿命的影响都在大鼠得到了验证。

三、灵长类动物

灵长目（学名：Primates）是哺乳纲的一个目，在生物分类学上，可以再细分原猴及简鼻亚目。人类在分类学上属灵长目—人科—人属—人种。灵长目的动物在进化上和人类具有最大程度的相似性，以这些动物作为动物模型的研究，理论上可以最大程度复制到人类本身，如果不考虑时间和成本，非人灵长类应该是衰老和长寿研究的最佳模型。

（一）非人灵长类动物

多种非人灵长类动物包括狐猴、狨猴和类人猿都曾经被用来研究衰老，主要用于观察衰老相关的生理病理现象。其中恒河猴（*Macaca mulatta*）是使用最广泛的、用于衰老研究的非人灵长类模型。恒河猴的平均寿命为 26 年，最长为 40 年。其基因组大小为 3 146Mb，含有约 21 000 个蛋白质编码基因和约 11 000 个非蛋白质编码基因，和人类基因组相似度为 93%。

由于恒河猴和人类在多个系统包括神经系统、心血管系统、生殖系统高度相似，在恒河猴中可以观察到很多其他模式生物观察不到的衰老特征，如神经退行性病变、运动功能下降、肌少症以及代谢功能下降等。在恒河猴中也可以观察到在人类老年期容易罹患的老年病，包括 2 型糖尿病、动脉粥样硬化和阿尔茨海默病等。20 世纪 80 年代即开始了开展热量限制对寿命影响的研究，1989 年威斯康星州国家灵长类动物研究中心（Wisconsin National Primate Research Center，WNPRC）开始对猕猴长期观察，在 2009 年，WNPRC 给出了以下结论：热量限制的确能够延长猕猴的寿命。研究者们发现，低卡饮食组中有 13% 的猕猴死于老化相关的疾病，而正常饮食组中却有 37%。

以猕猴等灵长类动物作为长寿和衰老的研究模型也有很多局限性：①由于寿命长，实验周期会非常长；②对灵长类动物的饲养和维护成本太高；③由于和人类具有太高的相似性，对猕猴进行实验往往会受到伦理上的质疑。

（二）人类

人本身就是一个衰老和长寿研究的模型，可以从更多维度研究衰老进程，包括功能、社会和心理等；还可以用于研究基因与环境相互作用对人类长寿以及老年健康的影响。下面介绍遗传与环境相互作用影响人类长寿的主要研究进展。

长寿老人特别是百岁老人代表了成功老化的模型，对他们进行遗传分析以及遗传和环境互作分析可能找到促进健康老化的关键因素。通过对百岁老人进行全基因组关联分析（GWAS）、全外显子组分析、甚至全基因组测序分析，可以从百岁老人基因组中寻找到长寿相关的遗传基础。FOXO 家族基因在多个人群中被发现与长寿有关。通过"中国健康长寿随访队列"研究，发现 FOXO1A 和 FOXO3A 与汉族人群的长寿有关。百岁老人的遗传和环境互作研究也可以明确如何才能够更好地健康衰老，如饮茶和 FOXO1A-266、FOXO3-310、FOXO3-292 位点互作可降低老年期认知障碍，降低因此导致的死亡率。另外也发现，β_2- 肾上腺素受体编码基因 ADRB2 突变导致其表达量增加与寿命呈负相关。基于百岁老人的分析还发现了许多与人类长寿性状相关的基因，如 APOE、ACE、SIRT、IL6、IGF 等。所有这些发现都指向了遗传在衰老和长寿中的重要作用。

四、新模式生物的寻找和建立

有部分野生动物具有较长的寿命，如裸鼹鼠寿命可达 30 年，是其他啮齿动物如小鼠的十倍多。某些低等动物可以极端长寿，如海绵、水母、海葵和一些鱼类。这些动物尚未正式成为学界接受的模式动物，但具有很好的应用前景。物种进化中可能存在衰老和长寿的保守机制，因此可利用这些生物来发掘衰老和长寿的机制。

随着基因组测序技术的进步和对这些生物认识的深入，也有部分生物正在变成模式生物。例如非洲绿松石鳉鱼（Nothobranchius furzeri）具有非常短的寿命（和其他鱼类相比），但是却能表现出哺乳动物衰老相关的表型，包括感觉系统退化和生育能力下降。另外，啮齿动物中的一个物种白足鼠（Peromyscus leucopus），其寿命比小鼠长，平均寿命为 4～5 年，也在逐步成为新的衰老和长寿研究的模式生物。成为衰老研究的模式生物必须满足：①有非常明确的生活史；②能够在实验室饲养；③良好的遗传背景。而这三个条件在现在的技术条件下不难达到。对更多物种的衰老和长寿进行深入研究对理解人类衰老和长寿的机制具有重要作用。

（田小利　向阳；张立群　朱鸣雷　审阅）

参 考 文 献

[1] Fontana L，Partridge L，Longo VD. Extending healthy life span--from yeast to humans[J]. Science，2010，328（5976）：321-326.

[2] Howitz KT，Bitterman H Y，Cohen DW，et al. Local clearance of senescent cells attenuates the development of post-traumatic osteoarthritis and creates a pro-regenerative environment[J]. Nat Med，2017，23：775-781.

[3] Khan AH，Zou Z，Xiang Y，et al. Conserved signaling pathways genetically associated with longevity across the species[J]. Biochim Biophys Acta Mol Basis Dis，2019，1865（7）：1745-1755.

[4] Kennedy BK，Berger SL，Brunet A，et al. Geroscience：linking aging to chronic disease[J]. Cell，2014，159（4）：709-713.

[5] Li Y，Wang WJ，Cao HQ，et al. Genetic association of FOXO1A and FOXO3A with longevity trait in Han Chinese populations[J]. Human Molecular Genetics，2009，18（24）：4897-4904.

[6] Loffredo FS，Steinhauser ML，Jay SM，et al. Growth differentiation factor 11 is a circulating factor that reverses age-related cardiac hypertrophy[J]. Cell，2013，153：828-839.

[7] Lopez-Otin C，Blasco MA，Partridge L，et al. The hallmarks of aging[J]. Cell，2013，153（6）：1194-1217.

[8] Neves J，Sousa-Victor P，Jasper H. Rejuvenating strategies for stem cell-based therapies in aging[J]. Cell Stem Cell，2017，20（2）：161-175.

第二章 积极应对人口老龄化的策略

第一节 概　　述

随着社会进步,社会人口寿命不断延长,老年人在社会人口中所占比例越来越高。人口老龄化是当前乃至今后相当长一段时间内全世界的一个共同命题,预期将对经济、健康、社会发展的格局和福利系统带来重大影响,成功老龄化、健康老龄化、积极老龄化等被国际社会视为应对人口老龄化的重要战略。关于人口老龄化的战略安排,除掌握与人口老龄化相关的基本概念及基础知识外,还需要熟悉国际社会应对人口老龄化的战略,以及我国积极应对人口老龄化的战略安排等。

一、老年的界定

WHO 对老年的定义为:老年意味着与前一阶段相比,身心功能损害日益明显的另一生命阶段。联合国在 1956 年曾将 65 周岁作为老年人的划分标准,与许多国家的退休年龄一致,但由于发展中国家人口年龄结构比较年轻,在对发展中国家人口进行研究时,将 60 周岁作为老年人的起始年龄。1980 年,联合国把老年的年龄下限定义为 60 周岁。1982 年,我国《中华医学会老年医学学会对健康老年人标准的建议》将老年标准确定为≥60 周岁。但随着人类社会进一步发展、现代医学及生命科学不断进步,人类寿命进一步延长的可能性不断增加,老年的年龄标准也将相应改变,如日本以 75 周岁为界,将老年人分为前期老年人和后期老年人,欧洲则探讨甚至按照人均预期寿命减 10 年的标准来界定老年。目前国内的老年医学界,也倾向于用 65 周岁来界定老年人。

二、人口老龄化与老龄化社会

人口老龄化(aging of population)指老年人在总人口中比例(也称为老年比或老年系数)提高的过程,或人口平均年龄(或年龄中位数)不断提高的过程。人口老龄化是人类社会发展的自然规律和必然趋势,其形成的前提是人类寿命延长,必要条件是出生率下降,最终的决定性因素是生产率的发展。反映老龄化的指标最常用的是老年人口系数(coefficient of aged population),即社会中≥60 周岁或≥65 周岁人口占总人口的百分比。老龄化指数为≥65 周岁人口与<15 周岁人口的相对比值,该指数≥30% 为老龄化。此外还有其他指标,如人口年龄中位数(年龄中位数在 20 周岁以下为年轻型,20～30 周岁的为成年型,30 周岁以上的为老年型)和老龄化率(用于反映老年人口增长的速度)。

老龄化社会指老年人口占总人口比例达到或超过一定比例的人口结构模型。按照联合国标准,一个国家/地区 60 周岁及以上老年人达到总人口的 10%,或 65 周岁及以上老年人达到总人口的 7%,这个国家/地区就进入了老龄化社会(aging society),65 周岁及以上人口比例超过 14% 则表示进入深度老龄化社会(aged society),超过 21% 则进入超老龄化社会(super aged society)。

人口老龄化是全球性现象,然而各个国家的进程截然不同,发达国家老龄化进程长达几十年至一个世纪,如法国用了 115 年,瑞士用了 85 年,英国用了 80 年,美国用了 60 年,而我国只用了 18 年(1981—1999 年),于 2000 年进入老龄化社会。据统计估测,2000—2050 年,全球 60 周岁及以上的人口将增长三倍多,从 6 亿增加到 20 亿,其中大部分增长发生在欠发达国家,这些国家中的老年人口将从 2000 年的 4 亿增加到 2050 年的 17 亿,老龄化问题已经成为全球问题。

三、老年学

老年学（gerontology）是随着人类社会的发展和需要而产生的，研究关于人类老龄化的科学，也称为老龄科学（ageing sciences）。其定义为研究人类老龄化的现状和过程，研究人类个体老龄化和群体老龄化的规律性，研究人类老龄化与人类生活的社会环境与生态环境之间的紧密联系，指导人类和人类社会去适应老龄化的科学。老年学具有交叉学科性质，包括了老年生命科学、老年人口学、老年心理学、老年社会学、老年经济学等分支学科。从广义上讲，老年医学包含在内，但是在国际上习惯将老年医学分出来，因为老年医学是特殊的临床医学分支。

四、人口老龄化研究

从人类认识老龄化的历程视角分析，首先来源于对人类个体老龄化的研究，即从生物学和医学等自然科学的角度出发，探索衰老生物学（biology of aging）和老年医学（geriatrics）的相关知识。到了 20 世纪，随着人口年龄结构的转变，人们对群体老龄化才有所认识，在逐步了解到人口老龄化对经济、社会、文化、政治等的持续影响后，以社会学视角，运用社会科学的理论和方法加深了对人类老龄化的研究。

五、老龄化社会挑战与机遇

人口老龄化给社会可持续发展带来多重、复杂的挑战，包括：①对劳动力市场的挑战，劳动力供给将逐渐减少；②对经济发展速度和结构的挑战；③对社会保障体系的挑战，如五险一金费率高造成企业负担加重；④对医疗服务体系的挑战，如老龄化将大幅提升健康保障需求，加剧医疗保障制度可持续发展的压力；⑤对基础设施和城市发展的挑战；⑥对国民健康的影响，公民老年期的健康保障问题是老龄化过程中最突出的问题之一。

但是，也应该认识到人口老龄化是不可逆的，是人类社会发展的客观规律，是科技发展和社会文明进步的重要标志，挑战的同时也给人类社会带来了前所未有的机遇，包括：①老年人健康水平的提高为老年人力资源开发提供了保障，老年

人口红利是宝贵的社会财富；②老龄及其相关产业发展空间巨大，前景广阔，创造就业岗位的同时能够提高社会消费水平、扩大内需，促进经济结构转型升级，推动科技进步；③老年友好宜居环境建设极大地提高了住宅和社区的宜居程度，丰富和提升了全社会的生活环境和生活质量。

（黄石松　景丽伟；刘晓红　翟晓梅　审阅）

第二节　国际社会应对人口老龄化战略行动及共识

受传统文化价值、经济等因素的影响，在相当长的一段时间里，大众和学界对于老龄化的认知是消极的，老龄人口被视为社会的负担。然而随着社会的发展，人们对于老龄化的态度逐步从消极向积极转变。

国际社会很早就认识到老龄化是全球的必然趋势，联合国在积极老龄化方面的探索最早可以追溯到 1948 年通过的《世界人权宣言》，宣言在权利平等的基础上建立了各项基本人权，并于 20 世纪 80 年代采取了应对老龄化的战略行动。

一、国际社会应对人口老龄化主要理论基础

（一）成功老龄化

"成功老龄化"（successful ageing）概念的提出促使人们重新思考老龄化的含义。20 世纪 50 年代，美国学者 Havighurs 指出，在退休之后，老年人可以实现灵活的社会角色转换，延续中年时的良好状态，老龄化可以是"成功的"。1987 年，Rowe 和 Kahn 在《科学》杂志上发表了《人的老龄化：普通与成功》一文，认为与普通老龄化的人群相比，有一部分老年人在身体功能等方面衰退得更少，在老龄化方面表现得更成功。自此之后，成功老龄化逐渐被广泛使用。1998 年，Rowe 和 Kahn 又将成功老龄化的内涵拓展为三个方面，即没有疾病和残疾、身心功能正常和能够积极参与社会生活。学者们认为，老年人个体生理功能的衰退差异性较大，应探索老年人保持健康状态的方式和方法，老龄化整体水平向"成功"的趋近是摆脱老龄化困境的有效出路。这一阶段，大部分研究主要围绕身体健康进行，对于老年人的心理

状况和社会参与关注较少。

（二）健康老龄化

1987 年，世界卫生大会首次提出"健康老龄化"（healthy ageing）的概念。2015 年 WHO 将"健康老龄化"重新定义为：发展和维护老年健康生活所需的功能发挥过程，包括内在能力（intrinsic capacity）和功能发挥（functional ability）两个维度。其中，内在能力指个体以基因遗传为基础、受个体特征影响的生理与心理健康功能的整合；功能发挥则是老年人内在能力与环境（包括家庭、居住、人际关系等微观环境，也包括社会观念、公共政策等宏观环境）的互动以实现个体价值的过程。在生命历程中，内在能力和功能发挥都会因个体在不同时点的选择、环境的干预措施而发生变化，并最终影响每个个体的健康老龄化轨迹。

从健康的定义出发进行分析，主要包括三方面内容：①老年人个体健康，指老年人生理、心理健康，社会适应能力良好；②老年人口群体的整体健康，指健康预期寿命的延长与社会发展整体相协调；③人文环境健康，指人口老龄化社会的社会氛围良好，发展持续、有序、符合规律。

（三）积极老龄化

20 世纪 90 年代以来，受后现代思潮与心理学中积极心理学运动影响，老年学界提出"积极老龄化"（active ageing）的概念，被认为是"健康老龄化"的升级版，其基本含义是"提高老年人的生活质量，创造健康、参与、保障（安全）的最佳机遇"。其中①健康：指提高老年人生活质量，减少其因衰老带来的疾病，使其慢性疾病得到治疗和康复，以延长老年人社会参与时间；②参与：指老年人根据自己的能力、需要和喜好，参与社会经济、文化和精神活动；老年人通过各种方式参与到家庭、社区和社会发展中去，利用自己积累的知识、技能和经验继续为家庭、社区和社会做出贡献；③保障：指老年人在不能照顾自己的情况下，通过各种途径如家庭和社区的支持，得到适宜的照料。

二、国际社会应对人口老龄化主要战略行动

为应对人口老龄化给经济社会发展带来的挑战，世界各国在发挥家庭的基础性作用和鼓励生育、完善社会化养老服务体系、建立老年健康服务体系、促进老年人再就业与社会参与、鼓励移民等方面采取了一系列政策。

（一）发挥家庭的基础性作用和鼓励生育

日本在过去 40 多年中持续通过经济补偿、服务配套等方式减轻家庭育儿负担。法国是目前世界上鼓励生育政策较为完善的国家，政府每年用于推动生育率的家庭福利政策资金占国民生产总值的 2.7% 左右。美国国会于 1993 年通过了《家庭和医疗休假法》，明确提出任何员工可以因产假、照顾产假、照顾家庭生病成员等原因向雇主请长达 3 个月的"家庭照料假期"（family care leave），而雇主必须保留员工的职位。2000 年，美国把"全国家庭照顾者支持项目"写进《美国老年法》，以保障各州的养老机构与社区服务提供商共同开发为家庭照料者提供支持的各项服务。新加坡政府从 1998 年开始主办每两年一次的"亲家庭企业奖（family friendly employer award）"，鼓励企业提供弹性上班工时、提供在家远距离工作机会等。

（二）完善社会化养老服务体系

1. **构建基本养老保障制度** 保护老年人合法权益。美国早在 1935 年便通过了以养老保险为主体的《社会保障法案》，1961 年颁布了《美国老年人法》和《禁止歧视老年人就业法》，进一步保障了老年人的合法权益。从 20 世纪 60 年代开始，日本、韩国等亚洲发达国家也纷纷将老年人保障工作纳入国家经济发展规划，日本的《老年人福利法》《老年人保健法》《长寿社会对策大纲》《促进老人健康与福利服务十年战略规划》，韩国的《国民养老保险法》等法律、政策相继颁布。中国也制定并实施了《老年人权益保障法》等。

2. **建立长期照护保险制度** 当前，国际上长期照护保险大致可以分为两类，商业型模式（如美国）和社会保险型模式（如日本、德国、韩国）。商业型模式中，市场可作为服务提供方，而政府则扮演监督者的角色；社会保险型模式中则采取社会保险的形式强制参保，通过对有需求老年人进行系统评估后，由专门的管理机构负责服务监管和执行。

3. **积极发展老年事业和老年产业** 各国普遍注重发挥市场在资源配置中的作用，引导社会

力量参与发展老年相关产业。日本政府设立 9 月 15 日为敬老日，促使国民关心老年人，关注老龄问题。日本企业界对老年事业的发展予以极大支持，资助举办与老年人、老龄化相关的学术会议。日本企业在开展适老化的环境改造，应用互联网和大数据等智慧技术，在推动宜居环境、宜居城市、智慧城市的建设上取得了良好的效果。中国提出社会参与、全民行动，构建养老、孝老、敬老政策体系和社会环境，推进医养结合，加快老龄事业和产业发展，并做出了全面放开养老服务市场、大力发展养老服务业的一系列安排。

（三）建立老年健康服务体系

老年医疗保障制度是老年社会保障的重要组成部分，为老年人接受健康医疗服务提供经济支持。政府在医疗保障制度的建设中发挥主导作用，加拿大和澳大利亚为典型的国家医疗保险形式，老年人所享受的医疗服务均全额免费；美国的老年医疗保障体系包括医疗保险、医疗补助保险和补充医疗保险三大类，政府与社会共同合作为老年人提供医疗服务；新加坡模式中，老年人的医疗费用由政府和个人共同承担，老年人还有专门的保障保险，为严重残疾的老年人提供保障。日本医疗保险体系包括高龄老人医疗保险、退休人员医疗保险和老年护理保险三个部分，除政府和个人外，雇主也承担部分医疗费用，而在医疗服务的提供上则更为多样化，层次更为丰富，尤其注重培育社会机构，鼓励市场参与。欧美日韩等发达国家均建有专门的老年人健康护理制度，并且强调社区和家庭在老年医疗保障中的作用，澳大利亚还建立了院护理、社区护理和家庭护理相互补充的完善的护理服务体系。

（四）支持老年人再就业与社会参与

各国普遍通过再教育等形式帮助老年人群开发潜能、树立积极的社会参与心态，为老年人的社会参与提供适宜环境。欧盟近年来积极促进和激励企业实施年龄管理策略等公共政策促进老年劳动力持续就业和提高就业质量，并初见成效。包括：改革养老金和退休政策、采取促进和激励企业实施年龄管理策略的公共政策、改善健康和工作条件，建立终身学习、在职教育和培训机制政策，提高老年劳动力的就业能力等。老年人力资源的开发将带来极大的老年人口红利，老年人

资产的代际转移也能够进一步促进产业升级，刺激消费、扩大内需。

此外，通过移民解决劳动力短缺和人口可持续发展成为西方国家应对人口老龄化的方式之一。但这一措施在缓解劳动力短缺，增加社会活力的同时，新移民融入、文化包容、宗教信仰等导致的社会冲突也日益凸显，带来了一系列的社会治理问题。

从美国、欧洲一些西方国家的民主制度来看，老年人群体成为各政党在选举中争取选票的重要方面，老年人群体的政治参与和对社会公共政策的影响日益明显，其要求提高养老保障水平和质量的福利化诉求对公共财政的可持续能力提出挑战。在经济增长低迷的大背景下，北欧、日本、韩国等国家的长期护理保险制度面临日益增加的支付压力。

总之，人口老龄化对经济发展、社会稳定、民族争端乃至是人类的延续都将产生深刻的影响，积极应对人口老龄化已经成为全人类躲不开、绕不过的共同命题。

三、国际社会应对人口老龄化战略基本共识

自从 1982 年第一次世界老龄大会以来，围绕如何从全球范围内共同应对人口老龄化和老龄社会挑战，联合国出台了《老龄问题维也纳国际行动计划》（1982 年）、《联合国老年人原则》（1991 年）、《联合国千年宣言》（2000 年）、《老龄问题马德里国际行动计划》（2002 年）、《积极老龄化战略》（2002 年）等一系列重要文件，相关国际组织和国家也发表了《防止老龄化危机》（世界银行，1994 年）、《维持老龄社会的繁荣》（经济合作与发展组织，1998 年）、《应对全球老龄化挑战》（美国战略与国际研究中心，2002 年）等一系列重要报告，系统阐述了国际社会应对老龄化的十条基本共识，主要内容包括：

（1）人口老龄化是人类社会的基本规律，是社会文明进步的重要标志。人口老龄化对全世界各种社会的结构、功能和进一步发展必然会产生广泛的影响，这种影响是普遍的、深刻的和持久的。

（2）老龄问题是一个重要的全球性问题，需要在国际、区域和国家三个层次上，在经济、社

会、文化发展以及国际战略和计划等多个方面，拟定和实施各种政策，才能够减轻人口老龄化对全球发展造成的不利影响。

（3）人口老龄化现象将要求大多数国家在经济和社会方面做出广泛而深入的调整，应对人口老龄化挑战的关键是要有前瞻意识，尽早制定政策，采取行动，逐步实施改革，使社会经济建设更好地适应人口老龄化发展的要求。

（4）关于应对人口老龄化的政策，应从全生命周期以及全社会的角度来审查，将应对人口老龄化挑战的改革纳入国家社会和经济发展战略，并获得全民广泛支持；制定国际战略，利用年轻国家老龄化程度不高、经济增长迅速的优势，合理分散老龄化风险。

（5）21世纪的努力方向为积极应对人口老龄化带来的机遇和挑战，所有行动的最终目标是：建立"不分年龄，人人共享"的社会，最大限度地使人们获得终生健康、保障和参与，全程、全方位提高生活质量。

上述基本共识是联合国以及相关国际组织研究探索应对老龄社会挑战的智慧结晶，也为中国应对老龄社会挑战提供了重要的参考。

（景丽伟　黄石松；曾平　刘晓红　审阅）

第三节　我国应对人口老龄化的战略安排

一、我国人口老龄化形势

（一）我国老龄人口数量及趋势

2000年，我国60周岁及以上人口达到1.3亿，占总人口的10.2%；65周岁及以上老年人口达8 811万，占总人口的6.96%，根据联合国老龄化社会的标准，我国进入了老龄化社会。截至2019年底，中国大陆60周岁及以上的人口为2.54亿，占总人口的18.1%，其中65周岁及以上人口为1.76亿，占总人口的12.6%，老龄化的程度进一步加深。据预测，未来20～30年为老龄化加速期，老年人口将以每年3%的速度快速增长，到2030年老年人口将达总人口的25%左右。

（二）我国人口老龄化特征

我国人口老龄化与其他国家相比具有如下特征：①基数大，我国老年人口约占全世界老年人口的22%、亚洲的40%；②发展快，60周岁以上老年人口占总人口的比例从7%提高到14%，发达国家大多用了约50年的时间，而我国只用27年，比世界平均速度快1倍，2025年我国老年人口总量将达3亿，2033年将达4亿，2052年将达峰值4.87亿，占总人口的34.8%；③区域和城乡不平衡，我国最早进入老龄化的东部地区和最晚进入老龄化的西部相差30年，同时存在人口老龄化城乡倒置；④四化（高龄化、失能化、少子化、空巢化）并发；⑤未富先老。

二、人口老龄化对我国医疗卫生系统的影响

随着社会进步，生育率的下降，医学科学及生命科学的发展，人口寿命不断延长，但总体健康状况欠佳，慢性病患病率逐年升高，多病共存特征明显，老年人带病存活期延长，而慢性病是引起早死、残障和生活质量下降的主要原因；除躯体疾病外，脑功能、心理健康水平也是影响老年人健康的常见问题。此外，老年人医疗保健需求的增长速度与医学资源配置不协调，地区经济发展的不均衡和医疗卫生资源分布不合理等都给医疗卫生系统带来影响，主要表现为：

（一）人口老龄化对老年人的医疗需求体量和质量提出更高要求

1. **对医疗需求体量增加**　老年人失去部分或全部的工作能力，生活自理能力较差或缺失，日常行动较为迟缓或不便，社交减少失去较多的人际关系，且有较多生理、心理、社会维度健康问题，因此，相对于其他年龄群体，老年人群体被视为弱势群体且数量逐年增加，需要更多的关注，投入更多的资源。在老年人诸多问题中，身心健康方面的弱势最为突出，常见的身体疾病有老年性白内障、高血压、冠心病、慢性支气管炎、肺心病、脑血管病、老年性耳聋、前列腺肥大、糖尿病及各种癌症等。最常见的死因有心脑血管病、癌症及呼吸系统感染等。同时，由于老年人易合并慢性病，因而对医疗保健需求量增加。

2. **对医疗需求质量提升提出新挑战**　由于老年人特殊的疾病谱、心理状态和医疗护理方法，导致对老年病医疗保健服务性质、种类及质量等

方面有更高的需求。老年患者各种生理功能衰退，抗病能力低，患病率高，治愈率低，死亡率高，对医院医疗工作提出更大挑战。老年患者多病情复杂、严重，住院时间长，医疗费用大，患者及医院均承受住院时间长和费用高的压力。因此未来老年医疗的质量必须也必然不断提升。

（二）人口老龄化将引起医疗费用支出增加

我国卫生服务调查表明，老年人医疗费用支出远高于一般人群。卫生部曾经有过统计，60 周岁以上老年人慢性病患病率是全部人口患病率的 3.2 倍，伤残率是全部人口伤残率的 3.6 倍，老年人消耗的卫生资源是全部人口平均消耗卫生资源的 1.9 倍。可见，老年人需要较多的医疗卫生资源。对于人口老龄化和疾病患病率的变化带来的医疗费用负担的趋势预测显示，如果我国各年龄组的医疗情况保持不变，人口老龄化导致的就诊费用将呈逐年增长趋势。

（三）人口老龄化对医院管理提出适应性改变的要求

目前在对老年病的诊治过程中，存在重治疗、轻预防，重生理、轻心理的现象，加上专科越分越细，已经不能够适应新模式的需求，不利于老年疾病的康复。如老年患者生活、行动不便，对医院设施、条件有许多特殊要求；老年患者对医疗、护理、营养等要求高；医院老年患者陪护数量增加，给病房管理增加了困难；未来对老年患者不但要做好住院期间的医疗、康复，还必须对其出院后的医疗、康复、保健给予详细指导；随着高科技等技术手段的发展，对医疗机构的适老化环境改造也提出了更高的要求，以上均需要医院在管理方面作出适应性调整。

三、中国积极应对人口老龄化的战略行动

党的十八大以来，党中央对人口老龄化工作的重视前所未有，关于应对人口老龄化的系列重要论述体系完整、思想深刻，集中体现了新时代应对人口老龄化的中国策略。中国积极应对人口老龄化的战略行动对于丰富全球应对人口老龄化的理论与实践探索具有十分深远的意义。

（一）文化理念

2016 年 5 月 27 日，中共中央政治局就我国人口老龄化的形势和对策举行集体学习。并指出，要积极看待老龄社会，积极看待老年人和老年生活，老年是人的生命的重要阶段，是仍然可以有作为、有进步、有快乐的重要人生阶段。有效应对人口老龄化，不仅能提高老年人生活和生命质量、维护老年人尊严和权利，而且能促进经济发展、增进社会和谐；敬老爱老是中华民族的传统美德，要把弘扬孝亲敬老纳入社会主义核心价值观进行宣传教育，建设具有民族特色、时代特征的孝亲敬老文化；要加强家庭建设，教育引导人们自觉承担家庭责任、树立良好家风，巩固家庭养老的基础性地位。

（二）制度体制

要坚持党委领导、政府主导、社会参与、全民行动相结合，坚持把应对人口老龄化和促进经济社会发展相结合，坚持满足老年人需求和解决人口老龄化问题相结合，努力挖掘人口老龄化给国家发展带来的活力和机遇，努力满足老年人日益增长的物质文化需求，推动老龄事业全面协调可持续发展。"三个结合"的论述明确了新时代应对人口老龄化工作的基本原则，既借鉴了国际社会应对人口老龄化的战略行动，也体现了中国特有的制度优势。

（三）政策行动

我国采取的一系列战略规划、法律和制度安排、政策措施，也正在发挥积极的作用。2016 年 10 月中共中央、国务院印发《"健康中国 2030"规划纲要》，从积极参与全球健康治理，履行联合国 2030 年可持续发展议程国际承诺的高度做出安排。2016 年 12 月国务院印发《国家人口发展规划（2016—2030 年）》（国发〔2016〕87 号）》。2017 年 10 月中共十九大明确提出：积极应对人口老龄化，构建养老、孝老、敬老政策体系和社会环境，推进医养结合，加快老龄事业和产业发展。2018 年 12 月 29 日第十三届全国人大常委会第三次修正《中华人民共和国老年人权益保障法》等。

当然，从我国处于社会主义初级阶段的特征来看，对人口深度老龄化带来的机遇和挑战的复杂性、艰巨性和持久性的认识有待深化，社会动员、社会准备和社会共识尚不足；社会化养老服务体系建设不充分、不平衡，面临新旧体制转换、新旧动能转换；"党委领导、政府主导、社会参与、

全民行动"的有效实现形式还需要在实践中不断完善,基层社会治理方式的改革尚有待深化。积极应对人口老龄化是我国国家治理体系和治理能力现代化的重要内容,走出一条中国特色的应对人口老龄化之路,既是实现我国经济社会转型发展的客观需要,也是实现人的全面发展、实现中华民族伟大复兴的中国梦的必然要求。

四、我国老年健康服务体系的探索与实践

党的十九大报告指出:"实施健康中国战略,把人民健康放在优先发展的战略地位。要完善国民健康政策,将健康融入到所有政策中,为人民群众提供全方位、全周期健康服务,实现全民健康及人民的全生命周期健康"。我国构建以人为本、科学完备的老年健康服务体系还在不断的探索与实践中。

应将医疗服务与社会服务有机地结合在一起。医疗服务为老年人提供健康照护,以及在各种老年照料机构和居家养老服务中提供医疗护理等专业服务,包括健康教育、预防保健、疾病诊治、康复护理、长期照护、安宁疗护6个方面。社会服务为老年人提供生活照料、辅助性服务、日间照顾、家庭照顾者支持服务等。两者的有机结合是实现老年期全方位健康的必然要求,而正在探索的长期护理保险制度是老年健康服务体系建设的重要保障之一。

(一)老年卫生健康服务与管理

1. 提高大型综合医院管理水平　①缩短平均住院日,降低医疗费用:老年住院患者占用的资源比一般患者多,管理者要考虑到人口老龄化带来的需求变化,合理配置科别、医护人员、床位和设备等。同时针对老年患者的特点,提高医护服务质量,合理检查、用药,细致护理,控制院内感染等,从而达到缩短老年人住院患者天数、降低人均住院费用的目的,使医院工作进入良性循环;②注重医院环境建设:考虑到老年人身体的特殊性,改进医院的环境和布局,以满足老年患者的需求。如地板需要经过防滑处理、走廊设置多层次扶手、照明状况良好、出入通道无障碍、厕所安装坐便器等,处处考虑老年患者的特点,做到安全、舒适;③为了应对老年患者不断增多的

压力,可以设置老年专用挂号窗口和诊室,以缩短老年人往返于候诊区的时间;④增强急救能力:老年人在急救中心就诊的比例增高,特别是心肌梗死、脑梗死、损伤的患者,往往发病突然,抢救不及时就会有生命危险,所以应切实改善医院的急救能力,增加专门针对老年人的服务项目,强调院前急救的重要性,尽可能地提高抢救的成功率、减少致残,确保老年患者在突发事件中和急救进行时的健康与安全。

2. 建立专门老年病医疗中心　目前我国各地已经陆续出现了以老年病诊治为特色的大型医疗中心,不仅具有了单学科所不具备的医疗优势,深受老年患者的欢迎和好评,而且能更好地开展老年病系列研究,发展具有我国特色的老年医学道路。

3. 加快推进社区卫生服务体系建设　要充分利用城市现有的卫生资源,实施卫生机构优化和重组,努力构建以社区卫生服务中心为主体,社区卫生服务站以及其他具有社区特色的专业服务机构为补充的社区卫生服务网络。实行政府调控与市场配置卫生资源相结合,推进城市卫生资源配置结构的战略性调整。

4. 完善社区卫生服务机构功能　社区卫生服务机构要以健康为中心、社区为范围、家庭为单位,面向全体居民,开展健康教育、预防、保健、康复、计划生育技术指导和一般常见病、多发病的诊疗服务,对不能诊治的患者实行转诊制,形成"小病在社区、大病到医院、康复回社区"的有序的医疗卫生服务格局。

5. 加强社区老年卫生服务工作　积极拓展老年社区卫生服务的内涵,为老年人提供有效、经济、方便的基层卫生服务,把老年人的基本健康问题解决在社区。建立社区老年人健康档案,开展健康教育,宣传医学保健知识等。

(二)医养结合探索与实践

1. 概念　关于医养结合,指医疗资源与养老资源相结合,实现社会资源利用的最大化。其中,"医"包括医疗康复保健服务,具体有医疗服务、健康咨询服务、健康检查服务、疾病诊治和护理服务、大病康复服务以及临终关怀服务等;"养"包括生活照护、精神心理、文化活动等方面的服务。利用"医养一体化"的发展模式,集医疗、康复、养生、养老等为一体,把老年人卫生健康服

务放在首要位置,将养老机构和医院的功能相结合,形成生活照料和康复关怀融为一体的新型模式。在日益严峻的老龄化形势面前,作为传统养老模式的延伸和升级,"医养结合"养老模式被认为是破解养老难题的重要途径之一。

2. 目前医养结合实践重要模式 主要有养老机构开设医疗机构、医疗机构开设养老机构、医疗机构与养老机构合作等,但上述三种模式均以机构养老为主,作为社会养老主体的"居家和社区"在医养结合方面发展较为滞后,为老年人提供相关服务的能力有限,是现阶段和未来研究的重点。

(三)长期护理保险制度的探索与实践

从 2006 年起,长期护理保险开始出现在我国政策文件中。2006 年出台的《人口发展"十一五"和 2020 年规划》首次提出"探索建立老年服务志愿者、照顾储蓄、长期护理保险等社会化服务制度"。2016 年 6 月,人力资源和社会保障部印发《关于开展长期护理保险制度试点的指导意见》,提出从 2016 年起,在部分地区探索建立以社会互助共济方式筹集资金,为长期失能人员的基本生活照料及其相关的医疗护理提供资金或服务保障的社会保险制度。这是我国国家层面首个关于长期护理保险的专门性政策,对我国长期护理保险试点的基本原则、目标任务、基本政策和管理服务作了方向性阐释,奠定了地方层面长期护理保险政策文件的基础。2016 年 7 月,人力资源社会保障部办公厅颁布关于开展长期护理保险制度试点的指导意见。同年 12 月,中国保险行业协会发布《2016 年度中国长期护理调研报告》,强调要把实现人人"老有所养""老有所护"作为长期护理事业的发展目标。2017 年 6 月,国务院常务会议提出,"大力发展老年人意外伤害、长期护理、住房反向抵押等商业养老保险,逐步建立长期照护、康养结合、医养结合等养老服务保障体系",再次强化了我国发展长期护理保险的政策导向。但由于该项工作的复杂性和艰巨性,目前仍处于试点阶段。

WHO 总干事布伦特兰在世界老龄大会闭幕式上曾说:"老龄化是人类最伟大的成就,也是最大的挑战。"而我们必须深刻认识到老龄化是未来社会的新常态,对我国这样一个人口众多的国家而言,既是挑战也是机遇。人口寿命的增长与医学界的努力密切相关,值得每个医务工作者引以为荣。作为老年医学领域未来的一员,对人口老龄化带来的挑战和机遇应该树立信心、充分理解、积极准备、合理应对,为国家和社会的持续发展贡献自己的力量,功在当代,惠及未来。

(黄石松 景丽伟;刘晓红 翟晓梅 审阅)

参 考 文 献

[1] 邬沧萍,姜向群. 老年学概论 [M]. 3 版. 北京:中国人民大学出版社,2015.

[2] 党俊武. 中国要抓紧研究制定应对人口老龄化的国际战略 [J]. 老龄科学研究,2018,6(5):3-13.

[3] 邬沧萍,彭青云. 重新诠释"积极老龄化"的科学内涵 [J]. 中国社会工作,2018,(17):28-29.

[4] 穆光宗. 不分年龄、人人健康:增龄视角下的健康老龄化 [J]. 人口与发展,2018,(1):11-13.

[5] 吴玉韶. 我国人口老龄化形势与应对策略 [J]. 中国国情国力,2015,(4):29-31.

[6] Goodwin Nick. Understanding integrated care: a complex process, a fundamental principle[J]. Int J Integr Care, 2013, 13: e011.

[7] 杜鹏,王雪辉. "医养结合"与健康养老服务体系建设 [J]. 兰州学刊,2016,(11):170-176.

第三章　老年人社会心理问题及应对策略

老年人健康不仅仅体现在躯体健康，还包括心理健康和社会功能良好，只有三者达到完美状态才是真正的健康。本章学习重点：①了解与衰老相关的社会应激因素；②熟悉当代老年人的心理变化特征；③探讨老年人社会心理问题的应对，以期提高改善我国老年人心理健康的临床实践能力。

第一节　与衰老相关的社会应激因素

随着医学模式的转变，衰老与应激的关系引起了越来越多的关注。超出个体适应能力的应激可以直接或间接导致疾病的发生或影响疾病的发展与预后，给个体、家庭和社会造成极大的负担。因此，如果相关机构和专业人员能够及早地识别并有针对性地处理应激因素，将会提升老年人群的整体健康水平，提高老年患者的治疗效果。常见的与衰老相关的社会应激因素如下：

一、社会环境的适应

1. **思想与现实冲突**　随着社会的发展，必将带来人们思想观念、思维方式、价值观的变化。老年人经历多、考虑问题比较稳重与保守，对新观念、新事物接受较慢，处事习惯于用自己过去经历作比较，常产生"今不如夕"的看法。因而思想与现实常发生矛盾冲突，总认为不被社会理解。

2. **经济状态**　近年的研究显示，不同经济状况的老年人的心理健康存在差异，受到收入和生活开支情况的影响。收支平衡的老年人的心理健康状况较陷于入不敷出困境的老年人要好。另外，月收入与老年人的文化程度和居住地（城市或乡村）也存在相关关系，低收入者多分布于农村或低文化水平群体，经济生活上多依赖子女，可获得的社会资源较少；而高收入者多分布于城

市或高文化水平人群，具备一定的经济能力，社会资源较多，能够积极主动的规划和改变自身生活方式。因此，城市老年人心理健康水平高于农村老年人，文化程度越高的老年人，其心理健康状况也往往越好。

3. **环境变化**　老年人对气候的变化，环境噪声，交通拥挤，三废的污染等均较敏感而适应能力差。以上诸多情况均可成为社会环境的应激因素。

二、社会角色的转变

人生是一个不断社会化的过程，在不同的人生阶段扮演着不同的社会角色。进入老年期，其身份和角色呈相对衰退性发展，这是很多老年人产生心理不适的重要原因。

1. **离退休前后生活境遇反差过大**　老年人在离、退休后不可避免地出现社会地位下降和职业权力丧失，生活重心也被迫转移到家庭和生活琐事上。许多老年人归因于"自己老了"，不断地否定自我，因而产生心理不平衡。

2. **离退休后缺乏"个人支撑点"**　老年人如果一直以来将职业作为自我尊严、价值及其积极情绪体验的主要来源，那么在离、退休之后，原来的"个人支撑点"不复存在，但又没有及时构筑新的个人支撑点，导致心理平衡的破坏、出现消极的情绪体验。

老年人若是对退休有思想准备，接受现实，积极安排新生活，制订退休计划，主动学做些家务，不良情绪就会减少，可以对老年人的角色丧失和获得进行临床评估并给出相应建议。

三、家庭问题的出现

家庭温馨与否对于老年人生活至关重要。研究显示，家庭关系以及相互依存关系与老年人生

活满意度成正相关。对老年人较为重要的问题有：配偶关系、子女关系、家庭经济与家庭成员安全等。

1. 婚姻质量、丧偶及再婚 在配偶关系中，老年夫妻之间感情融洽和相互照顾是调节生理和心理状态的重要基础。

（1）丧偶：根据 2010 年全国第 6 次人口普查数据，丧偶的老人达到 4 747.92 万，占老年人口的 26.89%。2000—2010 年，十年间增加了 862.34 万。丧偶是重大的应激因素，对大多数老年人而言，痛苦会持续 6～12 个月，大约 1 年后才会进入较能接受时期。丧偶不仅带来直接痛苦，还会对生活带来巨大影响，如缺乏亲情支持、加剧孤独苦闷感、经济收入下降、缺少生活照顾；表现为兴趣与社交减少，影响食欲及睡眠，而这些又将成为新的应激因素，带来恶性循环。承认和监测哀伤过程，陪伴和适当干预可以避免哀伤过程的延长。

（2）再婚：丧偶老年人的再婚是正常的愿望和需求，但是我国部分地区残余封建道德观念所导致的社会舆论不利于老年人再婚；家庭经济利益或住房等具体问题也使得家庭成员阻挠老年人再婚；老年人本人也担心社会舆论、婚后感情问题、婚后财产与住房问题、与子女关系等，使再婚成为一种心理负担。

2. 子女赡养与空巢现象 亲子两代人同住，由于阅历不同、思维方法和观点不同，常会发生亲子间矛盾，如有"寄人篱下、家庭保姆"的感受。另外，随着子女长大离开家庭，出现了越来越多的空巢老人。2013 年，我国空巢老人的数量已经达到 2 360 万人，空巢老人家庭约占老年人家庭的 25%，预计 2030 年，空巢老人家庭数量比例将达到 90%。空巢老人要经历家庭转型，其心理健康水平低于整体老年人群，主要以主观幸福感及生活满意度较低、失落感、孤独感、衰老感、强迫及抑郁为表现。

3. 其他家庭相关应激因素 家庭成员（尤其是子女）中有健康问题、工作问题、违法问题等，家庭年轻成员先离世，失独是老年期严重的应激因素。失独老人的抑郁程度远高于老年群体。另外，低龄老人在给予子女经济支持和家务劳动等方面付出的压力较大。

（西英俊　马辛；刘晓红　毛佩贤　审阅）

第二节　老年人的社会心理特点

为了采取有效干预措施来维护老年人身心健康，有必要及时、准确地识别和理解老年人的心理变化特征，包括认知功能变化，情绪、情感特点，意志力特点，人格特征以及特殊心理表现五个方面。

一、认知功能变化

随着增龄，老年人的认知功能逐渐发生变化。以下是老年人常见认知功能的变化。

1. 感知觉变化 老年人的感知觉减退。老年人对高频声波和光波的感知能力下降，味觉减退，皮肤触觉、温觉和痛觉敏感性减退，眼角膜和鼻部的触觉降低更明显，触觉定位能力差（如同时触压面部与手部的两点皮肤时，高龄老人只能感知到一点受触压）。老年人因躯体活动变得迟缓而不灵活，社会活动范围缩小，言谈流畅性改变。上述情况会影响到老人对外界的信息接收以及与他人的沟通交流，产生负性认知和情绪体验，甚至社会隔离。

2. 记忆力变化 老年人的特点是机械记忆能力下降，速记、强记困难；远期记忆保持良好，但近期记忆减退。虽然老年人学习新事物较慢，但是理解之后的记忆能力、逻辑性记忆并没有明显衰退。需要注意健忘与痴呆的鉴别。老年人记忆力变化的个体差异很大，已经证实人脑受训练越少，记忆衰退越快。老年人应遵循"用进废退"原则，坚持阅读与学习、科学用脑和锻炼，以延缓记忆力衰退，保持思维灵活性。

3. 注意力变化 在衰老过程中会出现注意力分配不足。当老年人对外界缺乏兴趣或缺乏投入的体力时，注意力就转向了对自身健康的关注。身体细微变化都会引起注意，容易产生疑病倾向。

4. 智力变化 老年人逻辑推理能力和问题解决能力均减退，思维的敏捷性、流畅性、灵活性、独特性以及创造性都不及中青年时期。老年人可能会尝试对认知要求不高的工作，更倾向搜索较少的信息，做简单的决策。但老年人智力和思维活动的深度和广度可以保持良好。在生活中虽然常常表现得比较古板、顽固，但却经验丰富，团队精神强，善于运用既往积累的知识和经验来判断和解决问题，较少犯错误。

智力、思维、推理等能力在老年人群中差异很大。智能的高低与文化教育、职业、生活经验、家庭和社会条件等均有密切关系。而保持较好的高级认知功能是成功老龄化所具有的特征，也是需要努力帮助老年人实现的目标。

二、情绪、情感特点

情绪指的是喜怒哀乐。情感指的是美感、道德感、荣誉感，具有社会属性。老年人往往被认为是悲哀的、孤独无望的。然而，近年来的研究结果显示，上述消极的观点并不完全准确，虽然老年人面临更多的丧失、挫折和冲突，但较之年轻人，老年人可能体验到更高水平的情感健康状态。调查也发现，我国老年人情感健康状态存在分布不均的情况。概括来看，老年人情绪、情感方面主要有以下几种表现。

1. **孤独**　多数人进入老年阶段会有不同程度的孤独感和寂寞感。老年人没有及时接受工作和生活节奏的变化，来不及调整自己的心态，因此，随着有意义的思想和感情交流的减少，产生被冷落、被忽视的感觉，进而产生强烈的孤独感，而这种孤独感又容易引发焦虑和抑郁的体验，表现出郁郁寡欢、焦虑不安的状态。

2. **失落**　是老年人常见的负性情绪反应，是由于老年人自我价值感和自我认同感下降而引发。在社会角色转化过程中，老年人没有在家庭和社会中及时寻找到自己的合适定位，产生瞻前顾后、疑虑丛生的心态。还有一些老年人对新观念、新事物接受较慢，往往被家庭成员或社会其他人员边缘化，使得他们产生悲观、失望、自我怀疑的情绪体验。

3. **焦虑**　老年人的焦虑一方面来源于对自身身体健康的担心和对死亡的恐惧；另一方面来源于对家庭成员健康的担心以及家中事务，如子女婚育、经济方面的担心。

4. **抑郁**　多种因素会使得老年人产生不同程度的抑郁体验。上述导致孤独、失落、焦虑情绪体验的原因如果没有得到及时、有效的解决，则可能导致老年人陷入到抑郁状态中。长期患有慢性疾病和共病的老年人更容易产生不安和忧郁。

总体上，老年人具有较强的总体情绪调节能力，情绪、情感状态较好。但随着增龄，必然会面对多种应激事件，可能引起较多的负面情绪，对于情绪、情感的体验更为敏感，自我情感的表达方式更为内敛。因此，要帮助老年人更好地识别不良情绪并积极应对。

三、意志力特点

由于各种原因，老年人常常流露出"自己老了，什么都不行了"的意念，过低的估计自己的实际能力，从而丧失了成功的自信心，使自己的意志活动下降。本来可以做好的事情不愿或不敢去做，讨厌或难以接受新鲜事物，非常注重以前的习惯或想法，出现保守性的特点、被暗示性提升的情况。也有些老年人容易产生自以为是、盲目自信表现。固执实际上是意志薄弱的一种表现，且顽固程度随着增龄而增加，甚至明知自己不对，也不愿听取他人意见，承认错误。

四、人格特征

综合国内外相关研究，可将老年人人格划分为以下5种类型：

1. **成熟型或健康型**　对自己一生的事业感到欣慰，对生活容易满足，对家庭和社会容易满意，对于衰老与社会性变化容易适应。能够从事力所能及的、有意义的活动，可以保持良好的社会交往，善于调节和控制自己的情绪。

2. **安乐型或悠闲型**　满足于现状，悠闲自得。物质上希望得到别人的帮助，精神上希望得到别人的安慰。

3. **防御型或自卫型**　自我防卫性强，对衰老和外界各种不幸采取防卫机制来应对，用紧张工作和不停活动来回避老年期的丧失与空虚。

4. **愤怒型或攻击型**　不满现状、性格粗暴，对自己的一生感到懊恼，怨恨自己一事无成，把失败归于客观；不承认衰老，自我闭塞，对人对事均无兴趣，甚至常有对立情绪。

5. **自责型或忧郁型**　与愤怒型相反，把隐藏在内心深处的攻击指向自己，把遭遇的不幸和失败归于自己，谴责自己，对一切事物持悲观、沮丧、失望甚至绝望的态度。

综上所述，老年人的人格特点稳定多于变

化。神经系统功能正常的老年人的人格内倾性较强。但如果老年人罹患痴呆，出现明显的个性变化，是不属于正常的个性老化。

五、老年人的特殊心理表现

1. **离退休综合征（retirement syndrome）** 离退休后，在生活内容、生活节奏、社会地位、人际交往等方面发生很大变化，部分老人出现适应不良表现，行为举止与离退休前明显不同，判若两人。在情绪上表现为性情变化快；在行为上表现为注意力不集中，做事常出错，对现实不满，容易怀旧，并产生偏见。

2. **空巢综合征（empty nest syndrome）** 由于子女不在身边，导致了情感慰藉、健康医护、生活照料等方面的缺失。空巢综合征主要表现有：焦虑、失落、抑郁、恐惧、失眠、头痛、食欲不良等，这些症状如长期得不到缓解，就会导致性格孤僻、自闭、内分泌紊乱和免疫力下降。

3. **面对死亡的心理反应** 在多项我国老年人死亡态度的调查中发现，我国大多数老年人仍然不能坦然面对死亡，带有恐惧和焦虑。也有研究发现，老年人不惧怕死亡，但对死亡之前要经历的过程以及离世后带来的影响比较焦虑。近年来也开展了对死亡的大量研究，这些研究将有助于更好地帮助生命末期老年人，使他们能安详、平静地面对死亡。

（西英俊 马辛；刘晓红 毛佩贤 审阅）

第三节 老年人社会心理问题的应对策略

只有从心理上关爱老年人，才能促进老年人的身心健康，实现健康老龄化。采取个人、家庭和社会相结合的办法，首先应以维持积极情绪为切入点，充分发挥老年人自身的主观能动性，同时家庭和社会也要根据老年人的心理需求采取积极有效的保健和干预措施。

一、自我心理维护途径

1. **提升自我保健意识** 老年人既要接受衰老的事实，也要积极应对衰老；接受带病生存、正视疾病管理。保持积极的心理状态对防止心理衰老、保持心身健康具有重要意义。自我效能感（sense of self-efficacy）是指个体对自己是否有能力完成某一行为所进行的推测与判断。研究证实，当人们在面临应激时，如果能够认同并调动起积极的自我效能感，则会改变结局。

2. **增强心理适应能力** 老年人应学会对社会角色转变的自我心理调节，将注意力从痛苦转移到其他方面，了解有关心理健康维护技巧。及时发觉情绪变化，并主动进行认知调整。培养多种兴趣，更新知识结构，参加社会活动，建立新的社会交往。在功能良好期继续服务社会，顺利完成角色转变。

3. **问题应对策略的调整** 可采取选择 - 优化 - 补偿策略。选择是指随着增龄，个体选择那些能够做好的事情，同时用新标准来评价自己的生活表现；优化是指个体越多做其选择的事情，信心随之也就越大；当个体体验的成就感越来越少时，开始采用补偿策略。通过这个对应策略，可以将老年人最有限的精力放在最轻松、最可能成功的选择上。

4. **拓宽人际关系资源** 有效的社会网络能增强老年人的耐受性及应付和摆脱紧张处境的能力，缓冲各类应激压力，提高老年人心理功能的整体水平。建议老年人要广交朋友，建立良好邻里关系，在人际交往中获得友情、帮助和宽慰。有研究调查显示，老龄大学学员入学前后心理状况变化，发现入学前有一半以上的老人感到生活单调，1/3 以上学员经常有焦虑抑郁和孤独的情绪。通过老龄大学学习，62% 的老人不良情绪普遍得到改善。

5. **良好生活方式** 老年人应尽量避免消极的应对方式，例如饮食不规律、吸烟、饮酒等，而是采取规律起居、适度活动的健康生活方式。活动对老年人认知和脑功能整合起着积极作用，坚持有氧锻炼有益于改善脑功能、降低痴呆风险。

二、家庭心理支持措施

建设和谐的婚姻家庭是应对人口老龄化、高龄化和空巢化的重要对策。1997 年，第 16 届国际老年学大会通过的《阿德莱德宣言》就明确指出："要把注意力放在社会或家庭上，而不仅仅是注重个人，应该认识到在许多情况下，家庭起着重要的不可代替的作用。"

1. 经营和谐夫妻关系 是老年人身心健康的重要保证。夫妻间的互敬互爱、相互关心体贴，可以消除老年人的孤独、抑郁等不良情绪，增强对社会的认同感、生活适应能力及对生存意义的认识。

2. 构建融洽亲子关系 作为子女，应尽量克服时间和空间上的困难，在生活细节上关心老年人的物质需求和精神需求，让老人感受到更多的家庭关怀和温暖。代际之间的价值观、生活态度及兴趣爱好有很多不同，即"代际隔阂"，易产生家庭矛盾。作为老年人，要谅解子女、尊重子女的独立性，尽可能帮助子女解决困难，增强亲子间感情纽带。家庭干预策略只能体现在夫妻和亲子关系上，如果丧偶甚至是没有子女，那就只有采取社会心理干预策略。

三、社会心理干预策略

与我国老龄化相应出现的经济状况、养老保险等因素和老年人的心理健康有着非常密切的关系。因此，构建良好社会心理干预策略对提升老年人心理健康水平和良好应对老龄化社会具有重要意义。

1. 建设良好的社会支持网络 我国各级老龄委、老年协会、老年活动中心针对老年人的兴趣、爱好、话题、情感及心理和生理等方面的共同特征，组织丰富多彩的集体文体活动，充实精神生活，使老年人能有机会和场所进行交流沟通，健身娱乐，消除烦恼。各地开办老年人才市场、老年再就业服务中心，为低龄健康老人将经验和知识提供给社会，实现人生价值，搭建渠道。良好社会网络建设是老年人过上幸福愉快的晚年生活的重要保障。据统计，全国面向老年人的教育机构已经超过了7万所，而根据"十三五"规划，到2020年，经常性参与教育活动的人数要达到总老年人口的20%，即约5000万人。

需要注意的是，尽管社会支持网络会对老年人的心身健康起到积极作用，但是老年人可能接受了过多的帮助而没有被鼓励自我照料，因此应注意帮助是为了内在功能最大发挥。

2. 发挥社区助老功能 社区成为退休老年人主要的活动场所。社区通过组织多种维护身心健康的活动来充实老年人的日常生活，如组织郊游、举办舞会和体育比赛等，举办健康讲座，设立心理咨询门诊，对社区内孤寡老人进行特殊照护，组织志愿者上门聊天等。社区服务在老年人的精神赡养方面的作用不容忽视。

3. 加强老年人心理健康 借鉴发达国家及其他发展中国家的先进经验，根据我国的人口政策、经济条件、文化传统等因素，开展我国老年人心理健康、影响因素及干预方法等相关研究。近些年，国内学者提出五个"老有所为"的目标：老有所养、老有所医、老有所为、老有所学、老有所乐。指导老年人做好自我保护、消除应激源、调整期望值、走出情绪低谷，以养成心情开朗、乐观豁达的性格。

4. 健全死亡教育和安宁缓和医疗 从儿童期开始，全社会开展死亡教育；安宁缓和医疗为预期生存期有限的患者提供心理上的关怀与安慰，消除对死亡的疑虑和恐惧，使其能坦然面对死亡，安然离世（详见第二篇第十一章）。

（西英俊 马辛；刘晓红 毛佩贤 审阅）

参 考 文 献

[1] 于欣. 老年精神病学 [M]. 北京：北京大学医学出版社，2008.
[2] 于恩彦. 实用老年精神医学 [M]. 杭州：浙江大学出版社，2013.
[3] 田新平. 现代老年医学概要 [M]. 6版. 北京：中国协和医科大学出版社，2012.
[4] Antonenko D，Brauer J，Meinzer M，et al. Functional and structural syntax networks in aging[J]. NeuroImage，2013，83：513-523.
[5] 樊宏，郑丽杰，冷志伟，等. 失独家庭父母的心理健康状况及影响因素研究 [J]. 中国全科医学，2018，21（16）：61-65.
[6] 罗利. 城乡老年人情绪调节特点及对日常情绪的影响 [J]. 中国老年学杂志，2014（20）：5837-5839.

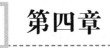

第四章 法律和伦理问题

第一节 知情同意

一、知情同意的定义

知情同意这一概念来源于《纽伦堡法典》，法典要求医生在进行医学试验之前获得受试者完全自愿的知情同意。知情同意也要求临床医生在实施任何实质性的临床干预措施之前，向患者提供所有关于将要进行的医疗干预过程的实质性信息，获得患者授权对实施这种医疗干预过程的同意。知情同意可通过向患者提供充分的信息、让患者知情地决策，以更好地保护患者自身利益。如果医疗干预过程是按照公认的医学标准被适当的实施，知情同意通常也可以保护医生免于责任和过失。

知情同意应该以"医患共同决定"的方式获得。知情同意不仅仅是一种法律学说，还是具有丰富伦理内涵的一个概念。参考现行文献和医疗实践中对知情同意概念的分析，其有两个含义。

1. 强调"自主选择" 知情同意就是在医疗干预过程中患者对医疗干预建议的个体自主权。在这个意义上，一个人的知情同意必须比其仅仅同意或者服从一个医疗干预建议的含义要丰富得多。他必须通过充分知情而批准一个建议的医疗行动并自愿表示同意。比如医生建议患者接受某个手术，患者在权衡手术的风险和受益之后表示同意，那么事实上，就相当于医生与该患者之间有了契约，患者批准并授权给医生在已经给出的同意范围之内进行操作，而不能超出这个范围。在这个意义上的知情同意是当且仅当患者实际理解并且自愿有意地批准同意医学专业人员做某事。这个模型是一种完全基于自主的知情同意模型。

2. 强调"同意" 患者在进行治疗之前，必须获得法律上有效的来自患者对建议的医疗干预过程的同意。在这种社会规则中，知情同意不必一定是某个人自主的行动，而只是作为已经得到确认的某种通行的社会制度上或者法律上的有效授权（批准）。在这个意义上，一位患者可以自主授权或批准某种建议的干预措施，也可以在没有有效授权的情况下对某种干预措施给予同意。例如，在某种特定的情况和特定的范围下可以自动批准某种医疗干预。对急诊危重的患者及时进行医疗干预就属于这种情况。

目前，学界普遍认同知情同意包含下列五个相互连贯的要素：即能力、揭示、理解、自愿、同意。从伦理学的观点来看，知情同意更强调的是患者的自主选择，而不是医务人员作为揭示信息的主体责任。

二、知情同意的伦理学原则

作为知情同意的伦理学基础，依据的是三个基本的伦理学原则（至少部分地依据这三个基本伦理学原则）：

1. 尊重人的自主性原则 指尊重并且保护一个人对在自己身上所发生事情的自主控制权（天赋人权）。正如美国著名法学家 Justice Cardozo 在他具有划时代意义的主张中所宣告的那样："每一个有健全智力的成人都有权力决定在其自己身体上应该被做些什么……"。

2. 医生受患者信托的义务 这样的义务指医生有义务警告患者，以及患者有权利知道一个"理性的人"想知道的事情。患者没有询问有关自己的医疗风险的义务。例如美国的法律就要求这种警告应该包括能够使一个理性的人对有关自己的医疗益处与风险知情并做出选择的足够信息。通过这个知情的过程，患者获得对其医疗干预建议的充分信息并同意这种干预的实施。

3. 不伤害原则　特别是在涉及人类受试者的医学研究中，知情同意还基于这样的基本伦理学原则：保护受试者（不伤害）原则。在涉及人类受试者的医学研究中，最重要的两个国际准则包括"赫尔辛基宣言"和国际医学科学理事会（Council for International Organizations of Medical Sciences，CIOMS）的"CIOMS准则"。1964年6月在芬兰赫尔辛基召开的第18届世界医学大会通过了关于医学研究伦理学准则的《赫尔辛基宣言》，该宣言对知情同意进行了阐述。此后世界医学大会分别于1975年第29届、1983年第35届、1989年第41届、1996年第48届、2000年第52届、2008年第59届和2013年第64届世界医学大会对该宣言进行了六次修改。在2013年修改后的宣言中，第25～32款对获取研究受试者的知情同意进行了非常详尽的阐述，包括自愿的同意、知情内容和程序的要求、同意的方式、无法给出自主同意的受试者的代理同意条件、拒绝参加研究的患者的常规医疗要求、使用人体材料或数据的医学研究的知情同意要求以及伦理审查委员会的批准要求。

CIOMS准则是指"涉及人类受试者的生物医学研究准则"（International Ethical Guidelines for Biomedical Research Involving Human Subjects）。该准则于1993年在WHO的协作下由CIOMS颁布。该准则签署遵守《赫尔辛基宣言》。比起《赫尔辛基宣言》，该准则对涉及人类受试者的生物医学研究做了更为明确的规定。

另外，联合国于1998年12月批准的《人类基因组与人权的全球宣言》中也明确指出，生命科学领域的国际合作，特别是同发展中国家的国际合作，必须遵守生命伦理的原则。而在生命科学的所有研究中，知情同意是最重要的原则。

三、知情同意的过程

知情同意是一个过程，个人通过这个过程在了解对其的医疗干预过程或者其决定参与试验的所有相关信息之后，自愿表达其批准这些干预过程或者其参加该项试验的意愿。美国生命伦理顾问委员会特别指出，这个定义的重要之处在于，它强调的是获得同意的过程，而不是用书面、签字等形式获得同意文件的过程。"必须区分同意的文件和同意的过程，不能允许文件本身成为过程。"有效的知情同意过程，必须具备三个基本要素：知晓实情、决策能力和自愿原则。知晓实情指医务人员应该以恰当的方式向患者告知做出自主决定所必需的信息。知晓的过程必须是医生直接或间接的告知，而不是通过其他手段知情（如自己查阅资料、第三人告知等）。决策能力是指患者在理解被告知内容的基础上，有能力做出合理的推断和结论。自愿原则指者是完全按照自己的意愿，而不是在被迫、被控制或受到不正当影响下做出决定。如果患者本人不具备医疗决策能力，则应该由法定监护人代替。因此知情同意告知的对象也不仅仅局限于患者本人，当患者本人失去决策能力时，就应该引入患者的近亲或者法定监护人。

在临床医疗的知情同意过程中，医生应该为患者提供下列信息：

● 患者的诊断（如果已经得出的话）。

● 建议进行某种医疗干预的性质、目的以及干预的程序。

● 对进行这种医疗干预预期好处的描述。

● 对某种可预见的"实质性"风险或者不适进行恰当描述。根据（Webster's字典的定义，所谓"实质性（substantial）"的风险是指具有现实重要性的和重大后果的风险。至于什么是"恰当的"描述，有学者建议，凡是不利的结果都应该警告患者。

● 不进行这些医疗干预的后果和好处。

● 适当的可供选择的其他医疗干预方法和程序，如对于轻度的肥胖患者、轻型糖尿病患者，或者轻型高血压患者的药物治疗而言，节食、锻炼就是可供选择的其他方法。

● 可供选择的干预方法的风险和好处。

● 关于饮食、生活方式等方面的特殊说明。

如果所涉及的是对参与研究的知情同意，根据我国有关规定，信息的揭示还应该包括：

● 对要求受试者所完成研究过程的描述。

● 对受试者可能承担风险和不适的描述。

● 对受试者可能的受益的描述。

● 对可能的可供选择程序的描述。

● 对数据保密范围的描述。

● 对补偿以及对与研究风险有关的可得的医疗的描述。

● 对与联系人联系方式的说明（如果受试者个人有任何与研究有关的问题）。

● 受试者权利的描述，说明参加研究是自愿的，受试者有权在任何时候中止其参与并且不会受到任何处罚。

上述信息应当以书面文字的形式交给受试者，受试者的签字应当意味着受试者已经阅读并且理解了这些信息。知情同意应该由与该研究直接有关的人员获取，以保证受试者得到充分的教育，完全理解了研究者所提供的有关信息。研究人员负有法律和伦理的义务，确保预期的受试者对知情同意的内容有充分的认识和全面的理解。伦理审查委员会对研究项目申请进行仔细审查，伦理审查委员会可以选择对该项目批准、不批准、要求修改知情同意书等。

四、知情同意中若干特殊问题

尽管获得患者或者研究受试者的知情同意目前被认为是临床实践和涉及人类受试者的生物医学研究中不可或缺的一个部分，但是"知情同意"这个在西方文化背景中产生的伦理和法律术语在中国仍然是一个较新的概念。包括研究者、临床医生、科学工作者、卫生决策者以及公众在内，许多人对知情同意的理解，仅仅是停留在必须获得患者／受试者签署知情同意书以得到在患者／受试者对干预或者研究过程的允许的"法律文件模式"上，或者针对医疗实践中家长主义传统而提出的"共同决定模式"上。显然，在公众对知情同意尚缺乏深入认识和理解的背景下，医生和医学研究者负有更大的责任。

1. 知情同意主体不清的问题 关于知情同意权主体的认识，受文化的影响。我国具有其独特的文化传统背景和经济发展水平，我们尤其应该对中国文化特点加以关注。例如，在我国临床实践中，从配偶、家属那里获得对某种医疗干预措施实施建议的知情同意是常见的做法，手术签字（家属）制度也是几十年来我国医疗实践中获得患者知情同意的典型形式。这种形式往往否定了个人的决定权。实际上，获得家属同意在某种意义上有经济上和"医学防御"的考虑而非完全基于伦理学上的考虑。因为在我国，家属不仅有照料患者的义务，往往还要承受对患者经济上的负担。在罗列所有可能的、最坏的后果的手术同意书上，也可以看出对"医学防御"的考虑。对家属代理同意合理性证明是我国传统的"保护性医疗制度"。这种制度认为，家属的代理同意是为了保护患者在心理上免受"坏消息"的打击。然而，对于那些本来有可能选择干预方案、预后良好的患者来说，用家属的代理同意完全取代患者个人的自我决定权，用医学价值取代患者的人生价值的做法是很有问题的，特别是当这种决定明显与患者本人利益冲突时，与知情同意的精神相距甚远。

2. 基因研究中的知情同意问题 基因研究中的知情同意更是至关重要的问题。在基因检测中，基因信息是基于对风险的评估，而这种评估常常涉及不确定性（具体的答案常常并不确定），当事人必须基于其个人对这种不确定的风险的理解而做出自主的决定。基因检测的结果可能只反映了当事人未来发展为某种疾病的可能性，而有效的预防或者治疗又可能是目前办不到的。因此，个人要对他是否真的想要得到与此有关的基因信息以及如何使用这些信息进行认真考虑。考虑到在保险和就业等方面存在歧视的可能，预先理解基因信息所涉及的隐私和保密问题是非常重要的。另外，与其他医学检测结果不同，基因检测结果对家庭其他成员同样也具有一定含义，因此，将这些基因信息通知其亲属的时候，应该充分意识到这类问题的敏感性，因为亲属本来并没有参与同意过程，在评估这些信息以及理解这些信息的含义上，他们可能同样需要得到帮助。对成人发病或者癌症易感性基因检测还必须要给予特殊考虑。基因研究科学共同体一致认为：除非目前存在有效的预防或者治疗的医学干预方法，不应该对未成年人进行基因检测。这种立场的根据是：充分尊重未成年人的自主性，给予他们机会让他们在成年以后，根据他们自己的信仰和价值观做出他们自己的决定。不过，对于威胁未成年人生命的那些异常因素，如果存在着有效的干预办法，家庭应该考虑进行基因易感性的检测。鉴于基因研究中的知情同意问题更为复杂，通常下列问题应特别列入对当事人／受试者所提供的信息中：

● 参加基因检测可能带来的在身体、心理、社会适应性上（例如：焦虑、耻辱、歧视、保密性等）的风险。

● 基因信息的贮存问题。DNA 组织样本将被保存多久？是否将来的试验仍会使用该样本？在使用之前是否还会征求当事人的同意？是否会通知当事人 / 受试者检测的结果？

● 涉及其他家庭成员的问题。

● 研究结果及其保密问题。对当事人 / 受试者检测结果的研究会有什么结论？对保守当事人 / 受试者的秘密会采取什么样的措施？

信息的传达和随访问题。当事人 / 受试者能否得到这些结果或发现（是否有权知道）？是否可以放弃得到结果的权利（是否有权不知道）？

确保研究者履行其义务，即向受试者提供详细的有关涉及隐私和可能带来的好处等信息，是基因研究中知情同意的关键问题。中国尚没有保护隐私和反对基因歧视的法律，伦理审查委员会和从事基因研究的专业人员必须为贯彻基因研究中的知情同意做出更大努力。

3. **利益冲突问题** 利益冲突是指某个人，比如某个公务员、雇员、专业人员，有某种私人或者个人的利益，该利益会明显地对执行其公务造成影响。科学研究的客观性是科学研究的基本价值之一，也是公众对科学家信任的基础。科学家的导向应该是数据，而不应该是他们个人的利益，个人的利益会破坏他们科学研究工作的整体性。在我国，利益冲突的问题受到的关注远远不够，也没有相关的法令存在，但是实际上，利益冲突的问题已经普遍存在。在知情同意中，如何评价相关信息的揭示就是一个需要讨论和引起关注的新问题。

在过去的 20 年中，中国一直在致力于法律制度和法律程序方面的建设，以加强对个人权利的保护，特别是认识到了知情同意和保障患者安全的重要性。但是，在对知情同意的认识和理解以及建立符合国际准则又适合中国文化特点的知情同意模式上，我们还需要做大量的研究和实际的工作。

（翟晓梅；黄石松 审阅）

参 考 文 献

[1] 中华人民共和国国家卫生和计划生育委员会. 医疗机构管理条例. 中华人民共和国国务院令（第 149 号）1994.

[2] Mukherjee A, Livinski AA, Millum J, et al. Informed consent in dental care and research for the older adult population: A systematic review[J]. J Am Dent Assoc, 2017, 148(4): 211-220.

[3] Eiser AR, Kirkpatrick JN, Patton KK, et al. Putting the "Informed" in the informed consent process for implantable cardioverter-defibrillators: Addressing the needs of the elderly patient[J]. Pacing Clin Electrophysiol, 2018; 41(3): 312-320.

第二节　保密和保护隐私

一、隐私与医疗保密

隐私（privacy）是指个人不受社会、他人干涉的、在不同程度上不愿让他人知晓，特别要求保护和控制的东西。在医疗工作中，特指那些出于诊疗需要，患者自愿或不自愿提供给医务人员的，或者是医务人员在查体和治疗过程中发现的患者需要保密的内容。包括患者的家族史、个人史、特殊嗜癖、恋爱婚姻史、性关系、患病史、身体或生理缺陷，以及其他患者不便说明理由而需要保密的内容。

医疗保密（medical confidentiality）通常是指医务人员或研究人员在医疗或科研过程中，不向他人泄露的、能造成医疗不良后果的、有关患者疾病信息的信托行为。通过尊重患者的隐私和为患者保守秘密，可以创造一个医患之间彼此信任的环境，对保持良好医患关系和维系患者就医过程的诚实性都有重要意义。一般说来，除非患者要求或允许向第三方透露，或者在某些例外的情况下可以有条件的透露以外，医生对所有患者个人的隐私和有关信息原则上都应该保密。

（一）对保密义务的限制及对策

由于医疗工作的性质限制了保密义务，例如：

1. **与同行交流的必要性** 治疗期间医生需要与同行交换患者信息，以听取同行的意见。这些讨论对患者的治疗通常是至关重要的。

2. **教学的需要** 对于教学医院而言，对患者病情的讨论是学生学习不可或缺的组成部分。只要采取了有效的防范措施，限制无关人员听到或者看到患者不愿与他人共享的机密信息，这种讨论是合理和正当的。

3. 计算机管理的共享特点 现今需要特别注意的是，医疗机构计算机信息化管理程度越来越高，如计算机化的患者记录形式对保守患者机密构成了新的和特殊的挑战。在现代化信息管理模式下，包括个人资料在内的各种信息资料和研究资料都进入了计算机系统，其中很多资料是可以在网上自由查阅的。如果没有一套严格的规定和限制，个人隐私和资料就很难受到保护。医院应该制定完善的安全访问程序，医生应该严格按照规定的安全程序访问计算机里储存的患者信息，以作为保护患者信息的附加措施。

（二）信息的不当泄露

1. 信息的不当泄露可能发生在诊所或医院内，例如：

（1）医务人员工作繁忙，因此常常在电梯里讨论患者病情的情况可能经常发生。但在电梯狭小的空间里很难避免其他无关的人员听到有关患者的信息。

（2）类似的，在单位的餐厅里讨论患者的病情。

（3）在医务人员准备的学术论文或者学术会议发言稿中，应该去除所有可识别出患者的信息，更不应该在学术会议上将患者的真实姓名、职业、照片等以及其他敏感的私人信息暴露出来，否则就违背了患者的隐私权和保密权。

2. 患者保密权利会在两种情况下遭到侵犯：

（1）专业人员有意或者在言谈中无意泄露秘密（辜负了患者对医生的信任）。

（2）由于外部的压力，被迫泄露患者的秘密。

这两种情况都会损害医患关系，影响患者就医的诚实性，因此需要在伦理和法律两个维度对患者的机密信息进行保护。

（三）隐私保密的伦理条件

保密与患者自身健康利益相冲突时，生命是第一位的，此时生命价值的原则高于保密原则。

医务人员有时面临着两难选择，迫使我们思考这样的问题：保守患者的机密信息是不是医务人员的一个绝对义务？如果继续保守患者的机密信息会给他人带来伤害，而且所带来的伤害大于泄密所导致的伤害时，医务人员应该怎么办？

保守患者机密信息并不是医务人员的绝对性义务，也存在例外情况。保密必须符合伦理学的原则，在特定情况下，泄密也可以得到伦理学辩护。

这种例外通常有两种情形：

1. 保守秘密涉及到他人的安全 一方面医生有保守患者机密信息的义务，例如很多国家立法规定医生应保守患者秘密，并且限制对医疗信息和医疗记录的获得。但是，另一方面，医务工作者有义务保护第三方免受重大伤害。当某个人或者某一群人是否真正处于危险之中完全取决于他或者他们是否了解某位患者的某种医疗信息。如果这个人或者这群人能够获得患者的相关信息，就可以免受重大的健康伤害甚至生命危险。符合这种情形的最著名的是一个美国案例：具有杀人念头的精神障碍患者告诉医生其欲杀害他女友的计划，医务人员未能有效制止其行为导致患者女友被杀害。该案例引致法律诉讼，法庭命令在这一类情况下，医务人员为了保护第三方免受生命威胁，必须违背医患之间传统的保密义务。另一案例是一位年轻的患者在手术前检测证实HIV（+），他要求医生不要把这个检测结果告诉他的妻子，他担心妻子知道这个消息会导致离婚，并且声称他自己也还没有准备告诉他妻子。医务人员应该怎么办？医务人员应该对他的患者说些什么？此案例中患者的妻子处在感染HIV的严重危险之中，显然医务人员有义务确保患者的妻子知道这种危险，而且法律也要求医务人员将患者的感染情况上报公共卫生部门。因此，建议医生应该鼓励并帮助患者自己告诉其妻子，必要的时候，可以给他一点点考虑的时间。保密与无辜第三者利益冲突时，不能因为患者的要求而严重影响无辜第三者的幸福。

2. 涉及公共利益保密与社会利益发生冲突时，应以他人和社会利益为重。例如，法律和法规要求医生发现传染性疾病必须上报公共卫生部门。在这种情况下，医生保护公众的健康利益的义务要大于保守患者个人机密信息的义务，而且法律要求这么做。还有一种情形是，当为患者保守秘密会给公众带来不利或伤害时，医务人员的泄密不仅可以得到伦理学辩护，而且医务人员有义务这么做。例如发现列车信号员患有色盲、飞机驾驶员的心脏有疾患等。

对患者相关的遗传信息是否属于保密范围有一些争议：临床遗传学诊断结果在多大程度上和范围上保密？一个有遗传病或遗传缺陷的人是否

应将这样的信息泄露给雇主或保险公司？普遍认为医务人员和遗传学家有义务保守患者的遗传学信息，以防止基因歧视。但如果这样的遗传学信息对其直系亲属有临床意义，应该告知其直系亲属，不过这也要通知患者本人。

二、隐私保护

在医患关系中，保护患者的隐私与保守患者的机密信息通常是有密切联系的，在某种意义上是重叠的。对隐私权的违背可能发生在诸如下列情景：

1. **女性患者不愿意男性医生为其体检**　尊重患者隐私权的做法是为不愿意让男性医生检查身体的女性患者更换女医生去做检查。

2. **检查身体或者进行操作时允许围观**　这种做法也是侵犯了患者的隐私权。

3. **未经许可泄露患者相关信息**　信息的持有人，如掌握医疗记录的人，未获信息主体——患者的同意，不得透露相关信息。一个人的姓名和肖像也是信息，未经本人同意，刊登在杂志上或出现在学术会议的学术报告中，均构成对其隐私权的侵犯。

在临床工作中，医务人员保护患者的隐私，对建立和培养相互尊重、相互信任的医患关系十分重要。同保密一样，唯一能得到伦理学辩护的对患者隐私泄露情况，是如果继续保护患者的隐私，会给患者自己、他人或社会带来的伤害大于放弃隐私给患者带来的伤害（身体、心理、社会适应性、经济上的伤害）。

（翟晓梅；黄石松　审阅）

第二篇 老年医学总论

第一章 老年患者诊疗策略

第一节 老年患者临床特点与诊疗策略

随着衰老，老年人的器官储备能力下降，生理性衰老与多种疾病改变叠加，加之社会和医疗因素，出现多种老年问题或老年综合征，影响老年人的日常生活，使老年人的医疗问题变得更加复杂，具有很大的异质性。传统的以急性病为主的专科诊疗模式不再适合老年人群。本节学习重点：①掌握老年人的医学特点，明确诊治老年患者不等同于诊治老年病；②掌握老年患者的诊疗策略。

一、老年患者的临床特点

老年患者与成人患者的区别在于，成人患者多数患单个疾病，器官和躯体储备功能良好，而老年人往往多种慢病共存、个体健康状况的异质性很大，有以下四个医学特点。

（一）衰老

衰老（aging）是个体发生的、与增龄相关的生物学改变，并非疾病状态，但受生活方式、环境和疾病的影响。疾病可以加速衰老，出现"病态老龄化"；改善生活方式、完善老年健康服务体系可以促进"成功老龄化"。老年人的生理衰退与病理变化容易混淆、表现叠加，需要及时鉴别。如记忆力减退需要鉴别健忘与痴呆；视力减退时需要鉴别老视眼与白内障、黄斑变性等。

（二）老年病与共病

1. 老年病 也称年龄相关性疾病（age-related diseases，ARD），多数非传染性慢性疾病均与增龄相关。慢性疾病（chronic conditions）是指至少持续 1 年以上的疾病或医学情况，需要持续治疗

和 / 或影响日常生活能力，既包括躯体疾病，也包括精神疾病，以及痴呆、物质滥用、老年综合征等医学情况。伤残调整寿命年（disability-adjusted life years，DALY）是指从发病到死亡或残障所损失的全部健康生命年。采用 DALY 定量评价由于疾病造成的早死、残障而损失的健康生命年，反映了疾病负担。近年来，老年病已经替代急性疾病，成为老年人主要致死和致残病因。据 2017 年 WHO 报告，老年人死亡主要病因是心脑血管病、恶性肿瘤和慢性呼吸系统疾病；老年人残障主要病因是视力损害、痴呆、听力障碍和骨关节病；在低、中等和高收入国家大致相同。

2. 共病（multiple chronic conditions，MCC） 是指个体同时患有 2 种及以上慢性疾病，即多病共存。共病的表现形式既可以是多种躯体疾病共存，也可以是躯体 - 精神心理疾病共存、精神心理疾病叠加或疾病 - 老年综合征共存。高龄老人的共病现象更加突出，特别是在高龄女性中。在美国，约 90% 老年人患有 1 种慢性疾病，约半数老年人患有 3 种及以上慢性疾病，80 岁以上的老年人中约 70% 的女性及 53% 的男性患有共病。北京市 3 个社区的调查结果显示，老年人慢性疾病的患病率达 91.7%，共病率达 76.5%，患有≥3 种慢性疾病占 54.9%，在这些调查中，还不包含老年综合征和精神神经问题。

（1）共病分类：共病之间的关系可以是互相关联，也可以是互相平行、互不干扰。按照疾病之间的关系分为两类：

1）并发症（comorbidity）：共存疾病相互有一定关联性。医疗方案的方向一致，例如，糖尿病、高血压、肥胖症相互关联，引起的血管硬化带来多个器官损害。由于目前仍采用专科诊疗模式，各专科之间信息沟通不畅，容易造成重复检查和

用药。分析共病的因果关系对于治疗有重要意义,如肺癌阻塞引起的肺部感染。

2)合并症(multimorbidity):共存疾病相互关联性较弱,在个体中每种疾病的权重不同,如胃癌合并急性冠脉综合征;同一脏器也可发生共病,如冠心病与肺心病。各病治疗方案之间常有冲突,单病诊疗指南作用有限。多脏器功能不全也会带来治疗方案的冲突。

(2)共病结局:共病使得医疗决策变得复杂和困难,在制订医疗方案时需要考虑共病中各个疾病的权重和相互关系。单病专科诊疗模式常会造成过度医疗、重复检查、多重用药、医疗不连续等医源性问题,发生不良事件的风险显著增加。

共病造成医疗资源使用显著增加,美国的数据显示,有1种慢性疾病的老年患者人均一年的医疗花销为211美元,而患有≥4种共病则达13 973美元。美国2001年的医疗保险数据也显示,有≥3种共病的人群消耗了整个医保费用的90%。

(三)老年综合征与老年问题

老年问题/老年综合征(geriatric problem/geriatric syndrome)是指发生在老年期,由多种因素造成的一种临床表现(老年问题)或一组症候群(老年综合征),是衰老、躯体疾病、心理、社会及环境、医疗等多种因素累加的结果,即"多因一果"。老年综合征与疾病之间有重叠,寻找引起某个老年综合征的多个因素,并从中找出主要"犯罪"因素和可纠正因素,是老年科医生在鉴别诊断和治疗上区别于其他专科的特点。

社区常见的老年综合征/问题有:跌倒、视力障碍、听力障碍、疼痛、睡眠障碍、营养不良、肌少症、衰弱、抑郁、尿失禁、便秘、头晕、晕厥、痴呆、帕金森、多重用药、物质滥用和受虐/受忽视。住院患者常见的老年综合征有谵妄、压疮、进食障碍、制动、医疗不连续。终末期患者死亡质量差等。

老年综合征会造成严重不良后果,如跌倒引起髋部骨折的1年内死亡率约20%,致残率50%。老年综合征发病率很高,跨越了器官和专科的界限,沿用传统的急性病、专科诊治模式往往不能解决,严重影响老年患者的ADL和生活质量。

(四)功能损害与失能

失能(disability)是指一个人在日常生活中基本活动能力或生活能力的丧失或受限。可从病损、失能和残障三个层次反映身体、个体及社会水平的功能损害程度,是内在功能与外在环境作用的结果。内在功能包括体力和脑力两个方面,维护功能是针对老年患者的医疗决策最重要的出发点,是医护照料的宗旨。当内在功能不可逆减退发生后,需要采取提升外在环境来帮助功能发挥。1982年,WHO提出健康老龄化(healthy ageing),定义为发展和维护老年健康生活所需的功能发挥的过程。大致分为内在功能良好,下降,严重受损三个阶段,通过干预将功能发挥最大化(见本章第二节)。

衰老、慢病、老年综合征和医源性问题均可使老年人内在能力减退,最终导致日常生活依赖、照护需求增加。在高龄老人中,功能正常者不足10%。在老年综合征中,步态异常、跌倒、视力障碍、听力障碍、抑郁、疼痛、痴呆和睡眠障碍对功能的影响最突出,衰弱被认为是失能前的窗口期,需要引起高度重视。

二、老年患者诊疗要点

临床决策包括诊断、治疗和预期结果。医生将根据临床情况做出医疗决策,目标可以是治愈、改善,但无法治愈,对症处理、观察和随诊或者是这些目标的综合应用。对于成年患者,通常是依据症状、体征及检查异常对疾病作出诊断,多数疾病可以用病理生理机制解释其临床表现,并进行相应治疗。由于老年患者具有上述四大特点,他们对于医疗的要求是独特而复杂的。在老年医疗健康服务中要始终牢记的三个关键词是:维护功能、提高生活质量和提高死亡质量。

(一)诊断

1. 熟悉老年患者临床表现特点

(1)老年病起病隐匿,与纯生理老化难以区分,或两者重叠,往往造成延误诊断。

(2)临床表现不典型,共病之间的相互影响造成病理机制和临床表现不一致,一因多果、多因一果或多因多果,难以通过临床表现来诊断单一疾病和估测病情程度。如衰弱高龄老人肺部感染时,并不表现为发热、咳痰,而是出现食欲缺乏和谵妄。

(3)诱因不同,如急性冠脉事件可以在情绪激动、粪嵌塞及进食不当时发生；肺部感染常常与吸入有关。

（4）检验与检查的参数不同于成年人，如在衰老一节中提到的血肌酐值不能反映实际肾功能情况，80岁老年女性的参考血沉值不超过42mm/h。

（5）易发生并发症或多脏器功能衰竭，如肺部感染诱发急性心力衰竭，治疗后出现肾功能不全；痴呆老人可能合并抑郁，住院后发生谵妄等疾病簇。

2. 做出完整诊断 应包括疾病、老年综合征和功能状态。不同疾病有不同的临床结局，目前采用《国际疾病分类》（International Classification of Diseases，ICD）描述疾病诊断和转归。对于老年患者则需要加上功能诊断，采用《国际功能、残疾和健康分类》（International Classification of Functioning, Disability and Health，ICF）指导康复；或采用日常生活活动能力（activities of daily living，ADL）和工具性日常生活活动能力（instrumental activities of daily living，IADL）作为反映个体生活能力受限及需要外界帮助程度的评价指标。共病老年患者因急性医疗住院，按照疾病诊断相关分组（diagnosis related groups，DRGs）支付会"吃亏"，如痴呆并发肺炎与单纯肺炎比较，处理更加困难，需要加入常见共病簇代码。

3. 转变诊断思维模式 由于共病和老年综合征的叠加，在诊断分析上由"一元论"转为"多元论"，在病历书写中应体现这个特点。除了分析本次就诊的目的，还要分析缩短寿命、损害功能或干扰本次就医目的主要医学问题，分析主要疾病或老年综合征的诱因及风险因素（这些因素往往是多个、跨专科）；最后，预测可能发生不良事件的风险，并采取相应规避措施。

在问诊上要求医务工作者仔细询问病史，并与家属或照料者核对，做全面查体和必要的检查。为了全面了解老年人医学情况、功能和支持情况以及本人意愿，需要采用老年综合评估，不只是对疾病和治疗的评估，还包括对老年综合征、心理状态、功能状态以及对社会支持的评估，并询问医疗意愿等。

（二）治疗

1. "全人"个体化治疗 "全人管理"决定了老年医学要采取跨学科团队工作模式。急性病以治愈为目标，而慢性疾病是不可治愈的，以控制、缓解症状、维持器官功能为目标，总体目标是维持患者的内在功能状态，而非治愈某种疾病。

2. 老年病管理要点

（1）预防：老年病与不良生活方式（如少运动、摄盐多、吸烟、睡眠不足）有关，也与家族遗传有关。需要多维度的干预，包括行为、基因和积极的药物一级或二级预防。许多老年病均与慢性炎症反应、氧化应激有关。少动、高热量饮食、高盐、烟酒、睡眠不足等促炎生活方式可引起肥胖症、糖尿病、动脉硬化、高血压，也与痴呆、肌少症、骨质疏松等发病密切相关。所以健康生活方式和药物一级或二级预防对于多数老年病的管理都是适用的。

慢病是不可治愈的，晚期可发展为器官功能衰竭。最好的干预就是预防。重视生命早期的营养，受精卵形成后的1 000天对于个体一生的健康状况和预期寿命起主要作用；培养健康生活方式；强调终生健康管理，学龄期牙齿和视力保健，工作期定期体检和专门的健康管理师，可以有效预防慢性疾病的发生。

（2）早期发现及干预：建议老年人进行年度体检，除了疾病筛查之外，还要评估视力、抑郁、记忆等老年综合征以及营养状态和跌倒风险。早发现并纠正风险因素可以降低老年病的发病率，延缓其发展。在临床医学的上游已经发展出抗衰老医学、功能医学和健康管理等分支。

（3）避免功能下降：老年病往往是不可治愈的，在疾病管理中始终要注意预防和治疗并发症、保护靶器官功能，监测重要脏器的功能，连续性随访，同时用康复和营养来维护躯体功能，避免失能和社会隔离。

3. 共病管理原则 对于共病的管理不是单病治疗的叠加，而是需要根据老年患者的具体情况来综合考虑。美国老年医学会（American Geriatric Society，AGS）于2012年提出了管理共病老年人的指导原则，包括制定原则的依据、内容及处理流程，参考AGS的共病流程，结合国内情况，建议流程如下（具体参见第二篇第四章共病诊治原则）：

（1）考虑患者意愿：在预计两种及以上方案的获益/风险比值相当的情况下，以及在和缓医疗中更多地采用"以患者意愿为目标的医疗（patient-specific outcomes)"。首先需要评估老人的知病能力和医疗决定能力,与患者及亲友沟通、告知,然后医患共同决策,制订出符合患者意愿的医护方案。

(2)应用老年综合评估:只有了解患者的全部情况、目前治疗方案实施的情况、患者的依从性等,才有可能保证所制订的诊疗方案不会出现偏差和遗漏。

(3)寻找循证医学证据:在已有疾病指南中很少涉及高龄患者及共病的处理,单病指南作用不清楚。需要查询那些针对老年患者的研究(如老年高血压 HYVET 研究)、专科学会或老年医学会发布的针对老年人的建议(如老年高血压患者的管理),以及参考类似共病的病例报告。

(4)考虑获益、风险、预后及负担:综合疾病、功能状态、预期寿命等情况,制订个体化的诊疗方案。优先解决患者所关注的影响功能和生活质量的问题,分清主次,分步解决。慢病从开始干预到能够使患者获益,需要相当一段时间。要考虑老年患者的干预获益时间与预期寿命,询问家庭收入能否承受医疗支出,干预方案对患者本人及家属的生活质量带来的影响。

(5)治疗方案的可行性:共病决定了老年人服药种类多。只有让患者了解治疗的目的和意义,才会有较好的依从性。采用缓释片、复合制剂减少给药次数,服药日历、智能电子药盒、照护者或远程督导等均有助于提高服药依从性。给予具体指导、实时监督和随诊评估,才能够得到有效实施。实施干预方案后,需要定期对干预效果进行评估,并根据评估结果调整治疗方案。

4. 急性病处理 慢病稳定期不必要过多干预,在急性加重期要及时治疗,老年患者对于急诊和住院的使用率高于成年人。

(1)急性感染:在遵循一般抗菌药物使用原则之外,对老年患者(特别是衰弱、高龄)的急性感染要及时治疗,采用"下台阶"方案。对于可预见、高发的感染要预防为主,如提高流感疫苗接种率,口腔、尿路有创操作前预防性使用抗菌药物,康复训练和营养治疗预防吸入性肺炎等。

(2)卒中:对于缺血性卒中,在发病 3h 内完成脑部影像学检查、确诊后溶栓,可以大大降低致残率。社区教育非常重要,包括宣教卒中发病

征象,事先找好在半小时车程内具备条件的医院,发病时直接打急救电话,不要先联系他人造成延误。

(3)多器官功能衰竭:老年人容易发生多器官功能衰竭,如肺部感染引起心力衰竭,利尿后引起肾衰,稍多补充水分后再次心力衰竭,调整出入量平衡很重要。在治疗前有预见性,细致微调("走平衡木"),避免只着眼于针对单器官疾病的处理。

(4)康复与照护:对于慢病晚期、失能、衰弱、高龄老人,急性病住院及出院的老人,康复与照护的权重超过医疗,维护功能是医护照料的宗旨。应该使每一位老年患者在每一个时间点上得到恰当的医疗与照护,而不是贵的和过度的医疗。

(5)对症治疗和观察:临床医生可能不愿意在没有确诊情况下对年轻人施治,而对于复杂的老年患者却是可行的。在慢病晚期,对症治疗权重很大,要重视非药物治疗,处方时一定要告知患者用药时限,避免常年服用对症药物。

(6)善终服务:生老病死是自然规律,对于老年医学工作者,死亡是不能规避的话题,要在患者希望的地方,通过团队的身心社灵服务,保证死亡质量,通过知病、接受、意愿、舒适、适时五个维度来评价(详见第二篇第十一章老年安宁缓和医疗)。

(三)医疗决策中的注意事项

1. 将老年患者考虑为社会人 文化背景、宗教信仰、价值观和世界观在决策中会影响老年患者的意愿,同样的疾病诊断,对于不同老年人,诊疗方案不同,医护决策以人为本(person-centered care),也称人本医疗。

2. 评估老年患者的决定能力 尊重老年患者的自主权,首先需要评估患者是否具有决定能力,构成决定能力包括理解、判断、分析和表达能力。MMSE 可以作为参考依据。面谈的同时,可以把患者无法理解和决定的内容以书面形式表达。

3. 知情同意书 对于高风险老年患者,在住院时就要了解有无生前预嘱或预立医疗计划,有无指定医疗代理人,然后与患方签署知情同意书(包括抢救、特殊治疗)。从伦理学角度,患者本人的意愿优先,但是在我国往往是亲友代替老人做出医疗决定,而老人不知情;需要与家属沟通,

告知患者应有的权益。

4. 了解家庭与社会支持和保险政策　这些情况都与医护照料方案的制订与执行相关；对于出院患者、终末期患者的转诊地点、保障医疗连续性，以及对患者亲友和照料者的支持方面，社会工作者及个案管理员发挥重要作用。

5. 患方教育

（1）慢性疾病管理：在社区以家庭为单位的相互督促更为重要。

（2）缺陷教育：老年人体检会发现许多问题，如脂肪肝、胆囊息肉、甲状腺结节等，通常不需要处理。对于不影响功能的慢性疾病不要过度诊疗；对于病情稳定的慢性疾病不要频繁改变方案。

（3）用药记录单：告知患者每次就医时要携带用药记录单。对于多重用药的老人：①每次入院都要核查调整用药；②定期核查；③对于进入缓和医疗的患者，应考虑减药方案。

综上，由于老年患者的复杂性和异质性，决定了在医疗决策上需要将现有的"以疾病为中心"的专科化、片段式的诊疗模式转变为"以人为中心"的个体化、连续性、集医护照料为一体的医疗模式。目的是维持老年患者的功能状态、改善生活质量、提高老人及亲友的满意度，同时降低医疗负担。由于老年患者的易损性，在医疗决策和诊疗行为中，始终牢记"患者安全"，避免医源性伤害。

（刘晓红；曹立　审阅）

参 考 文 献

[1] Harper GM，Lyons WL，Potter JF，et al. Geriatrics review syllabus: A core curriculum in geriatric medicine[M].10th ed. New York: American Geriatrics Society，2019.

[2] Jeffrey BH，Joseph GO，Mary ET，et al. Hazzard's geriatric medicine and gerontology[M]. 6th ed. New York: McGraw Hill Professional，2009.

[3] American Geriatrics Society Expert Panel on the care of older adults with multimorbidity. Guiding principles for the care of older adults with multimorbidity: an approach for clinicians[J]. J Am Geriatr Soc，2012，60（10）：E1-E25.

[4] 世界卫生组织. 关于老龄化与健康的全球报告 [EB/OL].（2016）[2019-01-28]. https://www.who.int/ageing/publications/world-report-2015/zh/.

第二节　老年医学机遇与挑战

老年医学（geriatric medicine/geriatrics）是一门研究人类寿命、衰老规律及机制，探讨延缓衰老对策，关注老年病防治，探索合理社会医疗保障与管理，促进老年人身心健康的综合性新兴临床学科。老年医学的目标是为老年人提供全面、合理的诊疗与预防保健服务，最大限度地维持或改善老年人的功能状态，提高老年人及其家人的生活质量。老年医学主要包括与老年人相关的医学基础研究、临床医学、康复医学、流行病学、预防保健和社会医学等多个维度。本章学习重点：①了解老年医学发展历程，中国的现状与问题；②了解适合老年人群的健康管理模式；③了解老年健康服务模式的创新。

根据 2017 全球疾病负担研究（Global Burden of Disease Study 2017）报告，2017 年全球男性和女性的人均预期寿命分别为 70.5 岁和 75.6 岁；中国男性和女性的预期寿命分别为 74.5 岁和 79.9 岁。预测 2040 年，中国人均预期寿命会达到 81.9 岁，超过美国的 79.8 岁。人口老龄化（特别是高龄化）已成为 21 世纪全球面临的最严峻的挑战。近 50 年来，老年医学在世界各国蓬勃发展，在我国发展现代老年医学刻不容缓。

一、老年医学范畴

根据现代生物-心理-社会医学模式，现代老年医学的范畴不断深入和扩展，主要包括以下几个方面：

1. 老年基础医学　研究衰老及老年病的发生、发展机制，探索延缓衰老。

2. 老年临床医学　研究老年病、共病和老年综合征的病因、病理和临床特点，寻找有效的诊疗和防治方法；与器官疾病诊疗有很大不同，更强调从全人个体化管理角度进行综合评估与干预，即人本医疗（person-centered care），主要以多学科团队模式开展工作。

3. 老年预防医学　了解老年病的病因、危险因素和保护因素，采取有效预防措施，同时加强宣教，提高老年人群的自我保健意识，采取健康的生活方式，社区是预防医学卫生服务工作的重点。

4. **老年康复医学** 以维持和改善老年人功能状态为目的,以期活动能力和生活质量达到尽可能的高水平和重返社会。与预防医学、临床医学相互结合渗透、相辅相成。

5. **老年精神心理医学** 研究机体衰老过程中的精神心理变化规律。关注老年人情绪、情感、心理、认知等方面的病理变化,整合了精神科、神经科和心理科方面的内容。

6. **老年社会医学** 从社会学角度,应用统计学、流行病学、社会学和管理学等方法,研究社会环境(如政治、经济、文化、保健、社会福利和行为习惯等)对人体功能状态的影响。

二、老年医学发展

(一)国际老年医学起源与发展

1909 年美国医师 Ignatz Nascher 发现,老年人类似于儿童,具有特殊的生理状态和疾病谱,缺乏自我照顾能力,需要由专科医师来诊治。因此,他比照儿科学(Pediatrics)创造了老年医学(Geriatrics)这个名词,被誉为"老年医学之父"。1914 年他撰写了《老年病及其治疗》,是最早的老年医学教科书。

20 世纪 30 年代,英国医学家 Marjory Warren 帮助了许多被认为无药可医的老人重返社区生活。她倡导医学改革和突破传统的疾病诊治模式,引入康复医疗,最早提出了老年综合评估(comprehensive geriatric assessment,CGA)及老年医学基本理念,被誉为"老年医学之母"。其后,老年医学在英国的公费全民医疗服务制度中发挥了重要的支柱作用。

1942 年,美国老年医学会(American Geriatrics Society)成立。1946 年《老年医学杂志》(*Journal of Gerontology*)创刊。1953 年《美国老年医学杂志》(*Journal of the American Geriatrics Society*)创刊。1968 年首次发布了老年护理标准,推动了老年护理认证工作的开展。1974 年成立国立老年研究院(National Institute on Aging,NIA),致力于了解衰老过程、增龄相关性疾病和状态,以延长健康生命年,并在衰老研究、培训、健康资讯传播以及老年人相关项目(如阿尔茨海默病)研究中发挥领导了作用。20 世纪 70 年代,在美国退伍军人医院住院老人中开始应用 CGA,美国正式

建立老年医学专科医师培训项目,并将其纳入住院医师培训轮转中。

国际老年医学经过了三个阶段的发展:第一阶段,老年医学起源于长期照料和收容院;第二阶段,老年医学强调多学科管理、中期照料、老年康复;第三阶段(近 50 年来)老年医学建立了综合评估、整合管理体系,注重功能与基本生活能力及健康促进。

(二)中国老年医学发展与现状

20 世纪 50 年代,中国最早的老年科以干部病房或干部保健科形式出现。1964 年 11 月中华医学会举行老年学与老年医学学术会议。1981 年成立中华医学会老年医学分会,标志着中国老年医学专业建立。1982 年《中华老年医学杂志》创刊。近十余年来,一些综合医院尝试现代老年医学实践,脱离传统的以器官疾病为基础的专科诊疗方式,代表性案例之一是北京协和医院老年医学科与美国约翰斯·霍普金斯大学 10 年持续合作,建立了有成效的医院内外老年医学工作模式。2014 年老年医学成为我国内科的三级学科。2015 年建立了多家国家老年医学中心。目前已成立 6 个科技部重点老年医学研究中心,30 个重点临床专科。已建立老年医学研究生培养体系,部分省市已有老年医学科医师晋升体系,确定专科培训基地 46 个。

尽管国家在卫生保健上投入增长很大,约占GDP 的 6%,但是老年人及其亲友对医疗的体验和满意度并未相应提升。我国目前面向全体老年人群的医疗、康复、养老机构和从业人员数量严重不足;多数综合医院的老年科仍按照器官疾病诊疗模式工作,应对高龄、衰弱、复杂病例及严重疾患的老年人的处理能力欠缺;老年学和老年医学的人本医疗理念和基本知识亟待普及;社区初级保健体系建设刚起步,缺乏医疗护理的连续性;适合国情的医养结合模式尚在探索中。

三、中国老年医学的挑战

随着老龄化时代来临,社会的稳定和谐、国民经济发展将以巨大的高龄老年人口的赡养为前提,这很大程度上取决于适合的老年卫生保健体系建设。我国老年医学发展面临诸多挑战。

（一）老龄化社会的健康观与对策

未来 20 年，我国人均预期寿命将再延长 5 岁。谁能够活得更久？身份证年龄无法预测，罹患疾病种数也难以比较，功能状态是反映老年人心身健康状态的最佳指标，也是判断老年人是否需要照护服务的重要依据，较疾病更能预测老年人对医疗和社会服务的需求。

WHO（世界卫生统计 2018）数据报告，2016 年中国婴儿出生时的人均健康预期寿命（68.7 岁）首次超过美国（68.5 岁），但是与 2016 年中国人均预期寿命 76.4 岁比较，差值为 7.7 岁。建立和完善老年健康卫生服务体系的目标为延长健康预期寿命，达到健康老龄化（healthy ageing）、成功老龄化（successful ageing）和积极老龄化（active ageing）。

1. 健康老龄化 按照 WHO 的建议，依据个体的功能状态分为三个阶段，并采取相应的对策。

（1）功能健壮期：社区老年居民的卫生工作重点为健康生活方式、体检与预防、老年病管理，初级缓和医疗症状管理和预立医疗计划，加上宣教和支持。延长在社区活跃生活的健康预期寿命。这一阶段非常重要，与后两阶段比较，节省了大量医疗花费。

（2）疾病发展期：对于急性病、慢性疾病急性加重期和重要器官功能衰竭、需要处理的复杂共病和老年综合征的老年患者，及时给予高质量的急性医疗（急诊和急性病住院）；其后转入急性后医疗机构，通过康复训练，尽可能改善受损的功能，帮助患者安全返回社区。对于共病管理、急性病处理后保证医护连续性的转诊医疗、了解患者意愿后的医患共同决策、长程 MCC 的患方教育是目前欠缺或薄弱的部分。我们的目标既要预防受损器官功能下降，更要维护全人的功能状态，提高生活质量。在综合医院需要建立基于 CGA 评估、团队干预、多科共照、全人管理的现代老年医学科，在一、二级医院和社区卫生中心内增加功能康复和中期照护的职能。

（3）内在功能受损期：需要建立适合当地的老年人长期照护体系。通过外在友善环境、提供康复医疗或辅具、生活照料和专业护理，以促进老年人残存的内在功能得到最大发挥。医养结合不是医疗机构和长期照料机构单纯的地理位置毗邻或重叠，而是通过管理者的组织，通过分级诊疗、远程咨询、流动车等多种手段，制订可行的流程，达到有机融合，符合价值导向型医疗（value-oriented care）。在生命终末期保持舒适、有尊严。在患者希望的地点得到恰当的医护照料，支持和帮助患者及其亲友度过困难阶段，提高患方的满意度。

医院外的跨学科合作，建立适合的长期照护模式是老年科医师需要参与的重要工作之一。在全人、全程、全家和全队的"四全"服务中，老年科医师将是核心成员，发挥顾问作用，而不是仅限于医疗机构内的急性医疗工作。

2. 成功老龄化 指老年人即便身患几种老年病，只要躯体功能良好、生活自立、认知功能和心理状态健康，有良好的家庭社会支持，符合成功老龄化条件。宣传成功老龄化的目标在于：在功能状态随增龄逐渐下降的曲线上，通过全生命周期的健康生活方式和慢性疾病预防与管理，以及适合老年期不同阶段的查体与干预，延长功能状态处于健壮期的阶段，缩短健康预期寿命与预期寿命之间的差距。行动上需要重心前移，加强预防医学和健康管理，支付体系也做相应改革。与此形成对比的是病态老龄化。

3. 积极老龄化 指符合上述成功老龄化条件的老年人，加上回归社会（如参与社区工作或服务社会）。如何定义老年人？60 岁还是 65 岁？日本将老年人分为前期老年人（65～74 岁）和后期老年人（≥75 岁），一些欧洲国家认为需要考虑到健康预期寿命，按照人均预期寿命减 10 年计为进入这个国家或地区的老年期。对于功能良好的老年人或前期老年人，以鼓励和创造环境，使得老年人能够积极参与社会发展，如同 Linda Fried 教授在 2017 年美国老年医学年会上所言：我们的目标是开创老年人、青壮年和社会共赢的局面；相信在未来，老年人群不仅仅是被照顾对象，而是各代际之间彼此需要；"老年人志愿再就业"将成为继"儿童死亡率下降""人口寿命延长"之后的第三次人口红利。对于后期或高龄、功能减退的老年人，给予良好、有尊严的照护。

（二）建立中国老年健康服务体系

1. 中国老龄化的特点 与人口老龄化伴随而来的是对健康服务体系的挑战，患有末期疾病、衰弱、失能/半失能的老年患者的生活质量低，日常生活不自理，对与医疗、康复和照护有刚性需求，是医疗卫生资源消费的主要人群。

（1）家庭作用弱化：由于人口预期寿命延长、独生子女政策、城镇化进程中的人口流动，使得家庭小型化、空巢老人占比超过半数、失独现象、高龄丧偶、掌握较多财富的战后婴儿潮进入老年期，出现社会代际分配和财产转移问题及中年焦虑，使得中国传统的大家庭反哺功能空前弱化，家庭支持作用正在逐渐下降，由家庭养老转变为国家养老和社会互助。居家养老是老年人意愿最强烈的，但也是养老中薄弱环节，是养老工作的重点。

（2）养老照护体系缺口：中国城乡老年人口状况追踪调查结果显示，中国老年人排在第一位的是护理照料需求。我国目前尚未形成完善的养老体系，探索满足老年人需求的新型养老服务模式成为老年医学的重点问题。

医养结合是指医疗资源与养老资源相结合，实现社会资源利用的最大化，是建立养老照护体系的主要手段。近年来，国务院先后印发系列文件，各部门积极出台政策措施，医养结合型养老模式的发展环境初步形成。但是，面对老年人多层次、多样化的健康养老需求，相对独立的医疗卫生、养老服务体系有待融合，总量供给不足、结构失衡、资源浪费、服务质量不高、护理人员极度短缺的局面亟需改善。我国目前医养结合发展不能满足需求，主要与其有关的医疗、养老和医保政策受财力限制、养老机构与医疗机构设置未能有效衔接、医养融合服务链条割裂、服务能力欠缺有关。

对于老年医院或老年科、康复、护理、安宁疗护的需求巨大。如何保障老年人群的健康服务需要，为其提供有效、快捷的照护服务，提高老年人及其家属的生活质量，这给我国目前以专科、医院急性医疗为主的健康服务体系带来严峻挑战。由于区域和城乡发展不平衡，难以建立像日本的国家联网、统筹管理、长期照护险支付的长期照护体系，需要探索本地化的养老服务体系和医养结合模式。

2. 医疗机构配置 按照老龄化社会，特别是未来高龄老人剧增的趋势，参考发达国家经验，医疗配置上将会转变。

（1）社区：以社区30min路程范围形成集整合医护照料为一体的照护圈，完成大部分医护工作，但需要得到上级医院的支持。

（2）急诊、专科/综合医院：难度更高、更复杂，需要更高水平的专业人员，其配置与地区需求和分布相关，住院日按1～14天计算，未来将有床位数受到控制的趋势。

（3）急性后医疗和/或中期照护：帮助患者在急性病后病情稳定、功能康复，过渡到适合社区生活。以综合医疗和康复医疗为主，其医疗机构与社区关系密切，规模以小型化居多。

（4）长期照护：以原地（居家、社区）养老为主，不改变老年人熟悉的生活方式和环境。长期照护形式种类繁多，对医疗照护需求的内容、程度和形式不一，给医护服务带来更多的挑战。

（5）安宁缓和医疗（hospice and palliative care，HPC）：随着增龄和疾病的长程，治愈性医疗愈来愈少，不足20%，更多医疗是针对老年综合征管理、预防不良事件和对症舒适处理，末期脏器功能替代医疗并不能治愈疾病，安宁缓和医疗是一种提供给患有危及生命疾病或照护负担较重的功能状态较差的患者和家人，旨在提高他们的生活质量及面对危机能力的系统方法。通过对痛苦和疼痛的早期识别，以严谨的评估和有效管理，满足患者及家庭的（包括心理和精神）需求。在支付体系没有区分的情况下，不必过于纠结缓和医疗与安宁疗护的区别。提倡对于有严重疾患、预期生存期可能不足1年的患者需要考虑HPC。HPC不限于住院，渗透到各个医疗地点。新动态是提倡早期的社区初级缓和医疗和在社区开展预立医疗计划（advance care planning，ACP）。在长期照护中包含善终服务（约＜2周）。所有医护照料提供方的一致目标是：维护日常生活活动能力（支持自立）、提高生活质量和死亡质量。

美国老年医学会提出安宁疗护有八个要素：减轻患者躯体和精神症状，以减少痛苦；采取患者希望的治疗措施，以维护患者尊严；避免不适当的、有创性诊疗；在患者还能交流时，提供其与家属充分相聚的时间；给予患者尽可能好的生活质量；将家属负担减到最低程度（经济、人力）；所花医疗费用要告知患者；提供哀丧帮助。对于我国开展HPC，我们需要向全社会普及教育，在医护人员中推广理念，构建缓和医疗体系，长期照护服务中提供善终服务。

3. **社会医疗保障体系** 老年人口收入低，健康服务需求大（特别是面对老年病管理及长期护理的巨大需求）。老年期的医疗花费占其一生医疗花费的80%以上；老年人医疗支出占总医疗支出的比例不断上升，造成家庭和社会的负担沉重，我国的医疗保障体系面临着严峻挑战。发展老年医学是一项人口与卫生事业上的长远规划，不仅要有现代观念，也要有巨大资金投入。随着我国经济飞速发展，应着手建立一个适合老龄化社会、符合国情的社会医疗保障体系。

社会医疗保障体系建设，一方面要通过合理调整医疗费用使用范围、支付办法和标准，另一方面需完善具有全覆盖面和公平性的医疗保险制度，健全以基本医疗保障为主体、其他多种形式的医疗保险和商业健康保险为补充的多层次、相互衔接的医疗保障体系，既保障所有公民享有最基础的医疗保险，同时对那些患有大病和特殊病的公民提供二次辅助的补充医疗保险。此外，针对老年人需求量巨大的护理服务，探索构建国家、社会和个人共同承担的支付体系，将促进作为国民支柱产业的养老服务业的发展。

在支付体系改革层面上，如长期照护险和安宁疗护险，全人整合照护及社区型整合照护模式，建设医护照料网络体系等创新模式，老年科医师应积极参与，起到医疗改革先锋队的作用。

4. **信息化和技术化** 全球处于科学技术快速发展期，新技术、新知识不断涌现，催生了老年科技和信息化平台。老年科需要与跨专业团队合作，通过智能化手段的创新服务，如可穿戴设备、便携式健康监测设备、自助式健康检测设备、智能养老监护设备、家庭服务机器人等，在慢病管理、远程医疗、居家健康养老、个性化健康管理等方面提供有品质的健康养老服务产品，提升服务质量和效率，构建具有中国特色的智能化医养结合新模式。

5. **医养结合** 目标在于维持老年人功能状态、改善及预防老年人健康问题与生活质量的下降。照护计划应了解老人各种复杂需求，提供有针对性的适当服务，同时符合文化、宗教、性别的需要；照护还应包括不同场所之间有效合作与转诊，尽量避免衰弱老人不必要的住院或延迟出院；所有健康服务都应在安全与有效允许下，尽量满足老人在期望的场所接受照护和医疗。老年科医生对于医院外老年患者，特别是对衰弱、共病或高龄老人，应与社区照护团队合作，为老年患者提供包括医学与社会服务结合、不同医学手段结合、医护与照料结合的整合照护（integrated care）。在我国，医养结合仍在探索中，未来应加强与国外成功的医养结合模式的比较研究，使中国在医养结合探索中少走弯路，同时需要开阔研究视野，突破医疗或管理的视域约束，加强对各地医养结合实践案例的调查研究，还需加大对农村地区医养结合的研究工作。

四、建立老年医学专科医师培养体系

（一）中国老年医学教育事业现状

合格的老年医护工作者，尤其是高端人才严重缺乏。中华医学会老年医学分会已开展多项工作，包括编写专业教材，规范老年医学专科培训模式，建立老年医学人才培训基地，帮助贫困地区老年科医师外出培训等。但目前我国尚未建立全国化的老年医学专科医师的资格认证和专科职称考评标准，不利于规范现代老年医学的内容和提高老年医学执业人员的水平，也不利于吸引更多的医学人才投身到老年医学的工作中来。

（二）建立老年医学教育培训体系

根据WHO建议，老龄化社会需要从事老年医学相关的所有医护人员都具备基本的老年学及老年医学专业技术，包括沟通技巧、团队合作、信息技术等。需要以执业前培训和医学继续教育为基础，向所有医疗卫生从业人员提供老年医学相关的基础培训；将核心老年医学能力纳入医疗卫生教育课程中；确保老年科医生数量满足人口需求；鼓励建立老年科以处理复杂病例为工作核心。在以下方面我们还有许多工作去做。

（1）完善国家老年医学专科医师的资格认证和专科职称考评标准，积极推进老年医学专科资质的普遍认可，并据此建立标准的考核与准入体系。

（2）积极推进包含老年医学科在内的住院医师规范化培训体系及老年医学专科医师培训体系建设，从而建立老年医学的专科人才队伍。

（3）参考国外人才培养模式，建立多学科合作团队，建立导师制，使年轻医师在职业发展方向、科研方法和研究思路上得到启发和指导，加强社区医师培训等，同时加强病例讨论和科研培训。

（4）老年医学科医师技能培训中，不可或缺的一项就是成为优秀的教育者，对医患双方普及老年学和老年医学的理念和基本知识，在老年医学团队中起到引领作用。

综上所述，健康老龄化的干预目标是改善老年人功能，提高全家的生活质量。对于内在功能良好、衰弱和失能人群应制订不同目标。国家社会层面应提供面向老年人群的有效服务，建立长期照护系统，创建关爱老年人的友善环境，提高评估、监测和认识水平。未来的老年医学服务应采取价值导向型医疗系统，即以患者为中心，以更低医疗成本实现更优医疗效果，强调关注真正对患者有意义的医疗效果，从根本上改变患者及其家人和照护者的体验，提高满意度。

未来应提供以老年人群为中心的整合性卫生保健服务。通过多学科跨专业团队为老年患者制订全人照护计划，包括个体化综合性评估、全方位健康促进、疾病管理和连续性医护服务；向老年患者及照护者提供教育与支持，提供与改善功能相关的医疗产品、疫苗及技术。临床治疗上，首先要脱离传统的专病诊疗模式，患者意愿优先，各方合作，优化医疗价值。

（曾平　刘晓红；齐海梅　审阅）

参 考 文 献

[1] 李小鹰，王建业，于普林. 中国老年医学面临的严峻挑战与应对策略 [J]. 中华老年医学杂志，2013，32（1）：1-2.

[2] 叶鹏，石婧，于普林. 老年医学发展简史 [J]. 中华老年医学杂志，2016，35（5）：457-461.

[3] 世界卫生组织. 关于老龄化与健康的全球报告 [M/OL].（2016）[2019-04-15]. https://www.who.int/ageing/publications/world-report-2015/zh/.

[4] 戴鱼兵. 医养结合的养老模式 [J]. 中国计划生育学杂志，2017，25（1）：67-71.

[5] 刘晓红. 开展老年安宁缓和医疗之管见 [J]. 中国临床保健杂志，2017，20（6）：625-628.

第二章　老年人合理用药

随着老年人口的迅速增长，发达国家和发展中国家均面临着人口老龄化的问题。因为逐渐衰老的人通常处于依赖他人和不健康状态，所以需要更高水平的医疗保健。老年人患病多，患慢性病多，需长期用药的多；住院比例高，住院时间长，住院费用高；而且老年人受基础疾病较多、机体代谢水平较差以及用药情况复杂等因素影响，易发生药品不良反应（adverse drug reaction, ADR）。我国 2019《国家药品不良反应监测年度报告》中指出，在药品不良反应 / 事件报告中，65 岁以上的老年患者的报告占 29.1%，较过去几年呈逐年上升趋势。美国一项研究估计，2007—2009 年，美国 65 岁或 65 岁以上的成年人每年因药品不良事件（adverse drug events，ADEs）急诊住院的人数约为 99 628 人，美国医疗保健系统每年在老年药品不良反应上花费至少 301 亿美元。而在西班牙，与抗凝血药和降糖药相关的 ADEs 的医院成本估计每类药物均超过 25 亿美元。因此，关注老年人健康，减少药品不良反应发生，降低医疗费用，节约医疗资源，都需要提高对老年人合理用药问题的认识，并持续关注老年人群用药安全。

第一节　老年人药代动力学和药效动力学改变

药代动力学描述人体如何吸收、分布、代谢和排泄药物。随着年龄的增长，老年人各脏器的组织结构和生理功能逐渐出现退行性改变，从而会影响机体对药物的吸收、分布、代谢和排泄过程。这些药代动力学的改变，又直接影响组织，特别是靶器官中药物浓度及有效药物浓度维持的时间，从而影响药物的疗效和药品不良反应的发生。因此，在制订老年人的给药方案时，应考虑其生理和药物代谢 / 药物疗效动力学的特点，因人施药，以期达到最佳的疗效和最少的不良反应。

一、老年人生理特点

随着年龄的增长，老年人的生理功能发生退行性改变，出现器官功能减退、机体耐受性降低，对药物的敏感性发生改变等一系列变化。老年人生理功能的改变具有普遍性，但也存在个体差异，即使同一个体各个器官的老化也不同步。

（一）神经系统

老年人神经系统生理变化可见脑细胞逐渐凋亡、脑重量减轻，75 岁以上脑重量约为年轻时的 60% 左右。脑血管硬化、血流阻力增加、血流量下降，氧及营养物质的利用率下降导致脑功能逐渐衰退并出现某些神经系统症状；神经元突触数量减少、突触结构改变、神经冲动传导速度减慢，导致中枢神经系统对一些体液因素和化学物质的敏感性发生改变，在使用一些对神经系统有影响的药物时容易发生不良反应。

（二）心血管系统

随着老龄化的进程，老年人心血管系统可出现一系列生理及病理改变。心肌细胞减少，心肌收缩力减弱，心输出量降低，易发生直立性低血压；心脏冠状动脉硬化，对心功能产生进一步影响，甚至出现心绞痛等心肌供血不足的临床症状；老年人动脉内膜增厚，中膜平滑肌增长，胶原纤维增加，粥样硬化和钙在弹力层的沉积造成大动脉扩张而迂曲，小动脉管腔变小，血管硬化，舒张功能减退，血管阻力增加，易引起心脑、肝肾等器官血流灌注减少，从而导致药物的肝肾清除率发生变化，影响药物临床疗效或导致不良反应发生。

（三）消化系统

老年人消化系统变化可见胃肠道黏膜变薄，腺体和小肠绒毛萎缩，使胃酸、胃蛋白酶、淀粉酶、胰脂肪酶分泌减少，从而导致消化功能减退。硫酸亚铁、富马酸亚铁等铁剂，均因老年患者胃液分泌减少，胃酸缺乏，铁自肠黏膜吸收减少；食管和胃的蠕动减弱，使胃排空延缓，使药物的生物利用度下降，吸收功能减弱。老年人肝脏实质细胞减少，再生功能减退，纤维组织增生，使肝细胞酶的活性减弱。同时，肝血流量减少，使肝脏的解毒功能减弱，合成和储存蛋白质的能力减弱。

（四）泌尿系统

人体在 40 岁后，肾脏的各种功能均呈进行性下降。包括肾血流减少、有功能的肾小球数目减少、近端肾小管逐渐出现萎缩、远端小管扩张并且部分形成憩室或囊肿。老年人的肾功能减退还包括肾小球滤过率（glomerular filtration rate，GFR）下降，尿液浓缩与稀释能力降低，肾素对容量反应减弱，肾小管分泌 NH_4^+ 的功能亦降低。这些改变使得老年人在失血、呕吐、腹泻等体液丢失的情况下极易发展为低血容量，在大量输液时易于出现水潴留，从而对药物在体内的分布及清除产生影响。

（五）呼吸系统

老年人随着年龄增长，喉头反射减弱，咽缩肌活动迟钝，非常容易发生误吸；肺部不断发生退行性病变，肺组织纤维中弹性蛋白水平逐渐降低，形状逐渐发生改变，肺泡、肺泡囊、肺泡管扩大，弹性显著减小，使得有效呼吸面积减小，肺容量、肺通气量降低。70 岁老年人的肺活量较 20～30 岁的成年人低 30% 左右。由于老年人心输出量降低，血流分布不均匀，造成肺通气量和肺血流量的比例失调，导致老年人肺换气功能的减弱。

二、老年人药代动力学特点

（一）吸收

随着年龄的增长，人体胃肠道发生多种形态和功能上的改变，导致老年人胃肠道蠕动减慢，胃排空时间延长，肠蠕动减弱，胃酸分泌减少，胃液的 pH 值升高，胃肠道血流减少。口服药物的生物利用度会受胃肠道内环境变化的影响。因此，老年患者使用口服药物时，必须考虑这些胃肠道变化对药物吸收的影响。

胃肠道黏膜层在胃肠道内发挥保护作用，也是药物吸收的重要组成部分。随着年龄的增长，许多胃肠道疾病的发病率越来越高，造成胃肠道黏膜层状态不佳，从而影响药物吸收的速度和程度。消化液的 pH 值会影响药物的溶解和吸收。因为某些药物在酸性环境中吸收较好，某些药物在碱性环境中吸收较好。但有研究表明，正常衰老过程中胃肠道的空腹 pH 值变化不明显。一项研究比较了 29 例年轻人和 79 例老年人的胃酸分泌能力，在健康的老年人中，胃酸分泌并没有随着年龄的增长而减少；在空腹状态下老年受试者胃和十二指肠的 pH 值分别为 1.3（1.1～1.6）和 6.5（6.2～6.7），而年轻受试者在空腹状态下胃和十二指肠的 pH 值分别为 1.7（1.4～2.0）和 6.1（5.9～6.4）。老年人的胃酸缺乏的发病率约为 10%～20%，而年轻人为 1%。老年人可能会接受抑酸疗法，或以碳酸钙形式补充钙，这也会使他们胃肠道的 pH 值增加，造成需要酸性环境才能溶解和吸收的药物失去药效，如磺胺类和阿扎那韦等。

上述这些改变对于被动扩散方式吸收的药物几乎没有影响，如阿司匹林、对乙酰氨基酚等，但对主动转运方式，需载体参与吸收的药物则吸收减少，营养素吸收也减少，如 $VitB_1$、$VitB_6$、$VitB_{12}$、VitC、铁剂、钙剂等。故老年人常需补充多种维生素。另外，因老年人饮水较少或胃液酸度下降，会影响难溶解的碱性药物的吸收，如碳酸氢钠、甘草流浸膏、硫代硫酸钠、远志糖浆等。同时，也增加了药物与黏膜的接触时间，引起胃出血、炎症、溃疡，甚至恶性病变，如非甾体抗炎药。至于那些需要在胃的酸性环境水解而生效的前体药物，在老年人缺乏胃酸时，则其生物利用度大大降低。还有一点需要特别注意的是，老年人常服用通便药物，可使同服药物在肠道的吸收减少。这些变化虽可影响药物的吸收，但经研究表明，大多数药物在老年人无论吸收速率或吸收量方面，与成年人并无显著差异。

（二）分布

影响药物在体内分布的因素包括：血流量、机体的组分、体液的 pH 值、药物与血浆蛋白的结合及药物与组织的结合等。

在血流量方面，老年人的心输出量每年递减 1%，血流量的减少可影响药物到达组织器官的浓度，从而影响药物的效应。

体液总量和非脂肪成分随年龄增大而减少，但脂肪含量增加。因此，主要分布在体液和非脂肪成分中的药物（如锂、地高辛）的分布量在老年人中减少，需要相应的调整剂量，否则可引起血药浓度升高。相反，高脂溶性药物如长效苯二氮䓬类药物（地西泮）的分布量将增加，使药物的最大作用效果延迟，且连续用药可引起药物的蓄积。

老年人血浆蛋白含量随年龄增长而有所降低，导致药物结合型减少。许多药物因运载时结合部位减少而引起游离型药物增多，使游离药物浓度升高，作用增强。如华法林的蛋白结合率高，因老年人血浆蛋白降低，使血中具有活性的游离药物比结合型药物多，常规用量就会有出血的危险；还有，老年人使用苯妥英钠时药物游离型增加，药效增强，毒性增强，清除加快，药物作用的维持时间变短；在老年人同时应用几种蛋白结合率高的药物时，由于竞争性结合，易发生药物间的置换，导致结合力弱的药物游离型增多，容易产生药品不良反应。除此之外，地高辛、地西泮等药物的分布容积随年龄的增长而降低，代谢减慢，所以要注意减量或延长药物的使用间隔时间。

常见的老年人慢性疾病及其并发症，如慢性心力衰竭引起的水肿，肝硬化和慢性肝病继发的腹水；蛋白尿、营养不良或慢性疾病引起的血浆白蛋白降低也会影响药物的分布。

（三）代谢

肝脏对药物的代谢具有重要的作用。老年人随增龄肝重量减少，70岁比30岁肝重量减少28%，组织学上出现变性细胞。老年人肝血流量和细胞量比成年人降低40%～65%。肝脏微粒体酶系统的活性也随之下降，肝脏代谢速度只有年轻人的65%。已证实肝微粒体酶系活性降低，使得老年患者使用利多卡因、咖啡因、普萘洛尔等药物时，血中药物浓度增高，半衰期延长。如普萘洛尔，中青年在肝脏中要分解60%，老年人分解能力明显下降，药物浓度升高，其抑制心脏的作用增强，心输出量减少，脑供血量减少，可发生头晕（低血压所致）；心率过慢（<50次/min）等症状。肝脏的血流量的减少也对药物代谢和清除有重要意义，主要表现为肝脏代谢药物的能力下降，使大多数药物在年老者半衰期较年轻者延长

而副作用较多，尤其见于首过效应明显的药物。

在肠道上皮内，有许多药物转运体，如p-糖蛋白（P-glycoprotein，P-gp），以及负责药物吸收和生物利用度的酶。第一阶段和第二阶段代谢过程发生在肠壁，肝脏中的许多药物代谢酶也存在于肠道壁。老年人胃肠道黏膜上皮的改变可能会影响利用肠道代谢的药物的生物利用度。

遗憾的是，目前还没有行之有效的评价代谢功能与年龄相关性的临床方法。在给老年人进行药物治疗时，为了减少血药浓度增高或消除延缓而出现的不良反应，需适当调整剂量，一般老年人用药剂量应为年轻人的1/2～2/3。

（四）排泄

随着年龄的增长，肺、肾、膀胱、胃肠道和循环系统功能的下降，药物的清除率下降，在体内蓄积的风险增加。

肾脏是药物排泄的重要器官。年龄相关的肾功能改变可能是导致药物蓄积中毒和不良反应的最重要的生理因素。65岁老年人的肾血流量仅及青年人的40%～50%，并且伴随着肾小球滤过率和尿素清除率的降低，前者在50～90岁间可能下降50%。尿浓缩功能、肾储钠能力、肾小管分泌能力和肌酐清除率也随着衰老而减少。老年人肾脏的上述巨大变化，极大地影响了药物自肾脏的排泄，使药物的血浆浓度增高或延缓药物自机体的消除，许多经肾脏排泄的药物的血浆半衰期延长。这些主要经肾脏清除的高风险药物包括：阿昔洛韦、别嘌醇、金刚烷胺、氨基糖苷、两性霉素B、氨曲南、卡托普利、头孢菌素、氟康唑、氟喹诺酮、地高辛、呋塞米、H_2受体拮抗剂和万古霉素等。

肾脏对于许多药物的消除是必不可少的，老年人即使没有罹患肾脏疾病，肾功能下降也是正常衰老过程的一部分，因此在用Cockcroft Gault公式计算出的肌酐清除率时应考虑患者的年龄，但年龄本身并不能预测肾功能受损，所以，在给老年患者用药时评估肾功能至关重要。β-内酰胺类、糖肽类、氨基糖苷类等抗菌药物是经过肾脏排泄的。随着肾功能下降药物清除功能受损，未清除药物会在体内累积，导致半衰期延长、血药浓度升高、发生不良反应的风险增加。当肾替代疗法用于晚期肾衰竭时，药物的清除包括以下几

种形式：肝脏和胃肠道的代谢和排泄、可能存在的残余肾功能的肾脏和 RRT 的清除。药物的清除率很难估算，需要根据患者的具体情况对药物进行特定剂量的调整。

三、老年人药效学特点

老年人的药效学改变很复杂，与老年人各个器官结构的老化、适应力减退和内环境稳定调节机制能力下降有关。药动学改变会引起浓度 - 效应关系、受体数目和敏感性的改变。一般来说老年人对药物的敏感性增加而耐受性降低，但有较大的个体差异，老年人用药的有效剂量可相差几倍甚至十几倍，但目前还没有与老年人年龄相关的规律可循。

（一）神经、精神系统功能改变与药效学之间的关系

老年人的脑血流量减少，脑内某些酶的活性减弱，一些受体数目减少和结合力减弱，都会影响药效的发挥。随着中枢神经系统功能的改变，老年人对某些药物的敏感性有所加强，容易发生血压变化、脑缺血和精神紊乱，如老年人对催眠药和镇静药特别敏感，服用苯二氮䓬类药物后容易在体内蓄积，因此镇静作用增强且有潜在的精神运动性损害，使跌倒的发生风险增加。刚开始使用及大剂量使用苯二氮䓬类药物可使老年人髋关节骨折的发生率增加 50%，与苯二氮䓬类药物引起认知功能损害、步态不稳及平衡受损等不良反应有关。停用苯二氮䓬类药物 14 周后的老年人跌倒发生率则降低 66%。老年人自然睡眠时间短且睡眠浅，常不断醒来，因此应严格评估睡眠时应用的药物。故美国、加拿大、德国等多国都把苯二氮䓬类药物列为老年人高风险药物，须慎重使用。

直立性低血压在老年人中的患病率可高达 30%，其发生率高是因为压力感受器的功能受损和脑血流量自动调节的失败。理论上，抗高血压治疗可诱发或加重老年患者潜在的轻度或无症状的直立性低血压，但许多研究显示，降压药物治疗与直立性低血压无关。有研究发现应用 β 受体拮抗剂、血管紧张素转换酶抑制剂和利尿剂治疗 13 年后，直立性低血压发生率无变化，应用钙离子通道阻滞剂（Calcium channel blocker，CCB）

者，直立性低血压发生率有升高的趋势，但无统计学意义。英国女性心脏与健康研究中心在对 3 775 例 60～80 岁女性的调查中发现，直立性低血压的患病率为 28%，在这些人群中，使用 3 种或 3 种以上降压药物的患者，直立性低血压的患病率大大增高。结果表明，应用 3 种以上降压药物是直立性低血压的独立危险因素。降压药物与直立性低血压的关系到目前为止仍存在争议，可能与所用降压药物的种类、剂量、合用药物及药物间相互作用、衰老等多种因素有关，单纯的降压药物治疗可能不足以诱发直立性低血压。

（二）神经递质受体敏感性与药效学的关系

老年人神经递质受体改变，对药物的耐受性明显降低，容易因药物作用过强及不良反应而发生危险，女性及合并用药时发生这种现象的程度尤为严重。例如对一些药物如硝西泮、肝素（女性）和华法林，反应过度则反映了对受体敏感性内在的、年龄相关的改变。常规剂量硝西泮容易发生脑功能紊乱就说明了这一点。另外，中枢神经系统中抑制和兴奋通道与认知功能和行为的调节保持微妙的平衡关系。随着年龄的老化，一些旁路选择性减少，而另一些保留。例如老年人新皮质和海马区中胆碱能神经元通常减少。病理的胆碱能缺乏与记忆衰退、意识错乱和其他认知功能的损害有关。抗胆碱能药物对神志模糊和意识错乱的老年人特别有害。可引起老年人意识障碍的抗胆碱药物主要包括：抗震颤麻痹药物（苯海索、甲磺酸苯扎托品）、抗组织胺药物（苯海拉明、氯苯那敏）、抗抑郁药物（阿米替林、丙米嗪）、抗心律失常药物（奎尼丁）等。

（闫素英　沈芊；岳冀蓉　审阅）

参 考 文 献

[1] 国家药品不良反应监测年度报告（2017 年）[EB/OL].（2018-4-19）[2019-4-1]. http://www.cdr-adr.org.cn/xwdt/201804/t20180419_20011.html.

[2] Budnitz DS, Lovegrove MC, Shehab N, et al. Emergency hospitalizations for adverse drug events in older Americans[J]. N Engl J Med, 2011, 365（21）: 2002-2012.

[3] PEDRÓS C, Formiga F, Corbella X, et al.Adverse drug reactions leading to urgent hospital admission in an eld-

erly population: prevalence and main features[J]. Eur J Clin Pharmacol, 2016, 72(2): 219-226.

[4] Giarratano A, Green SE, Nicolau DP. Review of antimicrobial use and considerations inthe elderly population[J]. Clinical Interventions in Aging, 2018, 13(17): 657-667.

第二节 老年人合理用药原则

一、概述

老年人合理用药是老年医学面临的严峻挑战，而优化药物治疗是老年医疗照护中必不可少的部分。首先，老年人共病和合并症多，多重用药（polypharmacy）问题普遍。其次，老年人又是一个具有与年龄相关的药物代谢动力学（药物吸收、分布、代谢和排泄）和药物效应动力学（药物对机体的作用规律及作用机制）的特殊群体。最后，老年人群及多病共存患者常被排除在临床试验之外。因此，目前所提供的大量药物治疗证据并不适合于老年患者，许多疾病的循证指南，也尚未考虑共病、老年综合征、功能状态以及预期寿命等因素对老年患者用药的影响。

最优化的药物处方应该是以患者为中心，并充分考虑到患者的目前状况和远期治疗目标，对多病共存的老年患者尤为重要。以疾病为中心的药物治疗方案会导致多重用药、获益不明确以及可能的伤害。患者对自身健康的感受和肯定，客观的健康状态，以及治疗选择是其是否坚持服药的关键因素。另外，其他因素如预后、获益时间、潜在的药物副作用，也会随着年龄的增加变得越来越重要。并且这些因素和患者的偏好也会随着时间的推移而改变，医生应该参与患者对于治疗目标的讨论。

二、老年人合理用药的基本原则

（一）受益原则

给老年患者处方用药时应权衡利弊，充分考虑和评估用药的风险与受益。应该引起注意的是，如果一位稳定期冠心病患者一直在服用阿司匹林，一旦疾病进展到需要使用华法林等抗凝剂的时候，就应该果断停用阿司匹林。例如，一位每日服用阿司匹林的陈旧心肌梗死患者新发心房纤颤或者血栓栓塞事件，需要启动华法林抗凝治疗，这时就应该停用阿司匹林，因为华法林同样具有心脏保护作用，二者联用会导致出血风险翻倍，而且与单用华法林相比，并没有增加更多的心脏获益。因此，老人用药时应综合评估，保证用药的受益-风险比＞1。

此外，为多病共存且预期寿命可能有限的患者开具药物处方时，应考虑"获益所需时间（time to benefit, TTB）"这一概念。TTB 的定义为，观察到试验中接受某种药物治疗的患者相比于对照者出现显著益处所需时间，可根据随机对照试验的数据来估算。此类信息尚无法常规获取，但在将来可能有助于指导个体患者特定药物处方的决策制订。这个过程应根据老年患者现有的疾病情况，充分考虑患者的预期寿命及其治疗目标，最后决定一个新的处方。例如，如果一位老年患者的预期寿命已经很短了，那我们的治疗目标就应该以缓解不适症状、帮助其舒适安详离世为主，对于那些需要数年才能看到效果的预防性用药就不应该再纳入该患者的处方药中了。这一点在管理进展性痴呆患者中已得到充分的认识。此外，在临终关怀治疗时，一些治疗性药物（如抗生素治疗肺炎）并不能提高老年患者的生存质量。

（二）选药原则

目前绝大多数医生的诊疗行为都是依据各个专业或疾病的临床实践指南进行的，而大多数临床实践指南旨在解决单一临床问题的诊断或治疗。如果一位共病患者的每一种疾病的诊治方案都要依据指南而制订，那么他必然面临着多重用药的问题。例如，一位老年女性患者，同时患有慢性阻塞性肺病、2型糖尿病、骨质疏松、高血压和骨性关节炎，根据各种相关指南，该患者应该同时使用 12 种药物，若完全遵循各种指南而制订其治疗方案，就可能存在治疗矛盾，因此对于共病患者，需要临床医生从全人的角度进行综合管理，根据患者的病情，充分考虑药物-药物、药物-疾病之间的相互作用，选择最优化的处方和最恰当的药物进行治疗。

老年人的选药需要谨慎，除考虑疗效以外，还要兼顾不良反应。一般而言，应注意以下几点：①有明确的用药指征；②尽量减少用药种类；③治疗方案尽量简单，防止过多用药和滥用药物；

④避免使用老年人禁忌或慎用的药物；⑤防止滥用滋补药及抗衰老药；⑥中成药和西药不能随意合用；⑦注意饮食对药物疗效的影响；⑧使用新药要慎重。

处方新药时，应考虑以下十大问题：①患者是否具有用药指征；②对于患者所患疾病，处方的新药是否有效；③给药的剂量是否正确；④治疗方法是否正确；⑤治疗的方法是否具有可操作性；⑥在临床实践中是否存在明显的药物-药物之间的相互作用；⑦在临床实践中是否存在明显的药物-疾病之间的相互作用；⑧是否存在不必要的重复给药；⑨药物治疗疗程是否合理；⑩和其他有相同治疗效果的同类药物相比，其费用是否最经济。

（三）个体化原则

由于老年人衰老程度不同，患病史和治疗史不同，治疗的原则也应有所差异，应当根据不同患者的具体情况给予适当的药物治疗，制订个体化的给药方案。例如，喹诺酮类抗菌药常用来治疗老年患者的泌尿系感染和肺炎。但喹诺酮类药物的某些副作用在衰弱的老年患者中格外突出。随着年龄的增加，肾功能逐渐下降，而大部分喹诺酮类药物主要通过肾脏排泄，尤其是左氧氟沙星，90%以原形从肾脏排泄；环丙沙星也有50%以原型从肾脏排泄。因此，根据肾功能调节药物剂量可以在很大程度上减少或避免喹诺酮类药物的不良反应，包括中枢神经系统症状、跟腱断裂和周围神经炎等。

掌握最佳用药剂量，按照老年患者的具体情况，病情的轻重、体重等因素考虑剂量。对于有些特殊药物如非甾体抗炎药、抗生素、茶碱、抗癫痫药等，还必须监测血药浓度，给药时间也应适当延长。选择合适的剂型，以口服为主，对不宜应用片剂或胶囊的患者，可选用液体剂型，必要时注射给药。老年人因胃肠功能减退，应用缓释剂型且注意监测用药反应。

（四）优先治疗原则

老年人常患有多种慢性疾病，为避免同时使用多种药物，当突发急症时，应当确定优先治疗原则，抓住主要矛盾，将危及生命的问题放在首位处理，而对于那些需要较长时间才能获益，并可能与当下急需使用的药物存在严重药物相互作

用的药物应暂停使用，待急症缓解，停用相关药物后再恢复使用亦不迟。例如，当患者患有严重深部真菌感染，需要使用伏立康唑治疗时，因其与特非那定、西沙必利、匹莫齐特、奎尼丁等细胞色素P450同工酶CYP3A4底物的药物合用，可以使上述药物的血药浓度增加，从而导致QTc间期延长，甚至发生尖端扭转型室性心动过速，故应暂停上述药物。若患者突发心房颤动需要胺碘酮转复窦性心律时，应暂停其他影响心脏传导的药物。

（五）简单原则

当多病共存的老年人需要多种药物治疗时，治疗方案变得复杂，会使老年患者经济负担加重，服药依从性变差，增加用药混淆的可能性。有的老年人不能充分巩固执行处方中的治疗方案。因此，老年人用药要少而精，尽量减少用药种类，一般应控制在4～5种以内，减少合并使用类型、作用及不良反应相似的药物，还应该提出标准化用药时间表（早晨、中午、傍晚和睡前），以具体说明用药方式。

虽然并非所有药物相互作用都能导致药品不良反应（adverse drug reaction，ADR），但这种潜在的危险性无疑是增加的。这一原则就是根据用药数目与ADR发生率的关系提出的。在治疗一种疾病时，尽量从一种药物治疗开始，不要同时使用两种药物。随着每一种处方药加入到患者的治疗方案中，处方一种不恰当药物的危险比就会增加。当用药超过5种时，就应考虑是否都是必要用药，以及依从性和ADR等问题。目前，许多老年病并无有效的药物治疗，如此时仍坚持用药，则药品不良反应对老年人的危害大于疾病本身，故这类疾病应避免药物治疗。

其次，要具体分析老年人现阶段的病情变化，明确治疗目标，抓住主要矛盾，选择主要药物进行治疗，凡是疗效不确切、耐受性差、未按医嘱服用的药物都可考虑停止使用，以减少药物数目。如果病情危重时需要使用多种药物，在病情稳定后仍应遵守5种药物原则。尽量选择一箭双雕的药物，比如应用β受体拮抗剂或钙离子拮抗剂治疗高血压和心绞痛，使用α受体拮抗剂治疗高血压和前列腺增生，可以减少用药数目。

最后，在决定整体药物方案时，也不能盲目

一味减药，要在过度用药与用药不充分之间掌握平衡。为了最小化药物数量而避免处方已知有益的药物，这种做法也是不恰当的。除了前面所述需要对单药进行评估外，还应该对整体药物方案进行评估，应评估是否有药理作用重复的治疗，有无存在药物相互作用的药物，患者是否能按医嘱进行服药，根据其具体情况，对于有问题的药物进行停药、重新评估或替换恰当的药物、剂型、剂量，简化药物方案，并给患者提供足够的信息。

（六）小剂量原则

由于老年人药代动力学及药效学过程随着增龄而改变，使老年患者对大部分药物的敏感性增加、耐受性降低、安全范围缩小，除维生素、微量元素和消化酶类等药物可以用成年人剂量外，其他所有药物都应低于成年人剂量。比如说，脂溶性药物（地西泮）随年龄增加分布容积增加，相应的药物半衰期会延长，因此，相对于年轻患者，同样的剂量在老年人中会造成较高的血药浓度。此外，从药效学的角度来看，增龄还会导致老年患者对某些药物敏感性增加。如苯二氮䓬类镇静催眠药会出现药物效应延长，如果连续用药可引起药物蓄积。60～80岁的老年人用药剂量为成年人的3/4～4/5，80岁及以上的老年人应为成人的1/2，部分特殊药物（如强心苷类药品）仅为成人的1/4～1/2。因为老年人的肝肾功能减退、白蛋白降低、脂肪组织增加，应用成年人剂量可出现较高的血药浓度，使药物效应和毒副作用增加。因此，老年患者用药不能完全按照药物说明书和各种关于成年人的疾病指南提供的剂量使用。

另外，老年人衰老、病理损害程度不同、平时用药多少不一，使得个体差异特别突出，尤其是高龄老年人。80%老年人ADR是药动学方面原因所致，具有剂量依赖性，从小量开始，缓慢增量，使用达到临床获益所需的最小剂量，多数ADR可避免。例如，一项研究评估了老年患者服用新型非典型抗精神病药物（如奥氮平、利培酮和喹硫平）与发生帕金森综合征的关系。服用大剂量药物的患者发生帕金森综合征的可能性是低剂量患者的2倍。另一项研究发现接受甲状腺素补充的70岁以上的老年患者，发生骨折的风险与左甲状腺素剂量相关，表明了监测该人群甲状腺素水平并据此调整药物剂量的重要性。目前老年人用药还没有相关的规律可循，为稳妥起见，老年人只能采用小剂量原则，这是改善老年人开始和维持治疗的重要策略。

值得注意的是，也并非始终如一的小剂量，可以是开始时的小剂量，也可以是维持治疗的小剂量，这主要与药物类型有关。对于需要使用首次负荷量的药物（利多卡因、胺碘酮等），为了确保迅速起效，老年人首次可用成年人剂量的下限。小剂量原则主要体现在维持量上。而对于其他大多数药物来说，小剂量原则主要体现在开始用药阶段，即开始用药就从小剂量开始，缓慢增量，以获得更大疗效和更小副作用为准则，探索每位老年患者的最佳剂量。

（七）择时原则

择时原则是根据时间生物学和时间药理学的原理，并根据患者对药物的反应情况，选择最合适的用药时间进行治疗。由于许多疾病的发作、加重与缓解具有昼夜节律的变化（如变异型心绞痛、脑血栓、哮喘常在夜间出现，急性心肌梗死和脑出血的发病高峰在上午）；药代动力学有昼夜节律的变化（如白天肠道功能相对亢进，因此白天用药比夜间吸收快、血药浓度高）；药效学也有昼夜节律变化（如胰岛素的降糖作用上午＞下午）。例如，抗心绞痛药物的有效时间应能覆盖心绞痛发作的高峰时段。变异型心绞痛多在零点到六点发作，因此主张睡前用长效钙离子拮抗剂，也可在睡前或半夜用短效钙离子拮抗剂，但要注意与次晨用药的间隔时间。而劳力型心绞痛多在上午六点到十二点发作，应在晚上用长效硝酸酯类、β受体拮抗剂及钙离子拮抗剂。糖皮质激素有昼夜分泌节律，每天晨间分泌达高峰，此时给予较大剂量糖皮质激素，下丘脑-垂体-肾上腺轴对外源性激素的负反馈最不敏感，因而对肾上腺皮质功能的抑制较小、疗效较好、发生Cushing综合征的可能性较小。α受体拮抗剂易发生直立性低血压，应放在睡前服用，并告知患者服药后尽量卧位，避免因直立性低血压诱发的跌倒等不良事件。某些老年患者在服用多奈哌齐，或抗抑郁药时会出现嗜睡等症状，则应将此类药物的服用时间由每日清晨服用改为睡前服用。

（八）减少用药和暂停用药原则

多重用药带给老年患者潜在的副作用已经被

许多研究证实，冗长的药物清单与谵妄、认知功能下降、衰弱、住院率及死亡率等不良健康事件密切相关。

尽管人们已经意识到了老年人的多药共用在逐年增加，1999—2000 年，每日服用 5 种及以上药物的美国成年人的增长率为 8%，但到 2011—2012 年，其增长率则跃升为 15%，而其中高血压药、他汀类药物和抗抑郁药对增长率的贡献占绝大部分。

当然，药物数量的危害远不及药品不良反应和药物相互作用，因此，我们在给患者开具药物时，应该慎重考虑每一个药物是否应该继续使用、减量、替代或者停用。充分运用现有的药物筛查工具，如 Beers 标准、STOPP/START 标准等评估每一种药物，并根据患者的疾病情况和治疗意愿进行选择。

在患者的药物清单中，每一种药物是否停药的必要性并不完全一致，因此，停药的重心应放在那些有潜在危害大于获益的药物上。比如，维生素对于绝大多数老年患者是不必要的，有时候甚至有害，如果将患者的多种维生素从药物清单中剔除，则大大减少了每日的药物数量，并且不会增加风险。另一方面，对于在某些特定慢性疾病的老年患者中具有禁忌证的药物、具有强烈抗胆碱能作用的药物、阿尔茨海默病及其他类型痴呆患者中使用抗精神病药物、慢性疼痛管理中使用的非甾体抗炎药和阿片类药物，都是重点筛查的药物，应根据患者的状态慎重考虑减药或停药。

在给老年患者每次处方新药或调整剂量时，应常规回顾患者既往服药史，让患者带着所有药物，包括处方药、非处方药（over the counter drug，OTC）、维生素和任何草药或其他类型的补充剂随访，详细询问和记录每种药物的用途以及怎样和何时开始服用这些药物，为开具新处方提供信息。当没有继续用药指征时，应果断停药。检查患者有无潜在感染和代谢改变，任何新的主诉或病情变化，包括躯体、认知或情感等方面的症状，都应该考虑是否存在 ADR。若老年人服药后出现新的症状与用药相关，停药受益明显多于加药受益。暂停用药原则作为现代老年病学中最简单、最有效的干预措施之一，值得高度重视。老年科医生要学会做减法，有时减药比加药更能够让老人获益。

想要达到真正有意义的减药或停止用药仍然面临着许多挑战和障碍。尽管应用针对老年人潜在不恰当用药的筛查工具如 Beers 标准等减少了对老年人危害严重的一些药物的使用，特别是高度镇静的长效安眠药和抗胆碱能药物，但研究发现，患者愿意接受停用一些影响较小的药物，如维生素等，而对于减少或停用抗焦虑药物和安眠镇静药物却很抵触。医生或药师花费大量的时间去试图劝说患者减药所获得的效益甚微。最终，我们所想获得的关键药物减少的成功性非常有限。此外，药厂的宣传、医务工作者对疾病处理及用药观念、医护人员的缺乏和时间紧张，以及医患关系都是减药和停药的壁垒。许多医生习惯用药物去解决患者的各种不适，而未考虑非药物性治疗方法；医患关系紧张，医生没有充足的时间去考虑患者的治疗方案，往往会采用最直接的药物治疗去解决患者在疾病过程中的各种症状，也让患者从潜意识里认为"一个药丸就可以解决我所有的不适"。

（九）重视非药物治疗和饮食调节原则

非药物治疗仍然是老年患者有效的基础治疗手段，应予以重视。这一点在老年精神障碍性疾病和睡眠障碍性疾病中得到充分证实。尽管目前没有足够的证据支持抗精神病药物用于控制老年患者精神行为异常的有效性，但抗精神病药、苯二氮䓬类和抗抑郁药已被广泛用于控制老年患者的精神行为异常。过去，抗精神病药和苯二氮䓬类药物被过度应用在老年人中，而没有适当的诊断和监测其副作用，常常是单纯为了方便看护人员。滥用抗精神病药物增加老年患者产生药物副作用的概率，可能导致病情恶化或出现认知功能障碍，甚至发生致死性不良事件。一项针对 60 岁或以上患者的 meta 分析发现：在发生过 1 次或多次跌倒的患者中，使用抗精神病药物的比值比为 1.73（95%CI 1.52～1.97）。另一项 meta 分析研究了 17 项关于痴呆老年人使用非典型抗精神病药物的情况，相对于安慰剂组，服用抗精神病药老年人的死亡风险增加 1.6～1.7 倍。这些数据都警示我们有必要重新思考抗精神病药物临床使用的作用。当老年患者出现精神行为异常时，首先要排除可能导致老年患者精神行为异常的医源性、环境和社会心理因素。在采用抗精神病药物治疗前，应尝试非药物治疗干预，因为抗精神病药物治疗的目的只在于维持和改善患者的功能状态，治疗过程中必须严密监测药物的疗效及副作用。

任何年龄阶段的患者都应该重视针对个体疾病的饮食疗法，老年患者也不例外。例如，早期糖尿病可采用饮食疗法，轻症高血压可通过限钠、运动、限脂及减肥等治疗，老年人便秘可多吃粗纤维食物、加强腹肌锻炼等，病情可以得到控制而无需用药。研究发现，通过减轻体重和减少钠盐摄入，可以使干预组中约40%的患者停用降压药物。多数老年人体内蛋白质比例降低，加之疾病、消瘦、贫血等原因，均影响药物的疗效，因此，对于老年患者应当重视食物的营养选择与搭配。例如，控制饮酒以避免老年人减少维生素B的摄入，老年糖尿病患者应注意调节饮食以保证降糖药物的治疗。

（十）人文关怀原则

关怀老年人对有效地发挥药物疗效至关重要。药物治疗依从性是各个年龄阶段的患者都面临的常见问题。服药1年后的药物治疗不依从性接近50%，即使是一些看似非常重要的药物，如心肌梗死后服用的阿司匹林、他汀类降脂药和β受体拮抗剂。尽管有许多可能的原因导致药物治疗的依从性差，如药物数量太多、药物治疗方案复杂、患者对药物治疗的理解不够充分、药物处方不符合患者的目标、经济问题、存在认知功能障碍、服药困难（视力问题、吞咽困难、服药动作灵敏度问题）等，但是研究发现，药物数量过多和药物治疗方案复杂是导致患者依从性下降的核心问题。这就需要老年科医护人员尽量简化药物治疗方案，对老年患者进行依从性指导，帮助患者认识疾病的严重性和用药的必要性，建立完善的随访机制。

针对老年患者容易漏服药情况，帮助建立药物日程表和备忘录，准备多室隔开的药丸盒，标注清楚一周七天早、中、晚时间，将一周的药物预先分放好，便于老年人服用，最大程度提高老年患者的用药依从性。最后，还应根据患者的经济情况开具最符合患者实际情况的处方，这样才能进一步提高患者长期服药的依从性。

三、老年人潜在不恰当用药标准

临床医生在给老年人开具处方时，应在过度用药和用药不足之间掌握平衡。临床上，严格管理复杂情况老年患者的多重用药，不能完全遵循针对某种特殊疾病制定的指南，应该根据患者病情，充分考虑药物-药物、药物-疾病及药物-食物之间的相互作用，选择最优化的处方和最恰当的药物治疗。因此，发现、监测并纠正老年患者潜在不适当用药（potentially inappropriate medication，PIM）日趋重要，并正在被越来越多的老年科医生所重视。国际上针对老年人不恰当用药筛查量表应运而生，包括Beers标准、STOPP量表、IPET、丹尼斯（Denis）补充列表、梅特（Mette）补充列表等，临床实践应根据老年患者的实际情况制订给药方案，包括适当考虑暂停或替代某些药物。

老年人潜在不恰当用药Beers标准最初由美国老年病科医生Mark Beers于1991年提出，是指不恰当使用了不具有临床适应证的药物，或使用了风险大于获益的药物。Beers标准的主要目的是提高临床医生药品处方质量，评估老年人群药物使用情况，教育临床医生和患者合理用药，评估患者健康和不良预后、看护质量及医疗费用等。研究发现，根据Beers标准，在养老院中65岁以上老年人的潜在不恰当用药率为88.3%。对于使用10种及以上药物的高危老年人，是我们需要重点进行潜在不恰当用药干预的目标人群。此后由美国老年医学会（American Geriatrics Society，AGS）倡导和组织，最近于2019年再次更新发表。

2019年修订版的Beers标准参见美国老年医学会网站。该标准包括50种以上的药物，分为5类：老年人潜在不适当用药、老年人疾病或老年综合征相关的潜在不适当用药、老年人慎用药物、老年人应避免的联合用药及需要根据肾功能调整剂量的药物。2019年更新版Beers标准再次强调对于≥70岁的老年人，慎用阿司匹林进行心血管疾病及结直肠癌的一级预防。对新型口服抗凝药（new oral anticoagulant，NOAC）在老年患者中的应用做了警示。鉴于胃肠道出血风险，除达比加群酯外，≥75岁静脉血栓或房颤患者也应慎用利伐沙班。新版标准增加了喹硫平、氯氮平、阿立哌唑及匹莫范色林（pimavanserin）等抗精神病药用于帕金森病患者的循证依据。增加了华法林的药物相互作用的种类。应避免大环内酯类（阿奇霉素除外）、复方磺胺甲噁唑及环丙沙星与华法林联合使用。

四、药品不良反应与药物相互作用

药物-药物相互作用（drug-drug interactions，DDI）是指同时或相继使用两种或两种以上药物时，其中一种药物作用的大小、持续时间甚至性质受到另一药物的影响而发生明显改变的现象。老年患者是发生药物相互作用的高风险人群，因为随着年龄的增加，机体生理功能的变化会直接影响药物的相互作用。老年人的共病情况越来越多，导致患者常常同时服用多种处方药。meta分析发现，老年患者因药品不良事件入院率是年轻成年患者的4倍，其中大约88%的老年人药品不良事件是可以避免的。而众多因素中仅有同时处方药的数量是药物相互作用的预测因子。

了解药物相互作用和其中的原因可以帮助减少和避免药品不良事件的发生。因此，当开具任何药物处方时都应该仔细考虑，特别是针对老年人，应该仔细回顾正在服用的药物，从药效学和药代动力学方面关注药物之间潜在的相互作用。

（一）药效学方面的药物相互作用

药效学相互作用包括疗效的相加、协同或拮抗作用及药物毒副作用的相加、协同或拮抗作用。如血管紧张素转化酶抑制剂与利尿剂合用增强降压作用，属于疗效相加作用；抗凝药与抗血小板药合用增加出血风险，属于毒副作用的相加作用。

（二）药代动力学方面的药物相互作用

所谓老年药物代谢动力学（pharmacokinetics）是指研究老年机体对药物处理的科学，即研究药物在老年人体内吸收（absorption）、分布（distribution）、代谢（metabolism）、排泄（elimination）的过程及药物浓度随时间变化规律的科学。决定机体对用药反应改变的一个重要因素就是药物代谢动力学相互作用。药代动力学相互作用常因联合用药时血药浓度或血药浓度—时间曲线下面积的改变所引起。相互作用可发生在药物的吸收、分布（及体内主动转运）、代谢和排泄过程中，导致产生药理效应的可利用药量增减改变。其因素可能包括复合体的形成、摄取转运蛋白的竞争或代谢酶和外流性转运蛋白的诱导。

1. **影响药物吸收** 改变胃排空速度和肠蠕动可影响药物吸收。口服药物主要在小肠吸收，胃排空的快慢是影响药物由小肠吸收的主要因素之一。某些药物，例如促动力药加速胃肠排空。如果一种药物主要通过消化系统吸收，当加用促动力药后则其血药浓度下降，反之加用减慢胃肠动力的药物则会增加其血药浓度。前者如甲氧氯普胺能加速胃排空，使阿司匹林、对乙酰氨基酚很快进入小肠，加快吸收；增强胃肠蠕动的缓泻剂，可使同时使用的药物吸收减少。后者如溴丙胺太林等抗胆碱药能延长胃排空时间，延缓对乙酰氨基酚等药物的吸收。改变胃肠蠕动，影响药物吸收。治疗尿失禁，用抗胆碱药物，抑制胃肠蠕动，可使同时治疗精神症状合用的三环类和酚噻嗪类药物的吸收增加。此外，胃的pH值、药物溶解度、药物与其他物质的螯合作用、与蛋白的结合率以及膜转运蛋白介导的吸收水平均可以影响吸收水平的药物相互作用。

2. **影响药物转运和分布** 血浆中的药物，一部分与血浆蛋白呈可逆性结合型，另一部分呈游离型。只有游离型药物才能发挥作用。当两种与血浆蛋白都能结合的药物同时应用时，可在同一结合部位发生竞争，在蛋白结合部位互相竞争的结果，一种药物可被另一种结合力强的药物从蛋白结合部位上置换出来，变为游离型药物，其药理作用增强，甚至引起中毒。如华法林的血浆蛋白结合率达98%～99%，与保泰松合用时，可被保泰松等药物置换出1%～2%时，则华法林的抗凝作用成倍增加，容易造成出血。对于血浆蛋白过低的患者或老年人，当使用血浆蛋白结合率高的药物时，由于其游离型药物增多，故容易出现不良反应，要注意。此外，机体也有机制抵消这种状况（例如增加血浆清除率），这就意味着有时与临床观察不一致，如果药物的排泄机制也受到影响时，那么一旦出现药物相互作用时，这种机制也要被考虑进去。

3. **影响药物代谢** 许多药物的相互作用归因于药物代谢的改变。药物的代谢主要在肝脏进行，而肝脏的微粒体酶可催化代谢反应。由于某些药物对酶的活性有诱导（酶促）或抑制（酶抑）作用，所以，当几种药物合用时，可通过对肝脏微粒体酶的影响而改变其代谢速率，使之影响药物的作用。最为经典的人体药物代谢酶是通过作用于核受体而激活，其中最值得注意的是细胞色素 P450 氧化酶（cytochrome P450 oxidases，CYP450），其主要表达于肝脏，可以催化一半以上药物的氧化反应。

（1）酶抑制作用：如果药物 A 通过 CYP450 代谢，药物 B 抑制或降低该酶的活性，那么药物 A 的血药浓度就会较长时间维持在较高水平，且失活减慢。作为结果，酶抑制作用会增加药物 A 的药效，导致药品不良反应发生。如氯霉素是一种肝微粒体代谢酶抑制剂，能使甲苯磺丁脲、苯妥英钠、华法林等药物的代谢减慢，作用增强，若合用时，应适当减少剂量，以免引起中毒。又比如质子泵抑制剂（proton pump inhibitors，PPIs），如奥美拉唑、兰索拉唑、泮托拉唑、雷贝拉唑，均可不同程度抑制细胞色素 P450 2C19（CYP2C19）的活性。特别是奥美拉唑（其次是埃索美拉唑）是 CYP2C19 的底物和抑制剂。最近，关于 PPIs 与血小板聚集抑制剂氯吡格雷之间的药物相互作用的讨论越来越多。氯吡格雷需要经过两步代谢才能活化为活性物质，CYP2C19 在其中扮演了重要角色。研究发现，服用氯吡格雷治疗急性冠脉综合征的患者同时服用 PPIs，其再住院死亡率由 20.8% 上升至 29.8%。系统评价也证实了 CYP2C19 基因多态性与氯吡格雷对血小板抑制作用之间的相关性，但临床上尚未证实其与心血管事件风险之间的关系。由于奥美拉唑与氯吡格雷这两种药物均对 CYP2C19 非代谢型有影响，因此 FDA 推荐可以用泮托拉唑代替奥美拉唑。

（2）酶诱导作用：药物 A 通过 CYP450 代谢，药物 B 诱导或增加酶的活性，药物 A 的血浆浓度就会迅速下降和失活，从而降低药物 A 的药效。苯巴比妥是熟知的酶诱导剂，如苯巴比妥反复应用，可诱导肝药酶，使双香豆素类抗凝血药代谢加快，半衰期缩短，作用减弱，因此，双香豆素的剂量需要增加，但当停用苯巴比妥时，抗凝剂又变为相对过量，如不及时停药，会发生出血的危险。

4. 影响药物排泄

（1）竞争肾小管分泌系统而影响排泄：大多数药物经肾脏排泄，主要是通过肾小球滤过和肾小管分泌。但是只有血浆中游离型的药物才可以通过肾脏排泄，与蛋白结合的药物则不能通过肾脏排泄。药物通过肾单元时可以通过被动扩散、重吸收、主动分泌等机制排泄，在后一阶段药物的分泌是一个主动过程，与转运分子的饱和度和底物之间的竞争力有关。这是药物在肾脏排泄过程中相互作用的关键部位。有些药物可竞争肾小管分泌而干扰另一些药物从肾小管分泌，结果经肾小管分泌的药物受到抑制，使血药浓度升高，药效增强或作用时间延长。如老年人患感染性疾病时，常将青霉素与丙磺舒同时使用，因丙磺舒是一种弱酸性药物，能与青霉素竞争同一肾小管分泌系统，使青霉素通过肾小管分泌减小，从而减少其排泄，半衰期延长，故提高青霉素的血浆浓度、增强抗菌效应。又如保泰松与氯磺丙脲竞争，使氯磺丙脲的血浓度升高、降血糖效应增强。因此，老年人应用降血糖药时，也要注意有关药物的相互作用。

（2）肾小管重吸收过程的药物相互作用：药物自肾脏排泄的速度受多种因素的影响，其中肾小管内尿液 pH 值是重要因素之一。分子型的药物易被肾小管重吸收，而离子型药物不易被肾小管重吸收。弱酸性药物在碱性尿中或弱碱性药物在酸性尿中主要以离子型存在，所以不易被重吸收而排泄较快。如服用阿司匹林、保泰松等同时服用碳酸氢钠，因后者能使尿液碱化，尿 pH 值升高，促进阿司匹林、保泰松等弱酸性药物排泄。再如阿托品、哌替啶等弱碱类药物，可通过服氯化铵使尿液酸化而加速排泄。

因此，在临床上尽可能避免药物相互作用的发生，及时发现和正确有效地处理已经发生的药物相互作用则显得至关重要。

需要注意药物相互作用的几条重要原则：①临床上发生相互作用最明显的几乎都是药效强，安全范围小和量效曲线陡的药物（如细胞毒药物、降压药、降糖药、地高辛和华法林）；②影响治疗效果的究竟是药物相互作用，还是病理生理因素，可能是难以区分的；③预期的相互作用也可能不会发生，某些特殊因素，如药物的剂量和患者的代谢是相互作用出现与否的重要决定因素；④当药物的不良反应被密切监测时，由于能及时改变剂量或换用其他药物，使因相互作用导致的显著不良反应风险降到最低；⑤一个药物从其与蛋白结合部位被取代出来，就会改变该药在血中总的药物浓度与非结合药物浓度之间的关系，故血清药物浓度常被用于指导患者的各种药物服用，认识到这一点十分重要。

（三）药物-疾病间的相互作用

除了药物与药物之间存在相互作用外，在特定疾病状态下，还会发生药物与疾病之间的相互作用，Beers 标准中列举了老年人群中常见的特殊疾病中应避免的药物清单。服用利尿剂的充血性心力衰竭的老年患者服用非甾体抗炎药增加了住院风险。存在心脏传导功能障碍的患者使用 β 受体拮抗剂、钙离子拮抗剂、地高辛等具有抑制心脏传导功能的药物，可能会进一步加重心脏传导功能障碍，甚至发生危及生命的情况。

总之，药物与药物、药物与疾病之间的相互作用是一个很复杂的问题，医师必须注意药物的相互作用，在给老年患者处方前应核查用药列表，并充分进行患者教育，确保患者用药的安全性。

（莫莉；岳冀蓉 审阅）

参 考 文 献

[1] Wallace J, Paauw DS. Appropriate prescribing and important drug interactions inolder adults[J]. The Medical clinics of North America, 2015, 99（2）: 295-310.

[2] Veronese N, Stubbs B, Noale M, et al. Polypharmacy Is Associated With Higher Frailty Risk in Older People: An 8-Year Longitudinal Cohort Study[J]. Journal of the American Medical Directors Association, 2017, 18（7）: 624-628.

[3] Gomez C, Vega-Quiroga S, Bermejo-Pareja F, et al. Polypharmacy in the Elderly: A Marker of Increased Risk of Mortality in a Population-Based Prospective Study （NEDICES）[J]. Gerontology, 2015, 61（4）: 301-309.

[4] The 2019 American Geriatrics Society Beers Criteria® Update Expert Panel. American Geriatrics Society 2019 Updated AGS Beers Criteria® for Potentially Inappropriate Medication Use in Older Adults[J]. Journal of the American Geriatrics Society, 2019, 67（4）: 674-694.

[5] Sloane PD, Zimmerman S. Deprescribing in Geriatric Medicine: Challenges and Opportunities[J]. Journal of the American Medical Directors Association, 2018, 19（11）: 919-922.

第三章　老年综合评估

第一节　老年综合评估概述

一、概念

老年综合评估（comprehensive geriatric assessment，CGA）是以一系列评估量表为工具，从疾病、认知、情感、生活能力、生活环境、社会支持系统和信仰等多维度对老年患者进行全面评估，以明确可以干预的目标，指导个体化、恰当的医护干预。

CGA 是老年医学的基本工作方法。为什么要进行 CGA？这是由老年患者群体特点决定的。老年人常罹患多种不能治愈的慢性疾病，因衰老和疾病的影响，会出现一些老年人常见问题（或老年综合征），如步态异常、跌倒、尿失禁、慢性疼痛、睡眠障碍、压疮等，严重影响老年人的生活质量，还会出现不同程度的躯体功能障碍和认知功能障碍，对于环境的依赖性和社会资源的需求量更大。鉴于老年人的异质性很大，医疗服务不仅仅限于器官疾病的诊疗，而是更加关注作为社会人的老年患者的功能状态，支持其生活自立，从以人为本的高一层次制订医护照料方案，涉及内容繁多。因此，在临床实践中，为了全面地、个体化地对老年患者进行管理，我们需要进行 CGA。

CGA 不单是一个筛查评估过程，也是一个预防诊疗的干预过程，最终目的是通过全人干预提高或维持老年衰弱患者的功能状态，最大限度地保持其生活自理，提高老年人及其家人的生活质量，这就是老年医学服务宗旨。

二、临床意义

CGA 是老年医学医务人员必须掌握的核心技能，临床意义如下：

（一）CGA 是对衰弱老人进行全人照护的基础

衰弱老年人常有多种老年综合征，机体代偿能力差，任何问题没有得到管理即可导致不良结局。通过全面了解衰弱老年人的情况，明确其医疗和护理需求。

（二）CGA 是临床制订合理诊疗方案的依据

全面了解老年人的疾病、内在功能、外在支持系统情况，据此制订可行性干预方案。如老年糖尿病患者的血糖控制目标取决于患者的功能状态和预期寿命，控糖方案如胰岛素的使用也取决于患者是否伴有痴呆、视力障碍及其有无照护者。

（三）判断预后

通过随访评估，可评估干预效果，调整下一步诊疗计划和照护方案；通过长期随访，可监测患者健康状态的变化，预测临床结局。例如，判断末期非癌慢性病老人的预后，有助于合理安排医护服务，减少医源性伤害。

（四）CGA 是老年医学的工作语言

诊断疾病的国际疾病分类（international classification of diseases，ICD）编码已经不足以描述老年患者的整体状态，而 CGA 可以全面勾画出一个老年人的健康状态、医护照料需求，是老年医务工作者的通用工作语言，以保证老年人的连续医疗。

（五）CGA 的实施有助于提高对老年人的医疗质量

能够及早发现患者潜在的功能缺陷、安全隐患，进行早期干预，促进功能恢复，避免发生不良事件，也就是三级预防。如步态异常评估，可以尽早康复干预、改变环境和综合管理，减少跌倒和骨折等严重不良事件发生。

三、临床应用

CGA 可应用于老年人连续医疗的各个环节，

包括急性和亚急性住院医疗、转诊医疗，也包括医院外的社区初级保健、康复医疗和长期照护等。CGA 及其后的针对性干预往往是通过跨学科团队工作模式来进行的，CGA 应用依据不同的工作地点和目标人群而特点稍有不同，分述如下：

（一）CGA 在综合医院老年住院患者中的应用

综合医院住院主要是急性或亚急性疾病的患者，CGA 应用形式有：

1. 老年急性医疗单元（acute care of the elderly units, ACEUs） 针对急性病住院衰弱老年患者，在硬件上创建一个老年人友好环境，甚至模拟居家环境，以利于患者活动及功能恢复；通过 CGA，制订以患者为中心的全人医护计划，降低普通病房中谵妄、制动、跌倒、过度医疗与多重用药等常见老年综合征的发生率，并加强转诊医疗，制订出院计划、加强患者及照护者教育，改进患者用药依从性、预防医源性并发症。一项纳入 818 例老年住院患者的研究显示，入住 ACEU 的老年患者医疗花费较低，与普通医疗组老年患者的费用比为 0.78（95%CI 0.70～0.87），30 天再住院率也明显降低（7.9% vs 12.8%）。

2. 老年医学评估和管理单元（geriatric evaluation and management units, GEMU） 是由跨学科团队对高龄、衰弱、急性病后的老年患者进行综合评估和管理。主要目标是鼓励患者尽早活动，积极康复训练，避免急性病后的功能下降；避免发生医院获得性问题（hospital acquired conditions, HACs）；制订综合性出院计划，减少再住院率。meta 分析显示，GEM 组患者出院时功能下降较少（RR=0.87, 95%CI 0.77～0.99），出院 1 年内入住护理院较少（RR=0.78, 95%CI 0.66～0.92）。

3. 老年康复单元（geriatric rehabilitation units） 急性重疾后或术后老年患者在恢复过程中转入老年康复单元，由跨学科医疗团队进行 CGA，同时采取高强度康复训练促进功能康复。如膝关节置换术后患者得到医疗照护、康复和营养指导。纳入 17 项研究的 meta 分析显示，与普通医疗单元比较，老年康复单元患者在出院时功能状态更好（OR=1.75, 95%CI 1.31～2.35），入住护理院概率减少（RR=0.64, 95%CI 0.51～0.81），死亡率较低（RR=0.72, 95%CI 0.55～0.95）。

4. CGA 在院内会诊或共管中的应用 老年患者是住院医疗的主要服务对象，他们分布于各专科病房。衰弱老年人需要通过 CGA 来识别，并将评估结果作为医疗决策的依据。目前 CGA 在围手术期老年患者和肿瘤老年患者中应用较多。对于高风险老年手术患者，术前老年科会诊评估，判断患者是否具有独立医疗决定的能力，与手术科室共同评估手术的获益和风险，识别那些可以通过干预纠正的风险因素。通过围手术期全程管理，有利于维持患者功能，减少手术并发症和死亡风险。对于肿瘤老年患者，通过评估诊疗团队作出决定，判断患者能否耐受手术、化疗，是否进入安宁疗护。如果患者日常生活活动能力已经受损、有 3 种及以上较严重慢性疾病或老年综合征、年龄超过 85 岁或衰弱者，则不能够耐受化疗，考虑采取安宁缓和医疗。

有报道对老年科以外的专科住院患者 CGA 会诊，基本上不获益。因为在会诊后，没有得到相应的干预。而对于衰弱老年患者采用共管模式（co-management），可使患者获益，如对髋部骨折患者，由骨科和老年医学科共管，进行老年综合管理、规范化术前评估、快速手术以及术后管理，患者入住 ICU 例数减少，ICU 住院日减少（1.8d vs 8.1d, p=0.024），总住院日显著减少（7.1d vs 9.9d, p=0.021），住院费用减少（38 586 美元 vs 52 323 美元, p=0.018）；围手术期谵妄发生率下降约 1/3，发生严重谵妄者减少半数。

5. CGA 在转诊医疗中的应用 因急性病住院的衰弱、共病的老年患者在出院后会出现功能下降和机体脆性增加，故常见老年急性问题（尿路感染、吸入性肺炎等）再次入院，即出院后综合征（post-hospital syndrome）。出院后综合征的发生与急性病治疗后不可能短期恢复，住院期间发生制动、院内感染、营养不良、谵妄等医院获得性问题有关，也与出院后用药、康复训练不连续，没有按时随诊有关。规范化的转诊医疗（transitional care）要求根据患者急性病稳定后的老年综合评估结果来设定出院目标、制订出院计划。出院计划是转诊医疗的关键环节，在出院前 1～2 天开始实施，出院时 CGA 要着重评估疾病状态、功能状态、出院时的用药调整，制订全面的出院后照护计划，形成文件便于交接和随访，并于出院后 2 周内进行随访，以确保医护的连续性和患者的依从性。

meta 分析显示，以 CGA 为基础的转诊医疗可以减少住院日（住院日 −0.91d，10 项研究），降低再住院率（$RR = 0.82$，$95\%CI$ $0.73\sim0.92$，12 项研究），但对死亡率、健康结果和花费影响尚不明确。

（二）CGA 在老年科门诊中的应用

老年医学评估管理门诊（geriatric evaluation and management-clinic，GEM-Clinic）针对失能、共病、反复住院老人的小样本（共 128 例患者）干预研究得到正向结果。在门诊进行 CGA，干预 1 年后，干预组老人尽管诊断增多，但用药数量减少，功能状态更好，自评健康情况更好，死亡率降低了 54%。另一项对 1 620 位社区老人长达 6.2 年随访，由受训医学生进行 CGA，再由全科医生给出处理意见，与不进行 CGA 的老年人进行比较，CGA 组老人的死亡率和入住护理机构率分别减少 20% 和 22%。然而也有一项较大样本（43 219 名≥75 岁的老人）的研究显示，在生活质量、活动能力等方面无明显获益。

（三）CGA 在居家照护中的应用

1. 预防性家访项目（preventive home visitation programs）　以 CGA 为基础，使社区衰弱老人接受规范化的预防医疗、慢病及老年综合征管控。由培训后的护士、康复治疗师、社会工作者和心理师等构成的团队对社区衰弱老人主动进行上门服务（至少每年 1 次家访），进行临床检查和 CGA。通过对老年人常见不良事件的预防宣教、发现潜在需要处理的问题以及增加用药依从性等措施，预防衰弱老人认知功能和躯体功能的下降。meta 分析发现，干预组死亡率较低（$OR = 0.92$，$95\%CI$ $0.80\sim1.05$），减少了功能下降（$OR = 0.89$，$95\%CI$ $0.77\sim1.03$）及入住护理机构（$OR = 0.86$，$95\%CI$ $0.68\sim1.10$）。但是另一项纳入 64 项研究 28 642 例患者的 meta 分析显示，无充分证据表明上门服务降低死亡率，在入住机构或住院方面无总体获益，对跌倒无影响或仅有很小的影响（$OR = 0.86$，$95\%CI$：$0.73\sim1.01$），没有表明干预组可提高独立生活率。推测其阴性结果，可能与干预强度以及其干预对象的健康状态较好等原因有关。

2. 美国 GRACE 模式（geriatric resources for assessment and care of elders model，GRACE）　是以居家 CGA 为基础，为低收入老年人和他们的全科医生设计的医疗模式。由处方护士和社会工作者入户进行 CGA，每周召开团队会议，达成并落实统一的个体化医护计划，整合医疗和社会资源共同为患者提供服务，并持续跟进。GRACE 方案包括生前预嘱、健康促进、药物管理、老年综合征管理、减轻照护者负担等，保证医疗的连续和一致性，并且保证转诊医疗质量。GRACE 可以让患者拥有更高质量的医疗服务，享受更高质量的生活，减少总费用。

四、CGA 在临床使用中的困惑

（一）如何提高 CGA 的费 - 效比？

CGA 涉及内容繁多，如果面面俱到，人力和时间成本消耗较大。提高效率方能在繁忙的临床工作中得以广泛使用。国外有人提出目标性老年综合评估（a targeted geriatric assessment，TaGA），包括 10 个方面：社会支持、近期入院情况、跌倒、用药数量、ADL、认知功能、健康自评、抑郁、营养以及步速。该工具可有效地进行常见老年综合征筛查，平均实施时间为 9.5min±2.2min，便于临床使用。我国台湾学者也提出了"社区 10 分钟长者简易健康筛查"，包括 4 个常见老年综合征（抑郁、痴呆、尿失禁、跌倒）的筛查、躯体功能、体重变化、听力和视力的筛查。

（二）如何实现 CGA 的信息共享？

健康相关信息共享是对衰弱老年人进行有效的连续管理的关键。国际上已经开发的针对中长期照护机构的国际化居民评估工具（international resident assessment instrument，InterRAI）是网络版评估与干预，兼有筛查、评估、照护计划、药物评估、不同风险评估、个案管理等多种健康管理作用，有助于实现连续医疗。InterRAI 已经有汉化版，因其是付费应用，尚未大范围使用，是否适于国情尚无文献支持。北京协和医院老年医学科在国内率先开发了老年综合评估网络版"和年老年管理"，可以免费使用，可以实现患者评估信息共享。近年来已有多家医院推出 CGA，应用的成果尚待总结。

总之，CGA 是老年医学的基本工作方法，应用于老年人连续医疗的各个环节，衰弱、共病的老年患者获益最大，可以根据不同需求采用适当的评估内容和量表。

第二节 老年综合评估内容

CGA 超越了传统意义的疾病诊疗,除了进行标准的病史采集和查体,同时也关注常见的以及影响其功能的老年问题,纳入了认知、情感、功能、社会、环境、精神领域以及预立医疗计划等多方面内容进行评估。CGA 主要内容如下:

一、全面的疾病诊疗和用药核查

CGA 的疾病方面,可通过采集老年患者的完整病史、家族史、健康习惯、详细的用药史,以及对症状系统回顾来获取。在老年医学科"一站式"诊治常见老年病、老年常见多种慢性问题,可避免辗转多专科就诊,方便患者,节省资源,也可避免某些老年常见问题被漏治或治疗不足。

用药核查是 CGA 中不可或缺的重要部分。由于半数老年人患有 3 种及以上共病;医疗高度专科化,多位医生开方;社会医疗信息尚未整合和分享;因而老年人多重用药普遍、甚至重复用药。医生往往习惯开药,但疏于药疗管理,该停的药未停;另外,用一种药物去治疗另一种药物引起的副作用"处方瀑布"现象常见,药物相关不良事件时有发生。故多重用药管理在 CGA 中凸显重要(详见第三篇第七章)。多重用药管理在于以人为本,而不是着眼于疾病和器官,确保患者多种慢性疾病能得到合理规范的处理(详见第二篇第二章)。在老年人用药管理中,除了处方药品外,也要记录非处方药、中药及保健品;明确是否有用药指征,注意给药时间、途径、剂量及剂型等用法是否正确用药依从性等。药师和医师需要通过保存完整的用药记录,并定期进行用药核查和管理,可减少药物不良反应,避免"处方瀑布"的发生。

二、功能评估

因为衰老和疾病的影响,老年人常有不同程度的功能下降和老年问题或老年综合征,各种老年问题可相互影响,恶性循环,影响老年人的功能状态和生活质量,例如,营养不良、肌少症、尿失禁均可能与跌倒有关;跌倒后发生骨折,继而卧床、压疮、感染、抑郁等;抑郁影响康复锻炼、营养治疗;结局是失能,入住长期照护机构。而这些老年问题如果能够被及早筛查、预防、及时干预,是可以纠正或改善的。所以,进行老年功能状态和常见的问题筛查和管理是老年医学的重要内容。

(一)日常生活能力评估

个人日常生活活动能力评估包括 3 个层面:基本日常生活活动能力(activity of daily living, ADL)、工具性日常生活活动能力(instrumental activity of daily living, IADL)和高级日常生活活动能力(advanced activity of daily living, AADL)。ADL 评估的目的是明确指出老年人的功能缺陷,引起老年人及其家人和照护者的重视,并建议提供相应的康复训练或有效的替代措施,保证其合理需求得到满足,最大限度地支持老年人在社区居家自立生活,而不是包干代替,良好的照护能够提高老年人及其家人和照护者的生活质量和对健康服务的满意度。

1. ADL 用于评估个人基本生活活动和自理能力,包括进食、移动、洗漱、如厕、穿衣和洗澡能力。在评估量表中,常用简单、明确的 Katz 日常生活活动能力量表(附表 1),对上述 6 个方面进行评估,分别为独立完成、需要帮助以及依赖他人三个水平;目前国内医疗机构中多采用的 Barthel 日常生活功能量表(Barthel index, BI)(附表 2),将上述 6 个方面的日常生活能力进一步分解为 10 项,包括独立进食、床椅之间转移、洗漱、如厕、洗澡、平地行走、上下楼梯、穿衣和大便和小便控制能力,评估满分 100 分,评分越高独立生活能力越强,这有助于制订护理计划,动态评估患者的功能变化。

2. IADL 用于评估个人独立居住的能力,常用 Lawton 生活用具使用能力量表(附表 3),内容包括:使用电话、使用私家车或公共交通工具、购买食物或衣服的能力、做饭、做家务、服药,以及理财能力;每项内容评估也分为独立、需要帮助或依赖他人三个水平。

3. AADL 用于个人完成社会、社区、和家庭角色及参与娱乐、运动、休闲或职业的能力。AADL 的项目因人而异,主要是通过询问患者的日常生活安排,发现其上述生活能力的变化。值得一提的是,对于 70 岁以上的老年人的机动车驾驶能力评估是 AADL 的重要内容，日益得到重视。

（二）躯体功能及跌倒风险评估

跌倒可引起灾难性后果，威胁老年人的生活自理能力。跌倒很常见，美国社区居住的 65 岁以上老年人每年跌倒发生率为 30%～40%，发生跌倒的老年人中 10%～15% 会发生骨折或其他严重损伤。

筛查和评估老年人发生跌倒的内在风险，包括询问跌倒史及惧怕跌倒心理，并通过神经系统和肌肉关节的查体来评估躯体功能，如下肢肌力、肌张力、共济试验以及关节活动度；测试平衡、步态、步速及前伸功能测试（functional reach test）、起立行走试验（get up and go test）等。

1. **询问跌倒史**　每次老年人就诊，都应询问近 1 年内跌倒史，如有反复跌倒（≥2 次）或跌倒 1 次但有外伤，则需要进一步评估。评估包括最近 1 次跌倒的详细经过，如跌倒地点、时间、当时在做的活动以及是否用辅助行走工具；平衡问题，伴随症状，惧怕跌倒心理对跌倒和日常生活的影响，以及之前采取的预防跌倒措施的效果，长期用药等。

2. **平衡测试**

（1）站立平衡测试：站立平衡评估包括双足并立（side-by-side test）、半足距（semi-tandem stance）和全足距（full tandem stance）站立平衡。先双足前后错开半足距站立，正常 > 10s；如果不能完成，则做并足站立试验并计时；如果能完成，则增加难度做足跟抵足尖直线站立并计时。另外，也可以应用 Tinetti 平衡评估量表。通常对患者平衡能力的一个定性评估则足以来判断患者是否需要应用运动辅具，如拐杖或助行器等。

（2）平衡评估量表：临床最常用的是 Berg 平衡量表（the Berg balance scale，BBS），可靠、有效，敏感性和特异性也较好，但有天花板效应，对状态好的患者的某些问题不敏感。平衡评估系统测试（Balance Evaluation Systems Test，BES Test）用于对参与平衡控制的 6 大系统进行评估，可以发现问题并据此制定个体化的干预方案。

3. **步态**　在受试者自然行走的情况下（如走入诊室时），从前后和侧面观察其步态，包括步幅、对称性、抬脚高度、行走路线、膝关节、踝关节和髋关节的活动、躯干姿势、上肢伴随动作和

转身情况等。可以采用 Tinetti 步态评估量表，见附表 11。也可观察受试者在分散注意力或如让受试者手拿一杯水或同时说话来分散其注意力，或观察老人绕过障碍物，或爬楼梯等情况下的活动表现。

4. **步速**　步速是反映躯体活动能力的重要指标，对死亡率及失能有预测作用。步速 0.8m/s 的老人可以在社区独立活动，而步速 0.6m/s 多数可不应用轮椅在社区活动。当步速低于 0.4m/s 或 0.6m/s 时即存在严重的活动功能障碍。通常测定用寻常步速步行 4m 或 6m 的平均步速。步速也是骨骼肌减少症（简称肌少症）和衰弱评估中的主要指标。

5. **肌肉力量**　握力测量简单，与全身其他肌肉力量的相关性好。握力也是肌少症的主要指标，肌少症是跌倒的独立高危因素，目前亚洲肌少症工作组推荐的肌少症的握力诊断阈值是：优势手最大握力：男性 < 28kg，女性 < 18kg。

6. **前伸功能测试（functional reach test）**　评估患者的神经肌肉对机体的整体支撑能力。嘱患者肩膀靠墙站直并握拳，保持稳定状态，尽量将拳头前伸，若拳头向前移动超过 15cm 仍能保持平衡，则提示老年人发生跌倒的危险性较低（图 2-3-1）。

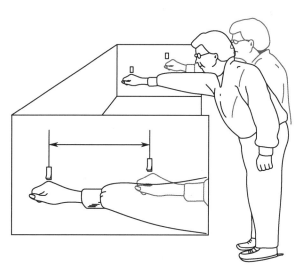

图 2-3-1　前伸功能测试示意图

7. **起立行走试验（get up and go test）**　可以计时，也可不计时，评价的是患者肌肉力量、平衡和步态的整体功能情况。3m 起立行走试验的测试方法：让受检者从椅子上站起来，以平时正常

步速、安全的步态向前走 3m，转身，走回并坐到椅子上，记录从患者臀部离开椅子至坐回至椅子所用的时间。尽管跌倒风险增加的界值不同研究不同，但通常超过 12s 跌倒风险增加，需要进一步评估。

跌倒的评估和管理是老年医学的重点内容之一（详见第三篇第四章）。

（三）感官功能

1. 视力 白内障、眼底黄斑变性、糖尿病眼底病变以及青光眼的发病率随年龄的增长而增加，老年人远视眼也很常见。视力损失影响老年人功能状态、生活质量和心理健康，增加跌倒风险，因此老年人需要每年检查眼睛和评估视力。

问题筛查：你的视力在驾车、看书、看电视等日常活动中有问题吗？

视力检查：标准的视力筛查方法是应用 Snellen 视力表，若患者最大矫正视力不能认别 20/40 行的字母则为筛查阳性。

2. 听力 约 1/3 的 65 岁以上老年人存在听力损失，而听力损失与认知、情感、社交和躯体功能的下降有关。有几种方法可用于筛查听力：

问题筛查：您是否能在平时交谈时听得清楚别人说话？

耳语试验（Whisper test）：在距离被测试者耳朵一定距离（15cm，20cm，30cm 或 60cm）随机说出 3～6 个词语（数字、词语或字母均可），然后让患者重复。测试时，应站在被测试者身后，让患者把对侧耳朵盖住或堵塞。若患者不能正确重复半数词语则为筛查阳性。

听力计：用 40 分贝的 1 000Hz 和 2 000Hz 进行检测，两侧耳朵对任何一个频率的声音听不到或任何一侧耳朵对两个频率的声音都听不到，则为筛查阳性。

感官功能筛查阳性，则需进一步评估和处理（详见第三篇第八章）。

（四）认知功能评估

认知功能损害是老年人的常见问题，但常常被认为"老糊涂了"而未得到重视和诊治。临床工作中需要鉴别是急性、波动性的认知功能下降还是慢性进展性认知功能损害，前者多为谵妄，多可以通过除去诱因使症状缓解。目前推荐使用意识模糊评估法（confusion assessment method,

CAM）来进行谵妄评估（附表 5），该量表也简明扼要地反映了谵妄的临床特点：急性起病，症状波动，注意力不集中，思维逻辑异常，以及意识障碍等。其敏感性达 94%～100%，特异性为 90%～95%（详见第三篇第三章第三节）。

需要对有主诉的患者进行痴呆的筛查。痴呆的筛查量表很多，可以根据临床需求选择不同的量表。8 条目痴呆评估问卷（Ascertain Dementia 8-item Questionnaire，AD8）用于患者自评或照护者回答的筛查问卷，耗时仅 1～2min，如果 ≥2 项有问题，则提示需要就医。如果患者认知功能损害明显，需要鉴别是否有痴呆，可以用简易认知量表（Mini-cog test，Mini-cog）进行筛查，耗时仅 2～5min，适合门诊使用，但对 MCI 或极轻度痴呆患者不敏感。Mini-cog 痴呆筛查量表：包括 3 个名词的延迟回忆和画钟测试，若患者对 3 个名词的回忆均正确或名词回忆正确 ≥1 个，同时画钟测试正确则为痴呆筛查阴性，否则需要进一步评估。目前最常用的痴呆筛查量表是 Folstein 简易精神状态检查量表（mini-mental state examination，MMSE）（附表 6），评估项目包括：时间和地点定向力、记忆力、注意力和计算力、语言（复述、理解、阅读和书写）能力、执行力等，其总分为 30 分，其评分受年龄、教育程度等因素影响，通常认为评分低于 24 需要做进一步评估，小学文化的临界值为 21 分，文盲者为 16 分。对于受教育程度较高以及轻度认知功能损害患者的筛查，可应用蒙特利尔认知功能评估量表（Montreal Cognitive Asessment，MoCA），其敏感性较 MMSE 高。MMSE 及 MoCA 耗时均在 10min 左右。

（五）心理情绪评估

老年人因罹患多种慢性疾病、失能、丧亲和社会角色转变等，抑郁发病率很高。有资料显示，在老年全科门诊，抑郁的发病率达 6%～10%，而住院老年患者中达 11%～45%。抑郁与各种不适症状、功能损害、死亡率增加和医疗资源的过多使用有关。国外数据显示，抑郁是老人群主要的致残原因之一，其相关伤残生存时间远远超过糖尿病、心脏病和癌症对人群的影响，而对抑郁的早期发现、诊断、预防和干预，可以避免致残性和不良事件发生。

问题筛查：患者健康问卷 2 项（patient health

questionnaire 2 items，PHQ-2)。

最近2周是否常常觉得做事没有兴趣或乐趣？

最近2周是否常常觉得情绪低落、压抑、没有希望？

量表筛查：上述两个问题是对抑郁的两个核心症状进行筛查，如任何一个问题筛查为阳性，则可以需继续应用较详细的量表进行筛查和评估。常用量表是老年抑郁量表(geriatric depression scale，GDS)(附表7)，该量表对常见的抑郁症状都是"是"或"否"的筛查，较其他量表更简单易行。另外，患者健康问卷9项(patient health questionnaire 9 items，PHQ-9)和Zung抑郁量表(Zung self-rating depression scale，SDS)对症状频度有4个层次，有时患者会理解错误，患者完成自评后需要医务人员再核实。PHQ-9与抑郁的诊断标准一致(附表8)，且可用于治疗随访，临床比较更为常用。老年抑郁有时可合并焦虑，关于抑郁及焦虑的评估和治疗详见第三篇第三章第二节。

三、其他常见老年问题筛查

(一)尿失禁

尿失禁是老年人尤其是老年女性的常见问题，但患者常常羞于启齿或被认为是"正常老化"而未提及，但其严重影响患者的身心健康和生活质量，所以需要主动筛查。

可通过2个问题进行筛查：

● 最近一年中，您是否有不能控制排尿而弄湿裤子？如果有，上述情况是否至少有6天以上？

也有建议用下列问题筛查：

● 您是否有不能控制排尿而弄湿裤子的问题？

● 您是否有咳嗽、大笑或活动时漏尿的情况？

● 您是否有在去厕所的路上漏尿的情况？

● 您是否使用尿垫、纸巾或尿布以避免弄湿裤子？

尿失禁从临床表现可分为四个类型：压力型尿失禁、急迫型尿失禁、充盈型尿失禁、混合型尿失禁。每一种尿失禁的常见原因不同，有的是可逆性原因引起，由结构性异常导致，故处理方法各异(详见第三篇第九章第一节)。

对于老年男性患者，由前列腺增生引起的膀胱出口梗阻，也可引起膀胱重构，与尿失禁有关，而尿频、夜尿增多与睡眠障碍和跌倒等有相关，严重影响老年人的生活质量，需要应用国际前列腺症状评分表(international prostate symptom score，IPSS)以及应用膀胱过度活动症症状评分表(overactive bladder symptom scores，OABSS)(附表9)自测表来评估前列腺增生的相关症状(详见第四篇第八章第四节)。

(二)营养不良

广义的营养不良包括营养过剩和营养不足，两者均对老年人的健康有不利影响。狭义的营养不良是指营养不足。营养不良在老年人中有较高的发病率，与肌少症和衰弱相关，对老年人健康和生活质量构成严重影响。尽管血清白蛋白、前白蛋白等指标对营养状态有提示作用，但它们也受炎症影响。可以应用下列方法进行营养筛查：

1. 询问 在没有刻意减肥的情况下，您最近6个月内体重下降是否 >5% 或在最近一年内体重下降是否 >10%？需要考虑有无营养不良。

2. 体重指数(body mass index，BMI) 如果 BMI <20kg/m²，需要考虑有无营养不良。

3. 营养评估问卷 如简易营养评定法(mini-nutritional assessment，MNA)或简易营养评定法简表(mini-nutritional assessment short form，MNA-SF)，营养风险筛查2002(nutritional risk screening 2002，NRS2002)。MNA是专为老年设计的营养评估量表，MNA-SF与MNA具有同样的筛查敏感性和特异性，评估与老年人营养不良发生相关的多种因素，如食欲、消化、咀嚼是否影响食量、活动能力、心理创伤、急性疾病、认知心理问题、体重或BMI情况等(附表10)；而NRS2002主要是针对急诊或住院超过24h的患者，评估项目包括疾病情况、进食量、体重变化、BMI以及年龄。

其他常见的老年问题还包括慢性疼痛、睡眠障碍、便秘、忽视或虐待等，见相应章节。

四、社会经济和居家环境评估

1. 经济和社会支持系统评价 要了解患者的经济基础、家庭成员等社会支持系统(绘制家庭树)，要明确可以照顾和支持患者的人员，了解照料者的心理和经济负担，明确治疗目标，必要时召开家庭会议,这有助于制订合理、可行的老年综合干预措施。

2. 居家环境评估 对于存在功能受限的衰弱老年患者,由医生、护士、作业治疗师进行家访,可评估患者居家的实际功能表现以及居家环境的活动安全性;了解患者在家里能得到的支持帮助情况;明确是否需要采取必要的安全措施。如果不能进行家访,也可以应用居家安全核查问卷(home safety checklist),让患者及家属自评,也有利于发现居家安全隐患,以进一步改进。对居家环境的安全性评估和干预,有利于患者功能维持和减少跌倒。

五、生活质量评估

患者生活质量是老年人最重要的健康指标,对其评估目前没有金标的方法,36 项健康调查简表(short form-36 health survey, SF-36)是最常用的量表。该量表能评估健康相关的生活质量 8 大方面内容,在社区和住院老人中广泛使用,但对老年患者,尤其是衰弱老人不适用,有地板效应(floor effects),对该人群的健康状态变化不敏感。通常我们可以应用下列 2 个问题来对老人的总体生活质量进行评估。

问题 1:您会如何评价你自己目前的总体生活质量?你会将其评价为非常好,很好,好,一般,还是差?

问题 2:考虑到您的健康情况,您会如何评价你自己目前的生活质量?您会评价其为非常好,很好,好,一般,还是差?

六、预立医疗计划评估

预立医疗计划(advance care planning, ACP)评估,是了解患者当罹患末期疾病时的诊疗意愿、对死亡的态度,是否选择维持生命支持治疗等,临床医务人员需要在患者尚具有决策能力时与患者讨论医疗意愿,具体内容应包括讨论需要做的医疗决定,也包括指定一个医疗代理人。目的是要尊重生命,尊重患者的知情权和自主权,让死亡有尊严。在国外越来越多的国家患者签署的预立医疗计划具有法律效力。老年医学的目的是延长有质量的生命,实施人本医疗(person-centered care),有利于合理利用医疗资源。

第三节 老年综合评估实施

一、老年综合评估实施形式

CGA 临床运用和实施是一个多学科的团队工作,在临床实践中,常有两种实施方式:

(一)老年医学跨学科团队会议形式

是由老年医学跨学科团队(包括老年科医生、临床药师、语言治疗师、临床心理师、营养师、社会工作者及护士等)在门诊(或称老年整合门诊)、住院部对患者进行 CGA,并共同通过团队会议来共同制订治疗干预计划。老年科医生是主持者,全面协调团队评估工作并制订干预决策。这种方式常受时间、空间的限制,但团队成员间可实时沟通交流,更容易形成有效合理的建议。

(二)老年科医生主导的分步进行的老年评估

在初次就诊时先处理关键问题,在随诊过程中分次完善其他的筛查评估,根据需要请专科医生如骨科、内分泌科、心理医学科、康复理疗科等以会诊的形式参与评估和治疗干预。与前一种方法比较,这种方式具有很好的灵活性和可行性,但治疗计划的制订过程因为缺乏实时的团队沟通,信息可能不全,干预目标也可能缺乏团队一致性,成效欠佳。

二、CGA 实施过程

CGA 不仅是一个评估和诊断过程,也是一个干预的过程。从理论上,CGA 的实施分为 6 个步骤:

- 收集资料;
- 组内讨论;
- 制订干预计划;
- 实施干预计划;
- 监测干预效果;
- 修订干预计划。

CGA 是一个动态地不断监测、随访和干预的连续过程。针对一次评估和干预来说,鉴于老年评估涉及的内容繁多,为保证它的全面和有效地实施,首先可通过问题或量表筛查,这可由患者自评问卷或医务人员进行简单筛查,然后对筛查发现的问题进行进一步评估,可由专科医生或经

表 2-3-1 老年综合评估的实施总结简表

评估内容	筛查方法	干预措施
全面的医疗评估		
疾病	完整的病史、查体	针对性化验和影像学检查
用药管理	详尽的用药史（处方、非处方药物）	剂量个体化、规范治疗、必要时药剂师会诊
营养	测体重、BMI、营养风险筛查	膳食评估，营养咨询和指导
牙齿	牙齿健康、咀嚼功能评估	口腔科治疗，佩戴义齿
听力	注意听力问题，听力计检测	除外耵聍，耳科会诊，佩戴助听器
视力	询问视力问题，Senellen 视力表检测	眼科会诊，纠正视力障碍
尿失禁	询问尿失禁情况	除去可逆原因，行为和药物治疗，请妇科、泌尿外科会诊
便秘	询问排便次数和形状	除去可逆原因，行为和药物治疗
慢性疼痛	评估疼痛程度、部位	治疗原因，控制症状
认知心理评估		
认知评估	关注记忆力障碍问题，3 个物品记忆力评估、MMSE 或 Mini-cog 检测	老年科或神经科专业评估和治疗
情感评估	询问：抑郁情绪？GDS 评估	心理科、老年科诊治
日常生活能力及躯体功能评估		
日常生活能力	ADL（Bathel 或 Katz Index） IADL（Lawton Index）	康复治疗、陪伴和照顾
躯体功能	跌倒史，步态和平衡评估 步速、握力 衰弱及肌少症评估	防跌倒宣教和居住环境改造 康复锻炼及综合管理
居住环境及社会支持系统		
社会支持	社会支持系统情况，经济情况	详细了解，社会工作者参与
居住环境	居住环境情况，居家安全性	家访，防跌倒改造
预立医嘱计划	预立医嘱计划	医患共同决策，予以患者为中心的医疗

过培训的专业人员来进行，最后对发现的问题进行针对性干预，可由老年医学团队成员完成。常用 CGA 评估内容与相应干预见表 2-3-1。

评估是一个与老人交流和沟通的过程，美国国家老年研究所（the National Institute on Aging, NIA）提出与老人沟通的要点是要使用一种尊重和有效的方式，详见 https://www.nia.nih.gov/health/understanding-older-patients（accessed Mar 2019）。以下几个简单的策略可促进与老年人有效沟通（表 2-3-2）。

三、CGA 目标人群

所谓目标人群是那些需要通过 CGA 来发现问题进而进行干预，并能从中获益的人群。

1. 共病或复杂性疾病者；

2. 有或疑有多种老年问题／老年综合征者；

表 2-3-2 促进沟通的有效策略

房间要明亮，避免背光
减少外界的噪音，避免被打断或干扰
直接面对患者，目光能与患者平视
语速要慢
问询患者是否有听力问题；适当提高音量，以低音交流
如果必要，则要把问题用大的字体写出来
给患者充足的时间回答问题
对于一些健康知识缺乏的患者，要提供适当的患教材料

3. 因急性疾病而出现功能下降者，如 ADL 下降，生活依赖者；

4. 经常出入急诊、门诊，反复住院者，医疗资源使用多，需要进一步评估潜在疾病；

5. 年龄大于 80 岁，需要全面了解其潜在健康问题，有助于采取针对性预防干预。

而完全健康且功能健全的老人需要的是一级

预防和慢性疾病管理，重病卧床患者或慢性疾病终末期患者如肿瘤晚期、严重痴呆、完全功能丧失卧床，则需要的是症状评估和安宁缓和医疗，这两部分群体不能从 CGA 评估中获益。

四、CGA 实施中的注意事项

（一）CGA 不能替代病史采集和查体

评估使用的量表采集的信息，可引导医生要特别关注患者的某一方面问题，而不能替代临床的病史采集和查体。系统的评估才能保证对患者的诸多问题进行全面评估。

（二）CGA 内容因患者所处的场所不同而调整

在医院里，则初步评估通常是针对促使患者住院的急性医疗问题，而当患者开始恢复和要做出院计划时，则需对患者的社会支持系统和居家环境等问题进行评估。在护理院中进行老年综合评估，则更关注营养状态和患者的生活自理能力，而对居家的老年人，则更可直接评估其社会支持和居家环境情况，对一些医疗性的评估则很难进行。

（三）CGA 内容因患者健康情况不同而调整

对生活自理有多种慢性疾病的老年人，重点在于慢性疾病管理，以预防疾病引起的器官功能残障，尽可能延长他们的生活自理时间。对于日常生活能力下降，部分依赖的老年人，需要评估躯体功能、日常生活活动能力、老年综合征以及居家安全情况，并进行积极康复训练，提供其需要的照护如居家护理、家政服务、送餐服务等，尽可能维护老人残存的功能。对于生活依赖的老年人，则需要重点评估其社会经济和支持系统、长期医护需求以及居家养老的可行性，根据患者个体情况协助患方确立治疗目标、干预计划和养老场所等。

总之，CGA 是老年医学的重要工作方法，CGA是一个多学科诊断和治疗干预过程，综合评估是为了制订全人、可行和个体化的综合干预方案，并得以实施。目的是最大限度地维持老年患者的功能，提高生活质量，合理安排医疗资源的使用。CGA 充分体现了老年医学的服务宗旨和现代医疗理念。

（王秋梅；刘晓红 审阅）

参 考 文 献

[1] Katherine T Ward，David B Reuben. Comprehensive geriatric assessment[EB/OL].（2018-10-19）[2019-1-21] https://www.uptodate.com/contents/comprehensive-geriatric-assessment?search=Comprehensive%20%20geriatric%20assessment&source=Out%20of%20date%20-%20zh-Hans&selectedTitle=1~72.

[2] Aliberti MJR，Apolinario D，Suemoto CK，et al. Targeted Geriatric Assessment for Fast-Paced Healthcare Settings：Development，Validity，and Reliability[J]. J Am Geriatr Soc，2018，66（4）：748-754.

[3] Salahudeen MS，Nishtala PS. A Systematic Review Evaluating the Use of the interRAI Home Care Instrument in Research for Older People[J]. Clin Gerontol，2018，（2）：1-22.

[4] De Almeida Mello J，Hermans K，Van Audenhove C，et al. Evaluations of home care interventions for frail older persons using the interRAI Home Care instrument：a systematic review of the literature[J]. J Am Med Dir Assoc，2015，16（2）：173.e1-10.

[5] 刘晓红，朱鸣雷. 老年医学速查手册 [M]. 北京：人民卫生出版社，2014.

[6] Ellis G，Gardner M，Tsiachristas A，et al. Comprehensive geriatric assessment for older adults admitted to hospital[EB]. Cochrane Database Syst Rev，2017，9：CD006211.

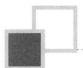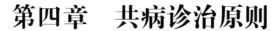

第四章 共病诊治原则

一、概述

共病（multiple chronic conditions，MCC）即多病共存，是指 2 种或 2 种以上慢性疾病或老年综合征 / 老年问题共存于一个个体，形式上包括并发症（comorbidity）和合并症（multimorbidity），以及更复杂的情况（如 3D 重叠），在临床上统称 MCC。对于共病患者，通过传统的单病专科诊疗获益少，医源性问题发生风险高，花费大，而老年医学作为最新的临床医学分支是为了解决患有复杂医学问题的老年患者所面临的困难，因此，共病患者管理是老年科医生必须掌握的内容。

（一）流行病学

共病在老年人群中极为常见。美国 2010 年数据显示，65 岁以上老年人 80% 患有共病，50% 以上的老年人患有 3 种及 3 种以上共病；80 岁以上老年人中约 70% 女性及 53% 男性患有共病。比利时资料显示，65 岁以上老年人共病率 82.6%。德国 62% 的老年人患有 ≥3 种 MCC。澳大利亚 75 岁及以上老年人中 93% 有 1 种慢性疾病，73% 有共病。

我国目前报告的共病率数据差异较大，往往共病中只统计慢性疾病，而忽略老年问题。北京市 3 个社区调查显示，慢病率达 91.7%，共病率 76.5%。北京市 4 个自然社区调查显示，老年人中的慢病率为 85.6%，3 种及 3 种以上 MCC 者为 62.1%。上海市 65 岁以上体检人群中共病率为 54.79%，而其社区老年人共病率 22.26%。成都市社区老年人中的慢病率为 40.2%，共病率 18%。广东省常住人口中，>65 岁人群共病率是 47.5%。解放军总医院等 5 个临床中心最近的统计数据显示，老年住院患者共病的比例高达 91.36%。

（二）临床意义

共病显著增加老年人不良结局的风险，表现在以下几个方面：

1. **生活质量下降** 老年人患有慢性病的种类越多，病情越重，功能状态越差，生活质量也越差，尤其是心血管系统疾病与呼吸系统疾病组合的人群，其生活质量下降十分明显。

2. **医疗决策变得复杂和困难** 现有专科诊疗模式往往使共病老人去多个专科就诊，医务人员则按各自疾病的指南制订临床决策，最终造成多重用药、不良反应增多、过度检查、治疗不连续及过度医疗等医源性问题。

3. **临床干预效果减弱** 共病导致患者的疾病表现不典型，诊断更复杂；治疗上，共病、多重用药导致药物与药物、药物与疾病之间相互作用，最终常导致患者的疗效、预后更差，生存率降低，死亡率、残疾率及再入院率均增加。

4. **增加医疗资源消耗** 美国 2010 年医疗保险数据显示，31.5% 共病患者的治疗费用占美国医疗总费用的 71%，其中患有 2 种或 3 种共病的患者，较非共病患者其医疗花销高出 19%，患有 4 种或 5 种 MCC 者则高出 32%。美国另一项包含 5 233 994 名老年退伍军人的研究中，约 1/3 的患者有 ≥3 种慢病，而这些患者的医疗花销则占总医疗花销的 67%。国内目前缺乏相关数据的统计。

（三）危险因素发病机制及临床类型

了解发生 MCC 的风险因素以及可能机制，有助于优化老年人共病的预防策略，制订 MCC 管理方案。

1. **危险因素** 增龄衰老、文化程度低、女性、社会经济地位低及基因与遗传易感性是共病发生的独立危险因素，也是不可逆因素，是需要临床关注的共病高危人群。危险因素还包括：慢性炎症、医源性因素、个体环境、退行性和系统性代谢改变、生活方式、生物学危险因素、社会环境、物理环境、健康照料水平等外部危险因素，也是可逆性因素,需要注意避免和早期筛查,必要时及早干预。

2. 发病机制及临床类型 其研究有助于优化老年人共病的预防策略。常分以下几种类型:

(1)MCC之间有一定关联性:①器官疾病部位不同,但是病因、病理改变相似,治疗方案一致,如肥胖、高脂血症、高血压、糖尿病相互关联,引起的血管硬化带来多个器官损害;②肺癌造成阻塞性肺炎、衰弱可出现吞咽障碍、进而反复出现吸入性肺炎;③痴呆、抑郁、谵妄,三者常常重叠,即3D。

(2)MCC之间无明确关联性:如脆性骨折和慢阻肺急性发作、冠心病与胃癌等并存等。

(3)混合型:是更为一个复杂的情况,包括上述两种类型共存,也包括与常见的老年综合征共存,也可以是干预治疗相关的不良反应。如长期补钙治疗骨质疏松可加重肾结石,长期使用糖皮质激素造成骨质疏松症,肺结核患者使用抗结核药物可导致药物性肝炎。

二、共病处理原则与流程

(一)共病处理原则

共病管理包括共病预防、共病教育和共病诊治。

1. 共病教育和共病预防 共病教育一方面有助于对危险因素的早识别、早干预,另一方面,也是患者自我健康管理的过程。通过自我管理教育,传授自我干预措施,改善老年共病患者的生存质量。自我管理的内容主要包括生活方式改变、自我决策、自我教育。生活方式改变主要是通过关注共病患者的生活经验,引导患者改变以往的不良生活方式。自我决策即给予患者自主选择的权利,使患者能够对自己的健康管理做出决定,并支持患者对医疗服务施加责任和自主权,通过与主管医生、医疗团队成员的主动交流以及对疾病的自我管理,得到更多的监督和信息来源,提高自信心。自我教育即通过社会支持(家庭、朋友和团体)促使老年人主动去获取健康信息和健康相关知识,建立健康的生活方式和行为,以此提高老年人的自我保健能力和保护意识。

2. 共病诊治原则 老年医学的宗旨是以患者为中心,进行全人的医护照料,强调整体性和个体化,终极目标是为了改善老年人的功能状态和生活质量。这就决定了对于共病的处理不是简单的疾病诊治的叠加,而是需要根据老年患者的具体情况来进行全人管理,进行综合干预。目前每种慢病的管理有其相关的指南,但制定单病种诊疗指南所依据的临床资料往往没有考虑到内在能力、共病和高龄情况,因此不能依据单病种指南来处理老年共病。目前,国内缺乏规范的老年人共病临床医学研究,对老年慢性病、共病诊疗的建议也较为宽泛且没有针对性。

2012年美国老年医学会(American Geriatric Society,AGS)专家组在整理、总结了众多关于共病的研究文献之后,提出了处理老年人共病的5条指导原则,包括了制订原则的依据、内容及处理老年人共病的流程,并且制作了名为"3 or more"的简易卡片,指出≥3种的慢性问题,就需要考虑该指导原则。指导原则用流程图和表格的形式,详细说明了每一步的目的和操作方法,用于指导临床工作者处理老年人的共病问题。处理老年共病的5个指导原则:①了解患者的意愿,并整合到医疗决策中;②要认识到处理共病的医学证据的有限性;③制订临床决策时,需要充分考虑干预的风险、负担、获益以及预后(生存期、功能状态及生活质量);④决策时,要考虑治疗的复杂性和可行性;⑤优化方案,选择的治疗方案要尽量获益最大化、损害最小化、生活质量最佳化。

(二)处理流程

结合AGS管理共病的流程及临床工作实际,提出以下共病管理流程:

1. 与患者沟通并结合其意愿,制订治疗方案 为了优化患者的个体化治疗,开始治疗前必须了解患者的意愿和目标,同时了解患者在家庭和社交中所扮演的角色,当患者无法自主做出选择时,应征求家属或朋友的意见。只有制订出符合患者愿望的治疗方案,才会得到患者及其家人的认可。尤其在预计两种方案的获益/风险比值相当的情况下,在缓和医疗中更多地采用"以患者意愿为目标(patient-specific outcomes)"的医疗方案。当然临床医生需要区分患者的意愿和医疗决定是不同的,意愿可以随时间或病情的发展而改变。医疗决策中需考虑患者的意愿,但并不意味着无法获益的不合理要求也被接纳。

2. 进行老年综合评估（CGA） CGA 除了评估高血压、糖尿病、冠心病等老年慢性疾病的程度，更注重老年综合征/问题的筛查，如记忆障碍、视力和听力下降、牙齿脱落、营养不良、骨质疏松与跌倒骨折、疼痛和尿便失禁等，并了解目前治疗方案实施的情况、患者的依从性、依从性不好的原因。

3. 查询循证医学证据 目前的诊疗指南几乎都是针对单病种，其相关的临床研究往往没有纳入超过 75 岁的老年患者或共病患者。因此，单病种指南对于共病的老年患者的指导作用有限，甚至不清楚。应在参考本次就诊主要疾病的诊治指南后查询那些专门针对老年患者的研究。一些专科学会或老年医学会发布的针对老年人的建议可供参考，如老年高血压患者的降压治疗、老年糖尿病患者的血糖分层管理。

4. 考虑治疗方案的利弊、获益/风险及负担，判断预后 优先解决患者最关注的症状和/或对功能、生活质量有很大影响的问题，把次要问题放在以后分次处理。这种"以目标为导向的治疗（goal-oriented patient care）"常用于老年患者的急性或亚急性医疗。若有几种干预方案，则从改善症状、延长寿命（治愈）和生活质量的角度，比较其获益、风险、负担后进行合理取舍。

5. 协调各种治疗 共病患者会频繁接受各种治疗，常常出现在不同医院、不同科室（门诊部、住院部、急诊科、康复科及家庭病房），接受不同医生的治疗。不同治疗者给予患者不一致的推荐或者重复的治疗，会造成患者的困惑、增加不必要的花费和治疗负担。以下措施可提高治疗的协调性：

（1）信息共享的电子病历记录文件。

（2）跨专业团队的沟通与协作：为共病患者提供高质量治疗的基本要素就是要有一个统一协调的治疗计划，而且能够贯彻始终。这需要跨执业机构、跨学科、跨专业人员的有效沟通与协调。

（3）充分发挥主管医护人员的作用：在当前医保制度下要整合出一套完整的照料计划并有效实施，并非易事，因此患者的主管医护人员和院外延伸的照料者在共病患者的临床实践中，发挥着重要的作用。

（4）非职业照料者的重要性：非职业照料者对提高患者照料依从性、对医生的照料决策及患者的补充自我照料都有积极的作用。

（5）创新照料模式：引领照料、老人全程照料计划，老年评估与照料的医学资源，以及以患者为中心的医学之家等可以使老年共病患者得到更严谨、更有效、更完整的照料。

（6）关注身心双重干预：存在慢性健康问题的老年人往往躯体疾病与心理问题并存，心理干预和生理干预的专业整合能够改善生活质量和失能状况。

6. 优化与简化干预 每一种干预、住院或处方药都会产生潜在的危害，这些风险在共病患者中会被放大。因此要对每一个治疗决策深思熟虑，要把患者的意愿、总体效益/风险、获益/费用作为重要的治疗评估内容。

7. 处方合理化 为使共病患者不当药物处方与不良反应最小化，推荐以下策略：①任何药物的初始使用及剂量改变都要从小剂量开始且缓慢增加；②结合患者当前的治疗目标和相关意愿，反复审查药物种类的适宜性；参考 2019 Beer's 标准，制订老年人合理用药方案；尽可能使用那些具有联合疗效的药物（如 ACEI 在控制血压的同时具有保护肾脏及抗慢性心力衰竭的作用）。

8. 关注获益时间 "获益时间"是用来评价药物治疗效果的方法之一，但共病患者常常在临床试验中作为排除标准被排除在外，因此该方法有一定局限性。

9. 识别与处理影响共病的相关问题 改善共病患者预后的一个有效办法就是找出影响患者幸福感或生活质量的因素，切断造成这些影响的疾病通路。常见影响因素包括：①营养；②体力活动；③功能/独立性；④睡眠紊乱；⑤心理健康；⑥在当前照料水平下的环境安全与充分的支持；⑦照料者关注的重点。

10. 定期随访，调整方案 实施干预方案后，需要定期对干预效果、可行性、依从性及患者意愿的排序进行再评估，并根据评估结果调整治疗方案。同时，还需要考虑转诊医疗的情况，确保医疗的"无缝隙"衔接，保障对老年慢病共病患者治疗的连续性。

三、共病管理挑战

1. 对于共病的认识不够，长期以来共病多停留在慢病的层面,如目前最常用的共病评估工具Charlson 共病指数(Charlson comorbidity index,CCI),是用于预测老年共病患者长期预后(预测10 年生存率与 1 年死亡率)的工具,仅关注了慢性疾病对健康和预后的影响,未纳入严重影响患者生活治疗和预后的老年综合征。目前国内对于慢病、老年综合征、慢性情况、共病等概念的认识并不完全一致,相关调查数据差别很大。

2. 在老年共病患者中,实施以患者为中心的诊疗方式尚具有挑战性,面对复杂的决策过程,患者本人、家庭和朋友有时也很难做出选择。需要民众具有一定的健康知识和健康理念,也需要医务人员理念的更新。

3. 目前缺乏令人满意的对共病个体临床管理及预后判断工具的证据,不同的预后工具对同一患者往往产生相互矛盾的结果。在临床科研方面,需要探索共病、衰弱和预后相关的临床结局和生活质量相关数据,需要进行流行病学和卫生经济学相关调查,为临床决策以及卫生经济政策的制订提供依据。

4. 对于不堪重负的临床医生而言,一些以患者为中心的方法可能过于耗时,共病患者的医疗资源使用明显增加。在付费体系方面,针对共病患者,医疗保险方面应有特殊的政策。

5. 管理老年共病患者的临床医生,需要密切关注老年病学和老年学文献,以期获得新的进展,以便推进老年医学的发展、进一步改善老年人健康水平。

(刘幼硕　王艳姣;刘晓红　王秋梅 审阅)

参 考 文 献

[1] Boyd CM,McNabney MK,Brandt N,et al. Guiding principles for the care of older adults with multimorbidity:an approach for clinicians:American Geriatrics Society Expert Panel on the Care of Older Adults with Multimorbidity[J]. J Am Geriatr Soc,2012,60(10):E1-E25.

[2] American Geriatrics Society Expert Panel on the Care of Older Adults with Multimorbidity. Patient-centered care for older adults with multiple chronic conditions:a stepwise approach from the American Geriatrics Society [J]. J Am Geriatr Soc,2012,60(10):1957-1968.

[3] Uhlig K,Leff B,Kent D,et al. A framework for crafting clinical practice guidelines that are relevant to the care and management of people with multimorbidity [J]. J Gen Intern Med,2014,29:670-679.

[4] Skinner H G,Coffey R,Jones J,et al. The effects of multiple chronic conditions on hospitalization costs and utilization for ambulatory care sensitive conditions in the United States:a nationally representative cross-sectional study [J]. BMC Health Services Research,2016,16(1):1-8.

[5] 张可可,朱鸣雷,刘晓红. 老年人"共病"问题概述 [J]. 中华老年多器官疾病杂志,2016,15(8):587-590.

[6] 曾平,朱鸣雷,刘晓红. 美国老年医学会发布共病老年患者的诊疗指导原则 [J]. 中华老年医学杂志,2013,32(2):237-239.

第五章 跨学科老年医学团队

第一节 跨学科团队的组成与作用

一、概述

跨学科团队是指在研究主体不变的情况下，联合不同的学科，打破学科细分所产生的壁垒，跨越不同研究领域的一种团队模式，是解决复杂问题的重要手段。跨学科团队由多学科的专家学者组成，合理利用每一个成员的知识和技能协同工作，共同解决复杂的问题。随着社会的发展、科学的进步和医疗技术水平的提高，健康的概念已经由一维的"躯体健康观"转向多维的"躯体 - 心理 - 社会 - 环境 - 道德平衡健康观"，体现的是"生物 - 心理 - 社会 - 环境 - 工程"的医学模式。在这种形势下，以前单一学科的理论知识对于日益复杂的临床问题相对变得力不从心，尤其是在治疗体弱老年人合并有复杂综合征。老年人随着躯体功能自然衰退，脏器功能低下、免疫功能减退和社会适应能力下降，各种代谢平衡常被破坏，因此老年性疾病有着自身的一些特点：①多种病因掺杂，病程长、恢复慢、有时会突然恶化；②初期无明显的症状与体征，不易察觉，病情易呈多样化；③老年病的个体表现临床差异比较大；④老年患者多种疾病共存；⑤存在多重用药和药物不良反应的问题。因此，针对老年患者这一特殊群体，如何给予全面合理的医疗服务，不仅首先需要患者本人及其家属的紧密配合，更为重要的是拥有高水准的跨学科老年医学团队。

跨学科老年医学团队（geriatric interdisciplinary team，GIT）是指在老年患者的全人管理中，针对老年人病理、心理、社会环境等问题及影响因素，由多学科团队对老年患者实施全面的医学检查和身心方面的功能评估，针对共同的问题达成一致的解决方案，实施综合性的医疗、康复及护理服务。它体现的是一种以人为本的服务理念。依据服务地点和任务的不同，GIT 的成员不同，综合医院内的 GIT 通常包括：老年科医师、康复师、护士、心理师、营养师、临床药师、个案管理者、社会工作者、护工等。跨学科老年医学团队应针对老年患者进行以人为中心的个案管理，各成员不仅提供各学科不同的信息，还共同参与对患者管理决策的制订，体现的是"团队作战"的服务模式。由于老年病的"不可治愈"性，传统的疾病转归满足不了老年患者的效果评价，老年病治疗应以防治疾病、功能康复和提高生存质量为目标。与传统医疗模式比较，GIT 能够显著提高医疗服务质量和治疗效果，降低医源性问题的发生率，有效减少住院日和医护费用，提高家庭和社会对医院的满意度，值得广泛推广。

二、GIT 团队组成

GIT 团队成员应以目标为导向配置，根据医护服务地点和任务不同而组建不同的团队。

1. **社区医疗 GIT 团队** 以个案管理者为主导，由社区全科医师、老年病医师、护士、护工、临床药师、营养师、康复师、心理师、社会工作者、患者本人及家属共同组成。为老年患者提供健康体检、预防保健、慢病管理、康复护理等全方位社区医疗服务。

2. **急性医疗 GIT 团队** 以老年病医师为主导，由各专科医师、护士、护工、临床药师、营养师、康复师、心理师、个案管理者、患者本人及家属共同组成。负责对门诊和入院的老年患者进行综合评估，治疗和管理老年患者并存的多种疾病和综合征，处理各种老年疑难杂症，为患者制订急性期的治疗方案以及康复保健工作。

3. **中期照护 GIT 团队** 以康复师为主导，由老年病医师、护士、护工、临床药师、营养师、心理师、个案管理者、患者本人及家属共同组成。对具有复健潜能者实施必要的药物治疗、康复治疗和康复训练、对合并有老年综合征（如老年跌倒、记忆力下降、视力和听力下降、痴呆、尿失禁、晕厥、谵妄、睡眠障碍、慢性疼痛、药物滥用和帕金森综合征等）或老年问题（如压疮、便秘、肺栓塞、吸入性肺炎、营养不良、骨质疏松、深静脉血栓、肢体残疾等）及带有各种管道（如引流管、造瘘管、胃管、导尿管、气管插管和静脉通道）的患者进行正确的照护，并定期进行效果评价，及时调整照护方案。

4. 康复及长期照护 GIT 团队　以护理团队的人员为主导，由社区全科医师、老年病医师、护士、临床药师、营养师、康复师、心理师、个案管理者、社会工作者、患者本人及家属共同组成。主要恢复老年患者疾病后功能损害，使其保持获取自身需求的较高的生活质量，得到尽可能大的独立程度、人格尊严和个人满足。

5. 安宁疗护及善终服务 GIT 团队　以有安宁疗护专业知识的医护人员为主导，由老年病医师、护士、临床药师、营养师、心理师、个案管理者、社会工作者、患者本人及家属共同组成。以临终患者和家属为中心，为疾病终末期患者在临终前通过控制痛苦和不适症状，提供身体、心理、精神等方面的照护和人文关怀服务，以提高生命质量，帮助患者舒适、安详、有尊严地离世。

三、GIT 团队工作原则

GIT 合作可以缓解处理复杂问题时的工作紧张感，并能够增强单个学科解决问题的能力以及培养对多学科作用的积极见解。一个成功的 GIT 至少应具备以下因素：

1. 目标一致　老年患者及家属是所有团队活动的中心，每个团队所有成员的注意力应全部集中在老年患者身上，齐心协力对老年患者提供个体化照顾。

2. 团结协作　团队所有团队成员应互相了解、相互尊重，并尽个人最大努力为整个团队做出贡献。

3. 资源优化　不断优化团队资源，首先根据不同的患者组建相对应的 GIT 团队，在治疗的不同阶段，团队领导也应该随之轮换，这样不但能够提高老年患者的治疗、康复和护理效果，同时也增加 GIT 各成员应有的责任感。

4. 高效沟通　在所有团队成员高效率交流后才能制订下一步的方案。

5. 适应挑战　团队应该具有明确的规章制度，必须有管理内部矛盾的有效工具和政策。这样在诊疗过程中遇到新的情况和挑战时，团队才能较好的适应并做出反应。

（张存泰　吴晓芬；刘晓红　审阅）

第二节　团队内部沟通

为了体现 GIT 最大的益处，首先要求各团队成员清楚自己在团队中的作用，以便更好地相互促进提高效率；其次，团队各成员要做到相互合作、共同承担责任及良好沟通。由于 GIT 成员来自于不同的专业，每个人在对待老年性疾病临床评估的逻辑上及如何对患者进行定义的问题上均存在不同。各个专业的人员可能会因为缺乏共同语言、各学科间核心价值观和术语不同而发生分歧，因此 GIT 成员间必须经常沟通并做好记录。通过沟通交流，团队成员能够更好地理解彼此，熟悉彼此的观点，明确各自的职责，围绕团队目标共同努力。

一、GIT 成员行为准则

进行有效内部沟通之前，必须制订团队每个成员的行为准则，可以防止团队中很多问题的发生，保障沟通的有效性。它们包括以下几点：

1. 明确责任　确保所有团队成员都清楚知道什么是 GIT，同时每个成员也应该明白自身应该给团队带来些什么。

2. 相互理解　团队各成员对其他成员的专业知识要做到理解和尊重。

3. 准确表达　团队每个成员都应该保证能够准确地向其他成员表达自己的意思。

4. 资源共享　团队各成员要求能够开放性的分享信息和专业知识。

5. 信守承诺　采取一些有效的方式促进团队内成员间责任和任务的共享，如建立合作承诺。

二、GIT 内部沟通方法

GIT 内部沟通有两种基本的方法：有效信息和会议。

（一）有效信息

有效信息有三个特征：简洁、完整、结构。简洁，即只包含他人需要了解的观点；完整，即要包括他人需要了解的全部观点；结构，即要把这些观点清晰地传递给他人。有效信息沟通可简单归纳为三种基本形式：口头沟通、短讯息沟通、邮件沟通。

1. 口头沟通　是面对面的通过说话或者电话表达自己的观点，其最大的优势就是快捷和直接，但需要沟通各方都能很好地组织和表达自己的想法，而且对沟通各方自我控制能力的要求比较高。在 GIT 组建阶段，我们基本上都是采取口头沟通的方式进行沟通，因为这种高效的交流方式更有利于我们迅速组建有针对性的团队，尽快拿出个体化的诊疗方案。

2. 短讯息沟通　短讯息打破了时间和空间的限制，让 GIT 各成员随时随地都能相互进行沟通。其好处是可以深思熟虑后再进行沟通，而且沟通成果便于保存（如可以定时备份短信、微信、QQ 等聊天记录）。相对于口头沟通而言，短讯息沟通的弊端就是沟通效率不高，有时甚至会出现词不达意或引起对方误会。

3. 邮件沟通　相对于前两种沟通方式，邮件沟通则更显正式。邮件沟通一般都用于需要系统表达自己的观点或者看法的时候，另外通过邮件沟通还有一个好处就是邮件可以添加附件。在 GIT 沟通当中，通过邮件沟通更多的是对工作进行阶段性的总结或者是通过邮件提交自己的工作成果。

（二）会议

会议是把团队结合在一起的凝固剂。它有助于提醒出席会议的人：他们是团队的一个组成部分。会议的方式灵活多样，可以举行现场会议或者远程会议。举行成功会议的两个关键是领导和议程。每个 GIT 组建后由当时团队的主导者负责召集会议、制订议程及确立预期目标，对完整的会议议程估算出合理的时间框架，明确会议召开的地点和会议中的各个角色（如计时人员、记录人员等），并在会议中推动团队讨论，会议结束后进行总结评估。GIT 的成员都是来自不同学科的专家，每个人都有自己固有的学科语言和学科思考方式，如何打破学科壁垒、使用双方都能接受的、平实的语言（非学科术语）进行交流成为团队组建的关键。会议议程是为使会议顺利召开所做的内容和程序工作，是整个会议方案的灵魂。每次会议要把议程的项目保持在所需要的最低数量，以确保每一个成员都能掌握重要事件、议题和问题的最新动向。

三、团队冲突

冲突是人类事物中自然存在和不可避免的一部分，尤其是对于 GIT 这样还在寻求成长和发展的组织来说。冲突也是沟通方式的一种。面对团队冲突，团队各成员一定要坦诚相待，及时通过多种手段积极沟通，把自己的观点清楚的展示出来，争取大家的相互理解。尽量透过现象看到问题的本质，集思广益，多倾听，尽可能用客观的标准，着眼于共同的利益。在解决团队冲突时，强调解决方案要针对问题本身，而不是针对个人。团队各成员应该尊重团队的多样性，尽可能多的向其他成员学习，看到大家的优点，避免负面的言论和评论，沟通时要做到有理、有据、有节，以坦诚、相互包容的态度处理冲突。争取创造一些新的双赢的解决办法，同时对问题的解决过程进行积极的评估和审查，要注意控制非正式的沟通。

GIT 团队工作应以老年患者为中心，根据不同的患者、同一患者的不同阶段，提供相对应的医护服务，这样才能够提高老年患者的治疗、康复和护理效果，保证生命质量。GIT 团队工作模式在急性医疗、中期照护、长期照护、社区和居家医疗以及远程医疗中的具体实施，详见第二篇第七章、第八章、第九章和第十一章。

（吴晓芬　张存泰；刘晓红　审阅）

参 考 文 献

[1] 陈跃平,卓映宏,冯洋,等. 临床跨学科团队建设与管理初探 [J]. 医学与哲学, 2018, 39 (6B): 1-3.

[2] 国家卫生和计划生育委员会. 国家卫生计生委办公厅关于印发安宁疗护实践指南（试行）的通知 [J]. 中华人民共和国国家卫生和计划生育委员会公报, 2017, 02: 53-73.

[3] 何权瀛. 如何科学地制定临床决策: 循证医学、指南共识、精准医学、整合医学与临床决策 [J]. 医学与哲学, 2016, 37 (6B): 1-3.

[4] 刘晓红, 康琳. 协和老年医学 [M]. 北京: 人民卫生出版社, 2016.

[5] Aimee Gardner, Matthew Kosemund, Deborah Hogg, et al. Setting goals, not just roles: Improving teamwork through goal-focused debriefing[J]. AM J SURG, 2017, 213 (2): 249-252.

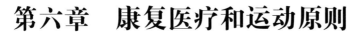

第六章 康复医疗和运动原则

第一节 老年人康复医疗原则与方法

一、概述

1. 康复的概念 按照 WHO 的定义，康复（rehabilitation）是综合协调地应用医学的、社会的、教育的和职业的措施，对残疾人、急慢性病损和老年病所致的功能障碍进行功能训练，使其功能能力达到尽可能高的水平，以减轻残疾的影响，重返社会。康复不仅是指训练患者适应周围环境，也指调整患者的环境和社会条件以利于他们重返社会和家庭。在拟定有关康复服务的实施计划时，应有患者本人、他们的家属以及他们所在社区的参与。

康复医学（rehabilitation medicine）是针对功能障碍进行预防、诊断、评估和治疗的一门学科。所以临床医学以疾病为主导，康复医学以功能障碍为主导。在疾病的急性期和早期，康复治疗可以防止残疾的发生，使已发生的轻度功能障碍逆转或程度减轻；对于已经不能逆转的残疾，则训练患者学会借助工具来辅助一些功能的完成，或实现功能的替代与重建。由于早期康复对改善疾病预后和结局影响重大，并可以在很大程度上节省后续的照护成本，所以临床医师和康复医师越来越重视早期康复，在一些疾病的治疗过程中，已形成多专科医师、治疗师团队。另外，康复医学与临床医学的深度交叉，已形成了多个康复医学亚专科分支，如神经康复、骨科康复、心肺康复、肿瘤康复、儿童康复和老年康复等。

老年人健康最好的测量指标是功能，身体功能的适应可能较病理因素更能预测老年人对健康照护的需求程度。而失能在老年人中普遍存在，老年医学和康复医学都强调"功能论（functional approach）"。康复是老年人改善或保持功能的重要干预手段，是老年医学的重要组成部分。

2. 康复医学工作模式 康复医学以小组（team work）的形式进行工作。康复小组由康复医师（physiatrist）、康复护士、物理治疗师（physiotherapist，PT）、作业治疗师（occupationaltherapist，OT）、言语治疗师（speechtherapist，ST）、假肢与矫形器师（prosthetistand orthopaetist，PO）、文体治疗师（recreational therapist，RT）、社会工作者（social worker，SW）等组成。康复医师定期组织小组会议，根据康复评估结果与治疗师一起制定康复目标和康复方案，并根据执行情况及再评估结果调整康复方案，提高疗效。

3. 康复治疗手段

（1）物理治疗：包括运动疗法和其他物理因子如电、磁、光、超声波、冲击波等治疗，目的是针对人体局部或全身性的功能障碍或病变，采用非侵入性、非药物性的治疗来恢复身体原有的生理功能。

（2）作业治疗：通过设计有目的的活动，来治疗或协助功能障碍者，使其获得最大的功能独立性。包括上肢功能训练、日常生活活动能力训练、认知功能训练、辅助器具等使用训练、职业能力训练及家庭改造指导等。

（3）言语治疗：包括针对失语症、构音障碍和吞咽功能障碍的训练。

（4）假肢矫形器装配：假肢、矫形器和自助具等的制作、修整和维修等。

（5）文体治疗：通过娱乐活动或体育活动治疗功能障碍。

（6）中国传统康复疗法：中药、针灸和推拿等。

（7）其他：药物治疗、注射治疗等。近年来有关虚拟现实技术和康复机器人等人工智能技术在康复医学领域的研究和应用成为关注热点。

二、老年康复的原则

（一）在康复评估基础上制订康复治疗方案

评估目的在于明确老年患者功能障碍的程度和原因，分析哪些功能障碍是可能通过康复改善的及其可能的影响因素，在此基础上制订或调整康复治疗方案，评价康复治疗效果，判断预后，分析卫生资源的使用效率。

（二）结合评估及老年患者的需求，制订个体化康复目标

老年康复的目标是预防和控制疾病，保持或提高功能，增强生活自理能力，改善生活质量，回归家庭和社会。对大多数老年患者而言，尽可能地获得独立，避免依赖是康复的最重要目标，融入社区生活是最高目标。实际工作中，针对每个老年患者不同的具体需求，制订个体化、分阶段的康复目标。

（三）尽早康复介入，预防继发的伤病或功能障碍

老年人常有多病共存、病势沉重、病程迁延和慢性病化的特点，容易发生残疾，卧床时间延长或活动减少会导致残疾加重并继发伤病或功能障碍，从而导致久病卧床甚或认知功能减退，康复干预难度加大，因此应尽早开始康复介入。

（四）小组合作，全面康复

老年康复不仅是运动功能障碍的康复，还要在康复评估基础上针对老年患者可能存在的感觉功能障碍、认知功能障碍、言语功能障碍、吞咽障碍等采取康复小组分工协作的方式进行全面康复。

三、常见老年病康复

（一）脑卒中康复

脑卒中所产生的神经功能缺损因脑损伤部位、范围不同而表现各异，再加上老年患者的一些基础疾患和可能存在的各种并发症以及失用综合征和误用综合征，使得老年脑卒中患者的临床表现十分复杂和多样，所以必须在全面的康复评估的基础上进行康复治疗。

1. 脑卒中康复医疗的基本原则

（1）正确选择病例，掌握好适应证和禁忌证：并不是所有脑卒中患者都需要进行康复医疗，也不是康复医疗可以解决脑卒中的所有问题。例如：轻症或没有明显功能障碍的患者，不需要主动性康复训练，而应以宣教为主。而病情过重，无论何种康复措施都不可能使神经功能的严重缺损获得有意义的恢复（特别是必须要考虑投入 - 产出效益分析）时，则不应作为康复对象，但可转入长期照护机构。

（2）康复治疗应及早开始，并按照个体化方案进行：脑卒中患者病情稳定（生命体征稳定，症状体征不再进展）后应尽早介入康复治疗。轻、中度患者在发病后 24h 可以进行床边康复，早期离床期的康复训练。康复训练应循序渐进，必要时可在监护条件下进行。

（3）分阶段进行康复：按照 Brunnstrom 分期，脑卒中后偏瘫患者的恢复过程分为 6 个阶段：

Ⅰ期：患侧肌肉呈迟缓的软瘫状态，反射活动和随意运动消失，一般在发病的前几日。

Ⅱ期：患侧肌张力开始增加，痉挛开始出现，虽无随意运动，但可用联合反应、共同运动的方式引发肌肉收缩，一般在发病的一两周后。

Ⅲ期：痉挛进一步加重并逐渐达到高峰，患肢可随意引起共同运动，但不能完成共同运动模式以外的某关节正常活动范围内的所有活动，一般在发病的数周内。

Ⅳ期：痉挛开始减弱，开始出现脱离共同运动的部分分离运动。

Ⅴ期：痉挛明显减轻，逐渐脱离共同运动的控制，患肢可以完成难度较大的分离运动。

Ⅵ期：痉挛基本消失，患肢各关节随意运动较为灵活，协调性与速度均接近正常。

脑卒中恢复过程因人而异，每个阶段所经历的时间可能会有不同，也可能停止在某一阶段不再进展。因为患者在每个阶段的问题不同，因此每个阶段康复训练的目的和方法也不同。

2. 脑卒中康复评定

（1）肌力、肌张力、关节活动度的评定：肌张力评定可采用改良 Ashworth 量表进行。

（2）肢体功能评定：可采用 Brunnstrom、Fugl-Meyer 评价表等进行。

（3）平衡功能：可采用 Berg、Fugl-Meyer 平衡功能评定量表等进行。

（4）步态分析：以目测分析法或步态分析仪进行。

（5）ADL 评估：常用改良 Barthel 指数（modified Barthel index，MBI）或功能独立性评测（functional independence measure，FIM）量表进行。

（6）其他：包括认知与知觉功能、言语功能、吞咽功能、心理功能、生活质量等的评定。

3. 脑卒中康复治疗　脑卒中康复治疗的主要目标包括：预防和处理各种神经功能缺损和并发症，避免继发的功能障碍和残疾；使患者最大限度地减轻障碍，改善功能，提高 ADL 和生活质量；最终目标是回归家庭，回归社会。

（1）急性期康复：指发病且病情稳定后 1～2 周内，相当于 Brunnstrom Ⅰ～Ⅱ期，以诱发患肢主动运动为主，避免失用综合征或误用综合征。主要训练内容包括：

1）良肢位摆放。

2）偏瘫肢体被动关节活动度训练，防止关节挛缩。

3）通过多种感觉刺激等诱发患肢的主动运动。

4）开始床上主动活动训练：如桥式运动、摆髋、起坐，Ⅰ级坐位平衡训练等。

（2）恢复期康复：相当于 Brunnstrom Ⅲ～Ⅳ期，以抑制异常运动模式，促进分离运动为主，避免单纯强化肌力训练。

1）Ⅱ、Ⅲ级坐位平衡训练。

2）患腿负重训练。

3）坐、站转换训练及床、椅转移训练。

4）踝背屈、膝屈曲训练。

5）站立平衡训练。

6）步行训练及上下台阶训练。

7）作业治疗：上肢和手功能训练及日常生活活动能力训练。

（3）恢复后期康复：

1）继续进行维持性康复训练。

2）适时使用必要的辅助器具（如手杖、助行器、踝足支具等）。

3）必要的家庭环境改造。

（二）帕金森病康复

帕金森病（Parkinson's disease，PD）是一种常见慢性中老年神经系统退行性疾病。PD 患者多存在步行障碍、姿势平衡障碍、言语和 / 或吞咽障碍等。2018《帕金森病康复中国专家共识》建议在药物治疗基础上，对 PD 患者进行综合康复训练，以最大限度地延缓疾病进展，改善各种功能障碍，提高整体适应性，尽可能减少继发障碍和并发症，改善患者生活质量。其中运动康复可能通过改善大脑神经元功能而改善神经系统的功能。而虚拟现实技术和人工智能在 PD 康复领域的研究和应用也已成为热点。

1. PD 康复评定

（1）平衡功能评定。

（2）跌倒风险筛查。

（3）步态分析。

（4）ADL 评估统一帕金森评定量表（unified Parkinson's disease rating scale，UPDRS）。

（5）评估家庭环境或工作环境。

（6）评估是否需要配备适应性或辅助性器具或设施。

（7）生活质量评估：可采用PDQ-39量表进行。

2. PD 康复治疗　PD 的康复目标是通过对患者进行全面康复评估与综合康复治疗，减轻临床症状，提高功能独立性，预防继发的功能障碍，延缓失能进程，改善生活质量，减轻家庭及社会的照护负担。

（1）运动疗法：

1）关节活动度训练：包括颈、肩、肘、髋、膝、踝等关节的活动范围训练，重点是躯干伸展和旋转，髋关节伸展和外展，膝关节伸展以及踝关节背屈等动作训练。

2）躯干和四肢柔韧性训练。

3）肌力训练：重点包括股四头肌、臀大肌、臀中肌、背伸肌、颈伸肌和胫前肌。

4）平衡功能训练：参见下一节。

5）功能性活动训练：翻身、起坐、转移等。

6）步行训练：①冻结步态。原地高抬腿踏步，通过喊口令促使迈出第一步；增加听觉刺激，一边喊口令，一边步行；增加视觉刺激，一边注视放在床上的目标，一边步行或在激光笔引导下步行。②小碎步态。练习大幅摇摆上肢，增大步幅行走，也可在地板上放置间隔水平线或练习跨越障碍物行走；练习在狭窄和不平的路面上行走。③慌张步态。提醒患者步行时双眼直视前方，保持身体直立及双下肢均衡负重，避免躯干前倾；起步时足尖要尽量抬高，落地时先足跟着地再足尖着地，跨步要尽量慢而大。

7) 有氧运动训练：一般选择低中强度。

8) 放松训练：练习深缓呼吸，也可酌情采用瑜伽、太极拳、气功或放松性医疗体操等。

9) 面部肌肉训练。

（2）作业疗法：日常生活活动能力训练包括进食练习和穿衣指导等；手功能训练。

（3）言语治疗。

（4）居家环境改造。

（三）骨关节炎康复

骨关节炎（osteoarthritis，OA）是一种严重影响老年患者生活质量的退行性疾病，可导致关节疼痛、畸形及活动障碍，进而增加心血管事件的发生率和全因死亡率，因此需要早期进行康复评估和治疗。

1. OA 康复评定

（1）关节肌肉功能评定：疼痛、肿胀、畸形、关节活动范围、关节周围肌肉萎缩状况及肌力评定。

（2）步态分析。

（3）关节综合评估量表：KOS-ADIS、HAAS 及 Lequesne 指数等。

（4）居住环境及辅助设施评价：包括房屋种类、楼梯高度、马桶高度、浴室内有无把手、是否需要增设辅助具以及拐杖或助行器的种类或高度是否合适等。

2. OA 康复治疗　OA 的康复治疗目标是缓解疼痛、延缓疾病进展、防止畸形、改善或维持关节功能、提高患者生活质量。

（1）基础治疗：对病变程度不重，症状较轻的 OA 患者是首选。

1) 健康教育：建议患者改变不良生活习惯，包括避免长时间跑、跳、蹲，减少或避免爬山和爬楼梯以及控制体重。

2) 运动疗法：①关节周围肌肉力量训练。应以非负重的肌力训练为主，可在水疗环境中进行。②关节活动范围训练。宜进行关节不负重的主动运动，必要时可进行扩大关节活动范围的牵伸、关节松动、被动运动或辅助主动运动。③本体感觉训练。包括膝关节和踝关节的本体感觉训练以及平衡功能训练，参见本章第二节。④有氧运动。可选择游泳、骑车、快走等运动方式，但不宜进行登山、爬楼梯等可能增加关节负重的锻炼方式；运动强度以低中强度为宜。

3) 物理因子治疗：急性发作期和慢性期可进行不同种类和剂量的理疗，以减轻关节肿痛，促进关节积液吸收和炎症消退。

4) 辅助器具应用：根据功能障碍程度选用适当的辅助器具，包括增加马桶高度、淋浴间的把手、各种拐杖、助行器、支架、轮椅等。根据膝关节 OA 所伴发的膝关节内翻或外翻畸形，采用相应的矫形支具或矫形鞋，以改变负重力线，平衡各关节面的负荷。

（2）药物治疗：根据老年 OA 患者的病变部位、严重程度以及是否合并其他疾病的情况，进行个体化、阶梯化用药。

1) 非甾体类抗炎药：①局部外用药。建议在全身用药前先选择局部外用药，包括各种非甾体类抗炎药的凝胶贴膏、乳胶剂、膏剂、贴剂等。②全身用药包括口服药、针剂和栓剂。中、重度疼痛患者可联合使用局部外用药和口服非甾体类抗炎药。

2) 镇痛药物：对非甾体类抗炎药治疗无效或不耐受者，可使用阿片类镇痛剂，对乙酰氨基酚与阿片类药物的复方制剂。

3) 关节腔注射药物：①糖皮质激素起效迅速，短期镇痛效果显著，但反复多次使用会对关节软骨造成不良影响，建议每年最多使用 2～3 次，注射间隔时间不应短于 3～6 个月。②玻璃酸钠对早中期患者效果更明显，建议根据患者个体情况应用。③生长因子和富血小板血浆是近年的研究热点之一，可对有症状的患者选择性使用。

4) 缓解 OA 症状的慢作用药物：双醋瑞因、氨基葡萄糖等，可对有症状的患者选择性使用。

（3）术后康复：全膝关节成形术（total knee arthroplasty，TKA）是治疗老年人膝关节 OA 的一种常用手术方式。术后康复训练可帮助患者最大限度恢复患肢功能。TKA 术后康复指南分为 3 阶段。

第一阶段：急性期治疗（术后 1～5 天）

康复方案：持续被动运动（CPM）屈膝，开始达到 60° 并逐渐增加；利用助行器在疼痛耐受范围内进行步态训练；ADL 训练；冷敷；下肢等长肌肉收缩练习；直腿抬高训练，主动伸膝，坐位屈髋；坐位主动或助力屈膝，踝下垫毛巾卷被动伸膝；上楼梯。

第二阶段：术后 2～8 周

康复方案：利用毛巾卷或俯卧悬腿被动伸

膝；主动屈伸膝；主动辅助屈膝，足跟滑板；关节活动度>110°时用脚踏车或功率自行车练习；直腿抬高；闭链蹬腿；向前上台阶，台阶高度逐渐增加（5cm增至10cm）；髋部肌力训练；平衡/本体感觉训练；单腿静态站立，双腿动态活动；利用辅助具进行步态训练：重点主动屈伸膝，足跟蹬地，双腿交替行走和对称负重；卫生间内外ADL训练，上下车。

第三阶段：术后9~16周

康复方案：髌骨移动/滑动；功率自行车；股四头肌牵拉；离心蹬腿；向前上楼梯15~20cm；向前下楼梯10~15cm；贴墙壁蹲起；身体前倾逆行踏车；马步；平衡/本体感觉训练：双腿和单腿动态活动。

总的来说，老年人康复医疗应以生理、心理、社会功能及环境方面的重建与维护为目标，系统化评估为基础，针对老年人具体需求制订个性化康复方案，尽早以小组形式介入。

（刘颖　瓮长水；胡亦新　审阅）

参 考 文 献

[1] 中华医学会神经病学分会神经康复学组，中华医学会神经病学分会脑血管病学组. 中国脑卒中早期康复治疗指南[J]. 中华神经科杂志，2017，50（6）：405-412.

[2] 中华医学会神经病学分会帕金森病及运动障碍学组. 中国帕金森病治疗指南（第三版）[J]. 中华神经科杂志，2014，47（6）：428-432.

[3] 中华医学会神经病学分会神经康复学组，中国微循环学会神经变性病专业委员会康复学组，中国康复医学会帕金森病与运动障碍康复专业委员会. 帕金森病康复中国专家共识[J]. 中国康复理论与实践，2018，24：1-8.

[4] 中华医学会骨科学分会关节外科学组. 骨关节炎诊疗指南（2018年版）[J]. 中华骨科杂志，2018，38（12）：705-715.

第二节　老年人运动原则

一、概述

运动是老年人保持身体健康和改善功能状态的重要方式。老年人从事规律运动和康复运动所带来的益处，最主要体现在促进身体健康，减少慢性疾病发展的风险；帮助控制慢性疾病以及改善生理与心理功能；提高自理能力三个方面。

绝大多数老年人患有一种或多种慢性疾病，而且病情复杂多变，因此老年人体质的个体差异很大，而且每个老年人都是独特的个体，有着不同的需求及身体活动能力。所以老年人的运动，应在康复医师或治疗师的评估和指导下，兼顾每个老年人运动需求上的独特性和在健康状况、体能程度上的差异性，按照运动处方来进行，并根据其健康状态随时进行调整。运动处方是康复医师或治疗师，对从事体育锻炼者或患者，根据医学检查资料（包括运动试验和体力测验等），用处方的形式规定运动方式、运动强度、运动时间及运动频率，提出运动中的注意事项。运动处方是指导老年人有目的、有计划进行科学锻炼的一种方法。在今天的医疗保健环境下，必须以证据为基础和易于操作的知识来教育和指导老年人参与运动锻炼。

二、老年人运动的基本原则

（一）个体化原则

运动处方必须因人而异，因时而异。要根据每位老人的具体情况制订符合其自身条件及要求的运动处方。步行是一种普遍和安全的运动方式，但对膝骨关节炎的老人来说，游泳、水中运动和骑车、划船等可以在器械上进行的非负重的运动方式可能更合适。肥胖或有平衡问题的老人推荐水中有氧运动和抗阻训练。骨质疏松症老人应在可能情况下进行负重运动。不仅不同的疾病，同一疾病在不同的时期，而且同一个人在不同的功能状态下，运动处方均应有所不同。

（二）有效原则

运动处方的制订和实施应使参加锻炼的老人的功能状态有所改善。在制订运动处方时，要科学、合理地安排各项内容，规定相应的运动强度和运动量。在运动处方的实施过程中，要按质、按量认真完成训练。

（三）安全原则

在进行运动训练前要重视进行总体风险评估和运动健康状态的评估。总体风险评估包括运动危险筛查、医学筛查。由于老年人大多数合并多种慢病，尤其是心血管疾病，因此制订运动处方前评估老年人潜在的风险非常重要。在制订和实施运动处方时，应考虑到老年人可能存在的器官功能退化以及多病共存的情况，以确保安全。运动处方的制订应考虑安全性，避免各种危险隐患。为安全起见，老年人和老年患者的运动强度一般为中、低强度，训练时应避免憋气。天气变化时应酌情调整运动强度和运动时间。居家训练使用运动器械时要注意避免运动损伤。如运动中感到胸痛、胸闷、头晕、头痛、恶心或呼吸困难等不适，应立即终止运动。

对老年人进行运动健康状态的评估需要了解老年人的柔韧性、力量、耐力和平衡能力，以便为开始新的康复治疗或改变活动方式提供依据。

（四）全面原则

运动处方的制订应遵循维护全面身心健康的原则，采用多种运动方式相结合的运动方案。

（五）循序渐进原则

循序渐进包括两个方面的内涵：一是运动方式要循序渐进，由简到繁，设定近期目标和远期目标。一是运动的频率、时间、强度要循序渐进。运动开始前的宣教包括运动健身是一个逐步的过程，需要持之以恒。避免突击性运动、超量运动或选择不适当的运动方式，以防出现运动损伤。老年人可能需要数周或数月的时间才能达到推荐的运动量。平素体力活动越少，经验越不足的人越适合在监督下开始有循证支持的运动计划。

三、健康老年人的运动设计

运动处方的制订要在对老年人进行整体运动素质包括心肺耐力、肌肉力量和耐力、肌肉柔韧性、平衡功能以及身体形态和身体成分、脊柱稳定性等全面评估的基础上结合老年人的健身目标来确定。

（一）有氧运动

1. **概念** 指大肌肉群长时间的节律性运动。规律的有氧运动有助于改善心肺耐力，降低由于不良的生活方式所引起的疾病风险，增加日常生活活动能力。

2. **运动处方**

（1）运动方式：常见方式包括步行、跑步、游泳、骑自行车、划船或器械有氧运动（如椭圆机、踏步机）等，步行是最常见的运动方式。老年人应选择对关节压力较小的项目，关节承重受限的老人可采用水中练习和健身单车或踏步机。

（2）运动强度：以0～10级主观疲劳量表（rating of perceived exertion，RPE）分级为标准，5～6级为中等强度，7～8级为高强度。

（3）运动持续时间和频率：中等强度运动每周≥150min或高强度运动每周≥75min。以步行为例，每天30min，每周5～6天，或用计步器每天10 000步。

（二）抗阻训练

1. **概念** 指通过对抗外来阻力和重力以增强肌肉能力的训练，抗阻训练是发展肌肉力量、肌肉耐力和肌肉爆发力的最有效方法。

2. **运动处方**

（1）运动方式：渐进式抗阻训练或负重健身操。

1）徒手肌力训练：三角肌（坐位或立位下肩关节前屈、外展、后伸）；肱二头肌（肘关节屈曲）；肱三头肌（肘关节伸展）；臀大肌（俯卧位或站立位下髋关节后伸）；臀中肌（侧卧位或站立位下髋关节外展）；股四头肌（仰卧位直腿抬高，坐位下膝关节伸展）；腘绳肌（俯卧位或坐位下膝关节屈曲）；胫前肌（仰卧位或坐位下踝关节背屈）；腓肠肌（仰卧位或坐位下踝关节跖屈）；颈伸肌（俯卧位、坐位或站立位下颈部后伸，同时可将双手交叉置于颈后给予阻力）；背伸肌（俯卧位或站立位下脊柱后伸或臀桥练习）；腹肌（屈膝仰卧起坐）；每个动作持续6～10s，重复8～12次。

2）抗阻肌力训练：抵抗身体重力或水中运动抵抗水的阻力，也可采用弹力带或重量器械进行。

（2）运动强度：以0～10级RPE分级为标准，5～6级为中等强度，7～8级为高强度。通过RPE量表进行适当的调整，以确定正确的阻力负荷，目标是在此强度每组连续完成8～12次。

（3）运动总量：训练总量可通过增加负荷（目标2～3组，加大负荷在7～8级RPE强度仍能完成8～12次）或额外增加训练组数（但仍需保证训练后一天的恢复期）来实现。

（4）运动时间和运动频率：每周≥2天，每天20～30min，两次训练间隔至少48h。如果选择每天训练，应将训练部位合理分配，如一、三练下肢，二、四练上肢。

（三）柔韧性训练

1. 概念 指保持和增加关节及周围软组织活动范围的运动训练。建议所有老年人都应进行定期规律的柔韧性训练。

2. 运动处方

（1）运动方式：任何可保持或增加柔韧性的练习，如牵伸、轻柔的瑜珈、普拉提。牵伸训练可分为静态牵伸及动态牵伸。主要肌群的静态牵伸要优于动态牵伸。

1）关节活动度训练：坐位下可进行颈部水平回缩、后伸、旋转，肩关节前屈、外展、后伸，膝关节伸展，踝关节背屈等动作训练，立位下可进行躯干伸展、躯干旋转，髋关节伸展、髋关节外展等动作练习。患者进行关节活动度训练时应缓慢轻柔地使关节在无痛或微痛范围内活动到最大角度。

2）躯干和四肢柔韧性训练：体侧弯练习，仰卧躯干扭转，腘绳肌牵伸，腓肠肌牵伸等。

（2）运动强度：以 0～10 级 RPE 分级为标准，5～6 级的中等强度。

（3）运动持续时间：静态拉伸持续 15～60s，重复至少 4 次，总共练习时间约 10min。

（4）运动频率：每天 1 次。

（四）平衡功能训练

1. 概念 指针对性提高下肢力量和降低跌倒风险的运动训练。训练老年人在改变重心位置或缩小支持面的情况下，通过调整重心重新维持身体平衡。经常性跌倒或行动不便及所有出现功能下降的老年人都应进行平衡训练。

2. 运动处方

（1）运动方式：多样化的训练。

1）逐渐减小支持面的面积以增加难度：双脚与肩等宽站立；双足并拢站立；单足站立；半串联站立（后脚踇趾与前脚后跟内侧接触）；串联站立（足尖接足跟站立）；走直线练习。

2）有重心变化的动态动作：行走—停下—继续走；行走—停下—后退步—继续走；对角线跨步—手臂向外上方摆动—返回；抛接球练习。

3）稳定肌群的训练：足跟站立—足趾站立；脚固定站立下身体向前后倾斜；体前持球做大幅度 8 字形旋转。

4）减少感觉输入辅助：①减少触觉输入。抓紧固定物—轻扶固定物—单手扶—手指扶—双手悬浮于固定物上。②减少视觉辅助。保持头部固定，将视线从房间一侧移至另一侧；聚焦移动中的物体；闭眼练习。③减少前庭输入。注视某一物体同时移动头部位置；抬头看天花板。④减少脚踝和足部的感觉输入。泡沫垫、半圆轴、平衡板、训练垫上行走。

（2）运动强度：如果平衡训练难度超过个体能力，可予以辅助支持。单脚支撑平衡的难度分级：扶墙能勉强抬起右脚且保持时间短；双手胸前交叉平稳站立；单腿站立并能从身体的左侧到右侧移动健身球。

（3）运动频率：每周≥3 天。

（4）注意事项：训练时随时提供稳固的支持（包括桌椅或人力辅助）以确保安全，循序渐进增加训练难度。

四、常见老年病及老年综合征的运动疗法

（一）糖尿病

1. 运动评估 评估是否存在可能影响运动能力的糖尿病并发症以及个体之前的体力活动水平，对于久坐不动的老年糖尿病患者，如欲进行中、高强度运动，建议先行运动负荷试验。除此之外，还应评估服药情况、心血管事件、血压、神经病变程度、大血管和微血管并发症情况以及心理和社会环境等因素。对于病程较长、合并有并发症的糖尿病患者或者需要进行中等以上强度运动时，系统性评估则尤为重要。

2. 运动处方 应以个人适应能力与增加体力活动总量为目标，设计个体化运动处方。

（1）运动方式：以有氧运动为主，可结合抗阻训练、柔韧性训练及个体偏好来进行，快走为最常见的运动方式，也可基于患者的状况采用无负重练习，如游泳。

（2）运动强度：建议中等强度的有氧运动，中、高强度运动对于控制血糖更为有效，可根据 RPE 标准来评估运动强度。

（3）运动持续时间：老年糖尿病患者的运动持续时间与普通人群接近，建议应努力达到每周 150min 的中等强度有氧运动，对于有减重需求的 2 型糖尿病患者，运动量应适当增加。

（4）运动频率：有氧运动每周 3～5 次；抗阻

训练每周2~3次，隔日进行。

（5）注意事项：由于老年糖尿病患者血糖波动大，且低血糖常无症状，因此对低血糖的防范尤其重要，故老年糖尿病患者不宜在空腹和注射胰岛素后立即运动；运动时间在餐后30~60min为宜。运动时应提前准备好碳水化合物快速补充食物如水果、果汁、燕麦卷等，运动前、中、后充分补水，同时进行最佳的足部护理。在运动过程中，需要注意糖尿病合并特殊代谢状态时药物剂量的调整。在运动过程中或增加运动量时，注意观察患者有无头晕、心悸、乏力、手抖、出冷汗等低血糖症状。

（二）衰弱

衰弱是一种常见的老年综合征。老年人由于神经、肌肉等多系统的生理学变化使机体易损性增加，表现为易疲劳、步速慢、无力、体重下降等，可致跌倒、失能、住院等临床事件发生。康复管理是老年衰弱患者预防临床事件发生的有效方法，特别是衰弱早期和前期干预可有效逆转或阻止衰弱发生，对于重度衰弱患者的积极康复可减少并发症的发生。

1. 运动评估

（1）体重：当前体重及往年体重变化情况。

（2）肌肉力量：握力以及其他一些肌肉力量测试，有条件可采用等速肌力测试系统进行。

（3）肌肉耐力：6min步行试验、运动心肺试验。

（4）日常生活活动能力：FIM、Lawton 评定量表等。

（5）跌倒风险评估：参见相关章节内容。

（6）体力活动：9-项调查问卷。

（7）平衡功能：单脚站立、走直线测试等。

（8）柔韧性：坐位体前屈等。

2. 运动处方 老年衰弱人群的运动目标及处方包括：

（1）增加肌肉力量：可使用自身体重、弹力带或重量器械，从低负荷开始，直到12~15最大重复次数（repetition maximum, RM），各肌肉群每组12~15次重复，1~2组，每周2~3次。

（2）增加心血管耐力：采用有氧训练方式，如步行、骑自行车、游泳等，从低强度开始，然后根据主观感觉逐步过渡到中等强度训练，每次练习30~60min，也可以5min逐步累积，每周3~5次。

（3）提高体力活动水平：在评估基础上采用老年人感兴趣的适合其个人的各种体力活动，低中强度均可，尽可能每天都进行。

（4）改善日常生活活动能力：椅子上起立，转移以及工具性的日常生活活动包括园艺活动或家务劳动等，从至少做一次的活动开始，逐渐增加活动的次数和难度，每周3~5次。

（5）提高平衡能力：单腿站立、直线行走等，每周3~5次。

老年人根据个性化健康状况和需求，在专业人员指导下制订适合自身、安全、有效、全面的运动方案，循序渐进，坚持科学的运动，是老年健康促进不可忽视的重要环节。

（瓮长水　刘颖；王燕妮 审阅）

参 考 文 献

[1] G.Michael Harper，William L. Lyons，Jane F. Potter. Geriatrics Review Syllabus[M]. 10th ed. 2019.

[2] Wojtek J，Chodzko-Zajko. ACSM 老年人科学运动健身 [M]. 王志强，译. 北京：人民卫生出版社，2017.

第七章 老年住院患者管理

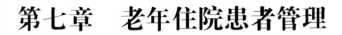

第一节 医院获得性问题

一、概述

医院获得性问题（hospital acquired conditions, HACs）是指患者入院时没有，而在住院期间发生的医学问题或并发症。对于大多数患者，这些问题或并发症可以通过基于已有研究证据的照护措施而加以避免。HACs 可对患者造成损害，甚至可以影响患者的预后。

老年人常见的 HACs 包括：功能下降、跌倒、谵妄、感染、营养不良、压力性损伤、静脉血栓形成以及药物不良反应。这些问题在所有住院患者中都可能发生。而 20 世纪 90 年代以来的多个研究证实，老年人住院期间发生不良事件的风险显著升高。老年人更容易发生上述问题的根本原因在于多数住院老年人存在衰弱，即易损性（vulnerability）增高。住院期间的多重用药、卧床、物理约束（心电监测、尿管、输液管等）、感官剥夺、睡眠模式扰乱以及缺乏适当的营养等状况，使处于脆弱平衡的老年人更易发生 HACs，并暂时或永久性损害 ADL、躯体功能或认知功能，最终损害老年人独立生活能力。本节简要介绍各种 HACs 的预防策略，详细的干预措施见本书相关章节。将减少老年人各种 HACs 的措施纳入老年人住院管理照护的体系，能够保证这些措施的落实，并最终减少住院对老年人功能状态的不良影响。

二、常见 HACs

（一）日常生活能力下降

1. **与住院的相关性** 除了急性疾病本身的打击，卧床不动是住院期间 ADL 受损的最重要原因。其他的 HACs，谵妄、感染、营养不良等最终都导致 ADL 下降。美国的研究显示，出院时很多老年患者虽然急性疾病得到控制，但是 ADL 下降却依然存在，下降比例在 ≥70 岁住院老年患者中达到 30%，而在 ≥80 岁的老年患者中达到 50%，这些患者 3 个月后 ADL 能够恢复者只有 10%。

2. **预防措施** 减少卧床，尽早下床活动是预防 ADL 下降的最根本措施。需要绝对卧床的临床情况极少，包括不稳定性骨折、脑出血等，卧床的医嘱除非确实必要，否则应尽量避免。鼓励患者多下床活动，坐起吃饭，治疗间隙到病房外走动，都能减少卧床时间。对不能自己起床或跌倒高风险的患者，应由医疗团队监护、协助坐起或行走；制订步行计划表，有助于下床活动得到落实。避免感官剥夺（如佩戴眼镜和助听器）、及时出院，也是减少 ADL 下降的重要措施。患者及家属教育和护工培训是预防 ADL 下降的重要环节。

（二）跌倒

1. **与住院的相关性** 急性疾病的影响、医院内不熟悉的环境和治疗的不良反应，是造成老年人住院期间跌倒风险大大增高的原因。例如，疾病造成的乏力、头晕、视力下降、谵妄、共济失调，降血压治疗和利尿导致的直立性低血压，监测设备妨碍患者的活动，有镇静作用的药物造成的嗜睡和乏力等均增加跌倒风险。

2. **预防措施** 有助于降低跌倒风险的措施包括：处方抗精神病药物和抗胆碱能药物时充分权衡治疗获益和跌倒风险；处方增加跌倒风险的药物时要加强患者状况观察和保护；有跌倒高风险的患者行走需陪同和保护；鼓励多下床，减少卧床时间，这可以减少活动受限造成的直立性低血压；及早拔除静脉输液管和尿管；避免物理约束和药物镇静。

（三）谵妄

1. **与住院的相关性** 谵妄的十大诱发因素

多数是老年患者在住院期间常见的情况，包括感染、便秘、脱水、多重用药、低氧血症、尿潴留、电解质或酸碱平衡紊乱、营养不良、睡眠剥夺、疼痛等。认知障碍患者住院发生了环境改变，更容易出现谵妄。

2. 预防措施　由 Dr.Inouye 于 2000 年开发的 HELP 方案（the Hospital Elderly Life Program）是预防医院内谵妄的有效模式。除了避免或及时纠正谵妄的诱发因素，预防谵妄的措施还包括改善定向力（通过时钟、窗外的景物和语言提醒维持定向力）、维持睡眠节律（减少夜间操作，保证睡眠不受打搅）、认知刺激（通过家人探访和记忆卡片等方法维持认知）、早期下床和减少物理约束、恢复视听能力（佩戴眼镜、助听器）、避免或监测高危药品使用（参见第三篇第三章）。

（四）常见院内感染

老年患者是院内感染的高危人群，最常见的院内感染包括肺炎、泌尿系感染、静脉留置导管感染及肠道艰难梭菌感染。院内感染的标准预防、必要时的接触隔离、合格的环境清洁、医务人员的手卫生以及院内感染的监控是预防或减少院内感染的有效措施。同时需要意识到，"隔离"有增加老年人谵妄的风险。

1. 医院获得性肺炎　痴呆、严重帕金森病和其他神经系统疾病是医院内获得性肺炎的高危因素。正在使用精神类药品和使用抑制胃酸药物会增加吸入性肺炎风险。预防措施包括尽量避免抑制胃酸的药物、进餐或管饲时保持直立体位、仅患者清醒才能进行经口进食或喂养、保持口腔卫生。对进食呛咳的患者应该进行吞咽评估，加强进餐辅助，调整食物性状。

2. 泌尿系感染　留置导尿管患者的泌尿系感染在院内感染中很常见，并且死亡率很高。带尿管患者的泌尿道感染症状往往不典型，可以仅表现为发热、谵妄、血压下降、代谢性酸中毒或呼吸性碱中毒等。需要进行血培养和尿培养帮助诊断。预防在于尽可能避免不必要的留置导尿管，及时拔除不必要的尿管。

3. 静脉留置管路感染　可以仅仅表现为穿刺点局部感染，严重的可能导致败血症、脓毒血症。对留置静脉管道的部位严格消毒，连接设备的规范消毒操作是预防或减少静脉留置管道感染

的有效措施。

4. 肠道艰难梭菌感染　表现为腹泻，是院内腹泻的最常见原因，也是住院老年人死亡的重要原因。艰难梭菌感染造成住院时间延长，并可以造成院内感染暴发。确诊或疑似艰难梭菌感染的患者应该被接触隔离，以减少交叉感染。

（五）营养不良

1. 与住院的相关性　谵妄或认知受损、疾病或药物造成的食欲下降、恶心或便秘、制动、没有义齿、自主进食困难以及严格饮食限制医嘱（如禁食或糖尿病饮食）、频繁检查错过餐时等因素会增加营养不良的风险。

2. 预防措施　下床进餐、尽早行走、预防谵妄、避免或减少不必要的饮食限制医嘱、提供适当的进食辅助、让患者佩戴义齿、积极处理影响进食的其他口腔问题都能帮助预防营养不良。在急性期住院期间，不需要给患者医嘱限制性饮食，除非非限制性饮食短期内就会导致不良事件。急性期老年患者的普遍问题是摄入不足，因此，取消饮食限制、保证基本的能量和蛋白质摄入才是第一要求，应当鼓励患者进食喜好的食物以增加进食量。

对老年患者尽量保持经口进食是最好的营养方案。在不得不考虑营养管的安置（鼻胃管、鼻肠管、经皮胃造瘘管、经皮胃空肠造瘘管等）时，必须充分和患者及家属沟通，营养管的安置与否需要与患者和家属的意愿及照护目标一致。即使患者或家属选择安置营养管，营养管也应该在患者恢复经口进食或保留营养管与照护目标相悖时及时拔除。对于痴呆老人而言，肠内营养管的安置既没有被证明能够延长痴呆患者的生命，也没有显示能够改善临终的舒适度。美国老年医学会在 2014 年的指南中明确反对给晚期痴呆患者安置肠内营养管。2013 年"老年肠内肠外营养支持中国专家共识"提出 B 级推荐，管饲对虚弱的非疾病终末期老年患者是有益的，能够改善营养状况。

在肠外营养支持方面，2013 年"老年肠内肠外营养支持中国专家共识"提出，当老年患者经口进食或肠内营养受限、处于饥饿状态 3 天以上或营养摄入不足状态 7～10 天时应及时给予肠外营养支持。同时给出 C 级推荐，当肠内营养不能满足患者总热量的 60% 或有肠内营养禁忌和不

耐受时,应选用肠外营养。老年人医院内的急性期照护可参考这些推荐。

(六)压力性损伤

1. 与住院的相关性　2016 年美国国家压疮咨询委员会将"压疮(pressure ulcer)"这一术语更改为"压力性损伤(pressure injury)"。老年人住院期间发生压力性损伤的危险因素有:营养不良状态、尿便失禁导致的潮湿环境、活动受限、神经损害。

2. 预防措施　改善营养状态、减少卧床时间可以减少压力性损伤发生。无法起床的患者应该按照翻身的技术要领至少每 2h 翻身一次。翻身的角度不必达到 90° 侧卧,30° 的斜卧就能够达到避免压力性损伤的效果。对于压力性损伤风险明显升高的患者,使用减压帖等产品可以减少压力性损伤的发生。

(七)静脉血栓形成

1. 与住院的相关性　住院治疗是静脉血栓形成的危险因素。大样本临床研究显示,内科患者如不进行血栓预防治疗,其静脉血栓发生率是 4.96%~14.9%,其中 5% 会发生致死性肺栓塞。根据静脉血栓预测工具 Padua 评分,除了年龄大于 70 岁,多种住院期间的急性内外科疾病状况及治疗措施都是静脉血栓的危险因素,包括急性心梗、急性缺血性脑卒中、心脏或呼吸衰竭、急性感染和 / 或风湿性疾病、活动性的恶性肿瘤、3 天以上的卧床休息、近 6 个月内的放化疗、近 1 个月的手术或创伤、正在进行激素治疗等。

2. 预防措施　预防静脉血栓的措施分为药物预防和机械预防。预防药物可以选择低剂量普通肝素、低分子肝素、磺达肝癸钠和新型口服抗凝药。华法林不适合进行住院期间血栓预防治疗。机械预防设备包括分级加压弹力袜和间歇充气加压泵治疗。预防措施给予的时间一般为 6~14 天,部分骨科手术(如人工关节置换)需更长的预防时间。预防措施的给予需要考虑每位患者的个体血栓风险和出血风险。总的来说,药物预防和机械预防联合的方案效果最佳。有药物预防禁忌证或出血高风险时,单用机械预防。美国胸科医生协会推荐,对有出血高风险或已经出血的患者,首先给予机械预防,出血风险降低或出血停止后恢复药物预防。机械预防也有一些禁忌证,包括

严重的下肢动脉硬化性缺血、充血性心力衰竭、肺水肿、下肢深静脉血栓、血栓性静脉炎、下肢局部病变等。《内科住院患者静脉血栓栓塞症预防中国专家建议(2015)》推荐使用 Padua 评分评估风险,≥4 分为存在静脉血栓栓塞症风险。按照比值比(odds ratio,OR)由高到低,主要出血风险因素包括:活动性胃十二指肠溃疡(OR=4.15)、3 个月内已有出血事件(OR=3.64)、血小板 $<50 \times 10^9/L$ (OR=3.37)、年龄 85 岁以上(OR=2.96)、肝肾功能不全、中心静脉导管、入住重症监护室或心脏重症监护室、风湿性疾病、恶性肿瘤、男性等也是出血风险增高的因素。有 1 项 OR>3 的因素或 2 项及以上 OR<3 的因素即判定为出血高危。但出血风险高并不降低预防静脉血栓的必要性。

(八)药物不良反应

1. 住院老年人常见药物不良反应　由于生理功能的减弱和多药共用的普遍存在,老年患者比年轻患者更容易发生药物不良反应。药物不良反应增加住院花费,延长了平均住院日。住院期间常见的药物不良反应包括谵妄、尿潴留、直立性低血压、代谢紊乱、抗凝治疗造成的出血、降糖药物导致的低血糖,以及恶心、厌食、吞咽困难和便秘等胃肠道不良反应。导致住院患者药物不良反应的常见药物有胰岛素、磺脲类、华法林、地高辛、苯二氮䓬类药物、第一代抗组胺药(如苯海拉明)、阿片类止痛药、抗精神病药、化疗药以及抗生素中的氟喹诺酮类、呋喃妥因和复方新诺明等。

2. 预防措施　把非必需的药物减到最少,能有效减少老年人的药物不良反应。避免潜在不合理用药以及从最小治疗剂量开始用药,对避免不良反应有帮助。对高危药物保持警惕。任何新症状需考虑到药物不良反应的可能性。选择药物时需考虑到药物相互作用。不要用另一种药物去治疗药物不良反应。根据老年患者减退的肝肾功能调整药物剂量。

住院老年患者较年轻患者更易发生 HACs,从而影响住院结局。积极处理导致住院的急性问题、谨慎地选择药物、及时下床活动、维持良好的营养状况、感染的标准预防等措施能够有效减少老年人 HACs。这些减少 HACs 的措施的实施不仅需要老年人的医院照护者具有老年医学的理念,更需要建立适应老年人特色需求的住院管理

的模式来实现（详见本章第二节）。老年医学已经发展出各种老年人住院管理的模式，最终老年友好医院可能是更好地实现老年人住院管理的发展方向。

（曹立；刘晓红　审阅）

参 考 文 献

[1] Mattison M. Hospital management of older adults[M/OL]. (2019-03-05) [2019-03-17]. https://www.upto-date.com/contents/hospital-management-of-older-adults?search=hospital%20aquired%20problems%20in%20elderly&source=Out%20of%20date%20-%20zh-Hans&selectedTitle=1~150.

[2] 中华医学会肠外肠内营养学分会老年营养支持学组. 2013 年老年肠内肠外营养支持中国专家共识 [J]. 中华老年医学杂志, 2013, 32 (9): 913-929.

[3] 中华医学会老年医学分会, 中华医学会呼吸病学分会. 内科住院患者静脉血栓栓塞症预防中国专家建议 (2015) [J]. 中华老年医学杂志, 2015, 34 (4): 345-352.

第二节　老年住院患者管理模式

一、概述

衰弱是老年人的特点之一，住院老年患者中衰弱发生率很高，国外研究显示 50%～80% 的住院老年人存在衰弱。这导致住院老年患者容易出现医院获得性问题，带来住院日延长、功能状况受损、独立生活能力下降等不良结局，甚至死亡率增加。因此，老年患者住院期间的医疗照护中存在与成人患者不同的特殊需求。老年住院患者管理的目标是减少医院获得性问题，预防或减少日常生活能力下降，减少住院并发症和出院后综合征（post-hospital syndrome），改善住院结局。

老年住院患者管理模式包括老年病房、老年医学会诊和老年医学与专科共同照护，其核心技能是 CGA，又称为老年医学评估和管理（geriatric evaluation and management, GEM）（详见第二篇第三章）。通过 CGA，制订整合的诊疗方案和长期照护计划。老年住院患者管理是老年患者连续性照护中急性期阶段的具体实践形式，是老年医学团队在医院内的本职工作。本节对老年患者住院

管理模式进行介绍。

二、老年病房

急性医疗机构中的老年病房（geriatric ward）在处理急性医疗问题的同时，进行 CGA，能够帮助老年患者在急性疾病期间维持功能状态，减少医院获得性问题以及入住长期照护机构的概率。老年病房还可能减少出院后综合征和再入院率。出院后综合征是由于住院事件造成患者出现新的健康问题，并引起再次住院的现象。高龄老人是出院后综合征的易患人群。在美国，老年病房有两种，一种是老年人急性照护单元（acute care for elders unit, ACEU），另一种是退伍军人医院中的老年医学评估和管理单元（geriatric evaluation and management unit, GEMU）。由于这两种医院的支付体系不同，ACEU 和 GEMU 的重点稍有不同。ACEU 侧重老年人急性疾病期管理，而 GEMU 侧重于以康复治疗和功能维护为主要内容的亚急性期管理。

（一）ACEU 的要素

ACEU 的有效性依赖于实施到位的技术要素。系统评价显示，有效的 ACEU 具有以下五个要素：

1. **医学照护方案评估（medical care review）** 标准化的入院评估和每日检查已经给予和将要给予的药物、治疗措施和照护流程，找出可能引起医院获得性问题的措施，及时停止或避免使用，以最大限度地减少治疗措施带来的不良事件。医学照护方案评估的主要实施者是医生，其他多学科团队成员也应提供充分的信息、效果反馈和建议。

2. **以患者为中心的照护（patient-centered care）** 是以保存患者躯体、认知和社会功能为中心的个体化的照护管理，主要关注在维持行走能力、避免脱水和保证充足营养、维持认知功能、维持 ADL、保持皮肤完整性。护士是这一要素实施的主导者。

3. **尽早康复治疗（early rehabilitation）** 物理治疗师和作业治疗师每天参加 ACEU 多学科共同查房，并尽早对患者启动保存和恢复功能的康复治疗。

4. **早期进行出院计划（early discharge planning）** 指的是尽早制订安全出院或转诊连续性

照护机构的计划,确保满足出院后的照护需求及连续性。出院计划从入院第一天开始进行,根据急性疾病处理的进展和功能状况的变化,住院期间出院计划可能会做出相应调整。出院计划是基于CGA,根据患者的疾病状况、功能状况和社会家庭支持程度为患者量身订制的出院后照护方案,不仅包含药物治疗方案,还包括随访计划、继续进行康复治疗的地点和方案以及照护的社会资源。出院计划由医生、护士、社工等团队成员共同完成。

5. 促进康复的环境(prepared environment) 与普通病房相比,ACEU独特的环境设施包括墙边扶手、防滑卫生间地板、适老化照明、维持定向力物件(小白板、时钟)、移动输液架、充足的公共活动空间、走廊中座椅以及护士站旁的公共餐桌等,目的是促进患者安全活动,预防谵妄和社会隔离,保存内在功能。

系统评价显示,ACEU对减少跌倒、谵妄、压力性损伤、功能下降以及缩短住院日,增加出院回家概率和减少医疗费用都起到了不同程度的作用。

(二)ACEU 建立的条件

综合医院内建立ACEU需要至少以下三个条件:

1. **老年综合评估实施的团队** CGA实施需要以老年科医生为主导的多学科团队共同完成。在美国,除了老年科医生和护士,100%的ACE多学科团队拥有临床营养师和社工,62%～87%的团队拥有康复治疗师和临床药师,50%的团队拥有老年精神心理医生。即使在发达国家,也并非所有医院都具有老年医学多学科团队。实施CGA的多学科团队是ACEU建立的必要条件。

2. **促进康复的病房环境** ACEU不但需要单独空间,还需要符合老年人特殊需求的环境设计。

3. **合适的患者来源** 能够从ACEU获益的是衰弱高龄老年患者。根据来院就诊的急性问题,老年患者倾向于被收入其他相应专科治疗。从医院层面上进行管理协调,将最能从ACEU获益的患者收入ACEU,也是建立ACEU的必要条件。

(三)老年病房的效果

一项系统评价纳入了13个具有ACEU要素的对照研究,共6 839例受试者,结果显示ACEU与传统病房相比具有诸多优势。ACEU带来的显著获益包括:更少的跌倒($RR=0.51$,95%CI 0.29～0.88),更少的谵妄($RR=0.73$,95%CI 0.61～0.88),出院时和入院前2周相比更少的功能下降($RR=0.87$,95%CI 0.78～0.97),更短的住院日(weighted mean difference,$WMD=-0.61$,95%CI -1.16～-0.05),更少出院后进入长期照护机构($RR=0.82$,95%CI 0.68～0.99),更低的住院花费($WMD=-$245.80$,95%$CI$ -$446.23～-$45.38$)以及更多出院后回家生活($RR=1.05$,95%$CI$ 1.01～1.10)。ACEU还显示出对减少压力性损伤的获益趋势。与传统病房相比,ACEU的死亡率和再入院率没有差异。虽然ACEU需要更多的护士、康复治疗师等人力资源,它带来的医院获得性问题的减少却显著减少住院花费。单独设立的物理空间可能是ACEU建立的困难之一,移动ACEU的理念和尝试已经出现。

GEMU住院时间最长可以达到3个月,在一些文献中被描述为老年康复单元。一项纳入17个随机试验的meta分析显示,急性医院或康复医院中GEMU改善出院结局,包括更好的功能状况($OR=1.75$,95%CI 1.31～2.35)、更低的长期照护机构入住率($RR=0.64$,95%CI 0.51～0.81)以及减少死亡率($RR=0.72$,95%CI 0.55～0.95)。另一项纳入22项随机研究的meta分析显示,在老年病房接受CGA的患者出院后6～12个月存活率更高。

(四)移动 ACEU

美国已有的两种老年病房模式中,GEMU由于其较长的住院时间和针对军人的特殊社会保障机制,被认为很难在其他医疗机构中实现和复制。ACEU虽然有效,在实际建立中需要大量的人力资源和物理空间。为了能够更好地覆盖医院内更多老年患者,出现了移动ACE(mobile acute care for elderly,MACE)。MACE的服务由老年科医生、社工、护师提供,重点在于减少医院获得性问题、协调住院期间和门诊的照护服务、制订出院计划和患者及照护者教育。一项2013年发表的前瞻性配对干预研究在≥75岁老年住院患者中进行,研究结果显示,MACE与传统照护相比,可减少医院获得性问题、缩短住院日、提高患者满意度。然而,MACE不能改善老年患者的功能状态,没有减少 30 天再入院率。另一项纳入了 8 094 名 64 岁以上老年患者的回顾性研究显示,MACE 可缩短住院日,减少住院费用,但没有减少住院死亡率和再入院率。这两项研究的 MACE 均没有康复治疗师和营养师的介入,也没有促进康复的病房环境。MACE 可能是医院内老年患者照护的一个有效模式,但需要进一步改进以提高照护效果。

三、老年医学会诊

(一)会诊形式

老年医学会诊(geriatric consultation)是住院老年患者管理中最早形成的模式。由各科主管医生在需要时请老年科会诊,解决老年医学相关问题。老年医学会诊由老年科医生或者由老年科医生、护士和社工共同进行。老年科医生或护士对患者进行 CGA,提出干预意见,各科的主管医生是干预的执行者。会诊模式有两个特点:①主管医生认为必需时才发起会诊;②老年医学干预措施最终由主管医疗团队决定是否采纳和实施,这和主动进行老年医学服务的 ACEU 和 MACE 不同。

(二)会诊指征和时机

住院老年患者需要老年医学会诊的指征如下:①预防衰弱老年患者的医源性伤害;②处理老年综合征,比如谵妄、跌倒、尿失禁、压力性损伤;③存在疑似多药共用的不良反应;④功能下降;⑤存活不良综合征(failure to thrive);⑥反复住院。老年医学会诊越早越好,早期识别高危患者,进行老年医学干预,能够大大改善干预效果。其理由在于,医院获得性问题的预防比处理更有效。一旦患者因为住院而功能下降,就很难再恢复到以往的健康状态。目前认为,衰弱老年人是老年医学最佳服务对象。

(三)老年医学会诊效果

老年医学会诊的效果并没有得出一致的研究结果。多数研究,包括 1993 年 Stuck 等的 meta 分析也没有显示改善临床结局。2013 年 Deschodt 等的 meta 分析显示,老年医学会诊改善了 6 个月($RR=0.66$,$95\%CI\ 0.52\sim0.85$)和 8 个月($RR=0.51$,$95\%CI\ 0.31\sim0.85$)的死亡率,但是并没有显示对住院日、功能状况和再入院率的影响。值得注意

的是,分析 10 个原始研究后发现,会诊效果阴性的 8 个研究中,7 个研究都存在会诊质量问题,例如主管医疗团队对老年医学会诊意见不依从,会诊太晚、没有书写书面会诊意见,会诊只有出院计划而没有院内管理意见等情况;另 2 个显示老年医学会诊有减少功能下降、减少死亡率和再入院率的研究中,主管医疗团队对老年医学的认可度和依从性都很高。这些证据证明了老年医学会诊在住院患者管理中的有效性,同时也显示了会诊模式的缺点。

四、老年医学与专科共同照护模式

老年医学与专科共同照护是老年科医生和专科医生共同管理住院老年患者的新兴模式。共同照护的实施有两个基本特点:①老年科医生和专科医生都有医嘱权,能够直接对患者实施治疗;②共同照护的团队具有共同查房或面对面讨论的制度。共同照护的场所可以在专科病房、老年病房或者共同照护的专门病房。这些特点解决了 ACEU 的物理空间限制和老年医学会诊意见无法落实的缺点,可能是提高住院老年患者照护质量的更好的模式。常见的老年医学与专科共同照护模式包括围手术期照护和老年医学 - 骨科共同管理。

(一)住院老年患者的围手术期照护

住院老年患者的围手术期照护是老年人住院管理的重要形式。社会老龄化造成的高龄手术候选人增多,给外科医生带来越来越大的压力。老年患者的共病、衰弱、多重用药、认知及功能缺陷对手术提出挑战,也对围手术期照护提出挑战。老年人围手术期照护的基本老年医学内容包括围手术期评估和由老年科医生与外科医生协作进行围手术期管理的模式。老年人围手术期评估在基本围手术期评估的基础上增加了老年评估的内容,详见第二篇第二章第三节。老年科医生和外科医生协作照护老年患者最成熟的领域是老年人髋关节骨折的治疗及照护。

(二)老年医学 - 骨科共同管理

骨折是老年人住院的最常见原因之一。老年骨折患者照护中的老年科与骨科的合作模式有四种(表 2-7-1)。表 2-7-1 列出了四种模式的具体特点。模式 A 是最常见也是最简单的模式,通常老

表 2-7-1 老年骨折患者的协作照护模式

模式	主管医生	会诊医生	自动会诊	医嘱人	协作时间段
A	骨科医生	老年科医生	否	骨科医生	通常单次应邀会诊
B	骨科医生	老年科医生	是	骨科医生	多次协作,可能在出院前停止协作
C	老年科医生	骨科医生	是	老年科医生	多次协作,可能在出院前停止协作
D	老年科医生+骨科医生	—	—	分别下医嘱	共同管理直至出院

年科医生在术前会诊提供是否有手术禁忌证的判断,或者在术后出现并发症时会诊。在这种模式下,医疗团队并未主动管理内科和老年医学问题,往往不能早期识别问题。模式 B 和 C 是分别以骨科或老年科作为主要照护团队,另一个团队通过自动多次会诊介入照护,当会诊团队预计情况趋于稳定,就退出照护。这种模式使医疗问题能够更早被发现和干预,比模式 A 更好地保证了安全性。但这两种模式可能会由于责任的主次等原因出现处理的延迟。此外,患者收入骨科还是老年科,往往不是由患者的需要和特点决定,医院管理方面的原因(例如,空床的资源分配等)会起到更大的决定作用。模式 D 是真正的共同照护,实现了跨学科全面协同的共同管理。这种模式被称为老年骨折中心(geriatric fracture center, GFC)。

1. GFC 的管理原则

(1)手术获益原则:大部分患者都能从手术中获益。手术固定骨折断端带来的获益包括缓解疼痛、改善行走能力和功能状况、减少失血、减少死亡和减少入住长期照护机构。只有临终状态和签署知情同意书不进行手术的患者才适用非手术治疗。

(2)尽早手术原则:越早手术,患者发生医院获得性问题的可能性越小。手术应该在骨折后48~72h 内进行。推迟手术可能导致谵妄、疼痛、肺炎、压力性损伤、营养不良、尿路感染等发生率增高。

(3)充分交流原则:充分交流的共同管理能够避免常见的医学并发症及功能并发症。骨科和老年科医生均为主管医生,同等责任、每天交流、共同决策。同时,麻醉师、康复师、护士、社会工作者等不同专业的照护工作也被协调统一。共同管理是一个整合的统一的跨学科的照护方案,而非简单的多学科共同工作。

(4)标准化的流程:把老年医学的原则固化到标准化的医嘱套、流程和照护计划中,可以实现高度标准化和遵循证据的照护,避免照护的变异性。

(5)出院计划:从入院开始就进行出院计划。GFC 的住院日非常短暂,多数患者需要出院后的康复治疗。从入院时开始评估出院后照护需求,与患者家人及社会照护资源进行沟通协调,避免出院延迟,也减少患者和家属的担忧。

2. 老年医学介入老年骨折患者医院管理的效果 多个研究证实老年科医生介入老年髋关节骨折的管理带来术后并发症和死亡率显著下降,住院日缩短。研究显示,与传统照护相比,每 1 000 名老年骨折患者接受老年科医生的共同管理,会减少 17 例住院死亡,减少 871 起并发症,减少 97 例 30 天再入院率,同时对髋关节照护的花费会减少至 66.7%。

由于住院老年患者衰弱、容易发生医院获得性问题的特点,住院期间需要以 CGA 为核心技术的住院管理模式。目前的主要的老年人住院管理模式,包括老年病房、老年医学会诊和老年医学与专科共同照护,都能够显著降低老年人医院获得性问题,改善住院结局,减少住院日和住院花费。

(曹立;刘晓红 审阅)

参 考 文 献

[1] Mattison M. Hospital management of older adults[M/OL].(2019-03-05)[2019-03-17]. https://www.uptodate.com/contents/hospital-management-of-older-adults?search=hospital%20aquired%20problems%20in%20elderly&source=Out%20of%20date%20-%20zh-Hans&selectedTitle=1~150.

[2] Fox MT, Sidani S, Persaud M. Acute care for elders components of acute geriatric unit care: systematic descriptive review[J]. J Am Geriatr Soc, 2013, 61: 939.

[3] Hung WW, Ross JS, Farber J. Evaluation of the mobile acute care of the elderly(MACE)service[J]. JAMA Intern Med, 2013, 173: 990.

[4] Sucher JF, Mangram AJ, Dzandu JK. Utilization of geriatric consultation and team-based care[J]. Clin Geriatr Med, 2019, 35, 27.

[5] Fernandez LP, Romanovsky L, Javedan H. Geriatric consultation and expertise for the hospitalized Patient[J]. Hospital Medicine Clinics, 2016, 5: 507.

[6] Daniel AM, Susan MF. Principles of comanagement and the geriatric fracture center[J]. Clin Geriatr Med, 2014, 30: 183.

第三节 老年患者术前评估 与围手术期管理

一、概述

随着老年人口的增加,老年人在需要手术的患者中的比例越来越高。许多疾病的首选治疗仍是手术,如恶性肿瘤、髋部骨折、严重骨关节炎等。老年患者手术发生不良事件的风险较成人更高,"常规"术前检查,如血常规、肝肾功、凝血、心电图、胸部 X 线片等,不足以全面反映老年人的健康状态和手术风险。判断老年人的健康状态(也就是其对手术的耐受能力),需要综合考虑老年人的功能状态、共病、衰弱等诸多老年问题。相关的临床研究发现,存在认知功能损害、ADL 受损、营养不良及衰弱的老年患者是手术发生不良事件的高风险人群。因此,对于老年手术患者,需要从老年医学的高度进行适宜的"筛查与评估",目的在于判断老年患者是否能够从该手术获益,有无潜在手术风险及围手术期发生不良事件的风险,相应予以有效的预防干预,保障手术顺利完成,维护患者术后的功能状态。判断指标也要纳入如全因再住院率、6 个月或 12 个月的死亡率、ADL、生活质量、照护负担等全人长期指标。

老年人围手术期的管理(perioperation management for elderly),按照时间顺序,包括手术决策、术前评估及管理、术中注意事项、术后管理等几方面内容,其根本原则是合理判断手术的获益及风险,通过多学科的评估和管理尽量降低手术的风险、预防不良事件的发生。

二、手术决策

老年患者在衡量手术获益方面,除了考虑手术能否"完成",还要考虑老年患者的预期寿命、功能状态、生活质量等因素。这与老年医学的人本医疗理念是一致的。

美国的医疗保险数据显示,在死亡老年人中,死亡前 1 年内进行过手术者占 31.9%。因此,老年人在进行手术决策时,要考虑远期结局,考虑患者的功能状态是否可以维持术前的水平,避免手术带来日常生活活动能力下降和生活质量下降。在决定手术时需要考虑:

(1)如果不手术,对于患者健康的影响有多大?

(2)如果患者已经知晓病情,本人是否愿意接受手术?如果患者不知道病情,是否表达过相关的愿望或意见?

(3)手术所能达到的效果是否与患方的预期相一致?

(4)患者手术后有无可能丧失部分或全部躯体功能?是否可能需要长期住院或他人长期照料?为此医院、患者及家属是否有准备?

将相关内容客观翔实地告知患方之后,由医患双方共同作出决策。

三、老年患者术前评估及管理

目的是通过适当的评估发现潜在的可干预的老年患者围手术期发生不良事件的风险,通过积极的预防干预来减少不良事件的发生。需要注意的是,老年患者往往伴随多种共病,对于很多稳定的慢性情况,如稳定的冠心病、慢性代偿性心力衰竭、控制良好的房颤、慢性肾功能不全等,过多的评估干预并不能改善慢性情况,反而增加术前的等候时间。所以,术前检查不是越多越好,特殊的术前检查(如冠状动脉影像学检查、肺功能等),只有当该检查结果有助于鉴别诊断或者可能会对麻醉及手术方案有影响时,才需要考虑。

美国老年医学会(AGS)和美国外科医师协会(American College of Surgeons, ACS)多次联合颁布了老年手术患者围手术期管理的最佳实践指南(practice guideline),强调老年手术患者的术前评估应涵盖老年患者的特殊问题,如衰弱、谵妄、营养、共病、失能等(表 2-7-2)。

表 2-7-2 老年手术患者术前评估清单

除询问详细病史和体格检查之外,还应包括:
□ 评估患者的认知能力及决策能力
□ 筛查抑郁
□ 识别术后谵妄的危险因素,并采取适合的预防措施
□ 筛查酗酒或滥用药物
□ 对于非心脏手术患者,参照指南进行术前的心脏状况评估
□ 评估术后肺部并发症的危险因素,并采取适合的预防措施
□ 评估功能状态,询问跌倒史
□ 评估衰弱
□ 评估营养状况,如存在营养风险,应在术前予以干预
□ 准确而详细的用药记录,可进行适当的围手术期调整,监测药物不良反应
□ 根据手术危险和诊断需要,进行适合的辅助检查

(一)内科系统的危险评估及干预

1. 非心脏手术心血管危险评估及处理流程 欧洲心血管病协会(European Society of Cardiology,ESC)、美国心脏病 / 心脏协会(American College of Cardiology/American Heart Association,ACC/AHA)以及加拿大心血管学会(Canadian Cardiovascular Society)均颁布了术前心脏评估指南,可用来指导老年患者术前的心脏评估及干预。相关指南均建议通过评估心脏状况、活动耐量、手术风险等级、心血管危险因素等,做出综合评价,并制订干预策略(图 2-7-1)。

2. 呼吸系统 容易发生术后肺部并发症的个体危险因素包括:慢性阻塞性肺病、健康状况较差、日常生活不能自理、心功能不全、肥胖、目前仍在吸烟、谵妄、体重减轻、酗酒、吞咽障碍等。可采取的预防措施包括:术前 6~8 周戒烟,采用诱导型肺计量器进行锻炼,并学会呼吸控制和咳嗽的技巧,如术前有肺内分泌物,可进行胸部理疗、适当咳嗽、体位引流、拍背、雾化、祛痰等方法清除肺内分泌物。

3. 肾脏功能 老年人血肌酐水平不能反映老年人的真实肾功能,应使用 Cockcroft-Gault 公式来估算肌酐清除率(CrCl)以决定用药剂量。

4. 内分泌系统 糖尿病患者口服降糖药物应根据进食量的变化随时调整药物剂量,避免发生低血糖。围手术期应监测血糖水平,在患者不能经口进食时临时予胰岛素控制血糖。对于肾上腺皮质功能低下或长期服用糖皮质激素的患者,围手术期应临时补充"应激"剂量的糖皮质激素。

5. 消化系统 对于有消化道出血或溃疡病史患者,应警惕应激性溃疡引起出血的危险,可预防性使用抑酸药或胃黏膜保护剂。

6. 血栓风险 应注意患者是否有卧床少动或制动、下肢深静脉功能障碍、脱水及其他高凝倾向,必要时予以围手术期的抗凝及下肢的主动及被动活动。对于高血栓风险的手术,如下肢的人工关节置换、髋部骨折手术等,常需要使用低分子肝素预防性抗凝治疗,并且在术后需要持续抗凝一段时间(术后可由低分子肝素过渡到口服抗凝药物,包括新型口服抗凝药物)。

(二)老年问题 / 综合征评估与干预

1. 营养状态 术前营养状态对于手术能否顺利进行术后康复以及术后并发症等均有影响。可采用 NRS2002 评估营养风险予以干预。有营养风险或者已经发生术前营养不良者(NRS2002≥3 分),优先考虑给予口服营养制剂(oral nutritional supplement,ONS),还应注意有无呛咳及吸入性肺炎风险;对于长期营养不良的老年患者,营养干预的初始阶段应警惕再喂养综合征(refeeding syndrome)。

2. 谵妄 手术及其所带来的一系列变化,容易在高风险老年患者中诱发谵妄。应在手术的老年患者中提前识别发生术后谵妄的风险因素,采取相应措施预防谵妄的发生。AGS 及中华医学会老年医学分会新颁布的术后谵妄干预指南,均强调通过多学科团队、采取综合干预措施(详见谵妄章节)。

3. 抑郁 考虑到住院老年患者抑郁的发生率较高,可通过 GDS-15、PHQ-9、HAD、SDS 等抑郁筛查工具进行筛查;对于筛查阳性的患者进行进一步评估和干预(详见抑郁章节)。

4. 认知功能下降 很多老年患者可能已经存在认知功能下降或早期痴呆,但是在手术住院前并没有被发现。认知功能下降本身就会极大地增加术后发生谵妄的风险。应询问患者日常生活状态有无异常,可采用 Mini-Cog 或 MMSE 等评估量表进行筛查。对于可疑痴呆的患者应采取预防谵妄的措施。如果确认患者已经处于谵妄状态,则暂时不适合进行认知功能评估。

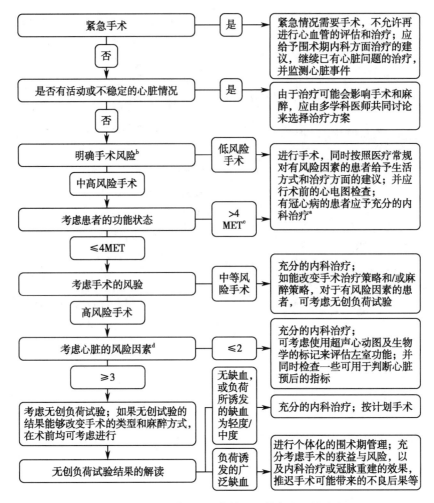

图 2-7-1 非心脏手术患者的心血管危险评估流程

[a] 充分的内科治疗是指针对心血管的二级预防治疗；血压控制稳定；如已经服用 β 受体拮抗剂和他汀类药物，应持续服用；对于有冠心病的患者，可考虑至少在术前 2 天加用 β 受体拮抗剂（不建议在术前 24 小时内加用 β 受体拮抗剂）并且在术后持续使用，以达到目标心率：静息状态下 60～70 次 /min，且收缩压应 >100mmHg；心力衰竭患者可考虑术前加用 ACEI，手术当天建议停用 ACEI 或 ARB 药物（有可能造成术中低血压）；血管手术患者可考虑术前加用他汀类药物。

[b] 低风险手术：浅表、乳腺、口腔、甲状腺、眼科等手术；中等风险手术：腹腔内（胆囊、脾、裂孔疝）、外周动脉、头颈部、神经、脊柱、髋部、泌尿生殖系统的手术；高风险手术：主动脉、大血管，胰腺手术，肝切除、胆道，肠道穿孔，肾上腺切除，全膀胱切除，肺切除，食管切除等手术。

[c] MET：代谢当量，metablic equivalent

[d] 心脏风险因素：曾有或目前有代偿性心力衰竭、缺血性心脏病病史、脑血管病病史、使用胰岛素治疗的糖尿病、肾功能不全

5. **药物核查** 老年患者往往有多重用药，术前应对全部用药进行核查，纠正或择期纠正不合理用药。应考虑术后可能会用到的止痛药物（NSAIDs 或阿片类）与现有药物之间的相互作用。许多植物药制剂可能增加手术出血风险，如银杏叶、姜、蒜、人参、圣•约翰草等，应在术前停用。5- 羟色胺再摄取抑制剂（SSRIs）也可以增加手术出血风险，但并不建议术前停用该类药物；如果需要停用 SSRIs 类药物，仍建议缓慢减量至停用。

6. **衰弱** 衰弱反映了老年患者对抗应激的能力下降。近年的研究显示，衰弱的老年患者围手术期更容易发生各种不良事件，如心脑血管意外、感染、血栓、谵妄等，衰弱是手术不良并发症的独立危险因素。应在术前评估有无衰弱以及衰弱程度，确认手术是否获益，充分交代风险，并通过多学科团队进行综合干预。在围手术期对其他协同增加不良事件风险的问题予以充分的监测和必要的干预，预防或早期发现不良事件。

7. **躯体功能** 老年患者的躯体功能与生活自理能力、生活质量直接相关，很多手术可能会

影响到老年患者的术后功能状态，因此，在术前评估功能状态、步态、判断跌倒风险，有助于判断手术获益程度，也有助于决定术后的康复锻炼方式，采取防跌倒、防坠床措施。术前给予老年患者适当的康复指导，如呼吸训练、咳嗽和排痰训练、肢体功能训练等，可以使老年患者在术前将躯体功能状态调至最佳，并在术后早期进行适当的康复锻炼，减少卧床带来的并发症。运动方式可由康复专科指导，涉及抗阻训练、有氧运动、呼吸训练以及专门针对前列腺手术和妇科手术的盆底肌训练等。

（三）术前的容量管理

很多老年患者有动脉硬化、血管狭窄、血压波动大的问题，围手术期容易发生缺血事件，因而在术前避免低血压、低血容量尤为重要。目前很多手术的术前准备已放宽了术前禁食禁饮的时间限制。一般认为，在胃排空功能正常的情况下，在手术 2h 前饮水、果汁、糖盐水等是安全的；对于不能正常进食的老年患者，可通过临时补液来维持术前血容量。

四、老年患者术中注意事项

老年患者围手术期的麻醉风险高，作为老年患者的非手术主管医师，同样应了解相关内容，有助于更好地开展围手术期的管理。老年科或内科的医师应与麻醉科医师共同制订最佳方案。老年患者术中面对的风险和术中管理的难易度在很大程度上取决于术前准备是否充分。

（一）麻醉方式

麻醉用药可以对全身产生广泛影响，考虑到老年人个体差异大，麻醉的选择应综合考虑手术的类型、时长、需求、患者情况等因素。2014 年《中国老年患者围术期麻醉管理指导意见》指出，全身麻醉与椎管内麻醉对于患者的转归没有差别，但出于对老年患者脆弱脑功能的保护，推荐在能够满足外科手术的条件下，优先使用区域麻醉技术（包括椎管内麻醉、周围神经阻滞等）。

（二）围手术期镇痛

有效的疼痛管理对于术后康复及预防谵妄均有重要意义。团队成员应了解对患者的镇痛方式及用药，并监测疼痛情况。需要注意的是，老年患者对于阿片类药物较敏感，其认知功能、血流

动力学、呼吸系统容易受到影响；因此，使用这类药物时应降低起始剂量、滴定增量，采用最低有效剂量来控制疼痛，并同时制订排便计划预防便秘。对于衰弱和淡漠型谵妄的老年患者，使用止痛药物应注意避免过量。

患者自控镇痛（patient-controlled analgesia，PCA）是目前常用的术后镇痛方式，要注意 PCA 有无持续的镇痛药物泵入。此外，老年患者术后过度镇静容易导致肺部并发症、诱发谵妄、延迟康复，应尽量避免使用巴比妥类、苯二氮䓬类、肌松剂及有催眠效果的药物。

（三）体温保护

术中低体温可以导致患者围手术期出血量增加、心血管事件增加、术后苏醒延迟、术后伤口感染发生率增加、伤口愈合延迟及远期肿瘤复发率升高等风险。老年患者由于体温调节功能的严重减退，术中极易发生低体温，术中体温监测应成为常规。通过保温毯、热风机、液体加温仪等设备，维持术中的最低体温不低于 36℃。

五、老年患者术后管理

老年患者术后的管理原则与术前的评估管理基本一致，目标是预防和早期发现潜在临床问题、促进功能恢复，尽量维持老年患者生活质量。

（一）常见内科问题

术后镇痛可能会掩盖心肌缺血症状，对于有心血管事件高风险患者应监测心电图或心肌酶，早期发现可能存在的心肌缺血。加拿大心血管协会（CCS）还建议，对 NT-BNP 或 BNP 基线水平超出正常（NT-BNP > 300ng/L 或 BNP > 92mg/L）的老年患者可在术后 3 天内监测心肌酶。

老年患者术后应注意避免血压骤降、容量不足或贫血所致的脏器供血相对不足，对于衰弱的老年患者可允许血压偏高，以保证脏器灌注；一些老年患者心脏储备功能下降，心肌缺血、心律失常、术后肺部感染和容量过多可以诱发心力衰竭。因此，术后应准确记录并监测每日出入量，并及时根据情况进行调整。

糖尿病患者术后应监测血糖，临时静滴或皮下注射胰岛素控制血糖，直到患者可以正常进食再逐步恢复术前的降糖治疗。

（二）血栓预防

对于下肢静脉血栓（deep vein thrombosis，DVT）高风险的老年患者，需要监测下肢情况，下肢疼痛、肿胀、单侧小腿围增加都可能是下肢血栓形成的表现。对于 DVT 低风险的手术患者，术后应进行腿部按摩，鼓励患者进行收缩小腿肌肉运动以预防血栓形成；对于高风险的人工关节置换等骨科手术患者，常需要药物抗凝。

（三）避免限制活动

鼓励老年患者早期下床、早期进行康复活动，避免约束，有助于维持功能状态、减少并发症。严格掌握使用导尿管的适应证；一般情况下，术后使用导尿管不应超过 48h；应尽早去除导尿管、心电监护仪、静脉输液管路等，避免患者活动受限。

（四）防治谵妄

除前面所述的识别谵妄危险因素、多学科团队综合干预之外，还推荐对医务人员进行防治谵妄的教育、慎用高危药品、优化疼痛控制等。切记，谵妄的预防比治疗效果更好，优先考虑非药物治疗，药物治疗谵妄的有效性尚未被证实。

（五）转诊

因衰老、共病、功能下降等多种因素，使得老年患者术后恢复较慢，在术后较长时间内处于一种衰弱状态中，容易发生营养不足、感染、跌倒、内在功能下降等老年问题，需要连续性的医疗、护理、康复、营养等多方面的管理。因此，在老年患者术后出院时，应予以相应的安排及指导，进行随访，以保证医疗的连续性，巩固医疗效果。

六、共管模式

目前研究显示，老年患者围手术期最佳的管理模式是多学科共管（co-management）模式，强调多学科之间的沟通、合作、共同决策；从术前到术后，采用标准化流程进行综合管理，可获得较传统外科管理更好的效果。如典型范例就是老年人髋部骨折的老年科 - 骨科共管模式（参见本章第二节）。

七、挑战

老年患者的围手术期管理很多是参考成年人的管理指南或参考专家共识，尚缺乏充分的研究证据支持。有关老年患者围手术期的研究常把高龄或衰弱的老年患者排除在外。考虑到老年患者的衰老、共病、药物代谢改变、内在功能减退等多方面问题，需要老年科 / 内科加入的多学科团队，采用适合国情的共照管理模式，通过规范化的综合评估做个体化的全人管理。探索针对不同手术、不同功能状态的老年人群，在不同的医疗条件下适合的围手术期管理模式与流程。

（朱鸣雷；刘晓红 审阅）

参 考 文 献

[1] 中华医学会老年医学分会. 老年患者术前评估中国专家建议（2015）[J]. 中华老年医学杂志，2015，34（11）：1273-1280.

[2] 中华医学会老年医学分会. 老年患者术后谵妄防治中国专家共识 [J]. 中华老年医学杂志，2016，35（12）：1257-1262.

[3] 刘晓红，朱鸣雷. 老年医学速查手册 [M]. 北京：人民卫生出版社，2014.

[4] Mohanty S，Rosenthal RA，Russell MM，et al. Optimal perioperative management of the geriatric patient：A best practices guideline from the American College of Surgeons NSQIP and the American Geriatrics Society[J]. Journal of the American College of Surgeons，2016，222（5）：930-947.

[5] Kristensen SD，Knuuti J，Saraste A，et al. 2014 ESC/ESA guidelines on non-cardiac surgery：cardiovascular assessment and management：The Joint Task Force on non-cardiac surgery：cardiovascular assessment and management of the European Society of Cardiology（ESC）and the European Society of Anaesthesiology（ESA）[J]. Eur Heart J，2014，35（35）：2383-2431.

[6] Duceppe E，Parlow J，MacDonald P，et al. Canadian Cardiovascular Society guidelines on perioperative cardiac risk assessment and management for patients who undergo noncardiac surgery[J]. Can J Cardiol，2017，33（1）：17-32.

第八章 转诊医疗

第一节 转诊医疗概要

转诊医疗(transitional care)是指患者在不同层级和不同地点的医疗机构及照护机构之间安全转移,以满足患者需求和照护目标的改变,包含从上级医院转移至社区医院或照护机构,从急性医疗机构转移至急性后医疗机构,从医院回家、在社区诊所随诊,或者从照护机构、下级医院转往上级医院等。例如,综合医院老年住院患者在结束急性疾患诊治后就会根据临床路径和医疗保险要求尽快安排出院,而MCC和功能维护需要连续性长程管理。转诊医疗是一个连续性的医疗行为,它包含信息传递、医护方案调整、医疗衔接以及患方教育等。

一、意义

高质量转诊是一个提升医疗质量的机会。转诊质量差会带来医疗碎片化、信息失联、医护方案不能贯彻、医疗片段化、延长住院日、增加出院后综合征(post-hospital syndrome)、不适当用药风险和再入院率。例如综合医院老年住院患者延长住院时间,对于患者而言,不仅增加就医成本,还增加住院获得性问题风险和降低生活质量,而衰弱、MCC的老年住院患者在出院后往往会出现功能下降和机体脆弱性增加,称为出院后综合征,这与急性病治疗后往往不能短期恢复有关,也与住院期间住院获得性问题有关。通过高质量的转诊医疗,使患者在不同级别的医疗照护单元之间流动起来,可避免延误诊治和康复,体现患者意愿和需求,巩固诊疗成果,降低再入院率和医疗花费,提高医疗价值。转诊不仅包括患者转运,同时也包括医护职责的转移。转诊医疗保障了连续医疗,是老年科医师必备的基本技能。

二、国际经验

转诊医疗效果评价指标之一是出院患者在一定时期内的再入院率或者在一定时间内非计划内就诊率(去急诊和门诊次数),通常采用出院3个月、6个月或1年内的全因评价以及患者该时间段的相关医疗成本。2009年新英格兰杂志报道,2003—2004年美国老年医疗保险(Medicare)数据显示,出院的11 855 702名老年患者30天再入院约占1/5,1/3的患者在60天内再入院。JAMA杂志2013年报告,分析美国老年医保2007—2009年三种急性病住院老年患者出院后30天再入院率,包括133万例急性充血性心力衰竭、54.8万例急性心肌梗死及116.9万例社区获得性肺炎老年住院患者,30天再入院率分别为24.8%、19.9%和18.3%,而再入院的疾病谱与年龄、性别、种族及首次住院日无关。有多项针对缺血性和出血性脑卒中患者的研究发现,再入院率为7%~20%,其中50%的再入院是10天内发生。对再入院患者分析显示,其中12%~50%的再入院是可以避免的。

在住院和门诊患者的病历调查中发现,约50%患者至少出现下述3项错误中的1项:①药品应用不连续;②没有追查出院时未回报的检验结果;③没有按时接受随访,没有按时随访患者的再入院风险高出6倍。在出院带药上,62.0%患者不知道新用药物的情况,69.3%患者不知道药物剂量调整;81.6%患者不知道停用药物。

医疗不连续的主要原因有:出院后随诊率较低;医方的出院计划不完整,对方教育缺乏,交接时信息传递丢失;高龄,伴有衰弱、MCC、精神问题,健康知识水平低、自我管理能力和社会支持差都是再入院的高危因素。

发达国家针对老年人的医疗照护涵盖了从急

性病入院诊治到社区居家照护的全过程,每个阶段均体现了老年医学注重老年人的功能与合理使用医疗资源的理念。从医疗照护场所看,连续医疗包括急性医疗、亚急性医疗以及 LTC;依据老年人不同的功能状态,长期照护又分为护理院、养老院、社区居家照护等。针对不同的医疗场所有相应的服务模式或项目,以确保老年人医疗的高效和连续性。美国 Medicare 实行了减少医院再入院计划,从 2009 年公布的各医院 30 天全因再入院率,2012 年开始对某些疾病(如心力衰竭)的 30 天再入院率超过平均水平的医院予以罚款,2014 年后扩大病种,并将转诊医疗纳入医保支付,这项改革迫使医护照料从碎片化转向无缝连接。而随机对照临床试验也已经证实改善医疗转诊,可使再入院率降低 30%,每例患者医疗成本降低约 100 美元。

Rich 等对老年心力衰竭患者在出院时实施了团队干预:由护士做健康教育,制订出院后健康计划;老年科医生指导用药;营养师做饮食教育和指导,并对患者随访。结果表明,以上干预措施使患者再入院率降低了 42.2%(47.6% vs 27.5%)。

一项关于药剂师参与转诊的研究发现,由药剂师在患者出院后 48h 内进行电话随访,询问是否服用出院带药和是否了解如何正确服用,结果显示,30 天再次去急诊室概率明显下降(10% vs 24%)。另一项研究显示,药剂师对出院后转入护理院的患者,在出院时和出院后 3~5 天进行用药指导,药物不良反应者发生率明显降低($OR = 0.11$,$p = 0.05$)。

三、中国现状

目前在国内转诊医疗理念尚未普及,更缺乏相关共识、规范和流程。表现为:①缺乏针对老年患者的连续性医疗照护体系;②老年科仍以老年病诊疗为主,对全人连续医疗和个体功能发挥关注不足;③针对衰弱、共病老人缺乏个案管理;④跨系统沟通存在困难,接管的医务人员不确定;交接双方医务人员信息交接不全面甚至无交接、信息延误、信息曲解;在多家机构重复检查、重复用药问题突出,不能及时准确进行医疗调整;⑤出院小结不完整或不准确,无药物、营养、康复及随访等相关信息;⑥患方教育不充分,患

方未参与转诊的过程,对转诊目的不明确,自我管理不足等。

四、质量评价

转诊医疗质量的提高应该得到全社会广泛的关注。广泛用于评估转诊医疗质量的工具是美国设计的转诊评估工具(care transitions measure,CTM),CTM 可以追踪患者不同阶段的信息,而不仅仅是出院信息,旨在指导研究人员和医护人员改善转诊医疗质量。WHO、国际联合委员会和国家质量论坛等机构已将 CTM 纳入照护质量评估。CTM 有两种版本:CTM-15(表 2-8-1)和 CTM-3,均在不同人群中得到验证。国内 CTM-15 汉化版已被证明有良好的信效度;CTM-3 能否取代 CTM-15 作为有效测量工具,尚需大样本验证。

表 2-8-1 转诊评价工具(CTM-15)

编号	项目
1	患者和医务人员就健康目标以及如何实现这些目标达成了一致意见
2	医务人员在决定患者医疗计划时,考虑了患者和家人或照护者的需求
3	确保新的医疗机构能够满足患者医疗、护理和康复的需求
4	患者获取自我护理所需的信息
5	患者理解如何管理自我健康
6	患者明确警示性症状和体征
7	患者在离开医院时得到一份容易理解的书面护理计划
8	患者清楚病情改善或恶化的原因
9	患者理解自己在健康方面需要负责的事项
10	患者自信如何来管理健康
11	患者自信可以做到所交代的事项
12	患者离开医院时得到书面的随访和检查清单
13	患者了解服用药物的目的
14	患者了解服用药物的方法
15	患者了解药物的副作用

引自:Coleman EA, et al. Med Care, 2005, 43(3): 246-255.

CTM 主要包括四个维度:

1. **患者信息传递的准确性** 信息及时、可靠地送达到接管医师手中。

2. **患者及照料者职责** 确定健康目标和转诊目的,获取护理信息。

3. 患者自我管理 了解自我监测，明确在自我健康管理方面的责任。

4. 患者意愿 根据患者及照料者情况确定合适的随访等。

五、模式

现在已经开展在医疗机构之间的病历电子传输。我国的医联体模式是医疗资源共享、信息互联互通的平台，对医联体成员单位之间的双向转诊运行机制进行探索，可构建双向转诊组织体系及制度、转诊流程、完善双向转诊协调机制及监督机制。一些初步的研究结果显示这些措施可以获得一些优势，例如减少再入院的发生率等。例如最近刚刚发布，由北京方庄社区卫生服务中心首创的"智慧家医"，是指以人为中心、信息技术为支撑，基于智慧健康管理的家庭医生协同一体化服务，核心为"一固定、三协同、五智慧"，即：医患固定；医护协同、医医协同、医社协同；智慧诊疗、智慧档案、智慧APP、智慧上门、智慧绩效。但是这些措施仍旧面临着很多挑战，例如护理机构需要相应的网络、器材和标准支持、医联体或医共体之间的紧密协同合作、个人信息及隐私保密等。

预期将来建立完善的信息系统包括：

1. 以患者为中心的动态记录系统 不断维护电子病历，可供医务人员随时查阅，用于不同就诊环境中传递信息；安排患者随诊，可以自动提醒患方，并强调随访重要性，就诊注意事项，患者及照护者宣教；可以随时提醒接诊的医务人员。

2. 患者用药的自我管理系统 明确用药适应证；列出用药清单，自我核对；提示可能的用药错误。

3. 报警系统 提示病情恶化的表现（警示症状），出现问题时的应对方法。

4. 联络平台 医务人员可随时联系，避免信息传递的延误、不完整或不准确。

第二节 转诊医疗实施

一、住院患者的转诊医疗

转诊医疗体现在患者整个医护过程中，不同机构之间可双向转诊。本节重点介绍住院患者的转诊医疗。

（一）入院时

1. 制定出院目标 应根据CGA，跨学科团队早期（包括入院时和急性病稳定后）设定出院目标、制订出院计划，保证医疗连续性、完整性和协调性。

2. 避免医院获得性问题 在治疗急性病的同时，应采用预防住院获得性问题风险策略：避免感染、多重用药、跌倒、骨折、外伤、营养不良及其他事件；改善睡眠异常、减少疼痛及应激，优化镇静药物使用以降低谵妄风险；改善营养状态，加强锻炼，维持肌肉力量；提高认知和躯体功能，避免失能等。

3. 尽快安排转诊 对于功能状态较差的老年患者，应制订患者的长期医疗方案，并及时与家属沟通。

（二）出院时

出院时的诊疗照护方案是转诊医疗的重点内容，包括以下几个方面：①转诊前需确定老年患者转诊后的需求以及患者和照护者对于转诊计划的倾向，并评估老年患者转诊后照护人员和方式，转诊后老年患者和照护者是否有能力达到预期目标；②确保不同医疗机构之间的衔接，使接管医务人员能够及时获取相关的医疗记录（如出院记录、检查结果等），最好当面或者电话交接，但目前往往不确定接管医务人员，故需要高质量的出院记录传递医疗信息；③对患方宣教，提高患方依从性，能够按时随诊。

1. 出院记录 是重要的转诊文本资料。

（1）常规内容：本次入院的主诉、现病史、诊疗经过、有意义的检查及化验结果、药物调整，CGA评估，出院时的情况、出院诊断、出院医嘱。出院诊断不仅需列出疾病诊断，同时还应包括认知、心理和躯体功能状态及老年问题，有些问题不一定在疾病诊断ICD中有代码，但是对于老年患者非常重要的诊疗经过需主次分明，避免罗列无意义的检查结果，有治疗变动时应注明原因。

（2）药物重整记录：应列出每种药品的用量、用法和剂型；说明调整的理由，包括减量或停药；仍需营养支持或静脉输液的患者，应注明营养支持或静脉输液的方案,包括品种、时间、剂量、方法等。

(3)出院医嘱:应该内容详细、重点突出。药物重整后,后续药物的剂型变更和减药方案。除了药疗之外,还要有非药物治疗方案、营养和康复方案、护理方案以及随诊计划。重点观察指标有本次急性病相关表现和用药后的不良反应表现。

2. 其他方面的衔接

(1)医保报销方面:是否需要特殊手续,如转诊证明、医院证明等。

(2)随访安排:包括电话随访、上门随访以及远程监测等,也需和患方沟通,明确随访的时间、地点、联系人以及随访内容等。同接管医务人员确定联络方式,以便就患者情况及时沟通。

(3)患方教育对患者、亲友及其照护者进行相关教育也是保证医疗连续性的关键。告知患方相关信息和注意事项时应避免使用专业术语,并提供书面材料,还应就重要问题在说明后请患方重复,确认患方已经理解。一旦转诊计划决定,需确保患者和照料者理解转诊的目的。出院时需要让患者及照护者知道以下内容(表2-8-2):①本次住院新诊断的疾病,解决的问题、未解决的问题,包括未归的检查结果等均需告知;②出院后该服用的药品和服用方法,用药指征、用药的改变、药品保存方法及潜在的药物不良反应等也需告知;③重要的随访时间、地点和相关人员以及随访内容需要患方知晓;④具有早期提示性的症状和体征,连同发现这些症状和体征后处理

表 2-8-2 转诊时患方教育

编号	沟通要点和注意事项
1	告知重要诊断
2	告知用药建议和潜在的药物副作用
3	告知活动方式
4	告知功能状态
5	确定其掌握自我健康管理技能(如伤口管理和指血血糖测定等)
6	告知警示性症状、体征,应对方法
7	确定转诊后的目标
8	确定随访日期、地点和联系人
9	尽量避免用医学术语
10	提供书面资料

方法都需有效沟通;⑤应有相关人员(包括医生、护士、营养师等)分别向患者及照料者予以宣教;⑥自我监测工作在患者出院前就应该向其说明并且教会患方。

(三)出院后

安排主动随访项目:

1. 电话随访 安排在出院 3 天内,了解患者病情变化、用药依从性以及是否清楚随诊时间。

2. 面对面随访 通常安排在出院 2 周时,可以采取门诊或上门、远程视频等方式,详细询问出院后病情变化,有无新发生症状,有无警示性表现,用药情况、有无药物不良反应,以确定是否需要调整医护方案。

二、转诊过程中团队成员的职责

患者转诊的参与人员包括转送患者去其他医疗机构的医务人员、接管团队和患者及其家属,而这些人员需要足够清楚在整个过程中各自所扮演的角色和相应的职责。表 2-8-3 所示,虽然有些责任是有针对性的,但是有一些责任也是共有的。

当患者由上级医疗机构转送到下级医疗机构或照护机构时,该医疗团队必须确认患者转运过程的安全性,其职责还包括确保新的医疗机构能够满足患者医疗、护理和康复的需求。医务人员必须向患者及其家属交代转诊的目的,同时确保患者及其家属能够理解。必须及时向接管团队提供患者的重要信息,确定有效的交流方式,保证接管团队理解医疗计划,保证完整的持续性医疗,调整核对药物,快速准确地完成出院小结,并负责安排随访事宜。

接管医疗团队有责任认真了解患者情况和运送队伍提供的信息,与患者及其家属一起确定治疗目的和治疗方案,评估患者 ADL 和活动功能、社会支持,并将这些融入本机构的治疗计划当中。

在转诊过程中,患方作用也是不容忽视的。他们是受教育方,有必要与医务人员沟通患者转诊的目的和意义;参与制订治疗目标和治疗方案;有责任知道在患者转诊后可能出现的问题和应对措施;需要了解患者目前治疗的基本情况,需要监测的内容等;必须记录和理解安排的随访内容。

表 2-8-3 转诊过程中的分工与职责

交班团队职责	接班团队职责	交接班团队共同职责	患者及照护者职责
确保患者在转诊中生命体征的平稳	在患者到达之前认真了解患者情况和运送队伍提供的信息	为患者再次转诊提供计划	参与制订转诊目标,明确患者转诊后出现问题时的联系人
确保接班机构能够满足患者医护和康复的需求	如发现错误或者不一致情况,与运送团队取得联系	评估患者基本情况和功能状态	转诊前向交班团队了解患者情况
和患者及照护者共同制订转诊目标		评估患者的社会支持	了解患者目前健康情况,出现哪些症状或体征需要联系,如何联系
及时向接班团队提供患者重要信息,并提供团队制定的医护方案		与患者及照护者共同确定医护目标和方案	了解患者用药、用药指征、药物潜在不良反应等
安排患者的随访		取得交接医疗机构医务人员联系方式	记录和理解医方安排的随访
转诊后患者遇到问题时的联系方式			

三、展望

增加患者安全性和以患者为中心需要医疗服务无缝隙衔接,转诊医疗是连续性医疗的重要组成部分。其要点包括:在医院的急性医疗中,应充分考虑老年人的特点,关注老年人的功能状态,多学科团队进行综合评估,减少住院时间,预防医源性并发症,早期即开始制订出院计划;在不同场所、机构的转诊中,注意医疗的衔接,确保患者信息完整、准确传递;在居家社区服务中,对于衰弱高龄老人,建立个案管理制度,指导患者寻求有效的医疗照护服务;针对患者和其照护者进行积极宣教,明确需求,增强其自我管理的能力,从而使老年患者能够得到较好的从医院到社区的连续医疗服务。

为了在国内建立完整老年人医疗照护体系,各级医疗照护机构之间建立有效沟通和互动协作,急需进行相关转诊医疗研究,学习其他国家成熟的转诊规范和经验,发现我们各地存在的问题,制订适合国情和本地化的干预策略、规范和流程。在 CME 中加入转诊医疗培训,要求医务人员掌握转诊的基本技能;将个案管理整合入老年照护系统,提供整合服务,保证医疗的协作和连续性;把工作重点从急性住院医疗转移到预防、康复、慢性病管理等方面,进而通过早期干预,来降低老年患者的再入院 / 急诊率、非计划就诊次数、减少医疗费用。

(张勤;刘晓红 审阅)

参 考 文 献

[1] 朱鸣雷,王秋梅,康琳,等. 高龄老年患者住院治疗中的转诊问题分析 [J]. 中华老年多器官疾病杂志,2015,14(2):89-92.

[2] Coleman EA,Min SJ,Chomiak A,et al. Posthospital care transitions: patterns, complications, and risk identification[J]. Health Serv Res, 2004, 39(5): 1449-1465.

[3] Jencks SF,Williams MV,Coleman EA. Rehospitalizations among patients in the Medicare fee-for-service program[J]. N Engl J Med, 2009, 360(14): 1418-1428.

[4] Harlan M. Krumholz. Post-Hospital Syndrome-An Acquired, Transient Condition of Generalized Risk[J]. N Engl J Med, 2013, 10: 368(2): 100-102.

[5] Kansagara D,Englander H,Salanitro A,et al. Risk prediction models for hospital readmission: a systematic review[J]. JAMA, 2011, 306: 1688-1698.

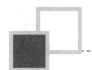

第九章 老年人医院外卫生保健服务

第一节 社区与居家医疗

一、概述

(一)定义

医院外卫生保健服务指因急性、亚急性疾患而到急诊或住院之外的医护活动。包含初级保健如健康管理、慢病管理、初级缓和医疗、预立医疗计划(advance care planning, ACP);医院外的急性后医疗康复及护理;长期照护,包括社区原地照护(日照中心,短期照护,康复,特殊项目如认知症、衰弱,卒中后家庭病房,上门照护,流动医疗车)和异地机构照护(养老院、护理院、特殊机构),包含善终服务。

在医院外卫生保健服务中,覆盖面最广、最能直接影响整体价值或费效比(return on investment, ROI)的就是社区与居家医疗(community and home medical care; community and home health care),或初级医疗保健或基本医疗(primary care),以下称社区居家医疗,是老年医疗保健体系的重要组成部分。老年人留在熟悉的社区和居家环境中,医护人员向老年人及家庭提供便捷的第一线医疗保健服务,以帮助老年人实现独立生活为目标。特点是除了对疾病管理和医院治疗的延伸之外,更关注维护与改善老年人的内在能力,提升老年人带病、带残生活的质量,推迟进入长期照护机构的时间;服务机构与服务对象之间建立长期持续的伙伴关系,在家庭和社区内开展以人为本(person-centered care)而非以疾病为中心(disease-centered care)的医疗保健服务。在发达国家,社区居家医疗通常以全科医生(general practitioner, GP)、全科护士(nurse practitioner, NP)为主,整合各类照护资源,组成老年医学跨学科团队(geriatric interdisciplinary team, GIT)。作为医疗系统的入口,负责对社区和居家老人的所有医疗需求和问题提供支持,并对需要专科或综合医院介入的患者提供转诊服务(transition care)。

社区居家医疗涵盖了对老年人及家庭的全生命周期健康服务,包括慢病管理、家庭病床、康复(物理治疗、作业治疗、言语和吞咽治疗、心理治疗等)、专业护理(skilled nursing)、安宁缓和医疗(特别是善终服务)。其核心是对人和人所需要的生活质量、心理慰藉、尊严的保障,而非简单的治疗特定疾病。

组成社区居家医疗的三大要素是:①对人和社区的赋能;②跨部门形成的政策和行动;③以社区和居家医疗服务、基本公共卫生职能为核心的整合医疗服务。除了对老年人疾病的持续监测、用药管理,还帮助老年人维护、重建、改善其日常生活能力(ADL)。提供对照护者的指导和支持。

社区居家医疗服务的发展,有助于实现医疗服务的"四个正确"转化,即"正确的保健,正确的患者,正确的时间,正确的地点",将现在针对个体提供的被动式医疗保健转化为未来对人口健康的管理,从服务于有支付能力的个人转向基于家庭和社区提供服务,把目前各机构、甚至机构内各科室不同的工作时间统一为 7/24 小时全天候,乃至尽可能早期或提前干预,同时将主要限于机构所在地开展工作转变为未来在需求者最方便的地点和环境内进行医疗保健服务。详见图 2-9-1 未来医疗服务定位。

(二)特点

1. 提供便捷可及的首诊 通社区居家医疗作为医疗卫生体系面向社区的"看门人",一方面能够大大提升老年人、慢性疾病患者获取医疗意见的便利性,减少等候时间,进而实现医疗可及

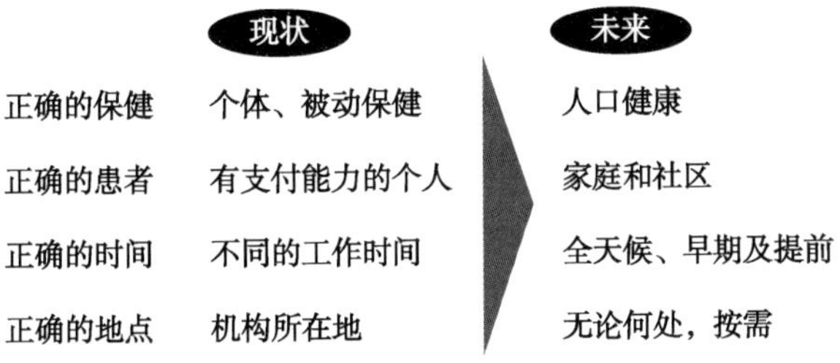

	现状		未来
正确的保健	个体、被动保健		人口健康
正确的患者	有支付能力的个人		家庭和社区
正确的时间	不同的工作时间		全天候、早期及提前
正确的地点	机构所在地		无论何处,按需

图 2-9-1 未来医疗服务定位

性(accessibility);另一方面又能对大量医疗需求进行有效分诊,将有需求的患者与诊断检验、专科诊疗、精神心理服务,乃至安排入院,个案管理,提升系统服务效率,节约宝贵的医疗资源。

2. **连续性跟踪服务** 对于经过综合医院专科治疗的老年人和慢性疾病患者,医疗机构内的诊疗仅仅是第一步,延续到院外特别是回到社区和家庭之后的医护和康复工作,往往需要持续很长时间,社区居家医疗能够确保对这类人群进行有效的长期跟踪,确保医疗连续性。

3. **全人综合管理** 在我国,植根社区和面向家庭的社区医疗卫生服务承担了老年医学中的预防、保健、医疗、康复、健康教育等职能。在发达国家,社区医疗还为衰弱\高龄老人提供个案管理。

4. **协调整合资源** 直接面向全人群的社区居家医疗服务一大特点就是协调和调动各方面资源,建设"四横二纵"的医疗体系,即医疗急救、后续护理、健康教育、心理咨询四项功能的横向联系,与医疗机构、医保机构的纵向联系。

(三)价值导向型医疗

社区居家医疗是 WHO 健康老龄化行动纲领所强调的医疗体系核心组成部分。相关研究表明,发展完备的社区居家医疗能够在提升医疗效果(例如降低过早死亡率)的同时,降低医疗保健花费,是实现以价值为导向医疗服务体系的核心基础。

根据对 18 个较富裕的经济合作与发展组成成员国 1970—1998 年的数据分析,社区居家医疗发展程度越高的国家如英国、丹麦等,整体医疗保健花费越低;相反,美国等发展程度较低的国家整体医疗保健花费居高不下、甚至上升,而且随着一个国家社区居家医疗发展水平逐渐提升,过早死亡率不断降低。每万人拥有社区医生人数和该国人均预期寿命之间也呈正相关关系。

上述研究中对于社区居家医疗发展水平评价的方法包含了对所有重要因素的考量,可以作为发展社区居家医疗的参考指标。这些因素包括:

1. **各国政策法规** 有无全国性政策法规促进社区居家医疗发展、支付方式。

2. **服务提供者** 主要依靠全科医生、内科和儿科医生或者专科医生。

3. **可及性** 自付费用占比。

4. **持续性** 有无长期纵向跟踪名单。

5. **首诊服务** 是否始终要求。

6. **全面性** 全生命周期、全科。

7. **协调要求** 针对转诊有无明确指南。

8. **以家庭为中心** 按家庭而非个人建档。

9. **面向社区** 政策是否要求以社区为基础的数据、服务管理和优先重点确定。

在我国医疗卫生费用不断增长、医保基金面临保持收支平衡压力、医疗和医药领域支付改革日渐深化的今天,大力发展社区居家医疗,发展以价值为导向的医疗保健体系,将成为实现健康中国目标、建设连续性卫生保健系统的重要环节。

二、服务内容及体系建设

(一)服务内容

1. **预防** 预防的目的是防止和降低发生的可能或限制其发生的程度和影响。社区居家医疗的预防工作,既包括对疾病的预防,也应该包括对失能和失智的预防。在当前疾病谱越来越偏重慢性非传染性疾病的形势下,影响生活质量的主要因素已经从疾病转向功能,对已患慢性疾病的人群进行功能衰退和损失的预防,也是 WHO 在健康老龄化战略中强调的工作重心。

2. **筛查** 尽早识别和筛查疾病、功能障碍征兆,早期提供适当的治疗,能够大大提升干预效果,减少负担。针对重点问题(如高血压、糖尿病、衰弱)定期开展基于社区的规模性筛查成本更低。

3. **诊断** 对绝大多数疾病,社区居家医疗能够确保在第一时间给出患病与否的判断,起到首诊和看门人的作用,帮助居民及时进行医疗决策、生活规划,也有助于提升人们对医疗服务的满意度。

4. **治疗** 在老年医学语境下,治疗的意义在于维持或改善健康状况,尽可能保障个人和家庭的生活质量。对因治疗和对症治疗同等重要。在社区层面最适合基于 CGA 而开展老年综合征的管理。

5. 康复护理（restorative care） 社区和居家环境中的康复护理对象不仅包括因疾病（如脑卒中、帕金森）、手术（如关节置换手术）等原因导致暂时失去部分乃至全部肢体和／或心理功能的人们，也包括处于衰弱前期或衰弱的老年人（详见第三篇第一章）。不同于被动的替代型照护，康复护理旨在对老年人受损但尚存的生理、心理、社会功能进行最大限度的重建与维护，维护老年人尊严，支持其尽可能长时间的享受高质量生活，积极参与家庭与社会活动。

6. 缓和医疗及善终服务 对于老年人、重症患者以及生命终末期患者（进入缓和医疗的判断标准可参考第二篇第十一章第一节），应与综合医疗机构的治疗结合并延伸至社区和居家医疗中，缓解疼痛和症状、不适、压力，进行心理疏导，提供社会问题支持以及灵性方面的照护，保障老人尊严，是医疗本质"偶尔治愈，常常帮助，总是安慰"最好的体现。

（二）体系建设

社区居家医疗的工作流程是持续跟踪的闭环（图 2-9-2），对维护老年人健康起着承前启后、协调整合的重要作用。首先示对综合状况和需求的评估，继而结合个人意愿，制订干预目标和方案，并在方案实施过程中不断结合实际情况和可用资源进行调整；通过对主、客观健康指标的监测来衡量干预效果，并根据需要再进入新一阶段或针对新问题的评估。

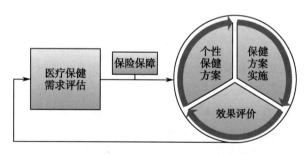

图 2-9-2 社区居家医疗工作流程

除了与医院内门急诊和住院医护服务形成双向转诊以外，成熟的社区居家医疗与其他医院外卫生保健服务之间也有着连续衔接的关系。通过

社区居家医疗服务的评估和干预，识别人们所需要的在其他地点提供的医院外康复护理、长期照护及善终服务需求，以"看门人"身份协助老年人及时获得适当的干预。

随着社区居家医疗体系不断建设完善，人们将可以通过便捷可及的首诊服务，获得全面、整合、持续、适当的照护，强调健康促进和（疾病与失能失智）预防。为了确保社区居家医疗体系良性发展，还需要不断建立健全政策、法律和制度框架，优化组织管理，让个人和集体都能积极共建共享健康，发展壮大专业人才队伍，从资金（支付）和技术等方面提供充分的资源支持（图 2-9-3）。

三、人才需求

（一）全科医生

发展社区居家医疗，首先要大力培养家庭医生队伍。全科医生一般在社区卫生服务中心（community health center，CHC，社区健康中心）提供门诊形式以及上门家访服务，根据患者各自不同的情况建立家庭病床和医疗健康档案。

（二）全科护士

又称社区护士，在发达国家的社区居家医疗团队中承担着核心职责，除了有必要执行医嘱的情况之外，往往独立工作。在我国全科医生队伍建设初期，面临可培训医生人数不足的状况，大力发展全科护理人才将为社区居家医疗提供更加现实的解决方案。

（三）整合照护师

整合照护师（integrated care manager，ICM）是一种新型职业，负责解决服务对象所有医疗健康上相关的需求，运用整合照护模式，提供个性化健康管理方案。作为社区家庭医疗中的主要执行者，是老年人或患者的健康伙伴，是服务对象与健康资源之间的联络人和桥梁。

（四）其他人才

提供社区居家医疗的最佳方式是组织 GIT（详见第二篇第五章第一节），提供以人为本的整合医护服务。团队中除了上述全科医生、全科护士及整合照护师以外，还包括康复治疗师、心理咨询师、营养师、社工和护工等，在善终服务时，还需要灵性照护师、音乐治疗、芳香治疗等人员。团队中不可忽略的还有老年人的家庭成员（常承

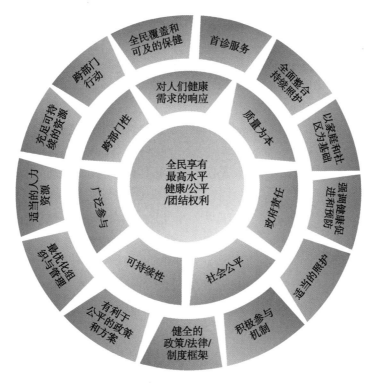

图 2-9-3　社区居家医疗体系建设要点

担家庭照护工作）、亲友、邻居以及社区中其他可以发动和组织起来的各类人员，共同发挥健康监控、问题警示、就近响应的作用。

四、发展现状、机遇与挑战

（一）以人为本理念

尽管人本医疗得到越来越多的关注，但当前我国老年人医疗保健服务的主要获得方式仍然是遵循医疗机构的设置，尚未摆脱器官疾病诊疗模式，而社区居家医疗作为医疗体系的一个环节，其发展也必然依附于医院门/急诊和住院患者的治疗延续需求，难以真正实现以老年人为中心的全人、全程、全家、全队、全社区服务（五全服务）。

发达国家早已意识到顺应社区居民健康需求的必要性，通过创新人本医疗服务模式，探索出了提升整体人口健康水平同时有效控费的路径。以日本的健康管理中心为例，通过对中老年人进行积极有效的健康促进、疾病预防，帮助每个居民和家庭提高健康素质，主动、提前管理健康风险，使得日本老年人在享受全球最长的人均预期寿命的同时，也能保障生活质量。而美国基于社区提供的老年人综合照护项目（PACE）也在将多学科团队模式应用于社区中，在老年健康管理、

尽可能减少住院、推迟入住长期照护机构的时间等方面得到了广泛验证。

如果以医疗机构为中心构建医疗健康服务体系，会造成"有了问题再求医"的被动局面，无法及时根据人们健康水平的差异和可用的健康资源来主动调整保健重点、优化资源配置，长此以往只会导致全人群的健康更加失衡。当前我们面临的重要挑战也与人本医疗的理念尚未得到全面贯彻有关。我国到 2018 年底，每 1 万人口全科医生2.22 人，尽管数字在逐年上升，已经基本实现了阶段性快速发展的目标，但仍然存在首诊能力不足和地区发展不均衡的问题。虽然已经发展起广泛签约的社区家庭医生，但在老年人实际需求时尚未成为首诊首选，医疗保健服务能力还有待进一步提升，离主动向社区、家庭、居民提供全面全程健康管理还有差距。

（二）科学技术进步

走进主要城市以及部分农村的大多数社区医疗机构，首先引人关注的就是近年来快速发展起来的电子医疗检测设备和信息化平台。远程医疗（telehealth）和移动医疗（mhealth）让社区及农村老年人获得适合他们的健康监测、疾病咨询、专家会诊等医疗服务成为可能。

科技正在带来前所未有的医疗升级，包括人工智能（artificial intelligence，AI）在多个细分领域加速医疗智能化、数字化技术，启动以患者为中心的智慧医疗、医疗消费化催生爆发性创新技术等。医疗检测、监控、诊断、决策已经越来越贴近个人和家庭，我们正走向无处不在（ubiquitous）的未来医疗，这直接导致了医疗保健体系进一步下沉，推动社区居家医疗取得巨大进展（详见本章第四节）。

尽管我国在一些技术相关领域取得了巨大进步，甚至在移动互联网、人工智能等方面的发展位居世界前列，当前社区居家医疗中的技术应用仍然有待整合提升。例如，越来越多社区开始引入的生命体征等健康监测设备，面临将碎片化数据和风险预警、决策支持系统整合的挑战，医疗物联网的研究和应用也还处于初期，目前主要在大型医院开展尝试，尚未转化为社区居家医疗的系统工具。

（三）支付机制改革与创新趋势

在当今中国，社区居家医疗的发展和双向转诊、分级诊疗机制的建设尚处于初级阶段，日益庞大的老年人和慢性疾病患者等高危人群频繁出入医院，加剧着医疗资源的耗费。而碎片化医疗服务环节的叠加，给疾病及失能失智预防、院外延伸医疗、康复、护理带来了更高成本。随着医疗卫生费用逐年大幅上升带来的财政压力，发达国家纷纷对医疗保险制度进行改革，新型医疗服务机构如管理式医疗组织（managed care organization，MCO）纷纷面向居住在社区和家庭中的广大人群开展创新服务模式，推动以价值为导向的医疗，医疗体系正在发生重大变化（图2-9-4）。从美国到南非，社会及商业保险都开始将支付与服务的价值导向以创新模式和产品推向市场，甚至将金融产品与人们对健康生活方式、个性化健康管理计划的依从性挂钩，不断突破医疗服务原有的边界。

医保支付改革给价值导向医疗发展带来了重大机遇，目前主要依靠自付/报销比例的不同来调节人们对不同层级医疗保健服务的选择，同时在部分地区开始尝试按人头付费进行人口健康管理。其中最突出的挑战是在绝大部分仍然按项目付费的服务中，对社区居家医疗服务的定价普遍偏低，导致基层医护人员无法得到有效激励。如果要加快实现规模化、可持续服务的目标，让社区居家医疗对整体价值的影响得到充分体现，我国无论是医保支付改革还是商业保险的产品创新都可以在深入研究国际先进经验的基础上尽快启动本地化模式设计与试点。

综上，以人为本的老年医学发展离不开医院内外服务的无缝衔接，社区居家医疗因其便捷可及、长期持续、综合全面而具备协调资源的能力，最适合实现连续与整合的医疗保健网络服务。这一不同经济发展水平的国家不约而同作为重点的发展领域，正成为我国医疗体系建设的关键，在各种科研、技术、人才、模式方面创新空间广阔、大有可为的同时，也面临着很多发展初期的现实挑战，值得投身其中，深入学习和研究，共同促进。

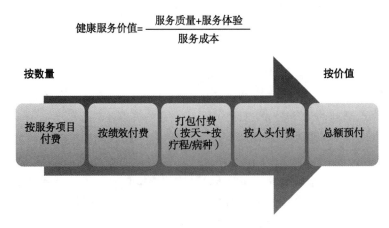

$$健康服务价值 = \frac{服务质量+服务体验}{服务成本}$$

图2-9-4　以价值为导向的医疗服务支付机制

（王燕妮；张勤　刘晓红　审阅）

参 考 文 献

[1] World Health Organization. The World Health Report 2008: primary health care -now more than ever.[J]. 2008, 25(7): 617.

[2] Macinko J, Starfield B, Shi L. The contribution of primary care systems to health outcomes within organization for economic cooperation and development(oecd) countries, 1970-1998[J]. Health Services Research, 2003, 38(3): 831-865.

[3] Choi S, Davitt JK. Changes in the Medicare home health care market: the impact of reimbursement policy[J]. Medical Care, 2009, 47(3): 302-309.

[4] Ruikes FGH, Adang EM, Assendelft WJJ, et al. Cost-effectiveness of a multicomponent primary care program targeting frail elderly people[J]. BMC Family Practice, 2018, 19(1): 62-70.

第二节 老年人长期照护

伴随着全球老龄化问题的日益严重,因衰老和疾病导致失能的状况大大增加,因而老年人长期照护(long-term care)的服务需要也日益增加。做好长期照护工作是世界卫生组织提出的应对老龄化的策略之一,需要政府主导、多学科整合服务和建立完善的服务体系,长期照护在老年医学领域显示出越来越重要的作用。

一、概念

老年人长期照护是指老年人由于衰老和身心疾病导致生活不能自理,在一定时间内甚至终身都需要在日常生活和医疗康复中给予支持和照护,包括日常生活照料、医疗护理和社会支持服务等。在照护过程中,照护者特别是家庭成员的积极参与、支持和决策起到重要作用。

长期照护的意义在于通过整合医疗和服务资源,在专业的医护人员对各种管路、压疮和失智患者的护理和在生活照护人员对老年人的起居和日常生活的照护下,调动老年人的积极因素,使潜在能力达到最大化,目的是帮助老年人提高生活品质和延长寿命。

按照世界卫生组织的长照原则,完善的长期照护体系先要体现个人的尊严和公共价值观念;要发挥政府和社会其他部门的作用;要宣传和教育公众了解长期照护的重要性,特别是要尊重照护者的责任、作用和权利,鼓励家庭成员积极参与照护;长照中要遵循保障公平、广泛、准入、整合服务和可靠的设施原则;统筹长照资金,建立长期照护保险;积极采用现代化技术支持和大数据收集分析研究。

长期照护的目标是:老人能够参与社区、社会和家庭活动;住房环境和辅助设施适宜;社会照护和医疗服务状况可评价;有专业人员提供生活支持和医疗卫生服务;制定降低风险减少进一步失能的目标;对精神、情感和心理提供支持;提供舒缓治疗和临终关怀;为家庭、亲友和其他照护者提供支持,必要时能够及时进入专门机构实施照护。

长期照护的地点一般在护理院、养老院、日间照护中心和家庭。我国根据实际状况提出未来中国老人 90% 是居家养老,7% 是社区养老,3% 是机构养老,即"90+7+3"的中国式养老模式。

二、服务内容

老年长期照护服务主要包括医学护理服务、日常生活照料服务、精神心理慰藉、社会支持服务、转介服务和随访服务等。

(一)医学护理服务

主要包括对各种慢病的护理、常见留置管道(如引流管、静脉通道、胃管、导尿管、造瘘管)的护理、常见老年综合征和老年照护问题的护理等,还有舒缓医疗和安宁疗护(见相关章节)。

(二)日常生活照护服务

主要包括:行走、上下楼梯、穿衣、吃饭、移位、如厕、洗澡、梳洗和大小便等。

(三)心理慰藉服务

无论是长期入住医疗机构或养老机构的老人,还是接受社区居家照护的老人,多数由于生活不能自理,社会参与活动少而存在一定的精神心理问题,有的孤独抑郁,有的烦躁焦虑,需要家属、照护者和医护人员给予适当、及时的精神心理慰藉服务。

(四)社会支持服务

长期照护中的社会服务,既包括由国家和政府为失能患者开展的各种社会活动,也包括由志愿者、慈善机构和福利机构为失能老人提供的各种支持服务。有些老年人由于多病共存，生活不能自理需要长期有人照护，加之无固定的经济收入，会出现某种程度的老年歧视或老年受虐倾向，这些老人更应得到相应的社会支持服务。

（五）转诊服务

承担长期照护服务的机构或医护人员应为失能、失智患者提供转介服务。转介服务一般应遵循以下原则：

1. 当被照护对象有急性疾病或危重疾病发生时，应将患者转介到急性期医院进行救治。

2. 当被照护对象在某些方面仍具有一定的康复潜能时，应将患者转转到中期照护机构或老年康复院进行康复治疗，或转介给康复师进行康复治疗或康复训练。

3. 当被照护对象处于生命末期时，可转介患者到临终关怀机构接受临终照护和舒缓治疗。

（六）随访服务

长期照护服务机构对于出院的患者应进行定期的随访服务，这样不仅能为失能患者提供连续性的服务，充分体现人性化的服务理念，表现出对患者的亲情关怀和爱心呵护，还可构建良好的医患沟通渠道，改善医患关系，提高患者及其家属对照护机构的满意度，为照护机构树立良好的形象，扩大照护机构的社会知名度。随访服务的方式主要包括电话随访、短信随访、上门随访和信函随访等方式。

三、服务模式

国内老年长期照护服务主要有居家、社区和机构三种服务模式。由于老年长期照护服务既涉及老年医疗服务，也涉及养老服务，如何实现老年医养的有机结合，是目前我国急需研究和解决的问题。

（一）居家长期照护服务模式

美国医院协会和全国居家健康机构协会定义居家照护是连续性综合健康照护的一部分，在个人居住场所或家庭中提供健康照护服务，用以增进、维持、恢复个人健康，或将残障、疾病的影响减至最低，并尽可能让患者达到能独立自主生活的境界。美国卫生与公共服务部（Department of Health and Human Service）在官方网站居家照护的简介中提到，居家照护是为具有特殊需求的老年人、慢性病患者、术后需要恢复的患者和残疾者能居住在自己家中而提供的服务。

国内所谓"居家照护"是指老年人居住在自己的家中，由家庭内、外的照护资源提供的一种照护服务模式。居家照料是老年长期照护最主要的一种方式，既可节约照料服务费用，还符合老年人的心理或社会需求。医院或社区的医师、护士、社工和志愿者等均可为居家的老年患者提供上门服务。居家照护服务的内容主要包括以下四点：

1. 个人照顾　帮助患者从事日常生活活动，如行动、洗澡、洗头和更换干净衣服等。

2. 家务劳动　如购物、清洁环境、整理庭园和清洗衣服等。

3. 饮食照顾　提供家中烹调或送餐服务，提供喂饭或其他方式的进食服务。

4. 健康照顾　由医护人员提供上门的医疗、康复和护理服务。

（二）社区长期照护服务模式

社区老年长期照护服务具有两层含义，一是由社区卫生服务机构对居家的老年失能、失智者进行管理，由其医护人员提供定期的上门服务或特殊情况下的随诊服务；二是在社区卫生服务机构设置老年长期照护病床，主要是以日间照护中心、喘息服务（为失能老人的照护者提供临时的支持性替代服务）的形式为老年失能患者提供服务。由于有限的社会护理机构难以满足老年人的长期照护需求，所以社区长期照护正好可以弥补家庭和社会照护能力的不足。社区老年长期照护大致有以下优势：

1. 就近方便，贴近老年人的心理需要，即老年人仍可继续生活在他们熟悉的生活环境中，更容易得到亲情友情的关怀，因而能大大提高照护质量。

2. 可缓解家庭长期照护的困难。

3. 能发挥社区优势和利用有效资源。

4. 社区照料护理，减少了政府和社会的投资，也方便了群众。

5. 覆盖面广，稳定持续，容易普及与推广。

（三）机构老年长期照护服务模式

是指由专门的护理院、失智照护中心、养老院等提供的长期照护服务。

1. 护理院　护理院由卫生部门管理,是实施老年长期照护服务的主体。由于医疗保险对长期照护支付上的缺项和护理院自主收费限制,目前能够维持正常运转的护理院很少。国外的护理院分为以生活照护为主的一般护理院;以医疗护理支持和失智照护为主的专业护理院(skill nursing home)。

2. 养护中心　由民政部门管理,以生活照护为主,医疗照护为辅的老年照护机构。由于机构可以根据需求定价自主收费,加上国家积极支持将机构内部的医疗部门纳入医疗保险,所以满足了部分市场的需要。

3. 养老院　养老院或敬老院等养老机构隶属民政部门管理,是针对失独、丧偶、无依无靠、没有生活来源和丧失劳动能力的老人设立的照护机构。但是由于失能、失智的老年人增加,又不可能将其全部转诊到专门实施长期照护的医疗机构,导致养老院不得不与医疗机构签约合作而对失能、失智者开展医养结合服务。

四、服务人员

老年长期照护的团队包括医生、护理人员、个案管理者、社工、志愿者、康复师、营养师、临床药师和护工等多学科成员。其中主要的团队成员应包括老年科医生、护士、照护者和社会工作者。

(一)老年科医生

主要职责包括:

1. 对患者进行综合评估,根据评估结果制订或调整长期照护方案。

2. 治疗和管理老年患者并存的多种疾病,处理各种疑难杂症。

3. 坚持定期访视制度,及时处理发现的问题,预防不良事件的发生。

4. 关注患者生活环境和精神心理方面的问题,必要时协同解决对疾病产生的不良影响。

5. 及时完成患者的病历资料,确保患者病历资料的完整性。

(二)护理人员

具备法定的护理资质,主要职责包括:

1. 以专业化的态度、价值观和期望值对待老年病患者。

2. 对老年患者进行护理评估,识别现存的或潜在的护理问题。

3. 参加或主持多学科小组会议,整合来自医疗、康复、营养等学科成员的意见,针对护理问题设计和制订护理方案,并对其他多学科成员提出工作建议。

4. 加强与患者和多学科成员的沟通,运用所掌握的专科知识指导护理工作,不断改进护理措施,确保护理工作的及时性和有效性。

5. 做好护理记录。

(三)照护者

包括家属和护工,在护士指导下对老年人进行生活护理,主要职责如下:

1. 生活护理工作　包括生活起居照护。保持患者的卫生清洁,更换患者卧位,保障患者安全,协助患者进食、如厕和活动。

2. 非技术性护理工作　测量和记录患者的生命体征,留取患者的粪便、尿和痰液标本;保持室内的整洁与通风,整理、清洁、消毒病房或病区环境,护送患者检查治疗,做好亲属联系工作。

3. 工作中随时观察患者的情况,发现问题及时汇报。

4. 社会工作者　开展社会支持工作,解决老人的社会需求问题和一般心理问题。

(宋岳涛;刘晓红　陈峥　审阅)

第三节　中期照护

中期照护是一种重要的老年医疗服务模式,其服务的对象主要为罹患各种疾病且处于亚急性或急性后期的老年患者,服务的关键技术为综合评估和多学科整合照护服务。

一、基本概念

(一)基本含义

中期照护(itermediate care service,ICS)的概念首先由英国提出。目前各个国家和地区关于中期照护的概念和服务内容差别很大,但基本内容和目的是一致的。

1. 英格兰卫生部关于中期照护的定义　中期照护是为那些不必要长期占床、不适当地入住急性病医院和长照机构或者滞留在国民健康服务体系(NHS)内的住院患者提供的一种服务,这种服务以多学科综合评估为基础,为患者制订个性化的照护计划,包括康复、治疗以促进恢复;制订以能独立生活为目标的治疗计划,鼓励患者回归家庭。其照护时间一般限制在六周内,最多不超过2个月。

2. 英国老年医学会关于中期照护的基本含义

(1)中期照护是一种健康照护模式,旨在帮助病患由急性疾病期过度至恢复期,预防在家接受长期照护的病患由于慢性功能缺损或病情加剧而入院,或是协助临终病患尽量在生命末期维持一个尽可能的舒适状态。

(2)中期照护是一些服务的组合,主要是协助病患由医院平安返家,由疾病治疗转归到功能康复。照护的首要目标不一定完全是治疗,病患必须具有出院的潜能,即病情稳定且临床上出现的功能障碍经过康复治疗是有可能恢复的。

(3)中期照护的服务不需要占用大型综合医院的资源,但却可能超过传统基层医师的处理范围,其服务内容包括"替代性或康复治疗"与"共病的治疗"。

3. 基本共识 中期照护的对象为老年病亚急性和急性后期的患者,照护的目的在于防止亚急性期患者病情恶化和为急性后期患者实施早期康复预防失能;需要应用老年综合评估方法对患者进行全面的评估;需要有多学科、多层次(如医院、家庭医师、社会福利)专业人士共同参与;中期照护需要高水平的管理和整合;评价中期照护的效果指标是减少急性期患者的入院人数和住院天数,减少患者致残率,降低整体医疗费用。

(二)主要目的

中期照护的目的主要有以下四个方面:

1. 减少不必要的急性期住院天数 老年人入住急性期医院的概率大且入住后的住院天数长,这与老年人的生理特点、疾病复杂程度和功能下降有极大关系。通过早期快速医疗入户服务可以降低亚急性发病患者病情恶化的发生率,控制病情,减少入院。通过急性后期的整合干预和多学科团队服务可以加快出院,合理分配康复地点,达到费用效果最大化。

2. 合理分配医疗资源 通过家庭、社区和各级机构医疗资源的合理利用,减少医疗资源的浪费。但需要卫生管理部门的协调整合,使得家庭

医师和各级医院的外展服务团队有机配合,能够早期进入家庭开展相应的医疗服务。同时,也需要医疗保险和行政管理部门对三级医院、老年医院、康复医院和社区医院之间的连续转诊服务做好对接管理工作。

3. 促进疾病转归和功能恢复 为了确保老年患者功能恢复的最大化,应当根据患者的康复需求、技术水平和训练强度合理转诊患者到康复医院或康复科、社区医院或有条件的家中继续康复和治疗。康复资源的合理利用对老人的生活信心、独立生活能力、功能恢复或者疾病的转归都有极大影响,这些都有可能避免患者日常生活能力的丧失,降低其最终进入长期照护机构的概率。

4. 支持自我管理和避免入住长照机构 认识到衰老和疾病是导致失能的主要原因,要鼓励患者配合卫生部门以及社会部门的工作,合理地在不同医疗机构中转诊,通过自我管理和积极的康复训练达到避免失能入住长照机构的目的。

(三)服务现状

以下简要介绍英国、澳大利亚和我国中期照护的现状。

1. 中期照护的概念 最初由英国健康与社会服务部门于20世纪90年代中期提出,现在已成为英国卫生署发布的"老年人国家健康服务架构"的基本要点之一。中期照护形成的原因是老龄化社会的出现,老年人口数量增加,衰老和疾病的同时出现给现有的医疗服务带来巨大挑战,传统的医疗服务模式满足不了老人的医疗和生活的特殊需求。为了解决这一问题,通过提高家庭医生、社区中心等社区医疗水平,发展社区和家庭先进水平的电子医疗设备,实现在家中和社区的诊断和治疗,为满足老年人就近救急需求的实现提供了条件。

最重要的一点是卫生政府部门认识到了中期照护的必要性和可行性。老年医学以人为本、综合功能评估和多学科团队服务模式也为中期照护奠定了基础。英国通过卫生管理部门和医疗保险部门的充分论证分析、整合创新和大胆实践,在中期照护方面取得了良好结果。

2. 澳大利亚中期照护发展状况 澳大利亚将中期照护也称为亚急性照护,国家和各州分别制定了亚急性照护框架(表2-9-1)。其策略原则

是：在循证基础上加强现有的康复护理服务，加强多学科团队成员的合作，提高服务质量，改善实施效果。

3. 我国中期照护发展现状　目前我国大陆仍然是重急性期的治疗而轻亚急性和急性后期的医疗与康复护理。现有医疗服务机构的设置也多是按急性期医疗资源进行配置，致使应该从急性期医院出院的患者继续呆在急性期医院长期占床，造成极大的医疗资源浪费和急性期医院床位的紧缺，或患者直接回家，使其失去康复机会，造成生活自理能力的下降，甚至导致严重的残疾或死亡。目前我国几乎没有类似国外的日间病房，但是已经有老年医院和老年医学科按照中期照护管理模式开展老年医疗服务，这样大大提升了老年急性疾病之后的康复照护能力，有助于急性医疗后及时而安全地让老年患者出院，并能为其提供连续而有效的康复治疗，避免老年患者功能丧失，减少入住长期护理机构的机会，提高患者的生活质量。

二、照护内容

（一）选择照护对象

中期照护的准入标准大致为以下几点：

1. 年龄一般为 60 岁及其以上的患者。

2. 住急性期医院的患者，病情已经稳定达到出院标准，经过多学科团队综合功能评估有潜在的功能康复可能性。

3. 患者智能基本正常，能够表达出他们的失能状况，并有意愿积极进行康复治疗或康复训练以恢复功能。

表 2-9-1　西澳大利亚卫生部门关于亚急性照护计划和实施标准进度表

国家任务	计划目标	时间进程	预期标准效果
在医院和社区加强亚急性医疗服务	增加服务水平和多样化，9 个市区开展日间治疗和康复服务	2009—2010 年扩展2013 年加强	在医院和社区设置康复服务，在 2009—2010 年达到 5% 的年增长率并逐渐达标
	在市区家庭中开展康复（RITH）	2009—2010 年扩展2013 年加强	根据下一年的状况测出每年的进度
	支持二级卒中单元的发展，利用现有的基础设施，提供额外的专用卫生联盟和医生服务，支持提早出院计划实施	2010—2011 年启动	患者照护的质量和连续性的改进（根据多学科的照护计划的证据检查），将继续扩大在大都市地区的健康服务
	重新建立帕金森病住院服务	2009—2010 年启动	
	拓展社区联合卫生服务支持慢病照护：COPD、卒中、心力衰竭、跌倒和脊柱疾病	2011—2012 年启动	
制定年度服务增长目标，关注亚急性照护和不断增长的需求	建立住院患者康复服务，利用现有设施提供联合卫生服务，支持尽早出院项目	2010—2012 年启动2013 年完成	同上
	建立日间治疗服务	2010—2012 年启动2013 年完成	
	建立老年心理和老年康复临床训练单元，促进医务人员培训和轮转	2011—2012 年启动2013 年完成	
	建立康复、老年和老年心理的都市节点，提供鉴定、培训和职业支持	2010—2012 年启动	
老年医学评估和管理单元（GEMU）	略		
在医院和社区增加亚急性照护服务	协同定位老年心理床位	2009 年启动	加强老年心理卫生服务满足亚急性标准，每年 5% 幅度增加
关注亚急性照护需求，努力完成年度增长目标	在老年医生咨询服务中应有老年心理服务，高级心理医生将形成区域资源中心的智能健康节点	2010 年启动2013 年完成	同上

4. 征得患者及其亲属或监护人的同意。

（二）老年综合评估服务

老年综合评估对于老年疾病患者在评估功能和评价疗效的时候起到了不可替代的作用，弥补了物理检查和医疗设备检查的不足，能够及时发现老年问题，并进行有效预防。例如有平衡和步态障碍者有跌倒和骨折的风险；生活不能自理者如得不到支持和帮助，其健康情况会持续恶化；痴呆的早期诊疗可延缓疾病进展；下降的视力和听力得不到纠正，会使老年人行为退缩和脱离社会。此外，社会支持系统和经济情况对衰弱多病的老年患者很重要，如了解患者的居家环境及经济基础、知晓照料者的负担情况、评估患者的居家安全、明确可以照顾与帮助老年患者的人员等，对于制订合理可行的中期照护干预措施和选择干预地点具有重要的意义。

（三）服务地点的选择

中期照护的地点，根据需求可以选择医院、养老机构、社区或家庭。在养老机构、社区或家庭居住的老年患者，病情变化或者慢性病亚急性发作，但不够进入急性期医院的标准，通过评估能够控制病情的，可以进入中期照护的服务包。如果综合功能评估出现永久失能问题则需要直接进入长期照护机构。

实施中期照护地点的选择，不同的国家和地区均有所不同，澳大利亚多选择在医院中的老年医学评估和管理单元，英国主要是选择在社区和家庭，美国则主要选择在社区医疗机构和高级护理院。

（四）具体服务内容

中期照护服务内容是针对具有康复潜能的急性后期病患（至少入住急性病房72h以上），通过综合功能评估，由多学科团队成员共同制订个体化的治疗方案，尽可能提升患者的独立自主生活能力，协助患者重返家庭与社会。根据病情、住院长度、护理强度和医师访问的强度决定治疗时间。短期照护在3～30天，大约75%患者属于此类，主要以内科治疗并发症和康复为目的。中期照护在31～90天，大约22%的患者属于此类，主要是内科治疗和功能康复并重实施。

（五）出院评估与转诊

出院或转诊是患者从医疗环境回归家庭或其他机构的过程。为了保持整体护理的系统性和连续性，医护人员除需按医嘱要求进行必要的解释外，还要在患者出院前对患者的身心健康状况进行全面的评估，根据患者对现有和潜在的身心健康问题的反应，结合患者的病情、家庭及生活环境以及就医的条件等，为患者提供一个切实可行的自我护理计划，并为患者推荐适宜病情后续治疗的下一个医疗机构。

三、服务模式

（一）医院中期照护病房模式

在医院实行中期照护具有特色的是澳大利亚老年医学评估和管理单元（geriatric evaluation and management unit，GEMU）。GEMU模式通过对患者疾病、心理和功能状态进行多学科的老年综合评估，为具有常见老年综合征和功能障碍的患者提供有关预防和管理的治疗计划。GEMU照护模式不是针对某一特定疾病或衰老疾病，而是针对所有老年综合征和功能状况，特点是多学科的管理和定期评估，并在特定时间内达到预定的康复目标。GEMU模式有五个关键成分：①关注患者的高风险因素；②以患者为中心，对患者综合功能评估和照护；③强调协作和跨学科服务；④在老年医师和全科医生参与下实施诊断和照护计划；⑤基于连续性照护服务的流程，开展照护服务整合管理。

（二）社区中期照护模式

社区中期照护的特点是：①老人来自于社区，无论疾病后还是失能后经过机构治疗返回原来熟悉的社区环境；②强调医疗、心理、社会、环境综合性照顾的作用，注重社区中存在的非正式的社会关系网络和医疗服务网络的结合，向老人提供帮助和服务；③提倡建立相互关怀的社区，发扬社区互助精神，建设互尊互爱的社区生活氛围。

社区中期服务的优点在于对老年人群的人性化关怀，在社区内解决老人康复护理问题。建立社区支持网络，实现社区成员之间的互助，密切社区居民之间的关系，促进服务资源的整合，建立一个关怀互助的社区环境。社区中期照护服务的缺点是社区康复服务设施不够完善，康复医师、康复治疗师和社会工作者人员匮乏，部分病情复杂的患者得不到有效的治疗、康复和护理。

（三）日间照护医院和日间照护中心模式

日间照护医院和日间照护中心的区别是地点不同，前者是在医院内由医院医护人员来完成；后者是在社区中心或相应的独立机构由社区医务人员和社会工作者等共同来完成。根据照护对象的需求不同，有失智照护、急性后期康复照护和亚急性期医疗为主的照护。日间照护需要医疗、康复、护理、营养、生活和社会支持全方位整合服务。

（四）居家中期照护病床

居家中期照护是指患者经急性期治疗后，病情已经好转但没有生活自理能力，此时患者就需要在家继续治疗和功能康复，实现患者功能最大水平的恢复和保持。这些服务包括专业卫生服务和生活支持服务的组合。专业的居家卫生服务可能包括医疗或心理评估、伤口护理、疼痛管理、用药管理、疾病教育、物理治疗、职业治疗和言语治疗等。生活支援服务包括备餐、用药提醒、洗衣、一般家务、差使、购物、交通和陪伴等日常生活服务。家庭护理往往是住院后恢复过程的一个组成部分。

（五）其他中期照护方法

不同的国家有不同的中期照护服务和管理模式，许多发达国家从医疗保险到管理部门协调一致地制定了整合管理服务包，从费用覆盖、医疗康复和护理、社会支持服务等方面进行充分整合，组成跨学科服务的团队，开展不同形式的服务。

1. 个人支持服务包（personal enablement package，PEP）　为刚出院回家具有康复潜能的患者提供短期服务。该服务包的操作策略是简化任务、使用辅助设备、对慢性疾病自我管理和训练的教育等，以减少继发问题的出现和再入院率，防止或延缓功能衰退。它可持续 8 个星期，由卫生专业人员和照顾者组成的跨学科团队来完成。

2. 老年康复单元（ageing care rehabilitation units，ACRU）　建立在社区的、以康复为主的医疗机构。对那些需要长期康复治疗的患者来说，经过综合功能评估可以在出院后进入老年照护康复单元。老年康复单元可为那些老龄患者提供短期的、积极的和有针对性的多学科康复治疗。

3. 过渡性照护服务（transition care services，TCS）　有些老年患者需要较长时间居家慢病康复治疗，可使用过渡性照护服务包在自己家中接受康复治疗和照护。时间长达 12 周（最长 18 周）。

4. 照护等待安置服务（care awaiting placement，CAP）　一些老年失能患者需要长期照护，为等待合适的机会，这些患者可被转移到照护等待安置（CAP）机构。CAP 模式包含了 GEM 单元的多学科、综合性的康复理念和原则，将为老年患者提供一个康复治疗选项，以便最大限度地发挥其潜能。

5. 出院回家计划（home from hospital schemes）　为急性病缓解出院后的患者在家中提供一种强度适宜的医疗护理服务，一般由社区护士完成，有时由医院外展团队或专业医生完成。

6. 快速反应计划（rapid response schemes）　通常在家实施，目的在于预防患者慢性病急性发作时早期控制病情，减少入院，由护士或专业团队完成。任务包括静脉输液、插胃造瘘管、输尿管插管、心理危机干预和舒缓治疗管理等。

7. 双向转诊计划（step up/down schemes）　通常在非急性病医院的医疗设施内使用，比如护理院或老年公寓。有一定时间限制，目的是预防患者再次入院或加快患者出院回到家庭。此计划有助于患者积极治疗和早期康复。

8. 社区医院计划（community hospital schemes）　提供类似急性期医院病房形式的照护，通常在全科医生的管理下进行。此计划提供护理、康复、双向转诊监测和药物管理等服务。

四、服务人员

从事老年中期照护服务的多学科团队成员主要由老年科医生作为团队领导，团队成员由康复医师、康复治疗师、精神心理照护师、工娱治疗师、护理师、营养师、临床药师、社工与个案管理师等专业人员组成，在必要时可请其他专科医生如骨科、内分泌科、神经科等专业人员参与评估和治疗。

（宋岳涛；刘晓红　陈峥　审阅）

参 考 文 献

[1] 宋岳涛. 老年长期照护 [M]. 北京：中国协和医科大学出版社，2015.

[2] 宋岳涛. 老年综合评估 [M]. 北京：中国协和医科大学出版社, 2012.

[3] 台北、台中、高雄荣民总医院高龄医学团队. 居家长期照护全书 [M]. 台北：原水文化出版, 2010.

[4] 张广利, 马万万. 我国老人期照护的模式选择 [J]. 华东理工大学学报 (社会科学版), 2012, 03: 33-39.

[5] 陈峥, 王玉波. 老年中期照护 [M]. 北京：中国协和医科大学出版社, 2015.

第四节 远程医疗与教育

一、远程医疗

(一) 定义

远程医疗 (telemedicine) 指利用通讯信息技术远距离提供医疗保健，使一些偏远地区、交通不便的患者能够克服距离障碍而获得医疗服务，也被用于危重患者抢救和应急事件处理。随着技术的进步，远程医疗泛指使用信息技术来支持医疗服务，可以是同步或非同步的，应用于连接医疗卫生提供者和患者的任何基于信息技术的手段，例如短信、电话、视频、邮件、电子监控设备和互联网门户。远程医疗的内容包括硬件设备和辅助技术以及专业的医疗卫生服务，以协助、监控和照顾远离医疗机构的患者，保持患者的自主性并提高其生活质量。

(二) 远程医疗的服务范围

远程医疗服务有两种模式：①可以发生在医疗机构之间，是一方医疗机构邀请其他医疗机构，运用信息化技术，为本医疗机构诊疗活动提供技术支持；②医疗机构与患者之间，医疗机构运用信息化技术向医疗机构外的患者直接提供诊疗服务。这两种远程医疗服务在信息交换、组织结构和操作的复杂性方面存在差异。常见的远程医疗服务项目包括：远程病理诊断、远程医学影像、远程监护、远程会诊、远程门诊、远程病例讨论及省级以上卫生计生行政部门规定的其他项目等。

(三) 远程医疗的意义

老年人通常有多种合并症，可能使其失能、残疾、多重用药，从而需要更多的医疗照护。自2011年至2015年，衰弱综合征的患病率由18.7% 上升至28.4%，越来越多的衰弱老年人需要持续的医疗监护并与医疗机构保持密切联系。

此外，大量的空巢老人出现，根据第四次中国城乡老年人生活状况抽样调查数据显示，空巢老人比例达到51.3%，未来将达到70%，其中一部分由于丧偶成为独居老人。估计我国空巢老人将持续递增到2030年的1.8亿和2050年的2.62亿。使用传统的医疗服务，独居老年患者单独就医存在很大困难。目前，中国分级诊疗体统尚不完善，社区、农村等基层医疗机构技术力量薄弱，远程医疗可能解决共病、失能、衰弱、空巢老人的长期医疗照护问题，帮助这些老年人在家中生活。

(四) 远程医疗在老年患者中的应用

1. **远程家庭监护** 报警系统。老年人体能下降和精神心理因素可能导致危险情况的发生，因此需要监测他们的日常活动。一些辅助生活技术可以帮助老年人增强其独立生活能力并延长其独立生活时间，其中最简单和最广泛应用的就是报警和监控系统 (图 2-9-5)，该系统通常由三个部件组成：监测和警报器，通常是手环或可佩戴的吊牌等便携发射器；配备有麦克风和扬声器的终端设备，接受用户佩戴的发射器发出的信号，并且连接呼叫中心；呼叫中心读取发送的信号，并通过位于家中的终端，使中心工作人员能够与用户联系，还可以通知用户家庭成员或其邻居、联系医疗机构给予急救服务。该系统可以在家庭环境中为老年人提供全面的监控，包括生命体征、跌倒、用药依从性和活动范围等，以电话、短信、视频等形式帮助患者及其家人或照护者联系医生、护士人员。作为监控对象的失能患者，可以在这种持续的医疗监控下安全地待在家庭环境中，并且在约定的时间进行一些必要的测试，无需离开家、挂号和在门诊等待就可以直接获得医疗服务。这种远程医疗模式为老年人提供了有效的家庭医疗保健，使需要长期康复治疗的患者可以在医院度过急性期后尽早出院，在家接受远程治疗，使其住院时间和再入院率降低。

2. **远程医疗可以将缓和医疗带入患者家中** 一些疾病终末期的老年人希望能够在家中度过生命最后的时光，而往往由于症状控制不足等医疗条件的制约，无法满足其最后的愿望。远程医疗可以通过视频或者电话向患者提供紧急问题的咨询和处理，对居家临终关怀患者提供护理技术支持。缓和医疗机构可以通过远程医疗对基层上门

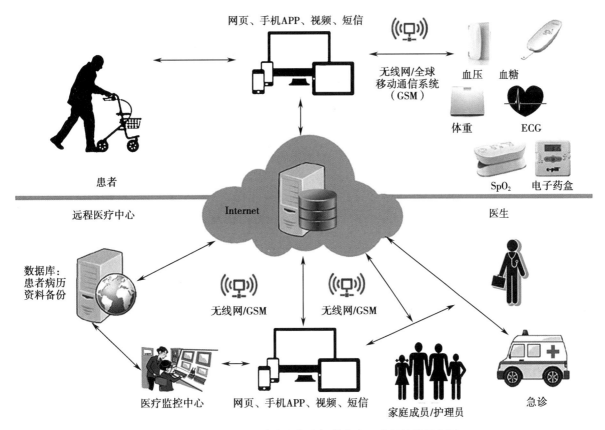

图 2-9-5　远程医疗系统为老年人提供家庭医疗保健的示意图

访视的医生护士进行实时支持，还可以通过视频对话的方式让在不同地区的多个家庭成员与医护人员共同讨论患者的治疗目标。

3. **远程医疗在分级诊疗中的应用**　在我国现阶段，远程医疗可以帮助实现多级医疗机构之间的分工协作，健康档案、诊疗信息等的交互和共享。分级诊疗过程中，基层医疗机构为患者建立联通上级医院的电子健康档案，上级医疗机构医生在诊治由基层转诊来的患者时可以调阅此类信息。对于病情复杂或者危重的老年患者，其所在医疗机构可以向上级医院提出远程医疗协助，上级医院组织远程会诊，或者请第三方专家给予医疗意见，避免转诊过程的风险，降低医疗费用。另外，还可通过视频会议等方式进行基层医疗机构与上级医院之间的远程教育活动。

（五）远程医疗应用的优势和局限性

1. **远程医疗的优势**　基于远程医疗的护理为老年人带来诸多益处，使老年人可以在熟悉的家庭环境中保持安全和舒适。通过使用互联网通讯，一些老年患者在家中与医护人员进行视听互动，使患者能够与医疗卫生专业人员保持联系，减少其危险感和孤独感，促进用户保持健康的生活方式，更好地参与社会活动。

由于行动不便，老年人与医疗机构/医疗保健专业人员之间简单快速的联系尤为重要，可节省通勤时间并加快诊断速度，最大限度减少诊断性检查检验和重复性医疗服务。远程监护和康复系统可向患者提供家庭医疗服务，使其缩短住院时间、减少住院次数，并且能减少患者的随访次数。

远程医疗的优势还包括老年人可以参与治疗和康复过程，提高其健康意识。在远程医疗过程中，表现良好的患者可能不需要进行下一次定期的门诊随访，患者可以成为他自身护理的积极参与者，而不仅是被动的服务接受者；表现不佳的患者会安排其进行远程会诊或更加频繁的门诊就诊。远程医疗对患者也起着重要的教育作用，了解自己健康状况的患者通常更愿意进行自我管理，采取积极行动改变不良习惯，过上更健康的生活方式。

远程医疗系统的一个关键属性是电子通讯，它超越了时间和距离障碍，可以改善不同地区医疗质量的差异，并减少了获得优质医疗资源的社会经济和地理差异。农村老年人往往受地理环境的制约使其医疗保健可及性降低，许多小而分散的村落缺少专业医护人员，通常情况下，农村患者会前往较大的城镇就医，花费显著增加。如果运用远程医疗技术，这些患者可以在当地接受专业的医疗护理指导，提高农村地区医疗服务质量。基层医疗机构的全科医生可以获得更有效的临床决策支持（例如上级医院的专家意见）和循证医学证据。

2. 远程医疗的局限性　远程医疗所带来的好处显而易见，但同时无可避免地具有局限性（表2-9-2），其中一些在于老年人本身。远程医疗是一种建立在通信技术上的新事物，虽然计算机和互联网已成为当今社会不可或缺的技术，但老年人使用要比年轻人困难得多。另一个问题是年龄相关的认知功能和学习能力下降以及对新环境的适应能力下降，还有精神障碍或失能，例如痴呆或帕金森病则剥夺了老年人积极参与远程医疗的机会。

表 2-9-2　远程医疗的优势与劣势

优势	劣势
远程获取检查结果方便快捷	用户对新技术的应用可能存在抵触
节省去医疗机构的花费和时间	用户可能缺乏使用电脑和智能手机的能力
保持医疗记录的连续性	购买必需的设备需要较高的花费
减少住院及急诊就诊次数，缩短住院时间	用户所在区域需要有相应的基础设施和技术支持
对于突发事件的快速急救解决方案	缺乏与医护人员面对面直接接触
待在家中获得更加熟悉和安心的环境	对远程监控工具存在偏见和错误认识
更好地了解自身健康状态	数据安全性及用户隐私保护问题
通过提高用户的医疗照护水平改善其生活质量	医保不能报销，价格政策和药品配备政策不完善
减轻照料失能患者的负担	缺乏相应的法律法规、政策和标准
使其容易获取医疗信息，从而增加对患者及其家庭的宣教	分级诊疗中远程会诊可能存在信息采集不全而影响远程诊疗协助

有的老年人喜欢与医生建立直接面对面的关系，面对面医疗护理的缺乏可能会导致老年人产生社交互动减少的感觉。个人对社交活动的强烈需求使老年患者拒绝考虑使用可以改善他们健康状态和日常生活的远程医疗技术。另外，老年患者在使用远程医疗中可能需要克服使用监测设备相关的耻辱感。因为担心会被视为"老弱病残"，老年人可能会在公共场合拒绝佩戴健康监测器，它们可能会被视为变老或"需要帮助"的标志。

远程医疗需要个人和政府的资金投入。尽管远程医疗服务可以让用户获益并减少长期的医疗花费，但老年人可能顾虑购买设备的一次性高投入而拒绝使用该服务。远程医疗的通信系统需要适当的基础设施。在中国的贫困和偏远的农村地区，由于基础设施不足和连接成本高，最基本的远程通讯尚难以满足。同时，老年人大多是计算机文盲，包括当地的医护人员在内，对远程医疗的认识非常有限。虽然远程医疗可以帮助对这些地区的优质医疗资源下沉，但由于地方资金不足，往往难以实施。

远程医疗在数据收集和处理过程中，会涉及与用户健康状况有关的数据，因此有必要确保个人数据安全和用户隐私。敏感信息（例如健康状况或检查结果）的泄露可能对患者生活产生负面影响，而这些数据对于保险和制药公司都是有价值的营销工具。监测老年人在自己家中隐私行为涉及法律道德规范，值得关注。另外，当用户处于衰弱状态或意识混乱时，难以确保其真正理解了远程医疗的知情同意。

远程医疗在我国还缺乏相应的政策、法律法规和标准。由于医保不能报销，价格政策和药品配备政策不完善，远程医疗体系还需要不断完善。尽管大量有力的证据证明远程医疗在改善老年人医疗护理方面的有效性，但仍有一些研究未能证实其益处，且表明远程医疗护理可能引发用户焦虑。另外，在分级诊疗中，远程会诊可能存在信息采集不全而影响远程诊疗协助的质量和效果。

二、远程教育

（一）远程教育的历史

远程教育是指对受教育者进行远距离教学的

方式。1858 年，英国伦敦大学成立对外教育部，进行函授教学并授予学位，开创了近代远程高等教育的先河。1902 年蔡元培等开始刊行丛报、提倡通信教学法。1910 年曾任清政府考察日本医学专员的丁福保在上海开办函授新医学讲习社，函授新医学所使用的讲义来自于丁福保曾赴日本考察时带回的日本明治维新以来所出版的西医医学书籍，函授新医学这种早期远程教育形式对中国医学发展带来一定影响。除了函授方式，20 世纪 50—60 年代，随着广播电视的发展，远程教育开始利用这些新兴的电子技术。而进入 21 世纪后，当代远程教育主要采用电子计算机、多媒体和互联网等高新技术手段进行异地交互式的教育。

（二）远程教育在老年医学中的应用

1. 对老年医学专业人员的教育　远程教育在老年医学中主要应用于老年医学从业者的继续教育及老年患者的健康教育。目前我国老年医学教育及人才培养发展迅速，针对不同层次从业者的老年医学书籍符合现代老年医学多学科的整体医学模式，然而老年医学师资队伍和培训基地的建设还不能满足需求，在这种情况下，具有相应师资条件的老年医学培训中心成为稀缺资源，远程教育成为当前形势下的有利工具，对老年医学教育和人才培养有重要的意义。

老年医学远程教育涉及各种学位教育、医学继续教育、技能培训及患者健康教育。许多学校开设老年医学学士学位、硕士学位乃至博士学位的远程教学课程，这些远程教学课程利用光盘、互动视频教学及网页教学，同时也有部分混合课程，即远程教学加面对面课堂教学。在老年医学 / 老年学中，远程教育技术有助于提供跨学科内容，指导学生为老年人的多种需求提供整体的解决方法。来自多学科的教员通过远程教学的方式，可以让学生更好地理解多学科团队（MDT）合作的重要性，提高在多学科团队运作中的关键性技能。

目前，互联网上越来越多的开放医学教育资源，为医疗卫生专业人员提供各种学习的材料和辅导工具。而新兴的互联网教学模式也不断涌现，提供更加专业和灵活的教育培训方式，微信"微课堂"、在线视频等学习资源，可以利用碎片时间帮助学习者就重点难点反复学习。大规模开放在线课程（massive open online course，MOOC），也被称作慕课，是依托互联网与信息大数据分析相结合而成的新型大规模在线课程开放模式，实现了优质教学资源的广泛共享。建设 MOOC 平台和针对性的课程可以促进毕业后医学教育和医学继续教育，同时兼顾基层卫生人员培训的需求。MOOC 有其独特的优势，但作为在线教育，缺乏师生一对一的互动，需要学员有较高的自主学习能力，尚不能代替传统教育，可作为传统教育的重要补充。

远程教育具有较高的成本效益比，随着信息技术的发展，智能手机及电脑等越来越普及，利用这些工具的远程教育能增强学生的自主学习能力，并且形式多样可以增加学生的参与度。远程教育的线上课程和传统课堂的线下教育相结合，能增加学习效能和考核的有效性。远程继续教育具有传统教学方式不可比拟的便捷和灵活性，可以让受众确定其所需要的内容并在任何时间、任意地点快速访问学习。此外，视频会议等形式，让学习者能够在家中或者工作场所与授课专家互动，减少了外出学习的经济及时间成本。

2. 对老年人及其家庭和照护者的教育　在老龄化社会中，对老年人的教育可以作为解决老龄问题的具体手段和措施，推动老年人个体、群体和社会环境健康，并使三者协调共进、良性发展。在老年教育中，远程教育可采用现代化传媒手段，开办教育网站、空中老年课堂和智能学习软件，形成内容形式多样、广覆盖的远程教育网络，满足老年人就近学习和学习多样性的需要。老年远程教育与其他远程教育一样，主要有以下五个特征：①学习的可及性；②学习的自主性；③学习的可参与性；④学习的灵活性；⑤降低学习成本。现阶段，老年网络教育主要面向有一定文化程度和有一定自学能力的老年人群，特别是对于满足那些居住分散、健康状况欠佳、又有学习愿望的特殊老年群体具有重要意义。

在老年患者的健康教育中，远程教育有着更积极的意义。目前，各类型健康教育的网站日益增多，提供给患者相应的医疗保健科普知识；一些针对特殊患者的网站，还可以提供给患者、患者家庭和照护者更加精准有益的信息，如美国国立综合癌症网络（National Comprehensive Cancer

Network）推出了供肿瘤患者使用的指南，这些指南可以帮助患者理解医学术语、了解医疗信息、促进医患沟通，从而有助于患者和医生讨论其治疗意愿和最佳方案。此外，针对特殊患者照护者的远程教育项目，比如临终关怀护理支持的远程教育可以帮助家庭照护者完成对终末期患者照护前的准备、促进照护实施并满足护理需求。

（三）远程教育在老年医学中存在的问题

远程教育在老年医学中已经展现了良好的应用前景，但目前仍然存在一些亟待解决的问题：①技术。远程教育在技术上对于硬件和软件都有一定的要求，授课方和老年人面对各种电子通信新技术都需要接受、学习和适应。另外，要根据受众情况选择适宜的技术促进知识传播，从而提高授课的效率和学习能效。②知识产权。远程教育中授课内容的知识产权及制作者的版权归属问题日益突出，尤其是当授课方向受众提供有偿服务或者授课内容的为多人制作时。③教学设计与课程开发。无论是针对医务工作者的学位教育或者继续教育，还是针对老年人群的老年教育，都需要进行教学方法学的提升和适宜课程的开发，才能达到良好的教学效果。④协作模式。多学科合作的教学模式有助于学生理解服务于老年人整体需求的 MDT 模式，如同组织 MDT 一样，多学科教学合作模式也需要良好的组织形式才得以实践。⑤市场营销。远程教育的老年医学课程越来越多，无论是营利性还是非营利性机构的在线业务都需要市场营销来保持其可持续发展和竞争性生长。⑥评估和监管。为保证老年医学远程教育的长期有效性，需要有标准化的工具对其进行教学评估；此外，针对老年人群的远程教育需要政府主管部门的监管，以免成为不良商家营销、不法分子传播和组织邪教、迷信乃至危害国家安全的活动工具。

（殷实；刘晓红 审阅）

参 考 文 献

[1] 卫生计生委关于推进医疗机构远程医疗服务的意见. 国卫医发〔2014〕51 号.（2014-08-21）[2019-04-07]. http://www.gov.cn/gongbao/content/2014/content_2792664.htm.

[2] 尹佳慧，曾雁冰，周蕚，等. 中国老年人衰弱状况及其影响因素分析 [J]. 中华流行病学杂志，2018，39（9）：1244-1248.

[3] 许德俊，黄以宽，屈晓晖，等. 多级医疗卫生机构诊疗协同服务信息集成化研究 [J]. 中国卫生信息管理杂志，2016，13（3）：241-246.

第五节　老 年 科 技

一、概述

老年科技（gerotechnology）是指为老年人进行的科技及服务创新，旨在维持老人的自理能力，保证平等权利，维护并增强老人的尊严感，使他们能够融入不断变革的社会文化环境中。老年科技是"老年学"与"科技"相结合的跨学科专业领域，这一领域的科技及创新是基于老龄化对我们的社会、经济、文化乃至生活方式带来的重大转变和挑战。在快速发展的老年科技中，技术的开发要快于老龄化领域的研究进展，因此涵盖在"老年科技"这一标签下的各种专业术语和工具越来越多，增加了人们对其理解的难度。老年医学从业者不仅需要了解这些工具，而且应让处于不同环境（居家、养老院、医院）中的老年人能够实际应用。在日本和我国台湾地区，老年科技也被称为老年福祉科技，其目的是设计科技环境，使得高龄者能够健康、舒适、安全地独立生活和参与社会活动，使每个产业都可以找到发挥的空间。从设计的角度出发，老年科技产品除了在功能上应满足用户需求外，更应关注"老年人愉快的使用体验"，使老年人不需要改变生活状态，也不需要专门学习使用科技产品，即可享受智能生活的便利。

二、应用现状

（一）使用智能化设备维持老化/衰老个体的健康和功能

随着生活水平的提升，人们健康的诉求增加，使人们在思想上由"重治疗轻预防"的医疗观念向以预防为主的"治未病"转变；在实际需求上，也由从被动接受治疗转变为主动参与自身健康管理。技术的进步使人们可以在智能手机上实时查看自己所有的生命体征和健康相关数据。配备有传感器、内存、通信能力和电源的智能设备已经成为人们的日常用品，并帮助人们实现健康的"自我量化"。智能设备可以从生活环境中捕获信息，并与用户人机互动。最常见的就是智能手机、手环等对个人健康信息（如体力活动、睡眠时间）的记录，它是一种容易获取、易于理解、可以长期用于健康管理的工具，并且利于早期风险筛查（超重、久坐、心律失常等）。然而，除了帮助中年人戒烟和慢病患者减重之外，关于这些智能设备有效性的研究结果尚不令人信服。有研究报道，老年人并不熟悉自我监控的概念，这导致他们对使用健康量化工具缺乏兴趣。并且由于不能够熟练地使用，使其无法被老年人广泛接受。因此，这些新技术需要适应老年人的需求，使他们相信这些技术，并易于老年人使用。

（二）应用科技手段预防和管理疾病

目前，多种多样的智能设备可以收集和传输各种无线信息，包括生命体征、体重、睡眠模式和体成分以及患者在漫游时的位置（GPS）、皮肤湿度及图像等，并将这些信息连接到医疗保健相关的云平台。如多个传感器集成到一个可穿戴鞋垫上，以蓝牙的方式传输数据到智能手机或计算机的软件上，可用于评估老年人的步态；嵌入在衣服、鞋子或眼镜中的传感器可以用来监测老年人的平衡状态，识别跌倒的风险，用以开展有针对性的跌倒预防和康复训练。根据老年人生活方式、用药行为而设计的智能药盒可以帮助老年患者自主服药并分析患者服药的依从性。现有各种不同药物依从性测量系统（adherence measurement systems，AMS）的有效性已被证实。一些 AMS 通过建立患者与医生或药剂师的互动，主要以警告和提醒系统的形式来增加患者对药物治疗的依从性，但对于共病和失能的老年患者，仍然缺乏适当的 AMS。

还有一些应用于临床的新技术使老年患者获益，如经导管的主动脉瓣植入术治疗主动脉瓣狭窄和计算机辅助微创手术（如经自然孔腔内镜手术和单孔腔镜手术）以及各种新型材料（人工关节、人工血管、心脏瓣膜、补片等）的使用。模仿人体外骨骼而开发的混合辅助义肢（hybrid assistive limb exoskeleton，HAL）机器人外骨骼集成了信息感知、信息融合和智能控制等技术，作为一种可穿戴设备将人的智力和机器人的力量结合，实现为穿戴者提供额外力量支撑、运动辅助等功能，在老年人中可应用于四肢康复、辅助运动等。机器人外骨骼可以用于研究和治疗不同类型的神经损伤患者，虽然还缺乏充分的证据表明机器人训练比传统方法更能有效地帮助卒中后运动障碍的患者，但随着技术的进步，这种设备在未来将可能发挥更重要的作用。

（三）远程医疗使院内医疗服务向院外扩展

随着通讯网络和信息技术的发展，远程医疗系统可以不受距离限制，向居家或者偏远地区的人们提供医疗保健服务。通过远程医疗对老年患者进行慢病管理，能有效改善老年人群常见疾病的远期预后。如今，越来越多的人享受到了远程影像学和远程药学的服务，甚至在医生指导下可在家中进行腹膜透析。此类技术也被用于提高护理质量，减轻护理人员的负担和压力。另外，通过电视电话会议的全面神经心理学评估，为确定患者的认知和精神病学诊断提供了资料，并综合患者的优势、劣势和偏好等信息，整合到治疗和护理计划中。医护人员可以使用如触屏设备等直接收集有关患者的心情、不良行为和情感等信息，有助于对住院或照护机构中的患者进行管理，促进非药物治疗替代抗精神病药物的使用，并提高护理质量。

电子医疗记录（electronic medical records，EMRs）已在全世界各种医疗机构中被广泛用于存储患者（门诊、住院）的各种医疗信息，医务人员可以使用 EMRs 记录、管理和追踪患者的病史、个人史、用药史、辅助检查和各种治疗记录，极大地提高了医疗服务的效率和连续性。卫生信息技术（health information technology，HIT）包括一系列电子管理和共享患者信息的技术。HIT 使用计算机硬件和软件进行信息处理，以便于医院里的医生和在不同环境（如社区、基层医院、养老院）中工作的医疗保健专业人员之间能够对患者的医疗信息进行登记、存储、检索和共享。这种交流有助于对多病共存的老年患者进行标准化的治疗和合理用药，而且有助于促进多学科团队的工作。此外，HIT 可以为患者家庭、护理员和护理组织提供支持，为他们提供教育资源和技术支持，如对失能失智患者的护理培训；日常或者例行事务的提醒（药物、就诊和用餐）；通过与医护人员的视频通话，减轻患者的压力、焦虑和抑郁症状。然而，需要通过更多的随机对照研究来证明这些支持技术对失智患者及其照护者的医疗、社会和经济效益是否比传统的照护模式更高。

（四）智能家居提高老年人家庭安全、应对日常生活障碍

"智能家居"（smart home）是一种配备各种传感器和执行器的特殊住宅或家庭，这些传感器、执行器被整合到住宅的基础设施中，以监测居住者的活动、促进其安全性、独立生活能力、提升其生活质量，并能够提供应急服务。智能家居能够延长老年人在家独立生活的时间，减少其对护理人员的依赖。广义上的智能家居包括2004年由世界卫生组织定义的"辅助技术"（assistive technology），即泛指允许个人执行原本无法执行的任务或增加了执行任务的能力和安全性的任何设备或系统。在日本，辅助技术被称为"福祉工学"，即以机械辅助代替丧失或衰退的感觉、脑部功能、四肢运动的工程学领域，是与医疗工学相对的领域。换言之，医疗工学以"改造人类"为中心，是以维持生命为主要目标的医疗技术，包含人工器官、利用生物科技研究开发新药、再生医学等。而相对地，福祉工学更强调"不改造人类"，接纳残障者的障碍，以维持、提升、改善生活质量为目的，致力于改造用户的周遭环境。福祉工学的范围包括支持用户居住地（小区）及其住宅中的生活环境改造，从简单如增加一个扶手，到如厕支持、沐浴支持设备，到助听器、交通工具和跌倒探测器等设备，支持用户视觉、听觉、脑部、四肢等身体功能。福祉工学还包括利用生物特征（人脸、指纹、声纹、手写识别等）辨识输入系统的智能终端，如声控的照明开关、手语转译、以眨眼为开关开启空调的环境控制装置和监测用户骨骼关节空间位置信息进行姿态识别的生活支持系统。智能家居和智能养老院越来越多地使用基于福祉工学的各种智能控制技术，摄像头采集家庭视图，监测老年人的任何异常行为，以预防各种不良事件（如跌倒）的发生。总而言之，福祉工学是连结医疗与福祉的技术，为老年人的生活提供了越来越多的便利和安全保障。

（五）科技支撑老年人就地老化

就地老化（aging in place）意指老年人在自宅和所在小区养老，而非住在养老院、护理院等照护机构。就地老化为老年人提供一种对于自家和小区的依附感、安全感和熟悉感，支持老年人独立生活，并保有他们的社会联系。这要求其居住环境既舒适又能支持老年人的日常活动。因此，实现就地老化必须要有对老年人友善的环境。包括荷兰在内的一些国家，就地老化成为养老政策的一部分，是因为一方面社会老龄化持续加重，部分国家（如日本）和地区正在进入或已经进入了高龄化社会（super aged society）；另一方面专业的照护资源缺乏，无法满足老年人实际的照护需求。从经济学角度来说，就地老化还可使老年人避免照护机构的高昂花费。

老年人尤其是高龄老人的就地老化相关问题不仅涉及医疗保健，还包括安全保障和生活支持。在设计就地老化的住所时，要考虑高龄老人可能存在的日常生活能力受限，包括听力、视力、神经肌肉骨骼系统和认知能力的下降及老年人常见的慢性疾病。因此，就地老化过程中，对于老年人生活环境的解决方案主要包含两个方面，即特定的科技解决方案和特殊的建筑解决方案。

1. 特定的科技解决方案 如前文所述，智能家居的各种辅助技术为老年人提供了基于福祉工学的生活便利。此外，还可以监控和管理潜在的风险，例如，气体或烟雾探测器可以警告用户或监护人员出现了问题并协助处理，如灶具在没有点燃的情况下打开了燃气开关；水龙头打开时漏水探测器可以警报溢出的水槽或浴缸；分布在房屋中的运动传感器检测到用户处于非正常的位置或者是否移动，以警报各种不良事件。报警系统还能支持用户家中的安保，包括自动控制水温、灶具和烤箱关闭、门窗安全、入侵报警和访客识别。除了安全传感器之外，智能家居可以利用通讯软件（电话、短信、语音和视频），允许用户随时与家人、朋友和护理人员保持联系。

2. 特殊的建筑解决方案 主要是通过改善各项环境因素，提供老年人友善的居住条件。这些环境因素包括：

（1）视觉环境：老人视力模糊、敏锐度降低以及辨色能力的缺失，会造成辨别物体远近、大小、

高差以及颜色识别能力的退化。视觉环境设计中增强环境视觉的识别性可有效提升老人对环境的观察能力。首先，在需要老人注意的地方强化设计，将有效信息放置于视野有效区内方便老人看到，避免近似色。照明对于人们的生活还有非视觉的作用，适当的照明对于老年人尤其是高龄老人的视觉功能至关重要，并且会影响他们的生物钟和睡眠节律。智能化的室内照度的调节，首先应最大化让自然光线照进室内，另外可通过声控和用户作息调节人工机械照明，增强环境照度。

（2）体感舒适性：代谢缓慢、激素水平下降以及下降的体温调节能力和免疫功能，使老年人容易受到温度、湿度和空气质量的影响。不良的室内外空气质量对老年人的影响更大。有证据显示，卧室内二氧化碳水平的增加，会对睡眠质量会产生负面影响，继而影响痴呆患者第二天的精神行为。在自然环境不能满足的情况下，利用智能空调对室内的温度、湿度进行调节并定时换气通风改善空气质量，有利于老年人健康，避免在气候变化及空气污染时增加老年人对疾病的易感性。

（3）室内声学：老年人在对高频率声音不敏感，反应迟钝、听力下降，但是对低频噪声敏感。老年人容易出现睡眠障碍，而低频噪音是影响睡眠的主要因素之一。控制噪音可通过住宅设计对声音的传播过程进行干预，如采用墙体内部填入吸声材料的轻质复合墙体，可以极大提高隔音效果。但必须注意的是，有些时候听觉信号的传递比视觉信号更快，如烧水时水壶的响声、门铃和电话铃声，让人在最短的时间内接受到信号并作出反应甚至躲避危险。老年人辨别声音方向及来源能力降低，对于危险发生的听觉反应能力下降。因此，在适老性住宅环境中安装的设备应增强安全信号音量，或者依靠智能化系统在墙面设计视觉识别信号灯，让听力低下的老年人依靠视觉感官接受信息。

（六）飞速发展的机器人技术在医疗保健领域中前景广阔

辅助机器人（assistive robots, ARs）可为人类用户在日常生活中提供个体化的帮助和支持。目前，用于老年人的辅助机器人有以下几种：移动机械臂机器人（mobile manipulator robots）帮助老年人或者残疾人获取物品。远程机器人（telerobots）发挥类似远程医疗的作用，帮助老年患者与医务人员沟通、监测不良事件、帮助家庭成员关注老年患者。辅助行走装置（assistive walking devices）帮助老年人保持平衡、稳定行走，促进其位移和独立生活能力。结合信息和通信技术，辅助行走装置可以监测跌倒事件的发生并报警，减少等待援助的时间。类动物机器人（animal-like robots）：通过模拟动物的行为娱乐老年人、缓解患者的情绪问题、减轻压力。家庭医疗机器人（home health-care robots）不仅可以帮助专科医生监测患者、提高患者在家的自主性，还可以缩短患者在医疗机构的住院时间，家庭医疗机器人可以向患者提供专业的身体护理、语言治疗和远程医疗服务，如医生可以利用机器人身上的摄像头、麦克风、B超和电子病历对居家的患者提供诊断服务。人形机器人（humanoid robots）可以识别老年人的需求，同时向老年人和其护理员提供服务，如用药提醒、监测不良事件的发生并立即告知护理员、协助转运患者等。

今后，机器人技术的推广必须克服的最大障碍是老年人对这些技术的抵触。直接影响老年人对机器人技术接受程度的主要因素包括年龄、性别、受教育程度、机器人的实用性和易用性、用户的精神心理状态、健康状态和日常生活能力等。然而，随着计算机的问世、出生人口的老龄化，这些情况正在悄然发生变化；20世纪50年代以后出生的人群，曾经广泛接触现代科技，因而对使用技术本身的抵触和反感明显减少。在全面发展老年科技的同时也需要考虑到伦理问题。老年用户的隐私和自主性如何保护？老年科技对人际间接触的抑制是令人担忧的另一个问题，而且各种智能设备的成本也可能过高而令老年人望而却步。

老年科技在老年医学领域对患者的诊断、监测、护理和随访等方面提供了巨大的帮助。老年科技领域正在快速发展，而其中的新技术很可能在未来的几年里越来越多地影响到我们的生活。毫无疑问，应用于老年患者的老年科技起源于对传统临床医疗护理技术的支持，但不能取代传统意义上的医学教育和医疗护理技术。因此，老年科医生需要接受更多与老年科技相关的教育，才能掌握最新科技，利用这些技术帮助患者，并与患者互动使用。

三、我国现阶段存在的问题和展望

从全球老年科技产品研发和应用来看，日本、欧盟等国家走在前列，老年科技产业已经成为发达国家重点关注和扶持的战略性新兴产业。我国为推动老年科技创新，2016年国家工业和信息化部、民政部和国家卫生计生委联合发布《智慧健康养老产业发展行动计划（2017—2020年）》、国务院发布《关于加快发展康复辅助器具产业的若干意见》，2018年科技部开始实施"主动健康和老龄化科技应对"重点专项。但我国对老年科技创新的战略性顶层设计不足，对基础性、前瞻性领域关注不够，研发资源和支持政策碎片化，科技市场和企业发育不良，我国互联网技术在养老服务领域中裹足不前。因此，各级政府需要加强创新体系建设，强化政策和资源的统筹，在关键领域和关键环节取得突破，积极参与国际标准和规则的制定，优化创新创业政策环境。

（殷实；王燕妮　刘晓红　审阅）

参 考 文 献

[1] 张宁. 老年科技 - 欧洲现状及中国前景. (2016-04-02) [2019-03-20] http://www.sohu.com/a/67376583_264916.

[2] De Jongh T, Gurol-Urganci I, Vodopivec-Jamsek V, et al. Mobile phone messaging for facilitating self-management of long-term illnesses[EB]. Cochrane Database Syst Rev, 2012, (12): CD007459.

[3] Teeri S, Salo O, Sallinen M. Ethical discussions related to technical solutions in living environment for elderly[J]. Eur Geriatr Med, 2012, 3: S44.

[4] 戴宗妙, 都军民. 外骨骼机器人研究现状及面临的问题[J]. 现代制造工程, 2019（03）: 154-161.

[5] Goher K M, Mansouri N, Fadlallah S O. Assessment of personal care and medical robots from older adults' perspective[J]. Robotics and Biomimetics, 2017, 4（1）: 5.

[6] 黄石松. 发挥科技进步在应对人口老龄化中的决定性作用. (2019-05-31)[2019-06-12]. http://share.gmw.cn/theory/2019-05/31/content_32882962.htm?from=singlemessage.

第十章 老年人健康查体与预防

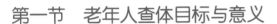

第一节 老年人查体目标与意义

一、概述

我国已经进入老年社会，人们在注重延长寿命的同时，更加注重生活的质量，即健康长寿。老年预防医学旨在研究人类寿命质量及数量的最大化以及伴随终生的个体和群体健康策略。老年人的健康状态包含疾病和功能状态两大方面，针对老年人所进行的查体，其最终目的是维持老年人的功能状态，改善其生活质量，降低疾病负担。

因此，老年人健康查体是指有计划、规律性地针对老年人健康状态的筛查，并非只针对健康老人，也不仅局限于筛查疾病或其潜在风险因素，同时也要关注个体的功能状态，包括躯体功能、认知功能、心理及其支持以及对于医疗的意愿；其后要跟进有效的预防措施，这些才是老年人健康查体与预防（targeted screening and prevention）的完整内涵。查体的间隔和内容需要个体化医患共同决定。应当根据老年人的个体差异，考虑到健康情况、风险状况、遗传和环境因素，给予不同的筛查建议，选择那些已经被证实是明确有效的筛查项目和手段。目前也有学者对健康查体提出质疑，认为会造成过度诊断或医疗资源的浪费。医生应根据预防行为带来的获益/风险和负担、个体的预期寿命、循证医学证据强度以及老年人的意愿等因素制订个体化查体方案，这样的查体对于老年人群是提倡的。

二、查体原则

老年人查体原则的制订与其他医学决策一样，是通过对预期寿命和疾病筛查结果的定量估算，同时根据个体的具体情况来判断疾病筛查带来的获益与风险。在老年人查体中的难点在于缺乏对 75 岁及以上人群进行预防和干预的研究结果，所以临床实践中应用于成年人的查体原则并不完全适用于老年人，针对老年人的查体与预防需要个体化，既要考虑老年人的预期寿命、功能和意愿，也要考虑所筛查疾病是否存在有效的治疗手段、老人能否耐受后续的干预措施、能否有足够的预期寿命从筛查或预防中获益。对于筛查结果的解读，也应考虑相应检查手段的局限性，如假阳性、假阴性的情况，筛查阳性后是否有有效的后续处理手段等。

根据老年人的功能状态分为三个亚群，查体原则如下：①对于功能状态较好的老年人，其筛查内容应侧重于疾病的预防和早发现；②对于健康情况一般，有较多老年病、老年问题或老年综合征者，其筛查内容应侧重在功能维持上，通过预防和干预措施来改善功能状态、降低死亡率、减少住院次数；③对于严重疾患，特别是邻近生命终末期者，内在功能严重受损且没有恢复余地，MCC 筛查和功能评估很少获益，应以筛查不适症状和了解患者需求为主，缓解身、心、社灵痛苦。

对于老年人查体，目前参考较多的推荐来自于美国预防服务工作组（US preventive service task force，USPSTF），该机构是一个由疾病预防和循证医学国家专家组成的独立志愿者小组，基于对现有同行评审证据的严格审查，以循证医学为基础，不断更新一些针对老年人的查体和预防措施指南（网址 https://www.uspreventiveservicetaskforce.org/）。此外，AGS 也明确指出，应当根据老年人的个体差异，综合考虑老年人的年龄、功能状态、伴随疾病、预期寿命、经济状况以及本人价值观和偏好，给予查体和预防方面的个体化建议，即"量体裁衣"（tailored）或"目标性"（targeted）

查体。此外，不仅决定何时开始哪些疾病筛查和预防，也要考虑适时终止某些筛查和预防。

第二节　老年人查体项目

一、疾病筛查

（一）常见恶性肿瘤筛查

对无症状老年人筛查特定癌症可以早发现、早治疗，从而降低肿瘤病死率，这也是评判肿瘤筛查效果的指标。然而看到这个获益指标往往需要等待 5 年以上。因此，老年人的肿瘤筛查要考虑到预期寿命，即是否有足够的生存期来获益；如果老年人的预期寿命不够长，或者患 MCC、衰弱，不足以耐受肿瘤治疗，那么肿瘤筛查则没有必要。目前有临床证据证实，明确获益或可能获益的肿瘤筛查有结直肠癌、乳腺癌、宫颈癌和前列腺癌，而其他肿瘤的筛查则证据尚不充分。在实施中还应考虑到我国的肿瘤发病率和干预措施等。

1. **肺癌**　在我国发病率、死亡率均位居第一位。USPSTFT 推荐对于 55～80 岁的高危人群（有 30 年的吸烟史，目前正在吸烟或戒烟不足 15 年），每年进行低剂量 CT 检查，一旦受试者戒烟满 15 年或者期望寿命有限时，即可停止筛查。2018 年《中国肺癌低剂量螺旋 CT 筛查指南》建议筛查起始年龄为 47～60 岁，停止筛查的年龄在 69～80 岁之间，吸烟量介于 15～30 包 / 年，戒烟最短时间为 10 年。尚不推荐在无症状普通人群中通过低剂量 CT、胸片、痰液细胞学等方法来筛查肺癌。低剂量 CT 比 X 线胸片敏感性高 4 倍。

2. **结直肠癌**　是我国常见恶性肿瘤。我国结直肠癌人群发病率从 30～80 岁均处于上升期，80 岁后转而下降。国外建议对普通风险的人群从 50 岁开始进行结直肠癌筛查，筛查持续到预期寿命小于 10 年。《中国结直肠癌早诊筛查策略专家共识》推荐筛查对象为 40～74 岁一般人群，特别是结直肠癌高危险人群（家族史、肠息肉史、阑尾或胆囊切除术后、炎症性肠病）。推荐筛查方案：①每年 1 次免疫法粪便隐血检测；②每 3 年 1 次或 1 年 1 次多靶点粪便检测；③问卷风险评估，推荐使用结直肠癌筛查高危因素量化问卷；④每

5～10 年 1 次结肠镜。目前公认结肠镜的敏感性和特异性最高，获益最大，但并发症也最多。

3. **乳腺癌**　USPSTF 指南（2016 年）推荐 40～49 岁女性在充分告知情况下基于其经济水平、个人喜好和健康史进行个体化决策，对高危女性可选择每 2 年 1 次的筛查；50～74 岁女性每 2 年 1 次乳房 X 线筛查；≥75 岁，目前科学上的证据不足以支持推荐或反对，还需要更多的研究。AGS 则建议 65 岁以上的女性，预期寿命在 4 年以上，每 2～3 年进行 1 次钼靶相筛查。有数据表明，在 50～69 岁的女性中使用钼靶相筛查，乳腺癌病死率降低了 25%～30%。我国国情和乳腺癌发病特点与西方国家并不完全相同，我国妇女乳房体积相对较小，乳腺腺体密度普遍偏高，发病高峰年龄为 40～50 岁，比西方国家要提前 10 年左右。这都使钼靶检查的灵敏度和特异度在我国较低。国内专家建议运用 PUMCH 危险度预测模型联合以"超声为主、钼靶为辅"的规范化筛查流程是更为适合我国女性的筛查模式。

4. **宫颈癌**　在老年女性中的侵袭性并不比年轻女性高，并且如果之前接受过筛查，那么发现高恶性度病变的概率不大。USPSTF 建议终止筛查的年龄是 65 岁，ACS 和 AGS 建议是 70 岁。对于老年妇女，如果近期连续 2～3 次巴氏涂片的检查结果正常，则可以考虑终止筛查。而对于做过子宫全切术的妇女则停止筛查。人乳头瘤病毒（HPV）检测作为宫颈癌筛查指标，目前证据不足，但 ACS 认为同时进行巴氏涂片和 HPV-DNA 的检测，则筛查间隔延长为 3 年。

5. **前列腺癌**　前列腺特异性抗原（PSA）是最常用的前列腺癌筛查手段。由于随着增龄 PSA 特异性降低，因此在老年人中，假阳性所致的穿刺活检以及反复检查的风险性增高。目前的证据不足以证明所有男性可以通过 PSA 筛查获益，检测前有必要让患者充分了解筛查的益处、局限性以及潜在风险。虽然 PSA 检测可以早期发现前列腺癌，但是在 <75 岁男性中，通过筛查发现前列腺癌并给予治疗，与出现前列腺癌的症状再治疗相比，结果无明显差异。由于前列腺癌筛查使病死率降低，至少要 10 年后才能显现，ACS 和 USPSTF 均建议对于预期寿命 <10 年的老人，不再进行 PSA 筛查；普通人群自愿 PSA 筛查可从

50 岁开始，每 2~4 年 1 次，USPSTF 建议 70 岁停止 PSA 筛查。对于改良 PSA 检测方法，如游离 PSA、PSA 密度、PSA 斜率、PSA 倍增时间等，目前尚无证据证实可以改善健康结果。

6. 子宫内膜癌　现有证据不支持在绝经后女性或者高风险女性中筛查子宫内膜癌。ACS 建议对绝经后妇女，应当告知子宫内膜癌的风险和症状，一旦出现阴道流血等异常症状应及时就诊。但对于极高风险人群（HNPCC 基因突变、常染色体显性遗传的家族性结肠癌），则应从 35 岁开始筛查，标准方法仍为子宫内膜活检。

其他肿瘤如皮肤癌多见于老年人，通过全身皮肤查体可能发现黑色素瘤、基底细胞癌以及鳞癌。目前的证据尚不足以评估其益处，但考虑到这些检查方式安全、易行，USPSTF 和 AGS 并不反对筛查。而其他常见肿瘤如胃癌、食管癌等筛查方式可具体参照各专业组专家共识意见。

（二）非肿瘤性疾病筛查

有些非肿瘤性疾病筛查的益处可能短时间内能体现出来，但有些疾病筛查并不像肿瘤筛查一样以提高生存率为目的，而是以改善生活质量和防止功能衰退为目标，对于这些筛查都值得提倡的，包括：高血压、高血脂、高血糖、骨质疏松以及视力、听力、情绪、认知等问题。

1. 代谢因素　心血管疾病（cardiovascular disease，CVD）具有高死亡率和致残率，而老年人是 CVD 患病及死亡的主体人群。加强对血压、血糖、血脂等代谢危险因素的筛查，并予强化行为咨询干预，以促进健康的饮食和身体活动。具体筛查实施方案可参照表 2-10-1。

2. 腹主动脉瘤　有吸烟史、腹主动脉瘤家族史的 65~75 岁男性是其高风险人群。USPSTF 建议在该人群中用 B 超筛查 1 次腹主动脉瘤，其敏感性为 95%，特异性近 100%。有证据表明 <65 岁、不吸烟人群，其腹主动脉瘤风险很低，可能不会从筛查中获益。对于动脉炎，如颞动脉炎的患者也考虑筛查。

3. 甲状腺功能　老年人的甲状腺功能异常其发生率也较高。其中亚临床型甲亢可与房颤、痴呆有关，并且可能与骨质疏松有关。USPSTF 没有常规推荐甲状腺疾病筛查，但对于怀疑有甲状腺疾病的人群，可以考虑筛查甲状腺功能，通过 TSH 检测来诊断甲状腺疾病，敏感性 98%，特异性 92%。

4. 骨质疏松　USPSTF 推荐 65 岁及以上女性采用骨密度（bone mineral density，BMD）测定法常规筛查是否存在骨质疏松；对骨质疏松性骨折风险增加的女性（包括低体重女性）从 60 岁开始进行常规筛查。此外，对于有低骨量表现（低创伤性骨折或身高下降）或有骨折风险（如糖皮质激素治疗、雄激素剥夺治疗、甲状腺功能亢进、低体重、性腺功能减退症或既往脆性骨折）的男性，亦需考虑完善个体 BMD 测定。

二、老年人特殊筛查

1. 内在功能　2017 年 WHO 提出《老年人整合照护》（integrated care for older people，ICOPE）指南（http://www.searo.who.int/indonesia/topics/who guidelines on integrated care for older people），建议筛查老年人内在能力，以便于进一步为老年人提供保持功能的综合照护服务。

2. 不良生活方式　与慢性疾病的患病风险、不良健康后果相关。吸烟、药品滥用、饮酒、违禁药物、处方药物滥用、增加受伤风险的行为（如头部损伤、紫外线照射、过度噪声、驾车时使用移动电话、肥胖等）在老年查体中应得以重视。

3. 老年综合征　重点筛查可能造成严重不良后果，可能对生存质量和失能产生重要影响的老年综合征，如视力损伤、听力损失、抑郁、认知功能下降、营养不良、睡眠障碍、跌倒、尿失禁等。建议有条件进一步完善 CGA，以便制定干预措施（详见第二篇第三章）。

4. 五个愿望　在健康状态相对良好时做出预立医疗安排，可登录选择与尊严网站（www.lwpa.org.cn）填写或与家人说出自己的五个愿望。

第三节　老年人查体后的干预与预防

一、合理的生活方式

成功的老年预防医学结果，即通过健康生活方式（healthy lifestyle），提倡平衡营养、体育锻炼、社会交往以及预防卫生保健，使老年人在晚年仍能获得并保持健康状态及身体功能。一项队列研究纳入了≥65岁在基线水平无失能的老人，随访12年，结果发现不健康的生活方式，包括少量到中量体力活动、每日食用果蔬少于1份或者目前吸烟或近期吸烟的个体出现中度到重度失能的风险更大。

1. 合理膳食　健康饮食有可能降低血压和血脂、降低冠心病、糖尿病、肥胖和某些癌症的发病风险，增加平均期望寿命并获得更好的健康状况。平衡膳食包括食物多样多吃蔬果、奶类、大豆；适量吃鱼、蛋、禽、瘦肉；少盐少油、控糖限酒，吃动平衡，保持健康体重。《中国老年人膳食指南（2016）》则增加了以下核心推荐：①少量多餐细软，预防营养缺乏；②主动足量饮水，积极户外活动；③延缓肌肉衰减，维持适宜体重；④摄入充足食物，鼓励陪伴进餐。以橄榄油、蔬菜、坚果和水果为主的地中海传统饮食，符合健康饮食标准，已得到直接证据支持。美国人膳食指南（可参阅 http://www.health.gov/dietaryguidelines/）可作为卫生保健工作者为成年人提供健康饮食模式辅导时的参考材料。

2. 体力活动　运动可使各年龄层的人群获益，并可减少全因发病率并增加寿命。美国心脏病协会（American Heart Association，AHA）和美国运动医学会（American College of Sport Medicine，ACSM）为65岁以上成人提供了多种类型的活动推荐以及实施这些项目的指南。具体运动分为4类：有氧运动、肌肉强化训练、柔韧性运动和平衡性运动（详见第二篇第六章）。

AHA\ACSM 指南强调了渐进或分步地引入体力活动以提高安全性和依从性。个体化的"运动计划"应该就体力活动水平给出推荐并明确个人如何达到该水平。制订一个锻炼计划，特别是对有慢性疾病的老年人，可能需要理疗师/运动生理学家的参与或参加专门项目（如心肺功能康复）。

3. 社会交往　经常参加社交活动可以加强人际交往、获得社会支持、增加社会影响力、获得身体健康和自我幸福感。因为社会交往使人们有能力和责任充分参与团体活动从而融入社会，这些可使人们感到生活更有意义。有证据显示，社会活动的参与程度或人际交往的活跃程度能有效预测死亡率。

4. 烟草　USPSTF 推荐对所有使用烟草制品者建议戒烟，并提供定期持续性咨询服务。有证据表明戒烟可以显著减低冠心病、各种癌症和COPD 的风险。

5. 酒精　老年人饮酒会增加跌倒风险，并可能对躯体功能和认知功能以及总体健康状态造成负面影响。AGS 指南建议具体询问老人饮酒的量和频率，而后询问 CAGE 问题，即减少饮酒的意识（cut down）、因别人的劝阻而烦扰（annoyed）、对饮酒的负罪感（guilty）以及是否需要晨起饮酒（eye-opener），以识别存在酒精相关问题的患者。老年人酗酒的危险因素包括：丧亲、抑郁、焦虑、疼痛、失能和既往饮酒史。

二、免疫接种

接种相关疫苗来预防疾病的发生，对于老年人也同样适用。适合老年人的免疫接种包括流感疫苗、肺炎球菌疫苗、带状疱疹疫苗、破伤风疫苗或百日咳-破伤风联合疫苗。

1. 流感疫苗　90% 以上的流感相关性死亡都发生于≥60 岁的人群，老年人的流感并发症亦明显增加。2018 年《老年人流感和肺炎链球菌疫苗接种中国专家建议》建议60 岁及以上老年人每年流感流行季节前接种三价流感灭活疫苗（TIV）。WHO 建议老年人群季节性流感疫苗的接种率应在75% 以上。2011—2012 年流感季，我国部分城市居民流感疫苗接种率为4.3%，而北京等城市实施特定人群免费接种政策后，2011—2015 年老年人流感疫苗的接种率约为50%，较之前明显升高。

2. 肺炎球菌疫苗　老年人接种肺炎球菌疫苗可以减少因肺炎球菌感染而发生侵袭性疾病的风险。现有23 价肺炎球菌多糖疫苗（PPSV23）和13 价肺炎球菌结合疫苗（PCV13）。免疫接种实践咨询委员会（Advisory Committee on Immunization Practices，ACIP）推荐，对年龄≥65 岁老年人序贯接种 PCV13 和 PPSV23；疫苗接种间隔视患者人群而异。我国目前批准用于老年人的肺炎链球菌疫苗为 PPSV23，PCV13 虽在我国已上市，但尚未被批准应用于老年人，建议老年人接种 PPSV23，基础接种为1 剂；存在严重肺炎链球菌感染高危因素且首次接种已超过5 年者，建议再接种1 次。

3. 带状疱疹疫苗　带状疱疹和疱疹后神经

痛主要发生在老年人群中，我国60岁以上患者的带状疱疹后遗神经痛发生率为65%，70岁以上的发生率为75%。国外的研究显示，接种带状疱疹疫苗可以使带状疱疹的发生率减少50%以上，疱疹后神经痛的发生率减少60%以上。因此，建议50岁以上的人群接种带状疱疹疫苗。

4. **破伤风疫苗或百日咳-破伤风联合疫苗** 临床破伤风主要发生于未接受疫苗接种或未充分免疫的老年人。USPSTF推荐每10年进行1次成人型破伤风和白喉类毒素（tetanus and diphtheria toxoid，Td）联合疫苗的加强接种。对于65岁及以上且未接种过破伤风-白喉-无细胞百日咳（tetanus，diphtheria，acellular pertussis，Tdap）三联疫苗的成人，ACIP推荐1剂Tdap三联疫苗可取代单次Td联合疫苗接种。

三、药物预防

1. **阿司匹林** 有证据支持阿司匹林可预防心肌梗死和脑卒中的发生，但相应研究所选取人群为80岁以下人群。USPSTF建议对于60～69岁老年人，与之讨论每日低剂量阿司匹林的潜在益处和危害，预期寿命至少10年、出血风险没有增加且10年心血管风险至少为10%的患者更可能获益。证据不足以评估70岁以上人群的获益与风险的平衡。

2. **他汀类药物** 用于成人心血管疾病的一级预防，USPSTF建议没有心血管疾病病史（即有症状的冠状动脉疾病或缺血性卒中）的成年人，在满足以下所有标准时，使用低-中等剂量的他汀类预防CVD：①年龄40～75岁；②有1个及以上CVD危险因素（如血脂异常、糖尿病、高血压或吸烟）；③评估CVD的10年风险≥10%。在没有心脏病发作或脑卒中史的76岁及以上人群中，启动他汀类药物用于心血管事件的一级预防和死亡率的利弊平衡，目前尚缺乏证据。

老年人疾病筛查项目及建议参考表2-10-1和表2-10-2。

表 2-10-1　老年人疾病筛查建议项目

筛查项目	筛查方法	筛查对象或建议
肿瘤性疾病		老年人需主要考虑的因素 预期寿命：这个患者能活到受益吗？ 潜在危害：手术并发症、焦虑、成本和过度诊断 个人价值观和喜好
乳腺癌	钼靶筛查	50～74岁每两年一次乳房X线筛查
宫颈癌	巴氏涂片 HPV-DNA	每3年一次筛查，65～70岁以上或子宫全切术的妇女停止筛查
结直肠癌	结肠镜、CTC、FIT、FS、FIT-DNA、Cologuard、gFOBT	40～74岁一般人群进行筛查；76～85岁老人进行有选择性的筛查；对于85岁以上老人则不再进行筛查
前列腺癌	血清PSA检测	每2年一次检测，前列腺癌高危人群尽早开展，70岁后可考虑停止PSA筛查
子宫内膜癌	子宫内膜活检	极高危人群35岁开始筛查，不支持在绝经后女性或者高风险女性中筛查子宫内膜癌
肺癌	LDCT	55～80岁的高危成年人，每年进行筛查，一旦受试者戒烟满15年或者期望寿命有限时，即可停止筛查
皮肤癌	全身皮肤的检查或自查	不反对筛查
非肿瘤性疾病		
高血压	血压测定	所有老年人每年进行一次 如果已启动降压治疗，注意检测直立位血压、肾功能及电解质
血脂代谢异常	血脂检测	血脂异常的筛查和治疗利大于弊 10年CAD风险大于10%的老年人应予以筛查并治疗

续表

筛查项目	筛查方法	筛查对象或建议
糖尿病	空腹血浆葡萄糖 糖化血红蛋白	BMI≥25kg/m² 的 40～70 岁成年人；存在高血压或高血脂的个体
腹主动脉瘤	B 超	有吸烟史、腹主动脉瘤家族史的 65～75 岁男性
甲状腺功能	TSH	怀疑有甲状腺疾病的人群
骨质疏松	骨密度测定	65 岁及以上女性，有低骨量表现或骨折风险的男性
视力和听力	视力、听力筛查	老年人每年 1 次
抑郁	抑郁筛查、评估工具	有条件确诊和治疗抑郁的医疗场所，均进行抑郁筛查，但筛查的频率尚不明确。 常见筛查问题： 1. 您是否常常觉得做事没有兴趣或乐趣？ 2. 您是否常常觉得情绪低落、压抑、没有希望？
痴呆	痴呆评估工具如 MMSE、mini-cog、画钟试验、MIS、SLUMS 或者 MoCA 等	对报告记忆力问题和 / 或新出现功能受损的老年人（自诉或由照料者发现）进行有针对性的筛查

注：CTC: computed tomography colonography 结肠 CT 成像；FIT: fecal immunochemical test 粪便免疫化学试验；FS: flexible sigmoidoscopy 乙状结肠镜；FIT-DNA: multiplex stool DNA 多重粪便 DNA 检测；Cologuard: 大肠卫士；gFOBT: guaiac-based fecal occult blood test 愈创木脂粪便隐血试验；LDCT: low-dose CT 低剂量 CT；MMSE: Mini-mental state examination 简易智力状态检查；MIS: memory impairment screen 记忆损害筛查量表；SLUMS: Saint Louis University mental status examination 圣路易大学心智状态测验；MoCA: Montreal cognitive assessment 蒙特利尔认知评估量表

表 2-10-2 老年预防和咨询建议摘要

续表

干预方式	简要推荐	干预方式	简要推荐
生活方式		免疫接种	
体重	如果 1 年内体重下降≥10%，营养评估	破伤风白喉疫苗	65 岁及以上且未接种过百白破（Tdap）三联疫苗者建议接种 1 次三联疫苗 每 10 年进行 1 次成人型破伤风和白喉类毒素联合疫苗的加强接种
运动	每周进行 3～5 次中等至剧烈的有氧运动 重量训练或耐力训练以保持力量 灵活性训练以保持活动范围 平衡训练以提高稳定性，防止跌倒		
		流感疫苗	60 岁及以上老年人每年流感流行季节前接种 1 剂
酒精使用	CAGE 问卷（酒精滥用问题表） 戒酒咨询	肺炎链球菌疫苗（PCV13 和 PPSV23）	60 岁及以上老年人接种 PPSV23，基础接种为 1 剂，不推荐免疫功能正常者再次接种
烟草使用	定期戒烟咨询 必要时考虑药物治疗		存在严重肺炎链球菌感染高危因素且首次接种已超过 5 年者，建议再接种 1 次
药物使用	定期检查药物清单 - 完整性、准确性、依从性和负担能力 - 药物 - 药物，药物 - 疾病的相互作用 特殊药物的使用：华法林，地高辛，降糖药，镇痛药，降压药，精神药物和抗胆碱能药物		5 年内未接种疫苗的 65 岁及以上者（包括前次接种时不到 65 岁者），可再接种 1 次
		带状疱疹疫苗	50 岁后接种 1 次
		药物预防	
尿失禁	每年评估，并了解其严重程度 有无高危药物	阿司匹林肠溶片	5 年 CAD 风险为≥3% 者，可考虑服用 注意评估胃肠道出血风险
驾驶	需对驾驶人员进行视力，活动能力或认知能力的评估 对于痴呆患者，建议停止驾驶或进行更详细的驾驶评估	钙剂和维生素 D	每日 1 200mg 元素钙和至少 800IU 维生素 D
社会支持	定期进行财务和社会支持评估		

四、预防跌倒

USPSTF 建议，为 ≥65 岁的社区老人提供针对多因素个体化的干预措施，以预防跌倒。因为现有证据表明，常规提供这项服务的总体净效益很小，在决定这项服务是否适合时，患者和医生应根据既往跌倒史、是否存在 MCC、医疗条件以及患者偏好，平衡利弊。同时，USPSTF 并不推荐 65 岁以上社区老人通过补充维生素 D 来预防跌倒。

五、展望

老年医学将以治疗为本转向以预防为重点，将治疗疾病为主转向呵护生命、提高生活质量为主。定期的健康筛查与评估，维护健康的宣教与实施，是预防医学的重要组成部分。通过建立个体化、目标性的预防筛查体系，做到有的放矢，使老年人不仅能够延年益寿，同时最大限度地提高生活质量、防止病残。

我国老年人群目前正呈现出高龄化、慢病化、失智化、失能化和空巢化的特征，给老年人自身、家庭、社会和经济发展带来了巨大的影响。加强老年医疗服务体系的建设及健全医保管理政策，利用有限的卫生资源为老年人群提供高效的健康服务，是我国公共卫生体系面临的严峻挑战。

（马清　罗佳；刘晓红　审阅）

参 考 文 献

[1] 朱鸣雷，刘晓红. 老年人疾病筛查——目标性查体 [J]. 中国实用内科杂志，2011，31（1）：8-10.

[2] Kotwal AA，Schonber MA. Cancer screening in the elderly: a review of breast, colorectal, lung and prostate cancer screening[J]. Cancer J, 2017, 23（4）: 246-253.

[3] Lin JS，Piper MA，Perdue LA，et al. Screening for colorectal cancer: updated evidence report and systematic review for the US Preventive Services Task Force[J]. JAMA, 2016, 21; 315（23）: 2576-2594.

[4] Screening for cardiovascular disease risk with electrocardiography recommendation statement[J]. Am Fam Physician, 2018, 98（6）: Online.

[5] Artaud F，Dugravot A，Sabia S，et al. Unhealthy behaviours and disability in older adults: three-City Dijion cohort study[J]. BMJ, 2013, 347: f4240.

[6] 中国营养学会. 中国居民膳食指南（2016）[M]. 北京：人民卫生出版社，2016.

[7] Nelson ME，Rejeski WJ，Blair SN，et al. Physical activity and public healty in older adults: recommendation from Amercian College of Sports Medicine and the American Heart Association[J]. Circulation, 2007, 116（9）: 1094.

第四节　老年人辅助检查结果解读

一、概述

化验辅助检查对于老年人健康状况的评估、疾病的筛查、诊断及鉴别是非常重要的手段。随着科学技术的发展，化验检查的内容、准确性、特异性日益提高，但是随着增龄，老年人群的化验检查正常参考值有所变化，按照成人指标去解读可能导致过度检查、增加老年人的心理负担，并造成医疗资源的浪费。

在解读老年人群辅助化验检查结果时应注意以下几方面：①重视物理诊断和 CGA，而非单一或过度依赖检查结果；②要考虑增龄对部分参考值范围的影响；③化验检查指标的动态变化往往更有临床意义；④老年患者由于衰老、共病等复杂情况，化验指标异常往往非单一病因所致，而是多因素作用的结果；⑤开具检查时要考虑到对患者是否有必要，干预后能否改变；⑥当对异常值进行进一步查因时，特别是需要采用有创性、介入性检查手段时，需要进行综合评估，在决策时应考虑到年龄、衰弱、预期寿命、患方意愿等。

临床辅助检查项目及范围非常广泛，在各系统疾病章节的讲述中均会对相应疾病的化验检查结果及医学影像检查进行详细阐述，本节仅介绍部分常见化验检查异常结果，旨在引入、强调辅助检查结果解读时的老年医学思维，而并非列出所有化验检查项目及参考值范围。

二、化验检查指标

1. **血液常规化验**　WHO 对 65 岁以上老年人贫血的定义为血红蛋白水平女性 <120g/L，男性 <130g/L。轻度贫血在老年人群中是较常见，美国老年社区人群中超过 10%。85 岁以上老年人

贫血发生率超过 20%。血红蛋白水平与老年人生活能力下降、并发症发病率及死亡率有相关性。

关于老年人贫血参考值界定是否需要基于年龄、种族进行定义目前尚无定论。美国国家健康与营养状况调查和研究显示，血红蛋白正常范围并没有因年龄而变化。

老年人贫血：①造血原料缺乏性贫血（占 1/3），其中缺铁性贫血最常见，要注意消化道慢性失血；②慢性病性贫血（占 1/3），主要见于恶性肿瘤、慢性感染、风湿免疫性疾病、心力衰竭、慢性肾脏病等；③不明原因性贫血（1/3），其中骨髓增生异常综合征占近 1/3。

老年人通常有共病、多重用药，即使进行骨髓穿刺，也往往很难确定贫血原因，在 NHANES Ⅲ 中约 2/3 的贫血有 2 个以上的病因。动态观察血红蛋白变化趋势，如果在短时间（几个月）内有明显下降，伴有症状，需重视并应查明贫血原因；若轻度贫血已经很长时间，则结果没有太大临床意义。

2. **红细胞沉降率**（erythrocyte sedimentation rate，ESR）**和 C 反应蛋白**（C-reactive protein，CRP） ESR 是一项在临床上应用多年的经典检测项目，由于其特异性及敏感性不高，随着近年 C 反应蛋白（CRP）等检测指标的发展，其用途较前下降，但由于其简便、价格便宜，仍然广泛应用于临床。ESR 随着增龄而加快，年龄每增加 5 岁，ESR 增加 0.85mm/h。其原因尚不清楚，但它可能反映了纤维蛋白原水平的增加或老年人中较高的隐匿性疾病可能。关于老年人 ESR 的上限，目前尚无共识，有研究发现，健康老人 ESR 可以高达 35～40mm/h，也有学者尝试将年龄带入，按不同性别制订老年人 ESR 正常范围，然而发现有 50% 假阴性可能。因此对于老年人血沉轻度增快，不需立即开展深入检查，应动态对比 ESR 变化，结合其他炎性指标，需要矫正贫血等因素，综合考虑 ESR 临床意义。当 ESR 明显增高时往往与潜在的严重疾病有关，当 ESR 高达 80mm/h 或更高，临床提示有感染、骨髓瘤、风湿性多肌痛或者巨细胞动脉炎等情况。

CRP 是在肝脏合成的急性时相蛋白，在炎症或急性组织损伤后数小时就开始升高，随着炎症的控制、病变消退、组织、结构的恢复可下降至正常水平。CRP 不受年龄的影响，在临床应用广泛，包括急性感染性疾病的诊断和鉴别诊断；手术后感染的监测；抗生素疗效的观察；病程检测及预后判断等。CRP 水平增高见于细菌感染、恶性肿瘤、急性心肌梗死、类风湿关节炎活动。

3. **低钠血症** 低钠血症是指血清钠低于 135mmol/L，伴或不伴有细胞外液容量改变的临床状况。在老年人群中低钠血症更为普遍，≥60 岁老年人发生低钠血症危险是 13～60 岁人群的 2.54 倍。

引起老年人低钠血症的病因较多（表 2-10-3），临床上最常见的是低渗性低钠血症。

表 2-10-3 老年人低钠血症的常见病因

分类		常见病因
低渗性低钠血症	低容量性	胃肠道疾病、利尿剂、脑耗盐综合征、盐皮质激素缺乏
	等容量性	抗利尿激素不是当分泌综合征、抗利尿激素不适当肾综合征、糖皮质激素缺乏、甲状腺功能减退、运动相关低钠血症、低溶质摄入、原发性烦渴症
	高容量性	心力衰竭、肝硬化、肾脏疾病（急性肾损伤、慢性肾脏病、肾病综合征）
等渗性低钠血症		高糖血症、假性低钠血症（高脂血症、高蛋白血症）
高渗性低钠血症		重度高糖血症合并脱水、应用甘露醇

引自：老年患者低钠血症的诊治中国专家建议

最常见原因是使用利尿剂、抗利尿激素分泌异常综合征（syndrome of inappropriate secretion of antidiuretic hormone，SIADH）；其次是盐摄入不足；较少见的原因是继发于慢性疾病，如心力衰竭、肝硬化、肾病综合征、甲状腺功能减退、艾迪森病和垂体功能减退。

病史、渗透压和容量的判断对于低钠血症的诊断和鉴别诊断以及指导治疗有重要意义。使用利尿剂或血管升压素分泌异常的患者，尿钠和尿液渗透压都会增高。在使用利尿剂的情况下很难诊断 SIADH，而血清血管升压素可用于鉴别诊断。老年人 SIADH 常见病因包括：①肺部疾患：间质性肺炎、肺结核、肺脓肿、小细胞肺癌；②脑部疾患：脑瘤。

4. 尿素氮、肌酐水平增高 血肌酐（creatinine，Cr）是由外源性和内生性两类组成。机体每 20g 肌肉每天代谢产生 1mg 肌酐，每天肌酐的生成量相对恒定，产生速率为 1mg/min。血肌酐主要由肾小球滤过排出体外，在外源性肌酐摄入量稳定的情况下，测定血肌酐浓度可作为肾小球滤过率（GFR）的指标。从 40 岁左右开始，肾脏的结构和功能逐渐发生退行性改变，随年龄增加，肾小球滤过率每年约下降 1%。血肌酐水平在老年人并不是一个理想的评价肾功能的指标，老年人由于肌肉含量减少，肉食摄入少，血肌酐在正常值范围内也可能已经存在肾功能损害。因此，应注意动态监测血 Cr 变化，建议采用肌酐清除率或估测肾小球滤过率。

血尿素氮（blood urea nitrogen，BUN）当肾实质受损害时，血尿素浓度增加，BUN 受饮食影响，仅能粗略反映肾小球滤过功能。血尿素氮水平与蛋白质摄入水平有关。低尿素氮包括严重肝病、蛋白质摄入不足、肾病综合征等病因。

在老年人急性肾功能不全病因鉴别时，尿素氮/肌酐比值可用于帮助鉴别肾性因素或肾前性因素，肾前性因素或脱水会使尿素氮相应地比肌酐增加幅度大得多，因此 BUN（mg/dl）/Cr（μmol/L）>10∶1。而在肾性因素里，尿素氮和肌酐升高比例相似，因此 BUN/Cr≤10∶1。然而，在蛋白质分解或摄入过多的情况下，例如上消化道出血、高蛋白饮食、严重创伤、甲状腺功能亢进等，BUN 可以升高而肌酐值升高不明显。

5. 甲状腺功能检测 联合测定游离 T_3（FT_3）、游离 T_4（FT_4）和超敏促甲状腺激素（TSH），是甲状腺功能评估的首选方案和第一线指标。

血清 TSH 的检测是筛查甲状腺功能异常、原发性甲减甲状腺激素替代治疗的主要方法。美国临床生物化学学会（NACB）建议，TSH 正常值应来源于 120 例经严格筛选的正常人。TSH 参考值 0.3～4.8mIU/L，参考值还会因年龄、种族、性别、碘营养状态及采用的试剂盒不同有差异。老年人 TSH 水平增高较常见。在弗拉明翰（Framingham）研究中，年龄大于 60 岁的人群，TSH > 10mIU/L 的男性为 5.9%，女性为 2.3%。美国（NHANES Ⅲ）调查 16 533 例，TSH 浓度随增龄而增高，这种关联在排除抗甲状腺抗体阳性的患者后仍然

存在；也有报道肥胖患者存在体重相关的 TSH 增高；此外，TSH 每天都会在均值的 50% 左右波动，1 天中同一时段连续采集血样，TSH 的变异率可达 40%。

老年人临床甲减的发生率约为 0.5%～5%，而亚临床甲减的发生率则为 5%～10%。

低 T_3 综合征临床上表现为 FT_3 和总三碘甲状腺原氨酸（TT_3）降低，FT_4 降低或正常，反 T_3（rT_3）水平升高，TSH 通常正常，而患者本身并无甲状腺疾病。低 T_3 综合征容易发生在某些慢性疾病、肿瘤及危重症患者中，并且与病情严重程度和死亡率相关。

6. 自身抗体及免疫学相关指标 老年人出现自身抗体可能并非合并自身免疫性疾病，抗核抗体（antinuclear antibodies，ANAs）是非抗原特异性自身抗体，其低滴度水平阳性在老年人群中非常常见。一项系列纳入 3 462 名 50 岁以上人群的研究显示，50 岁以上人群 ANAs 阳性率约为 14%。ANAs 用于筛查可疑自身免疫性疾病，如类风湿关节炎、系统性红斑狼疮、干燥综合征、混合性自身免疫性疾病、多发性肌炎、皮肌炎、硬皮病等。但是，ANAs 也可见于非风湿性疾病，如 Graves 病、自身免疫性肝炎、一些感染及恶性肿瘤。老年人出现 ANAs 阳性，这可能与其体内细胞衰老破坏过多有关，如无临床症状、重复化验滴度不变，可动态观察。

类风湿因子（rheumatoid factor，RF）是血清中的一种免疫球蛋白，与 ANAs 相似，RF 也可以见于健康老人，一项系列纳入 1 794 名 60 岁以上人群的研究显示，RF 的阳性率约为 22%。RF 主要用于类风湿关节炎诊断及评估是否活动，其敏感性和特异性均为 70%。大约 15% 的类风湿关节炎患者 RF 呈阴性，然而同时，RF 也可见于其他自身免疫性疾病，如 SLE、干燥综合征、间质纤维化，也可见于多种感染性疾病。抗环瓜氨酸肽（CCP）抗体，是一种新的标志物，对类风湿关节炎特异性更高。国外研究显示，抗 CCP 抗体在老年类风湿关节炎中的阳性率在 65% 左右，诊断的敏感性与 RF 相似，特异性 95% 左右。

7. 肿瘤标志物（tumor marker，TM） 肿瘤标志物（TM）指的是恶性肿瘤细胞所产生的一种物质，或者是宿主对恶性肿瘤病灶刺激反应所出

现的物质。可以用于肿瘤的筛查、诊断、预后评估、治疗效果监测以及复发监测。常用于老年人的肿瘤标志物包括：甲胎蛋白（alpha-fetoprotein，AFP）、癌胚抗原（carcinoembryonic antigen，CEA）、神经元特异性烯醇化酶（neuron specific enolase，NSE）、鳞状细胞癌抗原（squamous cell carcinoma antigen，SCC）；糖类抗原 199（carbohydrate antigen 199，CA199）、糖类抗原 242（carbohydrate antigen 242，CA242）、糖类抗原 153（carbohydrate antigen 153，CA153）、糖类抗原 125（carbohydrate antigen 125，CA125），CA125 是目前卵巢癌的预测和疗效监测中应用最广泛的 TM。前列腺特异抗原（prostate specific antigen，PSA）是目前前列腺癌最理想的血清 TM，用于前列腺癌的筛查、分期及预后评估、疗效判断、复发监测。

（孙颖；刘晓红 审阅）

参 考 文 献

[1] 中华医学会内分泌学分会. 成人甲状腺功能减退症诊治指南 [J]. 中华内分泌代谢杂志，2017，33（02）：167-180.

[2] 《老年患者低钠血症的诊治中国专家建议》写作组. 老年患者低钠血症的诊治中国专家建议 [J]. 中华老年医学杂志，2016，35（08）：795-804.

[3] Daniel KAM Yin Chan（陈锦贤）. 实用老年医学 [M]. 2 版. 北京：中国协和医科大学出版社，2013.

[4] 李晓鹰. 专科医师规范化培训教材 老年医学 [M]. 北京：人民卫生出版社，2015.

[5] Goodnough LT, Schrier SL. Evaluation and management of anemia in the elderly[J]. Am J Hematol, 2014, 89（1）：88-96.

[6] Tak-kwan Kong. The Hong Kong Geriatrics Society Curriculum in Geriatric Medicine[M]. 2nd ed. Hong Kong: Hong Kong Academy of Medicine Press, 2017.

第五节 老年女性健康

一、概述

绝经是指月经永久性停止，属回顾性临床诊断。40 岁以上女性、末次月经后 12 个月仍未出现月经，排除妊娠后则可临床诊断为绝经。围绝经期（peri-menopausal period）是指从绝经过渡期至最后 1 次月经后 1 年的一段时期，进入绝经过渡期的标志是月经紊乱，指 10 次月经周期中有 2 次或以上发生邻近月经周期长度的变化≥7 天。

女性进入围绝经期后，卵巢功能衰退，体内性激素水平降低、促性腺激素增高。由于失去了雌激素在动脉粥样硬化斑块形成过程中的保护作用，导致心血管系统疾病的发病率逐渐上升。性激素水平的变化会导致神经系统激素受体功能紊乱以及泌尿生殖等系统的组织萎缩。临床上可出现月经紊乱或绝经、血管舒缩功能障碍、神经精神症状等表现，这一时期也是老年女性诸多老年病如骨质疏松、心血管疾病和老年痴呆等的起始期。

本节学习目的在于：①了解女性的衰老与老年病的关系；②熟悉改善围绝经期女性健康的策略。

二、绝经健康管理策略

针对围绝经期女性，医疗机构应开展包括饮食、运动、控烟、限酒等全面的生活方式指导，提供定期、适时、有效的疾病筛查服务并建立医疗健康档案。可指导适宜人群开展绝经激素治疗（menopause hormone therapy，MHT），以缓解相关症状，改善生活质量。

健康的饮食习惯和生活方式对于老年女性来说非常重要，每日规律有氧运动和抗阻运动，体质指数应保持在 $18.5\sim23.9kg/m^2$。

老年期女性面临的健康问题复杂多样，应结合患者的个体情况及当前需求，选择合适、有针对性的治疗方案，包括性激素疗法、非激素疗法、性心理治疗等。其中 MHT 是通过弥补卵巢功能衰竭而采取的一种治疗措施。MHT 从 20 世纪 40 年代诞生至今已有 70 余年的历史，但对其的观点时有争议。因使用雌激素替代治疗会导致患子宫内膜癌的风险增加，1971 年国际健康基金会首次强调在使用雌激素替代治疗的同时周期性应用孕激素可以对抗子宫内膜癌增加的风险。时至今日，无论是采取连续联合方案、还是序贯方案应用孕激素，都已经被证明可以降低与雌激素治疗相关的子宫内膜增生及肿瘤发生的风险。2002 年 7 月美国女性健康研究（Women's Health Initiative，WHI）第一批数据公布，初步结论是 MHT

不能预防心血管疾病，同时还增加了乳腺癌风险，这一研究给 MHT 带来了负面的影响。但随着研究的深入，证据的积累，目前对 MHT 的风险和获益又有了新的认识，在很多方面已经达成了国际共识。多年实践证实，科学应用 MHT 可有效缓解绝经相关症状，绝经早期使用还可在一定程度上预防包括骨质疏松症在内的许多极大占用医疗资源的老年慢性疾病的发生。

三、MHT 和老年期女性疾病的相关热点问题

（一）MHT 与女性肿瘤

1. 乳腺癌　乳腺癌在全球女性癌症发病率中居首位，占女性年新增癌症患者的 20%，其死亡率排在女性癌症死亡率的第 5 位。在我国女性乳腺癌发病率高于其他癌症。乳腺作为雌、孕激素的靶器官，月经初潮早、绝经晚、雌激素暴露时间长是公认的乳腺癌高危因素。

以文献数据为依据，迄今为止达成的共识是：① MHT 引起的乳腺癌风险很小（每年少于 0.1%），低于生活方式不良引起的风险；②应用 MHT 时间的长短也是重要的因素之一，治疗结束后乳腺癌风险逐渐降低；③乳腺癌风险的增加主要与治疗中添加的合成孕激素有关，也与孕激素应用的持续时间有关；④大多数乳腺癌是散发的，并无家族聚集性，MHT 不会进一步增加有乳腺癌家族史的女性患乳腺癌的风险。

乳腺癌与 MHT 相关性还存在一些争议。比如，在单用雌激素进行 MHT 是否增加乳腺癌风险问题上就存在不同看法。另外，天然孕激素与合成孕激素相比，导致乳腺癌的风险可能更低，但由于目前的研究样本量偏少，不足以证明天然孕激素不增加乳腺的发病风险。

2. 子宫内膜癌　子宫内膜癌在发达国家是女性生殖系统最常见的恶性肿瘤，在我国居女性生殖系统恶性肿瘤的第二位。据 2015 年国家癌症中心数据，我国的发病率为 63.4/10 万，死亡率为 21.8/10 万。相关危险因素包括高水平的雌激素（可能由肥胖、糖尿病、高脂肪饮食引起）、初潮早、未育、绝经延迟、林奇综合征（Lynch syndrome）、高龄以及应用激素替代治疗等。

实践证明，健康绝经女性单一使用外源性雌激素有增加子宫内膜癌的风险。但在补充雌激素的同时添加孕激素，尤其是连续联合应用雌孕激素之后，MHT 很少与子宫内膜增生的发生相关。

3. 卵巢癌　正常卵巢组织、卵巢交界性肿瘤和卵巢恶性肿瘤组织中均有雌激素受体，说明卵巢肿瘤是激素相关性肿瘤。2015 年发表在柳叶刀上的一篇 meta 分析认为，激素替代治疗增加了浆液性卵巢癌和子宫内膜样卵巢癌的发病风险。但后续分析认为这一结果受激素剂量、种类、数据采集等多方面因素的影响，不具有推广意义，且 WHI 研究未发现使用单雌激素或雌孕激素联合疗法 5 年以上的女性罹患卵巢癌的风险增加，故现阶段 MHT 与卵巢癌的关系仍不明确。

4. 子宫颈癌　高危型人乳头瘤病毒（HPV）感染是宫颈癌及癌前病变的首要因素。另外与宫颈癌相关的高危因素有：不良性行为、经期卫生不良、早婚早育、多产等。研究显示，子宫颈癌与性激素无相关性，使用 MHT 不增加宫颈癌的风险。

围绝经期女性仍然有罹患宫颈癌的可能，应定期做宫颈癌筛查。宫颈细胞学检查、HPV 检测是目前较为常用的初筛方法，可以单独也可同时进行检测。

（二）MHT 与静脉血栓栓塞和缺血性脑卒中

静脉血栓栓塞症（venous thromboembolism，VTE）是 MHT 的主要不良反应之一。风险随着雌激素剂量、年龄和体质指数的增加而增加，并且在治疗的初期风险更大。

有 VTE 个人史及有 VTE 高风险（包括体质指数 > 30kg/m^2、吸烟、易栓症家族史）的女性禁用口服雌激素治疗。经皮雌激素的血栓风险显著低于口服雌激素。其作用机制是避免了肝脏首过效应，减少了对肝脏合成蛋白质及凝血因子生成的影响。

缺血性脑卒中的风险与年龄有关，MHT 会进一步增加这种风险，并且在 60 岁以后更为显著。口服雌激素治疗和雌激素加孕激素治疗在相对健康的绝经后妇女中增加缺血性卒中的风险，这种风险大约是每 1 000 人年额外脑卒中一次。

性激素的剂量或许与缺血性卒中的风险有关，一些研究显示，小剂量透皮制剂与缺血性卒中风险增加无关；低剂量雌激素和孕激素治疗的安全性数据令人鼓舞，不良事件较少，但尚需大

规模前瞻性试验的数据证实。

（三）MHT 与认知功能

大脑中与认知功能相关的区域，如海马等部位存在雌激素受体。雌激素通过促进神经突触的生长和重塑，减少 β- 淀粉样蛋白的沉积，对抗氧化应激、炎症、自由基损伤等一系列作用机制影响中枢神经系统。孕激素也可能通过抑制兴奋性氨基酸的神经毒性作用、加快局部脑组织糖代谢、减轻炎症反应、对抗氧化应激损伤等机制发挥脑保护作用。这就导致围绝经期和绝经后女性罹患认知功能障碍的风险高于男性的原因。

现阶段的国内外共识是：及早开始 MHT 对降低痴呆风险有益，>60 岁或绝经 10 年以上才启用 MHT 会对认知功能产生不利影响，增加痴呆风险。

女性认知功能和性激素的相关性研究尚存争议，不同人群、不同时期、不同的认知测试可能有不同的结果，争议的焦点集中在两者是否相关，如何相关，怎样去证实等方面。MHT 对老年女性认知功能的影响，除了"窗口期"的原因外，可能还有治疗方案的优化问题，包括药物的种类、剂量、剂型、给药途径、给药时间等。如何达到最优化是今后研究的方向，否则可能会导致认知功能受损。

（四）MHT 与心血管疾病

心血管疾病是绝经后女性死亡的重要原因。主要的危险因素有吸烟、肥胖、糖尿病和血脂紊乱等。绝经本身也是女性心血管疾病的独立危险因素。

MHT 对心血管疾病的影响主要与启动的时机有关，MHT 可通过保护血管内皮细胞结构完整性、改善血压、胰岛素抵抗、脂蛋白谱等机制，对心血管疾病的相关危险因素产生积极影响。对于 60 岁以下的女性，在没有心血管疾病证据的情况下，启动 MHT 不会造成早期伤害，且能够降低冠心病死亡率和全因死亡率。因此，雌激素缺乏后尽早开始 MHT 可使女性获得雌激素对心血管的保护。

在 60 岁以后，老年妇女或绝经 10 年以上的妇女中，MHT 的启动可能会增加发生冠状动脉事件的风险，主要发生在使用后的 2 年内，故不推荐仅以预防心血管疾病为目的而选择 MHT。

（五）MHT 与肌肉减少症

肌肉减少症（sarcopenia）是一种与增龄相关的进行性、全身肌量减少和 / 或肌强度下降或肌肉生理功能减退，进而引起衰弱、活动障碍、跌倒、残疾等不良事件的疾病。性激素水平降低可能是肌肉减少症发生的关键机制之一。雌激素水平降低会加速肌肉减少及骨骼肌质量下降。对绝经后女性应用 MHT 可预防女性肌肉减少症的发生。

（六）MHT 与膀胱过度活动症

膀胱过度活动症（overactive bladder，OAB）是一种以尿急为特征的综合征，常伴有尿频和夜尿症状，可伴或不伴有急迫性尿失禁，没有尿路感染或其他明确的病理改变。行为训练和改变生活方式（包括生活方式指导、膀胱训练、盆底肌训练、生物反馈治疗等）是所有患者首选的治疗方案，并可以联合其他治疗方式。阴道使用雌激素对改善尿急、尿频症状有优势，推荐抗胆碱能药物与局部雌激素联合使用作为治疗绝经后女性 OAB 的一线药物。

（七）MHT 与系统性红斑狼疮

系统性红斑狼疮（systemic lupus erythematosus，SLE）是一种病因未明的累及多器官、多系统的自身免疫病，雌激素在其病理过程中发挥重要作用。我国曾把 SLE 视为 MHT 的禁忌证，认为 MHT 会引起诸如疾病复发、血栓形成等风险。越来越多的证据提示 SLE 活动期患者不适合 MHT，但病情稳定或处于静止期者可在严密观察下行 MHT。因此，我国在 2009 年之后将 SLE 确定为 MHT 的慎用情况。

四、MHT 的指导原则及常用方案

（一）绝经期激素治疗原则

1. MHT 属医疗措施，启动 MHT 应在有适应证、无禁忌证、绝经女性本人有通过 MHT 改善生活质量的主观意愿前提下尽早开始。

2. 绝经过渡期女性与老年女性使用 MHT 的风险和获益不同。绝经初期或绝经未满 10 年（60 岁以前）应用 MHT 的患者需每年进行体检，是否继续应用取决于综合评估适应证、禁忌证及患者是否愿意继续使用。

3. 不推荐仅以预防心血管疾病和阿尔茨海默病为目的而采用 MHT。雌激素缺乏后尽早开始 MHT 可使女性获得雌激素对心血管和认知功能保护。

4. 有子宫的女性在补充雌激素时，应加用足量足疗程孕激素以保护子宫内膜；已切除子宫的妇女，通常不必加用孕激素。

5. MHT 必须个体化。根据治疗症状的需求、受益风险评估、相关检查结果、个人偏好和治疗期望等因素，选择性激素的种类、剂量、配伍、用药途径及使用时间。

6. 不推荐乳腺癌术后患者使用 MHT。

（二）绝经激素治疗的适应证和禁忌证

1. 适应证

（1）绝经相关症状：月经紊乱，血管舒缩症状（潮热、盗汗），心理症状（焦虑、易怒、抑郁、睡眠障碍），全身症状（易疲劳、头痛、关节痛）等。对年龄<60 岁或绝经 10 年内、无禁忌证的女性，MHT 用于缓解血管舒缩症状（vasomotor symptoms，VMS）的受益 / 风险比最高。

（2）生殖泌尿道萎缩：这是与雌激素水平降低有关的一系列症状和体征。可涉及大阴唇 / 小阴唇、前庭 / 阴道口、阴蒂、阴道、尿道和膀胱，表现为阴道干涩疼痛、瘙痒，性交痛，反复发作的萎缩性阴道炎，反复下尿路感染，夜尿、尿频、尿急等。

（3）低骨量及骨质疏松症：存在骨质疏松症的危险因素（种族、老龄化、脆性骨折家族史等）及绝经后骨质疏松症。绝经后由于雌激素缺乏，骨转换增加，骨吸收大于骨形成致骨量丢失加速，导致骨质疏松症发生风险明显增加。MHT 通过抑制破骨细胞活动和降低骨转化以减缓绝经后女性骨量丢失，对于绝经前后启动 MHT 的女性，可获得骨质疏松性骨折一级预防的好处。MHT 可作为预防 60 岁以下及绝经 10 年以内女性骨质疏松性骨折的一线选择。

2. 禁忌证

（1）原因不明的阴道出血。

（2）已知或可疑患乳腺癌。

（3）已知或可疑患性激素依赖性恶性肿瘤。

（4）最近 6 个月内患活动性静脉或动脉血栓栓塞性疾病。

（5）严重肝肾功能不全。

（6）血卟啉症、耳硬化症。

（7）现患脑膜瘤（禁用孕激素）。

（三）MHT 常用方案

1. 单孕激素补充方案　适用于绝经过渡期早期，调整卵巢功能衰退过程中的月经问题。推荐应用天然孕激素如微粒化黄体酮或接近天然的孕激素——地屈孕酮。

口服地屈孕酮 10～20mg/d 或微粒化黄体酮 200～300mg/d 或醋酸甲羟孕酮 4～6mg/d，于月经或撤退性出血的第 14 天起，使用 10～14 天。

2. 单雌激素补充方案　适用于子宫已切除的妇女，通常连续应用。

（1）口服：戊酸雌二醇 0.5～2mg/d 或 17β- 雌二醇 1～2mg/d 或结合雌激素 0.3～0.625mg/d。

（2）经皮：半水合雌二醇 1/2～1 帖 /7d 或雌二醇凝胶 0.5～1 计量尺 /d，涂抹于手臂、大腿及臀部上部等皮肤（避开乳房和黏膜区域）。

3. 雌孕激素序贯方案　适用于有完整子宫、围绝经期或绝经后仍希望有月经的妇女。序贯法的方案模拟生理周期，在全周期应用雌激素的基础上，后半周期加用孕激素 10～14 天。既能恢复规律月经，又能有效缓解绝经相关症状。

（1）连续序贯：在治疗过程中每天均用药。可采用连续序贯复方制剂雌二醇 / 雌二醇地屈孕酮片 1 片 /d，共 28 天；也可连续用口服或经皮雌激素 28 天，后 10～14 天加用孕激素。

（2）周期序贯：在治疗过程中，每周期有 3～7 天不用任何药物。可采用周期序贯复方制剂戊酸雌二醇片 / 雌二醇环丙孕酮片，1 片 /d，共 21 天；也可采用连续用口服或经皮雌激素 21～25 天，后 10～14 天加用孕激素，然后停药 3～7 天，再开始下一周期。

4. 雌、孕激素连续联合方案　适用于有完整子宫、绝经后不希望有月经样出血的妇女。雌孕激素的选择应以天然制剂为主，可采用每日雌激素（口服或经皮）加孕激素，连续给药；也可采用服用方便的复方制剂如雌二醇 / 屈螺酮片 1 片 /d，连续给药。

5. 替勃龙　替勃龙属于组织选择性雌激素活性调节剂（selective estrogen receptor modulator，SERM），有效成分为 7- 甲基 - 异炔诺酮，口服后在体内代谢后产生较弱的雌激素、孕激素和雄激素活性，对情绪低落和性欲低下有较好的效果，不增加乳腺密度。1.25～2.5mg/d，连续应用。

6. 阴道局部雌激素的应用 仅为改善与绝经相关的生殖泌尿道萎缩症状时，可使用雌三醇乳膏、普罗雌烯阴道胶囊等药物作为首选，1次/d，连续使用2周，症状缓解后改为2次/周。短期（3～6个月）局部应用雌激素阴道制剂，无需加用孕激素。但缺乏超过1年使用的安全性数据，长期使用者应监测子宫内膜。

（四）复诊和随访

接受MHT的女性每年至少接受一次全面获益/风险评估，包括绝经症状评分、新发疾病筛查、全面体检、必要的检查检验。MHT的定期随诊非常重要。主要目的在于了解治疗效果，解释可能发生的副作用。MHT尚无应用期限的规定，只要评估结果提示获益大于风险即可继续使用MHT，并按个体情况和本人意愿调整MHT方案或改变治疗策略，鼓励适宜对象坚持治疗。

五、展望

卵巢功能衰退将给女性带来长期健康危害，严重影响其生活质量。尤其2002年WHI研究所造成的影响，使近十余年的绝经期妇女可能遭受了不必要的心血管疾病、骨折和认知障碍的风险。但近期的研究表明，MHT虽然存在一定风险，但针对不同需求和不同基础健康状态，在最佳时间窗选择最佳方案，可以最大限度地使女性获益，减轻由于雌激素缺乏带来的长期不良影响，让绝经过渡期和绝经后期妇女更有质量地生活。但我们仍然面对很多不确定的情况，比如绝经后MHT方案的最优化问题，低剂量MHT的风险和益处以及MHT的使用对晚年认知的影响等，这一切都迫切需要进一步的研究来解决。

（吴秀萍；刘晓红 审阅）

参 考 文 献

[1] 中华医学会妇产科学分会绝经学组. 中国绝经管理与绝经激素治疗指南（2018版）[J]. 协和医学杂志，2018，9：512-525.

[2] de Villiers T J，Hall J E，Pinkerton J V，et al. Revised Global Consensus Statement on Menopausal Hormone Therapy[J]. Climacteric，2016，19：313-315.

[3] Baber R J，Panay N，Fenton A. 2016 IMS Recommendations on women's midlife health and menopause hormone therapy[J]. Climacteric，2016，19：109-150.

[4] The NAMS 2017 Hormone Therapy Position Statement Advisory Panel. The 2017 hormone therapy position statement of The North American Menopause Society[J]. Menopause，2017，24：728-753.

[5] Sarri G，Davies M，Lumsden M A，et al. Diagnosis and management of menopause：summary of NICE guidance[J]. BMJ，2015，351：h5746.

[6] Rossouw J E，Anderson G L，Prentice R L，et al. Risks and benefits of estrogen plus progestin in healthy postmenopausal women：principal results From the Women's Health Initiative random-ized controlled trial[J]. JAMA，2002，288：321-333.

第十一章　老年安宁缓和医疗

第一节　老年安宁缓和医疗总论

一、缓和医疗 / 安宁疗护的定义

（一）缓和医疗

给予那些对原发病治疗已无反应、生存期有限的患者及其家属全面照护，尽力帮助终末期患者和家属获得最好的生存质量。缓和医疗（palliative care）通过尽可能控制各种症状，同时特别注重减轻其社会、心理和灵性痛苦来实现这一目标。

缓和医疗是减轻痛苦、追求临终的安详与尊严（善终）为目的的学科，是一门医学专业技术与人文结合的学科。实施缓和医疗的能力应是医护人员的基本技能之一。

老年人所面临的除了越来越多的疾病困扰和功能下降，不可回避的是生命终点的到来。因此，老年医学科的医生必须熟练掌握缓和医疗的理念和实施方法，从而使我们在为老年人提供医疗服务的同时，能够帮助患者和他们的家属为善终做好准备，这个"准备"是医务人员缺乏的，也是本章节的主要目的。

（二）安宁疗护

安宁疗护（hospice care）实际上是缓和医疗的末段。此词来源于我国台湾，旧称"临终关怀"，即"hospice care"。它是指人在最后阶段（一般指生命最后的半年）接受的照顾。因为这个阶段的照顾和急性医疗不同：患者的需求、处理措施、处理场所都会不同，因此单独提出。2017 年 2 月 9 日国家卫生与计划生育委员会发布了《安宁疗护中心基本标准及管理规范（试行）》和《安宁疗护实践指南》（试行），以指导各地加强安宁疗护中心的建设和管理，但国内尚无安宁疗护人群的界定标准。

（三）缓和医疗和安宁疗护的区别与关系

二者核心内容和方法上并无本质区别，都是着眼于死亡准备和帮助，着眼于患者和家属的生活质量；区别在于涵盖的时限以及照顾对象的预计生存时间（图 2-11-1）。

二、缓和医疗的本质与意义

缓和医疗与现行医疗没有任何冲突，它并不需要任何超越现行医疗的新药或者新技术，本质上与现行医疗无异，二者的本质都是"帮助"。

现行医疗更重视治愈，工作的焦点在于"正确诊断""正确治疗""治疗有效"，帮助患者更好地活下去，而缓和医疗的照护对象则是那些疾病治愈已不可能、明确预期生命有限的患者及其家

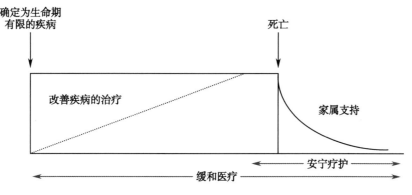

图 2-11-1　缓和医疗与安宁疗护

属，缓和医疗团队积极的帮助这些正在走向生命尽头的人们，以比较有质量的方式到达生命终点。

缓和医疗存在的意义在于能够正视"死亡"（因为医务人员往往都是害怕谈论并回避这个话题），聚焦于"死亡"这个事实，用心陪伴和帮助这些生命末期患者以及他们痛苦焦灼的家人，支持他们实现"生死两相安"。

三、缓和医疗的原则

1. 以患者为中心而非以患者家属为中心。

2. **关注患者的意愿、舒适和尊严**　支持患者家属使他们逐渐放下焦虑，引领他们去聆听、了解和尊重患者本人的意愿。

3. **不再以治疗疾病为焦点**　因为那些导致现有病况的原发疾病已经被认定没有更好的应对方法。

4. **接受不可避免的死亡**　除了患者和他们的家人需要接受这一事实，医务人员更需要接受"死亡是生命的一部分"，让末期患者最终能有品质地安逝也是医学的任务之一。医生更需要学会如何积极准备和应对死亡，而非一直用"先进的医疗科技手段"抗拒死亡时刻的到来。

5. **不加速也不延缓死亡**　为患者主动地控制身、心、社、灵全方面的痛苦，避免其陷入"生不如死"的绝境，帮助他/她们尽可能积极地活到最后，而不是因为其痛苦就选择加速其死亡（如安乐死），也不主张人为采用科技手段（比如心肺复苏术）延长濒死阶段。死亡是自然的过程，应该得到尊重。

四、对老年人缓和医疗/安宁疗护的思考

缓和医疗/安宁疗护的定义中没有提到年龄相关问题，但人口老龄化带来的死亡有一定的特点。很多高龄老人的死亡原因是慢性疾病，例如慢性心力衰竭、慢性阻塞性肺疾病、糖尿病、肿瘤、认知症等。以往缓和医疗探讨最多的是如何帮助肿瘤末期患者，现在已将帮助范围扩大到那些罹患非肿瘤性疾病的患者，包括老年人。老年人的身体状况和需求是复杂的，常伴有骨质疏松、关节炎，如85岁以上老人有1/4都患有痴呆，这就要求我们在患者生命进程中的任何时候都能提供缓和医疗服务，而不是仅仅在临终前才开始

缓和医疗。其中痴呆老人的缓和医疗照顾需要特别关注。

HELP 和 CASCADE 两项研究观察了老年人的生命末期状况。HELP 对 1 266 名 80 岁以上的老年人的最后半年进行了调查，发现人们倾向于高估这些人在接近生命终点时的生存机会；老人们明显倾向于拒绝心肺复苏，并要求舒适为主的照顾；在生命末期严重疼痛的患者数量增加，1/3 的患者在死前最后 3 个月内有严重疼痛。CASCADE 描述了 323 名患有晚期痴呆的护理院居民的末期情况，发现肺炎、饮食问题和发热是与 6 个月内死亡最相关的事件。患者通常会经历疼痛和呼吸困难，这些症状的发生率与肿瘤末期患者相近。晚期痴呆患者的死亡风险被低估，使他们没机会接受最优质的缓和医疗服务。这两项研究的结果提示：临床医生需要尽早与患者讨论他们的照护意愿，以便在生命结束前提供更好的症状控制及其他缓和医疗措施。

老年人的离世地点是值得讨论的话题。在欧洲，很多老人希望在家中离世，但这种愿望没有得到很好的满足，只有大约 20%～30% 的患者能够死在家中。实际情况是越来越多的死亡发生在医院或者养老机构。在国内，情况就更加复杂多样，农村地区居家临终的比例要高于城市。鉴于此，我们就必须想办法使得在医院、养老机构、家中临终的老人都有可能得到好的照顾。因此需要对这些机构的从业人员和全科医生进行相关缓和医疗知识的培训，建立覆盖居家、社区和养老机构的初级缓和医疗体系，在此基础上，可通过会诊、远程指导等方式，请专业的缓和医疗人员提供帮助，处理一些复杂的案例，使得老人无论在哪里临终，都可以得到良好的照顾。政府相关部门已经开始这方面的试点工作，希望未来越来越多的人能够拥有缓和医疗的理念和实践技能，使得国人的死亡品质得以持续提升。

老年人的缓和医疗实践需要深入的研究，以使其更加高效和有针对性。

五、缓和医疗的发展历史和国内外现状

（一）发展历史

1967 年英国 Cicely Saunders 女士在伦敦建立 St. Christopher 临终关怀院是现代缓和医疗的

起点。随着英国的不断发展,美国以及世界多个国家的缓和医疗都开始不断发展。

华语地区,包括中国大陆、中国香港、中国台湾和新加坡都是在 20 世纪 80 年代开始发展缓和医疗的。大陆地区的缓和医疗由于经济相对不发达等多种原因一直相对滞后。

(二)国内外现状

1. **国际现状** 2015 年 10 月,经济学人智库发布了《2015 年度死亡质量指数》报告,在对全球 80 个国家和地区"死亡质量指数"的调查排名中,英国位居全球第 1,中国大陆则排名第 71,中国台湾第 6,中国香港第 22。"死亡质量指数"从缓和医疗环境(权重 20%)、人力资源(权重 20%)、医疗照理的可负担程度(权重 20%)、照护质量(权重 30%)、公众参与(权重 10%)等五个方面进行评估。发现拥有较高的死亡质量的国家有几个共同特点:

(1)国家缓和医疗政策框架得到有效实施。

(2)在医疗保健服务方面保持高水平的公共开支。

(3)为普通和专业医疗工作者提供广泛的缓和医疗培训资源。

(4)提供充足的补贴,以减轻患者接受缓和医疗的财务负担。

(5)阿片类镇痛剂的广泛供应。

(6)公众对缓和医疗的高度认知。

事实证明,国家政策对于发展缓和医疗至关重要。许多排名靠前的国家都有全面的政策框架,将缓和医疗融入到本国医疗体系中。有效的政策可以带来显著成果,即使经济不发达,仍然可以迅速提高缓和医疗水平,如巴拿马正在将缓和医疗纳入本国初级医疗服务中,蒙古的安宁疗护设施和教学项目表现出快速发展势头等。几个得分最高的国家都拥有成熟的缓和医疗国家认证体系。

缓和医疗需要投资,但是在医疗支出方面可以帮助节省费用。研究显示,使用缓和医疗和治疗成本节约之间存在显著关联,几个排名靠前的国家已经意识到这一点并开始扩大缓和医疗服务。

2. **缓和医疗发展较好的国家和地区相关内容介绍**

(1)英国:在英国是根据患者的实际需求决定是否转入安宁缓和医疗服务的。在英国,末期照顾服务有大医院内缓和医疗会诊团队、社区服务以及专门的安宁疗护服务机构。2016 年的安宁疗护报告显示,社区安宁疗护服务照顾了 159 000 人,其中安宁疗护慈善组织完成 948 000 次社区或居家访视。在社区安宁疗护服务的平均时长为 91 天,其中 1/3 的人接受服务的时间不足 2 周;另外有 35 000 人接受日间服务,54 000 人在门诊接受安宁疗护服务,日间和门诊服务占全部安宁疗护服务的 29%。

英国的安宁疗护床位大约有 2 760 张,约 15% 的安宁疗护服务是通过住院服务完成,32% 的患者在经历了一段住院服务后回到家中,患者在安宁疗护病房住院的平均时长为 15 天,大约 25% 的住院天数小于 5 天。

(2)中国台湾:有安宁病房和社区安宁疗护服务体系。患者是否可以入住安宁病房主要根据患者的疾病已达到威胁生命的状态、针对原发病的治疗已不再有效,同时伴有不能缓解的痛苦症状。

(3)美国:美国的 Medicare、Medicaid、VAMS 以及大部分商业保险都包含了安宁疗护项目,照护可以在家里或者机构(包括养老机构)中实现。进入 Hospice 服务,必须有安宁疗护医疗主管以及转诊医生共同确认这个患者预计生存时间不足 6 个月(当然预测生存是非常困难的)。据 2014 年 NHPCO 的统计,在进入安宁疗护的患者中,大约有 10% 的生存时间超过了 6 个月,有 1/3 的患者接受安宁疗护服务的时间短于一周,平均接受服务的时长为 72.6 天。

3. **中国大陆现况** 缓和医疗的普及在中国大陆一直很缓慢,治愈性治疗方法占医疗战略的主导地位。缓和医疗总体的供应非常有限,而且质量不高。

1988 年 7 月天津医学院成立临终关怀研究中心,1988 年 10 月上海南汇成立第一家临终关怀机构"上海市退休职工南汇护理院"。1989 年李伟创办民营北京松堂关怀医院,1990 年卫生部在广州举办首届"推广实施世界卫生组织发布的癌痛三阶梯止痛指导原则学习班",此后 WHO 癌症三阶梯止痛方案推向全国。1994 年,中国抗癌协会癌症康复与姑息治疗专业委员会成立,李同度教授为首任主任委员。1995 年华西第四医院建立姑息关怀病房。1996 年昆明市第三人民医院开设"关怀科"。2001 年李嘉诚基金会设立了全国宁养项目。2006 年复旦大学附属肿瘤医院开设姑息治疗科。2008 年沈阳盛京医院开设宁养病房。2011 年北京德胜社区卫生服务中心开设临终关怀门诊并于 2012 年成立关爱病房，现更名为安宁疗护病房。2011 年河南郑州市第九人民医院成立姑息（缓和）治疗暨安宁疗护中心。2012 年北京协和医院开始在末期患者照顾的领域开展工作。2016 年中国儿童舒缓治疗协作组成立。

上海市通过 2012 年和 2014 年市政府实施的舒缓疗护项目，已完成 17 个区县 76 个试点机构建设任务。

虽然有上述发展，但中国大陆长期以来缺乏缓和医疗 / 安宁疗护的国家性战略或指导方针，护理质量不均衡，没有具体标准可以遵循。全国的末期患者照顾机构的数量和质量均缺乏官方的调查数据。

2017 年国家卫生和计划生育委员会发布《安宁疗护中心基本标准（试行）》《安宁疗护中心管理规范（试行）》和《安宁疗护实践指南（试行）》等文件，从此开始了国家层面的建设。全国五个省区（北京市海淀区、吉林省长春市、上海市普陀区、河南省洛阳市以及四川省德阳市）的试点工作正式开始。2017 年 12 月，国家卫生和计划生育委员会家庭发展司完成了国家安宁疗护试点工作骨干培训班，并正式铺开了在五个地区的安宁疗护试点工作。

随着国家指南的出台，试点以外的地区也纷纷开启了这方面的工作，如辽宁省将安宁疗护培训中心建在盛京医院。四川省、湖南省都相继建立省级安宁疗护培训基地。多地涌现出"安宁疗护病房"。这一方面说明广大民众的需求，同时也使全国范围的安宁疗护培训工作的开展成为一项重要而艰巨的任务。

民众宣传层面上，以北京生前预嘱推广协会为代表的一些社会团体加入到缓和医疗 / 安宁疗护的社会运动中来，很多慈善团体与机构也加入进来，例如仁爱慈善基金会、生活禅文化公益基金会等。很多志愿者团体也纷纷加入到末期照顾的行列中来，例如十方缘、七彩叶志愿团队以及北京协和医院安宁志愿团队。

教育层面上，北京协和医学院、北京大学医学部、中国医科大学、四川大学华西医学中心等十几所大学开设了"姑息医学"或"舒缓医学"的课程。上述医学院以及更多的部门都在进行缓和医疗领域的继续教育项目。需要加强医 / 护学生及在职医务人员缓和医疗相关教育和培训，以满足临终患者的迫切需求。

研究方面，国内有相当数量的缓和医疗领域的横断面研究，涉及疼痛、患者生活质量、照顾者需求、教育等多个方面，未来需要加强缓和医疗各方面的研究，尤其是干预性研究，以推动临床实践的进步和发展。研究也是推动政策跟进的必要手段。

主流媒体也开始推动缓和医疗面向民众的宣传。2016 年 10 月 8 日"世界缓和医疗纪念日"，大量针对缓和医疗的纪念性宣传及学术活动爆炸式的展开，预示着大陆地区的缓和医疗的发展进入了加速期。

六、实施缓和医疗 / 安宁疗护的核心技术

要具体实施安宁缓和医疗，要学会做到以下三件事：患者的痛苦症状管理；患者 / 家属 / 医疗团队之间和内部的有效沟通；心理 / 社会 / 灵性关怀。针对老年人实施缓和医疗，在技术层面上与非老年人群并没有本质区别，但在使用药物时，一定要考虑到老年人的生理特点、遵循老年人用药的规律；在沟通时，要根据老年人听力、认知等方面的具体情况合理进行。

（一）缓和医疗 / 安宁疗护的症状处理

症状控制是安宁缓和医疗的基础和核心内容。首先应让患者的身体尽可能的舒适，这是提供心理、灵性和社会支持的基本前提。试想，一个患者被疼痛 / 憋气困扰得痛不欲生的时候，如何谈愿望或尊严。

1. 症状控制总体原则

（1）有效的支持性照护是每一位患者、家属及陪护者的权利，也是各级医护人员的责任。

（2）必须先对患者做整体评估，包括生理、心理、社会、灵性等方面。

（3）充足的技能、知识、态度及沟通能力是有

效支持照护的基石。

（4）建立与患者和家属的信任关系，在充分了解和尊重患者及家属意愿的前提下制订治疗计划。确保患者处于治疗决策的中心，尊重患者的自主权。

（5）以改善患者的生活质量为目的，而不是延长死亡时间。

（6）主动询问和观察患者的不适，不要等到患者抱怨时再关注。

（7）准确地判断问题的原因，不同患者的干预措施需要量身定做，并根据患者的治疗反应做出相应调整。

（8）患者通常有多重问题，需要评估症状困扰的程度及需要干预的优先顺序。

（9）把握开始治疗的时机，有症状时尽快进行干预。

（10）不是每一种状况都必须处理，很多症状的改善、消除有相当大的难度，需设定实际可行的治疗目标，如不能完全消除恶心呕吐，可通过治疗减少恶心呕吐的次数；疼痛不能完全缓解，但能达到不影响睡眠的程度。如果患者的治疗目标过高，试着与患者协商设定一些较容易达成的短期目标。

（11）定期重新评估，修正治疗目标，需考虑患者的预期寿命及生活品质，不同的预期寿命对应的诊疗目标会不同。

（12）对患者的同理、支持是不可或缺的辅助治疗。

（13）用药方面注意事项：患者大多使用多种药物，需注意药物的相互作用；患者体能状态逐渐下降，需定期调整药物剂量；对某些药物可能出现的副作用，应做预防性处理，如应用阿片类药物应同时加用通便药物；患者无法口服药物时，可考虑皮下注射、透皮贴剂等方式给药；终末期患者常常需要超药物说明书用药（off-label use），国外 hospice 服务约 25% 的处方为超适应证用药。

2. 老年人症状处理中的注意事项

（1）老年人的疼痛控制和其他人群没有区别。

（2）老年人能够安全有效地使用止痛药。

（3）不能保证经口营养摄入，是慢性疾病末期患者进入濒死阶段的信号。对老年人的厌食、恶病质，不推荐使用刺激食欲的药物或者给予高热卡能量补充，对患者和家属的教育非常重要，厌食恶病质是生命最后一段的正常现象。不建议放置鼻饲管，鼓励尊重患者意愿经口进食。

（二）沟通

1. 沟通的必要性 有"人"就要有沟通。在医疗环境中，需要沟通的环节无处不在。面对"生死大事"要沟通的内容就更多。如果沟通不及时、内容不详尽、对方"没弄明白"可能会导致患者及家属比较强烈的情绪反应。

沟通是安宁缓和医疗实践的第一步，是基础，任何帮助患者和家属的行为，包括症状控制、病情解释都始于沟通，其效果也依赖于沟通的有效性。

2. 沟通的内容 包括但不限于以下内容：

（1）当前疾病状况及预后。

（2）患者本人及主要代理人关于疾病的理解和预期、治疗愿望等。

（3）可能的治疗选项以及相应的预期发展、治疗目标。

（4）费用。

（5）根据患者实际情况，可能需要讨论最佳照顾地点、死亡地点、愿望、有创伤救治措施、丧葬细节等。

（6）对家庭内部意见不一致的，需要召开家庭会议。

3. 沟通技能 沟通是一项临床技能（而非技巧），能力的获得需要通过学习和不断练习。针对"死亡"话题的沟通和应对能力是末期照顾质量的关键环节。目前仅有有限的医学院校开设了沟通课，课时也非常有限。跟国外多年持续的沟通课程的安排相比，我们的差距还很大，但至少我们开始知道沟通是可以通过学习获得的，这一点已经跟之前有很大的不同。

（1）告知坏消息：这个内容不可能回避，往往医生们都打怵，不知道到底该如何告知。SPIKES模型是较常用的方法之一：

S（setting）准备：提前收集患者详细疾病信息、患者及家属的社会状况、心理状态等。选择一个安静的环境，减少被打扰，将手机调成静音，请患者或家属坐下，告知人也应坐下与被告知人视线相平。

P（perception）弄清楚：指了解患者或家属对

疾病的认识情况,目的是弄清被告知者已知道什么。

I(invitation)询问:患者是否希望在某个话题上展开。我们往往忽略这一点,导致患者被动接受。

K(knowledge)给予信息:从患者希望的"起点"开始告知分享信息。医生们都非常擅长"告诉患者",有太多的东西需要说,但需要从被告知者希望知道的地方说起,目的性强、效率高。过程要分步进行,注意对方的反应(是否听懂?情绪是否很强烈?是否希望继续听下去等等),要有充分的停顿。

E(empathy)共情:对患者的情绪反应做出回应。

S(strategy/summary)总结:问问患者此时对他最有用的是什么,总结、制订出治疗及随诊计划。情况复杂,不可能一次性全部说完的,后续我们要做什么,应该让对方清楚,尤其是预约下一次见面会让对方非常踏实。

按照模型开始学习和练习(角色扮演,需要有教师指导进行)是初学者进入困难沟通学习的非常好的方法。

(2)家庭会议:常用的模型。

1)会前会,充分准备。

2)会议开始,问候,介绍会议目的和计划。

3)来自患者和家庭的观点。

4)确定需要讨论的具体内容。

5)就相关医学事实进行沟通(澄清患者是照顾的中心)。

6)对情感进行回应,处理冲突。

7)确定下一步计划,勾画将要做的具体事情。

8)感谢各位的参与。

9)会后团队内沟通,小结,文字记录。

步骤清晰后,反复进行演练、实践、反馈、改进,逐步提高沟通技能。

(三)社会心理灵性照顾

缓和医疗是"通过控制各种症状,减轻精神、心理、灵性痛苦"尽力帮助终末期患者和家属获得最好的生存质量。可以看出,症状控制是第一步,但在症状尽可能地控制之后,针对患者及家属心理、社会及灵性层面的痛苦进行照顾是面对末期患者更难的话题,对他们又是最重要的话题。

"我的孩子还没结婚,我想看到他结婚"

"我已经不再是总经理,不能让别人看到我现在的样子"

"死的时候会不会特别痛苦?我好害怕"

"我什么时候会好起来啊?"

"为什么是我?"

这些问题不再是"事实层面"上的问题,我们无法"回答"这类问题。告诉他"吸烟是引发肺癌的原因","你妈妈的病情很重,只要我们共同努力会好起起来的"是无效的苍白回答,甚至产生相反效果。这些问题属于社会/灵性层面的痛苦表达,我们需要做到倾听、同理和陪伴,而非"解释"和简单地"回答"。

学习应对这些问题,就是学习心理/社会/灵性照顾的过程。详情可见本章第四节。

七、关于临终的事项

临终也是医生并不愿意面对的一个场景,但我们又常常不得不面对。当前医学教育中缺少关于生命和死亡的相关教育。试想,如果是我们自己或家人面临死亡这个事件,我们会想什么,要求什么,该注意些什么。作为医生,应该熟悉和掌握这部分内容,这对我们处理死亡事件中的各种关系以及情绪非常重要。

传统观念中有人认为"隐瞒病情""避免谈及死亡话题"就是表示"爱""孝"和"保护",但死亡这件事显然没办法用任何方式躲过去。研究显示,大多数临终者希望知道真相,能与亲人开放地讨论遇到的问题和分享情感,共同完成心愿,这会给患者带来希望和力量,更有勇气面对困难。

(一)未完成的心愿

1. 对于患者来说,如何度过最后有限的日子,生命才有意义,或者说,他希望怎么度过最后的时光。

2. 在弥留之际,她/他要和不要什么。

3. 患者即将离世、无法与人沟通的时候,希望她/他的亲友知道和记得什么(我好爱你、我原谅你、我祝福你……)。

(二)关于离世方式的选择

医务人员应该告知"面对终点"的选项不是唯一。可以遵照本人意愿"不采用有创救治措施,尽量减轻痛苦地离去"。重点在于让患者及家属有选择的机会。

患者和他的家人有权利知道如何让自己的亲人尽量有尊严的离去。通过召开家庭会议，共同讨论具体如何做到"少痛苦、有尊严"。

（三）关于告别，需要思考的事情

1. 关于遗嘱，遗产等最后的嘱托和交待。

2. 关于是否要在临终前救治及器官捐赠的细节　患者本人参与临终救治的决定很重要，如果患者本人不曾表达，由家人代为选择往往会导致其未来感到自责和愧疚；"捐献器官"是很多人的向往，但手续和细节比较复杂，应该提前讨论、准备，以防止因为时间仓促不能完成。

3. 关于最后的告别患者本人和家人有什么样的愿望、在医院和在家中离世、告别仪式会是什么样子。患者和家人应该就此话题沟通。

（1）安葬相关事宜：安葬的方式、地点、费用以及服装、遗像、探视人员安排等细节。

（2）遗体需要转运的相关细节：对于离世后遗体安放有特殊要求的家庭，应该事先了解医院或城市、国家关于遗体搬运的相关规定，使他们能够从容地做好相应的准备。

八、哀伤陪伴

哀伤几乎必然出现，而且会影响很多人。很多家人在亲人死亡前已经出现哀伤反应，哀伤的程度和家人与死者的亲密关系有关，也和死亡的质量有关。

哀伤的除了家人，也包括关系密切的朋友和医务人员。哀伤是不能跨越，只能经历的过程。理解"哀伤是一个正常反应"，敏感的、富有同理心的陪伴是最有效的帮助方法。具体内容本章第六节。

（宁晓红；秦苑　朱鸣雷　审阅）

参 考 文 献

[1] Twycross R WA.Introducing palliative care[M]. 5th ed. Amersham: Halstan Printing Group，2016.

[2] 国家卫生健康委员会.《安宁疗护实践指南》（试行）[EB/OL]. (2017-2-20)[2019-6-8]. http://www.nhc.gov.cn/yzygj/s3593/201702/3ec857f8c4a244e69b233ce2f5f270b3.shtml.

[3] Economist intelligence unit.The 2015 quality of death index. Ranking palliative care across the world[EB/OL]. (2015-12-1)[2018-1-16]. http://www.pallnetz.ch/cm_data/2015_Quality_of_Death_Index_Infographic.pdf.

[4] G.Michael Harper，William L.Lyons，Jane F. Potter. Geriatrics review syllabus: acore curriculum in geriatric medicine[M]. 10th ed. The American Geriatric Society，2019：153-158.

[5] GiovambattistaZeppetella. Palliative care in clinical practice[M]. London：Springer，2012.

[6] Ann M. Berger，John L Shuster，Von Roenn. Principle and practice of palliative care and supportive oncology[M]. 4th ed. Philadelphia: Lippincott Williams & Wilkins，2013.

第二节　预立医疗计划

一、概述

预立医疗计划（advance care planning，ACP）是指个体在意识清醒且有决策能力的前提下，对自己将来丧失表达能力且面临无好转可能的威胁生命的情况，表达自己愿意接受怎样的医疗照护，而事先做出安排和指示的一种行为。目的是为将来在个人不能做决定或无法交流的情况下，事先通过一系列的说明或指定好医疗代理人，就将来的医疗问题预先表明自己的意愿。比如事先说明，如果自己脑损伤永久昏迷不可逆的时候，是否使用维持生命的手段来维持生命、是否接受管饲营养、心跳停止是否接受心肺复苏等。

预立医疗计划通常有两种形式，一是用文件的形式，即预立（医疗）指示（advance directives，ADs），说明本人在特定情况下的医疗意愿。这种文件形式常被称为生前预嘱（living wills）；一种为指定医疗代理人（health care power of attorney/durable power of attorney/substitute decision maker，SDM），在患者无决策能力时，代替患者做医疗决定。

在国内的许多场合下，人们习惯用"生前预嘱"来泛指整个的预立医疗计划。

针对预期生存期有限的患者，在医生和患者充分沟通后，按照患者本人意愿，双方可共同签署一份医嘱文件（例如美国的"纳入医嘱的生命维持计划",physician orders for life sustain treatment,POLST)。详细记录患者对于各种抢救措施、住院以及维持生命的医疗措施的选择,这是医患双方共同决策的结果,该医嘱与患者的医疗病历保存在一起,以保障后续诊疗方案符合患者意愿。POLST 与 ADs 的区别在于 POLST 是一个医嘱文件,而 ADs 在许多国家是一个具有法律效力的文件,但并不是医生可以执行的医嘱,POLST 将 ADs 的愿望具体化到医疗措施的医嘱条目中,二者是患者愿望在不同层次上的体现。

二、预立医疗计划中的伦理问题

医学伦理学是运用一般伦理学原则解决医疗卫生实践和医学发展过程中的医学道德问题和医学道德现象的学科。在安宁缓和医疗中,常常涉及到很多两难的决策、选择,医务人员也会产生很多"困惑",不知道自己的所作所为是否"合理",常需要从伦理学的角度来考虑其行为的合理性。而法律则是在伦理道德基础上产生的,是基本伦理道德的制度化。安宁缓和医疗涉及的伦理相关内容比较庞杂,本文仅对 ACP 中所涉及到的伦理问题以及常见的"误解"进行说明。

(一)自主性及获益

医学伦理学的核心原则是自主性(autonomy)、受益(beneficence)、不伤害(non-maleficence)、公正(justice)。ACP 所体现的恰恰是尊重患者本人意愿的原则,与医学伦理学的"自主性"原则是一致的。

患者通过 ACP,选择在疾病终末阶段不进行维持生命的治疗,是否与医学上默认的积极治疗相矛盾,可以通过"受益、不伤害"的原则进行判断。医学上默认的"积极"治疗,前提是不知道患者意愿且治疗可以让患者获益、不治疗可能会对患者造成损害,则可以默认采取"积极"治疗的手段;同样,如果判断治疗可以让患者获益,即使患者或家属不同意治疗,也不应轻易"放弃",而是应该寻找背后的原因,是抑郁、经济原因还是患者不知情。尽可能从患者的利益出发来解决问题。而在已经明确治疗不会让患者获益,甚至治疗可能会给患者带来损害的时候——实际上在疾病终末期维持生命的治疗大多属于这种情况——也就是说"积极"治疗不获益时,则不能默认采取

"积极"治疗,此时依据一般的医学原则或经验,常常难以判断患者是否有医学上的获益,因而更应考虑患者本人的意愿,患者是否认为相应医疗措施及可能的结果对自己"有益",即患者是否认可相应的治疗及其可能的结果。也就是说,相应的医疗措施需要患者本人的"认可"。

缓和医学发展较好的国家和地区,往往通过立法,来确认患者选择"自然死亡",即不进行额外的维持生命的治疗是合法的,确认 ADs 具有法律效力。因此,患者在疾病的终末期、疾病已经不可逆转的时候,选择不进行维持生命的治疗,与医学伦理学的原则不矛盾。

另一方面,ADs 生效的前提是患者本人不能进行决策,而且是处于疾病终末期、威胁生命的情况已经不可逆转;但如果不是终末期,医学干预仍可以让患者获益,即使患者有 ADs 明确说明不要维持生命的治疗,也不能"默认"患者已经放弃了维持生命的治疗,因为此时的条件并没有满足 ADs 生效的前提,比如签署 ADs 的患者发生了车祸导致外伤昏迷,此时维持生命的治疗有望使患者获得手术的机会,有可能让患者获益,则不能认为患者签署了 ADs 就不给予积极的救治,这也与医学伦理学中"受益"的原则是一致的。

(二)选择与放弃

ADs 并非只有"放弃"维持生命治疗一个选项,患者同样可以选择维持生命的治疗,ADs 本身只是患者表达医疗意愿的一个手段。

对安宁缓和医疗和生前预嘱常存在这样的"误区",认为选择安宁缓和医疗、制订生前预嘱就是选择"放弃"治疗,实际上并非如此。我们从安宁缓和医疗的概念上也可以看出,"放弃"的是无效的、让患者不获益的治疗,而安宁缓和医疗对于身、心、社、灵的照护,是患者此时最需要的、最积极的治疗,与针对病因的治疗并不矛盾,也不排斥。

需要说明的是,接受或者不接受维持生命的治疗都是患者的正当权利,患者通过 ADs 可以进行任何选择,而且患者有权随时更改其以往的 ADs。将 ADs 立法的国家或地区,往往要求医务人员在患者每次住院治疗时,都要和患者再次确认其签署的 ADs,部分原因正是出于此点考虑。

三、预立医疗计划在国内外的应用情况

美国加利福尼亚州,在 1976 年通过了《自然死亡法案》,通过立法承认患者可以在疾病终末期选择不进行维持生命的治疗,即允许患者依照自己的意愿选择"自然死亡"。法律规定,成年人可以通过法律文件的形式将本人的意愿记录、表述出来。随后,美国其他大多数州,都相继通过了类似的法律。在 1991 年 4 月,美国联邦政府通过了《患者自决权法案》(patient self-determination act),进一步要求所有的医疗机构、养老院、护理院,必须以书面形式告知成年患者具有自己做决策的权利,包括:①自己做医疗决策的权利;②接受或拒绝医疗的权利;③制订 ADs 的权利,要求机构必须了解患者是否已经签署了 ADs,并将之记录在病历中,并且就相关内容对员工进行培训;同时不能因为患者有或没有 ADs 而区别对待。到目前,美国大多数州都通过了《自然死亡法》,近 40% 的成年人有自己的 ADs。

除美国以外,英国、澳大利亚、加拿大、德国、丹麦、荷兰、比利时、新加坡也通过了使用 ADs 的相关法律规定。英国 1998 年通过的人权法案中包含了 ADs 的相关法律条款,并在 2006 年发布了允许民众签订 ADs 的详细方案。澳大利亚的维多利亚地区,在 1988 年的《医疗法案》中规定 18 岁成年患者可以拒绝医疗措施,1994 年后澳大利亚其他地区也陆续开始实施类似法案;新加坡于 1996 年颁布了《预先医疗指示法案》,承认 ACP 的合法性。2006 年澳大利亚在法律上通过了 ADs,并大力推广。加拿大将每年的 4 月 16 日定为"ACP 日",2012 年 1 月,加拿大的安宁疗护协会(CHPCA)正式公布了 ACP 的实施制度。

我国台湾地区也在 2000 年立法通过了《安宁缓和医疗条例》,承认了自然死亡合法,并认定 ADs 具有法律效力;2015 年通过的《病人自主权利法》,规定患者可通过签订书面的预立医疗决定(ADs)来选择在疾病终末期、不可逆昏迷状况、永久植物人状态、重度失智及其他特殊情况下,拒绝或接受某些医疗措施。我国香港地区的法律改革委员会,在 2004 年决定以非立法的形式来推广 ADs,2006 年该委员会发表了《医疗上的代作决定及预设医疗指示报告书》要求所有医务人员必须遵守患者制订的 ADs,尊重患者的意愿。

四、预立医疗计划的实践与思考

(一)患者的知情权

我国大陆地区目前尚无 ACP 相关的法律规定。普遍的情况是由家属来代替患者做出医疗决策,甚至在某些情况下,患者本人不知道自己的真实病情,人们普遍认为向患者隐瞒真实的、不好的病情,可以保护患者,避免患者精神上受到"打击"。相关的法律法规对此种情况尚缺乏清晰的界定。《执业医师法》第 26 条规定:"医师应当如实向患者或者其家属介绍病情,但应当注意避免对患者产生不利后果";《医疗事故处理条例》中也规定:"在医疗过程中,医疗机构及其医务人员应当将患者的病情、医疗措施、医疗风险等如实告知患者,及时解答咨询;但是,应当避免对患者产生不利后果"。

因此,在实际工作中,是否告知患者本人真实的病情,一般需要先与患者家属确认,了解患者是否愿意知道病情,再决定是否告知。安宁缓和医疗中与患者的沟通、告知坏消息,均有相应的理论和技能,如告知坏消息的 SPIKES 六步法等,可以帮助医务人员进行更好的沟通及告知。

(二)患者本人的意愿

在实际工作中,医务人员无法忽略家属的意见而直接按照患者的"意愿"来给予治疗,或者做出选择。但是患者的意愿对于制订医疗决策,实际上有很大帮助,尤其是当医疗决策处于"两难"的境地时——"放弃"无效治疗可能会让家属或医务人员感觉没有尽到最大努力,而"积极"维持生命的治疗却可能会让患者遭受更多"痛苦"——此时,了解患者本人的意愿或想法,往往会使家属及医务人员少一些"纠结",可以更好地按照符合患者意愿的方向来做出选择。

在国内进行过的一些关于了解病情、医疗决策等方面的调查发现,大部分患者不反对知道自己的真实病情,也希望能参与到医疗决策中。张宁等在北京社区调查了 900 位社区老年人,结果显示有 80.9% 的老人希望了解自己真实的病情;在康琳等开展的全国多中心调查中,1 084 位老人中有 91.8% 希望了解自己的真实病情;39.4%～

50.6%的老人,愿意制订预先的医疗计划。

因此,鼓励在老人健康状态尚好、认知功能正常的情况下,提前考虑相关问题,表达自己的想法或愿望,而不是在危重症住院的情况下再来选择医疗方案。在目前,相关的预先医疗计划,可以通过填写"五个愿望"来表达。相关内容可以从生前预嘱推广协会"选择与尊严"网站(www.xzyzy.cn)上获取相关信息并填写"生前预嘱"。

医务人员在工作中,应当一直将患者本人的意愿放在首位,在制订决策时考虑并尊重患者本人的想法,如何向患者及家属宣传ACP的理念,如何在沟通中有效表达出尊重患者意愿的理念,如何有效的传递真实消息,同样需要掌握很好的沟通技能。

在一些特殊情况,尤其是"急诊"情况下,有时患者的意愿不一定为家属所认可,家属的选择可能与患者本人的选择不一致,虽然患者本人表达过不进行维持生命治疗的意愿,但往往家属要求"积极"治疗。为了避免这一情况的出现,常常需要医务人员在患者接受安宁缓和医疗的早期,预见到后续可能的病情变化,提前与患者及家属进行沟通,事先做出共同决策,对于后续可能出现的急性变化,医患双方均做好相应准备。

(三)患者意愿的变化

很多时候,患者的意愿及决定,常常受其躯体症状、心理情绪等方面的影响,因而需要优先控制患者的不适症状、缓解其痛苦情绪,否则很难判断患者当时的决定是否是其真实的想法,就像有癌痛的患者,经常会说"疼的不想活了",如果能有效控制其疼痛,则患者未必会"不想活"。

另一方面,也提示医务人员,患者的愿望、决策是需要定期评估的,在病情变化、患者状态发生变化时,患者的愿望也可能会有变化,即使患者签署了ADs,或者表达了相关愿望,也需要经常确认是否发生变化。

五、推广预立医疗计划的意义

安宁缓和医疗的核心内容之一是照顾重症患者的需求,提高其生活质量,其中重要的一点就是要考虑患者本人的意愿,如果患者本人的意愿不明确,则很难评价医护服务的质量;不知道患者的意愿,也难以有效判断患者的需求,进而很难从患者的需求出发来解决相关问题。预立医疗计划,可以有效反映患者的愿望,通过预立医疗计划选择在疾病的终末期进行什么样的治疗、表达自己的想法。宣传和推广预立医疗计划,对于安宁缓和医疗的实施具有重要的意义。

(朱鸣雷;李冬云 审阅)

参 考 文 献

[1] Lum HD, Sudore RL, Bekelman DB. Advance care planning in the elderly[J]. Med Clin North Am, 2015, 99(2): 391-403.

[2] Wikipedia.Physician orders for life-sustaining treatment [EB/OL]. (2019-04-07)[2019-6-8]. https://en.wikipedia. org/wiki/Physician_Orders_for_Life-Sustaining_Treat-ment.

[3] Wikipedia. Patient self-determination act[EB/OL]. (2019-04-07)[2019-6-8]. https://en.wikipedia.org/wiki/Patient_Self-DeterminationAct.

第三节 老年疼痛评估与管理

一、概述

疼痛是一种主观感受,由实际或潜在组织损伤引起的一种令人不愉快的感觉和情感经历。疼痛可分为急性疼痛和慢性疼痛。急性疼痛起病急,通常有明确病因,持续时间短。慢性疼痛(chronic pain)是指组织损伤或疾病引起的疼痛超过了损伤愈合时间或病程,多数定义为疼痛超过3个月以上。近期国外多数指南将"慢性痛"名称改为"持续痛"(persistent pain),本文仍延续"慢性痛"说法。

慢性疼痛是常见的老年综合征之一,影响患者的情绪、睡眠、功能和社会交往,甚至导致失能、衰弱,明显降低患者的生活质量,已经成为影响经济、社会、健康的主要问题之一。统计显示25%～50%社区老年人、27%～80%居家老年人、40%～50%住院老年患者都曾经或正在经历慢性疼痛,70～85岁是老年人慢性疼痛的发病高峰。但老年慢性疼痛评估和治疗率很低,高达1/4患者未处方任何镇痛药物,近50%患者疼痛未得到满意控制。2002年国际疼痛协会(International

Association for the Study of Pain, IASP)达成共识，将慢性疼痛视为一种疾病，世界卫生组织（World Health Organization, WHO）将疼痛确定为血压、呼吸、脉搏、体温之后的"第五大生命体征"。

随着中国老龄化日益加重，老年人疼痛规范管理的需求越来越迫切，加强老年人和家属疼痛教育，提升医务人员对疼痛的重视度和干预能力对医者、社会、国家都具有积极意义。

二、疼痛病因和类型

疼痛有多种分类方式。

按形成机制可分为：伤害感受性（躯体性、内脏性）、神经病理性和混合性（二者兼有）。伤害感受性疼痛是由于躯体和内脏组织受到伤害时，激活了分布在皮肤、内脏、肌肉、结缔组织、骨表面的伤害感受器而产生。神经病理性疼痛是由于中枢或外周神经受伤害，可产生多种痛感。老年患者混合性疼痛比较常见。

按病程长短和持续时间可分为急性痛和持续性疼痛/慢性疼痛。急性痛多由于手术、创伤、急性炎症、急性缺血性病变、急性脏器梗阻等引起，老年人常见有手术后痛、骨折、急性心肌梗死、急性缺血性肠病、胆绞痛、肠梗阻等。

慢性疼痛常由于一些持续存在的病因导致，如炎症、损伤、肿瘤、退行性变等。常见疾病可分为如下几类：①骨骼关节退行性病变及慢行损伤，如原发性骨质疏松、颈椎病、肩周炎、腰椎间盘突出症、腰椎椎管狭窄症、压缩性骨折、股骨头坏死、膝关节骨关节炎等。该类疾病占社区老人慢性痛50%以上。②肌肉、筋膜炎性痛，如风湿性多肌痛、肌筋膜疼痛综合征等。③神经病理性疼痛，如三叉神经痛、带状疱疹后神经痛、糖尿病性周围神经痛、卒中后中枢性疼痛、坐骨神经痛等。④癌性疼痛，老年人是癌症高发人群，肿瘤的局部浸润、压迫、转移以及手术、放化疗等均可引起疼痛。⑤血管性疾病，如缺血性肠病、缺血性心脏病（冠心病）、动脉硬化性闭塞症、下肢深静脉血栓形成等。⑥炎症与结石，如慢性胃炎、慢性胰腺炎、类风湿性关节炎、胆石症、尿路结石、痛风等。

三、疼痛评估

疼痛评估包括疼痛的病因评估、疼痛的强度、性质和特点评估。老年人疼痛有以下特点：由于多病、共病，老年人容易出现多病因疼痛和多部位疼痛；有认知障碍及视觉和听觉障碍的老年人，疼痛评估的难度增加；老年人由于药物代谢及多重用药等问题，更容易发生药物不良反应。基于上述特点，老年人疼痛评估还应包含认知和交流能力评估、用药风险评估（表2-11-1）。

表2-11-1　老年慢性疼痛综合评估内容

评估内容	评估方式和工具	临床意义
病因及诱因	病史 查体 化验 影像学检查	明确病因，指导治疗 除外急症疼痛 区分：癌痛、非癌痛
疼痛	强度、性质、特点 对生活质量的影响 单一维度量表：NRS, VAS, VRS, FRPS, IDPain量表 多维度量表：BPI量表	指导治疗、判断疗效
认知和交流	听力、视力 痴呆：Mini-Cog 谵妄：CAM	改进交流方式 部分患者需要行为疼痛评估工具
躯体功能和衰弱	ADL, IADL Fried标准 既往跌倒史	更应关注失能和衰弱患者用药风险
精神和心理	抑郁：PHQ-9 焦虑：GAD-7 抑郁和焦虑：HADS	帮助决策是否需要心理干预和用药
共病和器官功能	冠心病、心力衰竭、消化性溃疡、慢性肾病、肝病、肝肾功能不全	指导用药，规避药物不良反应
多重用药	抗凝药、抗血小板药、激素、皮质类固醇激素 利尿剂，ACEI类药物 中枢神经类药物 Beers标准	指导用药，规避药物不良反应
社会因素	居住、收入、照护、转诊、医保等多方面条件	预判治疗的可及性及依从性，确定随诊方案

注：Mini-Cog，简易智力状态评估量表；CAM，意识模糊评估法；ADL，日常生活能力量表；IADL，工具性日常生活能力量表；Fried标准，衰弱评估；PHQ-9，患者健康问卷-9；GAD-7，广泛性焦虑自评量表；HADS，医院焦虑抑郁量表；Beers标准，美国老年医学会老年人潜在不适当用药评价工具

（一）病因评估

通过详细询问病史、查体、化验、影像检查等来明确疼痛的病因。首先区分急性痛和慢性痛，其次区分癌痛和非癌痛。

1. 急性痛 急性痛首先要排除有无急症。急症疼痛一般提示存在需要及时处理的严重损伤，如急性冠脉综合征、急性肺动脉栓塞、急性缺血性肠病、急性肠梗阻、急性胆囊炎／胆管炎、急性胰腺炎、骨折等。需要询问疼痛发作的诱因，并根据疼痛的部位、合并症状安排相应检查和化验。胸痛患者需要行心电图和心肌酶谱检查，腹痛患者腹部 B 超或腹部 CT 是常用检查，怀疑肠梗阻的患者行腹部立卧位 X 线平片检查，怀疑缺血性肠病的患者应行腹部血管超声、腹部血管 CT 成像，必要时血管造影检查。骨折患者行相应部位的 X 线平片检查。

2. 慢性痛 老年人慢性痛最常见原因为骨骼关节退行性病变及慢性损伤，病史应关注有无跌倒、外伤史、基础疾病、疼痛起病时间、疼痛特点、合并症状、加重或缓解的因素等。应对骨骼肌肉系统详细查体，有无局部压痛、关节肿胀畸形、活动受限等。怀疑神经系统受累需要检查肌力、运动、感觉、腱反射、病理反射等。根据疼痛部位和特点安排相应检查，骨 X 线片、CT 和 MRI 均为常用检查；神经病变需要做神经电生理检查；血管性疾病如动脉硬化性闭塞症、下肢深静脉血栓等需要行血管超声检查；疑诊慢性胰腺炎、胆囊炎、胃炎等患者常需行胃镜、腹部 B 超检查。

老年人是癌症高发人群，癌痛和非癌痛都非常普遍，癌痛容易误诊为非癌痛。医生对初诊患者就应警惕有无肿瘤"报警"症状，如咳嗽、食欲缺乏、黑便、血尿、贫血、消瘦、乏力等。疑诊肿瘤的患者，应安排相应检查来明确诊断，常用有肺 CT、腹部和盆腔 CT/MRI 增强扫描、胃肠镜、化验肿瘤标记物等。已经确诊的肿瘤患者，主诉疼痛常提示存在骨转移、腹膜后淋巴结转移或组织脏器的局部浸润、压迫、梗阻；手术、放化疗等医源性因素也可导致疼痛。怀疑骨转移的患者应行骨扫描筛查，筛查阳性患者可行 X 线片、CT、MRI 来确定骨转移，MRI 增强扫描有助于明确有无血管、神经、脊髓受侵。腹／盆腔 CT 增强扫描有助于判断腹盆腔脏器、血管、淋巴结受侵情况。

（二）疼痛强度、性质和特点评估

1. 疼痛强度评估 疼痛可分为轻度、中度、重度。轻度疼痛指疼痛可忍受，生活正常，睡眠未受到干扰；中度疼痛指疼痛明显，不能忍受，要求服用镇痛药物，睡眠受到干扰；重度疼痛指疼痛剧烈，不能忍受，需用镇痛药物，睡眠受到严重干扰，可伴有自主神经功能紊乱或被动体位。疼痛强度需要量化，有助于指导治疗、判断疗效。

由于疼痛是主观的，通常用自评量表来量化疼痛强度，常用量表包括：数字分级法（numerical rating scale，NRS，图 2-11-2），主诉疼痛程度分级法（verbal rating scale，VRS），面部表情疼痛分级量表（faces pain rating scales，FPRS，图 2-11-3），老年人的理解和表达能力有不同，应个体化选择适合患者的量表。

2. 疼痛性质评估 疼痛可分为伤害感受性疼痛（躯体痛、内脏痛）和神经病理性疼痛，区分不同性质的疼痛有助于判断病变部位，更有针对性用药。

躯体痛定位明确，多表现为局部尖锐痛、酸痛、钝痛、压痛。骨关节病、骨折、皮肤及软组织外伤、肿瘤骨转移、手术后疼痛等均为典型躯体痛。内脏痛更为弥散，常表现为隐痛、绞痛。胸腔、腹盆腔脏器炎症、肿瘤压迫、梗阻均可引起内脏痛。神经病理性疼痛表现为有特点的多种痛感，ID-pain 是常用的筛查神经病理性疼痛量表（表 2-11-2）。

3. 疼痛特点评估 包括疼痛加重和缓解的因素，疼痛对躯体功能、睡眠、饮食、社会心理、生活质量的影响，有无爆发痛和事件性疼痛，患者对疼痛治疗的目标，既往治疗用药及疗效等。

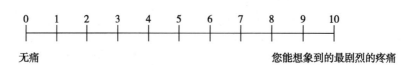

图 2-11-2 数字分级法（NRS）
医生指着横线询问患者：0 分代表不疼，10 分代表您能想象到的最剧烈的疼痛，您现在的疼痛有几分？

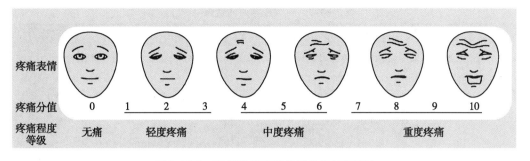

图 2-11-3 面部表情疼痛分级量表（FPRS）

医生指着脸谱询问患者：从左至右的脸谱代表疼痛程度逐渐加重，哪个脸谱能够代表您现在的疼痛程度？

表 2-11-2 ID-pain 量表

自测题	评分	
	是	否
您是否出现针刺般疼痛？	1	0
您是否出现烧灼样疼痛	1	0
您是否出现麻木感？	1	0
您是否出现触电般疼痛？	1	0
您的疼痛是否会因为衣服或床单的触碰而加剧？	1	0
您的疼痛是否只出现在关节部位？	−1	0
总分：最高分 = 5，最低分 = −1		
结果分析		
总分	−1~0	1	2~3	4~5
分析	基本排除神经病理性疼痛	不完全排除神经病理性疼痛	考虑神经病理性疼痛	高度考虑神经病理性疼痛

这方面的评估主要用于指导治疗，简明疼痛评估量表（brief pain inventory，BPI，表 2-11-3）是常用的多维度疼痛评估量表。

（三）其他方面的评估

包括认知和交流能力评估、衰弱、多重用药评估、抑郁、焦虑评估（详见相应章节）。对存在听视觉障碍及认知障碍的患者需要改进交流方式，无法交流和重度痴呆患者应采用行为疼痛评估工具（见后续部分）。衰弱和多重用药的患者更应关注药物不良反应。慢性疼痛、重度疼痛患者抑郁发生率高，应给予心理治疗或精神药物治疗。

（四）认知障碍患者的疼痛评估

轻 - 中度认知障碍患者的疼痛评估可采用常规工具。重度认知障碍和无法交流的老年患者是疼痛评估的困难人群，其疼痛常被严重低估，通常

采用行为疼痛评估工具结合家人或陪护人员的仔细观察来评估疼痛，行为疼痛评估工具有多种，国内常用的有中文版晚期老年痴呆症疼痛评估量表（Chinses Pain Assessment in Advanced Dementia Scale，C-PAINAD）（表 2-11-4），Doloplus-2 量表，交流受限老年人疼痛评估量表（Pain Assessment Checklist for Seniors with Limited Ability to Communicate，PACSLAC）。

四、疼痛治疗

（一）急性疼痛

急性疼痛应在明确病因的同时根据疼痛程度，按照 WHO 三阶梯镇痛原则给予适当的镇痛药物。轻度疼痛给予非阿片类镇痛药物 ± 非药物治疗手段，如对乙酰氨基酚或 NSAIDs 联合理疗、针灸、经皮电刺激等。中度疼痛可使用弱阿片类药物或低剂量强阿片类药物 ± 对乙酰氨基酚或 NSAIDs。剧烈疼痛需要使用强阿片类镇痛药。手术后镇痛通常采用持续静脉给药或者硬膜外腔给药，患者自控镇痛是术后中 - 重度疼痛的理想给药方式。研究显示，即使是短暂的疼痛刺激，也可能导致长期的痛觉生理改变，因此，急性痛的患者在预期的疼痛病程中应鼓励持续使用镇痛药，当出现爆发痛时及时使用即释药物。

急性疼痛不能仅对症止痛。明确病因，除外急症疼痛是镇痛治疗前需要考虑的重点。结石性疼痛，如胆绞痛、肾绞痛在取石或碎石后疼痛即可完全缓解；肠梗阻患者行胃肠减压、饮食限制、灌肠通便等治疗后疼痛多可缓解。而急性冠脉综合征、肺动脉栓塞、急性肠系膜动脉缺血等急症疼痛应给予积极抗凝、溶栓、血管支架等治疗，若仅给予镇痛治疗容易掩盖病情。

表 2-11-3 简明疼痛评估量表（BPI）

一般情况	患者姓名：	病案号：	诊断：	评估时间：	评估医师：

1 在一生中，我们多数人都曾体验过轻微头痛或扭伤和牙痛，今天您是否感到有疼痛？

　　（1）是；（2）否

2 请您用阴影在下图中标出您的疼痛部位，并在最疼痛的部位打"×"

3 请圈出一个数字，以表示您在 24 小时内疼痛最剧烈的程度。

　　（不痛）0　1　2　3　4　5　6　7　8　9　10（最剧烈）

4 请圈出一个数字，以表示您在 24 小时内疼痛最轻的程度

　　（不痛）0　1　2　3　4　5　6　7　8　9　10（最剧烈）

5 请圈出一个数字，以表示您在 24 小时内疼痛的平均程度。

　　（不痛）0　1　2　3　4　5　6　7　8　9　10（最剧烈）

6 请圈出一个数字，以表示您现在的疼痛程度。

　　（不痛）0　1　2　3　4　5　6　7　8　9　10（最剧烈）

7 您希望接受何种药物或治疗来控制您的疼痛？

8 请圈出一个数字，以表示过去 24 小时内经过镇痛治疗后疼痛缓解了多少？

（无缓解）0%　10%　20%　30%　40%　50%　60%　70%　80%　90%　100%（完全缓解）

9 请选择下面的一个数字，以表示过去 24 小时内疼痛对您的影响

　　（1）日常生活

　　　　（无影响）0　1　2　3　4　5　6　7　8　9　10（完全影响）

　　（2）情绪

　　　　（无影响）0　1　2　3　4　5　6　7　8　9　10（完全影响）

　　（3）行走能力

　　　　（无影响）0　1　2　3　4　5　6　7　8　9　10（完全影响）

　　（4）日常工作（包括外出工作和家务劳动）

　　　　（无影响）0　1　2　3　4　5　6　7　8　9　10（完全影响）

　　（5）与他人的关系

　　　　（无影响）0　1　2　3　4　5　6　7　8　9　10（完全影响）

　　（6）睡眠

　　　　（无影响）0　1　2　3　4　5　6　7　8　9　10（完全影响）

　　（7）生活乐趣

　　　　（无影响）0　1　2　3　4　5　6　7　8　9　10（完全影响）

表 2-11-4　中文版晚期老年痴呆症疼痛评估量表（C-PAINAD）

	0	1	2	评分
呼吸	正常	偶尔呼吸困难 / 短时间的换气过度	呼吸困难并发出吵闹声响 / 长时期过度换气 /Cheyne-Strokes 呼吸	
负面声音表达	没有	偶尔呻吟 / 低沉的声音，带有负面的语气	重复性的叫嚷 / 大声呻吟 / 哭泣	
面部表情	微笑、或无表情	难过 / 恐惧 / 皱眉头	愁眉苦脸	
身体语言	轻松	绷紧 / 紧张步伐 / 坐立不安	僵硬 / 紧握拳头 / 膝盖提起 / 拉扯或推开 / 推撞	
可安抚程度	无需安抚	通过分散注意力或抚触、安慰，可安抚患者	通过分散注意力或抚触、安慰，也不可安抚患者	
观察时间约 5min 总分				/10

注：5 个与疼痛行为相关项目，每个项目 0～2 分，最高分 10 分，观察 5min，同时记录当时状态，0 分为无痛，10 分为最痛

（二）慢性疼痛

老年患者的疼痛多数为慢性疼痛，病因多无法逆转，治疗目标应着眼于通过减轻疼痛来维持躯体功能和生活质量。为减少长期用药导致的依赖、耐受和潜在不良反应，慢性疼痛的治疗多采用综合手段，即药物治疗联合非药物治疗。药物治疗是慢性疼痛治疗的基石，老年慢性疼痛可能存在多种病理机制，小剂量联合用药比大剂量单药治疗会有更好疗效和更低副作用。非药物治疗包括：病因治疗，基础治疗，如教育、锻炼、心理治疗、理疗 / 康复治疗、替代 / 补充治疗等。经上述常规治疗无效，疾病进展至明显影响躯体功能和生活质量的患者应考虑介入治疗或者手术治疗。老年患者对药物治疗耐受差，还需要关注药物的依从性和不良反应。

1. **非药物治疗**　包括基础治疗和对因治疗。非药物治疗有助于降低药物治疗的风险和不良反应，改善疼痛治疗的效果，可单独或结合镇痛药物运用。

（1）基础治疗：内容包括适当休息、避免负重、保持功能活动和康复锻炼、减少不合理运动、改善不良工作姿势、合理利用辅助工具等；疼痛教育、疼痛日记、心理治疗、针灸、按摩、理疗、经皮神经电刺激等。基础治疗运用较为广泛，但远期疗效缺乏有力证据。

（2）对因治疗：部分疾病应注重对因治疗，不仅有利于止痛，还有助于延缓疾病发展。比如：骨质疏松症的补钙和延缓骨丢失的治疗；类风湿性关节炎的抗风湿药物治疗；痛风患者控制高尿酸血症的治疗；糖尿病神经病变的血糖控制；下肢动脉硬化性闭塞症的血运重建术；下肢深静脉血栓的抗凝治疗；慢性胰腺炎的内镜治疗；肿瘤患者的放化疗、靶向治疗等。对因治疗需要各专科参与（详见各章节）。

2. **药物治疗**　90% 以上的慢性疼痛经药物治疗可达满意疗效，应根据疼痛的程度和性质选择用药。WHO 三阶梯镇痛原则不仅适于癌痛，也适于非癌痛患者。无论是癌痛还是非癌痛，使用多种方法控制疼痛以提高老年人生活质量是治疗的目标。

（1）对乙酰氨基酚和非甾体类抗炎药（nonsteroid anti-inflammatory drugs，NSAIDs）：轻至中度疼痛使用最为广泛的药物是对乙酰氨基酚，其次是 NSAIDs。英国国家卫生和临床技术优化研究所（National Institute of Health and Clinical Excellence，NICE）发布的指南推荐对乙酰氨基酚作为腰痛、骨关节炎的首选治疗，当疗效欠佳时，可选择 NSAIDs，程度较重的疼痛可以联合非药物方法；若出现剧烈疼痛，可联合使用阿片类药物。

总体而言，对乙酰氨基酚的安全性高于 NSAIDs。对乙酰氨基酚通过抑制神经中枢环氧化酶（cyclooxygenase，COX）发挥镇痛作用，外周抗炎作用弱。NSAIDs 则对中枢及外周组织中 COX 均有抑制作用，抑制 COX 后减少了炎性

前列腺素合成，从而发挥抗炎镇痛作用。常用非选择性 NSAIDs 有布洛芬、双氯芬酸钠、洛索洛芬、阿司匹林、吲哚美辛、萘普生等，非选择性 NSAIDs 由于同时抑制 COX-1 和 COX-2，长期使用可出现消化道出血、肾功能损伤、血小板减少、血压升高、心脏毒性及加重心力衰竭等副作用；选择性 COX-2 抑制剂有塞来昔布、依托考昔等。COX-2 抑制剂胃肠道副作用更小，但心血管事件风险更高。老年患者使用阿司匹林、吲哚美辛的毒副作用较为明显，不推荐用于镇痛。

对乙酰氨基酚及 NSAIDs 使用注意事项：①给患者处方对乙酰氨基酚时应注意患者是否同时服用含有对乙酰氨基酚的复方制剂，避免超量；②合并以下因素的患者使用 NASIDs 不良反应风险增加，应慎用：≥60 岁；心血管疾病史；糖尿病、间质性肾病、肾乳头坏死等；既往消化性溃疡病史；肝功能不全；同时使用以下药物，如华法林、肝素、阿司匹林、糖皮质激素；长期大剂量使用 NSAIDs 药物；③出现以下情况应停用 NSAIDs：充血性心力衰竭；原有高血压加重；肾功能恶化；肝功能指标超过正常上限值 1.5 倍；用药期间出现的胃肠不适如恶心、消化道出血、溃疡等；④ NSAIDs 药物应短期运用，预期需要长期服用 NSAIDs 药物的患者应同时服用质子泵抑制剂或米索前列醇保护胃肠黏膜；⑤避免同时联用两种 NSAIDs 药物；⑥ NSAIDs 药物有"天花板"效应，达到一定剂量后增量不增效，反而增加副作用风险，老年人使用该类药物应从最低推荐剂量开始，注意剂量限制，常用药物的剂量范围和禁忌证见表 2-11-5。

（2）辅助镇痛药物：包括抗抑郁药、抗惊厥药、糖皮质激素、双膦酸盐制剂、肌松药以及局部用药（表 2-11-6），多联合 NSAIDs 或阿片类镇痛药物，起到增强镇痛效果，并可减少其他药物用量。

抗抑郁药和抗惊厥药物主要用于神经痛，三叉神经痛可单用卡马西平作为一线治疗，度洛西汀对糖尿病神经性疼痛和纤维肌痛有确切疗效。糖皮质激素用于炎性痛、神经和脊髓受压水肿导致的疼痛。局部使用的利多卡因贴剂或者 NSAIDs 搽剂 / 贴剂可用于局部神经痛或者骨关节痛，适于口服 NSAIDs 药物无法耐受或者存在禁忌时使用。抗抑郁和抗惊厥药物往往需要 1～2 周逐步增量才能达到稳定疗效，老年人起始剂量要低，缓慢增量，肝肾功能不全患者需要减量使用。

（3）阿片类药物：阿片药物是癌痛患者主要镇痛药物。常用阿片类药物可分为弱阿片类和强阿片类药物，前者包括：曲马多、可待因及复方制剂，后者包括：盐酸羟考酮、吗啡、芬太尼透皮贴、丁丙诺啡贴剂和美沙酮等。持续性疼痛应使用缓释剂型的镇痛药，爆发痛需备有即释镇痛药，事件性疼痛患者在进行可能诱发疼痛的操作前需提前 30min 预防性给予即释型镇痛药物。

慢性非癌痛患者阿片类药物缺乏长期疗效证据，且有证据显示与剂量相关的死亡风险增加。加拿大一项纳入 607 156 例非癌痛患者的病例对照研究显示：使用不同日等效吗啡剂量的患者，相比于小于 20mg/d 日等效吗啡剂量，50～99mg/d，100～199mg/d，≥200mg/d 日等效吗啡剂量阿片相关死亡风险比分别为 1.92，2.04，2.88。因此，非癌痛患者阿片类药物的使用比癌痛有更为严格的规定，仅用于以下情况：急性剧烈疼痛、其他镇痛手段无效的重度疼痛、影响躯体功能和生活质量的重度疼痛。美国临床系统改进研究所（the Institute for Clinical Systems Improvement，ICSI）

表 2-11-5　老年人使用对乙酰氨基酚和 NSAIDs 药物的剂量范围

药物	常用剂量	最大剂量	禁忌	老年用药提醒
对乙酰氨基酚	500～650mg tid	2g/d	严重肝肾功能不全	不良反应高于年轻人，尤其是出血和消化道穿孔；从最低剂量使用，长期使用需定期随诊
布洛芬	400～800mg tid	2.4g/d	严重肝肾功能不全；严重心力衰竭；消化性溃疡、出血、穿孔；NSAIDs 过敏；两种 NSAIDs 联用	
双氯芬酸钠	50mg bid～tid	150mg/d		
洛索洛芬钠	60mg tid	180mg/d		
塞来昔布	100～200mg bid	400mg/d		
萘普生	250～500mg bid	1 000mg/d		

表 2-11-6　常用辅助镇痛药物及适应证

药物名称	常用剂量	应用范围
阿米替林	12.5mg qn，每 3～5 天增量，最大 75mg/d	神经痛，疼痛伴抑郁
文拉法辛	37.5～225mg/d	神经痛，疼痛伴抑郁
度洛西汀	30～120mg/d	神经痛，纤维肌痛，疼痛伴抑郁
加巴喷丁	100～300mg qn 每 3 天增量 50%～100%，最大 600mg tid	可作为非癌性神经痛一线用药或辅助用药
普瑞巴林	25mg qn 逐步至最大 200mg tid	神经痛、纤维肌痛。可作为非癌性神经痛一线用药或辅助用药
卡马西平	200～1 200mg/d	三叉神经痛一线治疗，可单独用
巴氯芬	5mg tid 渐增至 30～75mg/d	部分痛性骨骼肌痉挛和肌筋膜疼痛
格隆溴铵	1mg bid～tid	内脏绞痛
地塞米松	4～16mg/d	神经根 / 干受压、脊髓受压、颅内压升高等所致疼痛、内脏痛
泼尼松	10～60mg/d	
局部用药	5% 利多卡因贴剂 8% 辣椒素软膏 双氯芬酸二乙胺乳膏、氟比洛芬贴剂、吲哚美辛巴布膏	局限性神经病理性疼痛，可单独或联合
双膦酸盐	唑来膦酸、伊班膦酸钠 *	肿瘤骨转移引起的骨痛，骨质疏松
降钙素	鲑鱼降钙素 100～200IU/d	

*：肿瘤骨转移及骨质疏松用法用量不同

建议非癌痛患者若需要长期使用阿片类药物，则日剂量尽量控制在 100mg 等效吗啡剂量之内（100 morphine milligram equivalents，MME/day）；如果同时服用苯二氮䓬类镇静药，则建议控制在 50mg 等效吗啡剂量以内。

老年患者阿片类药物的起始剂量为年轻患者的 30%～50%，增量宜缓慢，每日最大增量为前日的 50%～100%。阿片类药物常见的副作用除了便秘、恶心、头晕、皮疹、瘙痒外，老年人出现嗜睡、过度镇静、尿潴留、眩晕、呼吸抑制的风险高于年轻患者，尤其是在阿片滴定阶段。此外，还要关注镇痛药物增加老年人跌倒和骨折的风险。

（4）镇痛用药不良反应的管理：由于慢病、共病、器官功能受损、药物代谢减慢、多重用药相互作用等诸多因素的影响，使得老年患者异质性很强，药物耐受性差，不良反应发生风险较年轻患者明显升高。为规避用药风险，治疗前需要进行风险评估和预防，用药需要个体化，低剂量起始，缓慢滴定，需要熟知各类镇痛药物的不良反应，治疗过程中需要动态随诊，对不良反应进行及时处理。

美国老年协会为规避老年患者潜在不合理用药，制定了 Beers 标准并定期更新，目前 Beers 标准在世界范围内广泛运用，2019 年更新版本中涉及镇痛相关药物风险及预防归纳见表 2-11-7。

3. 手术及介入微创治疗　包括多种神经阻滞 / 毁损及其他微创技术，该类技术短期疗效确切，但长期疗效缺乏高质量证据。多用于药物治疗疗效欠佳、无法耐受药物治疗的不良反应或疾病进展明显影响功能和生活质量等情况。以下列举常用技术：

（1）肌筋膜疼痛综合征：触发点注射疗效确切，应用广泛。

（2）骨关节炎：关节腔内注射皮质类固醇或透明质酸短期疗效确切，适于剧烈疼痛、关节积液严重、不能耐受全身治疗的患者。注射皮质类固醇有效时间持续 3～8 周，注射透明质酸有效持续时间 8～12 周。糖皮质激素关节腔内注射不宜反复，注射间隔时间不应短于 3 个月，以免加剧关节软骨损害。

（3）椎管狭窄导致脊髓神经受压：硬膜外注射，有效时间持续多不超过 1 年。硬膜外粘连松解术对椎管狭窄和神经根症状有效，缓解时间数月至 1 年。

表 2-11-7 镇痛相关药物风险及预防

药物	风险	预防及提醒
对乙酰氨基酚	低剂量相对安全 大剂量可导致肝功能损伤	肝功能受损患者慎用；避免长期大剂量使用；老年人日最大剂量2g
NSAIDs	消化道出血、溃疡、穿孔 血压升高、心力衰竭加重 肾功能损伤	阿司匹林和吲哚美辛镇痛副作用大，不建议老年人用。 消化道并发症高风险患者[a]建议用 COX-2 抑制剂，比如塞来昔布，或者低剂量布洛芬[b]。 心脑血管疾病患者避免使用塞来昔布和双氯芬酸钠。 了解最大日剂量，避免长期大剂量使用，应该短疗程使用最低有效剂量。 长期使用的患者应预防性服用 PPI 或者米索前列醇
阿片类药物	便秘、恶心、呕吐、头晕。老年人嗜睡、过度镇静、呼吸抑制、尿潴留、跌倒、骨折风险高于年轻人	癌痛患者参考 WHO 三阶梯镇痛指南。 非癌痛患者只在其他镇痛方案均无效且重度疼痛影响功能的情况下考虑阿片类药物。 避免 3 种及以上中枢性神经系统药物[c]联用。除非联用的目的是为了减量使用某种药物
抗抑郁药物	抗胆碱能、镇静、直立性低血压，跌倒骨折风险增加	避免 3 种及以上中枢性神经系统药物[c]联用。除非联用的目的是为了减量使用某种药物

注：[a]是指 75 岁以上、同时口服或静脉使用皮质类固醇、抗凝药、抗血小板药，以上满足任一条。[b]低剂量布洛芬，小于 1.2g/d。[c]中枢性神经系统药物包括抗精神病药、抗抑郁药、抗癫痫药、苯二氮䓬和非苯二氮䓬类镇静药、阿片类药物等

（4）骨质疏松导致的椎体压缩性骨折：椎体成形术或者椎体后凸成形术能减轻疼痛，疗效持续数月至 1 年，但结论不一致。

（5）急性带状疱疹和疱疹后神经痛：局部麻醉药＋皮质类固醇激素进行神经阻断有效。

（6）药物治疗无效的三叉神经痛：可考虑经皮三叉神经半月节射频热凝术、经皮微血管减压术等。

（7）经保守治疗无效的顽固性剧烈神经痛或者累及神经的癌痛：神经毁损。临床运用较多的是腹腔神经丛毁损术，用于胰腺癌、胃癌、肝癌、食管癌等上腹部肿瘤导致的疼痛；上腹下神经丛毁损术用于盆腔原发肿瘤或转移瘤所致的下腹部及会阴内脏痛。

（8）鞘内药物输注系统植入术：与全身用药相比，鞘内注射镇痛药物用量小，不良反应更小，可明显改善患者的生存质量。适于疾病终末阶段疼痛剧烈且常规镇痛方案疗效不佳的患者或无法耐受大剂量阿片类药物患者。

五、问题与展望

随着中国老龄化的日趋加重，老年认知障碍人数日益增多，重度认知障碍患者疼痛评估不充分、不全面是临床值得关注的问题。自 1997 年以来，国外开发了多种行为疼痛评估工具，如 Abbey 疼痛量表（Abbey Pain Scale，Abbey）、PAINAD 量表等，但尚无标准和统一的工具。国内应用行为疼痛工具的研究很少，这方面仍需要加大研究和临床运用。老年慢性非癌痛的药物治疗的推荐多来自成人或癌痛研究的证据，应加大非癌镇痛疗效的研究。

老年疼痛多采用综合治疗模式，需要多学科协作，但国内尚未建立完善的多学科会诊机制，影响了疼痛的治疗效果，建立多学科会诊机制是未来发展方向之一。

（黄海力；李小梅 审阅）

参 考 文 献

[1] 老年慢性非癌痛诊疗共识编写专家组. 老年慢性非癌痛药物治疗中国专家共识 [J]. 中国疼痛医学杂志，2016，22（5）：321-325.

[2] Australian and New Zealand Society for geriatric medicine position statement-pain in older people[J]. Australas J Ageing, 2016, 35（4）: 293-299.

[3] 2019 American Geriatrics Society Beers Criteria®

Update Expert Panel. American Geriatrics Society 2019 Updated AGS Beers Criteria® for Potentially Inappropriate Medication Use in Older Adults[J]. J Am Geriatr Soc, 2019, 67（4）: 674-694.

[4] Schofield P. The Assessment of Pain in Older People: UK National Guidelines[J]. Age Ageing, 2018, 47（suppl1）: i1-i22.

[5] ICSI Health Care Guideline: Pain: Assessment, Non-Opioid Treatment Approaches and Opioid Management [EB/OL].（2017-8-30）[2019-6-13]. https://www.icsi.org/guideline/pain/.

第四节 心理、社会及灵性照护

一、概述

安宁缓和医疗的宗旨是完整的照顾末期患者及家属，照顾的范围包括了生理、心理、社会、灵性四个层面。老年患者，尤其是老年末期患者的心理、社会及灵性需求有很多层次。一方面，由于老年人群本身生理功能水平较低，患病后社会角色的转变容易使心理产生落差，降低自我价值评价。另一方面，终末期患者面对难以逆转的疾病进程，更容易产生放弃厌倦的心理。美国社会心理学家马斯洛（Abraham H. Maslow）提出的需求层次论认为，除了生理需求以外，安全需求、社会需求、尊重需求、自我实现都属于心理、社会及灵性需求。对于老年患者，尤其是老年末期患者的心理、社会及灵性照顾应关注到这些需求。

人的需求是个体活动积极性的源泉，而需求的满足与否是通过情感来体验的。对于老年末期患者而言，他们的需求包括：良好的疗养环境、被接受和有所属、被了解和被尊重、良好的睡眠和膳食、对疾病知识更多的了解、治疗安全的保障、亲友的探视、多样的精神生活等。

二、老年患者心理及社会需求

老年患者常见的心理问题，包括否认、愤怒、焦虑、抑郁、恐惧、孤独、内疚、失落、担忧、退缩孤立、绝望、自杀倾向或行为等。

老年患者的社会需求包括医疗照顾、日常生活照顾、经济援助、家庭关系、单位的关心支持、亲友的支持、社区或社会机构的支持、子女对老人的照顾、爱与被爱的需求、宽恕与被宽恕、了解预后的情况、后事安排、其他未了事宜、精神需求、宗教信仰、未竟心愿等。

（一）老年患者发生心理、社会问题的高危因素

老年患者心理、社会问题的高危因素包括 4 个方面：①病情因素，包括晚期、重度疼痛、躯体功能严重损害、容颜毁损、溃烂和恶臭、明显乏力、预后差等；②个人因素，包括男性、单身 / 离婚 / 独居、有年幼子女、情绪不稳、曾多次要求安乐死、既往精神病史 / 抑郁症、酗酒和药物滥用、经济困难等；③治疗有关因素，包括治疗副作用大、身体功能受损、性征改变等；④家庭社会因素，包括家庭关系紧张、缺乏亲友支持、缺乏单位支持、照顾不能及时到位等。

（二）老年患者心理、社会照顾的目标及原则

对于老年患者施以心理、社会照顾的目标是通过心理学和社会支持的方法，缓解因癌症和濒临死亡而导致的各种不良情绪，满足患者的心理期望，调整患者社会角色，缓解社会心理压力，增强患者适应和应对能力，最终以达到心理的安宁与平静。

老年患者心理、社会照顾的原则如下：①以真诚的朋友般的关系进行相处；②对患者予以支持 / 肯定 / 接纳；③对患者进行启发引导；④对患者持以同理心；⑤引发患者的希望；⑥给予患者恰当和充分的社会支持。

（三）心理、社会照顾的方法及应对技巧

老年患者心理、社会照顾的方法包括一般心理支持和特殊心理治疗。一般心理支持包括陪伴沟通倾听、接纳肯定、教育启发引导、充分社会支持；特殊心理治疗包括行为治疗、认知治疗、人本主义的中心疗法、森田疗法、暗示－催眠疗法。

老年患者心理、社会问题的应对技巧应根据患者对待疾病的反应、治疗的态度、个体的性格特征对患者进行有针对性的心理疏导，与患者共同探讨有效的应对技巧。主要的应对技巧包括认知重建（帮助患者改变不正确的认知和态度，特别是帮助患者矫正自我失败的消极思维）、换位思考（多从与自己相关的人的角度去考虑问题）、语言重建（以积极的语言代替消极的语言，但并不改变说话的内容）。

（四）老年患者常见心理反应及应对策略

美国心理学家库伯勒·罗斯（Elisabeth Kübler.Ross）在其《论死亡与濒死》（On Death and Dying）中将人从疾病确诊、疾病复发、临终死亡过程中经历的强烈心理反应分成5个心理阶段，下面对各期表现及应对策略进行阐述：

1. **否认-震惊期**　患者表现为心神不宁、四处求医、否认医生、企图逃离现实。这种否认属于自我防卫心理，不需要揭穿患者的否认，给予患者时间，适当解释，陪伴、倾听、建立关系，与患者聊感兴趣的话题。

2. **愤怒-愤怒期**　患者表现为气愤、嫉妒、产生"为什么"或"不公平"的想法、迁怒家人和医护。这是人面对死亡威胁时出现的一种发泄性心理，很难沟通，需要理解患者的反应并非敌意，而是内心痛苦的呐喊。允许其发泄，倾听其感受，解决其经济担忧，给予其适当照顾，进行心理疏导。

3. **挣扎-讨价还价期**　此期持续时间短暂，患者一方面祈祷自己的命运，一方面祈求权威专家。这是一种自然心理发展过程，患者自动配合，应给予指导和帮助。同时应以同理心，支持、接纳、肯定患者，关心、陪伴、倾听，共同体验"活着的事实"，让其有机会继续发挥他仍具有的能力。

4. **抑郁-抑郁期**　患者表现为淡漠少言、反应迟钝、兴趣丧失、悲伤哭泣、喜欢独处。此期患者气愤或暴怒被一种巨大的失落感所代替，对于此期患者，应承认其困难，委婉的探询患者沉默的原因。轻者陪伴照顾，满足其合理要求；重者注意防范其自杀行为，给予药物、心理治疗。重点在于识别、沟通和鼓励表达，肯定他们的价值，可以进行意义治疗，必要时给予抗抑郁治疗。

5. **接受-接受期**　患者病情恶化，失去希望和挣扎力量。表现为坦然平静，接受现实。此期患者实现超越现实、超越自我的心理过程。如若患者得到很好照顾，患者不再抑郁和愤怒，而以平和的心情承受死亡这个事实。这是人类生命历程中的死亡本能，这种对死亡的接纳与"无能为力""无可奈何"的无助有本质区别。

若患者有明显的情绪障碍，也需要药物处理和心理干预，可参阅第三篇第三章第二节，但在药物治疗决策时需要考虑患者的症状严重程度、生存时间、药物的起效时间等多种因素。

三、老年患者灵性照护

灵性照护（spiritual care），是缓和医疗中必不可少的内容之一，通过专业的医疗服务团队、社会团队、家庭、志愿者、宗教人员等缓解患者在灵性方面的困扰，包括帮助患者在病痛中寻求生命的意义，获得平静与舒适，获得家人情感的支持，缓解对死亡的恐惧，从而提高其生活质量。有不断增加的证据表明，在生命的终末期，对身体和情绪症状的控制以及心理问题的管理，仅仅只是代表了对患者痛苦管理的一个部分，而患者有关灵性和存在的困扰会变得越来越显著。了解患者的"灵性史"、给予患者灵性照护是非常有必要的，尤其当患者患有危及生命的疾病的情况下，通过这种方式，医生可以更全面地理解他们的患者，并获得关于如何处理和应对患者灵性需求的信息，从而给予他们在灵性方面应有的重视。

（一）灵性需求

美国的一项研究显示如果面临死亡，40%的美国民众认为最重要的是要有一个能和他们的灵性需求产生共融的医生。另一项研究结果发现，在弥留之际，困扰50%～60%被访者的因素是：①没有被上帝原谅；②没有与他人和解；③面临死亡的时候没有寻找到上帝或其他更强大力量的支持。而在亚洲文化背景下，从对日本癌症患者群体进行的一项研究来看，非常高比例的患者需要获得帮助来寻找希望、寻求心灵和精神的宁静。请求"协助自杀"的患者给出的动机中，52%的患者动机是难以承受治疗引起的疼痛和其他身体症状，而值得关注的是47%的患者动机是生活意义的缺失。

在面临丧失和即将到来的死亡时，很多患者可能会不停地问出这样的问题："现在我活着还有什么意义？"或者"对我这一生来说，究竟什么才是重要的？"无论是从医生还是患者的角度，所有的一切都关系着灵性。

（二）灵性定义

已有的研究表明："健康的灵性即个人对目前及未来的生活感到有目的与意义，是心理健康的重要资产。灵性是统合并超越个人身体、心理于社会完整性的本质，也是人类求生存的原则。而当这个生存原则遭到破坏时，就会干扰个体原有的价值与信仰系统，导致灵性困扰。"灵性其实是一种人生态度，是指他的哲学观、世界观、人生观、价值观以及其所处环境和经验的总和，包括其生活的主要原则。简单来说，灵性是指一个人自我实现、自我反省的过程，从求学到工作，甚至生病、死亡的时候，深深影响着他/她所做的每一个决定的想法与观念。

灵性主要内容和任务包括：①体会生命意义；②寻求自我价值；③维系和谐关系；④超越当下困境4个维度。灵性具有5个属性：意义（对生命及存在的目的探寻）；价值（个人生命中最有价值的事物、信念及标准）；超越（超脱个人经验的层面）；连接（与自己、他人、神及自然的关系）；转成（生命的自我实现）。

（三）灵性困扰的原因和常见问题

患者灵性困扰的七大原因包括：①本身缺乏正确的人生观与价值信念体系；②缺少健康的人际关爱；③自我尊严感丧失；④死亡恐惧；⑤不舍；⑥心愿未了；⑦个人所预期的死亡意义与其信仰或文化间的冲突。

患者出现灵性困扰的常见问题如下：

1. 临终患者最揪心的问题是"为何我此时此刻就要死？"也就是说，临终者对"死"的降临完全不接受，完全不"认"，由此而造成临终前人们心理上极大的不安与精神的巨大痛苦。

2. 最让临终患者心不安的还有："我死之后，到哪里去了？"的问题。

3. 还有一个最痛心疾首的问题是："死后我什么都没有了！"也就是说，临终者经常焦心的是："死"让他（或她）丧失了世间的一切——财富、关系、权势、金钱、美色，直至自我的身体等。

4. 有时还会有"我死后的生活将如何？"的疑问。也就是说，临终者常常十分关心死之后，自己的生活性质及状态究竟怎样的问题。

（四）灵性照护模式探索

我国的灵性照护起步较晚，且仅在港澳台地区和大陆部分地区开展，缺乏系统的灵性照护策略。国外及中国台湾等地区的灵性照护模式可以为我国未来的灵性照护策略的摸索和制定提供参考。

1. 灵性照护的需求评估 晚期癌症患者的灵性评估是开展灵性照护的前提，为灵性照护的

时间、方法和内容提供依据。国外最常使用的灵性评估有质性访谈和灵性需求量表的评估2种方法，而评估工具则非常丰富。我国晚期癌症患者的灵性需求评估量表主要是将国外的灵性评估工具引入并进行文化调试，目前应用于癌症患者的常用的中文版量表有：患者对护士提供灵性照护的需求量表（nurse spiritual therapeutics scale，NSTS）、慢性疾病治疗功能评估-灵性量表（functional assessment of chronic illness therapy-spiritual，FACIT-Sp）、灵性需求问卷（spiritual needs questionnaire，SpNQ）。

我国台湾地区同为华人文化，灵性需求评估更适合我们，可以借鉴（表2-11-8）。

表2-11-8 安宁疗护灵性需求评估内容

灵性上的助力（strength）	灵性上的困扰（distress）	
1. 生命有意义与价值	1. 生命无意义无价值	12. 愤怒
2. 痛苦有意义	2. 痛苦无意义	13. 麻木
3. 死亡有意义	3. 恐惧死亡	14. 孤立隔绝
4. 相信死后有生命	4. 无助	15. 恩怨未化解
5. 认命	5. 无希望、绝望	16. 不能宽恕
6. 安详/平安	6. 怨天	17. 自怜
7. 有希望	7. 尤人	18. 自杀意图
8. 能宽恕及被宽恕	8. 忧郁	19. 其他
9. 冲突化解与和好	9. 罪恶感	
10. 接受生命的限度	10. 不放心	
11. 其他	11. 不甘心	

引自：中国台湾卫生机构《安宁住院疗护标准作业参考指引》（2001）之"安宁疗护灵性需要评估及辅导计划"

2. 灵性照护模式 我国针对晚期癌症患者的灵性照护模式较为丰富，如台湾学者提出的关系重建与修复模式，以灵性为基础的全人照护模式，个人与自我、他人、信仰及自然环境间4个维度的灵性照护模式以及包含灵性护理的人性化护理等。

（五）灵性照护方法及目标

1. 生命回顾 系统性地协助患者以一种崭新的观点去回顾其生命中种种伤痛或快乐的过程。日子如何过的？信任的来源，努力的意义何在？有何期待？每一个决定是如何做出的？用"生命回顾"的方式借助聆听患者回顾自己生活史的方式，协助他找出其中的意义。

2. 转换生命价值观 协助临终者对生命价值进行理性思考，重新探索自己面对世界的态度，形成新的生命价值观。如果患者能够把握新的生命价值，探询生命、死亡与濒死的意义，就会知道当下该如何"活出意义"，就有可能在短暂而有限的时间内活出以往人生中从来没有过的新体验，让自己的生命重新燃起希望，充满生机。

3. 处理未了事务，完成最后心愿 协助患者妥善处理各种日常事务，达成最后心愿。最后的愿望可能包括：希望减除痛苦，希望回家，希望有创造力、美感、智能及娱乐，希望过一天算一天，希望被看待成有感觉、有思想、有价值、有尊严的人，对亲人的希望，对死亡情境的希望，对身后事安排的希望，不被急救的希望，宗教的希望，器官或遗体捐赠等利他的希望等。

4. 陪伴与分担，共同面对 灵性照护是"在"比"做"重要，即全神贯注的"陪"与"听"，但不一定提供任何答案。照护者全程陪同患者走过悲伤的所有阶段，共同面对死亡的事实，谈论希望与害怕的事物等。让患者知道有人愿意与他为伴，为他分担。良好的灵性照护需要不时地运用同理心，亲切而能适当地运用沉默技巧。良好的灵性照护技巧也可增加医务人员的满足感。

5. 重新构建人际关系 协助患者与亲人、朋友乃至整个社会化解过往的恩怨和愤怒，表达爱及接受被爱，建立和谐的关系，完成道歉、道爱、道谢、道别的内容；勇敢说出"谢谢你""对不起""我原谅你""没关系""再见"。

6. 从宗教信仰中获得力量 绝对尊重患者宗教信仰，正确支持患者加深其宗教信仰，尽可能维持原有的宗教礼仪，如祷告等日常宗教活动；鼓励宗教团体、牧灵人员的探访和支持；令患者体验到上苍是慈爱的，自己没有被惩罚和抛弃，体验到上苍的存在和力量。

在实践中，灵性照护的要素是接受和肯定，给临终者以希望。目标是使临终者接纳自己、拾回自尊、爱与平安、达成心愿、找到意义、安息。照护者以敏感与同感与末期患者——幽谷伴行。

（六）灵性与宗教的区别

灵性对于个人生命意义提供了完整的认知，而宗教信仰仅仅是灵性的一部分。灵性照护不一定要有宗教，但宗教关怀一定是灵性照护。所有宗教都涵盖了对灵性的解释阐述，但是宗教只是了解与接近灵性的方法之一。宗教是灵性的桥梁，但灵性超越于宗教之上。

人类在利用科技提升生活品质的同时，也致力于提升自身的死亡品质，但科技却难以解答人类之死及死后世界究竟是什么的问题。因为科技基于人类的理性，而理性又主要生发于人之经验，"死"是人类经验无法到达的领域，"死"存在于"彼岸"世界，是活着的感性的人难以获得经验的存在，因此一部分人求助于宗教的帮助。各宗教都有对死亡奥秘的深入诠释，对死后世界的详尽描述。所有的宗教都相信，人在有限的生命结束后，尚有永远的生命。宗教在面对死亡、解脱死亡、服务死亡方面具有其独特性。本质上是对"彼岸"世界、超越性存在的一种解释模式。

四、心理、社会灵性照护的普适性

心理、社会灵性照护的需求并不仅仅源于临终患者，所有患者都有心理、社会、灵性方面照护的需求。医疗照护服务者应当寻求的不仅仅是给予这些即将走向死亡的患者灵性的关怀，而是把这种关怀带给所有正在承受病痛的人。

在医疗照护中，心理、社会及灵性关怀的受益人不仅局限于患者，还包括了广大医护人员（减少职业创伤和倦怠）和照护者（减轻压力和疲惫感）。心理、社会及灵性关怀能够帮助所有处于医疗平台之中的人，回归其人性的本真与良善。

（李冬云；朱鸣雷 审阅）

参 考 文 献

[1] Neil MacDonald, Doreen Oneschuk, Neil Hagen, et al. 安宁缓和医学手册——以个案为基础 [M]. 台湾安宁缓和医学学会译. 台北市：合记图书出版社, 2011.

[2] Robert Twycross, Andrew Wilcock, et al. 引领姑息关怀 - 导航安宁疗护 [M]. 5版. 李金祥等译. 北京：人民卫生出版社, 2017.

[3] Mervyn Dean. 缓和医疗症状舒缓指引 [M]. 6版. 王英伟译. 新北市：合记图书出版社, 2015: 233-253.

[4] 王英伟. 安宁缓和医疗临床工作指引 [M]. 台北市：台湾安宁照顾基金会, 2010.

[5] 台湾安宁缓和医学学会. 安宁缓和医学概论 [M]. 台北市：合记图书出版社, 2017.

第五节　临终阶段照护

一、概述

死亡是个体生命的必然归宿。2016 年全球 60 岁及以上死亡人口构成中，40.91% 为心血管疾病，17.47% 为恶性肿瘤，还有 9.36% 的老人死于非传染性呼吸系统疾病。2017 年，我国城市居民死因构成排名前四位的是：恶性肿瘤（占总死亡人数的 26.11%），心脏病（占 23.00%），脑血管病（占 20.56%），呼吸系统疾病（占 10.92%）；农村居民死因构成排名前四位的为：脑血管病（占 23.18%），恶性肿瘤（占 23.07%），心脏病（占 22.73%），呼吸系统疾病（占 11.57%）。预计到 2030 年，慢性非传染性疾病的患病率将至少增加 40%，在 60 岁及以上老年人的死因中将占到 80%。

生命终末期，是指患者生命历程中的最后几小时或几天，本章节中又称为临终阶段，该阶段对患者及其家属来说十分痛苦但又非常宝贵，及时识别临终阶段并恰当管理出现的相关问题，具有非常重要的意义。患者死亡时出现的问题和此过程的气氛，对此后亲属的悲痛程度影响很大。

人的死亡方式和死亡所需的时间差别很大，这主要受到潜在疾病、体质强壮程度及社会环境等因素影响。那些在重大创伤或灾难性的医疗事件后突然死亡的人，可能不会发生本文中提到的任何症状，而患有进行性恶化的心脏、肺、癌症以及痴呆、卒中等神经系统疾病的人可能会在数周或数月的时间里逐渐或间断性的衰退。虽然本节关注的是那些处于生命的最后几天的患者，但对许多患者来说，尤其是那些正在逐渐衰退的患者，沟通、共同决策和药物治疗的原则可以在他们的治疗中更早地得到应用。本章节建议适用于所有临终的人，无论他们的意识状态是否清醒。医务人员需要与临终患者和家属平等坦诚地交流，共同决策，并合理水化和控制常见症状，避免造成不可接受的副作用，以保持患者的舒适和尊严。

二、如何判断临终阶段

生命末期照护计划的实现，首先需要识别临终阶段是否到来。对于患有危及生命的疾病如进展的癌症、心力衰竭、COPD 或痴呆晚期的患者，即使疾病已经处于不断恶化的进程中，要判断何时是终点，在实践中尚存在相当的难度。在此介绍几个经验性的识别方法。

（一）根据患者病情进展的速度来估计患者的生存时间

1. 每个月都在进行性恶化，则患者可能还有几个月的生存时间。

2. 每周疾病都在加重，则患者可能还有几周生存时间。

3. 如果疾病每天都在加重，则患者可能就只有几天的生存时间。

（二）根据患者的临床表现来判断

如果患者出现下列多项征象则可能仅有几天或几个小时的生存时间：

1. 体力极度衰弱，只能卧床。

2. 意识障碍，一天中大多数时间都嗜睡，甚至昏迷。

3. 认知功能障碍，仅有很少的时间注意力能集中，对时间和空间定向力丧失，甚至出现激越性谵妄。

4. 不能口服药物或者吞咽药物十分困难。

5. 极少或不能进食和饮水。

6. 呼吸模式改变，如陈氏呼吸、噪音性喉鸣性呼吸和呼吸暂停。

7. 出现循环功能障碍的体征，如皮肤花斑和发绀、四肢冰冷、心跳快和外周脉搏细弱。

（三）识别临终阶段，对患者及其家属具有深远意义

如果未能正确判断临终阶段，可能对患者和家属产生以下影响：

1. 对死亡的到来没有心理和现实准备。

2. 患者更可能带着痛苦症状离世。

3. 不恰当地接受了 CPR。

4. 患者的心理、社会和灵性需求被忽视。

5. 家属更可能经历高痛苦的哀伤。

专业的资深医务人员，应尽量正确做出生命末期的判断，才能帮助患者及其家属更好地面对死亡。

三、临终阶段照护目标

临终阶段的照护目标是：不再做延长生命的

治疗，以减轻痛苦为目的，尽可能地给予患者舒适照护。

一旦明确患者可能处于临终阶段，需要进行恰当的有效沟通，一方面要及时了解患者和家属的期待和诉求，以实现医患共同决策；另一方面，要保持医护团队内部的沟通，以利于确定和实现团队对患者的照护目标。

（一）沟通是实现生命末期舒适照护的基础

在评估患者即将临终后，应尽早与患者和家属讨论其预后（除非他们拒绝知晓）。通过恰当的交流让患者和家属了解目前的情况，了解哪些医疗目标可能需要做出相应的调整，通过沟通实现医患共同决策。

对于一些即将临终的患者来说，理解和参与共同决策的心智能力可能是有限的，并且可能是暂时的或波动的。例如，意识障碍/谵妄可能是由感染或代谢紊乱引起的，也可能是由于痴呆或其他不可逆疾病造成的永久性能力丧失。另外老年人视力、听力等感知功能受损常见，故照护团队在沟通方面可能需要在不同时间段、以不同的方式（如写字板、手语等）反复尝试，并且让那些临终患者的重要亲友参与沟通过程。

此类交流是一个比较专业的沟通过程，具体沟通技能需要接受专门培训，此时可采用的句式包括："您的丈夫病得很重，可能会死亡。我们正在尽可能地为他做所有的一切，但是，我们仍担心治疗可能起不了作用……""您知道，我们正尽最大努力去帮他，希望他能好起来，但是他病得很重，不太可能康复。如果他病情继续加重，很可能会迅速恶化……，他的时间可能很短了。"适时与患者及家属讨论，探询患者及家属意愿，以便更好地制订和实施适合患者的临终照护计划，并共同应对那些可能的不确定因素。

医生不应该推荐使用有害或无益的治疗方法（例如心肺复苏术）。

生命末期与患者及家属的讨论内容应包括以下内容或原则，见表2-11-9；沟通讨论的技巧，见表2-11-10。医务人员尽量争取在疾病早期就开始这些讨论，而不是等到医疗危机发生或死亡已迫在眉睫；在患者的病情发生重大变化时，常需要再次进行类似讨论。

应准确记录与患者及家属讨论和做出决定的

表2-11-9 与生命末期患者及家属的讨论内容

1. 关于患者预后的相关信息（除非他们不希望了解），解释可能的不确定性以及如何应对，但要避免虚假的希望。
2. 患者希望在疾病末期得到什么样的照护。
3. 疗效的有限性，如是否应用抗生素或CPR。
4. 水化和营养问题。
5. 症状管理及预期可能需要的用药。
6. 停用不需要的长期口服药物。
7. 重视心理和灵性需求。

表2-11-10 医生与临终患者家庭讨论的技巧指导

询问患者对当前医疗状况的理解，讨论其他可能的诊疗选择。

评估患者和家属的信息共享偏好：
- 他们希望得到什么样的信息、不希望知道哪些以及由谁参与有关患者照护的讨论？而不是简单地问："你想要什么？"

询问患者和家属对决策过程的偏好：
- 重要的决定希望如何产生？关键决策是由患者、家庭成员或临床医生做出，还是共同决定？

尽可能清楚地解释和回答问题，并提供有关患者病情、预后和治疗方案，简单、清晰、无术语。澄清患者或家属可能存在的任何误解。
- 一般来说，患者在不了解预后的情况下，无法对他们的治疗做出正确的决定。

询问并解答患者的担忧。例如，询问"你对目前的处境最担心或害怕的是什么？"确保关注患者的舒适。

询问"不可接受的状态"——即患者希望避免的生存状态或重要功能丧失状态（例如，无限期需要机械通气或患者无法与家人进行有意义的沟通状态）。

了解患者和家属对抗生素、输血制品和营养支持的看法，解释临终阶段使用这些措施的利与弊，协商并共同做出决定。

在患者被告知病情和预后以后，讨论并明确其价值观、目标和照护偏好。

有了这些关于照护目标的共识，共同制订一个临终照护计划。
- 当不需要紧急做出决定时，给患者时间思考选择，了解更多的信息或与家人进一步讨论。

经过，这是医患共同决策的过程，体现了对患者及家属医疗意愿的尊重。该记录文件还有助于实现医疗团队内部的沟通，便于目标一致地实施对患者的生命末期照护。

（二）舒适护理的目标

对于临终患者，应以舒适护理为核心。照护

内容 / 原则如下,照护技巧见表 2-11-11。

1. 核心是在护理过程中,随时保持与患者及家属的沟通互动,予以同理和支持。

2. 对于临终患者,体位变化可能引起不适。在护理中翻身时要与患者沟通,并将诊疗活动整合,应用泡沫敷料或脂肪垫等保护措施预防压疮;尽量减少不必要的翻动,以避免体位变化引起的痛苦。

3. 保证一直有人陪伴,有助于让患者心安。

4. 注意患者的认知和行为表现,警惕是否有谵妄。

5. 停止不必要的检查和操作;生命体征监测在临终的几天意义不大,尤其是在获取这些信息的过程中,需要在患者的房间里使用嘈杂、分散注意力的监测仪。

6. 预防和控制症状,要注意观察和了解患者不舒服的原因,尽可能地及时处理。

四、临终阶段常见问题及症状管理

(一)水化补液

目前还不确定给予临床辅助水化是否会延长患者生命或延长死亡过程,也不确定不给予输液是否会加速死亡。辅助水化可减轻与脱水有关的痛苦症状或体征,但也可能引起其他问题。

临终阶段的患者经常出现饮水和进食困难,一般不建议管饲或人工水化。因为管饲在疾病相对较早期患者可以获益,但对临终患者没有帮助。另外,临终患者身体功能下降,不能排除多余的水分,会引起肢体水肿,甚至肺水肿,增加患者痛苦,且静脉补液在衰弱的患者可能引起静脉炎或软组织感染。而逐渐发生的脱水状态可以使分泌物减少,进而减少咳嗽、呕吐和临终喉鸣,减少尿失禁及导尿操作,减轻水肿和腹水,诱导内啡肽释放,可以减轻患者的痛苦。所以,目前多建议辅助患者饮水,但注意避免呛咳。

若不能确定水化的获益时,可试用 1～2 天生理盐水 500～1 000ml/24h 输注,观察目标症状是否有好转,无效则停用。对于原来就依赖输液的患者,至少每 12h 监测一次脱水情况的变化以及是否有任何有益或有害的证据。如果临床获益,输液继续;但如果有液体超载、水肿加重等迹象则停止水化。

(二)口腔护理

对临终患者,保持口腔清洁。用滴管或海绵棒,每 30min 湿润口腔黏膜或口含冰块,口唇涂抹油膏。干燥天气,口鼻局部加湿,有助于保持口腔清洁,减少口鼻局部不适症状。

(三)尿失禁和尿潴留

对于濒死期患者,可以放置尿管,持续导尿,以实现最大程度的舒适护理;大便嵌塞是濒死患者尿潴留的常见原因,可以通过灌肠等方法促进大便排出。

(四)疼痛

如果之前疼痛控制平稳,则维持原来有效的镇痛治疗;对于一直服用阿片类镇痛药的患者,

表 2-11-11 为临终阶段患者提供舒适护理的技巧

理想情况下,死亡的过程应避免持续的剧烈疼痛或其他生理痛苦。 ● 医生应该向患者和家属保证,舒适是重中之重,痛苦的症状将得到专业治疗。
如果可能的话,请安宁团队参与进来,为患者和家属提供全面专业的照护,同时促进临床团队成员之间的良好沟通。
在护理过程中,随时保持与患者及家属的沟通互动,予以同理和支持。
护理干预措施(如口腔护理、皮肤和伤口护理、使用热敷或冷敷包)在满足患者和家庭成员的全面需求方面可以发挥关键作用;心理师、社工、音乐治疗师、志愿者和其他方面的支持也可以发挥重要作用。
询问患者的宗教信仰状况,并在需要的时候引进相关宗教人士的支持。
停止可能收效甚微的诊断或治疗干预,尤其是那些可能降低患者生活质量和损害其交流能力的措施。 ● 停用非舒适目的的用药。 ● 在多数情况下,口腔和皮肤护理以及改变患者体位可能会增加舒适度,但如果加重痛苦,则应该停止。
在实施会导致痛苦的操作(例如拔除胸水引流管、清醒患者停止机械通气或为压疮换药)前,应采取预防性镇痛或镇静措施,以防给患者带来不必要的不适。
鼓励以愉悦为目的口服辅助饮食,但要平和地告知患者和家属,通过鼻胃管喂食或静脉营养支持对临终阶段患者的舒适和生存都没有益处。
告知患者及家属关于病情变化和照护的任何重大变更。
如果合适的话,优先考虑居家照护,而不是住院。 ● 国外研究显示大多数临终患者感觉在家中更舒适,而接受居家临终照护的亲人离世后其家属的体验也通常最满意。
鼓励和指导家属尽量参与患者照护,有利于降低哀伤。

当其不能再服药时，可以改为外贴或持续皮下注射；原来口服的非甾体类药物改为经直肠或注射给药。

并非所有患者在临终阶段都会经历疼痛。如果发现疼痛，应及时评估疼痛程度并有效地处理，治疗任何可逆的导致疼痛的原因，如尿潴留。如果可能的话，根据患者的喜好来选药。

对于无法有效表达疼痛的患者，例如患有痴呆症或表达障碍的人，可以使用经过验证的行为疼痛评估来帮助他们的疼痛管理（详见本章第三节）。

（五）呼吸困难

临终患者会担心窒息而死，需要明确告知患者和家属，呼吸困难可以通过药物予以控制，以打消其内心顾虑。具体用药如下：

吗啡类药物初用患者，使用吗啡 10mg + 咪达唑仑 10mg，24h 持续皮下泵入（continuous subcutaneous infusion，CSCI）；或吗啡 2.5～5mg + 咪达唑仑 2.5～5mg 皮下注射 prn/q1h。

对阿片类药物耐受的患者，按照 25%～33% 的比例增加阿片类药物的剂量。

临终阶段，氧疗并不能纠正低氧血症，如果患者感觉吸氧带来不适，可以停止吸氧。

（六）烦躁不安和谵妄

临终患者可表现为辗转反侧、烦躁不安、坐卧不宁，可伴有幻觉和妄想；不是所有临终患者的兴奋表现都是谵妄，但谵妄的患者多数表现兴奋。可以在安静的环境，放一些舒缓的音乐，家人握着患者的手、轻拍或者按摩等，让患者感知到亲人的陪伴，有助于缓解焦虑。如果无效，可以药物治疗，方案如下：

谵妄患者，单独使用苯二氮䓬类药物，可能诱发或加重谵妄；首选氟哌啶醇，必要时同时应用氟哌啶醇和咪达唑仑（详见第三篇第三章第三节）。

（七）临终喉鸣（噪音性呼吸）

可见于 50% 的患者，是由于患者的喉头及气管分泌物淤积，随呼吸发出的声音。因为患者多已昏迷，此时的处理是更多地减轻患者家属的痛苦，所以需要向家属了解他们的担心和恐惧，解释该症状通常不会增加患者的痛苦。处理如下：

1. 调整体位可能有助于引流，昏迷患者可局部抽吸。

2. 可选丁溴酸东莨菪碱、氢溴酸东莨菪碱或格隆溴铵等减少分泌，但效果不肯定。

3. 非完全昏迷患者可加用吗啡和咪达唑仑。

（八）停用非必需的药物

停止所有对缓解症状没有帮助的药物，如降脂药、降压药。质子泵抑制剂有助于预防消化道出血，通便药在使用阿片类镇痛药的患者有助于预防便秘，此类药物建议保留。镇痛药、镇静药、止吐药、退热药、利尿剂、激素、化痰药以及控制心率的药物，被认为在濒死患者是必需的药物。抗生素因为无效通常建议停药，但如果其可以控制体温或皮肤感染等有助于减轻症状，则可以继续使用。

非疼痛的部分症状控制的具体措施见表 2-11-12。

（九）临终阶段可能出现的紧急事件

1. **大出血** 使用适当剂量的镇痛药和抗焦虑药，用深色毛巾掩盖擦拭血迹以减少视觉冲击。

2. **大气道阻塞和窒息** 应用阿片类药物和苯二氮䓬类药物或其他强镇静剂。

3. **癫痫持续状态** 注射地西泮。

五、提供心理、社会、灵性方面的支持

对临终患者的照护，不能只局限于躯体症状的管理，同时需要在心理、社会、灵性方面向患者及家属提供支持。

（一）为患者提供积极的倾听、咨询和社会/情感支持

1. **确保患者自己的意愿和想法被听到和尊重** 当患者意识清醒时，即使很虚弱、交流困难，也要经常询问患者对治疗的想法和对病情的感受。最好提前了解哪些是他本人期待的照护方式，同时解决患者的担忧。

2. **临终前的交流原则是"报喜不报忧"** 避免说假话——"真话不全说，假话全不说"。

3. **建立信任** 使患者有机会倾诉焦虑、恐惧等情绪；了解愤怒是预期哀伤的表现之一，包容接纳对方的情绪。

（二）尝试探讨灵性议题

非常重要，如果患者愿意的话，讨论灵性相关议题：

1. 倾听、尝试探讨患者和家属对于即将到来的死亡的反应。

表 2-11-12　临终阶段疼痛以外症状的处理

症状和治疗	常用药物	说明
呼吸困难		
吗啡	口服吗啡：根据需要每 30min 5～10mg，直到患者感到舒适 皮下、静脉注射：根据需要每 30min 至 1h 注射 2～4mg，直到患者感到舒适为止 对于已经接受阿片类药物治疗的患者，将剂量增加 25%～33%	对于剂量调整，可遵循治疗中度至重度疼痛的指南
氧气	调整至达到满意的氧饱和度，并缓解主观呼吸困难	应仅用于低氧饱和度患者：高流量鼻管输送的氧气对低氧饱和度的患者可能是有用的，只要它不会给患者带来不适
双水平正压通气		如果符合患者的目标，患者主观感受有益，只要不会引起患者的不适，就考虑使用
非药物方法		包括心理社会支持、放松和呼吸训练、用风扇给面部降温、保持窗户打开通风、保持室温低、使空气湿润和保持床头抬高
咳嗽		
可待因	每 4～6h 口服 30mg	有不同的液体配方，通常与其他药物复方或是片剂
吗啡	口服：每 60min 5～10mg，直到患者感到舒适 皮下或静脉注射：根据需要每 30min 至 1h 注射 2～4mg	对于剂量调整，请遵循治疗中度至重度疼痛的指南
口腔干燥		
毛果芸香碱	口服，5～10mg tid（≤30mg/d）	药理作用的证据很少
口腔护理		方法包括使用抗菌漱口水、唾液替代品、口腔湿化、口腔拭子、无糖口香糖、唇膏或加湿器
噪音性呼吸（"临终喉鸣"）		
格隆溴铵（胃长宁）	口服：0.5mg，每天 3 次 皮下或静脉注射：根据需要 q4h 0.2mg，每天≤4 次；或 0.6～1.2mg/24h 持续注射	没有足够的证据支持使用抗胆碱能药物 向家属解释患者"因分泌物而感到不适的可能性较低"，令其放心，并应就治疗的潜在副作用进行讨论
丁溴东莨菪碱	皮下或静脉注射：必要时 20mg q4h；或 20～120mg/24h 持续注射	证据不确凿 将患者体位调整至半俯卧位
恶心呕吐		
肠梗阻引起		如果患者完全肠梗阻，应避免使用促动力药物
奥曲肽	100～200μg 每天皮下注射 3 次（或 100～600μg/24h CSCI）	虽然这种治疗方法常用，但研究表明其有效性存在矛盾
地塞米松	每天口服或静脉注射 4～8mg（≤16mg/d）	
胃瘫引起		
甲氧氯普胺	每 4～6h 口服或肌内注射 10～20mg（≤100mg/d）	
高颅压引起		
地塞米松	每日口服或静脉注射 4～8mg（最多 16mg）	
由药物、尿毒症、毒素或其他不明或多种因素引起		
甲氧氯普胺	每 4～6h 口服或肌内注射 10～20mg（每日总剂量可高达 100mg）	

续表

症状和治疗	常用药物	说明
氟哌啶醇	口服：每天 2～3 次，每次 1.5～5mg 肌肉或静脉注射：0.5～2mg q8h	
昂丹司琼	必要时每 8h 口服或静脉 8mg	
地塞米松	每日口服或静脉注射 4～8mg（≤16mg）	地塞米松通常与其他止吐药合用
便秘		检查有无粪便嵌塞情况，必要时灌肠；在用药前需先处理粪嵌塞
番泻叶颗粒	10g 冲服，1～2 次 /d	
比沙可啶栓	必要时 10mg 直肠栓剂，每日一次	
聚乙二醇	通常 A + B 袋，每日口服 1～3 次	
厌食		
地塞米松	每天口服或静脉注射 2～4mg	就有限的长期治疗价值向患者及其家属提供咨询
发热		冷却毯、冰袋有帮助，然而在某些情况下，患者可能会觉得它们很麻烦
对乙酰氨基酚	根据需要，每 4～6h 口服、直肠给药或静脉注射 650～1 000mg（每天≤4g）	
萘普生	250～500mg，口服每日 1～2 次；100～200mg 肌注	萘普生在治疗肿瘤性发热方面可能有特别的益处
失眠焦虑		
劳拉西泮	根据需要，每 4～6h 口服、静脉注射或皮下注射 0.25～2mg；剂量可增加到 5mg	心理社会干预可能有帮助。镇静会增加跌倒的风险
谵妄		
氟哌啶醇	每小时口服、肌肉或静脉注射 0.5～1mg；当症状缓解后，给予每日总需要量，每日 3 或 4 次，分次服用	如果症状难以控制，考虑换用另一种抗精神病药物或与氟哌啶醇联合，比如考虑增加苯二氮䓬类，并仔细监测

2. 尽量帮助有宗教信仰的患者满足愿望，比如联系相关宗教资源。

3. 不要将我们自己的观点强加给患者，同时尽量保护你的患者不被他人（比如过度热情的宗教人士）干扰。

4. 对于不愿涉及死亡话题的患者，可以谈谈他们生活的意义。

（三）指导家属积极参与照护和与患者交流

1. **提供指导** 鼓励家属参与患者的护理治疗过程，让家属有机会尽一己之力，这样有利于降低哀伤。

2. **了解家属需求** 他们通常担心患者是否舒服和痛苦。向家属解释在临终时可能遇到的情况有助于减轻家属的恐惧。

3. **鼓励家庭内部沟通** 探讨解决儿童监护、老人赡养、财产安排、重大分歧、丧葬方式等具体问题。协助患者与家人道爱、道谢、道歉和道别，让家庭内部能有机会深度交流，彼此原谅和放下内疚，修复关系，达成和解，这对减轻哀伤至关重要。在这个阶段，患者更关心的通常是他们的家庭，而不再是自己。故指导家属向患者解释如何具体照顾好自己和其他家庭成员，有助于患者放下牵挂，平静离去（详细内容见本章第五节）。

六、死亡表现

当患者同时出现下列表现时，生命已经终止：呼吸完全停止；心跳和脉搏停止；对摇动和呼叫完全没有反应；眼睛固定在一个方向，眼睑打开或关闭；皮肤颜色由白变灰。

七、丧事指导

患者死亡后，有许多现实问题需要立即处理。作为哀伤关怀的一部分，应给予遗属以相应的指导，至少能给他们提供进一步的资讯和相关信息。在医院，应该有专人或部门协助丧事；在社区，全科医生、护士及丧葬承办人等都应该能提供有效帮助。

患者死亡后，通常家属可能涉及的问题包括：

1. 指导家属为逝者擦洗身体和按照之前逝者自己的喜好穿衣服，整理遗容，并在这个过程中完成道别。

2. 就是否拔除遗体的体腔引流管、缝合伤口等与家属达成一致。

3. 开具死亡证明书。

4. 讨论并确定是否让逝者接受尸检。

5. 协助遗属联系具体丧葬机构和安排相关事宜。

6. 对于有明确宗教信仰的逝者，应尽量满足其举行相应宗教告别仪式的需求。

7. 提供哀伤关怀的相关宣教材料及可以寻求帮助的机构或资源。

八、临终阶段照护展望

安宁缓和医疗在中国大陆刚刚起步，无论在同理沟通、预先医疗照护计划的制订、共同决策、症状评估控制，还是社会、心理、灵性需求评估与支持等方面我们尚处于学习阶段。需要各方面的大量临床实践和研究探索，才能创造适合中国人群的临终照护模式。

九、临终阶段照护继续教育资源

1. 英国国家卫生与保健研究所　https://www.nice.org.uk/

2. 圣克里斯托弗护理院　https://www.stchristophers.org.uk/

3. 欧洲缓和医疗学会　https://www.eapcnet.eu/

4. 亚太慈怀医疗网络　http://aphn.org/

（秦苑；宁晓红　审阅）

参 考 文 献

[1] National Institute for Health and Care Excellence. Care of dying adults in the last days of life[EB/OL]. (2015-12-16)[2019-4-10]. https://www.nice.org.uk/guidance/ng31.

[2] National Health Service. A guide to symptom management in palliative care[EB/OL]. (2016-6)[2019-4-12]. https://www.who.int/hiv/pub/imai/primary_palliative/en/.

[3] Robert Twycross, Andrew Wilcock. Introducing palliative care[M]. 5th ed. Amersham: Halstan Printing Group, 2016.

[4] Giovambatttista John Zeppetella. Palliative care in clinical practice[M]. London: Springer, 2012.

[5] Blinderman CD, Billings JA. Comfort care for patients dying in the hospital[J]. N Engl J Med.2015, 373 (26): 2549-2561.

第六节　哀伤陪伴

一、概述

对所有人来说，丧亲之痛都是高压力的生活事件，是最重大的个人生命危机之一。

悲伤是老年人最常见的不良事件之一，是一类重要的精神障碍，老年人更容易经历复杂悲伤（complicated grief）。国外大样本研究显示，老年群体中有 4.8% 的人患有复杂悲伤，在 75～85 岁的人群中上升到了 7%，高于总人群的 2.4%，这表明 75～85 岁的老人可能比其他年龄段的人群更容易经历复杂悲伤。有趣的是，在 85 岁及以上的老年人中，显示出了一定程度的对复杂悲伤的恢复能力。

在复杂悲伤的人群中，焦虑（17.2%）和抑郁（9.7%）的发生率均高于正常悲伤人群。

二、哀伤相关概念

哀伤（bereavement）是在个体失去与之有很深情感连接的人或物的前后阶段，即遭遇重大失落（loss）前后所经历的悲哀和痛苦反应。如果患者的死亡是在预料之中的，在其离世之前既已存在"预期性哀伤"。

悲伤（grief）是指由于失落而带来的行为、认知、生理和情感方面的改变，是对重大失落的正常反应，其表现形式因人而异。

哀悼（mourning）则是表达悲伤的行为与方法，是适应失落的过程，其表现形式与社会文化和习俗关系紧密。

丧亲者会以不同的方式经历悲伤，其反应和表现会因人而异，影响因素包括与死者之间的关系类型、亲人的死亡方式以及他们是否在场、年龄和成长经历、性格、性别、文化、宗教信仰、原来的健康状况、习惯的应对机制、以前有无失落和悲伤的经历和个人得到支持的程度。

三、悲伤临床表现

（一）生理表现

丧亲者可能出现胃部不适、消化不良、胸部或喉咙的紧绷感、口干、对噪音的过度敏感、呼吸急促、肌肉无力、缺乏活力、失眠、肌肉疼痛、食欲缺乏、体重减轻和心悸等症状，并可能会将其认为是严重疾病的迹象，需要予以关注和安慰。

（二）情感表现

通常震惊和麻木感是对丧亲之痛最初的情感反应。会有愤怒的感觉（针对家庭、朋友、医务人员、命运、逝者或陌生人）和负罪感（与真实或想象中的失败有关），渴望逝者还活着。焦虑、无助感和混乱感也是正常的反应，还有激越性躁动、焦虑和孤独。最深层的悲伤，类似于抑郁，往往在死亡发生后的几个月才会出现。

尽管可能会有解脱和自由的感觉，但遗属可能为拥有这些感觉而感到内疚和负罪感。

（三）认知表现

在丧亲之痛的早期，难以置信和不真实的感觉经常出现。丧亲者可能会沉溺于对逝者的思念，有可能听到或看到逝者还存在的情况，还可能出现短期记忆受损和注意力不集中。

（四）行为表现

食欲和睡眠紊乱、梦见逝者的现象都很常见。丧亲者可能从社交场合退出、回避提及逝者或者表现出一种心不在焉的状态，还可能有酗酒、哭泣、抱怨、幻听、幻视、注意力涣散和药物滥用。他们可能还会进行一些寻找逝者的相关活动，比如拜访一些曾共游过的地方或者携带有助回忆起逝者的物品。

有些人会通过改变生活方式（例如搬家或建立一段新的关系）来摆脱丧亲之痛，但这其实不利于哀伤的疗愈。

四、悲伤理论

悲伤模式都是基于变化和成长的发展理念。在现实的文化背景下，个体常以不同的方式应对丧亲之痛，充分表现出人类反应和文化的多样性。

（一）传统的悲伤模式

Parkes 在传统的悲伤模式（traditional model of grief）中把悲伤的时间过程分为五个阶段，在现实中每个阶段可能会有重叠和意外：

1. **麻木期（numbness）** 最初的反应是震惊和不相信，伴随着不真实的感觉，可以同时有躯体症状。

2. **分离和疼痛期（separation and pain）** 麻木逐渐被强烈的思念、焦虑、紧张、愤怒和自责等情绪所取代，渴望逝者回来，可以通过梦境、对逝者的听觉和视觉的臆想以及对记忆的关注表现出来，可有死亡前后情境的闪回，常伴有躯体症状。

3. **绝望期（despair）** 发生在认识到逝者不会再回来的时候，共同的特征包括注意力涣散、冷漠、社会隔离、生命意义缺乏及极度悲伤。

4. **接受期（acceptance）** 绝望逐渐被对失落的接受所替代，对结局的接受，最初是理智的，然后是情感的。悲伤和情感的交替和波动可以持续一年以上。

5. **缓解和重组期（resolution and reorganization）** 最终丧亲者开始接受没有逝者的生活。他们重建自己的身份和生活目标，获得新技能和适应新角色。虽然周年纪念日等特别的日子仍然会触发悲伤，但是丧亲者能够记住逝者的同时不再会被负面的情绪所压倒。

（二）双向迂回模式

双向迂回模式（dual process model）强调丧亲者同时有失落与恢复两个相反作用驱力，并在两种状态之间来回摆动的过程。这个模式有助于解释为什么有些人有时候表现良好，而一会儿又充满悲伤。如果哀伤过程仅仅是以失去为导向（慢性悲伤），或者只表现出恢复行为（缺乏悲伤），都会出现问题，成为病理性悲伤（abnormal grief）。

（三）悲伤任务理论

Worden 认为悲伤是一个过程，而不是一个事件，人们需要通过对失落的哀悼来经历一个完整的调整过程，称为悲伤任务理论（tasks of grief）。

哀悼包括：

任务1——接受失落的现实；

任务2——体验悲伤的痛苦；

任务3——适应一个没有逝者的环境；

任务4——在情感上重新安置逝者并继续生活。

五、哀伤关怀

哀伤关怀（bereavement care）是一个连续的整体照护过程，在患者离世前就应该开始。哀伤关怀开始于患者生前，与家属的良好交流、信任的建立、对死亡的准确判断、及时停用药物、完善的居家设备、协助患者完成未了心愿和对问题的有效解答等良好的生命末期照护，可从整体上缓解丧亲者的哀伤。

（一）哀伤支持体系

英国国家卫生与保健研究所（National Institute for Health and Clinical Excellence，NICE）基于患者需求的复杂程度，提出设立三个不同级别支持体系的建议：

一级：所有丧亲者都应该得到关于悲伤的信息以及如何获得支持服务的信息。

二级：大约1/3的人可能需要额外的支持来帮助他们应对死亡带来的情感和心理上的影响。

三级：有一小部分（7%～10%）的遗属需要专家的干预，这涉及到一系列服务，包括心理健康服务、心理支持服务、专家咨询服务等。

提供哀伤支持的健康执业者包括全科医生、社区护士、地区专业安宁护士以及不同的哀伤支持机构。应该由专业人员和机构支持创伤或自杀、死产或死亡儿童的遗属以及哀伤的儿童。

安宁缓和的多学科团队包括了社会工作者、护士、心理师和医生，要对被照护过的存在复杂悲伤危险因素的遗属提供规范的居丧支持。必要的时候，精神科医生、临床心理学家或其他专业的医疗工作者也应该介入。

（二）哀伤辅导方式

对于大多数的丧亲者，简单的"支持性表达"方法（哀伤辅导）就可以奏效，邀请他们谈论自己的感受，并认真聆听其倾诉。这个过程就是支持和疗愈的过程，并且是所有健康执业者通常能够提供的。实际上，最好的哀伤疗愈方法是指导和支持家属和朋友营造一个宽松的氛围，允许哀伤者在任何时候都可以放松地表达悲伤，无条件地释放他们的情感。提供哀伤知识的书面资料和哀伤支持组织（我国尚缺乏类似组织）的相关信息

可以帮助到丧亲者。

帮助丧亲者度过哀伤期方法如下：

1. 专注陪伴丧亲者，同理他们的感受。

2. 认真倾听，不做判断。

3. 鼓励其谈论死者。

4. 允许其充分表达情感。

5. 肯定其情感及行为属于正常反应。

6. 鼓励其恢复每天的日常生活和自我照顾（例如充足的食物摄入）。

7. 防止有害行为（例如大量饮酒、吸烟等）。

8. 在对方需要时提供有关逝者疾病和死亡的相关信息——怀疑自己也患上了同样的病，也是悲伤反应的常见表现。

9. 培训他人（家庭成员和其他支持网络）了解如何更好地帮助丧亲者。

10. 帮助他逐渐熟悉自己对失落和悲伤的感受。

11. 提供当地有关哀伤支持服务的信息。

12. 帮助丧亲者善待自己，了解悲伤会时强时弱、反反复复，但坚信"这一切都会过去"。

除了家属之外，为逝者的照顾者提供专业督导也非常重要，尤其是逝者是因伤致死的情况。

（三）常用哀悼方法

1. 给死者写信表达想法或情感。

2. 画一幅画或创作艺术品。

3. 专门设置一个空间以怀念逝者。

4. 扫墓。

5. 放飞气球，作为与死者的告别。

6. 使用引导性想象。

7. 举行告别仪式，焚化遗物。

8. 在特殊的日子里点燃蜡烛——连续性的纪念仪式。

应该注意避免没有意义的哀伤劝解：比如"节哀顺变""世界上还有很多好男人/女人""人死不能复生"、忌谈有关死者的一切、设法忙碌转移注意力、"时间可以冲淡一切""别难过了""这是上天的安排""要坚强勇敢"等建议或空洞口号，而代以同理的方式倾听和陪伴，包容和接纳丧亲者的哀伤反应，才能真正让对方感受到支持和安慰。

六、复杂悲伤

复杂悲伤，又称为病理性悲伤，是指悲伤的持

续时间明显延长或出现某些与悲痛相关联的、超出正常表现的症状。从丧亲之痛的发生、悲伤反应的强度、一系列相关的悲伤行为以及时间过程等多个方面，才能甄别出那些异常悲伤反应人群。

（一）复杂悲伤危险因素

1. 突然的或意外的死亡。
2. 惨死。
3. 过度依赖逝者、非常纠结或与逝者关系困扰的情况。
4. 缺乏社会支持网络。
5. 缺乏与逝者坦诚交流和准备后事的机会。
6. 由于缺乏支持或社会孤立导致的愤怒。
7. 同时存在的生活（不良）事件挤占了悲伤的时间和空间，例如经济困难、失业、有需要抚养的儿童、老人。
8. 之前有未疗愈的哀伤。
9. 存在躯体或心理疾病。
10. 有酗酒、药品滥用或自杀行为史。

（二）复杂悲伤表现

1. 长期功能障碍。
2. 夸张、持续、强烈的悲伤反应。
3. 严重忽视自我照顾。
4. 成瘾或滥用药物。
5. 谈话、活动和行为不停重复失落事件。
6. 过度美化逝者（而不是真实地面对和接纳其优缺点）。
7. 冲动的决定。
8. 丧亲后出现精神障碍。
9. 创伤后应激障碍样症状（PTSD-like symptoms；PTSD, post-traumatic stress disorder）。

复杂悲伤的干预需要专业的心理或精神科医生的帮助，方法包括指引哀悼、心理治疗、认知行为治疗和家庭为中心的哀伤治疗。短效的苯二氮䓬类药物治疗有时可以提供帮助，但要预防药物依赖。

对于那些进展为可识别的精神病性疾病（例如抑郁、焦虑性疾病、药物滥用、创伤后神经症、精神错乱等），处理可依照标准的精神疾病临床治疗方法进行。

七、老年人哀伤

研究显示，丧偶老年人的自评健康状况明显低于有配偶老年人，老年人丧偶后抑郁的发生率高，主要与情感障碍、疾病、经济状况、社会支持缺失及缺乏必要的社会活动有关。中国老年人丧偶与死亡风险具有显著关系。长期丧偶老人的死亡风险显著高于长期有配偶的老人，而长期丧偶对死亡风险的影响没有显著的年龄组差异；老人在丧偶初期，其死亡风险会大大增加，并且新丧偶对低龄老人死亡风险的影响要远大于高龄老人。

"白发人送黑发人"属于典型的哀伤高风险事件，尤其在"失独"家庭。失独老人由于暮年丧子、不能再生育，不仅要独自面对精神的空虚、养老的压力，还需面临更严峻的问题——窘迫的经济环境和年老体衰时缺乏关怀及照顾，比如无人担保就无法入住养老院，生病入院无人护理，死后无人料理后事等。研究显示失独老人合并抑郁情况有如下特点：

1. 子女意外死亡的老人抑郁程度较子女疾病死亡的老人严重。
2. 经济条件差的老人抑郁程度较经济条件好的老人严重。
3. 独居老人抑郁程度较有同居伙伴的老人严重。
4. 抑郁程度低的老人更易接受社区帮助。
5. 失独老人的抑郁程度较空巢老人严重。
6. 养老问题加重失独老人抑郁程度。
7. 失独合并失能老人抑郁程度严重。

躯体症状如头痛、胸痛或心悸也可能是复杂悲伤的特征。因此，当老年患者在失去亲人后出现多种躯体症状时，认识到潜在抑郁症的可能性很重要。而一些丧亲的老年患者可能没有悲伤的反应，或者他们可能会对那些仍然活着的人产生敌意。研究显示，复杂悲伤与焦虑和抑郁不同，但它们有相关性，与复杂悲伤相关的疾病状态包括焦虑、抑郁、生活质量差和自杀风险。

研究发现，悲痛可能影响老年人的认知功能。老年丧亲者在注意力、信息处理和语言流利程度方面表现更差，认知功能的改变与丧亲者的情绪相关。悲伤的老人即使是从亲密的家庭成员中也很难寻求帮助，比如不希望给子女增加负担，这可能是其感到孤独的原因之一。此外，家庭成员往往忽视这些心理症状，低估了这种痛苦的严重性。因此，基层医疗机构应该主动定期检查老人在家庭成员死亡后的健康状况，并给予支持。

八、哀伤陪伴展望

在哀伤关怀领域，中国大陆尚处于学习阶段，无论现状调查、临床实践或体系搭建均缺乏相关数据，需要各方面的大量调查研究和实践，才能逐渐探索出中华文化背景下的哀伤关怀模式。

九、哀伤陪伴继续教育资源

1. 英国国家卫生与保健研究所　https://www.nice.org.uk/

2. 美国悲伤网站　https://grief.com/

（秦苑；宁晓红 审阅）

参 考 文 献

[1] MaxWatson, Caroline Lucas, Andrew Hoy, et al. Oxford handbook of palliative care[M]. 2nd ed. New York: Oxford University Press, 2009.

[2] Hashim SM, Eng TC, Noorlaili Tohit, et al. Bereavement in the elderly: the role of primary care[J]. Mental Health in Family Medicine, 2013, 10: 159-162.

[3] Newson RS, Boelen PA, Hek K, et al. The prevalence and characteristics of complicated grief in older adults[J]. Journal of Affective Disorders, 2011, 132: 231-238.

[4] Robert Twycross, Andrew Wilcock. Introducing palliative care[M]. 5th ed. Amersham: Halstan Printing Group, 2016.

[5] 包雅娟. 中国失独老人生活现状及问题分析综述 [J]. 医药前沿, 2016, 6 (21): 10-11.

[6] 马翠翠, 宋洁, 张成成. 丧偶老年人居丧风险评估研究现状 [J]. 中国老年学杂志, 2017, 1 (37): 249-251.

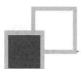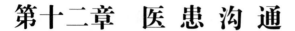

第十二章 医患沟通

第一节 医患共享决策

一、概念

临床决策通常分为两类：一类是有效决策（effective decision），指的是已经达成共识的最佳治疗，已有确切证据证明其利大于弊，例如心梗后的阿司匹林抗血小板治疗；另一类是倾向敏感性决策（preference-sensitive decision），指的是尚无足够的证据，或是需要主观权衡，并没有一个确切的最佳治疗方案。患者对于治疗的倾向存在很大的差异性，经常与医生的倾向相异，同时也很难从患者的特征上去预测他们的倾向。

医患共同决策（shared decision making, SDM）是指医生运用医学专业知识，与患者在充分讨论治疗选择、获益与风险等各种可能的情况下，并考虑到患者的价值观、对疾病治疗的倾向性以及处境后，由医生与患者共同参与作出的、最适合患者的个体化健康决策过程。

SDM概念的提出可追溯到1972年，Veatch在《变革年代的医学伦理学模式：什么样的医生-患者角色最符合伦理学的关系？》一文中首次提出。1980年Brody在《美国内科学杂志》发表论文呼吁患者参与到临床决策中，并着重分析了它的理论优势。1982年，美国政府在《总统委员会在医学和生物医学研究伦理问题研究报告》中正式提出SDM概念，并首次界定其含义：医护人员要善于识别并满足患者的需要，尊重其选择意愿，患者也要勇于清晰表达愿望，共同寻求治疗共识。1998年，美国总统顾问委员会又在《质量第一：为所有美国人提供更好的医疗服务》的研究报告中再次强调SDM的概念。

在我国，"shared decision-making"被译成了两个含义相近但有差别的术语："共同决策"和"共享决策"。尽管二者均彰显了倡导患者参与临床决策过程的理念，但前者更强调医患双方要共同作出临床决策，成为临床决策的共同责任主体，共同为决策结果负责，而后者更强调医患信息共享、患者充分参与到临床决策。本文将采用与英文表述接近的"共同决策"提法。"共同决策"突出了两层含义：第一，来自医患双方的信息要顺畅流动、充分分享；医生要充分告知备选诊疗方案、各自利弊，而患者要及时向医生传递看法和疑虑，包括价值观、选择意愿等，医患平等分享信息。第二，医生要在评估患者参与决策意愿和能力基础上，恰如其分地鼓励、支持患者平等参与到诊疗方案的讨论和选择之中，最终共同做出决策。

二、医患共同决策概念产生的背景

临床实践中时有伦理难题发生，尽管伦理的困境常被归因于医学技术进步，但其实这并不完全准确。临床医疗作为人类实践活动之一，包涵并不断揭示着人类道德生活的各种目标，包括有益于患者、遵循规则、维系和谐的社会关系、培养美德等。但在具体临床情境中，上述道德目标之间常常会产生冲突。在很多情况下，当代医学处于一种开拓性的"前沿活动（frontier activity）"，处于人类经验的极限阶段。在具体临床情境中，医务人员和患者不得不经常面对生死相关的人类命运、患者身体和精神的脆弱性，经常经历着各种痛苦的极限体验与无奈的现实。此时，临床境况下的伦理问题与日常生活中的问题已经大相径庭，道德目标间的潜在矛盾更为突出，人们面对临床实践中伦理困境所做的抉择张力更大。这种道德价值上的差异形成道德判断上的张力和冲突，这种冲突会持续相当长的时间。

特别是自20世纪中期开始，社会和医学都发生了很大改变。不同文化、民族、种族、信仰与精神、社会经济地位及个人和集体认同的其他方面形成了患者和医生在个人层面上的不同价值观。价值和优先权的多元化使自我决定权成为一个普遍的社会信念，这对"医学家长主义"——不告知患者真相的做法，也提出了极大挑战。学者们普遍认为：传统的医学家长主义破坏了对患者自主权的尊重和对患者个人价值观的考量，忽视了"境遇"在伦理决策中的作用，把患者的所有价值特别是生活价值取向全都包含在医疗价值之内，结果可能在治疗患者的过程中破坏了患者最珍视的价值、生活计划和生活种类。

将患者利益置于首位的伦理原则涵盖了临床实践中保护患者的目标。在特定临床环境下，该原则可能对特定患者的目标、愿望反应不那么敏锐，而陷入其旨在避免的对医疗权力的不当使用上。正是在这种社会和医学发展的背景下，医学伦理学开始重新审视医患关系，尊重患者自主性和强调保障患者参与式临床决策，日益成为临床决策中不可或缺的重要伦理实践。

在衰弱多病失能的老年患者管理中，面对错综复杂的临床问题，诸多问题中孰重孰轻，哪一个是患者最需要解决问题，每一个问题的治疗，常常缺乏循证学的证据支持，并存在多种冲突和矛盾，风险和获益并存。治疗措施的选择该何去何从，常无完美的决定，需要医患双方共同讨论，一起做出决定和选择。

当代医学伦理规范前进的方向是需要更准确地把握患者的真实需求、意愿与价值观，做出符合患者期望的最佳医疗决策。

三、医患共同决策的方式

在个案中，医务人员与患者分享医疗决策的方式也是颇有争议的领域，而最佳答案总是与具体临床情境密切相关。1992年Emanual EJ和Emanual LL在JAMA撰文，提出需要以医生和患者在治疗决策中发挥作用的方式重新定义医患关系和理解医患共享决策。

文章通过分析4种医患关系模型阐述共同决策的含义。4种医患关系模式：

1. **家长主义模型** 该模型是传统医患关系模型，医生扮演父母的角色，为引导患者同意其依专业医学判断选定的干预措施而选择性地向患者提供信息，以尽力确保患者获得最佳医疗干预。

2. **提供信息模型** 该模型中，医生将患者的健康信息和各种干预措施可能的风险、受益的医学事实告知患者，由患者最终选择治疗方案。

3. **解释模型** 该模型中，医生除需充分告知患者各种医学事实，还要帮助患者探索其自身价值取向与愿望，最后帮助患者做出能最大限度满足其自身价值的干预措施的医疗决策。

4. **商议模型** 医生首先告知患者医学事实，详细解释健康相关价值的重要性，探讨临床可实现的医学价值与患者个人价值之间的关系，提供之所以应该追求相关治疗方案的建议，与患者共同协商、确定值得选择的医疗决策。医患间互动商议的目的是帮助患者选择和确定最符合医学价值并可以在临床情境下实现的选项（表2-12-1）。

Emanual EJ和Emanua LL指出，上述4种模型各有优劣，在不同临床情境下有其最佳的模式，也可能都适用。但因第四种商议模型兼顾了患者自主性、医学专业判断和患者利益等综合因素，最受作者推崇。国内一项临床研究比较了高血栓栓塞风险的房颤患者对选择抗凝药物的决策。63名医生以及61名高血栓栓塞事件风险的房颤患者被纳入面对面访谈。结果发现，患者可接受的最少卒中预防次数比医生少（100例患者服用华法林2年的最少卒中预防次数分别是1.8 ± 1.9和2.5 ± 1.6，$p < 0.05$）；但患者可接受的额外出血次数比医生高（100例患者服用华法林或阿司匹林2年的最大额外出血次数，华法林分别为17.4 ± 7.1和10.3 ± 6.1，$p < 0.001$；阿司匹林分别为14.7 ± 8.5和6.7 ± 6.2，$p < 0.001$）。说明在考虑是否使用抗凝药物治疗时，医生与患者的视角存在差异，患者更倾向于减少卒中风险、更少考虑出血风险。而医患共享决策在这类倾向敏感性决策中能够发挥重要的辅助作用，其在有效决策中的应用，亦有助于提升患者的依从性。

四、医患共同决策的实施

（一）实施步骤

1. **医生告知患者要进行决策，且患者的观点是重要的** 患者可能希望医生能对倾向的治疗非

表 2-12-1 医患关系四种模型中医患行为列表

			家长主义模型	提供信息模型	解释模型	商议模型	小计(得分吗?意义?)
医生行为	医疗信息告知	选择性告知	✓				1
		充分告知		✓	✓	✓	3
	医疗干预措施解释	选择性解释	✓				1
		全面解释		✓	✓	✓	3
		结合患者意愿和价值			✓	✓	2
患者行为	理解医疗信息	部分理解	✓				1
		全面理解		✓	✓	✓	3
医患互动	探讨与协商	医方引导			✓	✓	2
		双方互动				✓	1
	做出医疗决策	医方	✓				1
		患方		✓	✓		2
		共同确定				✓	1
小计(得分吗?意义是?)			4	4	6	7	

常清晰,但事实上,很多疾病的治疗并不一定有足够明确的证据,同时,所提供的选择在结局指标不同的情况下也会有所变化。因此,对这些结局指标的选择很大程度上有赖于患者的价值观以及由此产生的利弊权衡。在这种情况下,可以把这种状态定位成"均衡"状态;在良好的信息提供后,观察性等待、积极监测有时也可成为倾向的选择。

2. 医生向患者解释可能的选择及每种选择的优点与缺点 医生采用中性的态度向患者解释每种选择的获益和风险程度。对以下问题进行思考非常重要:什么信息与决策相关?患者此前了解了什么信息、这些信息完整吗?信息是如何传递的?患者能否理解上述信息?

3. 医生与患者讨论其意愿,并在患者思考过程中提供支持 在开始时患者并无意愿,意愿是在与医生共同经过深思熟虑后形成的。在权衡利弊的过程中,将与结局相关的事项明确地呈现给患者非常必要。

4. 医生与患者讨论与决策有关的意愿,进行决策并安排可能的随访 经过深思熟虑,患者的意愿形成后即可进展到真正的决策阶段。如果患者需要时间思考或与其他人进行讨论,则需安排随访;如果患者个人能进行决策或医生与患者就

治疗可达成一致,则需安排实施这一决策,如处方药物、安排转诊、计划下次随访等。

（二）决策能力的评估

根据上述医患共同决策过程,患者决策能力是做出有效决策的必备条件,决策能力评估是医患共同决策中的一项固有内容。决策能力的评估有两个方面,其一是对精神状态和认知功能的基本评估,仅凭认知评估而不做功能评估是无法得出结论的。其二是根据具体决定直接进行功能评估(如询问患者对这个具体决定的性质和后果有什么认识,包括住宿、治疗、财务状况等)。所以,具体的执行功能对于能否做出决策至关重要。决策的执行功能主要由以下 4 种公认的能力组成,即理解、表述选择、领悟和推理。

1. 理解 在道德及法律层面,理解能力(即理解信息的含义)都是一项关键的决策能力。

2. 表述选择 当有多种治疗方案时,个体应该能够清晰地表达自己的选择。

3. 领悟 虽然了解事实对于做出决策至关重要,但是将事实联系自身生活才是真实可靠决策必不可少的。领悟事实的能力是指人们认清事实如何与自身相关的能力。对于因洞察力受损或妄想信念导致没有认清自身疾患的个体,可能由于无法领悟事实而失去决策能力。

4. 推理 推理能力是指比较各选项（即比较性推理）和推断选择后果（即结果性推理）的能力。与领悟一样，推理也须运用患者自身的价值观和信念。例如，一个人可能因为看重与家人在家中团聚而拒绝风险高、耗时长的住院治疗。通过询问患者"不进行住院治疗比住院治疗有何优点？"，可能引出这些价值观，因为这个问题需要患者自己去比较其愿意及不愿意去做的事所带来的不同后果。

可以采用半结构化访谈来评估决策能力，详见表 2-12-2。开始之前，务必保证患者已获得有关治疗方面知情决策的充足信息。其中通常包括：诊断、所提议治疗方案的性质及目的以及所提议和替代治疗方案（包括选择完全不治疗）的风险及获益。可以采用一系列和当前医疗决策相关的开放性问题进行面对面访谈来判定决策能力。

（三）当患者决策能力缺失时如何应对

处理决策能力损伤相关表现的等级及紧迫性取决于多种因素，包括预计损伤持续时间、严重程度及决策后果的严重性。

1. 除非患者的病情紧迫到必须立刻代其做出决策，否则应尽力明确及纠正任何导致决策能力损伤的可逆性原因，在因谵妄导致决策能力损伤的住院患者中，治疗谵妄可能恢复患者的决策能力。

2. 当患者的决策能力处于临界水平时，适当的支持有助于帮助患者做出决策，包括提供完整的信息（简明扼要的资讯、风险与获益、对其他人的影响）；加强交流，在患者表达期望和偏好之前，要让患者感到放松并完全理解当前状况，必要时，具有记录、视听设备和计算机辅助分析系统的多媒体设备可以帮助到认知功能受损的患者。对于预计稳定的轻至重度认知损害患者，可加强教育以提高对相关事实的理解力，然后再次评估决策能力，在其仍有能力做出当前的决策时，需设定预立医疗自主计划并安排随访。预立医疗自主计划在这个时期至关重要，这样患者随后丧失决策能力时代理人已指定。随访时还应复行评估，以确定决策能力是否进一步受损

3. 若患者损伤严重到被判定为决策能力缺失，从伦理责任来说应当寻找一个替代的决策者。替代或代理的决策者最好应由患者本人提前选择。在缺乏指定代理者的情况下，对于何人可担任代理者及其优先顺序，法律规定可能不尽相同；通常来说，次序为配偶、成年子女、父母、兄弟姐妹和其他亲属。当做替代决策时，代理者应考虑患者自身的取向，当不知晓这些情况时应根据患者的最大利益来做选择。

4. 当医生无法得到知情同意但是又必须采取紧急医疗措施时，基本原则是：在患者获益最大化的前提下行动（指明智的、谨慎的、能令患者获益的行动），可以寻求专家或上级团队的意见。

（四）实例演示

以 Seaburg 等 2014 年发表于《循环》杂志上的文章为例，演示在治疗过程中如何实施 SDM。

患者男性，69 岁，因气促、心悸到急诊就诊，发现房颤，心率 140 次/分，予地尔硫草静脉滴注，遂转为窦性心律。既往有高血压病史，目前服用

表 2-12-2 决策能力及其评估

决策能力	定义	简单的问题评估
理解能力	陈述相关信息的能力（如诊断、治疗或手术的风险以及获益、适应证以及治疗选择等	在介绍一段信息后，停下来，问患者："您能用你自己的话把我刚才说的有关（插入刚才的主题）内容再跟我说一遍吗？"
表述选择	陈述决定的能力	"根据我们刚才讨论（插入主题）的内容，您的选择是什么"
领悟	把信息具体运用于个人的能力	要评估对诊断信息的领悟"您能用您自己的话跟我说一下，对于目前的医疗问题您怎么看？"要评估对治疗获益信息的领悟："不管您的选择是什么，您认为这种药物可能给您带来的好处是什么？" 要评估治疗相关风险的领悟："不管您的选择是什么，您认为这种药物可能会给您带来伤害吗？"
推理	比较信息，进而推导出选择结果的能力	要评价比较推理能力："X 怎么比 Y 更好？" 要评级结果推理能力："X 可能会如何影响您的日常生活？"

噻嗪类利尿剂。有消化道出血的家族史。过去的2~3年曾有过数次心悸发作，通常时间很短，可自限。心电图、超声心动图、甲状腺功能、电解质检查均正常，CHADS2评分1分，CHA2DS2-Vasc评分2分。

患者对服用降压药的同时服用其他药物存在顾虑。目前何种房颤治疗方案更优尚无定论，非常适合进行SDM。在房颤治疗中的SDM访谈见表2-12-3。

表2-12-3 在房颤治疗中的医患共同决策访谈

核心内容	举例
至少有医患双方参与	医生：为降低房颤所致的卒中风险，有几个不同的治疗选择，我愿意与你一起探讨哪种方式最适合你。
双方共同分享信息	医生：让我来告诉你可选择的治疗及其副作用以及每种治疗的风险与获益。也请你告诉我对这些治疗，有哪些你关注的问题。
双方均表达了治疗的倾向性	医生：我想首先使用β受体拮抗剂，因为它相当安全且有效。 患者：但您告诉我该药会引起疲乏，并有性功能障碍的副作用，我对此很关注。我更愿意选择钙离子通道阻滞剂，因为它也足够安全、经济。 医生：该药会降低你的心率，但在安全范围内。它可能与你使用的降脂药有交互作用，因此我将调整你的降脂药物。你认为可以吗？ 患者：可以。如果必须要调整，只要在医保报销范围内就可以了。
双方最终就即将开展的治疗达成一致	医生：我们就使用钙离子拮抗剂达成了一致。如果该药效果不佳的话，我们将重新评估，并考虑使用其他控制心率的药物、抗心律失常药以及射频消融治疗。 患者：好的。

SDM强调信息共享，强调患者参与（这是核心）到医疗决策过程中，对有效解决医患沟通问题具有显著优势。

一项系统评价结果显示，在乳腺癌、结直肠癌、前列腺癌等癌症筛选中应用SDM可有效提高患者的知识水平，减少决策冲突。SDM在妇产科学的应用研究结果显示，使用决策辅助工具的人群对乳腺钼靶筛查的接受程度远高于普通人群，充分接受决策辅助的人群对摄取激素进行替代治疗的使用率明显降低。报道指出，以患者为中心进行SDM具有其他优势，如提高患者的依从性，提高生命质量，降低焦虑得分等。2012年Gut杂志报道一项炎症性肠病的治疗性研究，指出随着新药物和新治疗方案的出现，炎症性肠病的治疗变得越来越复杂，而SDM的应用可以帮助炎症性肠病患者理解并权衡各种治疗方案，从而使患者对治疗计划充满信心，对所选择的治疗方案更加依从，最终获得更理想的生命质量。特别是共享决策用于慢性疾病的长期管理，得到了患者和临床医生的一致认可。

目前最大的挑战是如何更好地使共同决策在临床实践中成为现实。临床医生需要加强对共同决策意义的理解和应用，一方面需具备现代医学知识与技能，另一方面需具备以患者为中心的沟通技能，以与患者建立和谐、信任的医患关系，了解并评估其处境、价值观与倾向，并在此基础上进行SDM，帮助患者选择和确定最符合医学价值和患者个人价值取向，并可以在临床情境下实现的选项。

（张宁 翟晓梅；黄石松 王秋梅 审阅）

参 考 文 献

[1] Moynihan R. The future of medicine lies in truely shared decision making [J]. BMJ, 2013, 346: f2789.

[2] 石岩岩, 倪凯文, 曾琳. 充分体现循证医学思想的明智选择—临床共同决策 [J]. 中华医学杂志, 2018, 98（5）: 387-389.

[3] O'Connor A M, Stacey D, Entwistle V, et al. Decision aids for people facing health treatment or screening decisions[EB]. Cochrane Database Syst Rev, 2003（2）: CD001431.

[4] Allaby Martin A, Chrisp Paul. NICE supports shared decision making[J]. BMJ, 2019, 364: l1038.

[5] Dworsky Jill Q, Russell Marcia M. Surgical Decision Making for older Adults[J]. JAMA, 2019, 321: 716.

[6] Jason Karlawish. Assessment of decision-making capacity in adults[EB/OL]. （2017-09-20）[2019-07-15]. https://www.uptodate.com/contents/zh-Hans/assessment-of-decision-making-capacity-in-adults?search=decision%20making%20capacity&sectionRank=1&usage_type=default&anchor=H125608120&source=machineLearning&selectedTitle=1~53&display_rank=1#H125608120.

第二节 情绪管理

情绪是人对客观事物是否符合其需要、愿望与观点而产生的体验，具有心理和生理反应的特征。我们无法直接观测内在的感受，但是我们能够通过其外显的行为或生理变化来进行推断。

情绪管理（emotion management）是对个体和群体的情绪感知、控制、调节的过程，其核心必须将人本原理作为最重要的管理原理，使人性、人的情绪得到充分发展，人的价值得到充分体现，是从尊重人、依靠人、发展人、完善人出发，提高对情绪的自觉意识，控制情绪低潮，保持乐观心态，不断进行自我激励、自我完善。

一、情绪反应的生理基础

情感是大脑的高级功能，由大脑中的情感回路所控制，主要是前额皮层和边缘系统。边缘系统的核心部分是嗅脑，嗅脑由杏仁核与海马组成，用于情感的学习与记忆。杏仁核位于情感回路的中心，感觉刺激到达丘脑后，可通过下层通道直接送入杏仁核，或通过上层通道，先送往感觉皮层，感觉刺激在此得以细致加工，再将信号送往杏仁核。从解剖学上来看，杏仁核所处的位置有利于处理多种复杂信息，可以接收来自不同感觉联合区的信息，并投射到下丘脑、中脑等其他部位，通过这些广泛的投射，杏仁核促进情绪性激活记忆的巩固。因此，杏仁核是大脑中情感学习的主要部位。同时，实验还表明，情绪性激活反应在杏仁核里是持久的，一旦杏仁核学习了某种情感关系，神经元之间的连接就被固定下来，难以改变。情绪调解，即情绪反应的加强、维持或是减弱则是前额皮层来完成。杏仁核在学习了情绪反应的同时给海马的神经元一个刺激，让海马得知并记住这个刺激。杏仁核是边缘系统的重要结构，主要参与与情绪调节，在情绪刺激的评估、识别以及针对刺激产生特定情绪中发挥重要作用。

二、情绪的表现

情绪分为正性情绪和负性情绪

1. **正性情绪** 又称积极情绪，是指能使人欢欣喜悦的情绪，如快乐、惊讶、兴奋等，有益于健康。

2. **负性情绪** 又称消极情绪，如悲伤、恐惧、愤怒、厌恶等，不利于健康。情绪认知作为社会认知的最重要部分，在生物进化过程中以及现实生活的社会交往中至关重要。杏仁核参与情绪加工，且主要参与负性情绪的加工，特别是恐惧和愤怒情绪会显著激活杏仁核的活动；前额皮质的主要功能是对认知体验规则性有关信息进行提取，从而对于思想和行为进行控制调节。信息传到杏仁核的速度比传到大脑皮层的速度要快，因此，当突发事件发生时，我们更倾向于先产生情绪反应。所以，会有激动、狂怒、极度伤心，但是过后又平复下来，有时候又会因自己的过度反应而后悔。但是这也不是不可改变的，在情绪爆发之前冷静十秒钟，就会有不一样的效果。不良情绪是一种心理疾患，它会伤害自己，失去真正的快乐；从群体角度来看，不良情绪是一种流行疾患，具有人际间蔓延的特性，必须加以疏通和引导。

当患者罹患如恶性肿瘤这样严重的疾病时，受人格、知识背景、既往危机干预（crisis intervention）及痛苦挫折的经验、人生哲学或信仰、支持系统等影响，患者可能有的情绪反应包括有愤怒、情感脆弱和退化、不甘、不舍、恐惧、绝望、淡漠等消极心态；也可能有积极的情绪反应，如产生奋斗意念、鼓起勇气、平静对待、充满希望、坦诚面对、积极生活、寻找意义、准备或交待后事等。无论患者表达何种情绪，都是应当视为"正常"，因为每一个人都不同，不能期待患者按照某一模式做出反应。

医务人员在面对患者的不良情绪，如愤怒甚至是攻击时，也会产生愤慨、不满、冷漠、委屈等不良情绪。

三、老年人的情绪特点

随着增龄，老年人记忆衰退、思维迟钝、行动迟缓，此外老年人的视听觉能力会出现不同程度的下降。老年人的心理健康在疾病的治疗中尤为重要，因疾病而伴发的情绪障碍在老年患者中十分常见，此外，由于个人知识背景、经历、文化素养等差异，导致患者表现的心理反应也有所差别，表现为焦急、紧张、恐惧、急躁、抑郁、敏感、怀疑等负面情绪，因患病带来的痛苦及与正常生活的割裂，担心成为家庭的累赘，甚至出现消极厌世等不良情绪，增加治疗难度，对预后产生不良影响。

许多患者和家属在就诊时特别注重效果，不但对治疗疾病的期望值提出过高的要求，而且希望能马上看到治疗效果。因此与老年患者及家属的沟通难度增加。老年科医师充分了解和掌握老年患者的心理及生理特点，可以增进彼此理解，有助于使患者心态处于最佳水平，积极配合治疗，达到较好的治疗效果。

四、情绪管理

医患双方都会有情绪问题，都涉及到情绪管理。医患沟通时，会遇到许多不同情境，人的心理是极具复杂、矛盾及变化性的系统，且异质性极大。

（一）认识情绪

1. 人一定会有情绪 要认识自己的情绪是什么，如愤怒、焦虑、忧伤、委屈、失落等。愤怒是客观事物不符合个人需要或阻碍个人需要的满足而引起的不快体验。压抑情绪反而带来不良结果，学习认识自己的情绪，是情绪管理的第一步。

2. 健康情绪 不是指时刻处于阳光状态的情绪，而是你所表现出的情绪应与你所遇到的事件呈现出一致性。所以，当你的情绪体验符合客观事件时，第一时间暗示自己"我现在的情绪是正常的"，这样情绪张力就会下降，内心自然恢复平静。很多时候人的痛苦并不是来源于情绪本身，而是来源于对情绪的抵触。

3. 处理患方愤怒情绪 首先安排适于沟通的环境（舒适、安静）；在沟通过程中对患者所患疾病等问题充分告知，并进一步寻找患者或家属愤怒情绪产生的原因；让患方发泄不满情绪，根据原因以及患者和家属的性格特征选择相应的应对技巧，适当采取措施来有效处理患方的对立情绪；询问一些愉悦的事情，成功实现患者愤怒点的转移；对于一些无理取闹者，通过运用强硬的专业知识来获取主动权，对患者愤怒情绪进行压制。

具体的沟通技能包括：

（1）学会倾听：对患方提出的问题保持关心的态度，找到解决问题的着手点。即使提出的问题是无理取闹，也要认真对待，在倾听的同时也要给予实时的反馈，同患者或其家属保持适当的目光接触。在沟通过程中要保持一种水平位置，并结合实际情况可给予一些非言语信息（如握手、抚摸等）。

（2）正确使用提问技巧：在沟通过程中针对愤怒的患方要适当地给予其礼貌性的打断，并进行诱导性的提问，争取让其在最短时间内表达自身想法。

（3）使用共情技巧：首先要理解患方的心理感受并作出相应的回应，必要的时候可以礼貌性地让患方重复自己的想法，从患方的角度进行思考，沉稳冷静，亲切友善。共情让患方感受到被理解和支持，可以有效缓解患方的焦虑，还能促进医患信任关系的建立，提高诊疗效果和医生的成就感。

4. 尊重 与患方建立起一种相互理解和信任的关系，共同确认解决方案，并确认下一步行动。

（二）适当表达自己的情绪

1. 表达情绪 情绪表达的是人的体验和态度。每种情绪都有自己的作用，恐惧提醒我们远离危险，焦虑帮助我们按时完成任务，悲伤代表我们需要帮助。负面和正面情绪本身就是一个维度的两极，都有各自的作用。负面情绪产生的真正原因，不是事情本身，而是人们对事情的看法和态度以及所持有的观念。能妥善处理好自己的情绪，还会让你更容易察觉到别人的情绪变化，更懂得察言观色。

表达情绪而不是发泄情绪，发泄情绪带有随意的意味，而表达情绪的目的是希望别人了解我们正处在某种不愉快的情绪中，期待别人的支持与体谅。尝试将"我很担心"的感觉传达给患方，使患方尽快摆脱愤怒情绪，继续配合进一步诊疗及护理。

2. 同理心（empathy） 是指站在对方角度、换位思考问题的一种方法，具有情感、道德、认知及行为多个方面的特性。同理心的特点在于：设身处地感受对方的情绪；能够敏锐观察对方的情绪变化；懂得倾听并领会对方意图以及深意；以对方能够理解的方式说话和做事。从医患沟通的角度来说，同理心要求医务人员能够设身处地地感受患者的处境和情绪，正确理解和尊重患者的诉求，在此基础上寻找恰当的沟通方式，建立彼此理解信任的沟通关系。

（三）疏解自己的情绪

1. 职业倦怠 医护人员由于长期在满负荷高压下工作，缺乏情绪宣泄的出口和应对技巧，容易产生被动、消极的情绪。职业倦怠（job burnout）是指个体不能有效地应对工作上出现的各种压力，而产生的一种长期的身心反应，包括情绪衰竭（emotional exhaustion）、工作怠慢（cynicism）、成就感下降（reduced personal accomplishment）等。职业倦怠不仅会危害身心健康，还会造成职业道德缺乏、消极怠工等职业危害。医护人员是职业倦怠的易发人群，这对于医疗质量以及自身的职业发展和生活都有消极影响。

2. 巴林特小组 疏解情绪可以借助巴林特（Balint）小组模式。1950年，首个巴林特小组在英国成立后，欧洲很多国家相继建立了巴林特小组，1975年成立国际巴林特联合会。目前是欧美国家医学教育和职业培训的必修课程。

巴林特小组是一种聚焦于医患关系的案例讨论式小组活动，从精神动力学的视角去关注和思考医患关系的训练方法。通常由组长带领一组医护人员，共同讨论关于医患关系的困难问题。鼓励医护人员更多地站在患者的角度去思考问题，更多地去倾听患者的诉求，更加能理解过去认为患者不可理喻的行为，而不是单单用自己的思维去解释、建议和劝说。控制个人情感的过度卷入对医患关系的负面影响，避免医生职业耗竭。

与患方沟通过程中，综合使用面部表情、肢体语言和简明通俗的语句，通过同理化的倾听，准确把握患方情感和思想诉求，以求在沟通中达到共鸣，更有利于沟通的顺利进行。管理情绪的最终目标应该是在完全接纳情绪的前提下，利用好情绪的巨大推动力量，理性地做出选择和判断，完成目标。

（曲璇 翟晓梅；刘晓红 黄石松 审阅）

参 考 文 献

[1] 王锦帆. 医患沟通学 [M]. 北京：人民卫生出版社，2013.

[2] Phillips ML, Drevets WC, Rauch SL, et al. Neurobiology of emotion perception I: the neural basis of normal emotion perception[J]. Biol Psychiatry, 2003, 54(5): 504-514.

[3] Weiss R, Vittinghoff E, Fang MC, et al. Associations of physician empathy with patient anxiety and ratings of communication in hospital admission encounters[J]. J Hosp Med, 2017, 12(10): 805-810.

[4] Balint M. 医生、他的患者及所患疾病 [M]. 2版. 魏镜，译. 北京：人民卫生出版社，2012.

[5] 何燕玲. 巴林特小组与全科职业化医患关系 [J]. 中华全科医师杂志，2015，14(10)：739-741.

第三节 冲突与投诉

医学行为不仅涉及医生和患者本人，还包括由其他医护人员共同组成的医疗团体、与患者直接或间接的关系人，乃至患者的社会关系等。当不同立场的人发生认识、意见不一致时，很容易产生冲突（conflicts），严重时，某一方可能会向管理部门报告甚至向司法机关发起诉讼来主张自身权利，即投诉（complaints）。由于老年医学涉及多学科团队、老年患者及其亲友和照护者等多种要素，更易产生各种矛盾与冲突，并可能导致投诉甚至法律纠纷。因此，提高医务工作者处理此类问题的技能十分必要，这将有利于解决冲突，缓解临床工作压力，提高医务人员职业幸福感。值得注意的是，医生的角色不只是提供治疗，医生本身就是治疗的一部分。

案例：患者在诊疗过程中的录音行为

75岁女性，在外院诊断为结肠癌，其女儿陪同来诊。在说明病情并安排后续治疗计划过程中，女儿拿出手机准备录音。

这个案例给我们提出的问题：患者是否有权进行诊疗录音？接诊医生、门诊护士等人员应做出何种行动？其心理情况如何？在这样的情况下，应遵循的处理原则是什么？应如何与患者进行有效的沟通？

一、概述

本文所谈及的冲突对象为医方与患方，其核心问题是利益冲突，具体为在诊疗护理过程中，双方对某些医疗行为、方法、态度及后果等存在认识、理解上的分歧，以致侵犯对方合法权益的行为。

冲突的发生原因有卫生资源分配的不平衡、医疗卫生体制改革的不深入、不彻底，卫生法制不健全等。随着冲突的更加复杂和升级，可能带来一系列社会问题，如患方的过度维权意识导致不良事件以及医方的戒备心理随之产生和不断增强，进而引发恶性循环。

因此，冲突处理不仅是一门科学，更是一门艺术，有效的处理矛盾、解决冲突对于医患信任关系的建立、诊疗护理的顺利进行以及医疗事业的健康发展和社会秩序的平衡都尤为重要。

二、常见原因

常见的冲突原因包括多学科团队成员之间的矛盾、患方与医方之间的矛盾。

1. 多学科团队成员之间可能存在的矛盾

（1）意见不一致或观念差异：主要是指由于知识体系及理念方面的差异、从各自领域出发、着眼点不同以及团队中个人偏见，导致医疗意见受到质疑或反对，包括对患者治疗方案、医护资源的权衡等。

（2）职业等级差异：由于医生、护士及医辅人员工作职责及内容不同，在诊疗过程中可能会因个人认知、工作情景等问题产生矛盾。

2. 医患之间可能存在的矛盾

（1）不现实期望和过高要求：由于医患双方信息不对等、患者个人认知能力有限等原因，患方产生对医疗或医护人员不现实的期望，超出了医方能力框架外，这是最常见的冲突原因之一。例如，对于卒中后严重失能、已无改善可能的患者，医疗团队建议转入护理院，而家属仍要求继续无望的康复治疗。

（2）沟通无效或误解：主要是指患方由于主观上的想法而非客观事实而发生的冲突和投诉。例如，在医患双方对于治疗方案的选择意见不一或告知坏消息时沟通不足等情况下产生的误解。

（3）医方人员口径不一：团队成员在与患方沟通前，没有事先内部进行有效沟通，导致患方得到不一致甚至矛盾的说法，造成冲突。

三、有效避免冲突方式

1. 尊重患者知情同意权 知情同意作为一种法律学说，在西方社会已经存在多年（详见第一篇第四章第一节），要求医生在进行医疗决策之前获得受试者完全自愿的知情同意。医生有义务将几种可供选择的诊疗方案及其利弊，包括不良预后，告诉给患者及其亲友；了解患方意愿，获得患方对诊疗方案的同意。临床上的知情同意，正式承认了在医患关系的主要形式从"医生决定"的家长主义模式变为"医生建议，患者授权批准医生的决定"的模式。医务人员为医疗行为拟定知情同意书时，应在同意书中对于医疗行为的目的、性质与风险加以适当的说明和告知。医生要对患者充分解释：

（1）所采取方案及其预期效果：这个医疗干预对患者的好处是什么？能够解决患者什么样的健康问题？

（2）诊疗过程：如住院时间、预计恢复时间、日常活动限制等。

（3）替代选择：几种可能替代的方案及其效果和风险，包含暂时不处理、等待观察的后果。

（4）拒绝和延误诊疗的后果。

（5）所采取方案的负担：医疗相关直接花费、人力负担等。

2. 尊重患者自决权 在医疗活动中，知情同意是患者行使选择权和自决权的前提。对于选择权和自决权的尊重也是对患者生命健康权的尊重。患者的选择权系指患者在知情的前提下，选择接受或拒绝某种诊疗服务、方式方法的权利；患者的自决权是指患者享有知道自己病情并对医务人员提议的干预措施自主决定的权利。

在我国文化条件下，家庭的自主性往往与个人的自主性紧密结合，特别是涉及老年人医疗问题，在老年人的自主决策能力下降的情况下，家庭成员是老年患者做出合理的医疗决策的重要支持性资源，因此，老年患者的医疗决定往往来自于家庭的统一意见。对于老年患者选择权和自主权的平衡也应予以关注，需在受益与风险的评估下做出正确的抉择，而并非一味将决定权完全交由家人。这就需要医方与患方在关于诊疗目标、价值观念以及信念等方面进行充分有效的沟通，并据此形成最终决策。

3. 医患沟通技能 医学是一种技能，它的主要与特有的工具还是人的能力。一个好的医生必须发展如下有效的沟通能力：

（1）专注倾听能力：患者希望得到医生的倾听与理解。"医生需要全神贯注地倾听而不打断患者。这是一个积极主动的过程，而不是顺从地聆听，也不是有礼貌地等待可以打断他的时候到来。一个好的医生是一个专注的聆听者"（英国Wilfred Trotter）。患者希望医生具有同情心，以同情的方式而非审查的方式对待他们，患者希望医生对他个人感兴趣，而不是器官疾病。

（2）解释病情能力：患者希望保持对自己病情了解。患者希望医方对其所担心的事情给予合理解释，并告知今后可能发生的事情。医生必须倾听患者的谈话，并同患者保持交流，交流中的沉默意味着反对，在这方面不应计较时间。医生应当乐于回答患者的问题，医生必须告知患者病情以及患者需要做些什么。

（3）患者不愿被医生所放弃：每个人都会死，即使是最现代医学和技术，其能力也是有限度的。"当医学的极限到来时医生应该怎么做？无能为力？不再注意患者？这就大错特错。精神上支持、谈谈话、缓和医疗方法等，使患者感到他仍然受到重视和珍惜，并未被放弃"（美国Walsh. McDermott）。

4. 医患共同决策 考虑患者的价值观、治疗目标及实际情况，由医患双方共同作出最适合患者本人意愿的诊疗决策（见第二篇第十二章第一节）。

5. 专业的护理与基本生命支持 在我们权衡利弊，制订医疗决策时，应给予患者周到的舒适护理，增加患者的舒适度，保证生命质量。食物和水是维持生命的基本要素，应保证给予。

四、解决方法

1. 辨识情绪的危险信号 一方面，应注意自己感受到压力的征象，如心跳加速、耳鸣或胃部不适等；另一方面，应注意到患者及其亲友的情绪，是否处于生气或不悦中。此外，还应注意到交谈所处的情景，如因门诊患者需要太多沟通而时间不够，或争论不休等。有以上情况之一，应警惕可能会发生沟通困难。

2. 表达对情况的认知 应注意到交谈双方的情绪，并学会表达出来以降低交谈张力和紧张程度。如向患方说出："这个情况对我们双方都难

以面对"。针对医疗行为的获益-风险和负担"双重效应"的特点，应及早与患方沟通，使得患方充分理解：什么样的医疗效应是医方为达到治疗疾病或提高生活质量或保全生命目的有意的、直接效应，哪些是可以预料而无法避免的、并非有意的、但有害的间接效应？将承受什么样的负担？

3. 客观陈述事实 许多冲突的催化剂是源自对方有不同的，但没有表达出来的假设，因此，在处理冲突时，应尽可能地以平静的语调解释问题和事实的所在，让争执的问题成为一个事实的讨论，而非情感的宣泄。

4. 达成妥协 医患双方共同决策时，医方应告知病情、提供几种诊疗方案选项并分析获益与风险；而患方也应说明对诊疗目的价值观以及个人意愿。当冲突产生时，特别是当认识到冲突可能升级时，应找到权衡利弊的妥协点，尽可能地化解冲突。

5. 及早报告 当冲突发生时应及早报告医院管理部门及上级医师，有利于缓解冲突。当处理复杂病例时，可征求相关领域专家意见，并及时报告上级医师或医院管理部门寻求合理化指导。各医疗机构均有医疗安全不良事件主动上报流程，以防医疗过程中的安全隐患及不良事件，同时保障患者及医疗团队的安全，并做到医疗服务的持续改进。医患冲突也属于上报范围，一旦发生，应立即向所在科室负责人报告，科室负责人及时向本医疗机构专门的职能部门（如医务处、保卫处）进行报告，依据相关规定程序处理。

对于本节案例，沟通时应注意事实的陈述、自我情绪的表达、对患者情感的理解以及认清沟通的主要障碍，在回答时可使用但不限于以下语言：

"这让我有些压力，但如果你十分需要，是否可以告知我录下来是要用于什么"；

"我会仔细说明你们需要知道的情况，不过这只是一部分，不可能说到全部的细节，如果还有想知道的或不清楚的请问我"；

"希望让你们尽量了解，但是有疑问一定也要提出来"。

如果面对的是患者本人，还可以询问：

"这有点复杂，你是要知道所有的细节？还是我跟你说重点及要配合的部分，细节和家里人说？"

此外,特别要告知:

"现在的情况是……治疗的方式和风险是……";

"接下来,我们要决定的是……";"虽然我无法保证,请相信我一定会尽力(对"尽力"的承诺)"。

交谈的本质应包括信息披露以及治疗性对话,格外注意倾听并理解患者对信息的反应,并给予积极地回应,避免和化解冲突。

(翟晓梅 曾平;刘晓红 黄石松 审阅)

第三篇 老年综合征与老年问题

第一章 衰 弱

随着全球老龄化进程，老年人医疗保健服务需求不断增加。衰弱（frailty）已成为国际老年医学领域的研究热点。衰弱是一种老年综合征，常见于高龄和共病的老年人。衰弱老年人对外界应激的应对能力降低，发生跌倒、失能和死亡风险增加。过去十余年，衰弱研究的主要方向是开发衰弱测量工具，虽然目前全球尚未就衰弱的标准定义和测评工具达成一致意见，但许多临床学科已建立了衰弱患者的临床治疗决策过程。随着对衰弱发生机制研究的深入，新的预防和干预策略也将不断出现。对最易感的老年人进行照护及管理是老年医学实践的核心。因此，在老年人群中对衰弱的识别、预防和治疗非常重要。

第一节 衰弱概念、发生机制、临床意义

一、概念

（一）定义

衰弱是指一种由于机体退行性改变和多种慢性疾病引起的机体易损性增加的老年综合征，其核心是老年人生理储备功能的下降，外界较小的刺激即可引起负性临床事件。最常见的衰弱定义是年龄相关的生物学综合征，其特征在于几种生理系统的失调而导致生理储备功能下降，个体对内源性或外源性打击的易损性升高，并且与住院和死亡等不良结局相关。还有学者整合医疗、生理、认知和社会等多种因素来计算衰弱指数（frailty index，FI），这些因素之间并无生物学关联。2004 年美国老年医学会将衰弱描述为"由于年龄相关神经、肌肉、代谢和免疫系统的生理储备下降，从而更易受应激因素影响的状态"。

1. 衰弱研究的历史发展 2001 年，Fried 和 Walston 等从临床表型明确定义衰弱，即提出了衰弱表型（frailty phenotype）。随后，Walston 等发表了生物学基础的衰弱发生机制假说，这是目前主要的衰弱评估依据。加拿大 Rockwood 等从躯体和心理等多维度测量老年人的健康与功能，提出了 FI 模型。2017 年，WHO 在"世界老龄化和健康报告"中指出，衰弱与个体的"内在能力"（intrinsic capacity，IC，定义为个人的所有躯体能力和心理能力的综合）下降有关。提高个人的内在能力是预防衰弱的一种方法。

2. 生物学表型定义的衰弱 最常用的概念是表型衰弱或生理衰弱，通常也称为衰弱综合征，由 Fried 和 Walston 提出：衰弱是一种恶性循环，涉及多种发病机制及风险因素，导致失能及生活自理能力下降等。生理衰弱已经概念化为与衰老和失能有关但不等同的深层生物学存在，分子和细胞变化会促使多个生理系统衰退，导致生理功能下降、慢性疾病状态恶化和死亡。衰弱越来越被认为是特征性的老年综合征，谵妄、跌倒和失能等大多数其他老年综合征可由此发展而来。这一概念促使"衰弱循环假说"的出现（图 3-1-1），这个循环假设能量水平、肌肉衰减综合征和营养不良是该循环的组成部分，失能和合并症与衰弱有关。尽管目前缺乏标准化定义，但 Fried 等定义的衰弱表型依然最为常用，其通过存在下述 5 种情况中的任意 3 种或以上来诊断衰弱：体重降低、握力下降、疲乏、行走速度下降和低体力活动水平。

3. 累积缺陷定义的衰弱 衰弱的第二个主要概念 FI 是由 Rockwood 等提出的，认为衰弱是由缺陷累积造成的。FI 模型是基于老化发生的缺陷积累模型，为个体存在的缺陷因子数量除以

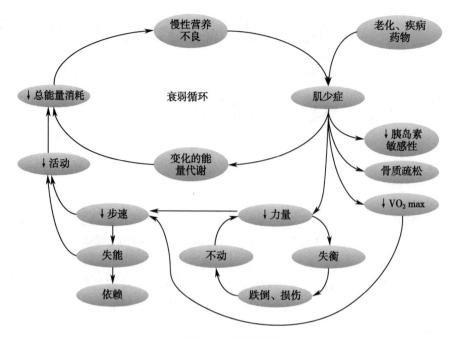

图 3-1-1 衰弱循环

引自: Fried LP, Walston J. Frailty and failure to thrive//Hazzard W, et al. Principles of Geriatric Medicine and Gerontology. 4th ed. New York: McGraw-Hill, 1998: 1487-1502.

因子总量的比率。在这一概念中，衰弱是认知、医疗、功能和社会各方面缺陷集合的产物。FI 的假设是：缺陷应与健康状态相关联，随年龄增加，不易过早饱足，充分覆盖健康状态的多个方面，并且要足够多。FI 得分越高代表越衰弱。由于缺陷累积模型是基于算术假设而不是预定义的一组变量，FI 为连续性变量，独立于功能状态，所以特别适合在为不同目的和目标构建的数据库做回顾分析及公共卫生经济分析等。在这一概念中，失能和合并症是衰弱的组成部分，而非由衰弱引起的相关但又独立的实体。

4. 多维综合征定义的衰弱 欧洲学者认为衰弱是多维的，涉及躯体、心理和社会方面，包括一系列多维核心特征如躯体功能表现、营养状况、心理健康、认知功能和社会因素等。这种多维综合征与 WHO 目前提出的"内在能力"一致，后者主要关注运动、活力、认知、心理和感官五个领域。

（二）流行病学

不同研究对衰弱的定义不同，其患病率报道亦不一致。衰弱患病率随年龄增加，女性高于男性，低收入者高于高收入者。衰弱界定可以根据躯体功能、衰弱表型及衰弱指数，临床方面，衰弱表型定义应用较多。国外研究，衰弱表型定义的衰弱患病率，在 65 岁以上人群中达 7.0%~25.0%，80 岁以上高达 20.0%~40.0%，85 岁以上为 30.0%~45.0%，90 岁以上高于 40.0%。中国台湾地区社区老年人衰弱的患病率为 4.9%~14.9%。中国健康与养老追踪调查（The China Health and Retirement Survey，CHARLS）研究及中国老年健康综合评估研究（China Comprehensive Geriatric Assessment Study，CCGAS）分别显示我国 60 岁以上社区老年人衰弱的患病率为 7% 和 8.8%。

（三）衰弱与衰老、共病、失能和弹性的关系

1. 衰弱是可逆的 首先，衰弱的概念与疾病的概念并不重叠，衰弱增加疾病患病风险，疾病也增加衰弱的风险。其次，衰老本身并不等于衰弱。正常衰老伴随生理储备减少、器官功能降低及复杂性的丧失等衰弱的特征，而疾病所经历的暂时失能，可回升至基线状态。而当损害累积达到一定程度时，器官系统的生理功能下降至维持最基本需要的临界值，较小的应激源就可引起机体维持自稳态的功能丧失，功能下降加速，出现衰弱。再者，衰弱通过触发事件使身体功能螺旋式下降，但它并不是衰老的必然结果，在衰弱窗口期早期识别和积极干预能够逆转衰弱。

2. 衰弱、共病(multi-morbidity)和失能(disability)的关系　老年人衰弱、共病和失能常共存且相互影响(图 3-1-2)。衰弱和共病能预测失能、失能可加重衰弱和共病、共病又可促使衰弱的进展。

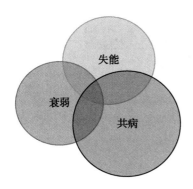

图 3-1-2　衰弱、共病和失能

3. 衰弱和弹性(resilience)的关系　弹性是指决定个体抵抗功能下降或在应激后恢复躯体健康能力的个人整体水平的一个特征,包括生理、心理、社会、情绪等多方面。生理弹性(physical resilience)被定义为面对增龄相关损失或疾病时,恢复或改善功能的能力,并且可能影响其他类型的弹性或被其他类型的弹性所影响。图 3-1-3 是衰弱进程的潜在基础假说,衰弱是储备(reserve)、弹性和不同类型的应激(stressor)等复杂交互作用的结果,衰弱进程包括在出现衰弱临界点之前,生理完整性降低的动态平衡状态的转变。

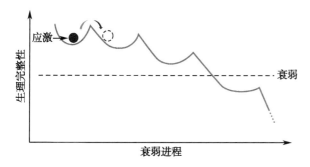

图 3-1-3　衰弱进程的潜在基础假说:生理完整性的下降
引自: Xue QL, Buta B, Ma L, et al. Integrating frailty and cognitive phenotypes: why, how, now what? Current Geriatrics Reports,2019,8(2):97-106.

(四)危险因素

增龄、共病、营养不良、教育程度低、不良生活方式、焦虑抑郁等均是衰弱的危险因素,并可促进衰弱发展,增加死亡风险。

1. 人口学因素　衰弱患病率与年龄密切相关,随着年龄的增长,机体从损伤中恢复的能力下降。女性衰弱患病率较男性高。

2. 遗传因素　基因在衰弱的发生中起到重要作用。衰弱和细胞衰老、DNA 修复功能障碍、氧化应激水平、基因表达改变及 DNA 的种类和功能有关。载脂蛋白 ApoE 基因、胰岛素受体样基因 -2、胰岛素受体样基因 -16 及维生素 B_1 基因多态性等均与衰弱的发生有关。

3. 疾病状态及老年综合征　研究显示,共病和多重用药是衰弱共同的危险因素。

4. 营养不良　营养评分较差和摄入营养素少于三种的老人衰弱患病率增加。

5. 社会经济因素　健康自评差、受教育程度低、经济状况差、未婚、独居的老年人群衰弱患病率较高。

6. 精神心理因素　精神障碍、焦虑、抑郁、痴呆、谵妄等增加衰弱的发生,衰弱增加轻度认知功能障碍发生的风险。

7. 生活方式　体力活动不足者更容易发生衰弱。肥胖和吸烟等都可能是衰弱的危险因素。

二、发生机制

预防衰弱和保持健壮是减缓老年人功能下降的关键,了解衰弱发病机制将有助于制定有针对性的干预措施。老年衰弱的发病机制尚不明确,人群队列和观察性研究在表型衰弱的生物学特征方面取得了进展。多系统调节及功能失调是衰弱发生的重要途径,主要表现在内分泌改变、慢性炎症和免疫系统失调、线粒体功能障碍、氧化应激损伤等。图 3-1-4 描述了生理衰弱的发展过程,增龄、基因和环境、慢性疾病等通过复杂的生物学机制引起衰弱并导致不良健康结局。

(一)内分泌系统

大脑通过下丘脑 - 垂体轴与内分泌系统相联系。循环中激素水平随老化和疾病而变化:生长激素(growth hormone, GH)、胰岛素样生长因子(insulin like growth factor, IGF)、雌二醇、睾酮、脱氢表雄酮(dehydroepiandrosterone, DHEA)均减少,而皮质醇释放增多。这些变化在衰弱发病中起到重要作用。以上应激反应系统被激活后可以通过炎症等机制改变组织和器官,导致慢性疾病状态的恶化,引发衰弱和一系列不良健康结局。

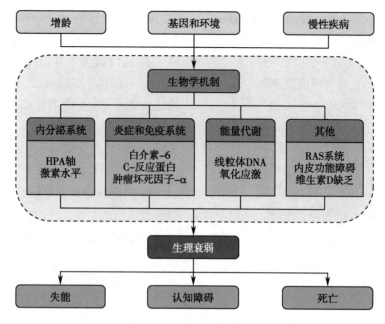

图 3-1-4　衰弱的发展模型

（二）炎症和免疫系统

低度慢性炎症（促炎细胞因子的增加和抗炎细胞因子的减少）是衰老的标志。炎症与骨骼肌和脂肪的分解代谢相关，引起衰弱的特征表现。促炎细胞因子水平升高与老年人住院率、并发症发生、死亡风险及衰弱的发病风险有关。白介素 -6（interleukin-6，IL-6）、C- 反应蛋白（C-reactive protein，CRP）、肿瘤坏死因子 α（tumor necrosis factor alpha，TNF-α）、白细胞和细胞趋化因子等均与衰弱独立相关。

一项通过对 1 155 位老年人 15 个 NF-κB 介导的炎症途径标记物的检测发现，CRP、IL-1 受体拮抗剂、IL-6、IL-18 和可溶性肿瘤坏死因子受体 1（soluble tumor necrosis factor receptor 1，sTNFR1）是 5 年死亡的独立预测因子，进一步通过 IL-6 和 sTNFR1 计算出炎症指数评分（inflammatory index score，IIS），发现 IIS 是社区老年人 10 年死亡率的强大预测指标。

（三）线粒体和氧化应激

能量代谢受损是衰老的决定性特征，也是衰弱的核心特征。线粒体是自由基最重要的细胞来源，也是调节细胞周期、增殖和凋亡的信号分子来源。线粒体 DNA 的氧化损伤随着衰老而增加。线粒体功能障碍与肌肉减少、衰弱和失能相关。骨骼肌增殖物激活受体 -γ 共激活因子 1α 是能量代谢和线粒体生物发生的主要调节因子，与肌少症和衰弱有关。mtDNA 遗传变异使衰弱的易感性增加，mt204C 等位基因与衰弱和握力降低有关。氧化应激也被认为可能是衰弱的生物标记物，与握力降低相关。

（四）其他

肾素 - 血管紧张素系统随增龄而发生的变化很可能通过炎症反应引起肌少症，导致衰弱。内皮功能障碍参与衰弱的发生，衰弱老年人二甲基精氨酸水平升高，炎症和氧化应激可能参与其中。Sirtuins 与预期寿命增加及抗衰老效应有关，衰弱患者中 SIRT1 和 SIRT3 水平较正常低，具有低血清诱导的 SIRT1 表达的老年人较少发生衰弱。维生素 D 缺乏可能参与了衰弱的发生，促炎因子介导了低维生素 D 水平与肌肉力量、功能损失和衰弱的关联，社区老年男性中低维生素 D 水平与衰弱独立相关，但它不能预测衰弱的进展。

三、临床意义

衰弱与慢性疾病、不良结局和死亡密切相关。筛查衰弱有助于预测失能、住院及死亡等不良临床结局以及判断急性病或应激后出现并发症的风险及患者的恢复情况。因此，对衰弱的早发现、早干预，制订并实施针对高龄衰弱患者的诊疗方案，能够逆转衰弱或延缓向失能进展。

（一）预测失能、住院、死亡等不良预后

衰弱能够预测不良健康结局和死亡风险。衰

弱与慢性疾病、失能的发展、老年综合征及住院风险增加密切相关。衰弱老人更容易发生各种不良临床事件，包括住院次数增加、住院时间延长、发生跌倒、谵妄、认知障碍和压疮、围手术期并发症、康复可能性减低、失能风险增加、病后恢复慢、长期入住护理院和死亡风险增加等。无论采用何种方法来评估和诊断衰弱，衰弱均与老年人死亡率增加有强关联性。

（二）术前评估

术前衰弱评估为外科患者制订长期照护需求，优于常用外科工具，还能预测与肾移植和外科干预措施相关的不良结局，因此使用衰弱筛查可以减少与手术相关的不良健康结局。近期在美国 NIA 组织召开的衰弱专家工作组会议上，阐述了衰弱在外科实践中的一些潜在用途，包括：评估风险并指导为即将接受手术或治疗的患者做出决策；确定可能受益于为了降低与衰弱相关的现有风险而采取的术前运动干预和强化的患者；制订降低不良结局相关风险的麻醉方案；针对衰弱老年人实施特定的谵妄预防干预策略；进行创伤分类；实施基于团队的照护模式，并评估术后恢复时间延长的风险等。

（三）亚专科医疗干预效果

癌症、慢性肾病、糖尿病和心血管疾病合并衰弱患者的并发症发生和死亡风险比患有这些疾病的健壮者高，衰弱老人在接种流行性感冒病毒疫苗后发生充分免疫反应的可能性比非衰弱老人要低得多。衰弱患者移植相关风险较非衰弱者更高，已将衰弱作为辅助制订最佳治疗决策的工具。因此，衰弱可以作为各亚专科的风险评估工具以制订出更有针对性的干预管理策略。

（四）节省医疗费用

一项研究发现，衰弱老年女性年医疗费用约为 1 万美元，约为非衰弱老人的 3 倍。干预和管理衰弱可最大限度地降低残疾和日常生活活动能力（activities of daily living，ADL）依赖的风险，为临床决策者提供了成本效益。

（马丽娜；康琳　审阅）

参 考 文 献

[1] Dent E, Lien C, Lim WS, et al. The Asia-Pacific Clinical Practice Guidelines for the Management of Frailty[J]. J Am Med Dir Assoc, 2017, 18（7）: 564-575.

[2] Michel JP, Beattie BL, Martin FC, et al. Oxford Textbook of Geriatric Medicine[M]. 3rd ed. Oxford University Press, 2017.

[3] Halter JB, Ouslander JG, Studenski S, et al. Hazzard's Geriatric Medicine and Gerontology[M]. 7th ed. McGraw-Hill Education, 2016.

[4] Fried LP, Tangen CM, Walston J, et al. Frailty in older adults: evidence for a phenotype[J]. J Gerontol A Biol Sci Med Sci, 2001, 56（3）: M146-156.

[5] Xue QL, Buta B, Ma L, et al. Integrating frailty and cognitive phenotypes: why, how, now what? [J] Current Geriatrics Reports, 2019, 8（2）: 97-106.

[6] 中华医学会老年医学分会，郝秋奎，李峻，等. 老年患者衰弱评估与预防中国专家共识 [J]. 中华老年医学杂志, 2017, 36（3）: 251-256.

第二节　衰弱分型、临床表现、评估与干预

一、分型

（一）衰弱分型

1. **原发性衰弱**　衰弱是内部生理性老化的结果，不直接与某种疾病相关。

2. **继发性衰弱**　衰弱继发于癌症、艾滋病、心脑血管疾病、结核病等疾病，是严重慢病的晚期表现。

（二）衰弱分级

1. **衰弱的分期**　衰弱是一个缓慢进展的动态演变过程。基于维持自稳态的储备功能情况分为健壮、衰弱前期和衰弱期。衰弱前期机体生理功能储备下降，没有衰弱的临床表现，但面对应激时易损性增高。衰弱前期 3 年进展为衰弱的风险较健壮者高 1 倍。衰弱前期是完全可逆的，需临床重点识别和积极干预。衰弱期常出现衰弱的多种临床表现，其生理功能储备残存，但不能应对急性损伤或应激，不可逆。分期可以用于筛查早期衰弱，尽早干预，适用于社区、医疗机构等。

2. **衰弱等级评分**　加拿大 Rockwood 等开发了临床衰弱量表（Clinical Frailty Scale，CFS），将衰弱分为 9 个等级，见表 3-1-1。

表 3-1-1 临床衰弱量表（CFS）

1：非常健康	身体强壮、积极活跃、精力充沛、充满活力，定期进行体育锻炼，处于所在年龄段最健康的状态
2：健康	无明显的疾病症状，但不如等级 1 健康，经常进行体育锻炼，偶尔非常活跃，如季节性地
3：维持健康	存在的健康缺陷能被控制，除了常规行走外，无定期的体育锻炼
4：脆弱易损伤	日常生活不需要他人帮助，但身体的某症状会限制日常活动，常见的主诉为白天"行动缓慢"和感到疲乏
5：轻度衰弱	明显的动作缓慢，IADLs 需要帮助，轻度衰弱会进一步削弱患者独自在外购物、行走、备餐及干家务活的能力
6：中度衰弱	所有的室外活动均需要帮助，在室内上下楼梯、洗澡需要帮助，可能穿衣服也会需要辅助
7：严重衰弱	个人生活完全不能自理，但身体状态较稳定，一段时间内不会有死亡的危险（6 个月）
8：非常严重的衰弱	生活完全不能自理，接近生命的终点，已不能从任何疾病中恢复
9：终末期	接近生命终点，生存期 <6 个月的垂危患者

二、临床表现

1. **非特异性表现** 极度疲劳、无法解释的体重下降和反复感染。

2. **衰弱的临床表现** 躯体功能受损表现如肌力减弱，步行缓慢，握力降低等，并且出现肢体平衡功能受损，不足以维持步态的完整性。

3. **并发症的临床表现** 衰弱老人平衡功能及步态受损，会出现跌倒等意外；可伴有神经精神方面的异常表现，如轻度认知功能障碍、痴呆，可以出现认知衰弱，部分患者在一些应激状态下

可以表现出谵妄、幻觉等精神行为异常；部分衰弱患者出现功能状态的急剧变化，常表现为功能独立和需要人照顾交替出现；部分患者长期卧床导致压疮、深静脉血栓形成、肺栓塞、交叉感染及多重用药等；最终发展为失能、生活依赖和死亡。

三、评估

（一）常用评估方法

1. 操作性评估工具

（1）衰弱表型：也称为心血管健康研究（Cardiovascular Health Study，CHS）指数。它具有生物致病理论的坚实基础，已被应用于多种流行病学研究，能够预测不良临床结果。在 5 条中，符合 1~2 条，考虑衰弱前期，满足 3 条可以诊断衰弱（表 3-1-2），最初在美国的 CHS 和女性健康与老龄化研究（The Women's Health and Aging Studies，WHAS）等两项大样本人群研究中得到验证，有助于开展评估风险、生物病因学及可能的衰弱预防和干预策略方面的研究。Fried 表型定义是基于欧美人群得出，步速减慢、肌力减弱和低体能为自然人群中最低的 20%，应建立中国老年人的截点值，CHARLS、CCGAS 和 BLSA 等大样本的流调研究已经提供了我国老年人步速和肌力的截点值（表 3-1-2）。但低体能维度在中国人群缺少量化的指标，通过北京多维纵向研究开发的 BLSA-PAQ 是目前唯一的针对中国老年人的活动能力评估量表，已被证实对死亡具有预测作用。衰弱表型评估的主要优点是它能提供衰弱的病理生理学基础，建立针对生物学病因的针对性干预。

（2）累计缺陷评估工具：累积缺损衰弱指数（clinical deficits frailty index，FI-CD）指个体在某一个时间点上潜在的不健康测量指标占所有测量指标的比例，其建构变量包括躯体、功能、心理及社会等健康变量。FI-CD 基于健康缺陷累积衰弱模型，共包括 70 种健康缺陷变量，每个缺陷计 1 分，通过计算未加权缺陷得出，FI 的计算公式为：FI = 健康缺陷项目 /70，其中 0 表示最不衰弱，1 表示最衰弱，健康缺陷越多表明衰弱越严重，上限被认为存在于 0.67 左右，许多研究采用 0.25 为截点来诊断衰弱。为了提高简易性，目前有研究改进为只有 30 个变量。衰弱指数的优点是评估全面，对于不良预后有更精准的判断，但是由于

表 3-1-2 Fried 衰弱表型评估

项目	标准		得分	
体重下降	过去 1 年中, 不明原因体重下降≥4.5kg 或≥5% 体重		是 = 1	否 = 0
疲乏	CES-D 的任一问题评分 2～3 分 您过去的一周内以下现象发生了几天? (1) 我感觉做任何事都很费力 (2) 我什么事情都不想干 0 分: <1 天; 1 分: 1～2 天; 2 分: 3～4 天; 3 分: ≥4 天		是 = 1	否 = 0
	男性	女性		
步速减慢	自然老年人群中步速最低的 20%, 校对了性别和身高		是 = 1	否 = 0
CHARLS	身高≤163cm: 0.45m/s 身高 > 163cm: 0.48m/s	身高≤151cm: 0.36m/s 身高 > 151cm: 0.43m/s		
CCGAS	身高≤166cm: 0.65m/s 身高 > 166cm: 0.67m/s	身高≤155cm: 0.57m/s 身高 > 155cm: 0.63 m/s		
BLSA	身高≤168cm: 0.59m/s 身高≥169cm: 0.73m/s	身高≤156cm: 0.52m/s 身高≥157cm: 0.61m/s		
握力下降	自然老年人群中握力最低的 20%, 校对了性别和 BMI		是 = 1	否 = 0
CHARLS	BMI≤20.6kg/m^2: 25.2kg BMI 20.6～23.2kg/m^2: 28.5kg BMI 23.2～25.9kg/m^2: 30.0kg BMI≥25.9kg/m^2: 30.0kg	BMI≤20.0kg/m^2: 15.0kg BMI 20.0～22.1kg/m^2: 17.5kg BMI 22.1～24.8kg/m^2: 17.5kg BMI > 24.8kg/m^2: 20.0kg		
体力活动减少	自然老年人群中体力活动最低的 20%		是 = 1	否 = 0
MLTA	<383kcal/ 周 (约散步 2.5h/ 周)	<270kcal/ 周 (约散步 2h/ 周)		
BLSA	BLSA-PAQ 总分 = 散步得分 + 室外活动得分 +2× 低强度活动得分 +3× 中度及以上强度活动得分			
总分				

注: BMI, 体重指数; CES-D, 流行病学调查用抑郁自评量表; MLTA, 明达休闲时间活动问卷; CHARLS, 中国健康与养老追踪调查; CCGAS, 中国老年健康综合评估研究; BLSA, 北京老龄化多维纵向调查; PAQ, 闲暇体力活动问卷。

评分情况: 以上得分为 0 分为健壮, 1～2 分为衰弱前期, 3 分及以上为衰弱

该指数包含了许多与生物学无关的变量,因此采用该工具来确定潜在生物学特征和制订干预策略较困难。我国老年人 FI 的适用性研究最早在 BLSA 中得到了验证。FI-CGA 更常用于住院患者临床研究及工作,在社区研究中应用受限。我国的 CCGAS 全国衰弱评估应用了 68 项 CGA-FI,适用于社区衰弱评估。

(3) CFS: 可以从医疗数据或 CGA 中提取,可预测住院老年人不良预后。该工具包含评估者的主观解释和评价,需要经过培训的评估员进行准确分类。

(4) 其他操作性评估工具: 骨质疏松性骨折研究量表、多维预后工具、埃德蒙顿衰弱量表、Gérontopôle 衰弱筛选工具、Kihon 清单等。

2. 自我报告式评估工具 目前一些可靠和有效的自我报告问卷已经用于初级保健和临床工作。表 3-1-3 从人群、衰弱组分、简单易用、临床使用和有效性 5 个方面对部分自我报告式衰弱评估工具进行了比较。

(1) 衰弱量表(Fatigue, Resistance, Ambulation, Illness and Loss of Weight Index, FRAIL): FRAIL 量表由国际营养与衰老协会提出,包括疲劳、阻力、行走速度、疾病和体重减轻五个部分(表 3-1-4)。符合 1～2 条,考虑衰弱前期,满足 3

表 3-1-3 部分自我报告式衰弱评估工具

种类	评估工具	人群		衰弱组分			简单易用				临床使用		有效性		
		起源	跨人群验证	躯体功能	认知功能	社会功能	时间(<5min)	特殊设备	评估员培训	CGA提取	衰弱危险因素	衰弱标记物	大样本(>1 000)	一致性检验	预测预后
测量的衰弱评估工具	CHS	美国	√	√	×	×	×	√	√	×	√		√	—	√
	SOF	美国	√	√	×	×	√	×	×	×	√	未知	√	未知	√
自我报告式衰弱评估工具	FRAIL	美国	√	√	×	×	√	√	√	√	√	√	√	未知	√
	FSQ	中国	未知	√	×	×	√	√	√	√	√	未知	√	未知	√

缩略语：CHS，心血管健康研究；SOF，骨质疏松研究；FRAIL，衰弱量表；FSQ，衰弱快速筛查问卷

表 3-1-4 FRAIL 量表

项目		得分	
		是	否
Fatigue	您是否感到疲乏？	1	0
Resistance	您是否能上一层楼梯？	0	1
Aerobic	您是否能行走一个街区的距离（500m）？	0	1
Illness	您是否患有 5 种以上疾病？	1	0
Lost	您近 1 年体重下降是否超过 5%？	1	0
总分			

注：以上得分为 0 分为健壮，1～2 分为衰弱前期，3 分及以上为衰弱

表 3-1-5 衰弱快速筛查量表（FSQ）

项目		得分	
		是	否
步速减慢	您是否能步行 250m？	0	1
肌力减弱	您是否能提 5kg 重物？	0	1
低体能	您每天室外活动是否大于 30min（或 3h/ 周）？	0	1
疲乏	您近 1 周常是否有以下感觉（≥3 天）："做任何事都很费力"或"什么事情都不想干"	1	0
体重下降	您近 1 年体重是否下降≥5%？	1	0
总分			

注：以上得分为 0 分为健壮，1～2 分为衰弱前期，3 分及以上为衰弱

条考虑衰弱。在基层医疗机构和养护机构中应用。因其易于使用、能从 CGA 数据中获取，且能预测特定人群的死亡，FRAIL 量表被广泛应用，在我国老年人群中也已经得到了验证。

（2）衰弱快速筛查问卷（Frailty Screening Questionnaire，FSQ）：FSQ 是目前唯一针对中国老年人研发的生理衰弱评估工具。FSQ 是具有生物学基础的、基于 Fried 标准的自我报告调查问卷，包括步速减慢、肌力减弱、低体能、疲乏感和体重下降等 5 个方面（表 3-1-5），总分≥3 为衰弱。FSQ 在 BLSA 人群中得到了验证，能够预测死亡，但有待进一步在其他人群中进行验证。

（3）其他自我报告式衰弱评估工具：衰弱不伴失能工具（Frail Non-Disabled Instrument，FiND）、Tilburg 衰弱量表、格罗宁根衰弱量表、Sherbrooke 邮政问卷、老年人自主能力维护综合服务研究项目 -7 等。

（二）衰弱评估工具的选择

多数衰弱评估工具已经被证实能够预测患者的预后，目前研究并未表明哪种测量工具能最好地指导临床决策，最佳方法将根据具体临床情况而定。衰弱表型和 FI 仍然是目前临床医生和研究人员使用的最强大的评估工具，CFS 适合临床筛查，FI-CGA 可用于任何有 CGA 数据的患者，FSQ 是针对中国老年人研发的衰弱快速评估工具，适用于临床筛查和大样本的流调研究。在临床工作中应将衰弱评估整合到临床实践，为临床医生提供早期识别和管理疾病的策略。

（三）衰弱两步法评估模型：先筛查，再评估

衰弱的评估应该根据不同的目标如探究生物学基础、协助诊断、制订照护计划、不良预后风险分层等进行。每种评估工具都应与其使用的目的和背景相匹配。上述衰弱评估工具都可以分为两

类：一是用来进行衰弱的筛查，即病例发现；二是用来进行衰弱的综合评估及管理，即全面评估。基于此，为了快速筛选和为目标人群提供更好的管理方案，最近提出了衰弱评估两步法模型。第一步是在初级保健中发现病例，使用自我报告式快速衰弱筛查工具，可以在短时间内轻松实施，无需设备和特殊培训，可在所有老年人群中筛查衰弱。第二步涉及使用复杂的工具来进行衰弱的全面评估，仅限于在第一步中筛查阳性的患者（图3-1-5）。

总之，衰弱在老年人中普遍存在，并且预后较差。衰弱的筛查和评估是临床医生、研究人员和初级保健的重要问题。衰弱的筛查应与风险识别和干预联系在一起，衰弱评估两步法模型可能是更好的解决方案。自我报告式衰弱工具提供了一种简单快捷的方法来识别可从进一步复杂评估中受益的衰弱老年人，为临床医生提供在社区和临床中早期识别和管理衰弱的策略，并进一步制订有针对性的干预措施，推迟老年人群内在能力下降，提高弹性。

四、预防与干预

老年医学的一个主要目标是让老年人尽可能长时间地保持良好的健康状态和生命质量，因此制订衰弱预防和治疗措施、防止衰弱引发的不良结局至关重要。但目前对衰弱的干预和治疗尚停

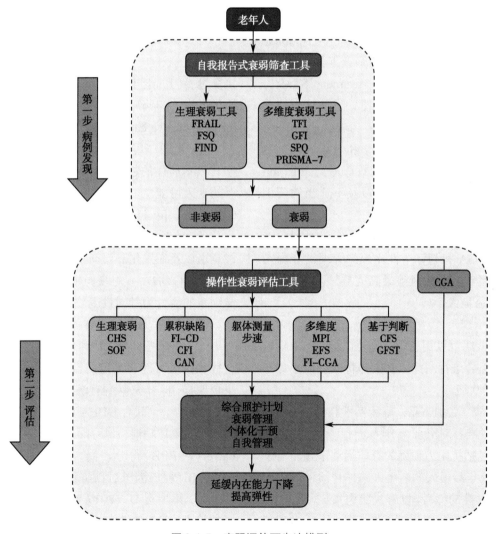

图 3-1-5　衰弱评估两步法模型

第一步：病例发现。由非专业人员或老年人自己使用自我报告式衰弱筛查工具进行。第二步：评估。由经过培训的专业人员使用复杂、耗时或所需设备的衰弱评估工具或CGA进行全面评估，随后将进行全面的照护计划和管理，包括对衰弱进行个性化干预，以延缓内在能力的下降并提高弹性（引自：Ma L. Current situation of frailty screening tools for older adults. J Nutr Health Aging, 2019, 23（1）: 111-118.）

留在探索阶段，一些学者根据衰弱的病因提出了可能有效的方法，尚需要更多证据支持。

（一）预防

1. 健康管理与宣教 针对老年医学专科、各专科医务工作者进行衰弱方面的继续教育；针对老年人及家属和照料者的衰弱健康教育；老年人健康问题筛查，包括慢病、多重用药、老年综合征等，并给予连续性管理。

2. 控制危险因素 需要关注可以避免的或可逆性的衰弱危险因素，如口腔问题、营养不良、社会隔离、焦虑抑郁等，尤其重视处理可逆转的疾病。《2017亚太临床实践指南：衰弱的管理》强烈推荐减少多重用药、减少不恰当用药或多余用药，建议使用以下指导原则对衰弱老年人进行不适当用药的管理：使用老年人不适当处方筛查工具（Screening Tool of Older Person's Prescriptions，STOPP）标准、老年人处方遗漏筛查工具（Screening Tool to Alert doctors to Right Treatment，START）标准、Beers标准和McLeod标准。这些处方指导原则侧重于不应该开具的特定药物。不仅关注特定的药物，也依赖于循证医学和老年人本身的一般用药原则包括药物合理指数（the Medication Appropriateness Index，MAI）以及不适当的药物使用和处方指标工具。

3. CGA 英国老年病学协会建议对衰弱老年人进行CGA和制订个性化照护管理。衰弱老人是一般老年人群中风险最高的群体，预期可从CGA中获益最大。

（二）干预

衰弱早期可以用营养、运动训练、药物或以上干预的组合进行治疗。其中体育锻炼似乎最有效，也最受欢迎。

1. 运动 《2017亚太临床实践指南：衰弱的管理》强烈推荐对衰弱老年人进行一个渐进的、个体化的包括抗阻力训练的身体活动干预。对于衰弱和/或年龄最大的老年人的体育活动计划应包含有针对性的练习，以解决肌肉损耗和行动不便。强烈建议进行阻力训练（力量训练），多项随机对照试验证明，即使是最高龄的老年人也能获益。阻力训练的好处包括增强力量、减少残疾和疲劳以及降低入院的可能性。对于衰弱的老年人，也建议进行平衡和有氧训练，即使这些运动

模式可能不会直接影响肌肉力量。

2. 营养支持 运动干预加营养支持是衰弱干预措施的良好组合，补充蛋白质特别是富含亮氨酸的必需氨基酸混合物，可以增进肌容量从而改善衰弱。营养补充可能改善衰弱老人的体重下降和营养不良，但尚缺乏足够的证据支持。一项对中国衰弱老年人进行营养干预治疗的多中心研究结果显示，补充乳清蛋白联合抗阻力训练12周较单纯抗阻力训练肌肉功能改善更为明显。但也有随机对照试验并未显示营养补充对肌力的改善。《2017亚太临床实践指南：衰弱的管理》建议对不明原因体重下降的老年衰弱患者进行可逆因素筛查，建议给体重减轻的衰弱老年人补充热量、蛋白质[ESPEN建议将营养不良的蛋白质摄入量增加到1.2~1.5g/（kg·d）]和必需氨基酸（EAAs）。

3. 针对衰弱老人的医护模式 跨学科团队实践由医生和护士或医生助理共同进行治疗，有接受过专门的老年病学培训的护士或社会工作者提供咨询。门诊患者全面老人照顾计划（program for all-inclusive care for the elderly，PACE）旨在改善功能、克服环境困难以及保障老年人可以生活在其原本居住的社区而不用入住疗养机构，最衰弱的老人可能从PACE中获益。老年人急性治疗（acute care for elder，ACE）是一种针对因急性病住院的老年患者的治疗模式，其目的在于预防功能衰退以及在发生衰退时提高功能独立性。

4. 药物治疗 对衰弱相关的多种分子和生理学因素的研究为针对性药物的开发提供了基础。

（1）激素：目前尚无推荐的激素补充方案。老年男性衰弱患者补充睾酮可以增加肌力及肌容量，对症状改善可能有一定的益处，联合运动干预效果更明显，但补充睾酮有潜在的风险。在老年女性中，运动干预联合DHEA 6个月，可提高下肢肌力和简短躯体功能检测（short physical performance battery，SPPB）得分。尚未证实补充DHEA-S、GH或GH释放因子对预防和治疗衰弱有益。

（2）维生素D：《2017亚太临床实践指南：衰弱的管理》有条件地建议对维生素D缺陷的老年人补充维生素D。衰弱老年人补充维生素D仍然备受争议。建议剂量为每日800~1 000IU的维生素D。然而，补充维生素D的剂量很高，特别是在没有维生素D缺乏的人群中，可能会增加跌

倒和骨折的风险。对于所有衰弱的老年人群，不建议对 25（OH）维生素 D 水平进行常规测量。

（3）血管紧张素转化酶抑制剂（Angiotensin-converting enzyme inhibitor，ACEI）：高龄老人高血压研究（HYVET）发现培哚普利可以减少髋部骨折的风险。无高血压和心力衰竭的患者给予 20 周以上的 ACEI 可以增加行走距离。

（4）肌生长抑制素拮抗剂：单剂量的阻断激活素 II 型受体的单克隆抗体双马卡因能提高老年人的握力，但仅在那些基线步速较差的患者中观察到步速的提高。

（5）对应激通路作为衰弱的潜在治疗靶标：动物实验中提示核因子红细胞生成素 2 相关因子 2 失调可能参与衰弱的发生，sirtuin 活化可能对抗骨骼肌衰老，klotho 的上调可能会预防老年人衰弱等。

五、小结

衰弱是一种老年综合征，与许多不良健康结局的发展高度相关。衰弱的主要概念包括具有生物学基础的生理衰弱和缺陷累积的衰弱指数。衰弱发生机制包括神经内分泌、慢性炎症和线粒体改变等。衰弱评估工具作为确定高风险老年人的一种方法越来越多地用于临床实践和初级卫生保健中。运动和营养支持可能会改善衰弱，对衰弱和功能衰退共同机制的生物学研究有望开发更具针对性的治疗措施。衰弱评估两步法模型为临床医生提供了在社区和临床中早期识别和管理衰弱的策略，对衰弱老年人制订有针对性的干预措施，从而减缓老年人群内在能力的下降，提高老年人应对应激的弹性。

（马丽娜；康琳 审阅）

参 考 文 献

[1] Dent E，Lien C，Lim WS，et al. The Asia-Pacific Clinical Practice Guidelines for the Management of Frailty[J]. J Am Med Dir Assoc，2017，18（7）：564-575.

[2] Michel JP，Beattie BL，Martin FC，et al. Oxford Textbook of Geriatric Medicine[M]. 3th ed. Oxford University Press，2017.

[3] Fried LP，Tangen CM，Walston J，et al. Frailty in older adults：evidence for a phenotype[J]. J Gerontol A Biol Sci Med Sci，2001，56（3）：M146-156.

[4] Ma L. Current situation of frailty screening tools for older adults[J]. J Nutr Health Aging，2019，23（1）：111-118.

[5] 中华医学会老年医学分会，郝秋奎，李峻，等. 老年患者衰弱评估与预防中国专家共识[J]. 中华老年医学杂志，2017，36（3）：251-256.

[6] Morley JE，Malmstrom TK，Miller DK. A simple frailty questionnaire（FRAIL）predicts outcomes in middle aged African Americans[J]. J Nutr Health Aging，2012，16（7）：601-608.

第二章 肌 少 症

第一节 肌少症概述

一、肌少症的概念

肌肉衰减综合征（sarcopenia），简称肌少症，源自于希腊语的 sarx（肌肉）和 penia（流失），由美国塔夫茨大学教授 Irwin Rosenberg 在 1989 年首次提出，1998 年 Delmonico 等首先使用双能 X 线吸收仪（Dual energy X-ray absorptiometry，DXA）测量肌肉质量，提出肌肉质量低于同种族同性别年轻人群 2 个标准差者为肌少症。目前，世界各地区都组建了自己的肌少症工作组并且制定了自己的诊断共识，其中包括欧洲老年肌少症工作组（European Working Group on Sarcopenia in Older People，EWGSOP）、国际肌少症工作组（Internationale Working Group on Sarcopenia，IWGS）、亚洲肌少症工作组（Asian Working Group on Sarcopenia，AWGS）。目前国际上应用最广、可操作性最强的肌少症诊断策略是由欧洲老年人肌少症工作组（EWGSOP）于 2010 年提出，它规定诊断肌少症不但要有肌肉质量（muscle mass）减少，同时还要存在肌肉力量（肌力，muscle strength）和／或躯体功能（physical performance）的下降。按程度分为三级：①肌少症前期（presarcopenia），仅有肌肉质量减少，而肌肉力量和肌肉功能尚正常；②肌少症（sarcopenia），肌肉质量减少，伴有肌肉力量或肌肉功能下降；③严重肌少症（severe sarcopenia），指肌肉质量、肌肉力量和肌肉功能均下降。

肌少症是一种在老年人群中发病率较高的疾病，根据不同诊断标准，文献报道在不同人群中的患病率各有不同，在 60 岁以上社区人群中约占 1~30%，80 岁以上的老年人中的患病率可以高达 50%。肌肉的质量和力量在人的一生中是变化的，通常随着青年和成年期的增长而增加，50 岁以后，据报道腿部肌肉质量（每年 1%）和力量（每年 1.5%）开始下降。到了 70 岁以上更是消减速度翻倍，肌肉衰减到一定的程度就会影响健康。如果年轻时缺乏锻炼，肌肉储备不足，年老后更容易罹患肌少症。肌少症严重影响老年人的生活质量，剥夺了老年人最基本的日常生活能力，还可能增加非常规就诊和临床不良事件，并且为他们带来毁灭性打击，如跌倒骨折等严重后果，使再住院率及死亡率增加。美国每年因肌少症引起的各种疾病造成经济损失超过 180 亿美元。

2016 年 10 月，肌少症成为 ICD-10 正式编码的一类疾病（M62.8）。目前认为肌少症是导致躯体衰弱的主要机制之一。识别肌少症的临床表现，做到早发现、早预防、早诊断、早治疗，可提升老年人群的生活质量，减少医疗费用，对应对老龄化社会具有重要的临床意义。

二、肌少症的发生机制

肌少症是一组与年龄相关的疾病，其病理改变以Ⅱ型肌纤维减少为主，也是环境与遗传因素共同作用的复杂疾病，它的发生涉及多种风险因素和机制。

（一）先天性因素

1. **女性。**

2. **低体重儿。**

3. **遗传因素** 研究表明低瘦组织有很强的遗传性，且其遗传概率在 50% 以上，但是导致低瘦组织量的基因很大一部分是未知的，因此对导致低瘦组织的基因需要更进一步细致深入的研究。基因型检测和大规模遗传组学的研究可以为骨质疏松和肌量减少的风险因素及发病机制的研究提供线索。

（二）增龄相关因素

1. 肌肉流失增加　随年龄增大，老年人热量和蛋白质摄入减少，体内炎症反应增加，机体分解代谢增加、合成代谢减少，导致蛋白质分解增加。

2. 某些激素分泌改变　例如胰岛素、生长激素、雌激素和雄激素等，有可能引起骨骼肌肌量下降，最终导致肌少症。肌少症的发生可能与胰岛素抵抗有关，骨骼肌是人体最大的胰岛素靶器官，并且已经有实验证实老化的肌细胞受到胰岛素作用以后，其蛋白质的生成能力会明显降低。生长激素发挥作用是通过胰岛素样生长因子 1（insulin-like growth factor，IGF-1）来介导的。此外，钙稳态失衡，1，25（OH）$_2$ VitD$_3$ 减少也是导致肌少症的原因之一。

3. 炎症及细胞因子　炎症因子增多亦是肌少症发生发展的重要因素之一。随着年龄增大，炎性因子如肿瘤坏死因子 α（tumor necrosis factor，TNF-α）、白细胞介素 -6（interleu-kin-6，IL-6）、C 反应蛋白（C-reactive protein，CRP）表达增加，活性氧生成增加，通过胞质钙依赖的钙蛋白酶或者丝裂原活化蛋白激酶系统或者 NF-κB（nuclear factor-κ-gene binding）信号通路，使得蛋白质的分解增加，合成减少，最终导致骨骼肌质量减少。

4. 神经肌肉系统退行性改变　根据线粒体自由基衰老学说（mitochondrial free radical theory of aging，MFRTA），线粒体 DNA 氧化损伤引起的功能障碍是衰老过程中的核心机制。随着老化线粒体功能下降，释放促凋亡因子入细胞质，使自由基氧化损伤，肌细胞凋亡，最终出现肌肉萎缩。此外，中枢神经系统传入减少（α 运动神经元减少），睫状神经营养因子（CNTF）减少，运动神经元触发率减少等均可导致神经肌肉功能异常。

（三）生存状态和生活方式的影响

1. 饥饿，营养缺乏。

2. 酗酒、吸烟。

3. 低蛋白摄入。

4. 活动减少　老年人卧床，久坐的生活方式及一些疾病导致的肌肉失用性萎缩，都导致了骨骼肌的"用进废退"。

（四）肠道菌群异常

近年来，随着肠道微生物领域的迅猛发展，有研究者提出"肠 - 肌肉轴"的假说，与年龄有关的细菌微生物群组成的变化是众所周知的，饮食驱动的肠道微生物群的改变可能会影响老年人的健康。肠道微生物群组成与营养吸收，肌肉性能和结构相关联。

（五）疾病相关因素

进展性脏器功能衰竭，如心力衰竭、呼吸衰竭，慢性炎性疾病导致的慢性炎症状态，恶性肿瘤导致的机体消耗，内分泌疾病如糖尿病导致的胰岛素抵抗，都会导致肌肉合成 - 代谢失衡。此外，其他慢性疾病如认知功能受损、情绪异常、肝肾功能异常、骨质疏松、慢性疼痛、长期用药不良反应等也是影响肌肉功能的重要因素。

三、临床表现及危害

1. 肌少症的基础为肌肉含量减少，因此可表现为体重丢失。

2. 出现低蛋白血症，从而导致抵抗力低下。

3. 功能丧失、致残率高。

4. 自理能力及生活质量下降。

5. 跌倒、骨折等意外事件增加。

6. 并发症增多。

7. 死亡率增加。

8. 再入院率升高。

9. 治疗和手术的预后不佳。

10. 医疗费用增加。

（康琳；岳冀蓉　审阅）

参 考 文 献

[1] Chen LK, Liu LK, Woo J, et al. Sarcopenia in Asia: consensus report of the Asian Working Group for Sarcopenia[J]. J Am Med Dir Assoc, 2014, 15（2）: 95-101.

[2] Cruz-Jentoft AJ, Baeyens JP, Bauer JM, et al. Sarcopenia: European consensus on definition and diagnosis: Report of the European Working Group on Sarcopenia in older People[J]. Age Ageing, 2010, 39（4）: 412-423.

[3] Andrea Ticinesi, Fulvio Lauretani, Christian Milani, et al. Aging Gut Microbiota at the Cross-Road between Nutrition, Physical Frailty, and Sarcopenia: Is There a Gut-Muscle Axis? [J]. Nutrients, 2017, 9（12）: 1303.

[4] Cruz-Jentoft AJ, Bahat G, Bauer J, et al. Sarcopenia: revised European consensus on definition and diagnosis[J]. Age Ageing, 2019, 48（1）: 16-31.

第二节　肌少症评估与干预

一、肌少症的诊断

欧洲老年肌少症工作组（European Working Group on Sarcopenia in Older People，EWGSOP）于 2018 年修订了肌少症的定义及诊断，并提出了肌少症的诊断流程：发现 - 评估 - 确诊 - 严重程度分级（Find-Assess-Confirm-Severity，F-A-C-S）（图 3-2-1）。

（一）筛查

推荐使用 SARC-F 调查问卷对肌少症高危人群进行筛查。

SARC-F 是一份简单的患者自评调查问卷，内容包括力量、辅助行走、起立、爬楼梯、跌倒 5 项内容。

S- 力量（strength）：举起或搬运 10 磅物体（约 4.5kg）是否存在困难。

0 分——没有困难；

1 分——稍有困难；

2 分——困难较大或不能完成。

A- 辅助行走（assistance walking）：步行穿过房间是否存在困难，是否需要帮助。

0 分——没有困难；

1 分——稍有困难；

2 分——困难较大，需要使用辅助器具，需要他人帮助。

R- 起立（rise from a chair）：从椅子或床起立是否存在困难，是否需要帮助。

0 分——没有困难；

1 分——稍有困难；

2 分——困难较大，需要使用辅助器具，需要他人帮助。

C- 爬楼梯（climb stairs）：爬 10 层台阶是否存在困难。

0 分——没有困难；

1 分——稍有困难；

2 分——困难较大或不能完成。

F- 跌倒（falls）：过去 1 年内的跌倒情况。

0 分——过去 1 年内没有跌倒史；

1 分——过去 1 年内跌倒 1～3 次；

2 分——过去 1 年内跌倒 4 次及以上。

以上 5 项总分相加，如 SARC-F 总分≥4 分提示存在肌少症风险，需进一步进行肌肉力量评估。

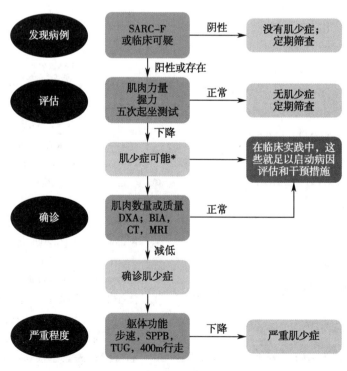

图 3-2-1　EWGSOP 诊断流程

如总分<4分提示无肌少症风险,可监测随访。

（二）诊断

以欧洲共识为基础,2014年亚洲肌少症工作组（asia working group for sarcopenia,AWGS）也发布了基于肌肉容量、肌力和肌肉功能三方面指标的亚洲人群的诊断共识,认为诊断肌少症要求在肌肉质量（muscle mass）减少的基础上,伴有肌肉力量和/或肌肉功能下降。AWGS肌少症诊断流程,见图3-2-2。

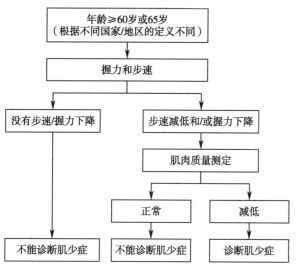

图3-2-2　AWGS肌少症诊断流程

1. 肌肉质量　磁共振成像（magnetic resonance imaging,MRI）和计算机断层扫描（computed tomography,CT）被认为是无创评估肌肉数量/质量的"金标准"。双能X射线吸收仪（Dual energy X-ray absorptiometry,DXA）是一种应用较为广泛的非侵入性测定肌肉数量（全身瘦组织质量或附肢骨肌肉质量）的仪器,目前被一些临床医生和研究人员用于测量肌肉质量。然而,因为这些设备成本高,难以携带,而且需要训练有素的人员来使用,因此在初级保健中并不常用。生物电阻抗分析（bioelectricalanalysis,BIA）已经被用来估计总肌肉或附肢骨肌肉量（appendicular skeletal muscle,ASM）。BIA设备不直接测量肌肉质量,而是根据全身电导率来估计肌肉质量。BIA设备价格低廉,使用广泛且便携。由于在使用不同的器械品牌和参考人群时,对肌肉质量的估计是不同的,在门诊中应考虑这些人群与患者之间的年龄、种族和其他相关差异。此外,BIA的测量也会受到患者水合状态的影响。在可负担性和可

携带性方面,基于BIA的肌肉质量测定可能优于DXA；然而,还需要更多的研究来验证特定人群的预测方程。

从根本上说,肌肉的质量与体型有关,也就是说,体型较大的个体通常肌肉量较大。因此,在量化肌肉质量时,全身骨骼肌总质量（SMM）或ASM的绝对水平可以通过不同的方式根据体型大小进行调整,即使用身高平方（ASM/height^2）、体重（ASM/weight）或体重指数（ASM/BMI）。

AWGS推荐低于亚洲青年参考组平均肌肉质量的2个标准差或较低的1/5作为临界值。

相对骨骼肌质量指数（relative skeletal muscle index,RSMI）：

RSMI=四肢骨骼肌含量（appendicular skeletal muscle,ASM）/身高^2（m^2）

临界值：男性<7.0kg/m^2,女性<5.4kg/m^2（需用DEXA、CT或MRI测定）；

临界值：男性<7.0kg/m^2,女性<5.7kg/m^2（需用BIA测定）。

在没有其他肌肉质量的诊断方法时,小腿围的测量可以作为老年人的一个替代诊断（临界值<31cm）。小腿围减少被证明与功能下降及死亡率增加相关。

2. 肌肉力量　握力：用主力（优势）手自然下垂握住握力计,用最大力气握两次,取最大值。

AWGS初步建议的正常值范围是男性≥26kg,女性≥18kg。

测量握力既简单又经济。握力低是患者预后差的一个强有力的预测因素,如住院时间延长、功能受限增加、与健康相关的生活质量差以及死亡。准确测量握力需要使用一个校准的手持式测力计且在良好的测试条件下,并使用来自合适的参考群体的数据解释。握力与其他身体部位的力量有一定的相关性,因此它可以作为更复杂的手臂和腿部力量测试的替代。由于使用方便,建议在医院临床和社区卫生保健中将握力测量常规化。当由于手部残疾（如患有晚期关节炎或脑卒中）而无法测量握力时,可用等距扭矩（isometric torque）法测量下肢力量。

五次起坐测试（chair stand test）测量的是患者不使用手臂从坐位到站立5次所需的时间,可以用来代替腿部肌肉（股四头肌群）的力量。

3. 肌肉功能 步行速度被认为是一种快速、安全、可靠的检测全身肌肉功能的方法,在实践中得到了广泛应用。步速已被证明可以预测与肌肉减少症残疾、认知障碍、跌倒和死亡率增加相关的不良后果。

步速:以平素正常步速行走 4～6m 直线距离的时间计为步速,取 3 次步速测量平均值。

不同工作组所定义的正常步速值略有不同:

EWGSOP:>0.8m/s

IWGS:>1.0m/s

AWGS:≥1.0m/s

4. 严重程度分级——身体活动能力测定 2018 年 EWGSOP 修订指南,推荐应用步速测定、简易体能测量表(Short Physical Performance Battery,SPPB)(表 3-2-1)、起立 - 行走试验(Timed-Up and Gotest,TUG)、400 米步行测试等进行身体活动能力测定。

(1)步速测定≤0.8m/s。

(2)简易体能测量表(SPPB)≤8 分。

(3)起立 - 行走试验(TUG)≥20s。测试方法:参与者被要求从标准的椅子上(高 46cm,没有扶手)站起来,走到 3m 外的标志处,然后转身,走回来,再次坐下。

(4)400 米步行测试不能完成或≥6min。测试方法:参与者被要求完成 20 圈 20m 的测试,每圈速度越快越好,并且在测试过程中允许最多休息两次。

以上均提示身体活动能力下降;如身体活动能力下降意味着存在严重肌少症,需要更严密的监测与干预。

二、干预

虽然基因和生活方式的因素可以加速削弱肌肉和使肌肉向功能障碍和残疾发展,但包括营养和运动训练在内的干预措施似乎减缓或逆转了这些过程。因此,为了预防或延缓肌少症的发生,我们的目标是在青年和成年期最大限度地增加肌肉,中年时保持肌肉,老年时减少肌肉损失(图 3-2-3)。

(一)锻炼

虽然肌少症的发病率随年龄的增长而增加,流行病学研究显示,规律的运动却可以延缓甚至

表 3-2-1 SPPB 评分表

整个过程中,如果得分为 0,即停止该项测试,转至下一项

测试项目		评判标准	评分(请打√)
平衡能力测试	并脚站立	坚持 10s	1 分
		未坚持 10s	0 分
	半前后脚站立	坚持 10s	1 分
		未坚持 10s	0 分
	前后脚站立	坚持 10s	2 分
		坚持 3～9.99s	1 分
		坚持 <3s	0 分
步行 4 米时间		时间 <4.82s	4 分
		时间在 4.82～6.20s 之间	3 分
		时间在 6.21～8.70s 之间	2 分
		时间 >8.7s	1 分
		未完成	0 分
椅子站起测试	测试前(不用双手)	不能完成	0 分
	重复五次	时间 <11.19s	4 分
		时间在 11.20～13.69s	3 分
		时间在 13.70～16.69s	2 分
		时间超过 16.7s	1 分
		时间超过 60s 或不能完成	0 分
总分			

SPPB 评分,满分 12 分,得分越高,身体能力越好

逆转与增龄相关的骨骼肌量的丧失。随机对照试验也已经证实,抗阻力训练可以增加股四头肌肌力,增加老年人的肌力,从而预防老年人跌倒以及骨折。基础研究表明,运动或者抗阻训练可以促使肌细胞分泌胰岛素样生长因子(insulin-like growth factor,IGF)以及 IGF 结合蛋白,这些细胞因子可以抑制肌肉萎缩并促使肌细胞再生,同时运动可以使肌肉分泌前列腺素而促进肌卫星细胞的增殖;运动还可以促使人体产生核心蛋白(decorin),它可以和肌肉生长抑制因子(myostatin)结合,抑制后者的功能从而促进成肌细胞的增殖和分化。

预防和治疗肌少症,推荐的锻炼方式有:

1. 以抗阻运动为基础的运动(如坐位抬腿、静力靠墙蹲、举哑铃、拉弹力带等)能有效改善肌

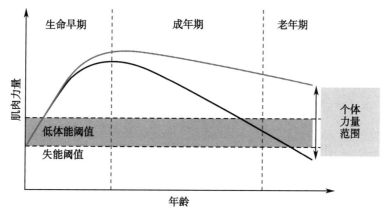

图 3-2-3　肌肉力量和生命历程
预防或延迟肌肉减少症的发展,在青年和青年成年期最大限度地增加肌肉,在中年时保持肌肉,在老年时尽量减少损失

肉力量和身体功能,同时补充必需氨基酸或优质蛋白效果更好。

2. 预防肌少症运动推荐　每天进行累计 40～60min 中 - 高强度运动(如快走、慢跑),其中抗阻运动 20～30min,每周≥3 天,对于已经诊断肌少症的患者需要更多的运动量。

3. 减少静坐 / 卧,增加日常身体活动量。

(二)营养

1. 蛋白质　肌肉重量约 20% 为蛋白质,老年人由于蛋白质合成降低或是由于其他原因导致的蛋白质消耗增多都会使肌少症发病率增加。运动训练联合补充氨基酸可以提高肌肉力量,改善肌肉功能。欧洲肠外肠内营养学会推荐:健康老人每日蛋白质适宜摄入量为 1.0～1.2g/kg;急慢性病老年患者 1.2～1.5g/kg,其中优质蛋白含量最好达到 50%。动物蛋白如牛肉和乳清蛋白增加机体肌肉蛋白质合成以及瘦体重的作用比酪蛋白或优质植物蛋白(大豆分离蛋白)更强。乳清蛋白富含亮氨酸和谷氨酰胺,亮氨酸促进骨骼肌蛋白合成最强。β- 羟基 -β- 甲基丁酸(Beta-hydroxy-beta-methylbutyrate,HMB)是亮氨酸代谢过程中产生的天然化合物,具有促进肌肉蛋白质合成、抑制肌肉蛋白质分解、维护细胞膜完整性、提高免疫功能和降低炎症反应等作用。

将蛋白质均衡分配到一日三餐可以获得最大的肌肉蛋白质合成率。此外,体内蛋白质消化利用率会影响肌肉蛋白质合成。因此,进行抗阻锻炼后给予含有乳清蛋白和酪蛋白的牛奶,其消化

利用率对机体蛋白质合成的作用更强。

2. 脂肪酸　长链多不饱和脂肪酸通过增加抗阻运动及与其他营养物质联合使用可延缓肌肉衰减综合征的发生。研究表明,在力量训练中补充鱼油能使老年人肌力和肌肉蛋白的合成能力显著提高,但单纯补充鱼油没有效果。对于肌肉量丢失和肌肉功能减弱的老年人,在控制总脂肪摄入量的前提下,应增加深海鱼油、海产品等富含 n-3 多不饱和脂肪酸的食物摄入。推荐 EPA(eicosapentaenoic acid)＋DHA(Docose Hexaenoie Acid)的 ADMR 为 0.25～2.00g/d。

3. 维生素 D　有必要检测所有肌少症老年人体内维生素 D 的水平,当老年人血清 25(OH)D 低于正常值范围(30ng/ml)时,应予补充。建议维生素 D 的补充剂量为 15～20μg/d(600～800IU/d);维生素 D_2 与维生素 D_3 可以替换使用。增加户外活动有助于提高老年人血清维生素 D 水平,预防肌少症。适当增加海鱼、动物肝脏和蛋黄等维生素 D 含量较高食物的摄入。

4. 口服营养补充(oral nutritional supplement, ONS)　口服营养补充有助预防和改善肌少症患者的肌肉量、强度和身体组分。每天在餐间 / 时或锻炼后额外补充 2 次营养制剂,每次摄入 15～20g 富含必需氨基酸或亮氨酸的蛋白质及 200kcal(836.8kJ)左右能量,有助于肌肉蛋白质合成。

5. 抗氧化营养素　鼓励增加深色蔬菜和水果以及豆类等富含抗氧化营养素食物的摄入,以减少肌肉有关的氧化应激损伤。适当补充含多种

抗氧化营养素（维生素 C、维生素 E、类胡萝卜素、硒）的膳食补充剂。

（三）药物

1. ACEI/ARB 大鼠动物实验显示，氯沙坦可改善骨骼肌重构，人体试验结果提示可改善躯体功能。

2. 雄激素睾酮 男性 30 岁后年龄每增加 1 岁，睾酮水平便会下降 1%，睾酮水平下降会使骨骼肌蛋白合成减少，最终可能导致肌少症。睾酮疗法可增加肌肉含量和改善肌力，同时还可以增加瘦组织的量，提升下肢力量和生理功能。但雄激素替代治疗不良作用较多，肌内注射睾丸激素最常见的副作用是红细胞增多，且因其可能存在致肿瘤风险，其临床效果需要进一步研究，应用并未获得肯定。

三、展望未来

我们对骨骼肌减少症的发生和发展、诊断工具和临界值以及结局（outcomes）的认识还存在许多空白。有待进一步研究的领域有：

1. 造成和加剧肌少症的影响是什么？在整个生命过程中有哪些干预的机会？

2. 我们如何确定老年人患肌少症的高危人群以及应采取哪些预防措施？

3. 哪些肌肉质量指标最能预测结果？我们怎样才能最好地评估肌肉质量？什么工具和测量是准确的和可负担的？

4. 对于肌少症的诊断，制订有效的临界值将取决于规范的数据。

（康琳；岳冀蓉 审阅）

参 考 文 献

[1] Chen LK，Liu LK，Woo J，et al. Sarcopenia in Asia：consensus report of the Asian Working Group for Sarcopenia[J]. J Am Med Dir Assoc，2014，15（2）：95-101.

[2] Cruz-Jentoft AJ，Baeyens JP，Bauer JM，et al. Sarcopenia：European consensus on definition and diagnosis：Report of the European Working Group on Sarcopenia in Older People[J]. Age Ageing，2010，39（4）：412-423.

[3] Ticinesi A，Lauretani F，Milani C，et al. Aging Gut Microbiota at the Cross-Road between Nutrition，Physical Frailty，and Sarcopenia: Is There a Gut-Muscle Axis? [J]. nutrients，2017，9，1303.

[4] 中国营养学会老年营养分会、中国营养学会临床营养分会、中华医学会肠外肠内营养学分会老年营养支持学组. 肌肉衰减综合征营养与运动干预中国专家共识 [J]. 营养学报，2015，37（4）：320-324.

[5] Cruz-Jentoft，AJ，Bahat G，Bauer J，et al. Sarcopenia：revised European consensus on definition and diagnosis[J]. Age Ageing，2019，48（1）：16-31.

第三章 痴呆、抑郁、焦虑与谵妄

第一节 痴 呆

一、概述

痴呆是以认知功能缺损为核心症状的获得性智能损害综合征,其智能损害的程度足以干扰患者的日常生活能力或社会职业功能,多发生于老年人。认知损害的范围可以包括记忆、定向、理解、判断、计算、语言、视空间等功能领域,在病程的某一阶段还常伴有精神、行为和人格异常。晚期患者常见营养不良、肺炎、泌尿系感染、跌倒、压疮、谵妄等并发症。引起痴呆的病因很多,通常具有慢性和进行性的特点。痴呆在65岁以上人群中患病率约为5%,在80岁以上人群中超过20%。阿尔茨海默病(Alzheimer's disease,AD)是导致痴呆最常见的病因,占所有痴呆类型的60%~80%。痴呆带来的疾病负担对个人、家庭乃至国家的公共卫生系统都会产生重大的影响。

二、分类

痴呆是老年期常见的综合征,分类方法有多种,需要根据具体的临床或研究目的将其归类。常见的分类方法有:

(一)按照起病年龄分类

国际上曾经按照发病年龄是否超过65岁,分为老年前期痴呆和老年期痴呆。如65岁之前发病的AD源性痴呆被称作早显性AD,65岁之后发病者被称作晚发性AD。

(二)按照病情轻重分类

根据痴呆患者的神经心理学测查结果和/或功能损害的程度,可以将患者分为轻度、中度或重度痴呆。这种分类方法的主要目的是帮助对疾病进行病程和预后的评估以及对试验性治疗的效果进行评价,有利于分阶段采取侧重点不同的干预措施。

(三)按照病变部位分类

按照大脑病变的部位可以将痴呆分为皮质型和皮质下型。前者主要累及皮质,包括AD源性痴呆、额颞叶痴呆、路易体痴呆等。后者主要累及皮质下结构,包括血管性疾病、帕金森病、脑积水导致的痴呆等。

(四)按照疾病的遗传分类

按照遗传方式,可分为常染色体显性遗传性痴呆和散发性痴呆。散发性痴呆包括遗传易感者(如APOEε4是AD的危险因素);遗传性痴呆包括遗传性AD(早老素1、早老素2或淀粉样蛋白前体基因突变)、遗传性帕金森病伴痴呆、遗传性额颞叶痴呆(tau基因突变)、伴皮质下梗死和白质脑病的常染色体显性遗传性脑动脉病。

(五)按照治疗的反应分类

按照对治疗的反应可分为不可逆性痴呆和可逆性痴呆。几乎所有神经变性疾病导致的痴呆及大部分血管性痴呆为不可逆性。可逆性痴呆大约占10%,如脑积水、代谢性疾病、维生素缺乏等导致的痴呆,可通过治疗原发疾病好转甚至治愈。

(六)按照痴呆的病因分类

是临床上最常用的分类方法。主要包括:①神经变性疾病,占50%以上,其中AD源性痴呆和路易体痴呆是最常见的类型;②血管性疾病,包括血管性危险因素相关的痴呆、多发梗死性痴呆、小血管病性痴呆、出血性痴呆等;③炎症和感染,包括多发性硬化、影响中枢神经系统的血管炎或风湿病(红斑狼疮、抗心磷脂抗体综合征、白塞病)、中枢神经系统感染等;④其他神经精神疾患,包括原发性或转移性肿瘤、神经系统副肿瘤综合征、脑外伤、硬膜外或硬膜下血肿、癫痫等;⑤系统疾病,肝肾衰竭、严重心脏病、严重贫血、代谢性疾病、药物、中毒（酒精、重金属、毒品、有机溶剂）和维生素缺乏等；⑥混合性痴呆，AD伴随血管性痴呆是最常见的类型。

三、危险因素

发生痴呆的危险因素有多种，可以归类为心理学危险因素、社会学危险因素和生物学危险因素。其中比较重要的危险因素有：

（一）高龄

年龄是发生AD最重要的危险因素，与脑血管病危险因素和脑损伤的累积效应有关。60岁以上的人群年龄每增长5岁患病率增加1倍。血管性痴呆的患病率也随年龄增长，70～79岁的老年人中血管性痴呆患病率为2.2%，80岁以上为16.3%，而90岁以上高达48%。

（二）性别

绝经和雌激素缺乏是AD的危险因素，65岁以上女性AD患者大约是同龄男性的3倍。男性血管性痴呆患者多于女性，这与男性脑血管病患病率明显高于女性有关。

（三）头部外伤史

早年有头部外伤史的人年老后更多发生痴呆，拳击运动员因为头部经常受到打击，所以痴呆和帕金森病的发生率较高。

（四）载脂蛋白E4等位基因

遗传因素是AD最稳定、最密切的相关因素。双生子一方患AD，同卵双生的另一方患病率为90%，异卵双生的另一方患病率为45%。目前已筛选出多个与AD有关的致病基因，其中对载脂蛋白E4等位基因的研究最为成熟。在晚发型家族性AD的家族成员中，不携带载脂蛋白E4等位基因的人患AD的危险性为20%，携带1个该基因的人患病危险性为45%，而携带2个该基因的人患病危险性高达90%。携带ApoE4基因纯合子的欧洲人患AD的风险是不携带ApoE4基因者的3～4倍，且其发病年龄比普通人群早10～15年。

（五）血管性危险因素

中年高血压增加痴呆风险，而降压治疗能减少认知障碍发生。中年高脂血症增加痴呆风险，机制是高脂血症不仅增加动脉粥样硬化和脑卒中的发病率，还直接影响β类淀粉样蛋白代谢，而降脂治疗能降低痴呆风险。糖尿病是引发痴呆尤其是血管性痴呆的重要原因，胰岛素治疗可改善AD患者的认知功能。作为血管性危险因素之一，血清同型半胱氨酸每增加5μmol/L，罹患AD的风险就增加40%。动脉硬化者发生AD的危险性比正常人高2倍。脑卒中，包括无症状性脑卒中增加痴呆风险。脑淀粉样血管病加重AD的临床和病理改变。脑白质病变也可导致认知功能障碍。所以，脑血管病及其危险因素不仅是血管性痴呆，也是AD源性痴呆的危险因素。

（六）教育、职业和经济

国内外研究证据都证明文化程度越低，各种类型痴呆的发病率越高。文盲者患痴呆的概率是受过中学教育人群的3～16倍，文盲可使AD发病提前5～10年。体力劳动者痴呆患病率大约是脑力劳动者的3倍。经济水平低下的地区痴呆患病率高于经济发达地区。

（七）其他

流行病学调查结果显示运动不足、营养缺乏、孤独、抑郁情绪也是AD源性痴呆的危险因素。

四、临床表现

不同病因类型痴呆的临床表现有许多共同点，如均可出现智能下降（记忆障碍、语言障碍、视空间功能障碍、计算力障碍、失认和失用、判断和抽象功能受损等），精神行为异常（常见表现有焦虑、抑郁、淡漠、激越、妄想、幻觉、睡眠障碍、冲动攻击、行为怪异、饮食障碍、性行为异常等），日常生活能力下降（包括工作、社交等复杂社会活动功能和日常生活自理能力）这三种主要综合征。但是也有各自的特点，AD起病隐袭、渐进性发展；多发梗死性痴呆往往是在卒中后出现、阶梯型进展；路易体痴呆的波动性则较显著。AD的早期症状是近记忆力减退，而血管性痴呆执行功能障碍更突出，早期记忆力减退常不明显。AD患者的精神行为异常多在中晚期出现，额颞叶痴呆早期就有严重的精神行为异常，而路易体痴呆常伴幻觉且非常生动。某些疾病引起的痴呆会伴随运动症状，如帕金森病、脑积水、路易体病、大舞蹈病等。

不同阶段的痴呆表现也不尽相同，以最常见的病因AD为例，通常发生在65岁以后，起病潜隐，发展缓慢。早期是遗忘阶段（发病后2～4

年），主要表现是近记忆力减退，如忘记刚讲过的话、做过的事或重要的约会等，慢慢地连远期印象深刻的事也不记得。同时，思维判断能力、视空间功能、计算能力等其他认知功能也在缓慢下降。患者这些能力的缺失在处理紧急事件时会更突显。中期也称糊涂阶段（发病后2～10年），记忆力减退更加严重，其他认知损害渐明显，包括视空间能力损害、定向力障碍、语言功能减退等，还可出现多疑、淡漠、焦躁、反常兴奋、幻觉、妄想、无目的游走、随地大小便、厌食或贪食等多种精神行为异常。晚期为严重阶段（发病后6～15年），通常进入全面衰退状态，生活基本不能自理，最终呈植物状态，死因往往是卧床导致的并发症，如肺炎、营养不良、压疮、骨折等。

五、评估

（一）筛查

画钟测验、简明认知、简易精神状态检查量表（mini-mental state examination，MMSE）等可用于痴呆筛查。

（二）评估

①总体严重程度的评估工具有临床痴呆评定量表（Clinical Dementia Rating，CDR）和总体衰退量表（Geriatric Deterioration Scale，GDS）等；②成套认知评估工具有世界卫生组织老年认知功能评价成套神经心理测验、AD认知评估量表等；③伴发精神行为异常的评估可以用神经精神问卷和AD病理行为评分；④痴呆患者生活能力的评估工具有Barthel指数、社会功能活动问卷、功能独立性评测等；⑤并发症的评估：可用简易营养评估、皇家医学院营养筛查系统、2002版营养危险筛查评估营养不良风险；跌倒风险评定工具评估跌倒风险；Braden压疮风险评估表评估压疮风险；意识模糊评估法可用来筛查谵妄；老年抑郁量表和康纳尔抑郁量表可用于评估并存抑郁。

六、辅助检查

（一）血、尿及脑脊液检查

血清叶酸和维生素B_{12}水平降低或甲状腺功能减退有可能引发营养代谢因素相关的认知障碍。血管性痴呆患者多有血糖和血脂增高。另外，贫血、尿毒症、肝性脑病、肺性脑病等也可以导致认知障碍。脑脊液常规、生化和其他检查有助于发现感染性或免疫性中枢神经疾病所致的认知障碍。而脑脊液特异性的生物标记异常有：$A\beta_{1-42}$降低、p-tau增高支持AD。遗传学指标对某些病因的痴呆也有辅助诊断的价值。以最常见的AD为例，APP基因、PS_1基因和PS_2基因突变有助于家族性早发AD的诊断，而散发性AD和晚发性家族性AD与19号染色体上的ApoEε4基因携带有关。所以，痴呆患者常规检查项目应该包括血常规、血沉、血生化、尿液检查、血液梅毒学检查、艾滋病相关检查、血清维生素B_1、B_{12}、叶酸、甲状腺及肾上腺功能检查、脑脊液常规和生化检查，有条件时最好进行脑脊液Aβ和tau蛋白检测，必要时进行基因、重金属或毒物检查。

（二）神经影像学检查

1. 计算机断层扫描（computed tomography，CT） AD患者可以发现脑沟增宽、脑室扩大，脑萎缩早期出现在顶叶和颞叶，以颞叶内侧和海马为重。血管性痴呆患者可以呈现多发脑梗死或出血、关键部位梗死、广泛脑白质病变或没有特异表现。通过头颅CT检查还可以发现脑积水、慢性硬膜下血肿、脑肿瘤、多发性硬化等器质性脑部疾病。

2. 磁共振（magnetic resonance imaging，MRI） MRI是诊断AD最佳的影像学方法之一。MRI可以发现脑室扩大、脑室、脑沟增宽，可鉴别95%的AD患者与正常人。MRI冠状面测量患者海马体积与整个脑体积的比值，发现海马体积缩小及颞叶萎缩。此征象能作为早期AD诊断和鉴别诊断较为准确、可靠的指标。脑积水、慢性硬膜下血肿、脑肿瘤、多发性硬化等器质性脑部疾病也可通过MRI检查发现。颞角宽度是区别AD、血管性痴呆和正常老化最敏感的指标。

3. 单光子发射断层扫描（single-photon emission computed tomography，SPECT） SPECT显示AD患者颞顶叶脑血流灌注下降，以颞顶叶后部更为显著，表现为低灌注或灌注缺损区。AD患者在CT或MRI中发现海马及其周围结构萎缩的同时，SPECT显示颞叶血流减少，且与萎缩程度呈正比。颞顶枕皮质对认知、学习有重要作用，SPECT的颞顶叶脑血流减少预示AD患者发生认知功能减退。晚期AD患者SPECT显示脑内弥漫性对称性血流减少。AD 的低灌注区主要见于顶叶和颞叶，而额颞叶变性、进行性核上性麻痹、伴有痴呆的帕金森病、亨廷顿病和正常压力脑积水等类型的痴呆低灌注区或灌注缺损区主要位于额叶。

4. **正电子发射断层扫描**（positron emission computed tomography，PET）　因为不同病因痴呆 PET 的异常代谢区不同，PET 检查有助于痴呆类型的鉴别。AD 患者的脑葡萄糖代谢活性减低以颞顶枕最明显，表现为低代谢区或代谢缺损区；额颞叶痴呆的异常代谢区主要位于额颞叶，克雅氏病的异常代谢区则遍布全脑。近年利用合适的示踪剂，可以在 PET 显像中呈现脑内淀粉样斑块和病理性 Tau 蛋白的负荷，为 AD 诊断提供更直接的证据。多巴转运体 PET 显像有助于帕金森病性痴呆和路易体痴呆的识别。

（三）病理学检查

痴呆尤其是变性病性痴呆诊断的"金标准"是脑组织病理学检查。活检不适合作为常规的检查，但是尸检可以对生前诊断的准确性做出检验，有助于诊断标准的修订和提高临床诊疗水平。

七、诊断

需采集患者的一般资料，包括年龄、性别、职业、文化程度、爱好、习惯、生活史、婚姻生育情况、家族史等；向知情者和患者了解起病形式、症状及出现的顺序、波动或进展情况、行为和性格的变化、对工作生活和社交能力的影响等。细致的体格检查包括一般内科检查、神经和精神系统专科检查、神经心理学量表评估等，还需要进行有鉴别诊断意义的辅助检查，包括化验和神经影像学检查。最后以这些资料为依据做出诊断。习惯上痴呆诊断包括三个步骤。第一步：明确痴呆综合征；第二步：判断痴呆的严重程度；第三步：判断痴呆的病因类型。

（一）判断是否痴呆

当前常用的痴呆临床诊断标准主要有美国《精神疾病诊断与统计手册》（Diagnostic and Statistical Manual of Mental Disorders，DSM）和国际疾病分类诊断标准。以国内使较多用的 DSM-Ⅳ诊断标准为例，要点是：

1. 有证据表明存在近期和远期记忆障碍。

2. **至少具备下列一条**　①抽象思维障碍；②判断力障碍；③其他皮层高级功能损害，如失语、失用、失认等；④人格改变。

3. 前 1、2 项障碍，影响工作、日常社交活动和人际关系。

4. 不只是发生在谵妄状态下。

5. **下列中任何一项**　①与特异的器质性因素有关联；②不能由任何非器质性精神疾病所解释。

（二）判断痴呆的严重程度

痴呆严重程度的判定可以根据神经心理测评结果，常用的工具有 MMSE（0～30 分，分值越低越严重）、CDR（0 分——认知正常；0.5 分——可疑痴呆；1 分——轻度痴呆；2 分——中度痴呆；3 分——重度痴呆）、GDS（第一级——无认知功能减退；第二级——非常轻微的认知功能减退；第三级——轻度认知功能减退；第四级——中度认知功能减退；第五级——重度认知功能减退；第六级——严重认知功能减退；第七级——极严重认知功能减退）等。

（三）判断病因类型

不同病因类型的痴呆按各自国际通用的诊断标准进行诊断，如美国国立神经病、语言交流障碍和卒中研究所—老年性痴呆及相关疾病学会阿尔茨海默病诊断标准、美国国立神经疾病卒中研究所和瑞士神经科学研究国际学会血管性痴呆诊断标准、国际路易体痴呆工作组路易体痴呆诊断标准、国际帕金森病运动障碍协会帕金森病性痴呆诊断标准、国际额颞叶痴呆联合会额颞叶痴呆诊断标准等。

八、治疗

（一）对因治疗

大多数病因类型的痴呆没有特效治疗方法，也不能逆转，只有少部分痴呆是可治的。可逆性痴呆包括：中毒、感染、代谢异常、肿瘤、脑外伤、正常颅压脑积水、癫痫、酒精依赖等引起的痴呆，对这些疾病应该积极对因治疗。不可逆性痴呆包括：AD、路易体痴呆、额颞叶痴呆、亨廷顿病、帕金森病、克雅病、皮层基底节变性、进行性核上性麻痹、艾滋病合并痴呆等，对这些疾病的总体治疗目标是减轻症状、延缓功能衰退和提高生活质量。

（二）非药物治疗

应用于痴呆患者的整个病程，常用的方法包括认知治疗、环境疗法、音乐治疗、光照疗法、芳香疗法、运动疗法、针刺疗法等。不少研究报道上述疗法对痴呆患者认知、精神和情绪有积极的作用，具体操作规范和疗效机制多处于探索和发展阶段。晚期则以生活护理为主，积极预防跌倒、误吸、营养不良、感染、压疮等并发症。

（三）药物对症治疗

1. 针对认知功能的药物 胆碱酯酶抑制剂（盐酸多奈哌齐、重酒石酸卡巴拉汀、加兰他敏等）可用于治疗轻、中度 AD 和血管性痴呆等；兴奋性谷氨酸受体拮抗剂盐酸美金刚可用于治疗重度 AD；对于重度患者，美金刚与胆碱酯酶抑制剂联合用药可能比单独应用任何一种更有效，但需结合患者整体情况和耐受性。均需逐渐加量和监测不良反应。胆碱酯酶抑制剂和美金刚均不推荐用于额颞叶痴呆。

2. 精神行为症状的处理 首先应仔细查找痴呆患者精神行为症状的诱因，包括药物、环境、躯体问题（感染、便秘）、抑郁和 / 或精神病。应首先尝试安全的非药物管理（转移注意力、个性化音乐、复合感觉刺激等）。对于非药物治疗无效，且存在攻击或其他危险行为时，可谨慎应用非典型抗精神病药物（如利培酮、奥氮平、喹硫平等），原则是低剂量起始、滴定法调整剂量、短期用药并应评价风险 - 获益比。痴呆伴抑郁焦虑的患者首选心理治疗，重度抑郁可用新型抗抑郁药 5- 羟色胺再摄取抑制剂（如西酞普兰、舍曲林）。苯二氮䓬类药物有更多不良反应，只临时用于激惹或焦虑症状突出的患者。路易体痴呆患者通常对抗精神病药物和苯二氮䓬类药物敏感，更容易出现明显的副作用，应避免应用抗精神病药物和苯二氮䓬类药物。

（四）心理社会治疗和照料者教育

对诊断痴呆的患者给予心理支持，指导患者在尚存决策能力范围内安排自己的生活，鼓励早期患者参加合适的社会活动和尽量维持日常生活自理能力。对家人和照料者进行疾病照护知识的宣教以及照料者自我身心减压辅导。国内外研究和实践表明，包含老年病学医生、神经 / 精神病学医生、心理医生和社会工作者在内的多学科团队可以为存在生物、心理和社会多方面问题的痴呆患者和家人提供高效的服务。

九、预防和预后

尚无特效预防药物。有效控制高血压、糖尿病、高血脂等血管性危险因素，保持健康的生活方式，恰当的认知训练和体能训练等综合措施能降低痴呆发生的可能性。

导致痴呆患者死亡的原因通常是各种并发症。以最常见的 AD 为例，以往预期寿命是 5～10 年，现在因为早发现、早诊断、早治疗和治疗手段的进步，不少患者能带病生存 10 年以上。

（吕继辉；陈彪 审阅）

参 考 文 献

[1] 中国痴呆与认知障碍指南协作组 . 2018 中国痴呆与认知障碍诊治指南（一）：痴呆及其分类诊断标准 [J]. 中国医学杂志，2018，98（13）：965-970.

[2] McKhann GM, Knopman DS, Chertkow H, et al. The diagnosis of dementia due to Alzheimer's disease: recommendations from the National Institute on Aging-Alzheimer's Association workgroups on diagnostic guidelines for Alzheimer's disease[J]. Alzheimers Dement, 2011, 7（3）：263-269.

[3] Dubois B, Feldman HH, Jacova C, et al. Advancing research diagnostic criteria for Alzheimer's disease: the IWG-2 criteria[J]. Lancet Neurol, 2014, 13（6）：614-629.

[4] Velayudhall L, Ryu SH, Raczek M, et al. Review of brief cognitive tests for patients with suspected dementia[J]. Int Psychogeriatr, 2014, 26（8）：1247-1262.

[5] Reeve E, Farrell B, Thompson W, et al. Deprescribing cholinesterase inhibitors and memantine in dementia: guideline summary[J]. Med J Aust, 2019, 210（4）：174-179.

[6] Pink J, O'Brien J, Robinson L, et al. Dementia: assessment, management and support: summary of updated NICE guidance[J]. BMJ, 2018, 361: k2438.

第二节　抑郁与焦虑

一、抑郁

抑郁综合征（depressive syndrome）在老年期较为常见。以情绪低落、兴趣与精力下降，快感缺乏，精神活动的抑制与减少为主要临床表现的综合征，一般情况下精神活动之间相互协调。常见于双相抑郁发作和抑郁障碍以及继发于躯体疾病或脑器质性疾病，如痴呆和心脑血管疾病所致的抑郁。一般病程较冗长，存在更高的自杀风险，给患者、家庭带来痛苦，加重了社会经济负担，具有缓解和复发的倾向，部分病例预后不良，可发展为难治性抑郁障碍。

（一）流行病学

抑郁障碍是老年期常见的精神疾病，是导致精神痛苦和生活质量下降的最常见原因，已成为一个严重的公共健康问题。研究发现，老年抑郁障碍占老年人口总数的 3%～9.1%，抑郁症状在老年人群甚至高达 61.72%。国内一项 meta 分析显示，我国老年人群抑郁症状的患病率为 23.6%。

大型社区样本的流行病学调查研究显示，65 岁以上人群中重症抑郁障碍的患病率为 1%～5%，70～85 岁以上高龄老年人群的患病率增加一倍，10%～12% 的住院患者患有重症抑郁障碍，养老机构中的重症抑郁障碍发生率为 12%～14%。此外，6% 的初级卫生保健机构中的患者患有轻度抑郁，10% 有亚综合征性抑郁，社区老年人群中表现明显抑郁症状者高达 15%，长期养护机构的人群中有 17%～35% 有轻型抑郁或典型的抑郁症状，半数的非重症抑郁持续一年以上。

（二）病因与发病机制

老年期抑郁障碍的病因尚不明确，可能与遗传、神经生化、病前性格、社会环境以及生活事件等因素相关。研究表明，相对于早年发病的抑郁症，老年抑郁的遗传倾向较小。老年抑郁障碍的病因更倾向与机体老化、脑细胞退行性改变、躯体疾病和频繁遭受的精神挫折有关。与一般抑郁障碍相比，老年抑郁障碍认知功能损害症状尤为突出，是发展为阿尔茨海默病（Alzheimer disease，AD）和帕金森病（Parkinson's disease，PD）的独立危险因素。老年抑郁障碍与神经退行性疾病有十分密切的联系，可能是脑衰老的表现之一，同时抑郁症状也可加速衰老过程。

随着年龄的增长，中枢神经系统神经递质，如 5-羟色胺（5-hydroxytryptamine，5-HT）、去甲肾上腺素（norepinephrine，NE）和多巴胺（dopamine，DA）等，与抑郁障碍的发病密切相关。研究发现，

血清脑源性神经营养因子（brain derived neurotrophic factor，BDNF）表达降低及功能下调会引起海马、皮质神经细胞发生形态及功能上的改变，与抑郁障碍的发病相关。BDNF 基因具有多个多态性位点，影响 BDNF 前体在细胞内的加工及分泌。BDNF 基因 Val66 Met 多态性可能与抑郁症患者认知功能损害有关。

抑郁障碍患者存在神经内分泌功能失调，主要是下丘脑 - 垂体 - 肾上腺皮质轴（hypothalamic-pituitary-adrenal axis，HPA）和下丘脑 - 垂体 - 甲状腺轴（hypothalamic-pituitary-thyroid axis，HPT）的功能失调。抑郁程度越重，年龄越大，HPA 轴异常就越明显，表现为糖皮质激素分泌增加，正常的昼夜节律被破坏。伴随年龄增长而发生的睡眠周期紊乱，可能是老年期抑郁症的病因。

神经影像学研究证实抑郁障碍患者前额皮质、杏仁核、纹状体和丘脑某些部分的神经生理异常。研究发现，老年抑郁障碍与海马体积下降速度较快有关，且抑郁症复发患者的海马代谢异常更明显，抑郁反复发作增加 AD 的发病风险。

老年抑郁障碍和脑血管改变之间存在一定的关联。研究表明，血管损伤或者损伤的积累造成前额叶系统的功能障碍，从而引起情绪抑郁和执行功能的损害。有学者提出"血管性抑郁"的概念。马辛教授团队研究发现，老年抑郁障碍患者存在前额叶功能下降，与前额叶微血管功能障碍相关，是导致执行功能损害和抑郁症状严重的原因之一。目前认为抑郁增加了首发心肌梗死和脑卒中的危险，并且预示广泛的血管疾病状态的预后较差。然而到底是血管因素引发抑郁还是抑郁发生之后引起血管病变尚存争议。

关于心理社会因素与老年期抑郁障碍的关系，人们早有认识。一方面，老年人对躯体疾病及精神挫折的耐受能力日趋减退；另一方面，老年期遭遇各种心理刺激的机会却越来越多。总之，老年期抑郁障碍具有明显的异质性和复杂性，而脑器质性损害基础、躯体疾病共病、使用药物的影响，回避、依赖和挑剔等人格因素，低文化、贫困、独居和服务照料不良等社会因素，心理灵活性下降、负性生活事件、慢性应激和挫折等心理因素，功能损害、活动受限等躯体因素，导致老年人群罹患抑郁障碍的风险因素增加。

（三）临床表现

老年期抑郁障碍的核心特征与其他年龄段发病者无差别，但是老年患者固有的生物、心理、社会因素不可避免地对抑郁障碍的临床表现产生影响。情绪低落无疑是抑郁症的主要临床表现，与早年起病者比较，老年期抑郁症还具有如下特点。

1. **抑郁、焦虑和激越** 老年抑郁障碍患者往往不能明确地表达抑郁心境，缺乏情绪低落的内心体验，反而表现为焦虑不安和激越（即焦虑激动）。

2. **躯体症状** 许多抑郁的老年患者常常以各种躯体不适为主要症状，因为抑郁症状为躯体症状所掩盖，所以有学者提出"隐匿性抑郁症"的概念。

3. **疑病症状** 大约1/3的老年患者以疑病为抑郁症的首发症状，表现为对正常躯体功能的过度注意，对轻度疾病的过分反应。

4. **认知功能损害** 老年抑郁症中认知损害的患病率约为54%。老年抑郁患者的认知功能损害常涉及多个认知领域，其中主要损害的认知领域有信息加工速度、执行功能和记忆功能，部分患者还伴有语言功能、视空间功能、注意功能损害等。

5. **精神运动性迟滞** 通常是以随意运动缺乏或缓慢为特点，它影响患者的躯干及肢体活动，并伴发面部表情减少、言语阻滞。患者大部分时间处于缄默状态，行为缓慢，情感淡漠，无欲状，对周围事物无动于衷。

6. **妄想** 以疑病妄想和虚无妄想最为典型，其次为被害妄想、关系妄想、贫穷妄想、罪恶妄想。

7. **自杀倾向** 自杀是导致抑郁症患者死亡最主要的原因。研究显示，自杀危险因素有：家族中有过自杀的成员；有强烈的绝望感及自责、自罪感，如二者同时存在，发生自杀的可能性极大，应高度警惕；以往有自杀企图者；有明确的自杀计划者，一定要询问抑郁症患者是否有详细的计划；有引起不良心理的相关问题，比如失业、亲人亡故等；并存躯体疾病；缺乏家庭成员的支持，比如未婚者独居者，或家人漠不关心者。年老者比年轻者、女性比男性自杀的危险因素高。

8. **睡眠障碍** 失眠是老年期抑郁障碍的主要症状之一，表现形式包括入睡困难、易醒、早醒以及矛盾性失眠。失眠与抑郁常常相互影响，长期失眠是老年期抑郁障碍的危险因素，各种形式的失眠也是抑郁障碍的残留症状。

（四）筛查、评估与诊断

老年期抑郁障碍虽然较为常见，但老年期抑郁障碍临床异质性较高，往往情绪低落症状并不突出。因此，对于老年患者进行抑郁障碍的筛查和评估十分必要。对怀疑抑郁障碍的患者均应进行精神检查和必要的量表测查（如患者健康问卷抑郁量表（Patient Health Questionnaire，PHQ-9），见附表8，以明确诊断和判定疾病严重程度。同时进行体格检查（包括神经系统检查），以排除躯体疾病的可能，也有助于发现一些作为患病诱因的躯体疾病。此外，还要注意辅助检查及实验室检查，尤其注意血糖、甲状腺功能、心电图等。迄今为止，尚无针对抑郁障碍的特异性检查项目。

目前国内外尚无老年期抑郁障碍的单独分类，本病的诊断仍依据国内外现有的疾病分类与诊断标准。诊断主要依据症状特征、疾病的严重程度、病程特点和排除标准等方面进行分析和判断。在临床、科研、教学工作中，可参考《国际疾病和分类（第10版）》（International Classification of diseases，ICD-10）、《中国精神障碍分类与诊断标准（第三版）》（Classification and Diagnostic Criteria of Mental Disorders in China Third Revised Edison，CCMD-3）和《美国精神障碍的诊断统计手册（第5版）》（Diagnostic and Statistical Manual of Mental Disorders，DSM-5）。

以CCMD-3关于抑郁发作的诊断标准为例。首先明确抑郁发作以心境低落为主，与其处境不相称，可以从闷闷不乐到悲痛欲绝，甚至发生木僵。严重者可出现幻觉、妄想等精神病性症状。某些病例的焦虑与运动性激越很显著。其次，包括症状学、病程标准和排除标准的评定。

在2017年发布的中国"老年期抑郁障碍诊疗专家共识"强调，老年期抑郁障碍的诊断应进行以下评估，包括症状学评估（抑郁评估、认知功能评估、自杀风险评估和其他精神症状评估）、生物学评估（罹患躯体疾病和神经系统疾病状况、药物使用情况、重要实验室、脑影像学检查和营养评定）和心理社会评估（生活事件评估、日常生活能力和功能状态评估、家庭状况与社会支持评估）。对于同时患有其他躯体疾病的老年人，在进行抑郁发作诊断时，需要考虑两者之间的潜在关系，包括：①抑郁症状可能是躯体疾病的先兆；②抑郁症患者可能合并潜在的躯体疾病；③抑郁症状可能由躯体疾病所致。

（五）鉴别诊断

1. **与继发性抑郁综合征相鉴别** 继发性抑郁综合征的诊断主要依据病史、体格检查、神经系统检查以及实验室检查中可以发现与抑郁症有病因联系的特异性器质因素。

2. **抑郁症性假性痴呆与老年期痴呆的鉴别** 一般而言，抑郁性假性痴呆起病较快，有明显的发病时间，对记忆力减退有明确的体验，情绪障碍明显，行为活动较迟滞但执行准确，心理测查结果矛盾，脑影像检查缺乏可靠的支持，抗抑郁药治疗能有效改善认知功能。

3. **与非精神障碍的丧恸反应相鉴别** 生离死别是人生中的最大悲痛之事，老年期容易遇到丧偶、丧子或丧失亲人的严重生活事件，因此居丧期间的悲痛反应十分常见。悲痛反应的主要表现是空虚和失去的感受，而重性抑郁发作是持续的抑郁心境和无力预见幸福或快乐，这样的考虑对于鉴别重性抑郁发作和悲痛反应是有用的。

（六）治疗

中国《抑郁障碍防治指南》明确提出抑郁障碍的治疗目标。目前提倡抑郁障碍治疗的全程评估，一般采取量表的实时评定，此外还包括既往发作的临床表现、发作的频度、既往治疗方法及疗效等方面的综合评定以及心理社会因素和躯体疾病的评估。

1. **一般治疗** 抗抑郁剂和电休克治疗虽然对抑郁症有较佳的疗效，但不能忽视一般性治疗。由于食欲缺乏和精神反应迟钝，患者的营养需要往往不能获得满足，故加强饮食护理和补充营养在医疗护理上十分重要。此外，对患者所伴发的任何躯体疾病，应不失时机地给予彻底治疗。

2. **心理治疗** 抑郁症心理治疗的目标是减轻或缓解症状，改善患者对药物治疗的依从性，预防复发，恢复心理社会和职业功能，减轻或消除疾病所致的不良后果。目前认知行为疗法（cognitive-behavior therapy，CBT）应用较为广泛。研究显示，附加 CBT 治疗能明显改善老年抑郁症患者的症状，提高患者的社会功能。

3. **药物治疗** 中国《抑郁障碍防治指南》建议，一般不推荐两种以上抗抑郁药联用，但对难治性病例在足量、足疗程、同类型和不同类型抗抑郁药治疗无效或部分有效时才考虑联合用药，以增强疗效，弥补某些单药治疗的不足和减少不良反应。

新型抗抑郁药的疗效与传统抗抑郁药相当或没有多大差异，但安全性和耐受性相对改善。除单胺氧化酶抑制剂（Monoamine oxidase inhibitors，MAOIs）只作为二线药物外，选择性 5-羟色胺再摄取抑制剂（Selective Serotonin Reuptake Inhibitors，SSRIs）、选择性 5-羟色胺及去甲肾上腺素再摄取抑制剂（serotonin/norepinephrine reuptake inhibitors，SNRI）、其他递质机制的新型抗抑郁药以及三环类（tricyclic antidepressants，TCAs）均可作为一线抗抑郁药。SSRI、SNRI 类药物广泛用于老年抑郁障碍患者。

老年人群对 SSRI 的耐受性好于 TCAs。SSRI 最大的优点在于其抗胆碱能及心血管系统不良反应轻微，老年患者易耐受，可长期维持治疗。MAOIs 作为二线药物主要用于三环类或其他药物治疗无效的抑郁症，MAOIs 中毒性肝损害多见，且与许多药物及食物有相互作用而产生高血压危象，临床上不作为首选药物。TCAs 抗胆碱作用较强，老年人使用易引起轻度的意识障碍，发生率可高达 10%～20%，也易出现排尿困难，甚至尿潴留和麻痹性肠梗阻。奎尼丁样作用，易引起心律失常。抗抑郁药有阻断 α-肾上腺素能受体的效应，老年人更容易出现直立性低血压。文拉法辛、度洛西汀、瑞波西汀均有升高血压的作用，故患有高血压、脑卒中的老年人应慎用。比较而言，米氮平和 SSRIs 类抗抑郁药相对安全。

4. **改良电休克（ modified electroconvulsive therapy，MECT ）治疗** 电休克治疗（electroconvulsive therapy，ECT）对老年人一般是安全的，对伴有心脏疾病者，ECT 可能比三环类抗抑郁剂更安全。MECT 治疗是一种非常有效的治疗方法，能使患者的病情得到迅速缓解，有效率可高达 70%～90%。但有些观点认为电休克治疗会损伤患者的大脑、认知功能和躯体健康。

抑郁症为高复发性疾病，目前倡导全程治疗。抑郁症的全程治疗分为：急性治疗、巩固治疗和维持治疗三期。单次发作的抑郁症，50%～85%会有第 2 次发作，因此常需维持治疗以防止复发。

（七）预后

影响预后因素包括：心理适应性差、负性生活事件、慢性应激和挫折等心理因素；低文化、贫困、独居和照料不良等社会因素；神经质（消极情感）、回避、依赖和挑剔等人格因素；共患脑、躯体疾病和药物 / 物质滥用等生理因素；功能损害、活动受限等躯体因素；存在残留症状、既往反复发作等疾病因素，均提示抑郁障碍的预后不良。

二、焦虑

焦虑是人类面对事件或应激的一种常见的正常情绪反应，但如果其严重程度或持续时间与实际威胁明显不相称就属于异常。焦虑紧张综合征（anxiety-tension syndrome），是指以焦虑症状群为主要临床表现的综合征。患者表现为紧张、担心和害怕感，坐立不安、搓手顿足、声音颤抖，伴有头晕、口干舌苦、心慌、发冷发热、便秘便溏、小便频等多种躯体不适。主要见于焦虑障碍，也见于其他精神、躯体疾病所致的焦虑状态。广义而言，将发病于 60 岁以后，以焦虑症状为主要临床表现的一种精神障碍，统称为老年期焦虑障碍。临床常见有广泛性焦虑障碍（generalized anxiety disorder，GAD）和惊恐障碍（panic disorder，PD）。

（一）流行病学

鉴于焦虑障碍的分类、诊断标准和评估工具等方面的差异，焦虑障碍的患病率可能会随国家、地区、时间和群体的不同而发生变化。国内一项 meta 分析（2013）显示，老年人群焦虑障碍患病率为 7.1%。另有一项 meta 分析，老年焦虑障碍的患病率为 6.79%（5.61%～7.96%），焦虑症状的患病率为 22.11%（16.8%～27.2%）。不同分类的老年焦虑障碍患者患病率各有不同，相比而言，GAD 患病率较高，而 PD 则偏低（65 岁以后起病者少见，约占 0.1%）。除 GAD 与广场恐怖症的起病年龄较大之外，其余类别的焦虑障碍往往起病较早，进入老年期后渐趋慢性化。2019 年中国精神卫生调查横断面流行病学调查，焦虑障碍是加权 12 月患病率及终生患病率最高的一类精神障碍，分别为 5.0%（4.2%～5.8%）和 7.6%（6.3%～8.8%）。

（二）病因

焦虑障碍的病因和发病机制涉及生物学因素与心理社会因素两大方面。

家系研究发现，焦虑障碍患者的一级亲属发病风险均明显高于正常人群的一级亲属。研究发现，焦虑障碍的发生与 NE、γ- 氨基丁酸（γ-amino-butyric acid，GABA）、5-HT 和 DA 等脑内神经递质及下丘脑 - 垂体 - 肾上腺轴的异常有关。相关研究证实，BDNF 在焦虑障碍患者的血浆水平明显低于健康人群。目前神经影像学的研究结果还有待进一步论证，而且，脑区功能或结构的异常与临床症状的因果关系也有待确认。

与其他年龄段的患者类似，老年焦虑障碍患者在病前可能遭遇过负性诱发事件。患者既往的不幸经历（尤其是童年经历）或创伤性事件，在一定的诱因下，通过置换、投射和逃避等防御机制表现出焦虑。某些个性特征，如内向、羞怯、心胸狭窄、敏感、易自责、依赖他人、警觉性高、悲观主义等，在面临突如其来的负性事件时也更易发病。

（三）临床表现

1. **惊恐障碍**　是一种急性发作的焦虑障碍，发作呈阵发性，每次可持续数分钟至数小时不等。表现为异常的不安和恐惧，惶惶不可终日，严重的惊恐发作患者突然感到心悸、呼吸困难、胸痛、头晕、无力或紧张、恐惧、窒息，甚至出现濒死感。临床检查可见震颤，多汗、心率增快、呼吸加速等交感神经功能亢进的症状，因此可能经常出入急诊室。

2. **广泛性焦虑障碍**　是一种以缺乏明确对象和具体内容的提心吊胆及紧张不安，并有显著的自主神经紊乱、肌肉紧张及运动性不安。

（四）诊断与鉴别诊断

焦虑障碍的诊断，目前尚无实验室的方法，主要根据发病过程、当时的临床表现和专业医生的精神检查，结合诊断标准综合分析进行诊断。现行的精神障碍分类与诊断标准有，ICD-10、DSM-5 和 CCMD-3。目前，国内外尚无针对老年期焦虑障碍的诊断标准。

广泛性焦虑障碍的诊断并不困难，患者以持续的原发性焦虑症状为主，无明确对象和固定内容的恐惧或提心吊胆伴自主神经症状或运动性不安。患者的社会功能受损，因难以忍受又无法解脱，而感到痛苦。症状持续存在至少 6 个月以上可以考虑广泛性焦虑障碍的诊断。

惊恐障碍以无明显诱因和有关的特定情境的惊恐发作为主；患者因难以忍受又无法解脱，而感到痛苦；在 1 个月内至少有 3 次惊恐发作，或在首次发作后继发害怕再发作的焦虑持续 1 个月可以诊断为惊恐障碍。

鉴别诊断应考虑甲状腺功能亢进、心肌梗死、嗜铬细胞瘤等内科疾病以及精神分裂症、抑郁症、脑动脉硬化性精神病等均可出现焦虑症状，但他们具有本身的病理生理特点、躯体症状和特定的临床表现。

1. 由于其他躯体疾病所致的焦虑障碍　某些有躯体疾病（如高血压、甲状腺功能亢进、冠心病）的患者也可出现心慌、胸痛、胸闷等躯体不适，有时与焦虑症状极为类似，但患者既往有相应的躯体疾病史，且经过系统的躯体检查、实验室检查等各项检查结果支持相应躯体疾病的诊断。

2. 物质 / 药物所致的焦虑障碍　可通过判定患者是否使用一种物质或药物（如滥用的药物、接触毒素）与焦虑的病因学上进行鉴别。

3. 抑郁发作　抑郁发作的患者常常存在明显的焦虑症状，如具备抑郁发作的核心症状，持续时间超过两周，且患者的社会功能明显受损，则不诊断焦虑障碍。

（五）治疗

中国《焦虑障碍防治指南》中指出 GAD 的治疗目标是：①提高临床有效率和临床治愈率；②恢复社会功能，提高生存质量；③预防复发。因此，提倡全程治疗策略。焦虑障碍的治疗包括药物治疗和心理治疗。

1. 药物治疗　主要包括抗焦虑药和抗抑郁药两大类。研究显示，药物可使 80% 的焦虑障碍患者病情缓解。循证研究表明，SSRIs（如艾司西酞普兰片、帕罗西汀和舍曲林）和 5-HT 与 SNRIs（如文拉法辛和度洛西汀）可作为老年焦虑障碍短期和长期治疗的一线用药。

抗焦虑药包括苯二氮䓬类药和非苯二氮䓬类药。苯二氮䓬类药治疗 GAD 的疗效已被证实，但其安全性问题需要关注，特别是在老年患者中，苯二氮䓬类药长期使用（≥2 个月）易产生药物依赖性，不建议单独使用超过 2～4 周。同时，

苯二氮䓬类药撤药综合征风险高，可能会增加患者的酒精滥用风险，对呼吸功能的抑制作用，肌肉松弛作用，不被推荐作为 GAD 治疗一线用药。有研究表明，非苯二氮䓬类药坦度螺酮和丁螺环酮对老年 GAD 的治疗效果和耐受性尚可，但需要进一步证实。

2. 心理治疗　包括认知行为治疗（CBT）、精神动力学治疗、内观疗法、支持性心理治疗等。CBT 联合药物的疗效更佳，焦虑障碍的治疗指南对此也更为推崇。

此外，艺术治疗、体育锻炼对于改善和预防焦虑发作有一定效果。

（六）病程及预后

一般来说，焦虑障碍患者经系统治疗多数可获得临床改善。GAD 的病程多呈现慢性迁延的特点，其中约占 50% 的患者病情波动较大、时好时坏，需要长期治疗。PD 的病程特点虽然也有慢性化趋势，但病情易反复多次发作。

（毛佩贤；吕继辉 审阅）

参 考 文 献

[1] 陆林. 沈渔邨精神病学 [M]. 6 版. 北京：人民卫生出版社，2018.

[2] Li D, Zhang DJ, Shao JJ, et al. A meta-analysis of the prevalence of depressive symptoms in Chinese older adults[J]. Arch Gerontol Geriatr, 2014, 58（1）: 1-9.

[3] 李凌江，马辛. 中国抑郁障碍防治指南 [M]. 2 版. 北京：中华医学电子音像出版社，2015.

[4] 中华医学会精神医学分会老年精神医学组. 老年期抑郁障碍诊疗专家共识 [J]. 中华精神科杂志，2017，50（5）: 329-334.

[5] Taylor WD. Clinical practice. Depression in the elderly[J]. N Engl J Med, 2014, 371（13）: 1228-1236.

[6] 吴文源. 焦虑障碍防治指南 [M]. 北京：人民卫生出版社，2010.

第三节　谵　妄

一、概述

谵妄（delirium）是由多种原因导致的急性脑综合征。临床特点为起病急；以意识障碍为主，并

可能出现复杂多变的精神症状和异常行为，如定向力障碍、幻觉、焦虑、言语散乱、烦躁不安及妄想等，呈日轻夜重的波动特点，也称"日落现象"。

谵妄是一种常见的老年综合征。55岁以上的普通人群谵妄发生率为1.1%；65岁后每增加1岁谵妄的发病风险增加2%。高龄老人和痴呆老人的发病率更高。据统计，老年住院患者中谵妄发病率为25%~56%，在重症监护室（intensive care unit, ICU）的老年患者中可高达70%~80%。

谵妄不仅延长患者住院时间，还增加再入院率、入住护理院概率及死亡率。一篇系统评价结果显示，谵妄增加死亡风险1.95倍（95%CI 1.51~2.52）、入住护理院风险2.41倍（95%CI 1.77~3.29）、4年后发生痴呆风险为非谵妄组的12.52倍（95%CI 1.86~84.21）。

二、发病机制

关于谵妄发生机制，目前有三大假说。

（一）胆碱能衰竭

早期专家认为血清抗胆碱能活性、脑脊液抗胆碱能活性同谵妄发生的密切相关，提示抗胆碱能活性可作为谵妄发生的生物标志物。但是后来也有研究显示，无论是外周抗胆碱能活性还是中枢抗胆碱能活性均未发现与谵妄相关。

（二）5-羟色胺能系统失衡

谵妄大鼠大脑中的5-羟色胺和多巴胺浓度增加，用选择性5-羟色胺阻滞剂可以逆转大鼠的谵妄症状。但是在ICU谵妄患者中的研究并不支持该结果。褪黑素是一个能影响5-羟色胺能系统的谵妄相关生物学标志物，它由松果体分泌，对睡眠-觉醒调节具有重要作用。一项关于尿液中褪黑素代谢产物的小样本研究显示，在活动减少型谵妄病例中其代谢物水平较高，在活动增多型谵妄病例中其代谢物水平较低。下一步的研究方向为，褪黑素是否可作为谵妄的生物标志物预测谵妄发生；调节褪黑素水平是否可以作为谵妄预防的调控靶点。

（三）炎症反应

谵妄多发生在伴随全身炎症反应较重的疾病状态，如脓毒症、肿瘤、手术和创伤后等。研究发现，无论在内科还是外科的谵妄患者，均可检测到一种或多种炎症标志物升高。虽然谵妄是由外

周创伤、手术、炎症反应间接导致中枢神经系统功能紊乱而出现的异常症状，但连接"外周与中枢"的中介机制目前尚未研究透彻。

以上三种假说均不能够完美解释谵妄的发生与发展，深入机制有待进一步研究。

三、临床表现与分型

（一）临床表现

1. **病程** 症状持续时间短，一般为数分钟至数小时，易出现波动性变化。

2. **症状**

（1）注意力损害：是谵妄的核心症状，与患者交谈时需要多次重复问题（注意首先要排除听力障碍）；无法与患者进行视线接触和交流，患者眼神漂移不定、恍惚；不断重复前面的问题。

（2）意识混乱：可以表现为淡漠、嗜睡等意识状态降低，也可以表现为警醒、易激惹、烦躁、有攻击性等意识状态过度增强。

（3）思维紊乱：对话不切题、意思不明确、语无伦次或突然转移话题。

（4）认知障碍：对时间、空间、人物的定向功能障碍，记忆障碍包括识记、保持、回忆、再认。

（5）感知功能异常：可以出现幻听、妄想、错觉等。

（6）睡眠周期紊乱：睡眠倒错。

（二）临床分型

1. **兴奋型（hyperactive）** 表现为高度警觉、烦躁不安、激惹、对刺激过度敏感，可有幻觉或妄想，有攻击性精神行为异常。在老年人谵妄中约占1.6%~17.8%。

2. **抑制型（hypoactive）** 表现为嗜睡、活动减少、说话缓慢、表情淡漠。因症状不易被察觉常被漏诊，但是这类患者往往预后更差。在老年人谵妄中约占43.5%~47.9%。

3. **混合型（mixed）** 兴奋和抑制交替出现，约占34.3%~54.9%。

四、评估诊断流程

（一）危险因素

所有老年急性住院患者均应接受谵妄危险因素的评估，以便于及时采取有针对性的预防措施，预防胜于治疗。发生谵妄的危险因素评估包

括识别高危人群和寻找诱发因素,特别要核查引起谵妄的高危用药。

1. 谵妄高危人群 高龄、痴呆、合并多种躯体疾病、存在视力或听力障碍、活动不便、酗酒的人群谵妄发生风险较高。

2. 谵妄诱因 多重用药、低氧血症、感染、尿潴留、粪嵌塞、脱水、电解质或酸碱平衡紊乱、营养不良、睡眠剥夺、疼痛等。抗胆碱能药物、三环类抗抑郁药、抗组胺药、抗帕金森药、抗精神病药、H_2阻滞剂、苯二氮䓬类镇静药、阿片类药(特别是哌替啶)均为谵妄的高危用药,应减量或使用其他药物替代。

(二)评估与诊断

1. 诊断工具 谵妄诊断的"金标准"比较复杂,需要由有经验的专科医生(如老年科、神经内科、精神科医生)通过床旁详细的神经精神评估了解患者的精神状况,并且通过询问家属以及相关医护人员了解患者病情的变化和波动情况。

为了快速识别谵妄,提高谵妄诊断的准确度,临床上常使用一些量表筛查谵妄。证据表明诊断价值较高的临床常用量表有:意识模糊评估法(confusion assessment method,CAM)(附表5)、三分钟谵妄诊断量表(3-minute diagnostic interview for CAM,3D-CAM)、谵妄评定量表98修订版(delirium rating scale-revised-98,DRS-R-98)、记忆谵妄评估量表(memorial delirium assessment scale,MDAS)。

CAM是目前使用最广的床旁评估工具,20多年来大量研究确认了其高度的准确性和适用性,其敏感性达94%~100%,特异性为90%~95%。CAM量表是一种观察性量表,基于调查者的调查前、中、后的临床观察和询问患者得出。从接触患者开始,调查者就要通过观察患者的表情和神态了解患者的意识状态。在CAM量表的基础上,还衍生出ICU意识模糊评估法(confusion assessment method for the intensive care unit,CAM-ICU),适合评估气管内插管等无法言语配合的患者。

2. 评估流程 所有老年急性住院患者入院后首先接受谵妄筛查评估,如果患者存在烦躁、过度兴奋,要避免用回忆性问题激惹患者,可通过询问照护者进行间接评估。由于谵妄和痴呆常常并存,难以鉴别,建议在出院时及出院后随诊时做痴呆相关评估。谵妄和痴呆的主要的区别在于,谵妄为急性起病,可出现病情波动变化并伴有注意力障碍,而痴呆则为持续的认知功能障碍,缓慢加重,轻、中度痴呆患者不伴有注意力障碍(参见第三篇第三章第四节)。

五、管理

(一)预防

识别谵妄高风险人群,通过评估发现诱因,采用多学科团队工作模式,制订个体化的非药物性预防方案。为了便于记忆,用DELIRIUM IS PC英文首字母代表谵妄危险因素,针对其危险因素的综合性预防措施见表3-3-1。目前所有证据均提示,一旦发生谵妄,很难逆转不良结局,因此,在未发生谵妄时进行有效预防是最明智的选择。

(二)治疗

循证指南推荐谵妄的治疗方案为早发现、早治疗:治疗潜在疾病,明确诱因,医护团队和患者家属共同参与的个体化综合治疗,优先考虑非药物治疗;治疗措施与预防措施相似。当谵妄患者表现出精神行为异常时,首先采取非药物治疗措施,避免使用镇静剂。药物治疗仅限于患者出现激越行为威胁到自身或他人安全,且非药物治疗无效时才考虑使用。药物治疗原则:①单药治疗比联合药物好,可以减少药物不良反应和药物相互作用;②小剂量开始;③选择抗胆碱能活性低的药物;④尽快停药,症状消失或药物无效时及时停药,避免药物不良反应;⑤持续采取非药物干预措施,主要纠正引起谵妄的诱因。

由于目前证据提示药物(包括抗胆碱酯酶药物、抗精神病药物及苯二氮䓬类药物)治疗谵妄没有明确疗效,因此建议谨慎使用。系统评价结果显示,抗精神病药物治疗谵妄无明确疗效,反而增加死亡风险(绝对风险增加1%)和脑卒中风险(绝对风险增长1%~2%);苯二氮䓬类可能会加重谵妄症状,主要用于酒精依赖患者及帕金森病的谵妄患者;因此,应避免使用抗精神病药物或苯二氮䓬类药物治疗抑制型谵妄。

(三)团队管理模式

1. 围手术期评估和共管 对于高风险手术患者进行术前谵妄风险评估和围手术期外科医师与老年科团队共管模式。在老年髋部骨折患者中

表 3-3-1 谵妄的危险因素及对应预防措施

危险因素 （DELIRIUM IS PC）	相应预防措施
D Drugs 多重用药	1. 在临床药师的参与下，评估药物；2. 减少患者用药种类；3. 避免会引起谵妄症状加重的药物
E Eyes, Ears 听力和视觉障碍	1. 解决可逆的听觉和视觉障碍；2. 鼓励患者使用助听器或者老花镜
L Low O$_2$ 低氧血症	1. 及时发现评估低氧血症；2. 监测患者的血氧浓度，保持氧饱和度>90%
I Infection 感染	1. 及时寻找和治疗感染；2. 避免不必要的插管（例如尿管等）；3. 严格执行院感控制措施
R Retention 尿便储留	1. 必要时临时导尿，避免长期保留尿管；2. 鼓励进食高纤维素食物，定时排便
I Inactivity 活动受限	1. 鼓励术后尽早下床活动；2. 不能行走的患者，鼓励被动运动；3. 康复科介入干预
U Under hydration 脱水	1. 鼓励患者多饮水，必要时考虑静脉输液；2. 如患者需要限制入量，考虑专科的意见并保持出入量平衡。
M Metabolic 电解质酸碱平衡紊乱	1. 及时发现评估电解质紊乱；2. 及时评估并纠正酸碱失衡
I Innutrition 营养不良	1. 在营养师的参与下改善营养不良；2. 保证患者的假牙正常
S Sleep 睡眠剥夺	1. 避免在夜间睡眠时间医护活动；2. 调整夜间给药时间避免打扰睡眠；3. 睡眠时间减少走廊的噪音
P Pain 疼痛	1. 正确评估患者疼痛水平，对不能言语沟通的患者使用身体特征，表情等进行评估；2. 对任何怀疑有疼痛的患者都要控制疼痛，避免治疗不足或者过度治疗
C Cognition 认知功能	1. 明亮的环境，提供大号数字的时钟和挂历；2. 介绍环境和人员；3. 鼓励患者进行益智活动；4. 鼓励患者的亲属和朋友探访

注：为便于记忆，用 DELIRIUM IS PC 英文首字母代表谵妄危险因素

进行的随机对照试验表明，老年科医师会诊可以使谵妄发生率降低 36%。

2. 多学科综合干预 哈佛医学院 Sharon Inouye 教授创建的老年住院患者生活计划（hospital elder life program，HELP）是全球最早推出的、影响力最大的非药物多学科综合干预模式。2013 年英国国家卫生与临床优化研究所谵妄循证指南发布后，HELP 从最初的针对 6 个谵妄危险因素（认知、睡眠、行动、听力、视力、脱水）的干预方案增加到了 10 个（新增疼痛、缺氧、感染、便秘）。HELP 模式是非药物预防措施的具体执行手册，针对每一项谵妄危险因素都备有干预的临床路径。该模式不但能够有效预防谵妄、认知功能下降、跌倒等不良事件的发生，还能有效减少住院时间，节约住院费用。

六、小结

谵妄是一种常见老年综合征，增加患者院内并发症的发生率、死亡率，延长住院时间，导致持续的认知障碍。谵妄患者需要全方位管理：评估危险因素、解决潜在诱因、控制激越症状、教育患者及其照护者。目前尚无明确证据支持使用药物预防或治疗谵妄，谵妄管理重在预防，而针对谵妄危险因素的多学科综合干预是目前最有效的预防谵妄策略。未来谵妄研究方向为：探索谵妄的病因及发病机制，开发谵妄诊断工具及诊断生物标志物，创建更便捷有效的谵妄防治方案。对于改善老年住院患者谵妄高发的现状、提高住院安全性、降低住院的失能率和死亡率、缩短住院时间、节约医疗费用、改善老年患者的生活质量意义重大。

（岳冀蓉；刘晓红 审阅）

参 考 文 献

[1] Marcantonio ER. Delirium in Hospitalized Older Adults[J]. N Engl J Med, 2017, 377: 1456-1466.

[2] Inouye S K, Robinson T, Blaum C, et al. American Geriatrics Society Abstracted Clinical Practice Guideline for Postoperative Delirium in Older Adults[J]. J Am Geriatr Soc, 2015, 63: 142-150.

[3] National Institute for Health and Clinical Excellence. The Guidelines Manual [on-line]. (2011-05-03) [2019-07-22] https://www.nice.org.uk/guidance/cg103/chapter/Introduction. Accessed May 3, 2011.

[4] Oh E S, Fong T G, Hshieh TT, et al. Delirium in Older Persons: Advances in Diagnosis and Treatment[J]. JAMA, 2017, 318: 1161-1174.

[5] 中华医学会老年医学分会. 老年患者术后谵妄防治中国专家共识 [J]. 中华老年医学杂志, 2016, 35: 1257-1262.

第四节 谵妄、痴呆、抑郁共病

一、概述

谵妄（delirium）、痴呆（dementia）、抑郁（depression）是老年精神病学中常见的、需要相互鉴别的三个综合征，因其英文名称首字母均为"D"，且在老年患者中常常三者共存，有的学者称之为 3D 重叠（3D overlap）。3D 症状常互为因果和相互影响，三者共存会加重老年患者的认知及躯体功能损害，增加了诊断和治疗的复杂性。3D 重叠标志着患者的不良预后，降低了照顾者的生存质量，增加了医疗和社会负担。

（一）谵妄

谵妄是急性发作的意识混乱，伴有注意力不集中、思维混乱不连贯以及感知功能异常。谵妄起病急，但持续时间短，症状呈波动性变化，在综合医院发生率高，尤其多见于骨科、ICU 和老年科；谵妄发作预示着不良临床结局。需要强调的是，谵妄是可预防可干预的。对高危患者控制诱发因素，可减少谵妄的发作；对已发作谵妄的患者，及时发现和干预，可以大大降低患者的病死率和住院时间，减少认知功能的损害和生活质量的损失。但在临床工作中，谵妄的识别率和诊断率低，漏诊、误诊和误治率高。为加强对谵妄的识别，我们可以使用意识模糊评估法（confusion assessment method，CAM）进行谵妄筛查（详见第三篇第三章第三节）。

（二）痴呆

痴呆是一种由于智力下降和记忆力减退导致不能维持日常生活功能的临床综合征，不属于正常衰老过程。认知功能损害可涉及记忆、学习、定向、理解、判断、计算、语言、视空间能力等，其智能损害的程度足以干扰社会职业功能或日常生活能力。痴呆通常起病隐匿，但持续进展，在病程某一阶段常伴有精神、行为和人格异常。患者往往会有记忆问题、性格和情绪变化、料理个人卫生能力受损和判断力下降等，但患者可能不会主动报告甚至试图隐藏这些变化。对痴呆患者而言，其社会功能评估尤其重要。和功能状态一样，这些因素在痴呆患者的管理中起着重要作用，是决定患者是否需要入住照料机构的关键因素。大部分痴呆患者的病程不可逆转，随着病情进展，患者失能逐渐加重，照顾需求逐渐增加，疾病负担加重。晚期痴呆患者具有发生多种并发症的风险，照料者常面临巨大的身心压力。制订长期护理计划，并与患者指定的代理决策者讨论提前的应对方案，是管理痴呆患者的重要方面。

（三）抑郁

抑郁是指由于各种原因引起的以显著而持久的心境低落为主要临床特征的心境及情绪障碍，主要表现为心境低落、思维迟缓、意志活动减退等。社区老人和到家庭医生就诊的老人中抑郁症的患病率为 5%～10%。抑郁在老年人群中表现并不典型，比较突出的临床症状有：对躯体过度关心、对疾病过度反应的疑病症状，焦虑、激越多见，症状躯体化，多有妄想症状，认知功能改变，比其他年龄层更高的自杀风险。抑郁症对老年患者的影响包括：死亡率增加、代谢综合征发病率增加、体重变化、功能下降和认知障碍。当抑郁症和其他医疗问题并存时，常有更差的依从性和治疗积极性以及功能康复受损。老年人抑郁的临床表现不典型，其核心症状常被躯体症状和焦虑掩盖，对于忧伤情绪不能很好地表达，情绪症状易被人忽视。严重的躯体疾病患者往往有疾病方面的先占观念，例如，功能残疾状态下有关死亡和无价值感的想法。老年抑郁患者往往更容易焦虑、紧张和易怒。他们的躯体症状明显，常常过度检查和治疗。谵妄、痴呆和抑郁的区别见表 3-3-2。

表 3-3-2 谵妄、痴呆和抑郁的区别

	谵妄	痴呆	抑郁
记忆问题	+++	+++	+
睡眠障碍	+++	+/-	+
注意力不集中	+++	+/-	+/-
情绪障碍	+/-	+/-	+++
感觉障碍	+++	+/-	+/-
定向障碍	+++	++	-
急性起病	++	-	-
症状波动	++	-	-
缓慢进展	-	+	+/-
躯体主诉	-	+/-	+
不良预后风险	++	+++	+/-

二、临床表现和分型

(一)痴呆合并谵妄

痴呆患者发生谵妄是最常见的并存类型。一项系统评价发现，65 岁以上老人谵妄的患病率为 1%～2%，85 岁以上老人为 10%，痴呆老人为 22%。在长期护理中，根据不同的诊断标准，DSD 的患病率为 1.4%～70%；既往出现过谵妄的老人，患痴呆的风险较高，死亡率也较高。另有系统评价发现社区和医院人群的 DSD 患病率为 22%～89%。痴呆合并谵妄的老人较单有痴呆或谵妄的老人，失能风险、住院风险和死亡风险均增加。

已有研究表示，痴呆是谵妄的主要危险因素之一，而谵妄是随后发生痴呆的独立危险因素。有学者认为谵妄只是痴呆易感性的标志，需要促发因素才能发展为痴呆；还有学者认为谵妄本身会造成永久性神经元损伤从而导致痴呆。流行病学、临床病理学、神经影像学、生物标志物和实验研究的新证据均支持谵妄和痴呆之间的密切关系，证明谵妄和痴呆有着共性及特异性的病理机制。针对谵妄的预防和治疗方法可能为早期干预痴呆，维持认知储备及预防衰老相关不可逆转的认知衰退提供可能的干预靶点。

(二)痴呆合并抑郁

"抑郁假性痴呆"指因患抑郁症而导致的可逆性或部分可逆性的认知功能损伤。超过 1/3 的门诊痴呆患者以及更高比例的养老院老人同时患有抑郁症和痴呆。痴呆及轻度认知障碍（mild cognitive impairment，MCI）患者抑郁的发生率显著高于认知功能正常者。20% 的阿尔茨海默病患者和 45% 的血管性痴呆患者会发生抑郁。抑郁会加重痴呆患者的认知及躯体功能损害，严重影响生活质量、增加死亡率，并会对照护者造成不良影响，导致照护者抑郁情绪的发生。

早期抑郁症（65 岁之前或复发型）可以作为痴呆的危险因素之一，但晚期的抑郁症更可能是痴呆的前驱症状。老年抑郁症患者罹患痴呆的风险更高，如果抑郁症状严重或长期存在，合并脑结构性改变，或并存脑血管疾病，患者痴呆风险会进一步升高。可能的生物学机制包括：血管疾病、糖皮质激素水平的改变和海马萎缩、淀粉样 β 斑块的沉积增加、炎症改变和神经生长因子缺陷等。

抑郁症和痴呆之间的相互作用关系很复杂。许多早期痴呆患者会出现抑郁，而许多患者在出现痴呆症状前就可能已被诊断有抑郁。要分辨有多少认知损害是由抑郁症引起的、多少是由器官因素引起的，的确非常困难。有些临床特征在诊断时可能会有帮助，以记忆力下降为主诉、片状和不连续性的认知功能受损有助于痴呆的诊断。

(三)抑郁合并谵妄

抑郁合并谵妄是另一种重叠类型。一项系统评价纳入了 8 个前瞻性队列研究，谵妄的发生率波动在 14%～84%，其中两个队列发现出院后分别有 47% 和 48% 的谵妄患者出现抑郁症状。另一项系统评价发现，谵妄发作的患者中，有 46%～86% 合并抑郁；住院患者中，有 5%～12% 同时达到谵妄和抑郁的诊断标准，有更多患者同时存在抑郁和谵妄的相关症状。一项系统评价发现，抑郁患者的谵妄风险增加 1.3～9 倍，心理症状负担与术后谵妄发病率增加和病程延长正相关，比起戒断和冷漠，烦躁和绝望情绪与谵妄的关系更为密切。一项前瞻性队列研究入选 459 例住院老年患者（入院时无谵妄），其中 5% 的患者在住院期间出现抑郁合并谵妄，单纯谵妄及抑郁的发生率分别为 9% 和 26%；与没有谵妄或抑郁的患者相比，二者重叠的患者 1 年后再次入住养老院及死亡的风险增加 5 倍，1 个月后日常生活能力下降风险增加 3 倍。

(四)3D 重叠

关于谵妄、痴呆和抑郁的 3D 重叠研究较少。

北京协和医院老年医学科的一项临床研究回顾性分析了 156 例确诊痴呆的老年患者和 330 例确诊抑郁的老年患者，发现 2D 及 3D 重叠分别占同期诊断痴呆和诊断抑郁老年患者的 10% 及 3%。一项前瞻性研究纳入了 166 例接受髋部骨折手术的老年患者，22% 的患者存在谵妄、抑郁或认知功能损害，30% 的患者存在 2D 重叠，7% 的患者 3D 重叠。出院 1 个月随访，以上疾病无论单独发生或重叠出现，均有明显的躯体功能及步行能力下降、入住长期照料机构及死亡率增加；2D 及 3D 重叠患者的不良事件发生率较高于仅合并一种综合征的患者。

三、评估诊断流程

（一）危险因素

谵妄、痴呆、抑郁的常见危险因素见表 3-3-3：

（二）诊断和评估工具

所有老年急性住院患者均应接受谵妄危险因素的评估，包括识别高危人群和寻找诱发因素。如果患者存在烦躁或过度兴奋，要避免用回忆性问题激惹患者，可通过询问照护者进行间接评估。由于谵妄发作期间，患者的认知和情绪受到影响，急性期只评估谵妄，在谵妄得到有效的控制后再进行痴呆和抑郁的相关评估。

对合并痴呆的患者进行谵妄的筛查和评估会比较困难，尤其是路易体痴呆。DSM-5 和 ICD-10 均未提供评估谵妄患者认知受损程度的具体方法，也未提供已有认知功能障碍患者的谵妄评估方案。常用的筛查评估工具见表 3-3-3。

大多数痴呆患者和 35%～75% 的 MCI 患者可出现一些非认知综合征的精神行为症状，如淡漠、精神异常、激越等，尤其需要和抑郁症状相鉴别。对痴呆患者可采用不受痴呆严重程度影响的康奈尔痴呆抑郁量表（Cornell Scale for Depression in Dementia，CSDD）来评估抑郁情况。

四、管理

对住院的老人常规进行老年综合评估和谵妄评估时，如发现患者合并谵妄，在谵妄急性期间不行认知功能和情绪的评估。对谵妄患者，积极治疗潜在疾病，纠正可逆因素。首先采取非药物治疗措施，避免使用镇静剂；药物治疗仅限于患者出现激越行为威胁到自身或他人安全，且非药物治疗无效时才考虑使用。待谵妄控制后再行评估认知功能和情绪的评估。

考虑痴呆时，需行进一步检查和评估，对痴呆进行具体分型，根据不同类型选择适宜药物。对痴呆患者的管理，比药物更重要的是支持，尤其是日常照顾、营养支持、康复支持等。当痴呆患者出现行为问题时，纠正可逆因素，必要时予以药物控制。由于大部分病因类型的痴呆尚不可治愈，一旦诊断痴呆即需要告知患方预期临床结局，协助患方制订长期照顾计划，预立医疗计划，尤其要关注患者的安全问题。

表 3-3-3　谵妄、痴呆和抑郁常见的危险因素和筛查评估工具

	谵妄	痴呆	抑郁
危险因素	躯体疾病：颅内病变、全身性疾病、感官受损等 精神因素：睡眠剥夺、认知障碍等 医疗因素：手术、药物等 生活事件	人口学：年龄、性别、教育水平等 遗传背景 生活方式：吸烟、不合理饮食、缺乏锻炼等 躯体疾病：头部外伤、颅内感染等 血管性因素	遗传背景 人格因素 共患躯体疾病 社会心理因素 神经生物学因素
筛查评估工具	CAM 3D-CAM DRS-R-98 MDAS	1. 认知功能评估 2. 精神行为症状评估 3. 日常生活能力评估	快速筛查法 GDS PHQ-9 HAMD CSDD

注：意识模糊评估法（confusion assessment method，CAM）；三分钟谵妄诊断量表（3-minute diagnostic interview for CAM，3D-CAM）；谵妄评定量表 98 修订版（delirium rating scale-revised-98，DRS-R-98）；记忆谵妄评估量表（memorial delirium assessment scale，MDAS）；老年抑郁量表（Geriatric Depression Scale，GDS）；患者健康问卷（Patient Health Questionnaire，PHQ-9）；汉密尔顿抑郁量表（Hamilton Depression Scale，HAMD）；康奈尔痴呆抑郁量表（Cornell Scale for Depression in Dementia，CSDD）

考虑抑郁症时，需要排除躯体疾病、晚发性精神分裂症、痴呆、药物滥用或依赖、中枢神经系统疾病等。药物治疗方面，需要选药合理、个体化、小剂量开始，一线药物为选择性5-羟色胺再摄取抑制剂（Selective Serotonin Reuptake Inhibitor，SSRIs）。由于老年抑郁症的复发率高，应坚持维持治疗。非药物治疗包括心理治疗、电休克治疗等，尤其要加强家庭支持和社会支持，预防自杀事件。

重叠综合征的患者在病情平稳后，认知和躯体功能较单一谵妄、痴呆或抑郁的患者下降得更为明显，预后更差。需加强与患方沟通，告知患方预期临床结局，调整照顾方案，纠正可逆因素，加强对照料者的宣教，建议患者预立医疗计划。

对于社区、养老机构的老人，由于痴呆起病隐匿、老年人的抑郁症状并不典型，不易引起患者、家属及照料者的重视，常规就诊时也不易被识别，常常发展到了疾病晚期或发生不良事件时才得以诊断和干预。对于能从老年综合评估（Compre-hensive Geriatric Assessment，CGA）中获益的高龄、合并严重疾病、合并精神疾病、合并老年综合征、经常住院或有高住院风险等的老人，需要常规定期进行CGA，早期发现和识别认知障碍和情绪障碍，纠正可逆性因素，给予药物和非药物治疗，制订日常照顾计划，预防不良事件，最大程度维持患者功能及生活质量。

五、总结

谵妄、痴呆、抑郁是常见的老年综合征，特定情况下，老年人可同时存在两种或三种，这类患者的预后更差。对于住院的老人，常规筛查谵妄，由多学科团队制订干预方案；在谵妄控制后，评估认知功能和情绪，制订个性化的干预方案。对于合适的社区或养老机构/康复机构的老人应积极开展CGA，及早发现认知功能障碍和情绪障碍，纠正可逆性因素，预防不良事件，最大限度维持患者的功能和生活质量。

（岳冀蓉　蒲虹杉；吕继辉　审阅）

参 考 文 献

[1] Fong TG，Davis D，Growdon ME，et al. The interface between delirium and dementia in elderly adults[J]. Lancet Neurol，2015，14（8）：823-832.

[2] Bennett S，Thomas AJ. Depression and dementia: cause，consequence or coincidence? Maturitas，2014，79（2）：184-190.

[3] Morandi A，Davis D，Bellelli G. The Diagnosis of Delirium Superimposed on Dementia: An Emerging Challenge[J]. J Am Med Dir Assoc，2017，18（1）：12-18.

[4] O'Sullivan R，Inouye SK，Meagher D. Delirium and depression: inter-relationship and clinical overlap in elderly people[J]. Lancet Psychiatry，2014，1（4）：303-311.

[5] 张宁，姜珊，刘晓红，等. 老年患者痴呆、抑郁、谵妄、重叠临床分析 [J]. 中华老年医学杂志，2015，34（9）：984-987.

第四章　步态异常与跌倒

第一节　步态异常

一、概述

（一）定义

步态异常（gait impairment）是指行走、站立的运动形式或姿势的异常，包括步速减慢、身体运动的平滑性、对称性或同步性丧失。步态异常是老人跌倒最常见的原因，经常导致受伤、失能、生活不能自理以及生活质量下降。步态异常通常是多病因的，需要全面评估确定主要病因及治疗方案。大多数老年期步态变化与潜在的疾病有关，特别是在病情恶化时，因此不能把步态变化仅仅看作是衰老的必然结果。早期发现步态异常与平衡障碍并给予恰当的干预可以预防失能及生活独立性的丧失。

（二）流行病学资料

至今尚缺乏针对老年人群步态异常的大样本流行病学调查，现有的小样本研究发现，60岁及以上社区居民中32%存在步态异常，至少20%步态异常的老人需要在辅助设施的帮助下完成移动。50%的养老机构老人存在步态异常，从而增加了跌倒的发生概率，60%患有神经系统疾病的老人存在步态异常。步态异常的患病率随着年龄增加呈上升趋势，80岁及以上老人步态异常的患病率达60%～80%，医院或长期照护机构老年人步态异常的患病率更高。

（三）预后与危害

步态异常对老年人群的生命安全和生活质量有着不同程度的危害，严重者导致活动减少，生存质量下降，甚至造成跌倒、严重骨折、头部外伤和寿命缩短。每年有30%的65岁及以上老人发生跌倒，其中17%的跌倒归因于平衡障碍或步态异常，85岁以上老人跌倒相关的死亡率已经超过100/100 000。

二、步态异常的常见病因

许多医疗问题都可能与步态异常的发生有关，疾病状态造成步态异常的原因也是多种多样，例如：疼痛、呼吸困难、失衡、体力下降、活动受限、感觉性知觉降低、疲劳、畸形以及对危险环境意识和适应能力下降。除此之外，近期的外科手术或住院以及急性疾病都可能导致步态异常。多药使用（5种及以上）和某些特殊用药可以促使步态异常以及跌倒风险的增加。

步态异常病因包括神经系统、非神经神经系统以及混合性因素，在严格的神经系统查体基础上结合必要的辅助检查是寻找步态异常病因的关键，同时也是步态异常临床分型的依据。

（一）神经系统病因

步态异常的患者主诉多为"乏力""头昏"或"不能行走"等缺乏特异性的描述，病史对于大多数步态异常患者的病因诊断帮助不大，但是尿路症状可能是步态异常解剖学定位及其病因学的重要线索，因此了解步态异常患者的膀胱功能非常重要。一般来说，中枢神经系统功能障碍常常引起逼尿肌过度活跃而导致急迫性尿失禁。额叶受损的老人往往对于尿失禁表现出漠不关心，胸段脊髓受损患者可能存在协同障碍，逼尿肌在闭合的括约肌上收缩造成排尿启动不良。神经系统病因及其相关的步态异常临床表现见表3-4-1。

（二）非神经精神因素

非神经精神因素见表3-4-2。75%的老年人群的步态异常是多因素造成的，其中最常见的原因包括关节炎（37%）和直立性低血压（9%）。关节疼痛是造成社区高龄老人（>90岁）步态异常的主要因素，除此之外，脑卒中、颈背痛、视力障

表 3-4-1　神经精神性因素及其相关步态的临床特点

病因	步态临床特点
上运动神经元损伤	由于髋屈肌乏力导致行走时足趾不能完全离开地面，需要通过臀部内收帮助足趾脱离地面
下运动神经元损伤	行走时患腿高抬，而患足下垂，呈跨越步态
肌病	蹒跚步态，走路时身体左右摇摆，状如鸭步
肌痉挛	步宽变窄，双下肢强直内收，行走时足部与地面摩擦
传入神经通路受损	行走时呈现典型的高抬足，重落地，步幅正常或轻微缩短，夜间行走或闭眼时加重
锥体外系病变	慌张步态，行走时躯干弯曲向前，髋、膝和踝部弯曲，起步慢、止步难，转身困难，小步态擦地而行，呈前冲状，易跌到。上肢协同摆动消失
小脑共济失调	步态可能是跌跌撞撞的，蹒跚的，摇晃和前后倾斜，醉酒的，或缓慢的，基础阔基底，步幅缩短。
前庭功能失调	行走时朝患耳侧偏斜，蹒跚步态或腿稍微伸展，步幅稍微缩短。闭上眼睛原地踏步出现原地旋转。常伴有眼球震颤
额叶功能障碍	谨慎步态，是真实和感知之间不平衡作出补偿性调整的结果 孤立性步态启动失败，以行走启动或维持困难为特征 额叶失调，特征是不恰当或相反的姿势和运动反应 额叶步态异常，特征为变化的步宽（窄到宽），变换步数短，失衡，起步及转弯犹豫
直立性肌阵挛	站立时腿部抽搐。运动存在的问题多变，近一半的患者被观察到存在"失用"步态或者起步困难
心因性	奇特的行走方式，不符合任何一种常见的步态，可能过度缓慢与僵硬，或行走时保持狭窄的步宽，同时伴有躯干和手臂的过度摇摆。
精神混乱	下肢无法保持固定姿势导致患者摔倒，注意力不集中可能造成步态紊乱

表 3-4-2　与步态异常相关的疾病及危险因素　　　　　　　　　　　　　　　　　　　　　　　　续表

病因分类	疾病列举	病因分类	疾病列举
情感性精神障碍与精神疾病	抑郁	肌肉骨骼疾病	颈椎病
	跌倒恐惧		痛风
	睡眠障碍		腰椎管狭窄
	药物滥用		肌无力或肌萎缩
心血管疾病	心律失常		骨关节炎
	充血性心力衰竭		骨质疏松症
	冠心病		足病
	直立性低血压	感觉异常	听力障碍
	周围性动脉疾病		视力障碍
	血栓栓塞性疾病		周围神经病
感染与代谢性疾病	糖尿病	其他	急性疾病
	肝性脑病		近期住院
	人类免疫缺陷病毒相关的神经病变		近期外科手术
	甲状腺功能亢进或低下		使用某些药物（例如：利尿剂、地高辛、麻醉剂、抗惊厥药物、抗精神病药物、抗抑郁药），尤其是用药数量≥4 种
	肥胖		
	三期梅毒		
	尿毒症		
	维生素 B_{12} 缺乏		

碍等因素也与高龄老人步态异常有关。

三、步态异常的筛查、评估与诊断

存在跌倒风险的老人都需要接受步态的筛查与评估，旨在尽早发现导致步态异常的病因，早期干预，预防跌倒的发生及疾病的恶化。

（一）病史采集和体格检查

步态异常和平衡障碍不仅是老人跌倒最常见的原因，也是将来发生跌倒的独立危险因素，因此步态与平衡的评估是识别跌倒高危人群的重要步骤。除此之外，在过去 1 年发生跌倒的患者更容易再次跌倒（似然比：2.3～2.8）。

跌倒预防指南建议医生应该至少每年 1 次对老年人尤其是衰弱老人进行跌倒病史的询问，并针对步态异常及平衡障碍进行问诊或查体。对既往有跌倒病史的老人需要询问是否存在步态异常以及平衡障碍，同时观察步态与平衡是否存在异常。对于跌倒后就医并诉存在反复跌倒、步态异常及平衡障碍或行走困难等问题的老年人应该进行综合评估，步态及平衡异常评估与跌倒评估同时进行，具体描述见表 3-4-3。

患者的主诉（如足部疼痛）以及对步态异常的描述有助于医生建立步态异常评估框架；伴随症状有助于识别潜在疾病以及缩小鉴别诊断范围（表 3-4-4）。涉及既往跌倒的信息都需要收集，包括跌倒当时的周围环境情况以及相关症状。照护者往往可以提供有关老人跌倒或行走困难等方面有价值的信息。

搜索跌倒相关环境因素，包括照明不足、地板过于光滑、使用小地毯、电线杂乱、家具摆放杂乱、楼梯陡峭、座椅过低、马桶和浴缸没有扶手。回顾用药情况在步态与平衡评估中十分重要，尤其是近期新增的药物，用药剂量的调整以及已知可能导致步态异常的药物。

明确患者的活动状态和功能水平有助于对躯体功能异常进行量化以及制订康复治疗目标水平。活动状态可以通过功能性步行量表评估，内容包括完成行走需要人力援助的程度以及能够跨越的路面类型（表 3-4-5）。功能水平评估则通过询问日常生活活动能力（例如：洗澡、穿衣、吃饭、如厕）以及使用工具能力（如：乘坐交通工具、购物、烹调、做家务、洗衣服）完成。

表 3-4-3 步态异常老人的评估内容

病史
急性或慢性疾病
全面的系统回顾
跌倒史（跌倒发生之前的情况、跌倒导致的损伤、跌倒时的周围环境以及相关的症状
行走困难的根本原因（如：疼痛、失衡）及相关症状
外科手术史
日常活动、移动能力以及功能状态
用药回顾
使用新药或剂量改变
药物数量及类型
体格检查
精神/认知：谵妄、痴呆、抑郁、恐惧跌倒
心血管：杂音、心律失常、颈动脉杂音、足动脉搏动
肌肉骨骼：关节肿胀、畸形或不稳定；膝关节、髋关节、后背、颈部、手臂、踝关节以及双足活动受限；鞋子
神经系统：肌肉力量及张力；反射；协调能力；知觉；震颤；小脑、前庭及感觉功能；本体感觉
感官：视力、听力
步态及平衡能力测试
直接观察步态和平衡状况
功能性前伸试验（Functional Reach Test，FRT）
计时起立-行走测试（Timed Up and Go Test，TUGT）
居住环境
家具摆放杂乱
电线
浴缸和马桶没有把手
椅子过低
照明不足
地面光滑
楼梯过陡或不安全
使用小地毯

步态异常患者的体格检查应该包括筛查直立性低血压、视力及听力问题以及心血管和肺疾病，同时需要筛查髋关节、膝关节、踝关节、背部、颈部、手臂以及双足是否存在畸形、肿胀、活动受限。行走的姿势以及鞋子的舒适度、支撑性以及稳定性都需要评估。积极寻找局灶性神经功能缺陷以及评估肌力、肌张力、反射、感觉、本体感觉、震颤、协调性以及小脑和前庭功能等。除此之外，还需要包括认知状态的评估和抑郁的筛查。步态观察通过直接观察患者进出检查室完成。步态方面的检查包括以下方面：站姿、行走姿势、启

表 3-4-4 部分导致步态异常及平衡障碍
疾病的相关临床症状

相关体征或症状	可能的诊断
共济失调,步态摇晃,躯体不稳,宽基步	小脑病变
后背痛,拉伸时加重,屈曲时缓解	腰椎狭窄
双侧姿势性或动作性震颤	特发性震颤
膀胱功能不稳定,尿急、尿频、痉挛	脊髓型颈椎病或维生素 B_{12} 缺乏
动作迟缓、僵硬、震颤	帕金森病
用力时胸痛或呼吸困难,心悸	心律失常,充血性心力衰竭,冠心病
认知障碍,局部运动或感觉障碍,反射或肌张力增强,单侧肢体无力	脑卒中,血管性痴呆
认知障碍,判断能力差	阿尔茨海默病,痴呆
痴呆、帕金森病、尿失禁	正常压力性脑积水
痴呆、帕金森病、视幻觉	路易体痴呆
头昏、眩晕	药物副作用,前庭病变
跌倒发作(突然腿无力,无头昏或意识丧失)	椎基底动脉供血不足
耳背	耵聍栓塞,感音性耳聋
伴有头部外伤的跌倒病史	硬膜下血肿
无意识活动,使用抗精神病药物	迟发性运动障碍
关节畸形或运动范围缩小,关节疼痛或弯曲	骨关节炎
驼背,身材变矮	骨质疏松
转头时头晕	颈动脉窦高敏反应
突然从坐位或卧位到立位时出现头晕,坐下后减轻	直立性低血压,药物副作用,餐后低血压
帕金森病、姿势保持反射障碍、垂直凝视麻痹	进行性核上性麻痹
近端肌无力	甲状腺功能减退,肌炎
近期住院,久坐生活方式	健康状况下降
感觉异常或丧失	周围神经病
视力改变	白内障、青光眼、黄斑退化、视力下降

表 3-4-5 功能性步行量表

分类		定义
0 级	无行走能力	不能在平地行走或需要在 2 人的帮助下行走
1 级	依赖辅助设施行走Ⅱ级	平地行走,需在 1 人的连续扶持下减重维持平衡
2 级	依赖辅助设施行走Ⅰ级	平地行走,需在 1 人间断扶持
3 级	监护下行走	能够在平地上行走,但是需要他人在一旁监护
4 级	平地上独立行走	能够在平地借助辅助设施上下楼梯、下坡或者在不平坦的地面上行走
5 级	独立行走	无需他人的帮助或监护,能独立在平路、非平路、楼梯等各种路况下行走。允许使用矫形辅助设施及假肢

包括计时起立-步行测试(timed up and go test,TUGT)、Berg 平衡量表、平衡与步态量表(performance oriented mobility assessment,POMA),有跌倒病史的老人应该任选用其中一种对其步态进行评估。在三种常用方法中,完成 Berg 平衡量表和 POMA 量表,分别需要 10~20min,相比之下,TUG 测试耗时较少,是步态异常较为可靠的筛查工具,其用于识别跌倒高危人群的敏感性为 87%,特异性为 87%,完成 TUG 的时间超过 20s 的老人通常存在严重的步态异常。对于完成 TUG 测试困难或在测试过程中表现出不稳定的患者通常需要物理治疗师帮助说明所存在的步态异常或功能受限。

(三)实验室检查

实验室检查是否有助于步态异常的诊断和筛查暂缺乏相关研究结果。经过仔细的问诊及查体仍然没有明确诊断的患者需要完成血常规、甲状腺功能、快速血浆反应素试验、电解质、尿素氮、肌酐、血糖以及维生素 B_{12} 等的测试。

四、治疗

由于大多数老人的步态异常和平衡障碍都是多因素造成的,因此需要多种治疗措施促进康复,维持或改善躯体功能。尽管大部分步态异常的老人很难通过治疗达到痊愈,但是有效的干预

动困难、步速、步长、对称性、动作连贯性、稳定性以及是否需要协助完成。

(二)步态异常的临床检查方法

目前针对步态异常的筛查工具主要有三种,

能够让行走功能和平衡能力得到中等度的改善，同时影响重要的功能性结局指标，例如：减少跌倒发生率、跌倒恐惧、承重性疼痛以及躯体行动受限。

较多步态异常的发生与慢性疾病有关，可以通过针对性的内科治疗或外科干预缓解症状。继发性步态异常例如：关节炎、直立性低血压、帕金森病、维生素 B_{12} 缺乏、甲状腺功能减退、心律失常或抑郁可以通过治疗原发疾病得到改善。

外科手术可能对脊髓型颈椎病、腰椎狭窄、正常颅内压的脑积水、髋关节炎、膝关节炎导致的步态异常有效。颈动脉窦高敏患者植入起搏器，白内障患者通过手术可以减少跌倒发生率，视力矫正或佩戴助听器有助于改善步态。减少用药数量或者停用导致步态异常的药物同样可以改善步态异常以及减少跌倒风险。辅助设施的使用，例如：量身定做的拐杖或助步器，能够减少疼痛关节负荷并增加稳定性。

其他有效改善步态异常的方法包括运动和物理治疗。运动计划应该以增强肌力、平衡能力以及柔韧性和耐力为目标。包含以上 2 种及以上内容的运动计划可以减少跌倒发生率以及跌倒人数。团队成员互相监督的运动，特别是太极拳以及个体化家庭运动处方都是有效的。

物理治疗师在步态异常患者的评估以及治疗过程中起到了非常重要的作用，他们可以帮助确定步态异常所致的功能障碍以及制订个体化的治疗计划确保受限制的躯体功能得到恢复。

（葛宁；岳冀蓉 审阅）

参 考 文 献

[1] Salzman B. Gait and balance disorders in older adults[J]. Am Fam Physician, 2010, 82(1): 61-68.

[2] Baker JM. Gait Disorders[J]. Am J Med, 2018, 131(6): 602-607.

[3] Janis M M. Functional movement disorders.UpToDate [EB/OL]. (2018-01-25)[2019-07-22]. http://www.upto-date.com.

[4] Michael R. Neurologic gait disorders of elderly people. Up To Date[EB/OL]. (2018-02-08)[2019-07-22]. http://www.uptodate.com.

第二节 跌 倒

一、概述

跌倒在老年人群中经常发生，是威胁老年人功能独立的重要因素，通常发生在多个系统受损且失代偿的个体。

跌倒在临床上常常被忽略，原因有多种，主要包括：患者从来没有给医务人员提及跌倒病史；跌倒没有造成损伤；医务人员没有询问跌倒病史；或者医务人员或患者认为跌倒是衰老进程中不可避免的从而未引起重视。临床上往往只治疗跌倒造成的损伤而忽略了跌倒原因的评估。

跌倒与老年人群的死亡率及患病率密切相关，也是导致老人致死/非致死外伤的重要原因。因此，预防老年人跌倒意义重大。

许多与跌倒发生有关的疾病或环境因素都是可以改变的，从事老年相关疾病诊疗工作的临床医生应该常规询问既往跌倒病史，评估危险因素并关注其中的可控因素。

（一）流行病学

跌倒发病率随着年龄的增长而增加，因生活状态的不同而有所变化。每年 65 岁及以上的社区老人约 30%～40% 会发生跌倒，跌倒以及跌倒所致的损伤在女性中更常见。

长期照护机构每年大约有近一半的老年人发生跌倒，近一年有跌倒病史的老年人 60% 会再次发生跌倒。跌倒往往造成不同程度和类型的损伤，其中轻微软组织损伤如青紫或擦伤最常见。70 岁及以上老年人中，约 41% 的跌倒造成轻伤，6% 造成严重损伤。发生在社区老人中的跌倒有 5%～10% 导致严重伤害，如：骨折、头部外伤或较大的创面；养老机构的老人跌倒的发生率高达 10%～30%。65 岁及以上老年人中，跌倒造成 62% 急诊患者非致死性损伤；大约 5% 的老年人跌倒需要入院治疗，跌倒相关的入院频率随着年龄的增长而增加。

（二）跌倒的危害

跌倒所致的损伤往往带来多种危害，如：功能下降、入住养老机构风险增加、医疗资源使用率增加。与其他原因入院的患者相比，跌倒造成的髋部骨折或者其他损伤更易发生不良临床结局，同时入住养老机构的可能性更大。约95%的髋部骨折是跌倒所致，25%～75%社区老人髋部骨折以后不能完全恢复到受伤以前的功能状态，9.5%由于跌倒骨折入院的老人出院后首次入住长期照护机构。跌倒前躯体功能正常或轻微受伤的老人中恢复较快，对于跌倒前已经存在功能进行性下降或失能的老人几乎不可能完全恢复。

尽管跌倒较少造成直接死亡，然而跌倒相关的并发症却是65岁以上老人外伤性死亡的主要原因，也是老年人群第五大死因。老人发生损伤性跌倒的急诊就诊率为2.2%，跌倒导致的死亡率随年龄的增长而增加，老年人跌倒死亡风险是年轻人的3倍。与年轻人相比，老人跌倒后更容易发生长骨及骨盆骨折。

老年人跌倒后常常发生跌倒恐惧，又称为跌倒后焦虑综合征。由于担心再次跌倒，60%的老人存在活动中度受限，15%的老人活动重度受限，超过50%发生过髋部骨折的老人存在跌倒恐惧，髋部骨折后跌倒恐惧增加了反复住院和死亡的风险，跌倒恐惧与独自居住、认知障碍、抑郁、平衡移动障碍以及既往跌倒史有关。

二、危险因素

老年人发生跌倒与多种因素有关，尤其是平衡能力、步态稳定性以及心肺功能下降的基础上合并影响姿势稳定性的危险因素；这些危险因素包括了某些急性疾病（例如：发热、脱水、心律失常），使用新药，环境应激（不熟悉的环境），或者是行走路面不安全。姿势稳定性对于跌倒的影响根据个人是否进行一些冒险的行为而不同，因此，对于完全不动的老年人，即便存在多种跌倒诱因，也不会是跌倒的高危人群；相反，由于活动相对较多的健康或有点衰弱的老人反而跌倒的风险会增加。老年人跌倒的危险因素及之间的相互关系见图3-4-1。

除了上述危险因素之外，跌倒的场所（室内或室外）同样需要关注。衰弱老人常常在室内发生跌倒，而室外跌倒更常发生在更年轻有活力的人群中。不同的跌倒场所发生跌倒的危险因素不同，对于跌倒的预防措施也需要因地制宜。

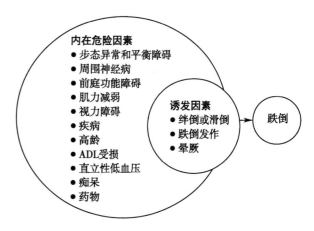

图3-4-1 老年人跌倒的危险因素及之间的相互关系

（一）跌倒风险

跌倒风险评估应该整合到所有老年人的病史和体格检查中，包括没有发生过跌倒的患者。美国老年医学会（American Geriatrics Society, AGS）、英国老年医学会（the British Geriatrics Society, BGS）以及美国骨科医师学会（American Academy of Orthopaedic Surgeons, AAOS）联合颁布的跌倒预防提出：

（1）询问所有老年患者或者他们的照护者有关过去1年老人跌倒的发生情况，跌倒次数以及是否存在步态或平衡问题。

（2）对于仅发生过1次跌倒的老人，评估其步态及平衡情况有助于识别跌倒风险评估的获益人群。而对于社区中反复发生跌倒（2次及以上）、步态或平衡异常、因跌倒需要就医或急诊就诊的老年人也需要进行多因素风险评估。

（二）跌倒高风险人群的评估

目标性的病史采集和体格检查可以识别存在跌倒风险的老年人，尤其是通过询问跌倒病史和体格检查发现下肢肌力减弱是跌倒的重要危险因素。尽管目前已经建立了几个针对特定人群的跌倒风险评估工具，但是没有一个工具能够同时兼顾良好的敏感性和特异性，目前仍然推荐美国老年病学会跌倒预防指南中的评估方法，包括以下内容：

1. **病史** 询问既往跌倒史极其重要，既往跌倒史增加了将来发生跌倒的风险。除此之外，对于既往跌倒信息的收集有助于制定目标性的预防措施。了解本次跌倒的情况，包括：正在进行的活动，伴随症状（头晕、眩晕、失衡）以及跌倒发生的时间和地点。意识丧失常常造成损伤性跌倒，因此需要特别注意是否存在可能导致意识丧失的直立性低血压、心脏疾病或神经系统疾病。

识别增加跌倒风险的慢性疾病，包括帕金森病、慢性肌肉骨骼疼痛、膝关节骨关节炎、认知障碍、痴呆、脑卒中以及糖尿病。充分了解药物使用史，关注精神科用药、镇静安眠药、抗抑郁药以及降压药，需要特别询问过去发生跌倒期间相关药物的服药时间，确定有无饮酒。与跌倒相关的环境因素包括：照明、地板覆盖物、门槛、栏杆和家具等。

2. 肌肉骨骼功能评估 对于发生跌倒的老年人最重要的体格检查是肌肉骨骼功能评估，常用的方法如下：

（1）平衡与步态量表（performance oriented mobility assessment，POMA）：又称为 Tinetti 平衡与步态评估量表（附表 11），POMA 包括平衡（9 项）与步态（7 项）两部分，每项最低分为"0"，最高分为"2"（0 分 - 重度障碍，1 分 - 轻度障碍，2 分 - 无障碍），总分 28 分，得分在 19～24 分之间则预示有跌倒风险，低于 19 分提示有高跌倒风险。该量表在国内应用较少。

（2）计时起立 - 步行测试（timed up and go test，TUGT）：是一种快速定量评定功能性步行能力的方法，在由 Podisadle 和 Richardson 在 Mathias 等人建立的"起立 - 行走"测试（Get Up and Go Test）基础上加以改进而形成，是目前最常使用的跌倒风险评估工具，具体内容及评分标准见表 3-4-6。

（3）前伸功能试验：是另一种神经肌肉对身体整体支撑能力的测试工具。嘱咐患者沿墙向前伸出一侧拳头，然后在不移动双脚并保持身体稳定的情况下尽力前伸拳头，最后测量两次拳头之间的距离，若低于 15cm 则提示跌倒风险增高（参考第二篇第三章图 2-3-1）。

（4）简易体能状况量表（Short Physical Performance Battery，SPPB）：主要评估下肢功能，包括平衡能力测试、步行速度以及椅子站起测试三部分。SPPB 涵盖了多维度的功能状态，总分 <9 是日常生活活动能力（ADLs）丧失以及死亡的独立预测因子。除此之外，SPPB 的每一个成分（例如：椅子站起、步速以及足距站立）也是跌倒的预测指标。

表 3-4-6 老年人"起立 - 步行测试"步态评估量表

让老人坐在一张直背高脚带扶手的座椅上

指导老人完成下列动作：

起立（尽可能不依靠扶手）
保持直立片刻
向前步行 3m
转身走回座椅
再转身坐下

观察项目：

坐姿平衡
从坐位到立位转换
步行速度和稳定性
保持转身而没有跟跄的能力

改良评分标准

（1）无跌倒风险	良好的动作协调性，步行无需帮助
（2）跌倒低风险	能保持动作协调，但需调整动作
（3）中等跌倒风险	动作不协调
（4）跌倒高风险	需要他人监护完成
（5）跌倒极高危	需要借助外力站立

"起立 - 行走"测试时间参考值（记录从座椅起立到再次坐下所需时间）

年龄 / 岁	平均时间 /s（95%CI）
60～69	8.1（7.1～9.0）
70～79	9.2（8.2～10.2）
80～99	11.3（10.0～12.7）

在实际应用中，每一项观察到的功能缺陷都可以作为独立的干预目标

3. 常规体格检查

（1）测量不同体位下的血压：以排除直立性低血压。测量卧位血压和心率，站立位后 1～3min 内再次测量血压和心率。如果患者不能站立，可以用坐位替代。

（2）视力评估：如果在跌倒的时候佩戴了眼镜，评估视力时也需要佩戴眼镜。

（3）听力评估：常用耳语测试或手持式测听器进行听力评估，第八对脑神经受损可能导致前庭功能紊乱。

（4）四肢检查：可能发现导致跌倒的病变，例如：拇囊炎、老茧和关节畸形。感觉神经病变也会增加跌倒的风险。

（5）目的性神经系统查体（包括下肢肌力、步态以及姿势的稳定性）：可以帮助识别跌倒高风险

人群。自述过去 1 年中发生过跌倒的患者在神经系统查体中往往发现有多种异常。

4. 诊断性检查　诊断性检查可以建立在病史及体格检查（包括：姿势稳定性、步态以及移动能力评估）的基础上，但是至今尚缺乏对有跌倒病史或者跌倒高危人群的诊断标准。

实验室检查（如：血红蛋白浓度和血清尿素氮、肌酐及血糖水平）有助于排除跌倒的病因，例如：贫血、脱水以及糖尿病相关性自主神经病变。血清 25 羟维生素 D 水平能够识别可以获益于维生素 D 补充治疗的维生素 D 缺乏患者。

没有证据显示存在既往跌倒史的患者将获益于常规 24 小时动态心电图监测，同样，除非在病史和体格检查有所发现，超声心动图、脑电图以及脊柱的影像学检查不作为常规检查，仅作为进一步明确诊断才进行。因此，对于心脏听诊有杂音的患者进行超声心动图检查有助于了解心脏是否有能力维持大脑充分的血供。脊柱 X 线或磁共振检查有助于步态异常、神经系统查体异常、下肢痉挛或反射亢进患者排除颈椎病或腰椎椎管狭窄。

三、老年人跌倒干预

（一）跌倒的预防

多种干预措施用于跌倒的预防，包括：患者宣教、提高肌肉力量和平衡能力、优化用药、改善居住环境等。一些干预措施仅针对某一种单一的危险因素，另一些措施则定位于改善多个危险因素，总体而言，与统一标准的干预相比，个体化的目标治疗策略更有效。

1. 运动　运动是减少跌倒风险以及损伤性跌倒最为有效的方法之一，无论是才开始还是一直坚持锻炼的老年人，都会从运动中获益。对于有跌倒史的老人，建议采用包含提高肌肉力量以及平衡能力的多项目运动计划。

运动干预可以以小组的形式或在家庭中开展，老年人可以根据自身情况和喜好选择适合的运动类型。对于强调平衡和耐力训练的运动比如太极拳融合了平衡、力量以及移动的元素，需要逐渐增加强度才能达到最佳效果。

目前没有证据证实哪一种运动预防跌倒最有效，物理治疗师应在对患者进行评估后根据个人

的需求及限制制订个体化的运动计划。尽管几乎没有什么疾病是运动计划的绝对禁忌证，但是老年人在开始实施运动计划前，应该征求临床医生的意见和建议。有效的运动干预措施包括：日常功能锻炼整合平衡和力量训练；迈步训练（训练患者如何正确、快速准确地迈步避免跌倒）；在跑步机训练中加入模拟现实障碍物和干扰物；太极拳。

2. 用药管理　临床医生应至少每年一次帮助老年患者评估正在服用的药物，尽量停用有较大风险造成跌倒的药物，例如：精神科药物（苯二氮䓬类药物、其他镇静剂、抗抑郁药以及抗精神病药）。

3. 补充维生素 D　是否补充维生素 D 取决于个人是否存在维生素 D 低水平风险。对于不能确定是否存在维生素 D 不足的社区老人，补充维生素 D 并不能预防跌倒，因此建议仅对存在风险的老人进行维生素 D 的补充。补充维生素 D 的目标人群包括：日常饮食存在维生素 D 摄入不足的风险，日光暴露史，吸收不良病史，肥胖，步行速度 <0.8m/s，从座椅中起立困难，起立 - 行走测试时间延长，平衡障碍。对于上述患者应该进行经验性补充维生素 D，而不是依据 25- 羟维生素 D 的血清浓度。美国老年病学会跌倒预防指南推荐每天至少摄入 1 000IU 维生素 D，其他专家推荐每日摄入 600～800IU 维生素 D。除此之外，询问患者每日饮食补充情况（部分饮食包含维生素 D）以及评估维生素 D 缺乏危险因素。另一方面，即便在给药频率不高的情况下补充大剂量维生素 D 也可能会增加跌倒风险。

4. 环境改造 / 辅助设施　居家安全评估和干预减少了跌倒的发生风险，同时也是防止高风险人群发生跌倒最有效的方法。居家安全干预措施（楼梯和卫生间安装扶手、提高照明、防滑地板、浴室防滑垫、居家安全宣传手册）使 3 年内跌倒造成的损伤下降了 26%。冬天穿防滑鞋可以减少户外跌倒的风险。

5. 疾病管理

（1）颈动脉窦反射性过敏：对于颈动脉窦反射性过敏的患者，安置心脏起搏器可以减少跌倒的发生。

（2）白内障：尽早完成白内障手术使 1 年内

跌倒骨折发生率下降16%，而严重白内障患者手术后1年内跌倒所致的骨折发生率下降23%。

（3）营养不良：3个月的口服营养补充使营养不良住院患者（BMI<20kg/m² 或近期内非意愿性体重明显下降）跌倒次数以及跌倒人数明显下降。营养补充措施包括：维生素D、蛋白补充剂以及营养会诊。

（4）直立性低血压：直立性低血压是跌倒的危险因素，对于直立性低血压的干预能使跌倒风险降低。

（5）失用性足痛：对于存在失用性足痛的社区老人，多维度的足部干预措施（足部护理、矫形手术、合适的鞋子、足部和踝部运动、跌倒教育）可使跌倒风险下降36%。

（二）跌倒并发症的预防

1. 髋部保护器 髋部保护器是预防髋部骨折的一种方法，不同生产厂家的保护器有不同的质地、厚度、硬度以及形状，对髋部的保护作用不同。

2. 骨质疏松的筛查 根据筛查结果，建议患者和家属治疗骨质疏松以减少髋部骨折的发生率。

3. 使用辅助设施 照护者常常对存在神经肌肉功能减退导致步态及平衡异常或有慢性疾病的老人推荐使用辅助装置（拐杖或助行器），这有助于改善部分患者的移动能力，但是没有证据证明这些辅助装置能降低跌倒风险。

4. 倒地时间 8%的老人在跌倒后不能自己从地上站起来，30%的老人跌倒后至少需要1h才能站起来。跌倒后倒地时间延长与严重损伤、入院及入住长期照护机构相关。紧急呼叫系统可以防止老人跌倒后倒地时间过长，呼叫系统可以穿戴于患者身上或安装于房间内。

5. 抗凝治疗 存在跌倒风险导致头部受伤的风险几乎不是老年心房颤动患者使用抗凝药物的禁忌证。在服用抗凝药物的时候，硬膜下血肿的发生风险较低，因此对于中等脑卒中风险的老年患者服用抗凝药物的获益远超过跌倒风险。

（葛宁；岳冀蓉 审阅）

参 考 文 献

[1] Douglas PK. Falls in older persons：Risk factors and patient evaluation[EB/OL].（2018-10-15）[2019-07-22]. http://www.uptodate.com.

[2] Douglas PK.Falls：Prevention in community-dwelling older persons[EB/OL].（2018-11-24）[2019-07-22]. http://www.uptodate.com.

[3] Sarah B，Douglas PK. Falls：Prevention in nursing care facilities and the hospital setting[EB/OL].（2018-11-09）[2019-07-22]. http://www.uptodate.com.

[4] 中国康复医学会老年康复专业委员会专家共识组，上海市康复医学会专家共识组. 预防老年人跌倒康复综合干预专家共识 [J]. 老年医学与保健，2017，23（5）：349-352.

[5] 中国老年学和老年医学学会骨质疏松分会肌肉、骨骼与骨学组. 肌肉、骨骼与骨质疏松 [J]. 中国骨质疏松杂志，2016（10）：1221-1229，1236.

[6] American Geriatrics Society，British Geriatrics Society，and American Academy of Orthopaedic Surgeons Panel on Falls Prevention. Guideline for the prevention of falls in older persons[J]. J Am Geriatr Soc，2001，49：664.

第五章　睡　眠　障　碍

第一节　老年人睡眠特点及常见睡眠障碍

睡眠障碍（sleep disorders）是指睡眠的始发和/或维持发生障碍，导致睡眠时间或睡眠质量不能满足个体的生理需要，并且影响日间功能的一种老年综合征。随年龄增长睡眠障碍患病率增高，我国约有半数老年人存在各种形式的睡眠障碍。老年睡眠障碍可由多种因素引起，长期睡眠障碍可导致焦虑抑郁情绪、认知功能下降、跌倒，影响老年人的日常生活能力，因此，应掌握衰老相关的睡眠变化与特点，睡眠障碍的不良影响、相关因素与常见类型。

一、正常睡眠周期

睡眠是一种昼夜节律性的复杂生理现象，正常的睡眠周期包括快速动眼期（rapid eye movement sleep，REM）和非快速动眼期（non-rapid eye movement，NREM），其中非快速动眼期又分为四个阶段。第一阶段为睡眠潜伏期，大脑思维休息，昏昏欲睡，是从觉醒状态到睡眠的典型过渡期，其特征是低振幅混合性脑电波频率，处于 θ 波范围（4～7Hz）。第二阶段为浅睡眠期，从该期醒来的患者通常不会察觉到他们实际上睡着过，脑电图出现纺锤波和 K 复合波。第三阶段和第四阶段常被称为"深度睡眠"或"慢波睡眠"，其特征为低频率（0.5～2Hz）、高振幅（> 75μV）的 δ 波，此睡眠阶段具有机体修复功能。REM 期被称为"快波睡眠"，可出现眼球快速运动、呼吸频率及心率增快、大脑活动增加、肌肉变得更加放松，做梦出现在此期。夜间的第 1 个周期始于从清醒至第一阶段，然后进入第二阶段、第三、四阶段，随后是 REM。之后进入第二个周期，单个周期持续 90～120min，NREM 和 REM 交替循环，75% 为 NREM，25% 为 REM。睡眠时相图见图 3-5-1。

二、衰老相关睡眠变化及特点

健康老年人睡眠改变的特征是睡眠时相前移，睡眠潜伏期延长，起始和维持睡眠困难，深睡眠时间缩短；睡眠变轻，觉醒刺激阈值降低，觉醒次数增多，觉醒时间延长。

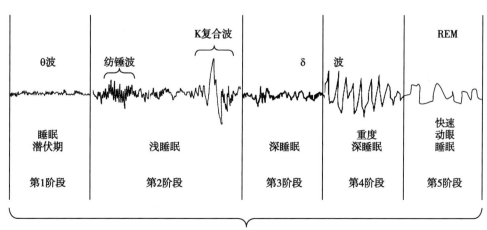

图 3-5-1　睡眠时相图

1. **睡眠时长缩短** 与年轻人相比，老年人有更多的夜间唤醒和觉醒，夜间总睡眠时间减少，导致了睡眠质量降低。美国一项调查显示65～84岁老年人平均夜间睡眠为7.1h，但是由于老年人合并的其他疾病更容易影响睡眠质量和睡眠健康，使老年人的夜间睡眠时间缩短。有研究显示夜间睡眠时间少于1～5h或超过10h，与老年人死亡率升高有关，但结论并不一致。

2. **睡眠结构改变** 与年龄相关的脑萎缩和皮质变薄，使慢波睡眠比例、快速动眼睡眠比例逐渐减少，而入睡潜伏期、非快速动眼的浅睡眠期占比逐渐增加。老年女性快速动眼睡眠比例下降明显，老年男性慢波睡眠比例下降明显。研究发现，60岁以上老年人的深睡眠占睡眠总时间的10%以下，70～80岁的老年人仅为5%～7%，75岁以上老年人的NREM第四阶段基本消失。由于深睡眠时间的明显减少，老年人睡眠主要由REM睡眠和NREM睡眠的浅睡眠（即第一阶段和第二阶段）构成。

3. **睡眠-觉醒节律改变** 睡眠-觉醒节律随着衰老而前移，昼夜节律失调。昼夜节律调节系统的主要包括下丘脑视交叉上核和松果体。一方面，老年人松果体分泌松果体素出现昼夜节律和时相的改变，下丘脑视交叉上核发生退化性改变，导致睡眠-觉醒节律失调；另一方面，老年人白天活动减少，日间打盹和夜间觉醒次数增多也可能是造成昼夜节律改变的原因，因此，老年人常睡眠节律位相前移，倾向于早睡早起。如果夜间入睡时间没有相应的提前，可能就会导致睡眠剥夺以及白天睡眠增多。

4. **睡眠效率降低** 年龄与睡眠质量的改变有关，60岁以上人群的睡眠质量持续下降。睡眠的启动和维持主要与下丘脑视前区内表达甘丙肽的神经元数量有关，该神经元数量随着年龄的增长而显著下降，可以预测老年人睡眠碎片化的严重程度。因此，老年人容易出现入睡困难以及夜间易醒等问题。同时，老年人呼吸系统生理性的退化常伴随肺功能的降低，使老年睡眠障碍更容易引起机体缺氧，睡眠效率达不到85%，处于低质睡眠状态，对心脑血管系统的影响也更为严重。

三、睡眠障碍流行病学及其危害

睡眠障碍的患病率呈增龄性增长。国际文献的大型调查中，≥65岁的老年人睡眠障碍患病率为25%～45%。我国47.2%的老年人患有睡眠障碍，其中老年女性睡眠障碍患病率为58.2%，显著高于老年男性；中部地区老年人睡眠障碍的患病率显著高于东部、西部地区；农村老年人睡眠障碍的发生率显著高于城市。在老年人中，日间嗜睡也很常见，近1/3社区老年人伴有打鼾。

睡眠障碍是严重影响老年人生活质量和健康的原因之一，白天极度困乏，注意力不集中、记忆力减退，产生抑郁焦虑情绪；随着病程进展，甚至引起多脏器功能损害，并影响日常生活能力；长期应用助眠药增加跌倒、摔伤的风险。

1. **躯体功能下降** 在社区老年人中进行的研究证实，睡眠状况与老年人的生活质量和躯体功能密切相关。睡眠不足以及睡眠效率低的老年人握力较低、步速减慢、无法独立从椅子上站起的比例升高。

2. **跌倒** 睡眠不足增加了老年人跌倒和意外事故的发生风险，夜间睡眠时间短、睡眠效率低的社区老年人未来发生跌倒的风险增加约30%～40%。

3. **抑郁和焦虑** 增龄相关的睡眠结构变化可能与老年人情绪低落有关。最近的证据表明，睡眠障碍不仅发生在抑郁出现之前，而且还与抑郁的风险增加有关。短时间和长时间的睡眠障碍都会增加老年抑郁的风险。

4. **认知功能障碍** 老年人睡眠障碍与认知功能障碍相关，失眠增加阿尔茨海默病的患病风险，睡眠时间短、白天打盹、慢性失眠以及入睡后觉醒都与认知能力受损有关。中国香港研究发现，社区老人睡眠节律的改变（早睡和早醒）与认知功能减低有关。睡眠呼吸紊乱是痴呆的危险因素。

5. **心血管疾病** 有研究认为夜间睡眠时间少于4～5h或超过10h与心血管疾病死亡率增加有关，但目前研究结论并不一致。在中国香港数千名社区老年人中进行的研究结果表明，只有夜间睡眠时间过长（超过≥10h）与死亡率增高有关，并且与衰弱无关。

6. **对他人影响** 老年睡眠障碍除了对患者本人存在以上危害外，也会影响床伴或照护者的生活质量。

四、睡眠障碍相关因素

1. **危险因素及诱因** 老年睡眠障碍和多个因素有关，女性、抑郁和慢病是公认的危险因素；较少的体力活动、较低的经济地位、低婚姻质量、孤独、痴呆、长期使用苯二氮䓬类镇静剂、低睾酮水平和炎症标志物是潜在的睡眠障碍危险因素。咖啡、药物、饮酒、不良的睡眠环境等是睡眠障碍的常见诱因。不良睡眠卫生习惯、不规律的睡眠 - 觉醒模式可能会降低昼夜节律在适当时间有效地保持困倦和清醒的能力；咖啡因的摄入会损害夜间睡眠效率；夜间饮酒会阻止深度睡眠并且增加后半夜的觉醒次数；在床上清醒的时间过长，会增加夜间的唤醒概率。

2. **合并疾病** 如疼痛、夜尿增多、胃食管反流、COPD、鼻后滴漏以及充血性心力衰竭等都可能加重睡眠片段化。帕金森病患者，由于周期性肢体运动障碍或者抑郁状态，常伴有睡眠障碍。阿尔茨海默病常伴随睡眠 - 觉醒周期的异常。

3. **药物** 一些抗抑郁药物（特别是 SSRI）、利尿药、支气管扩张剂、降压药、糖皮质激素、左旋多巴等药物扰乱睡眠结构；利尿剂可以导致反复觉醒；有镇静副作用的药物会导致日间过度嗜睡，进而使夜间睡眠时间减少。

4. **精神心理因素** 许多精神类疾病与失眠有关，如抑郁焦虑状态、痴呆等。失能、丧亲和环境改变也会导致失眠。

5. **夜间多尿** 夜间多尿是造成老年人睡眠中断的常见原因，可能由于夜间太晚服用利尿剂、晚上饮水多、咖啡或饮酒引起，或者是衰老改变。

五、常见老年睡眠障碍

常见的老年睡眠障碍包括失眠、睡眠呼吸暂停综合征、睡眠节律障碍、异态睡眠和睡眠相关运动障碍等。常见睡眠障碍发生时期见图3-5-2。

（一）失眠症

1. **定义** 失眠症（insomnia）是最常见的老年睡眠障碍，通常指患者对睡眠时间和 / 或质量不满足并影响日间社会功能的一种主观体验。

2. **病因** 失眠症按病因分为原发性和继发性两大类。老年人失眠以继发性多见，往往是多因素作用的结果，同一患者可以有多种病因。应积极识别继发性原因：①失眠症常与多种精神障碍共存，超过 40% 的持续性失眠患者合并有精神障碍。有调查显示，65% 的重度抑郁患者、61%的慢性疼痛患者和 44% 的广泛性焦虑患者存在睡眠问题；②躯体疾病如哮喘、心律失常、反复发作的低氧血症、高血压病、右心衰竭都可以导致失眠；③老年人常使用多种药物，许多治疗慢性疾病的药物可致慢性失眠，如呼吸系统药物（茶碱、沙丁胺醇）、抗高血压药物（β- 受体阻断剂、α- 受体阻断剂）、激素（糖皮质激素、甲状腺激素）和抗精神疾病药物（非典型抗抑郁药物、单胺氧化酶

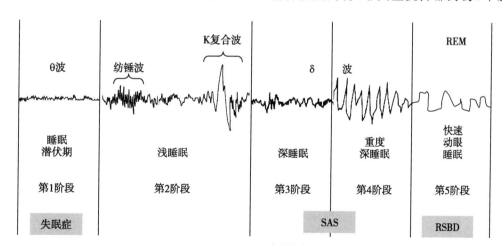

失眠症常发生在睡眠潜伏期
RSBD常发生在快速动眼睡眠期
SAS常发生深度睡眠

图 3-5-2 常见睡眠障碍发生时期

抑制剂)等;④长期服用助眠药物以及不当使用咖啡因、尼古丁或乙醇,手术应激、疼痛等,亦可以导致失眠;⑤心理社会因素也是导致失眠的常见因素。因此,不能单纯认为是老化过程本身导致失眠,同时应该关注与失眠伴发的疾病和相关治疗。

3. 临床表现 入睡困难(入睡时间超过30min)、睡眠维持困难(夜间觉醒次数>2次)、早醒、睡眠质量下降(睡眠浅、多梦)或晨醒后无恢复感、总睡眠时间缩短(<6h);在有条件睡眠且环境适合睡眠的情况下仍出现上述症状;伴有至少1种与睡眠相关的日间功能受损的主诉,如:疲劳或全身不适,注意力或记忆力减退,学习、工作或社交能力下降,驾驶过程中错误倾向增加,对睡眠过度关注,兴趣、精力减退等。有报道指出在老年人失眠类型中,以中途觉醒最常见,每夜自觉有3次以上中途觉醒者占24%。

4. 诊断 老年人失眠易被漏诊,仅5%的失眠患者主动求医,70%的患者甚至未向医师提及症状。失眠症的主观标准是主观睡眠感不足,仅睡眠量减少而无白天不适者应视为短睡,而不应视为失眠。失眠的客观标准是临床症状、睡眠习惯(询问患者本人及知情者)、体格检查及实验室辅助检查(包括脑电图);专项睡眠检查根据具体情况选择进行。应当注意的是,失眠是其他精神障碍中常见的症状,也可伴发于躯体疾病。如果失眠仅仅是某一精神障碍或躯体疾病的症状之一,在临床中并不占主要地位,则诊断应限定于主要的精神或躯体疾病。

5. 治疗原则 主要包括:注意睡眠卫生,改善卧室及周围环境,调整作息时间,减少或停止烟、酒、茶、咖啡的摄入,适当增加运动。检查有无原发疾病,若有,应首先处理原发疾病。有选择地采用心理治疗,合理使用助眠药物。

(二)睡眠呼吸暂停综合征

睡眠呼吸暂停综合征(sleep apnea syndrome, SAS)是指在睡眠时多种原因导致的反复发作的呼吸暂停,可引起夜间低氧血症和/或高碳酸血症。

SAS的临床表现包括习惯性打鼾,睡眠中出现呼吸暂停,夜间睡眠多次短暂觉醒,白天嗜睡,并可出现抑郁、焦虑、易激惹、注意力不集中、幻觉等症状。老年SAS须结合病史、临床表现、体格检查和睡眠监测的结果综合判断。SAS与高血压、脑卒中、缺血性心脏病等关系密切,持续的夜间间断性缺氧和日间嗜睡还可能影响老年人的认知功能,造成记忆力减退、反应迟钝、性格改变等,甚至可造成夜间猝死。

(三)昼夜睡眠节律障碍

昼夜睡眠节律障碍(circadian rhythm sleep disorders, CRSD)是指患者的昼夜节律与常规的昼夜节律明显不一致。老年人最常见的CRSD包括睡眠时相前移障碍和不规律的睡醒节律障碍。患者的睡眠开始和结束时间均比常规时间大幅提前,患者在刚入夜就感到困倦(典型时间为7~8pm)和清晨早醒(典型时间为3~4am)。年龄相关的昼夜生物节律变化、较少的日光暴露和活动减少可能是老年人CRSD患病率高的主要原因。治疗可采用光照治疗、褪黑素、镇静助眠药物调整夜间睡眠、训练睡眠节律,逐步养成良好的睡眠习惯。

(四)异态睡眠和睡眠相关运动障碍

异态睡眠(parasomnia)是指一类发生于入睡时、觉醒过程中或睡眠中以异常动作或情感体验为主要表现的睡眠障碍。睡眠相关运动障碍是指某一简单和固定的动作反复出现以致干扰了睡眠,它强调睡眠障碍或睡眠紊乱必须作为一种症状而出现。睡眠相关运动障碍包括①快动眼时相相关行为障碍(REM sleep behavior disorder, RSBD):其特征是睡眠分离,睡眠过程中间断出现肌张力不消失的现象,并出现与梦境相关的复杂运动为特征的发作性疾病,可导致患者受伤和/或睡眠障碍;②不宁腿综合征(restless legs syndrome, RLS):是一种与睡眠密切相关的神经系统疾病,常发生于下肢放松时,如睡前或舒适地坐着(看电视或看电影时),以下肢的感知觉障碍为特征,患者存在下肢不适感,如蚁行、电流、滴水、甚至痛感等,通过运动可以缓解,往往引起入睡困难,呈昼夜节律性变化;③周期性肢体运动障碍(periodic limb movement disorder, PLMD):是一种睡眠中部份肢体呈现周期性抽动的神经运动性障碍,以足踝部的快速背缩弯、脚的大趾外展、膝盖和髋骨同时内弯最为常见。因为夜间多次发生肢体运动破坏睡眠质量,患者表现为白天嗜睡。

(李颖 张蔷;岳冀蓉 刘谦 审阅)

参 考 文 献

[1] 张韶龙. 老年患者睡眠障碍相关因素及治疗 [J]. 世界睡眠医学杂志, 2018, 5（5）: 575-577.

[2] 胡思帆, 刘媛, 孙洪强. 老年人昼夜节律失调性睡眠-觉醒障碍研究进展 [J]. 世界睡眠医学杂志, 2017, 4（1）: 41-46.

[3] Tak-kwan Kong. HKGS Curriculum in Geriatric Medicine[M]. 2nd ed. Hong Kong: Hong Kong Academy of Medicine Press, 2017.

[4] Australian and New Zealand Society for Geriatric Medicine. Australian and New Zealand Society for Geriatric Medicine: Position Statement-Sleep in the older person[J]. Australas J Ageing, 2015, 34（3）: 203-212.

第二节　筛查评估和干预

睡眠障碍影响老年人的生活质量, 给家庭和社会带来巨大负担, 因此, 进行筛查和系统临床评估, 从而制订干预策略具有重要临床和社会意义。

一、筛查

1. 重视老年人睡眠障碍的主诉, 比如: 入睡困难、夜间容易醒、醒后不能重新入睡; 白天容易打盹、白天工作无法集中精力等。

2. 主动询问老年人的睡眠状况, 如"您存在睡眠问题吗?"。询问照护者"您认为老人有睡眠问题吗?"。

3. 进行睡眠状态初始调查问卷, 见表 3-5-1。如果初始调查问卷提示存在睡眠问题, 可进一步询问症状, 见表 3-5-2。

二、评估

老年睡眠障碍的评估方法主要包括临床评估、量表评估和客观评估。临床评估包括具体的睡眠情况、用药史及是否存在物质依赖情况, 进行体格检查、睡眠问卷调查和心理状态评估。量表评估推荐匹兹堡睡眠质量指数量表（Pittsburgh Sleep Quality Index, PSQI）, 门诊或社区医疗机构可用阿森斯失眠量表（athens insomnia scale, AIS）。多导睡眠图用于睡眠障碍的客观评估和鉴别诊断。

表 3-5-1　睡眠状态初始调查问卷

1. 您早上几点醒来?
2. 您晚上几点入睡?
3. 您是否存在入睡困难?
4. 您需要多长时间睡着?
5. 您每晚睡多长时间?
6. 您夜间要醒来几次? 每次醒来再次入睡是否困难?
7. 您白天是否会昏昏欲睡?
8. 同屋睡觉的人是否曾说过您睡觉时有打鼾、喘息或有呼吸暂停?
9. 同屋睡觉的人是否曾说过您睡觉时有踢腿、下肢划水等动作?
10. 您白天是否会打盹?
11. 您在白天是否经常不经意时就打盹?

表 3-5-2　睡眠状态进一步调查问卷

1. 您在休息或睡觉时总有双腿不舒服的感觉或者总是双腿来回摩擦吗?
2. 您是否经常起夜上厕所?
3. 您每日白天体力活动量有多少?
4. 您每天在户外呆多长时间?
5. 您每天服用什么药物? 这些药物都在什么时候服用? 服用这些药物有什么副作用?
6. 您每天白天和晚上分别服用多少咖啡因（包括咖啡、茶、可乐）和酒精?
7. 您是否经常感到悲伤或焦虑?
8. 您的记忆力是否有问题?
9. 您最近是否遭受了巨大的创伤?

（一）临床评估

1. 病史采集　包括睡眠障碍表现形式、作息规律、与睡眠相关的症状以及睡眠障碍对日间功能的影响。病史收集内容如下: ①通过系统回顾, 明确是否存在神经系统、心血管系统、呼吸系统、消化系统和内分泌系统等疾病, 排查是否存在其他类型的躯体疾病, 如皮肤瘙痒和慢性疼痛等; ②通过问诊了解患者是否存在焦虑、抑郁等精神心理疾病; ③询问用药情况以及有无物质依赖, 特别是抗抑郁药、中枢兴奋性药物、镇痛药、镇静药、类固醇以及酒精等精神活性物质滥用史; ④回顾过去 2~4 周内总体睡眠情况, 包括睡眠潜伏期、睡眠中觉醒次数、持续时间和总体睡眠时间。需注意询问上述参数, 应采用平均估计值作为诊断依据; ⑤如有可能, 在首次评估前最好由患者和家人协助完成为期 2 周的睡眠日记,记录每日上床时间，估计睡眠潜伏期、记录夜间睡眠觉醒次数以及每次睡眠觉醒的时间，记录总的卧床时间，计算睡眠效率（即实际睡眠时间 / 卧床时间×100%），记录夜间异常症状，日间精力与社会功能受影响的程度，午休情况，日间用药情况和自我体验。

2. **体格检查** 包括对老年人精神状态、敏感程度、身体协调性及对事物的认知能力等一般状态的评估，生命体征的评估，甲状腺、扁桃体和疼痛情况的评估，检查是否存在心力衰竭、肾衰竭、慢性阻塞性气道疾病等疾病的体征。

3. **环境评估** 良好的睡眠环境可以提高睡眠质量，包括安静、整洁、光线幽暗、空气清新、通风良好、温度与湿度适宜以及寝室家具舒适等。周围嘈杂、光线过亮等不良的睡眠环境会导致睡眠舒适感下降。

（二）量表评估

睡眠量表评估是进行睡眠障碍疾病筛查和评估的一种有效的手段，但并不能作为诊断工具。PSQI 是目前最常用的睡眠评估量表，由匹兹堡大学 Buysse 教授等于 1989 年编制，主要用于评定受试者最近 1 个月的睡眠质量。该量表的特点是将睡眠的质和量有机地结合在一起，同时整合了夜间与日间睡眠参数的评估，对睡眠的评估较全面、信效度较高；其不足之处在于评分规则复杂，评估较费时。

（三）客观评估

与健康人相比，睡眠障碍患者由于神经心理或认知行为方面的改变，对睡眠状况的自我评估容易出现偏差，必要时应用客观评估手段进行鉴别。多导睡眠图（polysomnography，PSG）是目前最详细、最准确记录睡眠状态的检测方式，主要用于睡眠障碍的评估和鉴别诊断。睡眠体动记录仪（actigraphy）通常戴在手腕、踝部或躯干以记录睡眠时身体运动情况，记录的数据可以通过软件处理，获得夜间睡眠参数。无 PSG 监测条件时，睡眠体动记录仪可以作为替代手段，评估患者夜间总睡眠时间和睡眠模式。

三、干预

睡眠障碍的总体治疗目标是改善睡眠质量和 / 或增加有效睡眠时间；恢复社会功能，提高生活质量；减少或消除与失眠相关的躯体疾病，降低与躯体疾病共病的风险；避免药物干预的不良效应。老年人最常见的睡眠障碍是失眠症，本节主要讨论失眠症的干预措施，包括药物治疗和非药物治疗。急性失眠患者宜早期应用药物治疗；亚急性或慢性失眠患者，无论是原发还是继发，在应用药物治疗的同时，应当辅以心理行为治疗。

（一）睡眠习惯指导

1. **进行睡眠卫生教育** 培养良好的睡眠习惯，坚持规律的就寝和起床时间；白天尽量不要午睡时间过长；醒来后 15～20min 离开卧室；只有在困倦的时候才去睡觉。

2. **保持运动和休息的平衡** 坚持每日进行适当锻炼，就寝前避免激烈运动。

3. **改善睡眠环境** 保持室内适宜的温度，新鲜的空气，有助于老年患者入睡。

4. **注意饮食** 睡前不可饱食，亦不可饥饿；就寝前 6h 不要饮用含咖啡因的饮料，不要吸烟和饮酒。

5. **避免情绪紧张和用脑过度。**

6. **维持适当的体重。**

（二）非药物治疗

1. **睡眠限制治疗** 该疗法采取系统的、可控的部分睡眠剥夺方式，旨在快速巩固睡眠，提高睡眠效率。睡眠限制疗法通过缩短在床上的清醒时间，以增加入睡的驱动力。推荐的睡眠限制疗法具体内容如下：①减少卧床时间以使其和实际睡眠时间相符，并且只有在 1 周的睡眠效率超过 85% 的情况下才可增加 15～20min 的卧床时间；②当睡眠效率低于 80% 时，则减少 15～20min 的卧床时间，睡眠效率在 80%～85% 之间，则保持卧床时间不变；③避免日间小睡，并且保持起床时间规律。

2. **松弛疗法** 应激、紧张和焦虑是诱发失眠的常见因素。放松治疗可以缓解上述因素带来的不良效应，因此是治疗失眠症最常用的非药物疗法。

3. **刺激控制疗法** 是一套改善睡眠环境与睡眠倾向（睡意）之间相互作用的行为干预措施，恢复卧床作为诱导睡眠信号的功能。使患者易于入睡。重建睡眠 - 觉醒生物节律。刺激控制疗法可作为独立的干预措施应用。

4. **认知行为治疗** 其本质是改善患者的信念系统，发挥老年患者的自我效能，促进自主神经活动朝着有利于睡眠的方向发展，从而改善睡眠障碍的症状。通常包括睡眠卫生教育、刺激控制治疗、睡眠限制、松弛治疗和认知治疗五部分，是失眠心理行为治疗的核心。这些方法可以单独或组合应用，从而纠正老年患者在睡眠认知上的错误，消除恐惧，改善睡眠问题。

5. **光照疗法** 存在睡眠-觉醒节律障碍的老年睡眠障碍患者，通过适当的定时暴露于光线中，可改变昼夜节律周期，提高睡眠质量。

（三）药物治疗

药物治疗的关键在于权衡风险与获益。老年患者选择药物时，需要结合症状针对性用药、关注既往的用药反应、从最低有效剂量开始、采用短期或间歇给药的方法、注意药物间的相互作用、药物的不良反应、患者的一般状态以及伴随的其他疾病。遵循治疗原则的同时，兼顾个体化给药。

1. **苯二氮䓬类药物** 是非选择性γ-氨基丁酸-受体复合物的激动剂，对中枢神经系统有直接的抑制作用，能缩短睡眠潜伏期、减少夜间觉醒次数和时间，增加总睡眠时间，同时也有抗焦虑、肌肉松弛和抗惊厥作用。该类药物起效迅速、安全、耐受性良好，是最常用的失眠治疗药物。半衰期较短的药物如三唑仑、奥沙西泮适用于入睡困难的患者，但该类药物治疗剂量范围窄，容易过量，严重可导致自杀倾向，只能短期应用。半衰期中等的药物如劳拉西泮、阿普唑仑。半衰期较长的药物如氟西泮、艾司唑仑，老年人

代谢效率低，反复使用容易蓄积过量，增加跌倒和骨折的风险。长期使用该类药物易产生药物依赖和日间遗留效应，导致日间嗜睡，破坏正常的睡眠结构，骤然停药易发生戒断综合征，并会影响老年人的认知功能。因此，老年人应用此类药物应使用最小有效剂量，短期应用。此外，需注意苯二氮䓬类药物可导致谵妄，对于谵妄高风险患者尽量避免应用此类药物，如果患者长期应用，骤然停药亦可诱发谵妄。苯二氮䓬类药物具有肌松作用，跌倒高风险患者慎用。常用药物艾司唑仑和劳拉西泮的特点及适用人群见表3-5-3。

2. **非苯二氮䓬类药物** 为选择性γ-氨基丁酸-受体复合物的激动剂。此类药物无抗焦虑、肌松和抗惊厥作用，不影响健康人的正常睡眠生理结构，甚至可以改善失眠症患者的睡眠生理，但长期应用也会发生药物依赖以及失眠等停药反应。代表药物有唑吡坦、佐匹克隆等，其特点及适用人群见表3-5-3。

3. **抗抑郁药** 部分抗抑郁药具有助眠镇静作用。此类药物用于治疗失眠，对认知功能影响小，而且与苯二氮䓬类药物相比，不易产生药物依赖。因此，适合失眠伴有认知功能障碍或抑郁焦虑的老年人。

4. **抗精神病药物** 多用于老年精神障碍的失眠者。使用时，应注意小剂量、短期应用，症状改善后逐渐减药至停药。

5. **褪黑素和褪黑素受体激动剂** 褪黑素可以参与睡眠-觉醒周期的调节，能缩短睡眠潜伏期，提高睡眠效率和增加总睡眠时间。可用于治疗入睡困难的失眠以及昼夜节律失调的睡眠障

表3-5-3 常用助眠药物的特点及选择

药物名称	达峰时间/h	半衰期/h	抗焦虑	肌松作用	记忆影响	依赖性	起始剂量/mg	适合人群
艾司唑仑	1～3	12～18	+	+	+	±	1	睡眠维持困难 早醒 伴焦虑
劳拉西泮	2	8～12	+	+	+	++	0.5	睡眠维持困难 早醒 伴焦虑
佐匹克隆	1.5～2	6	−	−	+	±	7.5	入睡困难 睡眠维持困难 早醒
唑吡坦	0.5～2	0.7～3.5	−	−	+	±	5	入睡困难

碍。褪黑素受体激动剂瑞美替昂已被美国 FDA 批准用于治疗睡眠障碍。

6. **中医中药治疗** 祖国中医学认为老年人睡眠障碍的常见原因是心肾不交，思虑伤脾，阴虚火旺等，可采用中药、理疗、针灸等方法调理阴阳，养心安神，调理睡眠。

老年睡眠障碍并不能用老化进程本身来解释，应重视老年人睡眠问题，从患者的主诉入手，掌握老年睡眠障碍的特点，辅以必要的量表评价及睡眠监测，针对睡眠障碍的不同原因进行鉴别诊断，彻底排查可治疗的基础疾病，采取综合性、副作用最小的治疗措施，从而达到缓解症状、保持正常睡眠结构、恢复社会功能，提高患者生活质量的目的。

（张蔷 李颖；岳冀蓉 刘谦 审阅）

参 考 文 献

[1] 于欣. 老年精神医学新进展 [M]. 北京：人民军医出版社，2011.

[2] 中华医学会神经病学分会睡眠障碍学组. 中国成人失眠诊断与治疗指南 [J]. 中华神经科杂志，2012，45（7）：534-540.

[3] 中华医学会呼吸病学分会睡眠呼吸障碍学组. 阻塞性睡眠呼吸暂停低通气综合征诊治指南（2011 年修订版）[J]. 中华结核和呼吸杂志，2012，35（14）：9-12.

[4] Kuriyama A, Tabata H. Suvorexant for the treatment of primary insomnia: a systematic review and meta-analysis[J]. Sleep Med Rev, 2017, 35（10）: 1-7.

[5] 李小鹰. 中华老年医学 [M]. 北京：人民卫生出版社，2016.

第六章 营养不良

第一节 营养不良概述

营养不良（malnutrition）是指营养物质摄入不足、过量或比例异常，与机体的营养需求不协调，从而对机体形态学和功能及临床结局造成不良影响的综合征，包括营养不足和营养过剩。营养过剩（overnutrition）表现为超重，进而肥胖，与多种慢性疾病发病相关，在青老年和中老年期较多见；在高龄老人和住院老年患者中，营养不良多属于营养不足（undernutrition），表现为能量-蛋白质缺乏（protein energy malnutrition，PEM）或微营养素缺乏。营养不良涉及摄入失衡、利用障碍、消耗增加三个环节。本节老年人营养不良主要讨论的是营养不足。

老年人在急性病期、恢复期和生命终末期的营养干预原则不同，因此积极筛查、评估、合理干预和有效管理十分必要。

营养不良是常见的老年综合征之一，与衰弱和功能减退、急性病恢复有密切关联，营养风险（nutrition risk）是指与营养因素相关的导致患者出现不利临床结局的风险。营养风险与营养不良风险的区别在于前者强调的是临床结局，只有改善临床结局才能使患者真正获益。老年科医生应该掌握营养支持治疗的意义，筛查-评估-诊断-干预流程，老年人在急性病期、恢复期和生命终末期的营养干预原则。

一、流行病学及其危害

2010 年 Kaiser 等对 12 个国家住院、社区和养老机构的 4 507 例平均年龄为 82 岁的老年人调查发现，22.8% 伴有营养不良，46.2% 存在营养不良风险。2012 年我国 14 个城市 30 家三甲医院的住院老年患者调查显示，营养不良风险者占 50.1%，营养不良占 15.1%。在北京市社区采用 MNA-SF 调查显示，941 例平均年龄 76±7 岁（≥85 岁占 12.3%）的老年居民中营养不良占 3.6%，营养不良风险占 43.3%。

营养不良与不良临床结局密切相关，可使住院日延长、急性疾病后恢复期延长、术后并发症增加、再入院率增加，感染、压疮、跌倒、骨质疏松风险及死亡率增高。营养不良会导致肌少症，进而衰弱，使独立生活能力下降。

二、风险因素

1. **衰老** 随着增龄，出现味觉及嗅觉功能障碍，控制食欲的激素、神经介质和饱腹中枢均发生变化，从而导致老年性厌食。

2. **非生理性原因** 可以归纳为"Meals On Wheels"，见表 3-6-1。

3. **急性疾病/住院相关因素** 不能监控膳食摄入和记录体重、代谢需求增加、医源性禁食、营养支持不足均可导致营养不良。

三、诊断标准

常用的营养状态评价指标包括：人体形态学测量学指标[如体质量指数（body mass index，BMI）、小腿围、上臂肌围、三头肌皮褶厚度]、去脂体重（fat free mass，FFM）以及脂肪量（fat mass，FM）、体重下降程度、厌食或食欲下降、摄食减少、生化指标（白蛋白、炎症因子等）。

2015 年，ESPEN《营养不良诊断标准的专家共识》提出营养不良的诊断标准：经过营养筛查（NRS-2002、MNA-SF 或 MUST 均可用）发现有营养不良风险的患者，满足下述 2 个条件中的 1 条，即可诊断为营养不良：

1. $BMI < 18.5 kg/m^2$。

2. **非意愿性体重下降** 与平时体重相比，在

表 3-6-1 营养不良的非生理性原因

项目	解释
M—medication effects	药物性因素(二甲双胍、SSRIs、NSAIDs、阿片、左旋多巴等)
E—emotion, depression	情绪因素,如抑郁
A—alcoholism	嗜酒
L—late life paranoia	晚年偏执
S—swallowing disorder	吞咽功能障碍
O—oral factors such as dentition, ulcers	口腔问题如牙齿问题、溃疡
N—no money	收入不足
W—wandering and other dementia behaviour	徘徊和其他痴呆相关行为
H—hyperthyroidism, hypothyroidism, hyperparathyroidism, hypoadrenalism	甲状腺功能亢进或减退,甲状旁腺功能亢进,肾上腺功能减退
E—enteric problem (malabsorption)	肠道疾病(吸收障碍)
E—eating problems (inability to feed self)	进食问题(不能自主进食)
L—low salt, low cholesterol diet	低盐低脂饮食
S—social problems	社会问题(社会隔离、营养知识缺乏、照护不足等)

任何时间内体重下降 > 10%;或在近 3 月内体重下降 > 5%,且符合以下 2 项中 1 项:

(1) BMI < 20kg/m^2(< 70 岁),或 < 22kg/m^2(≥70 岁);

(2) 去脂体重指数(fat free mass index, FFMI)< 15kg/m^2(女性),或 < 17kg/m^2(男性)。

(甘华田 黄晓丽;康琳 刘晓红 审阅)

第二节 营养筛查与评估

老年人的营养管理是一个连续的过程,需要多学科团队的共同协作。规范化的营养管理包括营养筛查与评估、营养干预、监测、院外随访等多个环节。

一、多学科团队及职责

1. **医生和护士** 识别和管理营养不良的多方面因素。

2. **口腔科医生** 口腔健康的评估和管理。

3. **营养师** 向患者、家属或照护者提供合适的饮食建议。

4. **康复师** 评估咀嚼功能、是否存在吞咽困难;提出喂养建议;与营养师共同制订饮食计划。

5. **社工** 提供经济方面的建议,协助老人解决社会隔离问题。

6. **社区支持工作者** 可提供饮食服务,协助监督营养摄入情况。

二、筛查对象

所有老年人,包括超重和肥胖者,无论其病因如何,均应常规进行营养筛查,明确是否存在营养不良或营养不良风险。所有预期生存期 > 3 个月的老年住院患者都应接受营养筛查。对于存在营养风险的老年人进行营养评估,包括程度、病因或诱因和可能的不良预后,对营养不良老年人进行个体化营养干预,有助于预防和避免不良预后。

三、筛查和评估

(一)筛查

营养筛查(nutritional screening)是用于发现患者是否存在营养不良或营养不良风险,以决定进一步进行全面营养评估的过程。

1. **快速简易筛查**

(1) 是否有非意愿性体重下降?与平时体重相比,6 个月内体重下降≥10% 或 3 个月内体重下降≥5%。

(2) 与平时进食相比,经口摄食量是否减少?

询问以上两个问题,符合其中任意一条,就需要使用简易营养评定法简表(mini-nutritional assessment short form, MNA-SF)进行营养不良筛查或使用营养风险筛查 2002(nutrition risk screening 2002, NRS2002)量表进行营养风险筛查。

2. **营养筛查** 简易营养评定法(mini-nutritional assessment, MNA)是在 20 世纪 90 年代初由 Vellas 等创立和发展起来的,是主要用于老年人营养状况评定的工具。MNA 共包括 18 个条目,前 6 个条目[饮食改变、体质量改变、应激、神经精神因素、运动能力及 BMI(若不能获得 BMI,可使用小腿围代替)]可作为营养不良筛查(MNA-SF)

（附表 10），这是目前指南推荐且使用最广泛的针对老年人营养不良的筛查工具。

NRS2002（附表 14）是由丹麦哥本哈根大学消化内科 Jens Kondrup 教授开发的营养筛查工具，是国际上第一个采用循证医学方法开发的营养筛查工具，2008 年被中华医学会肠外肠内营养指南推荐为住院患者营养风险筛查工具。NRS2002 包括三个部分，即营养状态评分、疾病严重程度评分及年龄评分。总分≥3 分提示有营养风险，有进一步制订营养支持计划或进行营养评定的指征。当营养状态评分单项≥3 分时，不仅可直接确认营养风险，同时可直接诊断营养不良，需进行营养支持。总分 <3 分，需要每周对患者进行评估；如果患者将进行大手术，则需要考虑预防性的营养干预计划。

（二）营养评估

营养评估由团队成员共同分析、评价临床信息，综合判断医疗和营养摄入史、消化吸收能力、体格检查、人体测量和体成分分析、生化指标、临床表现等营养相关问题，从而得出疾病相关的营养诊断。

通过营养筛查发现存在营养不良或营养不良风险的患者，需要进行全面综合的营养评估。包括：①膳食调查：了解患者饮食习惯、每日饮食摄入情况；②识别非生理性危险因素（表 3-6-1），评估疾病状态；③体格检查：除常规体格检查外，重点关注与营养缺乏相关体征；④人体测量和人体成分分析，既可评价营养状态，也能对干预效果进行监测，包括身高、体重、BMI、上臂围、小腿围、皮褶厚度等；人体成分分析可采用生物电阻抗法、双能 X 射线吸收法或磁共振法，包括瘦组织、脂肪组织、身体水分及其分布等指标；⑤实验室指标：血浆白蛋白、转铁蛋白、前白蛋白和视黄醇结合蛋白；当处于感染和炎症期时，建议同时检测 C- 反应蛋白（C-reactive protein，CRP）；⑥其他指标：如握力、躯体功能等，明确是否存在肌少症和衰弱（详见第三篇第一章和第二章）。

住院患者经筛查和评估后确认无营养支持指征者，需定期（一般为 1 周）再评估。再评估内容与营养评估一致，随后可根据患者病情决定再评估时间。

（黄晓丽　甘华田；刘谦　刘晓红　审阅）

第三节　营养干预与监测

一、营养干预总体原则

1. **制订营养干预计划**　基于营养筛查和评估的结果，结合患者的饮食摄入情况、体质量或 BMI，由多学科团队确定患者的营养目标，并制订个体化营养干预计划。要考虑到老年患者的身心、社会、伦理情况。

2. **选择营养途径**　能够经口进食者尽可能鼓励按照推荐摄入量摄取足量的营养物质；不能获得足够能量或已诊断营养不良的老人，考虑给予营养支持，首选肠内营养，不能耐受或较长期无法进行肠内营养时考虑肠外营养。

3. **开始营养支持的条件**　在接受营养支持前，若存在低血容量、电解质紊乱及酸碱失衡等状况，需要进行纠正，并对各器官功能进行调理，确保血流动力学基本稳定。

4. **末期患者的营养支持**　对于疾病终末期、不可逆的昏迷、重度痴呆患者、有生前预嘱或 DNR 患者，与患者法定代理人充分沟通后，可考虑终止营养支持。

二、营养干预指征

存在以下情况之一者应进行营养支持：

（1）预计 3～5 天不能经口进食或无法达到推荐目标量的 60% 以上。

（2）6 个月内体重丢失 >10% 或 3 个月内下降≥5%。

（3）BMI < 20kg/m^2（<70 岁患者），或 BMI < 22kg/m^2（≥70 岁老年患者）。

（4）已确定存在营养不良的指征或表现。

三、计算能量及营养素

1. **能量**　维持 20～30kcal/（kg·d），应激状态 30～40kcal/（kg·d），可根据其营养状态、体力活动量、疾病状态及耐受性进行个体化调整。总能量的 20%～30% 来自脂肪（同时限制饱和脂肪和反式脂肪酸的摄入量），45%～60% 来自碳水化合物，15%～20% 来自蛋白质。

2. **蛋白质**　健康老人推荐蛋白质摄入量为

1.2g/(kg•d)，根据其营养状态、体力活动量、疾病状态及耐受性进行个体化调整。患有慢性疾病、衰弱和进行透析的老人，蛋白质摄入量为1.5g/(kg•d)，有严重疾患、损伤或营养不良的老人则建议蛋白质摄入量最多可达2.0g/(kg•d)。无证据表明对轻～中度慢性肾病患者（肌酐清除率>30ml/min）需要限制蛋白质摄入量；重度慢性肾病患者非替代治疗期，摄入蛋白质的目标量在0.6～0.8g/(kg•d)。

3. 膳食纤维 肠内营养者的膳食纤维摄入量为25～30g/d。

4. 微量营养素 老年人患有胃肠道疾病时，往往伴随营养素生物利用度降低，如萎缩性胃炎伴随着维生素B_{12}、钙和铁的吸收障碍。在不明确是否有微量元素缺乏的情况下，应按照健康成年人标准补充，疾病应激或创伤时需增加供给量。

四、途径和方法

营养支持途径包括肠内营养（enteral nutrition，EN）、肠外营养（parenteral nutrition，PN）以及肠内联合肠外营养支持。肠内营养包括口服营养补充（oral nutritional supplements，ONS）和管饲（tube feeding，TF）。老年人首选的营养方式是EN。

肠内营养制剂：①匀浆膳，适用于胃肠功能正常者；②标准整蛋白配方，适用于胃肠道耐受并无严重代谢异常者；③疾病特殊营养配方，如氨基酸和短肽类制剂适合消化吸收功能障碍者，高能量密度配方适合需要限制总入液量者，还有肝病特异型配方、肾病特异型配方、高蛋白质高能量密度及添加膳食纤维配方等特殊营养配方。

1. 口服营养补充 可以在只靠进食不足以满足日常能量需求的时候作为补充。当患者进食量不足目标需要量的80%时，推荐使用ONS，应在两餐间使用，摄入量至少400kcal/d，蛋白至少30g/d。

2. 管饲 ①管饲适应证：有昏迷、吞咽障碍经口摄入不能或不足；经口摄入<目标量的50%～60%；②管饲的选择：通常短期肠内营养可使用鼻胃管；当预计EN时间超过4周或需长期置管进行营养支持，尤其需要入住长期照料机构，且预计寿命>3个月的老年患者推荐使用PEG/J；严重胃-食管反流、胃潴留或胃瘫者则考虑空肠喂养。接

受了腹部外科手术而需要进行肠内营养的老年患者，可在术中放置空肠造瘘管（jejunostomy tube）或鼻胃管；③注意事项：根据患者情况可选择分次注入（4～6次/d，每次250～400ml）、间歇重力滴注（每次输注30～60min）和连续滴注，对于连续滴注的速度，建议从10～20ml/h开始，根据肠道耐受情况逐渐增加。管饲时抬高患者头部30°～45°可以减少吸入性肺炎的发生率，输注结束后至少30min方可平卧；④并发症：患者不耐受鼻饲管、堵管、消化道不耐受（胃潴留、腹胀或腹泻）、误吸及消化道出血风险增加等，应做好相应预防工作，并经常进行评估。

3. 肠外营养 当患者肠道不耐受，或因各种原因不能进行EN（如消化道大出血、严重消化吸收障碍、顽固性呕吐、严重应激状态等），或EN不能达到目标量的60%时，可考虑PN。短期（1周内）PN可通过外周静脉输注，长期PN或需TPN支持时，则建议采用经外周中心静脉置管（peripherally inserted central catheter，PICC）或经皮穿刺中心静脉置管（central venous catheter，CVC）或输液港（port-cath）。

五、预防再喂养综合征

再喂养综合征（refeeding syndrome，RFS）是指机体在长期营养不良的情况下，重新摄入营养物质后，出现以电解质紊乱（低磷，低钾和低镁血症）、维生素缺乏和水钠潴留为特征的一系列症状，主要临床表现为心律失常、心力衰竭、休克、呼吸困难等，通常在喂养开始1周内发生，是临床营养治疗常见的并发症。

对已有严重营养不良者，尤其长期饥饿或禁食者（老年患者摄入不足1周即可出现RFS），应严格控制起始喂养目标量，逐渐增加营养素摄入（包括肠内和肠外途径）。对长期营养不良者，开始营养治疗前，检查电解质水平，及时纠正水电解质紊乱和补充多种维生素，营养支持应遵循先少后多、先慢后快、先盐后糖、逐步过渡的原则，1周后再逐渐达到能量目标量。

六、脱水患者的水化治疗

脱水（dehydration）是一种导致全身水分减少的复杂情况，主要包括失水性脱水和失盐性脱水

两种类型。脱水与老年人不良健康结局和死亡的高风险密切相关，也是导致患病和死亡的主要原因。脱水的老人应当进行充分的水化治疗。如果有导致脱水的潜在病因，如急性疾病或痴呆，则应优先考虑与补水相结合的干预计划。

（一）急性或突发性脱水

根据美国医学主任学会（American Medical Directors Association，AMDA）建议：每天给予1 500ml 液体的同时还要给予超过 3 天的液体处方，液体替代量的具体计算和实施方法见表 3-6-2。通过 3 天补水治疗后，患者的体重应当大约与基线体重相同。

表 3-6-2　液体替代的计算和实施方案

计算方法	基线体重（kg）- 目前体重（kg）= 不足液体量（L）	
实施方案		
天数	补充不足液体量的 %	同时每天维持液体量 /ml
1	50	1 500
2	25	1 500
3	25	1 500

补充不足液体量的 %＋同时每天维持液体量（ml）＝每天摄入总量（ml）

2018 ESPEN《老年患者临床营养和水化》指南还对治疗不同类型的脱水给出了不同的治疗建议：

（二）低摄入性脱水

1. 预防　所有老年人都存在低摄入性脱水的风险，应当鼓励他们摄入足够量的液体以保证充分水化。摄入液体的种类有多种，根据老年人喜好、液体和营养成分进行选择。

在适宜的环境温度和适度体力活动水平的条件下，建议老年女性每天至少应摄入 1.6L 液体，老年男性每天至少应摄入 2.0L 液体，或按照体重估测约 30ml/（kg·d）。在夏季高温或较大体力活动时，需要摄入更多液体。如果患者存在发热、腹泻、呕吐或严重出血，则需额外增加液体摄入量；而心功能衰竭或肾衰竭者则需要限制液体的摄入量。

2. 纠正　①脱水老年人一般状况较好时，鼓励选择喜欢的饮料来增加液体摄入量，既可以纠正液体不足也可以稀释升高的渗透压。定期再

评估水化状态直至脱水得到纠正，定期监测并提供良好的饮水支持；②脱水老年人一般状况较差时，给予皮下或静脉补液，同时鼓励口服补液；皮下补液是经皮下套管注入晶体液进入上肢或下肢皮下组织，特别适用于老年或衰弱患者的治疗；③当脱水严重，需要大量补液，或需要通过静脉给药或营养支持时，静脉注射是首选补液方法，但应充分权衡利弊；脱水老年人不能饮水时，要考虑给予静脉补液。

（三）容量不足

轻度、中度或重度容量不足的老年人应通过口服、鼻胃管、皮下或静脉注射的方式补充等渗液体，目的是纠正水和电解质的丢失。

除了经口饮水外，其他以任何方式给予水分或电解质溶液均被称为人工水化（artificial hydration）。人工水化可以通过静脉内（外周静脉或中央静脉）、皮下（也被称为皮下输液）、直肠（直肠滴注法）或肠内途径实现，常用于预防或治疗与脱水相关的临床问题。

人工营养和水化（artificial nutrition and hydration，ANH）常常用于病情严重的患者以达到提高生存率和生活质量的目的，包括预防误吸和压疮、提高患者舒适度、改善与营养不良相关的症状（如饥饿）和脱水相关的症状（如口渴、谵妄）。在生命的终末期，ANH 是很常见却又有争议的治疗措施，有证据表明，ANH 并不能改善终末期疾病患者的舒适度和提高其生存质量，因此是否使用 ANH 需综合考虑患者、家庭、社会、伦理及经济等诸多因素。

七、监测

营养干预方案强调个体化治疗，以获得最佳疗效，因此在营养支持过程中应随时监测，定期再评估，以监测是否达到治疗目标，调整治疗方案。

监测指标：①临床症状和体征，包括生命体征、胃肠道耐受性等；②营养参数，包括能量是否达标，体质量、BMI 等的变化，生化指标如前白蛋白、白蛋白等的变化；③实验室安全性指标，常规监测肝肾功能、电解质、血糖、血脂（尤其 PN 时）；心肺功能障碍者还需要严密监测液体平衡，防止加重心脏负荷。有神经系统疾病者需要评估吞咽功能；④并发症监测，EN 的常见并发症包括胃肠

道并发症如恶心、呕吐、腹胀、腹泻、便秘等；机械性并发症如喂养管异位、堵塞、脱出等；感染性并发症如误吸和吸入性肺炎、喂养管周围瘘或感染等；代谢性并发症如电解质紊乱、血糖异常；精神心理并发症。PN 的并发症包括机械性并发症如气胸、血胸、血管损伤、胸导管损伤等；代谢性并发症如糖脂代谢异常、电解质失衡等；导管相关性感染等为主的感染性并发症。

八、老年人营养管理流程

2018 ESPEN《老年患者临床营养和水化》指南推荐的老年人营养管理流程见图 3-6-1。2015 中华医学会老年医学分会《老年医学（病）科临床营养管理指导意见》管理流程见图 3-6-2。

九、随访

院外营养干预期每 2～4 周随访 1 次。院外营养干预结束后，每 3 个月随访 1 次。

（一）院外营养干预期的管理

1. 患者自我营养管理 记录每天摄入食物的种类和量、每天管饲或 ONS 的途径和摄入量；选择晨起排空大小便后进行体重监测，每周测 1 次。

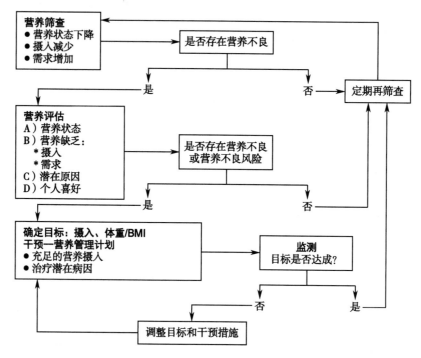

图 3-6-1 老年人营养管理流程（2018 ESPEN 专家共识，Volkert 等修订）

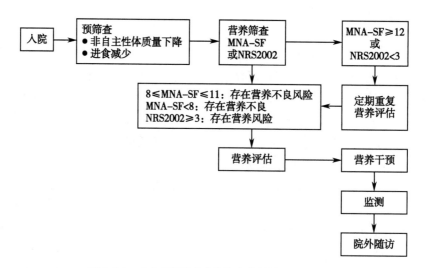

图 3-6-2 老年医学（病）科临床营养管理操作流程

2. 管饲注意事项 患者管饲及管饲后的体位；管饲管道的选择；妥善固定管道，保持管道通畅，保持造瘘口周围皮肤清洁干燥；营养液配制等。

（二）院外非营养干预期的管理

患者自我营养管理，包括记录每天摄入食物的种类和量，每天同一时间记录体重变化。

（黄晓丽 甘华田；马丽娜 刘晓红 审阅）

参 考 文 献

[1] Volkert D，Beck AM，Cederholm T，et al. ESPEN guideline on clinical nutrition and hydration in geriatrics[J]. Clin Nutr，2019，38（1）：10-47.

[2] Cederholm T，Barazzoni R，Austin P，et al. ESPEN guidelines on definitions and terminology of clinical nutrition[J]. Clin Nutr，2017，36（1）：49-64.

[3] 曾平，朱鸣雷，刘晓红，等. 通过老年综合评估分析北京市社区老年人的营养状况 [J]. 中华老年多器官疾病杂志，2016，15（8）：579-582.

[4] Miller HJ. Dehydration in the older adult[J]. J of Geronto Nurs，2015，41（9）：8-13.

[5] 中华医学会肠外肠内营养学分会老年营养支持学组. 老年患者肠外肠内营养支持中国专家共识 [J]. 中华老年医学杂志，2013，32（9）：913-929.

[6] 中华医学会老年医学分会. 老年医学（病）科临床营养管理指导意见 [J]. 中华老年医学杂志，2015，34（12）：1388-1395.

第七章 多重用药

第一节 多重用药

老年人常同时患有多种慢性疾病,往往需要联合应用多种药品,在社会老龄化加剧、老年人保健意识和自我药疗意识不断深化,老年人的健康福利越来越得到政府、社会组织、个人和家庭重视的大背景下,多重用药的情况不可避免而且非常普遍,已成为常见的老年问题之一。

一、定义

1. 多重用药(polypharmacy) 指同时使用多种药品(也包括非处方药物、中药和保健品),目前一般认为大于或等于5种药品时即为多重用药。

2. 潜在不适当用药(potentially inappropriate medication,PIM) 指使用此类药物的潜在不良风险可能超过预期获益,是一类高风险药物。

3. 药品不良反应(adverse drug reaction,ADR) 指在按规定剂量正常应用药品过程中产生的有害而非所期望的、与药品应用有因果关系的反应。包括副作用、变态反应、毒性反应、药物的"三致"(致畸、致癌、致突变)、菌群失调和药物依赖性等。

多重用药增加了药品不良反应的风险,是老年人不适当用药的主要原因之一,但不完全等同于不适当用药。

二、发生率

老年患者多重用药的问题普遍存在。

1. 国外发生率 Kaufman随机抽样1998—1999年美国2590例门诊老年人,发现65岁以上的女性用药率最高,处方药数量≥5种占57%,用药超过10种达12%。欧洲调研了2707例平均年龄82.2岁的患者,发现每天用药超过6种的达

到51%。韩国服用6种及以上药物的老年人达86.4%。

2. 国内发生率 我国老年人也是多病共存,平均患有6种疾病,治疗中常多药合用,平均9.1种,多者达36种;与国外不同的是还合用与其他药物相互作用风险未知的中成药,50%的老年人同时服用3种药物,25%服用4~6种药物。复旦大学附属华东医院调查60岁以上的426例内科老年住院患者,平均年龄74.8岁,用药1~4种的占25.0%、5~9种占43.2%、多于10种的占31.8%,同时使用中药的患者为38.6%,平均用药数量8种,75.1%的用药≥5种,最高达23种。

三、原因

1. 疾病累及多系统 一项三级医院老年住院患者疾病谱研究表明,60岁及以上老年患者占患者总数的39.8%,每位患者疾病种数为1~11种不等,平均4.41种。全部诊断累积系统共18类,前7类疾病依次为循环系统疾病,内分泌、营养和代谢疾病,消化系统疾病,呼吸系统疾病,泌尿生殖系统疾病,肿瘤和神经系统疾病,累积构成比为83.4%。

2. 处方瀑布 患者因最初状况前往医院诊治,用药后出现新的症状,医患双方均没有认识到可能是所用治疗药带来的问题,而就诊于新的专科、开具新的药品进行治疗,即用一种药品治疗另一种药品引起的不良反应,结果形成处方瀑布,导致多重用药。如因头痛开具NSAIDs,导致血压升高后又加用降压药。

3. 医方原因 现代医学的发展,使临床专科诊疗分化越来越细,专科医生各有所长,专病诊治模式下更强调的是单病种诊治,处方医生多而不连续,可能出现多重用药。另外医患沟通不畅,患者教育不足,导致患者不了解用药疗程,长期

使用对症药物。

4. 患方自主因素 老年人轻信广告、迷信药疗、常自行购药，包括非处方药、广告药品、他人经验用药或推荐药品、保健品和中草药、民俗疗法用品等，而引发多重用药。调查数据显示，50岁以上的老年人草药或补益品的使用率达到28%～39%，如使用华法林抗凝治疗的患者往往习惯性补充补益药调节机体功能，合并银杏叶、丹参或人参等会增加出血风险。来自社区的用药调查表明，约九成老年人使用至少1种OTC药品，半数使用2～4种OTC药品，其中止痛药、缓解感冒症状药及维生素或营养补充剂为最常用的OTC药品。

5. 中西药合用 中药与西药之间可能存在相互作用，一种药物作用的大小、持续时间甚至性质受到另一药物的影响而发生明显改变。如芪苈强心胶囊主要成分为黄芪、人参、附子，可益气温阳、活血通络，利水消肿，用于冠心病、高血压病所致轻中度充血性心力衰竭。但研究发现，慢性心力衰竭患者当与地高辛联合治疗时，其临床疗效和NT-pro BNP水平均明显高于单用地高辛的对照组，地高辛的血药浓度也明显升高，说明芪苈强心胶囊可增加地高辛疗效，并增加地高辛的血药浓度，甚至达到中毒浓度。对中西药联用的影响有待进一步观察研究。

6. 信息系统不畅 尽管医改提倡分级诊疗，慢病走向社区，但综合医院与社区卫生服务中心独立使用各自医院的信息系统，全部医疗信息尚无法实施导通，目前也仅是医保对患者的开药时限有所限制，其分割现状，使患者用药不能全程监管，同一类别不同品名的药品存在重复开药的潜在风险。

四、负面结果

1. 药品不良反应发生率增高 国外研究报告，联合用药的种数与ADR的发生呈明显的正相关，合并用药5种以下，ADR的发生率为4.2%；6～10种为7.4%，11～15种为24.0%，16～20种为40.0%，20种以上为45.0%。老年住院患者的用药情况及不良反应调查发现，应用5种以下药物、6～9种药物及10种以上药物ADR的发生率分别为7.32%、10.78%和22.12%。

2. 相互作用增多 多药联合治疗会影响药效，可能导致疗效相加、协同或拮抗，不良的药物-药物相互作用增加ADR的发生率。随处方药数量的增加，潜在的、有临床意义的不良相互作用（adverse drug-drug interaction，ADI）发生率也随之增加。有报道用药超过5种的潜在药物相互作用发生率达54%，若同时服用8种，则增至100%。降压药联合镇静催眠药、利尿药会增加跌倒和骨折风险，服用2种以上中枢神经系统药品时跌倒风险增加2.37倍。我国40%的卧床老年人处于潜在ADI危险中，其中27%处于严重危险状态。因此，应关注老年人多药联合治疗时药物相互作用带来的严重不良反应，包括：消化道或颅内出血、低血糖昏迷、高血压危象、严重低血压、心律失常、呼吸肌麻痹、骨骼肌溶解、严重肝损害等。

3. 降低用药依从性 多科处方、多重用药、药品不易吞咽或吸入不便等造成用药方案复杂，会降低用药依从性。美国社区药房调查发现30%～55%的高血压患者未按方案进行治疗，10%的住院患者和23%的护理院患者缺乏用药依从性，结果导致停药、治疗失败甚至再入院等。中国香港研究表明，老年患者不依从用药率为37%。另一项研究提示33.2%的老年患者既往用药依从性差，7.6%的患者由于依从性差发生不良反应而在急诊治疗。

4. 经济负担加重 多重用药、药品费用高及不良反应的出现可能会增加医疗花费，使医保负担加重、自付比例及社会医疗资源消耗增加，甚至可能引发一系列社会问题。

五、管理

老年患者应定期进行药物重整（medication reconciliation）。首先暂停无适应证的药品，医生要清晰地认识到老年人的共病特点，针对具体问题进行个体化用药综合评估是解决用药相关问题（drug-related problems）的有效措施；通过与患者具体接触、仔细问诊，在了解原发病的基础上缜密决策，医药团队共同调整用药方案，以提高用药顺应性，随访监测并定期评估是解决老年人多重用药的必要手段。老年人多重用药的风险管理原则是医生、药师、患者及其家属均应提高安全用药的认识，最大限度地减少多药联合治疗给患者带来的药源性损害。

具体方法包括：

1. 老年综合评估 CGA 有利于评估管理多重用药，为老年患者制订科学、合理和有效的预防、保健、治疗、康复计划，全面的慢病诊治和管控可避免老年患者辗转多个专科就诊，方便患者，节省医疗资源，同时也可避免漏治、治疗不足或过度，保证老年患者得到全面和连续的慢病管理。

2. 药物重整 每位患者都有不同的特点，原则上老年人用药强调个体化。慎重选择最有效的品种，尽量减少品种数，从小剂量开始，在注意药效的同时更要观察不良反应，避免发生药源性疾病（drug induced diseases，DID）。药物重整相关内容详见第三篇第七章第二节。

3. 制定老年人潜在不适当用药目录 AGS 制定的 Beers 标准已被多国广泛应用，在识别老年人不适当用药、降低不合理用药和治疗费用等方面发挥了积极作用。加拿大、日本、法国、奥地利、德国、韩国和挪威分别于 1997 年至 2011 年发布了各国的老年人潜在不适当用药目录。2015 年首都医科大学宣武医院联合解放军总医院、北京医院在参考美加等 8 国不适当用药目录的基础上，结合中国疾病构成、上市药品、老年人不良反应高发药品类别等制定发布了《中国老年人潜在不适当用药目录》，包含 13 类 72 种药品，为临床医生和大众提供用药风险提示。

4. 采取小剂量给药原则 一般治疗从小剂量开始，根据疗效和耐受程度调整。目前药品说明书的剂量并不完全适合老年人，一般可从成人剂量的 1/2 开始，结合年龄、健康状态、体重、肝肾功能、临床情况等具体调整，能用较小剂量达到治疗目的，就不必使用大剂量。从小剂量开始可能避免发生不良反应，但另一方面也可能不能及时获得预期疗效，因此需要根据疗效和耐受程度权衡利弊，严密观察，及时调整。

5. 根据肾功能调整给药方案 肾功能直接影响药效和毒性，肾功能不全者常伴低蛋白血症，与蛋白结合的药物减少，而游离的、有活性的药物会相应增加。肾脏的滤过功能与用药剂量关系密切，通过测定肌酐清除率将肾功能损害程度分为轻度、中度和重度，然后利用 Cockcroft-Gault 公式计算来调整用药量，或延长用药间隔时间，但要使药物浓度达到治疗所需。

6. 细致观察用药反应 注意鉴别与疾病本身相混淆的药物所致不良反应症状群。注意识别到底是药品不良反应、还是药物间相互作用所致、还是某一药品使用过量引起的问题。更换／新增另一种药前，尝试将已用药品加至治疗剂量。出现新发症状时，应先排除药物因素，而不是马上加用新药对症治疗，避免形成"处方瀑布"。

7. 多学科团队参与 鼓励药师参与临床查房、会诊和药物治疗工作。药师在充分知晓患者病情的前提下，优先选择同类药中适宜的、相互作用少的药品；尽量减少用药的数量，能单药治疗的不联合用药；认真审核处方或医嘱，参与药物治疗方案的制订，识别潜在的用药风险或错误，根据药品的特点和时辰药理学原理，选择适宜的服药时间、给药间隔；监测疗效与安全性，减少老年患者的药源性损害；做好患者用药教育，提高用药依从性，实现医生的治疗目的，形成医生和药师在为用药安全共同负责的理念基础上各司其职的工作模式。

8. 健康宣教 通过在门诊开设药物咨询室，使药师与患者及其家属面对面交流，发放小册子或宣传页，进行 APP 推送、网上及电话咨询，提供辅助设备和药盒，进行合理用药讲座，以多种形式宣传老年人正确的用药方式、简化治疗方案的意义，力求使给药方案简单易懂，使老年患者在理解、可操作的基础上执行。鼓励老年患者按时随诊，知晓自己的健康状况，一旦出现相关不良事件，及时报告，有条件者设立个人专用药物记录本以记录用药情况及不良反应／事件。针对老年人由于记忆力减退，容易漏服、多服、误服药物，以致难以获得疗效或加重病情的情况，教育家属协助检查老年患者用药情况，做到按时按规定剂量服药，避免随意自我药疗，更不宜凭自己的经验自作主张随便联合用药，同时教育老年患者不能轻信广告的宣传自行用药，不能滥用所谓的秘方及滋补品，以最大限度减少药物不良反应和药源性疾病，提高老年人的生活质量。老年患者的依从性须持续不间断地强化，因此做好出院后的跟踪、随访工作尤其重要。

综上，多重用药关乎用药安全，而用药安全

问题不仅是医药学科的问题，更是社会问题。老年人作为用药最频繁、最复杂的群体，其用药安全问题理应受到医药界乃至全社会的高度关注和重视，只有经过社会各界的共同努力，才能提高防范用药风险的能力，我们可以从药物重整开始管理多重用药。2018 年 10 月 14 日，中国老年保健医学研究会老年内分泌与代谢疾病分会携手中国毒理学会临床毒理专业委员会发布了我国第一个与多重用药安全管理相关的重要文件《中国老年人多重用药安全管理专家共识》。管理好多重用药，将有利于合理地配置卫生资源，降低药源性疾病的发病率，提高老年人的生活质量。

（梅丹；岳冀蓉 审阅）

参 考 文 献

[1] Fulton MM, Allen ER. Polypharmacy in the elderly: a literature review[J]. J Am Acad Nurse Pract, 2005, 17(4): 123-132.

[2] Marie AC, Terry LS, Barbara GW, et al. Pharmacotherapy principles&practice[M]. 2nd ed. USA: McGraw-Hill, 2010.

[3] 中国老年保健医学研究会老年内分泌与代谢病分会, 中国毒理学会临床毒理专业委员会. 老年人多重用药安全管理专家共识[J]. 中国糖尿病杂志, 2018, 26(9): 705-717.

[4] 闫妍, 王育琴, 沈芊, 等. 中国老人潜在不适当用药目录的研制[J]. 药物不良反应杂志, 2015, 17(2): 19-21.

第二节 药 物 重 整

药物重整（medication reconciliation，Med Rec）是目前西方国家在医疗保健领域正在逐步完善和规范化的一项工作，是比较患者目前正在应用的所有药物方案与药物医嘱是否一致的过程。在患者药物治疗的每一个阶段（入院、转科或出院时），通过与患者沟通或复核，了解在医疗交接前后的整体用药情况是否一致，与医疗团队一起对不适当的用药进行调整，并做详细全面的记录。其目的是避免药物治疗偏差，如漏服药物、重复用药、剂量错误和药物相互作用，以预防医疗过程中的药物不良事件，保证患者用药安全。不同

地区开展药物重整工作的人员及具体内容并不统一，目前在中国药物重整尚未形成分工明确、常态化的强制性工作。美国药物重整工作主要由药师完成，meta 分析显示，药师进行药物重整能够显著降低因药物不良事件就诊、急诊就诊及再入院发生率。老年患者用药复杂，建议用药重整工作由有经验的药师完成。

药物重整的主要流程包括：收集用药清单；整理医嘱用药，发现不适当用药，与团队成员讨论并调整治疗药物，形成新的用药清单；新的用药清单交予患者，告知在转诊过程中携带。

一、收集用药清单

老年人共病及多重用药普遍，多专科就诊，独居，认知功能下降等多方面因素使完整收集准确用药清单的难度增加。药师可通过与患者或家属面谈，电话询问负责患者用药的家属或照护者，查阅患者既往病历及处方信息等多方面途径获取用药信息。老年患者因一种疾病就诊，叙述用药情况时也会围绕特定疾病，若不进行引导很可能遗漏其他系统疾病用药。药师可根据患者主诉情况结合常见老年综合征发散性提问，如是否需要药物辅助入眠、是否存在便秘且需要通便药物等。这样既可以不遗漏用药列表，又可以发现一些亟待解决的老年问题。如有可能，应让患者每次就诊时携带目前正在服用的所有药物或药物清单。

除了询问目前正在使用的药物（包括处方药、非处方药、中成药/中草药、营养补充剂、保健品等），还应关注和记录近 6 个月内停用的与疾病密切相关的药物。建立药物重整记录表，见表 3-7-1，记录内容包括药物名称、剂型和规格、用法用量、用药起始时间、停药原因等。

二、处方核对及重整

根据收集的用药清单，对比患者正在使用的药物与医嘱用药的差异，若出现不一致或用药不恰当，需与医师沟通分析原因，必要时与患者沟通，与医疗团队一起重新调整药物，并对诊疗过程中药物的调整进行记录。有研究显示，48%～87% 的急诊患者至少存在一个药疗偏差，22%～54% 的入院患者存在药疗偏差，约有 41% 的出院

表 3-7-1　药物重整记录表

姓名		出生日期		性别		联系方式	
ID 号		入院 / 就诊时间			出院 / 转科时间		
主要诊断							

过敏史：(食物、药物等过敏史,包括过敏表现)

药物列表：

信息来源：□患者　□家属　□自带药物　□护理人员　□医生　□转诊单　□病历卡　□其他_____

药物名称 (通用名)	用法用量	用药原因	开始时间	停止时间	备注(重整原因)	是否继续服用 (Y/N)

药物通常由何人给予
　　　　　□患者本人　　　　□家属　　　　□护理人员　　　　□其他_____

用药相关问题

患者至少存在一个无意识的药疗偏差,门诊患者中药疗偏差的发生率在 22%～82%。超过 50% 的患者在家庭中服用的药物与入院后医务人员所给出的医嘱清单不一致,导致药疗偏差的主要原因是入院时患者用药史的采集不完全,或社区医师与医院医务人员之间药物治疗信息沟通和传递不完整。

药物重整应重点关注以下内容：

1. 核查用药适应证及是否存在重复用药问题　老年人多专科就诊,且市售药品种类繁杂,同种药品众多生产厂家,并冠以不同的商品名,应注意药品通用名,减少不必要的重复用药。

2. 核查用法用量是否正确　除了核查常规用法用量是否正确外,还应关注特殊剂型 / 装置药物。必须仔细核对一品多规药品的给药剂量是否正确,如左甲状腺素钠、华法林等,一定获取患者所服用药品的规格信息,否则容易由于剂量变化较大导致不良事件发生。小剂量给药及管饲给药在老年人群中普遍存在,一些特殊剂型药物(如缓 / 控释片剂、缓释胶囊、肠溶片剂 / 胶囊等)不可掰开或管饲给药,否则可能导致药效降低或发生不良反应。

3. 核查是否存在不适当用药　目前国际上对于老年人合理药物处方并无统一的标准,但可以使用一些标准进行不适当用药的评估。临床上常用的标准有 AGS 的 Beers 标准、欧洲的 STOPP/START 标准,中国老年人潜在不适当用药目录及疾病状态下潜在不适当用药初级判断标准的研制工作也已经完成。这些标准分别具有各自的优势及局限性：Beers 标准的更新频率较快,最新版为 2019 版；STOPP/START 标准独有提醒医师正确治疗的内容。考虑到各标准存在一定的局限性和差异,互补性的使用可以达到合理处方的目标。在临床实际工作中,一定要结合国内情况,需考虑药物的可获得性、经济性等多方面因素,在参考处方标准的同时加入对患者的个体化分析。

4. 关注需要根据肝肾功能调整剂量的药物 老年人由于生理及病理因素导致肝肾功能不同程度下降,使用药物时需要根据肝肾功能调整剂量。评价肾功能时一定计算肌酐清除率,很多肌酐正常的高龄、瘦弱老年人的肌酐清除率已经呈现明显下降。老年人罹患急性病时肝肾功能可能发生急剧变化,因此应监测肝肾功能,及时调整药物剂量。

5. 关注有临床意义的药物相互作用 老年人用药种类多,易发生药物相互作用。发现用药清单中有肝药酶抑制剂(如克拉霉素、胺碘酮、氟康唑等)或诱导剂(如利福平、苯妥英钠等)时,应警惕由于相互作用导致的严重不良事件。对于常见的易发生不良相互作用的药物组合应有一定敏感性,如他汀类与克拉霉素,胺碘酮与华法林等。

6. 评估新出现的症状是否与药物相关 尽量避免使用一种药物去治疗另一种药物导致的不良反应,从而出现处方瀑布。老年人的很多症状均不典型,且一种症状可能由多种因素引起,呈现多元性,医生能够做到的是纠正可逆因素。如头晕是老年人常见的症状,颈动脉狭窄、前庭功能异常、直立性低血压均可能导致头晕,在进行药物核查过程中发现患者药物中有 α 受体拮抗剂,对其进行调整后可减少直立性低血压发生率,从而部分缓解头晕的症状。药物是所有因素中最容易干预的因素,调整治疗方案后能够一定程度上改善患者的症状。

7. 关注对症治疗药物 为老年患者处方对症治疗药物后,应定期观察效果及是否发生不良反应。对症效果不佳时应及时调整治疗方案,避免对症治疗药物长期使用,否则可能增加不良反应风险。如长期使用 PPIs 增加艰难梭状杆菌感染、骨量减少及骨折风险。PPI 类药物会影响维生素 B_{12} 的吸收,老年人摄入量减少及合并其他药物,可能造成维生素 B_{12} 缺乏,严重者引起贫血。

8. 警惕药物对检查的影响 核查拟行特殊检查或医疗操作前,是否需要临时停用某些药物,检查或操作结束后,需评估是否加回药物。尤其在老年人需要转科手术治疗或其他有创操作前,需暂停抗血小板或抗凝药物,操作结束后需告知患者何时加回,即使评估患者情况短期内不宜加回,也应告知患者定期随访评估心脑血管疾病情况。

9. 末期患者用药管理 针对预期生存期有限的患者,如何进行药物重整确实具有巨大挑战性,药物治疗需综合考虑多方面因素,包括:患者预期生存期、达到药物获益的时间、患者及家属的治疗目标和药物的治疗目标。一方面应更加谨慎加用新的药物,另一方面应考虑重整慢病治疗药物,适时减药。加用药物主要针对影响生命质量的不适症状或老年问题 / 综合征,治疗目标为改善症状,需同时考虑药物的疗效、起效时间、不良反应、相互作用等多方面的因素。末期患者大多存在衰弱、内环境紊乱等多种问题,新加用药物的不良反应可能会表现得非常不典型,容易成为导致病情恶化的干扰因素。重整慢病用药更为困难,尤其是心脑血管疾病二级预防用药,如抗血小板药、他汀类等。很多药物是在发生不良反应或是临终前几天患者无法经口给药的情况下才被迫停用的,这时是否是最佳时机,患者是否能从最终的治疗中获益,都有待于进一步研究。

三、分享完整用药清单

无缝隙的转诊需要密切的合作、准确的移交过程和信息。当转院或出院时,为患者提供详细、准确的用药信息十分必要,应将完整的用药清单转交给患者的下一个医疗团队,包括被停用的药物。

在老年人出院回家或转入其他医疗机构前,需再次核对目前用药,为确保用药的准确性及连续性,需从患者教育及医务人员密切衔接两方面着手。①告知患者哪些是需要长期使用的慢病管控用药,哪些是短期使用的对症治疗药物,用药期间需监测"红旗症状",避免严重不良事件发生;本次治疗过程中药物的调整需记录在药物重整表中,使转诊医疗机构的医务人员能够知晓调整原因;②若患者需要继续使用静脉药物或其他有明确疗程的药物,一定告知患者用药疗程,并在药物重整表中进行记录,确保转诊医疗机构的医务人员及时调整治疗方案;③根据患者目前病情,不能服用的药物,需通过药物重整表告知患者及医务人员,避免短期内再次处方;④告知患者及医务人员定期检查的项目和随诊时间,确保能够及时评估用药的安全性及有效性。

药物重整应贯穿老年人慢病管控的整个过程,尤其是在医疗团队发生改变时(入院、转科或出院)必须进行药物重整,因为在医疗团队交接过程中最容易发生用药差错。

对于慢病控制稳定的社区老年居民,建议半年或1年进行一次药物重整。老年患者因病情变化门诊就诊或入院检查也是进行药物重整的重要时机。针对末期患者,药物重整间隔时间应缩短,建议出院后3天内电话随访,2周医师复诊,2个月医师与药师共同复核用药情况,及时发现药物不良反应,评估药物疗效,适时减药。

(闫雪莲;岳冀蓉　审阅)

参 考 文 献

[1] The Joint Commission. Medication reconciliation National Patient Safety Goal to be reviewed, refined[EB/OL]. (2012-06-30)[2018-10-16]. http://www.jointcommission. org/PatientSafety/NationalPatientSafetyGoals/npsg8_ review.htm.

[2] Mekonnen AB, McLachlan AJ, Brien JA. Effectiveness of pharmacist-led medication reconciliation programmes on clinical outcomes at hospital transitions: a systematic review and meta-analysis[J]. BMJ Open, 2016, 6(2): e010003.

[3] The 2019 American Geriatrics Society Beers Criteria® Update Expert Panel. American Geriatrics Society 2019 Updated AGS Beers Criteria® for Potentially Inappro-priate Medication Use in Older Adults[J]. J Am Geriatr Soc, 2019, 67(4): 674-694.

[4] O'Mahony D, O'Sullivan D, Byrne S, et al. STOPP/ START criteria for potentially inappropriate prescribing in older people: version 2[J]. Age Ageing, 2015, 44(2): 213-218.

[5] 张晓兰,王育琴,闫妍,等. 中国老年人疾病状态下潜在不适当用药初级判断标准的研制 [J]. 药物不良反应杂志, 2014, 16(2): 79-85.

[6] 闫妍,王育琴,沈芊,等. 中国老年人潜在不适当用药目录的研制 [J]. 药物不良反应杂志, 2015, 17(1): 19-26.

第八章 感官功能障碍

第一节 视 力 损 伤

当衰老和疾病引起视力下降至影响日常生活和工作的程度，则称为视力损伤（visual impairment，VI）。CGA 中包含视力筛查，近期 WHO 颁布的针对社区衰弱老年人整合照护指南（integrated care for older people，ICOPE）中，筛查亦包括视力，老年科医生应掌握视力损伤的早期识别、筛查和及时转诊。

一、概念

1. **视力损伤** 包括低视力和盲。低视力是指双眼中相对好的眼最佳矫正视力≤0.3（国际通用视力表）。双眼中相对好眼的最佳矫正视力＜0.05（国际通用视力表）或残存的中心视野半径≤10°，称为盲（blindness）。

2. **增龄性视觉改变** 增龄相关的视觉功能降低主要与眼结构及功能改变有关。表现为瞳孔直径较非老年小（瞳孔开大肌纤维增厚），光照下更明显；晶状体老化使进入视网膜的光减少；对紫光线的感知减弱及视力调节功能减退；对参照物的区分能力、辨色、暗适应功能下降及有效视野的缩小。

3. **老视** 由于增龄所致的眼生理功能下降称为老视（presbyopia）。表现为眼近距离工作的调节能力不足，近距离视力下降，而远距离视力尚好，常有眼疲劳。其发病机制是随着增龄，晶状体硬化、弹性减弱、睫状肌功能下降，导致调节能力下降。可酌情验配老视单光眼镜（老花镜）、双光眼镜、渐进多焦点眼镜矫正，间隔 1～2 年重复验光，必要时换配眼镜。

二、流行病学及其危害

视力损伤是全球性的健康问题，约有 1.91 亿人存在中重度视力损伤，特别是在发展中国家，我国视力损伤约占全球的 1/4，≥65 岁老年人视力损伤的患病率明显升高，我国约为 8.8%。来自美国的数据提示，即使部分老年人佩戴眼镜或接受过白内障手术，仍有 15%～20% 存在视力问题，≥80 岁老年人群白内障患病率约为 50%，≥60 岁人群黄斑变性的患病率约为 13%。屈光不正和白内障是老年人视力损伤的最常见原因，其早期可出现症状，因此推荐在初级保健中进行筛查。此外，老年性黄斑变性、青光眼、糖尿病视网膜病变也是视力损伤的常见原因，需要引起关注。

视力损伤是常见的重要老年综合征之一，使老年人行动能力、社交参与和交往程度受限，并可能增加跌倒风险，是失能的高危因素。老年人由于细胞衰老、增龄性神经变性、环境因素及部分遗传因素的联合作用，常有多种感觉损伤。美国对社区老人 5 种感觉功能检测（听、视、嗅、触、味）发现，2/3 的社区老人存在两种以上感觉损伤，其中听、视及嗅功能损伤与增龄明显相关。美国一项对无认知减退老年人（平均 66.7 岁）的研究随访 5 年后发现，视力损伤、听力损失、嗅觉障碍发生认知障碍的风险比分别是 1.90、2.05 和 3.92，感觉障碍可能是脑功能下降的标志物。研究较多的是双重感觉损伤（dual sensory impairment，DSI），视力损伤合并听力损失增加认知障碍的发生，与生活能力下降及住院不良结局有关。亦有研究提示视力损伤与衰弱相关，视力损伤更易合并老年综合征中的精神问题，其中抑郁最常见。因此，在老年病诊治中应重视视力损伤的问题。

三、筛查和转诊

（一）筛查

1. **视力检查** 国际标准视力表是常用的视

力筛查工具,适用于基层医疗机构,检测裸眼视力,如佩戴眼镜也需检测矫正视力。问题是筛查不如视力检查准确,视力检查可以识别屈光不正,但不能准确识别早期的年龄相关性黄斑变性和白内障。

(1)远视力:标准照明,距离视力表5m,被检者的视线与1.0行平行。单眼自上而下辨认"E"字缺口方向。如果被检者不能辨认表上最大视标时,嘱被检者向视力表靠近,直至看清0.1,记录为0.1×距离(m)/5。如果在1m处仍然看不到0.1,则辨认手指数、手动、光感,按照检测情况记录视力。

(2)近视力:检查距离一般为30cm,对于屈光不正者,要改变检查距离才能测得最好近视力。以能看清的最小一行字母作为测量结果。

2. **筛查黄斑变性方格** 可用阿姆斯勒(Amsler)方格(图3-8-1)放在视平线30cm的距离,光线要充足均匀,被检者如有老花或近视,需佩戴原有眼镜进行检查,用手遮挡对侧眼,检测眼凝视方格表中心白点,询问被检者是否看到方格中心区或其他区域的白线出现弯曲、断裂或变形,或者方格部分位置出现模糊或空缺,重复以上步骤检测对侧眼。

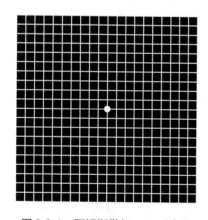

图3-8-1 阿姆斯勒(Amsler)方格

3. 如有条件可进行检眼镜或眼底照相检查。

虽然尚无足够证据支持视力筛查的总体成本和效益,但已有足够的证据表明早期治疗屈光不正、白内障和老年性黄斑变性可以改善或防止视力下降,因此筛查也是有必要的,建议老年人每年进行筛查。

(二)转诊

与眼科专科检查相比,没有任何一项筛查工具能够准确诊断眼科疾病(如白内障、黄斑变性),因此筛查发现视力问题、黄斑问题应及时转诊,尤其是突发视力下降应立即转诊到眼科。推荐没有眼部症状和视力问题的老年人每1~2年进行一次眼科检查。

四、老年常见威胁视力疾病

(一)白内障

白内障(cataract)是晶状体光学质量下降的退行性改变。广义的白内障指晶状体混浊;从功能角度定义的白内障为影响视力的晶状体混浊;WHO则定义白内障为校正视力≤0.5的晶状体混浊。白内障的生化基础是晶状体内不可逆的蛋白质凝结。白内障是全球导致视力损伤的最常见原因,是一种可逆性致盲性眼病。任何影响眼内环境的因素如衰老、物理化学损伤(紫外线)、吸烟饮酒、糖尿病、眼外伤、营养代谢、遗传、药物(如糖皮质激素)及全身性疾病均可破坏晶状体结构,导致视力下降。

1. **临床表现** 白内障最常见的临床表现是无痛性、渐进性视力下降。其他症状还可有眼前固定暗影、近视、单眼复视、色觉改变及视野缺损等。眼部检查主要表现为视力下降,不同程度的晶状体改变(如混浊、肿胀)。

2. **管理**

(1)针对危险因素进行预防:包括戒烟限酒、避免过度暴露于紫外线、治疗糖尿病及全身性疾病。目前无疗效确切的药物治愈白内障。

(2)手术治疗:是目前根治白内障的唯一方法。当视力下降影响日常工作和生活时可考虑手术,不一定要到成熟期;另一种情况是晶状体混浊影响到眼后节疾病,也可行手术治疗。白内障手术属出血极低危,围手术期一般不用停抗血小板药物和抗凝药。因前列腺增生/下尿路症状应用 α_1 受体拮抗剂(坦索罗辛、多沙唑嗪、特拉唑嗪等)的患者,接受白内障手术时可能出现虹膜松弛综合征,因此建议术前停用。术后可根据患者需要给予眼镜或角膜接触镜矫正视力。

(二)青光眼

青光眼(glaucoma)是威胁和损害视神经和

视觉通路，最终导致视觉功能损害的疾病，是仅次于白内障导致视力丧失的第二常见原因。主要分为原发性青光眼（特发性）和继发性青光眼（外伤、炎症等）。原发性青光眼又分为开角型和闭角型，这两类青光眼的易感因素、发病机制、临床表现、早期筛查及治疗原则均有所不同。早期诊断和干预，可以延缓视神经损害，降低致盲率。但是，青光眼筛查对预期寿命短的患者作用不大。正常眼压范围为 10~21mmHg，有的个体眼压高于正常范围，但不发生青光眼者称为高眼压症。有的个体眼压虽在正常范围内，但已超过其个人承受能力，出现典型青光眼视神经和视野损害，称为正常眼压性青光眼。

1. **原发性闭角型青光眼** 由于虹膜构型前房角被周边虹膜机械性阻塞，引起房水流出受阻，导致眼压升高的一类青光眼，称为原发性闭角型青光眼（primary angle-closure glaucoma，PACG），老年人常见。危险因素包括增龄、家族史、亚裔、女性、远视、眼轴短、前房浅、晶状体厚度增大（白内障）等。

（1）临床表现：不发作可以无明显症状。急性发作时可出现头痛、眼眶痛、恶心、呕吐、视力下降明显、雾视。眼压缓慢升高时可有眼胀、眼痛不适等表现，有时休息后可减轻或缓解。症状需与高血压、偏头痛、鼻窦炎、脑血管病及消化道疾病相鉴别。

（2）眼部检查：结膜充血、角膜水肿、瞳孔扩大、对光反应差。眼压升高，程度不等，急性眼压升高可超过 50mmHg，急性眼压升高是一种眼科急症。也可长期缓慢眼压升高。前房角检查显示高眼压状态下前房角关闭。

2. **原发性开角型青光眼**（primary open-angle glaucoma，POAG） 是慢性、进行性、视神经病变，眼压和其他尚不完全明确的因素促成损伤，出现特征性获得性视神经萎缩和视网膜神经节细胞轴索丢失。眼前房角为开放状态。危险因素包括增龄、家族史、非洲或拉丁美洲裔、近视、眼轴长、中央角膜薄、眼部低灌注压以及 2 型糖尿病等。

（1）临床表现：可有眼胀、眼痛不适等，可有视野缩小及视力下降，一般无眼部充血。

（2）眼部表现：大部分患者眼压升高超过

21mmHg，必要时可多次测量。前房角镜及超声生物显微镜检查显示前房角开放。

3. **管理** 青光眼管理的目的是控制眼压和阻止视功能的进行性损害。

（1）药物治疗：原发性开角型青光眼优先选择药物治疗。降眼压滴眼液包括拟胆碱能药物（毛果芸香碱）、β受体拮抗剂（倍他洛尔、卡替洛尔、噻吗洛尔等）、肾上腺能及前体（地匹福林）、α受体激动剂（溴莫尼定）、前列腺素类似物（拉坦前列素、曲伏前列素）、碳酸酐酶抑制剂（布林佐胺、多佐胺）。口服药为醋甲唑胺、乙酰唑胺。急性眼压升高需静点甘露醇。外用β受体拮抗剂可引起症状性心动过缓、直立性低血压等，老年人尤应注意。一些精神科、神经科、内科用药可引起眼压升高，诱发或加重闭角型青光眼，应禁用或慎用，如：劳拉西泮、地西泮、艾司唑仑、奥沙西泮、奥氮平、氯丙嗪、氟哌啶醇、奋乃静、异丙嗪、度洛西汀、帕罗西汀、舍曲林、文拉法辛、中枢抗胆碱药（苯海索）、硝酸酯类药物等。

（2）激光及手术治疗：原发性闭角型青光眼优先选择激光或手术治疗。

（3）随访：青光眼是严重的不可逆性致盲性眼病。青光眼是终身疾病，即使进行了激光或手术治疗，仍然需要定期进行随访。随访包括测量眼压，查眼底、视野及视网膜神经纤维层厚度，评估疾病是否进展、治疗疗效及确定下一步治疗方案。随访间隔视患者病情而定。

（三）糖尿病视网膜病变

糖尿病视网膜病变（diabetic retinopathy，DR）是与持续高血糖相关的一种慢性、持续性、潜在危害视力的视网膜微血管疾病，是引起老年视力损伤的常见疾病之一。分为非增殖性糖尿病视网膜病变（non-proliferative diabetic retinopathy，NPDR）和增殖性糖尿病视网膜病变（proliferative diabetic retinopathy，PDR）。早期的视网膜病变包括微血管瘤和出血，血管改变逐渐发展，可引起视网膜毛细血管无灌注，严重者可导致视网膜新生血管形成，引起玻璃体积血，甚至造成牵拉性视网膜脱离，可使患者视力明显下降甚至致盲。

1. **流行病学及危险因素** 一项纳入全球 35 项糖尿病患者研究的 meta 分析显示 DR 患病率为 34.6%。中国大陆糖尿病患者 DR 患病率为 23%。

发生 DR 的主要危险因素为持续高血糖、明显血糖波动、糖尿病病程长(≥10 年)、糖尿病肾病以及高血压、高血脂、妊娠、肥胖及易感基因等。

2. 临床表现及检查 视力减退是最常见的临床症状,早期病变可无症状。NPDR 为早期病变,主要表现为微血管瘤、视网膜内出血、棉絮斑等。PDR 主要特征是视网膜缺血引起视网膜表面新生血管形成。

眼底检查或眼底照相技术相对简单,应用广泛。眼底荧光血管造影检查(fundus fluorescein angiography,FFA)是糖尿病视网膜病变分期的准确方法。相干光断层扫描检查(optical coherence tomography,OCT)可以判断是否存在玻璃体牵拉,显示黄斑区等病变,还可测量视网膜厚度,有利于疗效判断及随访。

糖尿病视网膜病变严重程度参考中国 2 型糖尿病防治指南 2017 年版推荐的国际临床分级标准,见表 3-8-1。

表 3-8-1 糖尿病视网膜病变的国际临床分级标准

病变严重程度	散瞳眼底检查所见
无明显视网膜病变	无异常
非增殖性糖尿病性视网膜病变	
轻度	仅有微动脉瘤
中度	除微动脉瘤外,还存在轻于重度非增生性糖尿病性视网膜病变的改变
重度	出现以下任一改变,但无增生性视网膜病变的体征: 在四个象限中每一象限出现 >20 处视网膜内出血 在≥2 个象限出现静脉串珠样改变 ≥1 个象限出现明显的视网膜内微血管异常
增殖性糖尿病性视网膜病变	出现下列≥1 种改变 新生血管 玻璃体积血或视网膜出血

糖尿病视网膜病变为糖尿病特异的慢性并发症之一,但糖尿病患者也是一些早发其他眼病的高危人群,如白内障、青光眼、视网膜血管阻塞及缺血性视神经病变等,因此指南推荐 2 型糖尿病患者一旦确诊应尽快眼科全面检查,包括视力、眼压、房角、虹膜、晶状体、视野和眼底。

糖尿病视网膜病变防治中国专家共识推荐内分泌科医师采用免散瞳眼底照相筛查 DR,内分泌科医师和有经验的眼科医师共同读片。当出现严重的视网膜黄斑水肿或中度以上 NPDR 征象,应行 OCT 和 FFA 检查并转诊至眼底专科治疗。

3. 管理 糖尿病患者生活方式改变是 DR 管理的基础。

(1)药物治疗:①血糖管理,制订个体化的血糖控制目标,同时避免血糖波动及低血糖;②控制血压,糖尿病合并高血压者首选 RAS 阻断剂,ACEI/ARB 为首选药物,但不推荐 RAS 阻断剂作为血压正常的糖尿病患者预防 DR;③调节血脂,伴有高甘油三酯血症的轻度 NPDR 患者,可采用非诺贝特治疗,可能延缓 DR 的发展;④抗血小板治疗,阿司匹林治疗对 DR 的发病及进展无明显影响。同时,DR 不是使用阿司匹林治疗致动脉粥样硬化性心血管病的禁忌证,阿司匹林不会增加糖尿病视网膜出血风险;⑤其他药物治疗,改善微循环、增加视网膜血流量,如羟苯磺酸钙,对改善早期 NPDR 有一定疗效。中医中药治疗应辨证施治,规范用药。

(2)激光及手术治疗:根据 DR 的严重程度及糖尿病黄斑水肿(diabetic macular edema,DME)确定手术方式。视网膜激光光凝术是治疗 DR 的标准技术,治疗重度 NPDR 和 PDR 患者,可能需要分多次进行。部分严重的玻璃体积血或牵拉性视网膜脱离的患者,需要实施玻璃体手术,术中行全视网膜光凝治疗。

(3)眼内药物治疗:适用于 DME 和新生血管患者。玻璃体注射糖皮质激素和抗血管内皮生长因子(vascular endothelial growth factor,VEGF)制剂,对部分病变有效。

(4)随访:2 型糖尿病患者眼部检查的频率,无 DR 患者每 1~2 年检查一次。若已出现 DR,应缩短随访间隔。轻度 NPDR 患者每年 1 次,中度 NPDR 患者每 3~6 个月 1 次,重度 NPDR 患者及 PDR 患者应每 3 个月检查 1 次。

(四)年龄相关性黄斑变性

年龄相关性黄斑变性(age-related macular degeneration,AMD),又称老年性黄斑变性(senile macular degeneration),是一种常见的、影响中心视力的黄斑部视网膜变性疾病。其特点是黄斑部视网膜及其下的营养结构视网膜色素上皮和脉络膜发生病变，并导致患者视功能障碍和中心视力进行性下降。

AMD 是发达国家 >50 岁人群常见的致盲性眼病，占致盲性眼病的 8.7%。AMD 患病率随年龄增加而升高，在 60～69 岁、70～79 岁以及≥80 岁各年龄段患者中，检出率分别为 13.5%、20.2% 与 23.5%。

1. **分类、分期及危险因素**　根据脉络膜新生血管存在与否，将 AMD 分为干性和湿性两大类，其中干性 AMD 约占 80%，湿性 AMD 约占 20%。干性 AMD 是由于视网膜色素上皮萎缩导致光感受器损伤，疾病进展期间无新生血管侵入。相反，湿性 AMD 则是因为脉络膜新生血管侵入视网膜，引起视网膜内渗血、出血、瘢痕形成等一系列病理改变，尤其病变区累及眼底黄斑时，将严重影响视力，进而导致失明。

AMD 常见危险因素包括：年龄、白种人、基因、抗氧化物质、高血压、高体质量指数、血脂异常，吸烟可增加 AMD 的发生率。积极改善患者的不良生活方式、控制其基础内科疾病，对早期发现患者及改善预后有积极意义。

2. **临床表现**　症状包括视物变形、无痛性视力下降、暗点、闪光感、暗适应困难。阿姆斯勒方格是简便易行的自我检测筛查方法。若存在上述表现，筛查异常，需至眼科专科就诊，虽然目前光化学相干断层扫描 OCT 检查逐步作为诊断 AMD 的首要方法，但眼底照相仍为我国目前检查 AMD 患者的首要检查方法。同时，尽管 OCT 检查方法发展很快，但 FFA 联合吲哚菁绿血管造影（indocyan-nine green angiography, ICGA）仍是诊断湿性 AMD 的"金标准"。

3. **管理**　早期 AMD 无特殊治疗，需定期随访，监测新发症状出现。中期 AMD 补充抗氧化物维生素和矿物质。新生血管性 AMD 的治疗有热激光光凝，光动力治疗。玻璃体腔注射抗血管内皮生长因子药物，是各类型新生血管性 AMD 的治疗方法，药物主要有培加尼部、贝伐单抗、雷珠单抗、阿柏西普等。

4. **预后**　AMD 为不可逆性致盲性眼病，视力预后差。新生血管性 AMD 患者即使进行了相应治疗，视力预后也很差。

五、受到关注的研究问题

1. 青光眼、年龄相关性黄斑变性、糖尿病视网膜病变可能与 AD 有关。识别与 AD 风险增加相关的眼病，可能有助于更好地筛查和了解具有 AD 风险的人群。

2. 抗 VEGF 药物治疗是控制湿性 AMD 的主要手段及部分 DR 的治疗方法，但是存在潜在风险。

3. 观察视网膜血管状况是评估血液循环系统的无创方法，简单易行，眼底动脉与冠状动脉有相似的解剖及生理特点，观察视网膜血管可能作为评估冠脉微循环障碍的一个窗口。

4. 尚需开展研究评估老年人视力筛查与改善躯体功能、生活质量和独立生活之间的关系。

（秦明照　于洁；葛楠　刘晓红　审阅）

参考文献

[1] Guo C, Wang Z, He P, et al. Prevalence, causes and social factors of visual impairment among Chinese Adults: based on a national survey[J]. Int J Environ Res Public Health, 2017, 14(9): 1034.

[2] Correia C, Lopez KJ, Wroblewski KE, et al. Global sensory impairment among older adults in the United States[J]. J Am Geriatr Soc, 2016, 64(2): 306-313.

[3] Fischer ME, Cruickshanks KJ, Schubert CR, et al. Age-related sensory impairments and risk of cognitive impairment[J]. J Am Geriatr Soc, 2016, 64(10): 1981-1987.

[4] US Preventive Services Task Force (USPSTF). Screening for impaired visual acuity in older adults: US Preventive Services Task Force recommendation statement[J]. JAMA, 2016, 315(9): 908-914.

[5] 中华医学会糖尿病学分会视网膜病变学组. 糖尿病视网膜病变防治专家共识 [J]. 中华糖尿病杂志, 2018, 10(4): 241-246.

[6] 中华医学会糖尿病学分会. 中国 2 型糖尿病防治指南（2017 年版）[J]. 中华糖尿病杂志, 2018, 10(1): 4-67.

第二节　听力损失

听力损失（hearing loss, HL）是最常见的公共健康问题之一，是老年人常见的感觉器官功能障碍，可影响老年人的活动能力、认知功能和情感社交,是常见的重要老年综合征之一。CGA 中包含听力筛查,近期 WHO 颁布的针对社区衰弱老年人整合照护指南(integrated care for older people,ICOPE)中,筛查亦包括听力,老年科医生应掌握听力损失的早期识别、筛查和适时转诊。

一、概念

1. 老年听力损失(age-related hearing loss,ARHL) 指随着增龄,双耳呈进行性、对称性的听力下降,表现为高频范围听力下降为主的感音神经性听力损失,以纯音阈值提高及语言识别能力下降为特征。

2. 突发性耳聋(sudden hearing loss,SHL) 简称突聋,指突然发生的原因不明的感音神经性聋,是一组病因不明的症状。

3. 双重感觉损伤(dual sensory impairment,DSI) 指听力损失和视力损伤共存。

4. 耳鸣(tinitus) 是指在无外界声刺激或电刺激时,人耳或颅内所感受到的、超过一定时程的声音感受。耳鸣是一种扰人的声音感受,描述耳鸣的方式有鸣响、嗡嗡响、吹口哨样响、弹响等,尚无明确的标准进行衡量。

二、流行病学及其危害

老年人中听力损失的发生概率很高,60～70岁老年人中约占 1/3,75 岁以上者超过半数,85岁以上者超过 80%。视力损伤和听力损失并存的双重感觉损伤在老年人中占 6%～70%。然而,只有约 20% 的老年人关注自己听力损失问题,寻求帮助和治疗的比例较低,在发达国家仅 30% 接受助听器治疗。90% 听力损失的老年人为年龄相关的感音神经性听力损失,少数为传导性听力损失和混合性听力损失。

听力损失对老年人的影响取决于听力下降的程度和类型、语言理解能力、个体情况(包括生活方式和全身状况)。循证学证据提示:①由于交流困难,听力损失者可出现焦虑抑郁、社会隔离,并与认知功能减退和痴呆密切相关;②增加躯体疾病如高血压、心脏疾病的患病风险;③影响平衡功能增加跌倒风险;④促进肌少症和衰弱的发生。当听力损失与视力损伤并存时,上述老年问题更加严重,严重影响生活活动能力、独立生

活能力,从而使生活质量下降。对于住院老年患者,听力损失是发生谵妄的危险因素,可能延长住院时间,增加住院费用。

三、病因、病理改变、分型和分级

(一)病因和病理改变

1. 年龄 听觉系统分为四个部分:外耳、中耳、内耳(耳蜗)和听觉中枢神经系统,这条通路上任何结构的损伤或者功能障碍将导致听力损失。随着年龄增加,听觉器官出现系统性退化,外耳道分泌腺数量减少、活性降低,从而引起湿度降低,因此老年人更容易出现耳垢阻塞,引起传导性耳聋,可使听力下降;中耳听骨链亦可出现退行性改变;内耳和听觉中枢神经系统的老化使老年人更易患感音神经性耳聋。目前认为,耳蜗底部的外毛细胞功能丧失是 ARHL 的主要原因,在老年人中,听力损失或许是某一神经系统结构损伤的结果,更有可能是内耳结构和相关的神经通路多种损伤并存的结果。

2. 药物及环境毒素 可导致耳毒性,出现听力丧失、平衡障碍及耳鸣,尤其是在肾功能不全的基础上使用以下药物,如大剂量袢利尿剂、大剂量水杨酸盐、顺铂、卡铂、氨基糖苷类抗生素;除了水杨酸盐,其他类药物即使停止使用,耳毒性也是不可逆的。使用以上药物过程中应常规进行听力筛查。

3. 疾病及社会环境因素 糖尿病、心血管疾病等慢性疾病,低经济收入、噪音环境均与听力损失有关。

总之,增龄、男性、吸烟、用药、社会环境因素及罹患糖尿病、心血管疾病等是听力损失的高危因素。

(二)分型

1. 感音神经性听力损失 与耳蜗疾病相关的听力损失,常见原因:老年性耳聋、突发性耳聋、病毒感染、梅尼埃病、噪声性聋、耳毒性药物性聋、听神经瘤。

2. 传导性听力损失 与中耳或者外耳道疾病相关的听力损失,常见原因有耳垢栓塞、胆脂瘤、外伤、中耳炎、耳硬化症、类风湿性关节炎(后期可合并感音神经性耳聋)。

3. 中枢性听力损失 由于处理听觉信号的

神经通路上关键结构的损伤导致的听力损失,常见原因有痴呆、脑卒中。

4. **混合性听力损失** 感音神经性听力损失和传导性听力损失同时存在。

（三）分级

目前临床上诊断老年性听力损失的主要方法是进行纯音听力测试,根据受试者对各频率（0.125~8.000kHz）纯音信号的反应,判断听力损失程度,依据 WHO 1997 标准,将听力损失进行程度分级:≤25dB 为 0 级（正常）,26~40dB 为 1 级（轻度）,41~60dB 为 2 级（中度）,61~80dB 为 3 级（重度）,≥81dB 为 4 级（极重度）。

四、筛查、评估和转诊

（一）筛查

建议对老年人群每年进行听力筛查,对于衰弱和认知功能障碍老年人尤其重要,筛查方法包括:

（1）与患者谈话时注意有无听力问题。

（2）询问患者"您存在听力下降吗?您使用助听器吗?",询问照护者"您感觉患者有听力问题吗?"

（3）应用老年人听力障碍筛查表（hearing handicap inventory for the elderly-screening version,HHIE-S）见表 3-8-2。HHIE-S 是自评量表包括10 个问题,用于发现听力损失引起的情绪和社交问题。

（4）耳语试验（whisper test）:站在患者身后,与耳朵保持大约一臂的距离,遮蔽非测试耳,低语 3 个数字和字母（如 6-K-2）,请患者复述;如果患者不能完整复述,低语第二组,6 组数字和字母中不能重复至少 3 组,为耳语测试阳性,提示听力损失。

（5）手持式听力计:用 1 000Hz 和 2 000Hz 的40dB 进行检测,两侧耳朵对任何一个频率的声音听不到或任何一侧耳朵对两个频率的声音都听不到,则为筛查阳性。

以上五种方法均可作为听力损失的筛查方法,可在基层医疗机构、综合医院老年科进行。单句询问方法简便、易行、省时,可在任何场所用于快速听力初筛,单句询问和中文版 HHIE-S 量表两种听力筛查方法对听力损失检出的能力基本

表 3-8-2 老年人听力障碍筛查表（汉化版 HHIE-S 量表）

1. 当您遇见陌生人时,听力问题会使您觉得难堪吗?
（是 有时 从不）

2. 和家人谈话时,听力问题使您觉得难受吗?
（是 有时 从不）

3. 如果有人悄声和您说话,您听起来困难吗?
（是 有时 从不）

4. 听力问题给您带来一定残疾吗?（是 有时 从不）

5. 当您访问亲朋好友、邻居时,听力问题会给您带来不便吗?
（是 有时 从不）

6. 因听力问题,您经常不愿意参加公众聚会活动吗?
（是 有时 从不）

7. 听力问题使您和家人有争吵吗?（是 有时 从不）

8. 当您看电视和听收音机时,听力问题使您有聆听困难吗?
（是 有时 从不）

9. 听力问题是否影响、限制和阻止您的社会活动和生活?
（是 有时 从不）

10. 在餐馆和亲朋吃饭时,听力问题让您感到困惑吗?
（是 有时 从不）

注:是 -4 分,有时 -2 分,从不 -0 分;最低分 0 分,最高分40 分。美国言语听力协会判断标准:0~8 分为无明显听力障碍,10~22 分为轻至中度听力障碍,24~40 分为重度听力障碍

一致。HHIE-S 涵盖对日常生活和社会交往的影响,也可以用于评估听力康复的效果,适用于使用汉语的老年人群的听力损失的筛查。耳语试验阳性诊断听力损失的特异度达 91%,但需要在安静环境中进行,测试者需要简单培训。建议根据医护观察判断、简单询问筛查阳性的患者进行耳语试验及 HHIE-S 问卷。

此外音叉检查包括韦伯试验（Weber test）和任内试验（Rinne test）可用于鉴别传导性或感音神经性听力损失。

（二）评估

1. **采集病史** 询问患者是否存在噪音接触史、听力损失家族史、吸烟饮酒史、耳毒性药物使用史、心血管疾病史,是否存在慢性过敏性疾病和慢性呼吸系统疾病,是否存在耳部感染病史,听力损失的时间,单耳还是双耳受累。

2. **临床表现** 老年性听力损失的程度差异很大,一般表现为:

（1）60 岁以上出现原因不明的双侧对称性听力下降,以高频听力下降为主。

（2）听力下降呈缓慢进行性加重,随着高频

范围听力下降,对言语的分辨能力产生影响。

(3)常有听觉重振现象,即小声听不见大声又怕吵的现象。

(4)言语识别率与纯音听阈不成比例,即"音素衰退":表现为老年人的听阈水平与年轻人相同,但言语的辨别能力较差。

(5)在嘈杂的环境中,老年人对言语的理解更差。

(6)部分患者伴有耳鸣。

3. 检查 有无耳垢、外耳或耳道炎症以及鼓膜的情况。

通过评估,积极寻找引起听力损失的危险因素,尤其是正在应用的潜在耳毒性药物、慢性中耳炎及突发性耳聋,有助于早期干预可逆性因素及适时转诊;同时需要评估听力损失对生活质量的影响,包括患者的生活活动能力、社会交往、心理情绪、独自外出安全性、驾驶安全性等,严重听力损失可对患者家属的情绪产生影响,评估过程中亦应加以关注。

(三)五官科转诊

筛查阳性患者转诊至耳科或听力学专科,进一步检查、诊断和治疗。听力学检查包括:纯音测试、声导抗和言语测听,通过听力学检查可记录不同频率的分贝损失,区分听力下降的类型,区分听力下降是单侧还是双侧,并评估语言辨别力。听力学检查不能反映听力损失对患者生活状态的影响,可结合 HHIE-S 量表。

转诊原则包括:

(1)24h 内转诊:1 个月内出现急性或突发性听力下降;免疫功能低下伴有听力下降,伴有耳痛和分泌物,经过 72h 治疗无效;单耳听力损失伴同侧感觉改变或面部下垂,怀疑卒中。

(2)2 周内转诊:出现听力下降 1 个月以上;听力损失迅速进展(4~90 天);中国或东南亚人群出现听力下降和中耳渗出,与上呼吸道感染无关时。

(3)用急性外耳炎或中耳炎不能解释的听力下降,有如下情况应转诊:最初为单侧或非对称性听力下降;听力下降具有波动性且与上呼吸道感染无关;听觉过敏(不能耐受日常声音,感到痛苦并影响日常活动);呈单侧、波动性的持续性耳鸣发生变化或引起痛苦;不能缓解的或复发性眩晕;与年龄不相关的听力下降。

(4)去除耳垢、治疗急性感染后仍存在听力下降,有如下情况考虑转诊:外耳道部分或全部阻塞影响对鼓膜的检查;耳部疼痛持续 1 周或以上;经治疗仍有耳部分泌物;外耳或鼓膜异常。

(5)无急性上呼吸道感染或急性上呼吸道感染后持续存在的中耳渗出。

五、预防和管理

1. 预防策略 保持健康生活方式,远离噪声,加强对全身慢性疾病的管理,避免使用耳毒性药物,积极治疗耳部感染、突发性耳聋、梅尼埃病等。

2. 小心去除耳垢 坚硬的耳垢应该使用软化剂处理数天至 1 周,然后再小心取出。如果需要冲洗,应该轻柔地沿外耳道壁进行,不应冲洗鼓膜。鼓膜穿孔的情况下禁止冲洗,以防感染。

3. 听力康复训练 存在交流困难的听力损失患者均应接受听力康复治疗,内容包括:咨询和教育,助听器的佩戴、维护和随访,辅助交流的方法(唇语、听力训练、助听器定位),辅助听力装置(调频、环路和红外系统),特殊感觉装置(闪烁电话或门铃、振动闹钟、字幕电视)。康复方案必须个体化,以满足个人的具体需要。听力康复小组包括耳科医生、听力专家、职业治疗师、言语治疗师、社会工作者、患者本人和照护者。

4. 助听器 更有助于语言理解和沟通,有助于辨别声音来源,并提高声音质量,经充分医学评估和听力学评估后,如果适合应鼓励患者接受和验配助听器,双耳听力损失患者在经济条件允许情况下推荐双耳使用助听器。

5. 其他治疗方法 电子耳蜗植入术、电声刺激、中耳植入装置(如振动声桥),需要耳科专科决定。

6. 衰弱 / 共病合并听力损失患者管理原则 ①尽量纠正听力和视力问题;②评估和治疗躯体疾病、认知功能障碍和情绪问题;③操作助听器有困难的老人,选择更加简易的模式(比如耳后式或耳内式);④存在严重认知功能障碍者,预防助听器丢失(在助听器上附加金属环,将一根尼龙线的一段系在金属环上,另一端系在患者的衣服上),教育照护者助听器的正确使用方法;⑤如果患者不能使用助听器，考虑使用扩音器或其他听力辅助设备。

六、突发性耳聋

（一）临床表现

突然出现的听力下降，一般在数分钟或数小时内（不超过 72h）出现并降至极点。耳鸣可为初发症状，也可与听力下降同时或相继出现。可出现视物性眩晕，伴恶心、呕吐、出冷汗。可伴有耳闷感、耳周麻木、听觉过敏、耳痛、声音畸变。

治疗越早疗效越好，伴眩晕者预后不良，青年人预后优于老年人，预后还与纯音测听的曲线类型、是否伴随全身慢性病、听力损失开始至达峰时间有关。

（二）管理

应尽快（24h 内）转诊至耳科，常用药物以改善微循环（银杏叶提取物）和糖皮质激素治疗为主，还包括神经营养药物（甲钴胺）、抗迷路积水、星状神经节阻滞、高压氧舱、中医药治疗等，避免精神压力过大。

七、耳鸣

（一）概述

耳鸣是临床常见的一种症状，是听觉系统或中枢神经系统、认知等功能出现障碍或失调的一种表现。常见原因包括：听觉系统疾病（老年性听力损失、耳硬化症、前庭神经鞘瘤）、肌筋膜炎（颞下颌关节功能障碍、颈椎过度屈伸损伤）、血管疾病（动脉杂音、动静脉瘘、副神经节瘤、心脏高输出状态）、神经疾病（鼓膜张肌或镫骨肌痉挛、颚肌阵挛）、咽鼓管异常开放症。

（二）分类

1. **分为主观性耳鸣和客观性耳鸣**　客观性耳鸣较少见，是指患者和检查者均能听到，由于耳内或耳周围异常的血流（正常的解剖变异或病理性改变）所致；主观性耳鸣较常见，不能被他人听到。耳鸣在某种程度上受心理因素影响，常是焦虑抑郁情绪的伴随症状，当身体处于疲劳、失眠时会出现耳鸣加重。

2. **根据病因分为生理性和病理性耳鸣**　生理性耳鸣一般持续时间 <5min，每周少于 1 次；病理性耳鸣是由于耳部疾病、噪声、外伤、中毒、感染、药物、肿瘤或全身疾病等明确因素引起持续存在的耳鸣，持续时间 >5min，多于每周 1 次。

3. **根据病变部位分为耳源性耳鸣、中枢性耳鸣和全身系统疾病性耳鸣**　系统性疾病如自身免疫性疾病、甲状腺疾病、糖尿病、高血压、血脂异常及偏头痛。

（三）评估与转诊

评估耳鸣严重程度（耳鸣对您有影响吗？耳鸣影响您的生活质量吗？耳鸣影响您的工作和家庭生活吗？），询问有无耳毒性药物应用史。检查有无耳垢、外耳或耳道炎症，治疗后再评估。

在近耳廓、乳突处听诊有助于证实客观性耳鸣，应转诊至耳科。进行听力学检查，单侧耳聋、耳鸣提示听神经瘤可能，需行 MRI。

（四）管理

1. **针对病因治疗**　去除耳垢，全身系统性疾病伴耳鸣需药物治疗原发病，血管畸形、肿瘤引起的耳鸣行外科手术，伴随听力损失者佩戴助听器等。

2. **药物治疗**　个体化药物治疗是有效的，耳鸣常是焦虑抑郁症的表现之一，可使用镇静类药物、抗抑郁药物；其他如抑制边缘系统对网状结构激活的药物、抑制神经放电药物可能有效。

3. **认知行为治疗**　可以改善生活质量，减轻抑郁情绪。

4. **其他**　如电刺激疗法、针灸、中药、按摩也是治疗耳鸣的方法。

八、问题与挑战

老年听力损失与多种慢性疾病、认知功能障碍、衰弱密切相关，但是老年听力损失的病因与危险因素、多因素相互作用尚不明确。预计至 2030 年，听力损失将进入 DALY 排名的前 15 位。我国尚缺乏听力损失的"预防 - 筛查 - 转诊 - 干预 - 康复"的全方位、广覆盖的保健体系，今后亟需构建与完善。

（刘谦　张瑞华；秦明照　刘晓红　审阅）

参 考 文 献

[1] Reuben DB，Herr KA，Pacala JT，et al. Geriatrics at your fingertips. [M]. 18th ed. New York：The American Geriatrics Society，2016.

[2] National Institute for Health and Care Excellence（NICE）. Hearing loss in adults：assessment and management. （2018-06-21）[2019-03-20]. http://www.nice.org.uk/guidance/ng98.

[3] Scholes S，Biddulph J，Davis A，et al. Socioeconomic differences in hearing among middle-aged and older adults：cross-sectional analyses using the Health Survey for England[J]. BMJ Open，2018，8：e019615.

[4] 刘晓红，康琳. 老年医学诊疗常规 [M]. 北京：中国医药科技出版社，2017.

[5] 全国防聋治聋技术指导组，中华医学会耳鼻咽喉头颈外科学分会，中华耳鼻咽喉头颈外科杂等. 老年听力损失诊断与干预专家共识（2019）[J]. 中华耳鼻咽喉头颈外科杂志，2019，54（3）：166-173.

第九章　尿便问题

第一节　尿失禁

一、概念

尿失禁（urinary incontinence，UI）指各种原因导致尿液不受主观控制从尿道口溢出或流出。

尿失禁可发生于各年龄段，但多见于老年患者，尤其以老年女性居多。与中青年相比，老年人的膀胱容量及功能逐渐下降，常出现膀胱逼尿肌不自主收缩，其中老年女性由于盆腔肌肉松弛，导致尿道阻力下降，老年男性由于前列腺肥大引起膀胱逼尿肌不稳定和尿失禁。尽管尿失禁在老年人很常见，但多数患者仍会因此感到窘迫、抑郁，羞于谈论他们的尿失禁，不愿寻求帮助或向医生讲述病情，这给老年人造成了极大的功能性和心理上的问题，而导致生活质量下降。对于具有足够行动能力及认知功能的患者，尿失禁可以被治愈或明显改善，即使不能被治愈，也能使患者更舒适、照料者更轻松和花费更少，所以在定期的健康评估中应该特别询问关于尿失禁的问题，并查找病因，采取相应的治疗方案。

二、老年尿失禁的流行病学特点

尿失禁的流行病学调查多采用问卷方式，调查结果由于年龄、性别、生活环境的不同，差异较大，这可能与尿失禁定义、研究人群特征和调查方法等有关。约超过 30% 的社区老人及至少 50% 以上的长期居住在护理医疗机构的老人会经历不同程度的尿失禁，老年女性较男性高 1.3~2 倍，其中约一半为压力性尿失禁。

三、老年尿失禁的分型、发病机制及临床特点

（一）压力性尿失禁

压力性尿失禁（stress urinary incontinence，SUI）：膀胱逼尿肌功能正常，但由于膀胱颈及近端尿道下移、尿道黏膜的封闭功能减退、支配控尿组织结构的神经系统功能障碍等原因，导致尿道阻力下降。患者平时尚可控制排尿，但当咳嗽、打喷嚏、大小便、跑跳、举重、体位改变等腹压骤然升高，超过已降低的尿道阻力时，尿液不自主的从尿道口溢出。

（二）急迫性尿失禁

急迫性尿失禁（urgent urinary incontinence，UUI）：由于脑血管意外、脑瘤、多发性硬化和帕金森病等原因，导致大脑皮质对脊髓排尿中枢的抑制减弱，引起膀胱逼尿肌不自主收缩或反射亢进，使膀胱收缩不受控制，或膀胱局部炎症、出口梗阻的刺激等原因，使患者反复的低容量不自主排尿。患者尿意感强烈，有迫不及待排尿感，尿液自动流出。

（三）充溢性尿失禁

充溢性尿失禁（overflowing urinary incontinence，OUI）：又称假性尿失禁，由于膀胱排尿口梗阻或膀胱逼尿肌失去正常张力，引起尿潴留，膀胱过度充盈，造成尿液从尿道不断溢出。患者可出现不能完全自主排尿，且膀胱持续性胀痛，可触及或叩及充盈的膀胱。

（四）功能性尿失禁

功能性尿失禁（functional urinary incontinence，FUI）：由于精神、运动障碍或药物作用，不能及时排尿引起的暂时 / 可逆尿失禁症状。大部分患者为功能性障碍，也可能存在下尿道异常，通常为逼尿肌功能活跃，见表 3-9-1。

表 3-9-1 可能会引起或参与尿失禁的因素

因素	
常见药物	酒精、α-肾上腺素激动剂、α-肾上腺素拮抗剂、血管紧张素转换酶抑制剂、部分抗胆碱能药物（丙吡胺、复方本乙哌啶等）、抗抑郁药、抗精神病药、钙通道阻滞剂、袢利尿剂、麻醉止痛药、非甾体抗炎药、镇静催眠剂、噻唑烷二酮等
常见疾病	心血管疾病（缺血性肌病、心力衰竭等）、代谢性疾病（糖尿病、高钙血症、维生素 B_{12} 缺乏症等）、神经系统疾病（脑血管病、脑卒中、谵妄、痴呆、多发硬化症、帕金森、脊髓损伤、椎管狭窄等）、精神疾病（情感焦虑障碍、酗酒、重性精神病）、胃肠道疾病、骨骼肌肉疾病、外周静脉功能不全、肺部疾病等其他疾病
影响尿路的因素	萎缩性阴道炎和尿道炎、良性前列腺增生、尿路感染（伴尿频、尿急、排尿困难等）、粪便嵌顿等

（五）混合性尿失禁

混合性尿失禁（mixed urinary incontinence，MUI）：是指同时有多种类型尿失禁的表现，每个混合型尿失禁患者临床表现不尽相同，有的以急迫性尿失禁为主，有的则以压力性尿失禁为主。

四、评估与诊断

尿失禁是一种多因素的综合征，通过对尿失禁的全面评估可以明确尿失禁的诊断、分型及引起尿失禁潜在的可逆因素，以便制订诊疗计划。

（一）基本评估

包括有针对性的询问病史、体格检查等以便判断症状的严重程度及明确治疗目标。

1. **病史** 应包括尿失禁的临床特点（频率、周期、严重程度等）、加重因素（药物、酒精、咳嗽等）、是否有血尿、是否伴盆腔疼痛、是否有排尿困难、发热、既往泌尿系统手术史和其他泌尿系统症状的细节以及患者预期的治疗效果。同时询问尿失禁是否对患者及其照顾者的生活质量产生影响，包括日常生活能力、情绪、自我认同感等。

2. **体格检查** 主要针对腹部、直肠、生殖器检查以及腰骶部神经的检查。腹部查体可以检测到膀胱大致的上界及体积，直肠检查可以明确有无肿块，男性检查是否有包茎、嵌顿包茎、阴茎炎、有无前列腺结节及结节的大小、硬度、张力等。

女性的骨盆检查包括有无盆腔组织脱垂、是否存在萎缩性阴道炎、外阴部有无长期感染所引起的异味、皮疹，子宫位置大小和盆底肌收缩力等行咳嗽试验观察有无尿失禁。通过会阴感觉、肛门闭合和球海绵体肌反应等检查骶神经的完整性。

（二）其他评估

包括量表、排尿日记、咳嗽压力试验、残余尿测定、尿常规、尿动力试验及影像学检查等。

1. **量表** 包括症状评分、症状问卷、患者报告结果测量和健康相关生活质量评估等。选用合适的评分量表有助于尿失禁的筛查和分类、尿失禁的严重程度、评估当前的健康状况以及治疗后的变化，国际尿失禁问卷（international consultation on incontinence questionnaire，ICIQ）是目前国际上公认且常用的评估量表。

2. **排尿日记** 简单实用，可以提供基础的排尿情况、尿失禁状况和次数，具体包括液体摄入的时间和量、排尿量、漏尿事件和漏尿时从事的活动，可作为治疗效果的评价手段，建议患者坚持记录至少 3 天包括工作和休息状态的排尿日记。

3. **咳嗽压力试验** 患者咳嗽时尿道外口有流尿现象，则压力性尿失禁诊断试验为阳性，提示压力性尿失禁可能性大。

4. **残余尿测定** 是排尿后残留在膀胱中的尿液量。残余尿增加提示存在慢性尿潴留，特别注意存在尿潴留风险的患者，如糖尿病、神经病变、排尿困难或有尿潴留病史的患者及使用抗胆碱能药物的患者，应进行残余尿测定。排空尿液数分钟后残余尿量小于 100ml，说明膀胱排空能力正常，大于 200ml 说明异常。

5. **尿常规** 尿液检查发现脓尿、菌尿提示可能存在无症状性菌尿（以除外感染引起的排尿异常）或合并泌尿系感染，尿失禁可能是尿路感染的症状，有症状的尿路感染可使尿失禁的症状加重或恶化。存在血尿合并盆腔疼痛时应警惕泌尿系肿瘤可能。

6. **尿动力学检查** 是通过测试贮尿和排尿各个环节来评价下尿路功能的一组试验，包括膀胱内压测定、尿流量和尿流压测定、尿道功能测定、肌电图，被广泛用作临床诊断的辅助手段，有助于理解下尿路功能障碍性疾病的生理机制，从而提高诊断的准确性和实施靶向治疗。尿动力学检查通常在尿失禁侵入性治疗之前进行。

7. 膀胱尿道镜检查　是使用硬质的或可弯曲的纤维内镜检查膀胱内腔（膀胱镜）和尿道内腔（尿道镜）的一种手术操作。尿失禁的患者并不常规进行膀胱和尿道的内镜评估，如果尿失禁患者具有以下情况时需考虑进行此项评估：镜下血尿、急迫性尿失禁急性发作或反复发作、复发性尿道感染或妇科术后怀疑瘘或异物残留。

8. 影像学检查　常用的包括超声及磁共振成像，可以了解泌尿系统解剖与功能、中枢神经系统或泌尿道与尿路感染的关系。

五、治疗

尿失禁的治疗包括保守治疗和手术治疗。对患者进行评估后，首先应给予保守治疗。保守治疗包括行为方式和生活习惯的改变及药物治疗，在保守治疗效果欠佳时可考虑手术治疗，治疗方法的选择随尿失禁的类型和治疗效果不同而不同。尿失禁患者，尤其是老年尿失禁患者，与多种并存疾病有关，相关疾病的改善可能会降低尿失禁的严重程度。因此干预措施需要结合患者的实际情况进行个体化制订。一旦判定了尿失禁的类型，医生应评估每一个患者的治疗目标和期望值，以此来选择最合适的治疗方案。

（一）保守治疗

保守治疗因为风险低，损伤小，在临床实践中，通常首先尝试保守治疗。

1. 简单的临床干预　包括生活方式干预及行为和物理疗法等。

（1）生活方式干预：可能与尿失禁有关的生活方式因素，包括肥胖、吸烟、体育活动、饮食和护理等。尤其注意尿失禁在老年患者中比较普遍存在，医院中常行留置导尿管解决老年尿失禁，然而因为这可以诱发导尿管相关性尿路感染，延长住院时间，大部分情况下并不需要，一次性或可循环使用床垫、尿垫可能更为合适，留置导尿管仅用于慢性尿潴留患者、保护压疮及为提高患者特殊时期（如终末期）舒适度等情况。

（2）行为和物理疗法：行为和物理治疗方案包括膀胱和盆底肌肉等的训练。目前大约 3/4 的患者通过行为及物理治疗后病情可以得到改善，因此行为治疗的价值已被等同于药物治疗。膀胱

训练包括健康教育、膀胱护理记录、骨盆肌肉锻炼及其他行为干预。盆底肌肉训练指持续收缩盆底肌（即缩肛运动）不少于 3s，松弛休息 2～6s，连续做 15～30min，每天重复 3 遍；或每天做 150～200 次缩肛运动，持续 3 个月或更长时间，并在训练 3 个月后门诊随访，进行主客观治疗效果的评价。

对于压力性尿失禁或混合性尿失禁的女性患者，应给予盆底肌肉强化训练，至少进行 3 个月。相对于压力性尿失禁患者，混合性尿失禁患者盆底肌肉强化训练效果欠佳。对接受根治性前列腺切除术的男性亦可进行盆底肌肉强化训练，以加快恢复尿失禁的速度。对于认知障碍患者，行为治疗包括生活训练、按制订计划排尿（通常每 2～3h 排尿 1 次）和及时排尿，及时排尿包括鼓励规律监测并及时报告，在排尿计划的基础上及时至厕所排尿，当患者及时排尿时应给予赞扬及肯定。

（3）电刺激：在紧急情况下可作为尿失禁的辅助干预手段，如果女性急迫性尿失禁应用抗胆碱能药物无效，可给予胫后神经刺激以改善症状。膀胱过度活动的尿失禁患者禁用电刺激治疗。

2. 药物治疗

（1）抗毒蕈碱（抗胆碱能）药物：是目前治疗急迫性尿失禁的主要药物，常见药物有奥昔布宁、达菲那新、托特罗定、曲司氯铵等，见表 3-9-2。药

表 3-9-2　常见抗毒蕈碱（抗胆碱能）药物特点

药品	剂量	特点	不良反应
奥昔布宁（短效）	2.5～5.0mg 3/d	经典治疗急迫性尿失禁药物	口干、便秘、视物模糊、谵妄等
奥昔布宁（长效）	5～30mg qd	副作用较短效发生概率低	同上
奥昔布宁贴剂	3.9mg 1 周 2 次	副作用较短效发生概率低	同上
达菲那新	7.5～15mg qd	不会增加老年人的认知障碍	同上，肝功能异常需减量
托特罗定	4mg qd	对不同年龄患者疗效或副作用没有明显差异，对认知功能影响不大	同上，肝功能异常需减量
曲司氯铵	40mg qd		同上，严重肾功能损伤减量

物剂量越大，急迫性尿失禁的治疗效果越明显，但不良事件越多。不耐受短效抗毒蕈碱药物患者可考虑使用缓释剂。如应用抗毒蕈碱药物无效可考虑增加剂量或选用其他治疗方案。口干是最常见的副作用，其他副作用包括便秘、视力模糊、疲劳、认知功能障碍等。已证明其中几种药物对老年患者与年轻患者药效相同。

（2）α_1 肾上腺素受体激动剂：常见药物有盐酸米多君、甲氧明等，50~150mg/d。严重器质性心脏病、急性肾脏疾病、嗜铬细胞瘤或甲状腺功能亢进的患者禁用。高血压控制欠佳患者不应使用本品。不良反应包括卧位和坐位时的高血压、头皮的感觉异常和瘙痒、皮肤竖毛反应、寒战、尿潴留和尿频。因不良反应较大，不建议长期使用。

（3）β_3 肾上腺素受体激动剂：此类药物主要作用于在逼尿肌平滑肌细胞中表达的 β_3 受体，能诱导逼尿肌松弛，例如米拉贝隆等。在减少急迫性尿失禁发作方面与大多数抗毒蕈碱药相似，最常见的不良反应是高血压、鼻咽炎和尿路感染，因与某些药物（如美托洛尔）的代谢方式相同，同时服用这些药物的患者需调整剂量。

（4）度洛西汀：可抑制神经递质、血清素（5-HT）和去甲肾上腺素（NE）的突触前再摄取，40mg/次，每日两次。在骶脊髓突触间隙中 5-HT 和 NE 浓度的提高，增加了对阴部运动神经元 5-HT 和 NE 受体的刺激，进而增加了尿道横纹肌括约肌的静息张力和收缩强度，改善压力性尿失禁。副作用主要有胃肠道反应及神经系统症状，尿失禁多在服药一周后改善。血压控制欠佳禁用。对于男性压力性尿失禁，可给予度洛西汀加速前列腺手术后的恢复。

（5）雌激素：可用于短期改善绝经后女性尿失禁，特别用于存在其他外阴阴道萎缩症状者，有证据表明，经皮或阴道给予雌激素治疗并不会增加乳腺癌的风险，但有乳腺癌病史者应在肿瘤科医生指导下应用。用法：0.5~1.0g/次，阴道局部用药。阴道雌激素环置入阴道内，每 3 个月更换 1 次。

（6）去氨加压素：是加压素（也称为抗利尿激素）的合成类似物。100~200μg，每日 3 次，可以口服，经鼻或注射。去氨加压素最常用于治疗尿崩症，在夜间使用时，用于治疗夜间遗尿症。有水潴留和低钠血症的风险，应用本药应同时监测血浆钠水平，不可以使用去氨加压素长期控制尿失禁。

（二）手术治疗

对于压力性尿失禁患者，手术治疗是最有效的手段，目的是恢复膀胱颈后尿道的正常解剖位置，增加尿道关闭压。伴有骨盆严重下垂或者有尿潴留、对药物治疗无效的患者，均要考虑手术治疗。常用手术方法包括：经阴道中段悬吊术、尿道下筋膜吊带术、阴道前壁修补术、膀胱颈悬吊术（开腹和腹腔镜）、阴道周围胶原注射术、人工尿道括约肌等。经阴道中段悬吊术为压力性尿失禁的首选治疗方法，经证实与传统的尿道下筋膜吊带术、开腹和腹腔镜膀胱颈悬吊术具有相似的治疗效果，且副作用相对更少。压力性尿失禁患者进行尿失禁手术前应进行基本检查，包括残余尿量、尿常规、咳嗽压力试验等，必要时需行尿动力学检查。

尿失禁手术术中或术后可能有下尿路手术直接的损伤、出血、肠道损伤、伤口并发症、尿潴留和尿道感染等并发症，对于老年尿失禁患者，手术失败风险及不良事件发生率随着年龄的增长而增加。推荐术后 6 周内至少随访 1 次，建议长期随访观察和记录近期和远期并发症。

（赵慧颖；马清 审阅）

参 考 文 献

[1] 中华医学会妇产科学分会妇科盆底学组. 女性压力性尿失禁诊断和治疗指南（2017）[J]. 中华妇产科杂志, 2017, 52（5）: 289-293.

[2] 周慧梅. 女性尿失禁的实践指南 [J]. 协和医学杂志, 2016（b12）: 80-86.

[3] 田新平. 现代老年医学概要 [M]. 6 版. 北京: 中国协和医科大学出版社, 2012.

[4] European Association of Urology. EAU Guidelines on Urinary Incontinence in Adults（2017）. European Urology, 2017.

[5] 刘晓红, 康琳. 协和老年医学 [M]. 北京: 人民卫生出版社, 2016.

第二节 便秘与粪嵌塞、大便失禁

一、慢性便秘和便嵌塞

（一）慢性便秘概述

慢性便秘（constipation）是指排便费力、肛门堵塞感、排便不尽感，排便次数每周少于 3 次，每次便量小于 35g，症状持续至少 6 个月。便秘是老年人常见的病症，约 30% 的 65 岁以上老年人受便秘困扰，女性高于男性。长照机构老年人慢性便秘可高达 50% 以上。值得注意的是，老年便秘有时仅表现为肛门溢便（液体）。老年人便秘通常分为功能性便秘和继发性便秘。但在老年人群中单纯功能性便秘，较中青年人群比率明显降低。继发性便秘较多见，与基础疾病、药物、功能状态等有关。慢性便秘严重影响老年人的健康和生活质量。便秘的直接危害可引起粪便嵌塞，干硬粪便压迫直肠，导致直肠黏膜局部糜烂、溃疡、甚至直肠穿孔。便秘间接危害可因腹内压力升高，导致心脑血管疾病，甚至猝死的危险，还可引起食欲缺乏、焦虑和抑郁等。有的老年人对便秘未予重视或难以启齿拒绝就诊，随意服用刺激性泻剂，长期滥用泻剂导致结肠黑变病。有的老人长期应用灌肠等置肛药物刺激排便，导致肛门括约肌松弛，大便失禁。

（二）慢性便秘的病因和病理生理机制

1. **便秘病因** 老年人便秘可由多种原因引起，包括生理因素、饮食不当、生活习惯、药物影响、肠道器质性疾病及系统性疾病等。①生理性因素：老年人咀嚼功能下降、消化酶分泌减少、消化道蠕动功能减弱、长期卧床、进食量减少，肠内容物存留时间延长，使水分吸收过多、粪便干硬；②精神心理因素：老年人多病共存、负性生活事件、焦虑、抑郁等导致或加重老年人便秘；③药物因素：老年人往往合并多重用药，其中降压药、利尿药、治疗帕金森药物及止痛药物等均容易引起便秘；④器质性疾病：如结直肠肿瘤、长期便秘导致结肠冗长、直肠前突或直肠脱垂等。老年人常伴有多种慢性全身性疾病，这些疾病可引起和加重便秘。如神经系统退行性疾病（如帕金森病）、内分泌与代谢性疾病（如糖尿病）、结缔组织病

（如硬皮病）、腹盆腔占位性病变等。

2. **便秘病理生理机制** 老年人是一个特殊群体。其病理生理机制更具个体性、多样性和复杂性。主要包括结肠传输延缓、胃肠动力异常、直肠感觉功能异常、直肠 - 肛门括约肌动力异常、盆底功能障碍等。①结肠传输延缓是老年人便秘最主要的病理生理基础，表现为全结肠传输减慢或部分结肠段传输减慢。不透 X 线标记物法是临床上最常用、最简便用于评估结肠传输时间的方法。②直肠感觉功能障碍，临床表现为缺乏便意感，直肠感觉功能减退极易造成粪便嵌塞。③直肠 - 肛门排便障碍，表现为排便时盆底肌肉收缩不协调，或排便直肠推动力不足，或肛门括约肌松弛障碍。临床上表现为排便费力或"使不上劲"。可采用直肠肛门测压评估直肠 - 肛门排便障碍。

（三）慢性便秘临床表现及检查方法

1. **主要临床表现** ①排便感到费力，每次排便时间可长达 30min 以上；②排便为干球粪或硬粪，且量少，这类患者需要警惕发生粪便嵌塞的可能性；③排便有不尽感，反复多次排便，但仍觉便意感持续存在；④排便有肛门直肠梗阻／堵塞感；有时要手法辅助排便（如用手指协助排便、盆底支持）；⑤每周排便次数 <3 次／周，严重者长达 2～4 周才排便 1 次；⑥如腹痛与排便相关，应考虑肠易激综合征便秘型。

2. **临床上常用检查方法**

（1）一般检查：①实验室检查，包括血常规、便常规和潜血试验以及有关生化、血糖，必要时做免疫等检查；②肛门直肠指检，常能帮助了解肛门直肠有无器质性疾病，了解粪便嵌塞及肛门括约肌的功能状况；③内镜或钡灌肠，可疑肛门、直肠病变者，可行直肠镜或结肠镜检查，或钡剂灌肠、CT 结肠成像等。内镜能直视观察肠道，必要时进行病理活检；影像学可显示有无结构变异及病变。

（2）特殊检查：①胃肠传输试验，常用不透 X 线标志物，随进餐吞服 20 个标志物，相隔一定时间后（例如在服标志物后 24h、48h、72h）拍摄腹平片一张，计算排出率。正常情况下服标志物后 48～72h，大部分标志物已排出。根据腹平片上标志物的分布，有助于评估便秘的类型。②肛门

直肠测压，检测肛门括约肌静息压、肛门外括约肌的收缩压和用力排便时的松弛压、直肠内注气后有无肛门直肠抑制反射出现，还可以测定直肠的感知功能和直肠壁的顺应性等。有助于评估肛门括约肌和直肠有无动力和感觉功能障碍。③其他，如结肠压力监测、气球逼出试验、排粪造影、阴部神经潜伏期测定、肛门超声内镜检查则提供有关便秘的病理生理的详细信息，以便指导内外科治疗。

（四）慢性便秘治疗

治疗的原则是根据便秘轻重、病因和类型，进行综合治疗，目标是改善症状，达到正常排便频率。

1. 一般治疗　①与患者及照护者充分沟通，加强排便的宣教，建立合理的饮食习惯和排便习惯；②增加膳食纤维 25～30g/d，但注意有的老年人可能出现腹胀的副作用；③增加每日饮水量 1.5～2L；④尽量采取蹲位如厕，坐位排便时可以脚下垫矮凳；⑤适当运动。

2. 药物治疗　选用适当的通便药物。选择药物应以毒副作用少，药物依赖性小为原则。①膨松剂如麦麸和欧车前等，具有通过增加粪便中的水含量和固形物而起到通便作用，起效时间为12～72h。副作用为可引起腹胀。②渗透性通便剂，如聚乙二醇4000、乳果糖等，通过增加肠腔内渗透压，增加粪便的容积，具有促进肠蠕动的作用。长期应用副作用少，乳果糖主要的副作用为腹胀。③刺激性泻药，如含有蒽醌类的中药制剂，如番泻叶、芦荟胶囊等，长期服用导致结肠黑变病，进一步加重便秘，是难治性便秘的原因之一。④促动力剂，如普鲁卡必利选择性 $5-HT_4$ 受体激动剂，作用于肠神经末梢，释放运动性神经递质、拮抗抑制性神经递质或直接作用平滑肌，增加肠道动力，副作用是开始应用引起腹痛和腹泻。⑤促分泌的药物，如鲁比前列酮、利纳洛肽，具有促进结肠黏膜分泌，增加肠腔内液体量。对于吗啡类止痛药所致的便秘有良好的效果。⑥灌肠剂或肛管刺激药，如温水灌肠、开塞露置肛和复方角菜酸酯。

药物治疗注意事项，避免长期应用或滥用刺激性泻剂，需注意中成药的成分及副作用，尤其是长期使用时。对粪便嵌塞的患者，清洁灌肠，联合短期使用刺激性泻剂以解除嵌塞。解除后，再选用膨松剂或渗透性药物，保持粪便通畅。开塞露和甘油灌肠剂有软化粪便和刺激排便的作用。复方角菜酸酯对治疗内痔合并的排便困难有效。对于难治性便秘可以考虑 2～3 种通便药物联合应用。

3. 心理疗法与生物反馈　中、重度的便秘患者常有焦虑甚至抑郁表现，应予以认知治疗，消除患者紧张情绪，必要时可以给予小剂量抗焦虑和抑郁药物治疗。生物反馈治疗适用于直肠肛门感觉或动力障碍所致的便秘，对排便障碍伴焦虑抑郁的患者也具有良好的疗效。

4. 外科治疗　如经严格的非手术治疗后仍不见效，各种特殊检查显示有明确的病理解剖和确凿的功能异常部位，可考虑手术治疗。外科手术的适应证包括继发性巨结肠、部分结肠冗长、结肠无力、和便秘有关的明显的直肠结构异常。

二、大便失禁

（一）大便失禁概述

大便失禁（fecal incontinence，FI）是指反复发生不能控制的粪质排出，症状持续至少 1 个月（美国老年医学），罗马 Ⅳ 将大便失禁时间定为 3 个月。大样本研究表明，FI 是常见症状，其患病率在社区女性居民中为 7%～15%，在住院患者中为 18%～33%，在养老院内为 50%～70%。女性患者率高于男性。

FI 患者因排便控制能力差限制了他们的社交活动以及其他一些问题，如厕所位置、个人卫生／身体有臭味、应对措施、恐惧、体力活动、尴尬和无法预测的排便习惯。同时也存在心理问题，如焦虑和抑郁、自卑感等。可采用专门的量表（如 Rockwood）大便失禁生活质量量表评估大便失禁对生活质量的影响。

（二）大便失禁的病因和危险因素

节制排便涉及多方面机制，包括解剖因素（肛门内外括约肌和耻骨直肠肌）、直肠肛门感觉和直肠顺应性。此外与粪便的性状、结肠传输时间以及心理因素均有关。正常排便是一个复杂有序的过程，从粪便进入直肠引起肛门内括约肌的反射松弛开始。如果有便意，肛门直肠角变直，腹压增加、盆底下降、直肠收缩、肛门外括约肌松弛，直肠内容物排出。

1. 肛门直肠肌肉和盆底肌肉　肛门括约肌薄弱是失禁患者最常见的原因。直肠肛门测压显示静息压和 / 或收缩压降低。肛门内括约肌过度自发性松弛。肛门括约肌功能减弱可能是由创伤（如肛门手术）或神经系统疾病（如脊髓损害或糖尿病继发病变）引起。经阴道分娩造成的肛门括约肌撕裂或会阴神经创伤可在这些过程后立即引起大便失禁或在许多年后发生。

2. 直肠顺应性和肛门直肠感觉　因溃疡或放射性直肠炎引起的直肠顺应性下降可引起排便频率增加和排便急迫。粪便嵌塞可抑制肛门括约肌的张力，使液体粪便溢出，因此也是老年患者便失禁的常见原因之一。由盆底肌肉失去神经支配引起的特发性便失禁在老年人中不少见。男性尿失禁也是大便失禁的危险因素。另外，肛管和直肠手术影响括约肌功能和直肠顺应性导致大便失禁。

3. 其他因素　节制排便过程也受粪便性状和排便动作、心智能力和行动能力影响。失禁对患者情绪、社会和心理方面带来一系列后果，包括严重的社会孤立感、自尊心显著受挫、工作能力下降、焦虑抑郁等。

（三）大便失禁临床表现及评估

1. 病史　许多患者不情愿将症状告诉医生，因此，医生应该采取巧妙、娴熟的交谈询问是否有失禁现象。如内裤有污渍、弄脏衣物和漏粪等来反映失禁的性质和严重程度。在老年人中伴有粪便堵塞感的便秘是发生 FI 的重要危险因素。了解失禁发生的时间，如进餐、排便、运动或夜间，以便为寻找病因和治疗提供线索。

2. 体格检查　应根据病史和可能诱发 FI 的疾病进行多系统体格检查。肛门直肠指诊检查应在灌肠或使用泻剂之前进行。可以评估肛门括约肌和盆底功能、有无粪嵌塞等。

3. 内镜检查　为排除炎症或肿瘤，可考虑行乙状结肠镜或全结肠镜检查。

4. 直肠肛门测压　①肛管静息压：主要由肛门内括约肌收缩形成；②肛管缩榨压：肛门括约肌和耻骨直肠肌随意收缩的强度和持续时间；③直肠肛门抑制反射：反映直肠神经支配是否完整；④直肠感觉阈值：包括初始排便感、持续便意感和最大耐受阈值；⑤排便动作：模拟排便动作，评估直肠 - 肛门括约肌排便协调性。

5. 其他检查　根据不同情况也可应用，如肛管超声内镜检查、排粪造影、盆腔磁共振显像、神经生理检查等。

（四）大便失禁的治疗

大便失禁要对症治疗，同时也要治疗潜在的基础疾病。

1. 饮食和药物干预调整排便习惯　稀便是 FI 的主要危险因素。减少排便频率和改善粪便质地。可以在饮食中添加增容性制剂如甲基纤维素或补充膳食纤维。纠正任何异常的如厕行为或姿势，生物反馈训练可能对患者有益。适当应用抗腹泻药物如洛哌丁胺。与认知功能障碍或有情绪问题患者可以选择三环类抗抑郁药物，如阿米替林。如果是便秘、粪便嵌塞、溢出性大便失禁患者常常可以从增加结肠直肠排空的各种方法中受益。

2. 直肠清洗　排便习惯调整和生物反馈治疗失败的患者可尝试周期性直肠清洗。适用于神经性肠道功能障碍的患者。

3. 外科处理　可以采用微创术如骶神经刺激和肛管黏膜下注射充填剂（稳定透明质酸中的聚糖酐）目前已被美国 FDA 批准用于治疗 FI。针对括约肌功能缺损的也可采用传统的手术，括约肌重建术。

4. 假性大便失禁　值得注意的是，一部分老年人虽然表现为肛门溢便，经结肠传输时间检测，提示为结肠传输慢，实则为便秘的患者。需要仔细甄别。按慢性便秘处理，效果显著。

三、总结

排便问题是常见的老年问题，往往容易被忽视或成为老年人不情愿告知的问题。医生在询问病史要采取一定问诊技巧，同时也该对照护者进行宣教，及时反馈老年人排便问题。

（孙晓红；刘晓红　审阅）

参 考 文 献

[1] 田新平,谢海雁,沈悌,主译. 现代老年医学概要 [M].
6 版. 北京: 中国协和医科大学出版社,2012.

[2] 方秀才,侯晓华译. 罗马Ⅳ功能性胃肠病　肠 - 脑互
动异常. 北京: 科学出版社,2016.

[3] 中华医学会消化病学分会胃肠动力学组. 中国慢性
便秘诊治指南(2013 年,武汉)[J]. 中华消化杂志,
2013,33(5): 291-297.

[4] Emmanuel A,Mattace-Raso F,Cristina M,et al. Con-
stipation in older people: A consensus statement[J]. Int
J Clin Pract, 2017, 71(1).

[5] Mounsey A,Raleigh M,Wilson A. Mangement of con-
stipation in older adults[J]. Am Fam Physician, 2015,
92(6): 500-504.

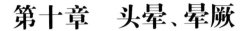

第十章 头晕、晕厥

第一节 头 晕

一、概述

头晕（dizziness）是常见老年综合征，指人体空间位置感知和稳定性的损害，对空间感觉不舒适和站立不稳，是平衡失调的主观症状。

头晕的患病率随年龄而增加，年龄每增长5岁，头晕增加10%，65岁以上老年人中头晕发生率为4%～30%。引起头晕的疾病较多，头晕对老年人带来的伤害远大于其本身的不适感，最主要是增加跌倒风险和功能下降。

老年人头晕的发作特点、病程及预后均与其病因有关，诊疗上的挑战性在于：衰老导致平衡功能减退，加之合并多种疾病或药物不良反应等多因素，精确病因分类非常困难，临床表现多样；对老年人采集病史困难且体格检查费时，客观检查阳性结果多，但不一定能解释头晕病因，对因诊疗有困难。老年头晕患者常常辗转于耳鼻喉科、内科、神经内科、骨科和精神心理科等多科门诊，造成诊治不及时，加重患者负担。

二、发病机制

（一）头晕与眩晕的发生

1. **头晕** 当平衡系统中任一部位病变导致外周信息传入失真且不能协调引起的平衡感觉改变时出现头晕。人体平衡有赖于中枢神经系统控制下的感觉和运动系统的相互作用及配合，需要视觉、本体感觉以及前庭系统共同参与。导致老年人非眩晕性头晕的常见病因及其临床特点见表3-10-1。

2. **眩晕** 是机体对空间定位障碍而产生的一种运动性或位置性错觉。视觉和深感觉也参与

维持正常的空间位像，但是其病变很少主诉眩晕，前庭病变是引起病理性眩晕的主要病因。导致老年人眩晕的常见病因及其临床特点见表3-10-2。

表3-10-1 非眩晕性头晕常见病因及其临床特点

病因	主要临床特点
全身性疾病	常见，表现为身体不稳感，在运动或视物中出现或加剧，停止活动、静坐、静卧或闭眼后症状可自动减轻或消失。
低血糖	头晕、黑矇甚至意识丧失，伴有饥饿、出汗、心悸等。
低血压	将要跌倒的不稳感、黑矇等，部分可发生晕厥。
心律失常	头晕持续时间与心律失常相关，可伴心悸，严重者可发生晕厥。
药物性	头晕可为永久性或阵发性，症状与服药有关系，部分发生在突然停药后，少数在长期用药后。常见药物：抗高血压药、抗心律失常药、抗惊厥药、抗抑郁焦虑药、氨基糖苷类、抗组胺药、非甾体类消炎药和助眠药。
血管性疾病	有血管危险因素、发作急、症状持续<24h。症状由病变部位决定，迷路（眩晕＋听力丧失）；后循环（眩晕＋神经症状）；广泛白质损伤（慢性平衡障碍＋头晕）。
晕动病	乘车船时出现，头晕、恶心呕吐、出汗、苍白、头痛、气味敏感、无食欲以及血压不稳等自主神经功能紊乱表现。
精神心理疾患	头晕持续时间长且呈波动性、主诉多（躯体化症状）、受外界及情绪变化影响大、患者愿意反复检查和药疗。

（二）平衡的代偿

平衡系统中一项发生障碍，其他两项代偿仍能维持平衡；当出现两个系统障碍就难以维持平衡。例如，前庭功能受损后，在黑暗中（视觉障碍）、水中（本体觉障碍）就很难维持平衡；当本体

表 3-10-2　眩晕常见病因及其临床特点

病因		临床特点
前庭周围型	良性阵发性位置性眩晕	相对于重力方向改变头位（如起床、翻身、低头）所诱发的短暂性眩晕（通常不超过 1min），可伴有恶心、呕吐等自主神经症状。瞬间即逝，反复发生，可自行好转，听力正常。Dix-Hall-pike 和 Roll 测试可明确诊断。40 岁以后高发，且发病率随年龄上升，男：女 = 1 : 1.5～2.0。
	梅尼埃病	表现为发作性眩晕、耳鸣和耳聋，常有内耳胀满感。诊断特点为症状诊断和排除性诊断。
	前庭神经炎	发作前可有上呼吸道感染史；突发性眩晕，伴恶心呕吐；自限性，眩晕多在 1～2 周减弱，3～4 周缓解；可有自发眼震，不伴耳聋、耳鸣、中枢体征。
前庭中枢型	中枢性发作性位置性眩晕	病变多在脑干和小脑，有神经系统局灶性损害体征，眼震方向多变、与前庭定位不一致，自发性眼震、无潜伏期与疲劳现象等高度提示中枢病变。临床诊断遵从神经科的定位和定性诊断原则，神经影像检查有助于确定病变性质。
	前庭性偏头痛	排他性诊断。女性明显多于男性。既往 / 本次有偏头痛，反复发作（> 5 次）中 - 重度前庭症状，多伴有畏光和畏声 / 视觉先兆。
眼源性眩晕		非运动错觉性眩晕，表现为不稳感；眩晕持续时间较短，睁眼看外界运动的物体时加重，闭眼后缓解或消失；常伴有视力模糊、减退或复视。视力、眼底、眼肌功能检查常有异常，神经系统无异常表现。

感觉功能障碍时，只要视觉正常，睁眼时可无症状，闭眼或进入暗处可出现头晕和平衡障碍。

一侧或双侧前庭损伤所造成症状可随时间逐渐消失，平衡功能有不同程度恢复，这一过程称为前庭代偿，是平衡康复计划和训练的基础。前庭代偿主要通过三种方式实现：①修复，通过外周感觉毛细胞的再生或前庭神经修复，使受损的前庭功能和结构完全恢复；②适应，通过感觉和行为替代形成新的躯体控制模式 / 策略；③习服，由于同一刺激的单调重复而逐渐减少对刺激的反应，直至反应完全消失，其机制可能与前庭神经系统重塑性有关。

（三）衰老和疾病的影响

尽管老年人主管平衡的三种感觉器官和中枢整合功能完整，但因退化常出现动作迟缓、步态异常及平衡障碍。合并动脉硬化、骨关节病、多重用药及社会心理等因素，加重平衡功能减退。常见的增龄性视力下降、暗适应减退，合并老年眼病如白内障、青光眼、眼底病变等，在视力障碍的基础上一旦发生前庭功能下降更容易出现头晕。

三、分类及临床特点

（一）按症状分类

既往头晕被认为是所有类似症状的总称，根据发作特点分为眩晕（vertigo）、晕厥前期（pre-syncope）、头昏（lightheadedness）和平衡失调（disequi-librium）。2009 年，前庭疾病分类委员会发布前庭症状国际分类，分为眩晕（vertigo）、头晕（dizziness）、前庭 - 视觉症状（vestibule-visual symptoms）和姿势性症状（postural symptoms）四类，其中最重要的变化是将头晕和眩晕作为各自独立的综合征，在病程中头晕和眩晕可能同时出现或依次出现。

（二）按病因来源分类及临床特点

1. **前庭源性头晕**　分为周围性和中枢性头晕：①周围性，更多见，以眩晕症状为主，伴随明显自主神经症状，如恶心、呕吐，面色发白，出汗等。常见疾病有良性阵发性位置性眩晕（benign paroxysmal positional vertigo，BPPV）、梅尼埃病和前庭神经炎；②中枢性，常见病因有脑部血管性、外伤、肿瘤、脱髓鞘病变等。

2. **颈源性头晕（交感型颈椎病）**　由颈椎间盘退变、外伤、炎症、肌张力失衡等导致的颈椎不稳，引起局部机械性刺激和椎间关节创伤性炎症刺激，引发交感神经症状，导致椎动脉痉挛而引起头晕。临床表现以头颈部位置性头晕为特点，头颈部转动或侧屈到特定位置时发作，位置回复后症状消失。部分患者有恐惧感，自觉地回避某一特定的位置。

3. **血管源性头晕**　是指动脉粥样硬化或血栓栓塞导致的后循环缺血相关性头晕。后循环缺血可以是急重症，需要首先鉴别，其临床六项表现为：头晕、复视、构音障碍、吞咽困难、共济失调和跌倒。其他较常见的疾病有偏头痛性眩晕、盗血综合征和前庭阵发症。

4. 精神源性头晕 最常见的是慢性主观性头晕，通常表现为 3 个月以上的不稳或非旋转性头晕感，伴随对运动不耐受和对视觉刺激敏感。头晕常是老年患者焦虑抑郁的躯体化表现。

5. 内科疾病及药物性头晕 直立性低血压、脑梗死、低血糖等常可引起老年患者头晕；药物是老年人头晕的重要原因之一，应首先询问用药史。

四、评估诊断流程

（一）病史采集

1. 眩晕病史侧重点 症状特点（诱发因素、严重程度、持续时间、发作次数与频率、伴随自主神经症状、加重/缓解因素等）、耳科症状（耳鸣、耳聋）、神经系统症状。

2. 非眩晕性头晕病史侧重点 个人史、内科疾病、神经系统疾病、完整的药物清单（重点在于近期调整的药物、症状发作期服用的药物）、精神状态等。

（二）体格检查

1. 神经系统查体 行走-转身步态、身体姿势、眼震、脑神经、脑膜刺激征、病理反射、肌力与肌张力、运动和感觉系统。床旁平衡功能检查：闭目难立征（Romberg sign）、Mann 试验（足跟-足尖串联站立或行走）、单足站立试验、原地踏步试验等。

2. 听力、视力初步筛查 阳性体征的提示意义如下：

（1）自发性眼震的提示意义：眼震是前庭系统失衡的标志性现象，具有重要的定位和定性价值，中枢性眼震和周围性眼震的区别见表 3-10-3。约 50% 以头晕为主要症状的急性脑梗死患者，除了眼震，缺乏其他神经系统症状或体征。

（2）步态、平衡的提示意义：①闭目难立征阳性，本体功能和/或前庭功能异常；②闭目时宽基步态，检查者帮助时明显改善，本体感受器受损；③踏步实验，帮助检测单侧前庭功能障碍，异常者可进一步行前庭功能测试。

（3）神经心理测试：当头晕难以形容，持续存在又难以解释，或伴有其他躯体或情绪症状时，应行心理情绪测试。

表 3-10-3 周围性眼震和中枢性眼震的区别

	周围性眼震	中枢性眼震
病变部位	内耳前庭感受器及前庭神经病变	前庭中枢病变
眼震类型	水平或旋转	多变，水平、垂直或旋转
眼震特点	眼震与姿位有关、持续时间短、有疲劳	眼震与姿位无关，持续存在，无明显疲劳
固视抑制	有	无
眩晕严重程度	严重，与眼震强度一致，闭目后不减轻	轻度
身体倾倒方向	常向眼震减弱方向	不定
头部运动诱发	常见	罕见
相关眼球运动障碍	无	视跟踪或扫视障碍
伴随症状	听力下降、耳鸣等	中枢神经症状

（三）五官科检查

1. 听力检查 有耳鸣或本次听力明显下降时应进行听力测试。听力异常提示梅尼埃病或桥小脑角肿瘤如听神经瘤。老年性聋导致的高频听力丧失不能解释头晕。

2. 床旁前庭功能检查 头脉冲-眼震-扭转偏斜检查通过观察是否诱发眩晕和眼震，协助鉴别前庭中枢性与周围性病变。前庭功能检查主要有冷热试验、眼震电图、脑干诱发电位、轮椅试验、动态姿势描记等；旨在明确病变部位、受损程度，适用于眩晕、平衡障碍、振动幻觉等考虑有前庭相关疾患；禁用于癫痫、颅压升高、眩晕急性发作期、外耳畸形、外耳道炎、中耳炎、严重精神病、严重心血管疾病、严重中枢神经系统疾病、颈部活动严重受限患者。

（四）辅助检查

1. 神经影像学检查 不推荐作为常规检查，但对于急性持续性眩晕的老年患者，尤其是查体不符合周围性前庭病变者应及时行神经影像检查，首选头部 MRI 检查，有助于发现后颅窝病变。

2. 颈部及颅内血管检查 超声、CTA、MRA、DSA 对判断颈部及颅内血管病变更有价值，是判断后循环缺血的重要检查。

3. 颈椎影像学检查 主要用于鉴别诊断；脑电图、腰穿无助于鉴别诊断。

五、患者管理

健康教育、咨询及信心重塑可以帮助患者了解头晕的特点、疾病自然进程以及治疗方式，减少患者出现焦虑状态；说明可能出现的跌倒等不良结局，进行生活方式调整，做好突发问题的预案。

（一）预防

1. 日常生活用品宜摆放在腰和肩部之间。
2. 注意规律作息、调整情绪。
3. 减少诱因，如避免颈部大范围活动、突然站起等。
4. 定期进行药物核查，及时停用不必要的药物，避免使用耳毒性药物。
5. 注意监测血压、血糖并适时调整药物。
6. **脱敏性适应** 包括渐进性暴露于诱发环境及渐进性的驾车训练等。乘车船时应靠窗而坐，避免环顾周围。
7. **主动饮水** 夏季或天气干燥时适当增加饮水量，对于认知功能下降的老年人需要提醒饮水。
8. **对可能诱发头晕的急症早发现、早治疗** 一旦有发热、腹泻、过敏、饮水呛咳等急症，尽早就医，加强血压、血糖监测，避免脱水导致头晕。

（二）发作时注意事项

1. 一旦出现头晕，应静卧休息，防止跌倒受伤。
2. 如有恶心呕吐，应侧卧防止误吸。
3. 尽量减少头部转动，以免加重症状。
4. 外出就医需有人陪伴。

（三）治疗

头晕治疗方法有限，了解疾病自然病程非常重要。对急性发作期患者建议在对症治疗、初步评估可能病因的基础上进行会诊，或转专科治疗。

1. **急性发作期治疗** 目前常用的前庭抑制剂有抗组胺剂（异丙嗪、苯海拉明）、抗胆碱能剂（东莨菪碱）和苯二氮䓬类，适用于症状严重、持续时间长或频繁发作者，不用于前庭功能永久损害患者。应用时注意以下几点：

（1）在眩晕急性发作时使用比慢性期更有效。

（2）急性期严重症状控制后应及时停药，否则会抑制中枢代偿机制的建立。

（3）许多前庭抑制剂本身可以引起头晕。

（4）东莨菪碱由于其抗胆碱能副作用尽量不用于老年患者。

2. **病因治疗** BPPV 治疗主要是手法复位；梅尼埃病治疗应着重恢复前庭功能、限盐、服用利尿剂。

3. **前庭康复治疗** 主要针对因单/双侧前庭功能低下/丧失而出现平衡障碍的患者，这些患者平衡障碍往往持续时间长，常规药物无效，约70% 患者通过前庭康复训练平衡功能得到提高，但双侧前庭病变不可能完全康复。

常用的训练有适应性练习、替代性练习、习服性练习、平衡练习、步态练习等，目的是通过训练，重建视觉、躯体感觉和前庭的传入信息整合功能，改善平衡功能、减少振动幻觉、缓解头晕、提高生活质量、减轻焦虑和担忧。刚开始这些练习可能加重头晕，但坚持练习将改善头晕，通常6～8 周后症状明显改善。患者最初应在物理治疗师的指导下进行训练习，然后可在家训练。

六、诊治进展

1. **关于病因诊断** 近年来，对头晕的病因识别率明显提升，BPPV 已成为眩晕最常见病因，而10 年前很少诊断，但也有有泛化趋势，很多中枢位置性眩晕被误诊为 BPPV，需引起临床的重视。重视精神心理因素的重要性。病因诊断中被淘汰概念有：

（1）"椎 - 基底动脉供血不足"：已用"后循环缺血"替代。临床研究证明，不伴随其他神经系统表现的单纯头晕或眩晕极少由此引起。国际缺血性脑血管疾病分类和国际疾病分类均无椎 - 基底动脉供血不足，而是后循环系统的 TIA，而非单独疾病。

（2）"颈性头晕"：研究发现转颈诱发或加重的头晕具有多重发生机制，其中最重要的是高位颈部的深感觉传入异常及与椎动脉受压相关的后循环缺血。然而，这两种机制所导致的临床表现、检查手段、诊断方法及处理完全不同。因此，使用"颈性眩晕"涵盖两种截然不同的情况并不恰当，故不推荐继续使用。

（3）"颈椎骨质增生是后循环缺血的主要原因"：以往认为转头可使骨赘压迫椎动脉，导致后循环缺血，发生头晕。临床研究显示颈椎骨质增生不是后循环缺血的主要危险因素，故在病因诊断中不推荐采用。

2. 眩晕老年科特色门诊，绿色转诊通道，建立跨学科团队，改善患方体验，提高诊疗效率，重视前庭功能康复，提高老年患者的生活质量。

（樊瑾　吴智平；李锐　胡亦新　刘晓红　审阅）

参 考 文 献

[1] 中华医学会神经病学分会，中华神经科杂志编辑委员会. 眩晕诊治多学科专家共识 [J]. 中华神经科杂志，2017，50（11）：805-812.

[2] Bisdorff A，Brevern MV，Lempert T，et al. Classification of vestibular symptoms：Towards an international classification of vestibular disorders[J]. Journal of Vestibular Research，2009，19（1-2）：1-13.

[3] Maarsingh OR，Dros J，Schellevis FG，et al. Annals Journal Club：Causes of Persistent Dizziness in Elderly Patients in Primary Care[J]. Annals of Family Medicine，2010，8（3）：196-205.

[4] 蒋子栋. 多学科合作规范眩晕／头晕诊治 [J]. 中华神经科杂志，2019，52（2）：153-156.

[5] 阿道夫 M·普朗斯坦，托马斯·伦珀特 [M]. 眩晕和头晕：实用入门手册. 赵刚译. 北京：华夏出版社，2012.

第二节　晕　厥

一、晕厥的概念

晕厥（syncope）定义为一过性脑组织低灌注引起的迅速发生的、短暂的、自限性的意识丧失。发作时因肌张力降低，不能维持正常体位而跌倒。晕厥可以出现于任何年龄的人群，发生率随增龄而增加。老年人晕厥的年发病率为 7%，总患病率为 23%。与中青年人相比，老年人晕厥相关的住院和死亡风险更大。

二、病因和分类

晕厥的病因非常复杂，按病理生理学及病因学分为三大类：反射性（神经介导性）晕厥、直立性低血压晕厥及心源性晕厥（表 3-10-4）。不同年龄的人群，晕厥发生的机制有所不同。老年人晕厥最常见的原因依次为直立性低血压晕厥、反射性晕厥（特别是颈动脉窦综合征）以及心律失常，而 40 岁以下的人群，反射性晕厥更常见。

表 3-10-4　晕厥的分类

反射性（神经介导性，neurally-mediated）晕厥
1. 血管迷走性晕厥（vasovagal syncope，VVS）
   情绪介导，如恐惧、疼痛、晕血
   直立性体位介导
2. 情境性晕厥（situational syncope）
   咳嗽、打喷嚏
   胃肠道刺激（吞咽、排便、腹痛）
   排尿（排尿后）
   运动后
   餐后
   其他（如铜管乐器吹奏、举重）
3. 颈动脉窦（carotid sinus）综合征
4. 不典型（没有明显的前驱症状／诱因、非典型表现）

直立性低血压晕厥（orthostatic hypotension，OH）
1. 药物诱发的直立性低血压
   酒精、血管扩张剂、利尿剂、吩噻嗪、抗抑郁药
2. 血容量减低
   出血、腹泻、呕吐等
3. 原发性自主神经调节失常
   单纯自主神经调节失常、多系统萎缩、伴有自主神经功能障碍的帕金森病、Lewy 体痴呆（lewy body dementia）
4. 继发性自主神经调节失常综合征
   糖尿病性神经病变、淀粉样变（amyloidosis）、尿毒症（uraemia）、脊髓损伤（spinal cord injuries）

心源性晕厥（cardiac syncope）
1. 心律失常性晕厥（arrhythmia as primary cause）
   （1）心动过缓：窦房结功能障碍（包括慢快综合征）、房室传导系统疾患、植入抗心律失常器械（如起搏器）功能障碍
   （2）心动过速：阵发性室上性和室性心动过速（原发，继发于结构性心脏病或离子通道病）
   （3）药物介导的心动过缓和心动过速
2. 器质性疾病（structural disease）
   （1）心脏性：心脏瓣膜病、急性心肌梗死／缺血、肥厚型梗阻性心肌病（obstructive cardiomyopathy）、心房黏液瘤（atrial myxoma）、心包疾病／心脏压塞、先天性冠状动脉异常（congenital anomalies of coronary）、人工瓣膜异常
   （2）其他：肺栓塞、急性主动脉夹层（acute aortic dissection）、肺动脉高压

三、发病机制

晕厥的发生机制是短暂性脑缺血。脑组织占人体体重的 2%，正常健康个体，每百克脑组织血流量大约为 50～60ml/min，占静息状态下心输出

量的 12%～15%。脑血流灌注与血压密切相关，任何原因导致脑血流突然中断 6～8s 或收缩压突然降至 60mmHg 以下，导致全脑血流量减少到正常的 40% 以下或者脑组织毛细血管内氧浓度降低 20% 以上，不能维持醒觉状态（consciousness），即可发生晕厥。在某些病理状态影响脑组织供血供氧时，晕厥更易发生。发生晕厥后，若引起脑血流灌注降低（cerebral hypoperfusion）的因素通过某些代偿机制得以迅速纠正，脑组织恢复正常血流，则意识随之恢复。

四、临床表现

典型的晕厥发作是短暂的，意识完全丧失的时间一般不超过 30s，随即自行完全恢复。也有个别晕厥发作时间较长可达数分钟，应与其他原因造成的短暂性意识丧失相鉴别。通常随着晕厥的恢复，行为和定向力也立即恢复，有时可出现逆行性遗忘，多见于老年人，晕厥恢复后可伴有乏力感。晕厥的临床表现见表 3-10-5。

表 3-10-5　晕厥的临床特征

诊断	临床特征
反射性晕厥	• 复发性晕厥的长期病史，特别是在 40 岁之前发生 • 在令人不愉快的视觉、听觉刺激或疼痛后发生 • 在咳嗽、排便、排尿后 • 用餐期间发生 • 在拥挤和/或炎热的地方发生 • 晕厥前存在自主神经症状：苍白、出汗和/或恶心/呕吐 • 头部旋转或压迫颈动脉窦（如肿瘤、剃须、衣领太紧） • 无心脏疾病
直立性低血压导致的晕厥	• 站立时或站立后发生 • 长时间站立后发生 • 用力站起时发生 • 餐后低血压 • 开始使用血管扩张剂/利尿剂或剂量改变与血压下降存在时间关联 • 存在自主神经病变或帕金森综合征
心源性晕厥	• 用力或仰卧时发生 • 突发心悸，随后立即发生晕厥 • 年轻时不明原因猝死的家族史 • 有结构性心脏病或冠状动脉疾病

五、体格检查

体格检查包括卧立位血压，典型的直立性低血压表现为站立 3min 内，收缩压下降≥20mmHg 和/或舒张压下降≥10mmHg；注意心脏杂音、心率和节律、心包摩擦音等提示器质性心脏病证据；通过基本神经系统检查发现局灶性功能缺损；肛诊是否有潜血；对于不典型晕厥表现的老年人必要时还需进行认知功能、视力、身体协调性、步速检查。

六、辅助检查

根据病史和体征，选择相应的辅助检查，大多数老年晕厥患者可通过标准的诊断方法而得到确诊。

（一）心电图和动态心电图监测

应对所有晕厥患者进行心电图（electrocardiogram，ECG）检查。异常心电图提示需进一步心血管方面检查。提示心脏疾病的典型心电图表现包括房室传导阻滞、预激综合征、室性心律失常、异常 Q 波等。

动态心电图监测（无创和有创）包括 Holter、住院期间的连续心电监测、事件记录仪、体外或植入式心电记录仪以及远程（家庭）监护系统。监测设备的选择需依据患者的发作频率，监测时间的延长可以提高诊断率。目前的指南推荐植入式心电记录仪（implantable loop recorder，ILR）用于明确心律失常导致的晕厥，金标准为症状与所记录的心律失常明确相关。ILR 可提高诊断阳性率、减少诊断时间，并对可疑心源性晕厥和不明原因晕厥具有成本效益。

（二）电生理检查

电生理检查的敏感性和特异性不高，尤其是近年来无创监测手段发展降低了电生理检查的重要性。电生理检查对于诊断间歇性心动过缓、束支传导阻滞及可疑心动过速患者的晕厥具有一定价值。

（三）超声心动图

当病史、体格检查和心电图检查不能发现晕厥的原因时，超声心动图（echocardiogram）检查是发现包括瓣膜病在内的器质性心脏病的有效方法。通过该检查还能发现肺动脉高压和右心室扩大等提示肺栓塞的表现。体格检查正常的晕厥或先兆晕厥患者超声心动图检查最常见的发现是二尖瓣脱垂（4.6%～18.5%）。其他心脏异常包括瓣膜病（最常见的是主动脉瓣狭窄）、心肌病、心肌缺血、冠状动脉畸形、浸润性心脏病如淀粉样变性、心脏肿瘤、动脉瘤、左房血栓等。如果发现中重度器质性心脏病应考虑心源性晕厥。如果超声心动图仅发现轻微心脏结构病变，则心源性晕厥的可能性较小，应进行非心源性晕厥方面的检查。

（四）倾斜试验

倾斜试验（tilt testing）有助于诊断反射性晕厥。倾斜试验阳性的患者如果没有心肌缺血或器质性心脏病的证据，反射性晕厥的可能性很大。成年人的试验时间通常为45min，所有年龄组基础试验敏感性为67%～74%，而老年人基础倾斜试验敏感性相对较低（32%～36%）。

倾斜试验的反应类型：①心脏抑制型，症状发作时心率突然减慢≥20%，但此前无血压下降；②血管抑制型，症状发作时血压降至80/50mmHg以下或平均动脉压下降25%以上，但心率减慢<10%；③混合型，症状发作同时出现收缩压降至<80mmHg，并且心率较症状出现前减慢≥20%。老年人多为血管抑制型，阳性反应发生较迟，而年轻患者多为心脏抑制型或混合型，阳性反应发生较早。

需注意左室流出道梗阻、严重二尖瓣狭窄、严重冠状动脉或脑血管疾病患者禁止进行倾斜试验，衰弱的老人及帕金森患者进行此试验需慎重。

（五）颈动脉窦按摩

颈动脉窦按摩（carotid sinus massage）是诊断颈动脉窦综合征晕厥的一种检查方法。颈动脉窦按摩的反应分为心脏抑制型（如心脏停搏）和血管抑制型（收缩压下降）或混合型。室性停搏持续≥3s和收缩压下降≥50mmHg为混合型。颈动脉窦按摩应避免用于既往3个月内发生过短暂脑缺血或卒中的患者（除非颈动脉超声检查除外了严重狭窄）或有颈动脉杂音者。

（六）运动试验

运动中或运动后即刻发生晕厥的患者应进行运动试验（exercise testing）。虽然运动试验对一般晕厥患者意义不大，仅有1%发现异常，但是对运动性晕厥具有重要诊断价值。

（七）神经系统检查

晕厥发作间期脑电图（electroencephalogram，EEG）正常，但EEG正常不能排除癫痫，因此并不推荐晕厥患者常规行EEG检查。CT、MRI、脑血管和颈动脉超声对典型晕厥的诊断价值有限。在晕厥发作时可疑头部创伤时，头部影像学检查是必要的。

七、诊断和鉴别诊断

（一）诊断和评估

根据患者或目击者描述的症状，首先要明确是否为晕厥；接下来要确定晕厥的病因，从而根据病因更有针对性地进行治疗；同时要评估晕厥给患者带来的风险，风险的大小不仅与晕厥发生的机制有关，更取决于患者的潜在疾病状态。

特别强调，病史对晕厥诊断至关重要，病史采集包括目击者澄清当时发生情况，诱因、前驱症状、发作时异常表现及生命体征，晕厥后症状，既往有无类似发作，心脏病史、精神病史、晕厥或猝死家族史等。了解药物使用情况，有些药物引起直立性低血压、镇静、心动过缓或QT间期延长。老年人生理调节功能减退，常合并多系统疾患和多重用药，因此老年人的晕厥病因往往是多因素的。老年人认知功能受损而不能准确叙述发病过程，有时以主诉意外性跌倒就诊而非主诉一过性意识丧失，这为诊断带来难度，因此对于反复跌倒的老人需警惕晕厥发作。

晕厥的诊治流程首先是初始评估，初始评估应包括病史采集、体格检查以及卧立位血压、心电图。这部分信息往往可使约50%患者明确诊断。当初始评估不能明确病因时，需进一步检查（图3-10-1）。心源性晕厥危害大，致死性高，且有复发性，应首先评估。其次对血管迷走性晕厥、直立性低血压和颈动脉窦综合征等进行评估。

无论初始晕厥评估结果如何，都需对患者进行危险分层（表3-10-6）。高危患者应住院治疗以进一步检查评估。低危患者住院治疗增加医疗费用，却不会改善死亡率、安全性和生活质量，因此推荐这类患者在门诊评估。

（二）鉴别诊断

晕厥是短暂意识丧失（transient loss of consciousness，TLOC）的一种形式，应该与引起TLOC

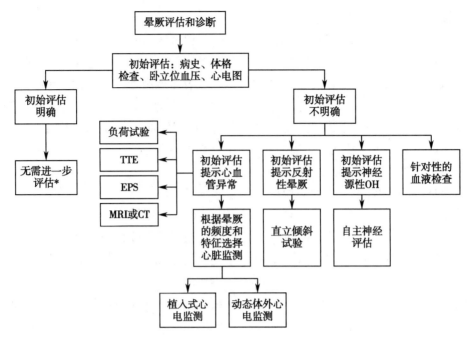

图 3-10-1 老年人晕厥诊断和评估流程

CT：计算机断层扫描；EPS：电生理检查；MRI：磁共振成像；OH：直立性低血压；TTE：经胸超声心动图。

*适用于无明显受伤或心血管疾病的初始评估正常患者；必要时患者由社区医生随访

表 3-10-6 晕厥患者的危险分层

高危患者（推荐住院治疗）*

- 病史提示为心律失常性晕厥（例如：运动中出现晕厥、心悸以及无任何预警或前驱症状出现晕厥）
- 合并疾病（例如：严重贫血、电解质紊乱）
- 心电图提示为心律失常性晕厥 [例如：双支阻滞、在没有窦房结阻滞或使用药物情况下窦性心动过缓 <40 次 /min、QRS 预激、异常 QT 间期、V_1～V_3 导联 ST 段抬高（Brugada 模式）、右胸导联 T 波倒置和出现 ε 波（致心律失常性右心室发育不良 / 心肌病）]
- 猝死家族史
- 低血压（收缩压 <90mmHg）
- 老年人[†]
- 严重器质性心脏病、充血性心力衰竭、冠状动脉疾病

低危患者（推荐门诊评估）[‡]

- 年龄 <50 岁[†]
- 无心血管病史
- 心电图正常
- 与神经介导性或直立性低血压晕厥一致的症状
- 一般的心血管异常发现

---

*只要符合任何一条，即为高危患者。

[†] 不同的年龄阈值被用于决策研究。老年在很大程度上反映了患者的心血管健康。

[‡] 如果符合所有条件，即为低危患者

的其他形式相鉴别，如创伤、癫痫、短暂脑缺血发作和心因性假性晕厥等，可通过询问病史、发病时情况和相应辅助检查加以鉴别。

八、治疗

晕厥的治疗原则是提高生活质量，防止躯体损伤和预防复发。明确晕厥的病因对选择合适的治疗方案至关重要。

（一）晕厥发作时的治疗

发作时，将患者置于平卧位，监测生命体征，可根据情况采取相应的对症措施，如补液、血管活性药物、安装临时起搏器等，同时处理跌倒所致的继发伤害。

（二）病因治疗

1. **反射性晕厥** 患者应进行健康教育，尽量避免可能导致晕厥的诱因，如低血容量状态等。物理治疗是安全而有效治疗手段。例如：双腿（交叉）或双上肢（双手紧握和上肢紧绷）做肌肉等长收缩，在反射性晕厥发作时能显著提高血压，可能使患者避免或延迟意识丧失。腿交叉动作配合常规疗法（即增加液体和盐的摄入量、避免诱发因素）在预防晕厥复发方面有效。

药物治疗可考虑 β 受体拮抗剂、钙离子拮抗

剂、丙吡胺、可乐定、5-羟色胺再摄取抑制剂、M受体拮抗剂等，但效果并不肯定，尚需注意药物的副作用。药物治疗效果不满意者而倾斜试验显示心率抑制型者，可以安装永久起搏器。

2. 直立性低血压晕厥　首先是调整影响血压的药物；其次是非药物治疗，如教育患者从床上坐起或从椅子站起时动作要慢，在站起之前进行足踝的背屈活动，穿弹力袜，鼓励患者适当提高食盐摄入（6～9g/d），并每天饮水 2～2.5L 扩充血管内容量，少食多餐，减少碳水化合物摄入，睡眠时高枕卧位。非药物治疗无效的患者应进行药物治疗。应用小剂量氟氢可的松（0.1～0.2mg/d）或选择性外周交感神经 α_1 受体激动剂米多君（2.5～10mg，2～3 次 /d）可能有效；需注意米多君禁用于严重器质性心脏病、急性肾脏疾病、嗜铬细胞瘤、甲状腺功能亢进以及持续性卧位高血压或过高的卧位高血压患者。

3. 心源性晕厥　可根据不同的心律失常类型，选择相应的治疗，包括药物治疗、安装起搏器、植入式心律转复除颤器（implantable cardioverter defibrillator，ICD）、射频消融等。对于缓慢性心律失常，指南推荐首先停用引起心动过缓的药物，避免安装起搏器；老年人中有些药物针对特殊疾病，如 β 受体拮抗剂（心脏病）或乙酰胆碱酯酶抑制剂（痴呆患者），可引起心动过缓，需考虑药物停用的时机、风险及获益。起搏器治疗适用于以下情况：①病态窦房结综合征或房室传导阻滞引起的晕厥；②间歇性 / 阵发性Ⅱ度或Ⅲ度房室传导阻滞的患者（包括心室传导缓慢的房颤），即使没有证据表明症状和心电图之间存在相关性；③晕厥患者存在束支传导阻滞伴电生理检查阳性或植入式心电记录仪发现房室传导阻滞。导管消融适用于室上性心动过速或室性心动过速引起的晕厥；快慢综合征患者可首先选择消融治疗快速性心律失常，再根据缓慢性心律失常的情况确定是否行起搏治疗。ICD 适用于以下情况：①因室性心动过速引起的晕厥且射血分数≤35%；②晕厥患者有心肌梗死病史，且在电生理检查中发现室性心动过速；③对于不明原因晕厥合并心功能不全的患者，经充分药物治疗仍有症状（NYHA 分级Ⅱ～Ⅲ）、LVEF≤35%、预计生存期限≥1 年。对于器质性疾病引起的晕厥，治疗目标不仅是防止晕厥再发，而且要治疗基础疾病并减少心源性猝死风险。

九、预后

晕厥的预后和引起晕厥的原因密切相关。对于存在恶性心律失常和器质性心肺疾病的患者，晕厥意味着死亡的风险增加。而对于无上述情况的晕厥患者，主要是改善生活质量和预防晕厥引起的继发伤害。

（李静　华琦；岳冀蓉 审阅）

参 考 文 献

[1] Brignole M，Moya A，de Lange FJ，et al. 2018 ESC Guidelines for the diagnosis and management of syncope[J]. Eur Heart J，2018，39（21）：1883-1948.

[2] Shen W-K，Sheldon RS，Benditt DG，et al. 2017 ACC/AHA/HRS guideline for the evaluation and management of patients with syncope：a report of the American College of Cardiology/American Heart Association Task Force on Clinical Practice Guidelines and the Heart Rhythm Society[J]. J Am Coll Cardiol，2017，70（5）：620-663.

[3] 中华心血管病杂志编辑委员会，中国生物医学工程学会心律分会，中国老年学和老年医学学会心血管病专业委员会，等. 晕厥诊断与治疗中国专家共识（2018）[J]. 中华心血管病杂志，2019，47（2）：96-107.

[4] Runser LA，Gauer RL，Houser A. Syncope：Evaluation and Differential Diagnosis[J]. Am Fam Physician，2017，95（5）：303-312.

第十一章 慢 性 伤 口

第一节 压力性损伤

一、概述

（一）定义

2016年4月美国国家压疮咨询委员会（National Pressure Ulcer Advisory Panel，NPUAP）将压力性损伤的定义更新为发生在皮肤和/或皮下软组织的局限性损伤，通常位于骨隆突处部位或与医疗器械接触的部位。损伤可表现为完整的皮肤或开放性溃疡，可能会伴有疼痛。剧烈、长期的压力或压力合并剪切力可导致压力性损伤发生；微环境、营养状况、组织灌注和合并症等因素也会影响局部组织对压力和剪切力的耐受程度，进而影响压力性损伤发生。

（二）概念的演变

压力性损伤早期被称为褥疮（bedsore），1989年美国压疮咨询委员会提出"压疮（pressure sore）"这一术语，但由于"压疮"仅表示溃疡性伤口，而发生压疮部位皮肤可能是完整的，容易造成误解。2016年，美国压疮咨询委员会在官方声明中提出"压力性损伤（pressure injury）"这一新的概念。

（三）流行病学

压力性损伤是卧床患者最为常见的健康问题，有报道显示，在老年患者中的发生率为3.34%，而在长期卧床患者中发生率高达23.9%。

二、压力性损伤的危险因素与风险评估

（一）压力性损伤的危险因素

压力性损伤的发生受到多种危险因素的共同作用，可将其分为外源性因素、内源性因素及其他因素。

1. 外源性因素 外界作用于皮肤/皮下组织的机械力（垂直压力/剪切力/摩擦力），见图3-11-1。

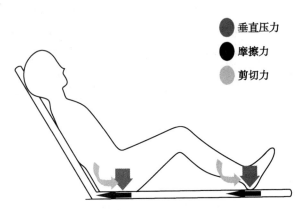

● 垂直压力
● 摩擦力
● 剪切力

图3-11-1 压力性损伤的外源性因素

（1）垂直压力：局部组织受到的持续性垂直压力。（2）剪切力：是指施加于皮肤表面，引起相反方向的进行性平行滑动力量，作用于皮肤深层，引起组织相对移位，切断较大区域的血供，因此，剪切力比垂直方向的压力更具危害。（3）摩擦力：皮肤与接触面相对运动时产生

2. 内源性因素 使皮肤和皮下组织抵抗机械力能力减弱。

（1）高龄：≥95岁老人患病率上升3.4倍。

（2）行动受限：下肢骨折患者风险增高3.5倍。

（3）感觉障碍：脊髓损伤患者风险增加8.7倍。

（4）营养不良：血ALB≤35g/L，压力性损伤发生风险增高。

（5）失禁：失禁患者风险增加1.5倍。

3. 其他因素 如医疗器械、药物。

（1）医疗器械：如使用梯度压力袜、吸氧装置、气管插管及其固定支架、各类动静脉导管、各种引流管、石膏肢具等。

（2）药物：如应用激素、镇静药物、麻醉药物等。

（3）因治疗实施强迫体位等。

（二）风险评估

20世纪60年代起至今，国内、外学者研制了

多种压力性损伤风险评估工具,可对相关的主要危险因素进行定性、定量的综合分析,协助临床工作者准确预测评估对象发生压力性损伤的风险,从而针对高危患者实施重点预防。其中 Braden 量表、Norton 量表和 Waterlow 量表在全球范围内应用较为广泛。Braden 压疮风险评估量表见表 3-11-1。

三、压力性损伤的分期

美国国家压疮咨询委员会(National Pressure Ulcer Advisory Panel,NPUAP)、欧洲压疮咨询委员会(European Pressure Ulcer Advisory Panel,EPUAP)是国际权威的压疮学术组织,针对压疮进行了长期、深入探究。2016 年,美国国家压力性损伤咨询委员会对压疮分期 / 分类的判断标准进行了更新,将压力性损伤分为 1 至 4 期、不可分期、深部组织损伤期、医疗器械相关性压力性损伤。

(一)1 期压力性损伤

皮肤完整,局部皮肤颜色、温度、硬度发生变化,表现为指压不变白的红斑;若肤色较深,可能观察不到此种改变。另外,与皮肤颜色变化相比,感觉、皮温、硬度的改变可能更早出现。若皮肤出现深红色、紫色、栗色等颜色改变,提示可能发生了深部组织损伤期压力性损伤。示意图见图 3-11-2。

(二)2 期压力性损伤

部分皮层缺失伴随真皮层暴露,但未暴露脂肪层或更深的组织。可表现为浅表的粉红色或红色的开放性溃疡,无肉芽组织、腐肉、焦痂,或表现为完整的或破溃的浆液性水疱,如果局部组织出现瘀伤,提示深部组织损伤期压力性损伤。示意图见 3-11-3。

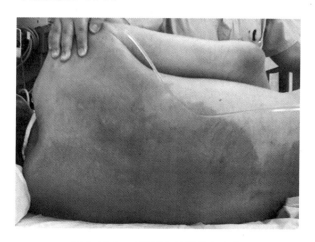

图 3-11-2 1 期压力性损伤示意图

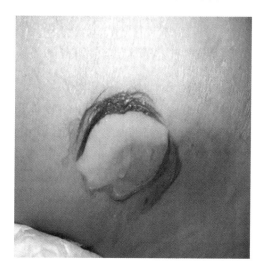

图 3-11-3 2 期压力性损伤示意图

(三)3 期压力性损伤

皮肤全层缺失,可见皮下脂肪,但筋膜、肌肉、肌腱、韧带、软骨、骨骼未外露。经常出现肉芽组织、伤口边缘内卷,可有腐肉、焦痂,可出现窦道、

表 3-11-1 Braden 压疮风险评估量表

评分内容	评估计分标准			
	1 分	2 分	3 分	4 分
感知能力	完全受限	十分受限	轻度受限	未受损害
潮湿程度	持续潮湿	常常潮湿	偶尔潮湿	干燥
活动能力	卧床	依靠轮椅	偶尔步行	经常步行
移动能力	完全受限	非常受限	轻微受限	不受限
营养摄取能力	非常差	可能不足	充足	丰富
摩擦力和剪切力	有问题	有潜在问题	无明显问题	

注:≥19:无风险;15~18:低危;13~14:中危;10~12:高危;≤9:极高危

潜行。压力性损伤深度因解剖部位而异,脂肪较多的部位会发展成深部伤口。若腐肉或焦痂掩盖组织缺损的深度,则为不可分期压力性损伤。示意图见3-11-4。

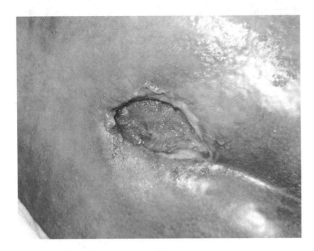

图 3-11-4　3 期压力性损伤示意图

(四)4 期压力性损伤

全层皮肤和软组织缺失,伴有筋膜、肌肉、肌腱、韧带、软骨或骨骼的暴露,经常出现肉芽组织、伤口边缘内卷,可有腐肉和焦痂,常伴窦道、潜行。可能引发骨髓炎。压力性损伤深度因解剖部位而异。若腐肉或焦痂掩盖组织缺损的深度,则为不可分期压力性损伤。示意图见图 3-11-5。

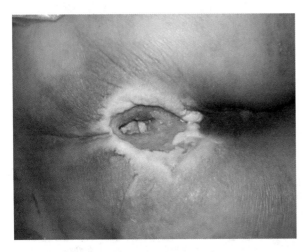

图 3-11-5　4 期压力性损伤示意图

(五)不可分期压力性损伤

全层皮肤和组织缺失,由于被腐肉、焦痂掩盖不能确定组织缺失程度,去除这些腐肉、焦痂时,才能判断是 3 期压力性损伤还是 4 期压力性损伤。示意图见图 3-11-6。

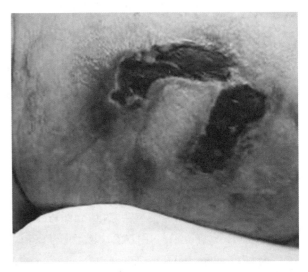

图 3-11-6　不可分期压力性损伤示意图

(六)深部组织损伤期

完整的局部皮肤出现持续指压不变白的深红色、紫色、栗色等颜色改变,或出现表皮分离暴露出深色伤口创面或形成充血水疱。肤色较深者可能表现不同。感觉、皮温、硬度的改变可能比可观察到的颜色改变更早出现。该期伤口可迅速发展暴露组织缺失的实际程度,也可能溶解而不出现组织缺失。示意图见图 3-11-7。

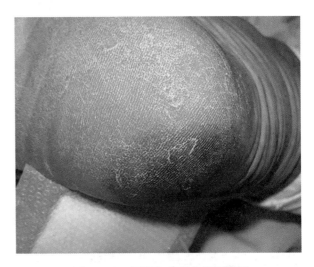

图 3-11-7　深部组织损伤期示意图

(七)医疗器械相关性压力性损伤

医疗器械相关性压力性损伤是指由于使用用于诊断或治疗的医疗器械而导致的压力性损伤,通常损伤部位形状与医疗器械形状一致。若压力性损伤发生在相应黏膜部位,又可称为黏膜压力性损伤,此类压力性损伤的解剖结构无法应用上述分期系统进行归类。

四、压力性损伤的预防

压力性损伤的预防是一个综合过程，对患者进行整体评估后，应针对患者存在的发生压力性损伤的危险因素，联合使用以下预防措施。

（一）皮肤观察及护理

主要目的是通过减少压力、摩擦力、剪切力，避免皮肤受浸渍或出现过于干燥的情况，进而降低压力性损伤发生风险。

1. 皮肤观察内容 在压力性损伤形成初期，与周围皮肤相比，除颜色变化外，组织一致性的改变（如：温度、硬度变化、局部疼痛）是早期识别的重要指标，应全面记录皮肤评估情况。

2. 皮肤观察频率

（1）对于常规入院患者，应尽量在入院 8h 内完成皮肤情况评估；对于危重症患者，建议先行抢救等首要治疗操作，待病情稳定后尽快完成皮肤评估。

（2）对于有压力性损伤发生风险的患者（如经 Braden 量表评估后评分≤18 分），至少每班检查患者皮肤情况，两班护士需交接患者皮肤情况，必要时进行记录。

（3）每次协助患者更换体位或更换敷料时进行皮肤观察。

（4）患者病情变化时，随时观察皮肤情况。

（5）在患者手术后、转科后、出院前应进行皮肤观察。

（6）若患者使用医疗器械，建议至少每天观察 2 次与医疗器械接触部位及周围皮肤情况；若患者出现局限或全身水肿，建议至少每天观察 3 次皮肤和医疗器械接触部位。

3. 皮肤观察注意事项

（1）可使用指压法或透明板法评估皮肤红斑区域是否变白。①指压法：将一根手指压在红斑区域 3s，移开手指，评估红斑处皮肤是否变白；②透明板法：使用一个透明板，向红斑区域均匀施以压力，施压期间观察透明板下的皮肤是否变白。

（2）观察整体皮肤情况，骨隆突处皮肤为压力性损伤好发部位，应特别关注不同体位下的骨隆突处部位皮肤。不同体位下压力性损伤好发部位示意图见图 3-11-8。

4. 保持皮肤清洁干燥

（1）皮肤接触污物后，应及时使用清水或 pH 为中性的、温和的清洁剂清洗（注意：避免使用肥皂水）。

（2）对于大、小便失禁的患者，应及时去除污物并清洁皮肤，避免皮肤受浸渍。

（3）可在皮肤易受浸渍的部位应用皮肤保护膜。

（4）对于过于干燥的皮肤，可使用如喷雾、泡沫、乳剂、膏剂等护肤品，保持皮肤适度湿润。

（5）注意：不可按摩或用力擦洗有压力性损伤发生风险的皮肤，不能将如热水瓶、热垫、电褥子、烤灯等发热装置直接接触皮肤表面。

（二）营养支持

根据营养评估结果，判断患者的营养需求、进食途径和护理目标，据此由专业人员制订并记录个体化营养干预计划。

1. 对于存在压力性损伤发生风险的患者，应根据基础医学状况和行为水平提供个体化饮食指导，鼓励患者摄入充足的热量[摄取热量建议不低于 30～35kcal/（kg·d）]、蛋白质[对于可能存在营养不良情况的患者，如伴有急、慢性疾病的高龄患者，推荐蛋白质摄取量在 1.25～1.5g/（kg·d）；对于伴有严重疾病或外伤的患者，推荐蛋白质摄取量在 2g/（kg·d）]、水分及富含维生素、矿物质的平衡膳食。

2. 若所摄取膳食无法满足营养需求或饮食结构过于单一，应由专业人员为其提供高热量、高蛋白或富含维生素及矿物质的口服营养补充制剂。

3. 若通过饮食调整无法纠正患者的营养不良风险或营养不良情况，应由专业人员为其提供肠外、肠内营养支持。积极对患者及其照顾者进行饮食指导。

（三）体位变换及早期活动

除患者存在禁忌证外，应指导或协助有压力性损伤发生风险的患者进行体位更换。鼓励患者最大限度地活动肢体甚至尽早下床活动。

1. 体位变换

（1）体位变换频率

1）根据具体情况制订体位变换方案：如患者活动及移动能力、舒适度、皮肤情况、患者意愿、使用的床垫材质等。

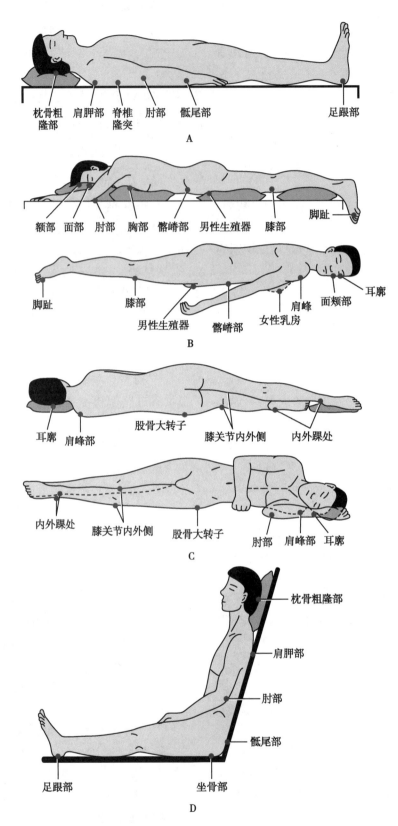

图 3-11-8 不同体位下压力性损伤好发部位示意图

A. 平卧位时好发于枕骨隆突部、肩胛部、脊椎隆突处、肘部、骶尾部、足跟部；B. 俯卧位时好发于额部、耳廓、面颊、鼻、下颌部、肘部、胸部、肩峰部、髂嵴、男性生殖器、膝部、脚趾；C. 侧卧位时好发于耳廓、肩峰部、肘部、股骨大转子处、膝关节内外侧、内外踝处；D. 半坐卧位时好发于枕骨隆突部、肩胛部、肘部、骶尾部、坐骨结节部、足跟部

2）卧床患者：至少每 2h 变换一次体位，避免同一部位组织及骨突处长时间受压。

3）坐位患者（采取坐位≥2h 的患者）：建议患者持续坐位时间不超过 2h。若患者坐在没有减压装置的轮椅上，每 15～30min 应减压 15～30s，每 1h 减压 60s。若患者使用减压坐垫，可延长至每 2h 更换一次体位。

（2）体位变换注意事项：

1）及时评估更换体位后是否达到解除压力或压力重新分布的目的。

2）避免骨隆突处皮肤继续受压。

3）应使用正确移动患者的技巧，避免拖、拉、推、拽等动作。

4）避免患者皮肤与管路、引流设备等医疗器械直接接触，避免将便盆长时间放置在患者臀下。

5）为危重患者变换体位时，注意密切观察病情。

2. 早期活动 根据患者的耐受程度、病情需要为其制订活动计划。若患者病情允许，可鼓励卧床患者尽早下床活动；对于无法下床活动的患者，应指导患者进行床上活动，尽快进行肢体功能锻炼。

（四）使用减压工具

1. 减压工具种类

（1）局部减压工具：如翻身枕、防压疮脂肪垫、软枕、泡沫敷料等。

（2）全身性减压装置：如间歇充气床垫、高规格弹性泡沫床垫、防压疮脂肪床垫、医用羊皮床垫、波浪形或球形动压垫、多房性电动充气床垫。

2. 使用减压工具注意事项

（1）在骶尾部使用局部减压用具时，注意勿使用圈垫。

（2）局部减压垫必须放在床垫之上。

（3）应用减压床垫时，禁止放置过多的软垫或衣物。

（4）可在减压工具外层覆盖透气性好的外罩以减少皮肤潮湿风险。

（5）应用固定性差的局部减压垫，应注意坠床问题。

（6）为患者更换体位或转移患者时，应再次评估减压工具的有效性。

（7）参照说明书，确认减压工具是否在有效期之内且功能正常。

（五）应用预防性敷料

1. 聚氨酯泡沫敷料、硅胶泡沫敷料是最常见的预防性敷料。可将聚氨酯泡沫敷料应用在经常受到摩擦力、剪切力作用的骨隆突处或与医疗器械接触部位的皮肤，对于水肿或脆弱部位的皮肤，则可应用硅胶泡沫敷料。

2. 注意事项

（1）定期观察皮肤情况。

（2）若敷料破损、错位、松动或过湿，立即予以更换。

（3）将敷料应用在对密闭性要求较高的、与医疗器械接触部位的皮肤时，应考虑敷料厚度。

（4）在使用粘胶类敷料时，应考虑去除敷料时是否对皮肤造成伤害，可使用粘胶去除剂或采取顺毛发平行 0° 方向移除敷料。

五、压力性损伤的治疗与护理

（一）压力性损伤护理

1. 皮肤护理 保持皮肤清洁干燥。

2. 预防新发压力性损伤 使用减压工具，避免骨隆突处皮肤继续受压。

3. 伤口护理 感染伤口/非感染伤口的处理。

4. 营养支持 营养干预计划。

5. 疼痛管理 减轻治疗操作所致疼痛、选择非黏性伤口敷料。

（二）伤口护理

1. 创面评估 评估伤口床、伤口边缘、伤口周围皮肤情况，测量伤口大小，身体纵轴为"长"、冠状轴为"宽"；注意颜色、气味、窦道和潜行。

2. 伤口清洗 大多数选择生理盐水冲洗，也可使用外用消毒剂，低压冲洗、动作轻柔；谨慎对待窦道和潜行的冲洗。

3. 感染伤口处理 留取伤口细菌培养标本、遵医嘱合理使用抗生素。

4. 伤口敷料的选择 根据不同分期结合产品说明书合理选择适宜的敷料。

（三）其他治疗方式

1. 物理治疗方法 紫外线治疗、红外线治疗，不建议使用烤灯。

2. 伤口负压治疗 深度 3 期、4 期压力性损伤辅助治疗手段。

3. **伤口清创** 存在 / 疑似生物膜、尽量采取自溶性清创、稳定焦痂不应清创。

4. **手术治疗** 创面及周围组织发生蜂窝织炎 / 疑似败血症等并发症等。

（郭欣颖 张宇；岳冀蓉 审阅）

参 考 文 献

[1] Black J，Baharestani M，Cuddigan J，et al. National Pressure Ulcer Advisory Panel's updated pressure ulcer staging system[J]. Dermatol Nurs，2007，19（4）：343-350.
[2] 蒋琪霞. 压疮命名、定义和分期的更新对临床的指导意义[J]. 中华现代护理杂志，2010，16（9）：1111-1113.
[3] 丁炎明. 伤口护理学[M]. 北京：人民卫生出版社，2017.

第二节 下肢伤口

一、概述

（一）定义

1. 欧洲标准中，慢性伤口是指经过正确诊断和规范治疗 8 周后，伤口面积缩小不足 50% 的创面疾病。另外还有学者将超过 2 周，或者超过 3 个月未愈合的伤口定义为慢性伤口。

2. 伤口愈合学会关于慢性伤口的定义：一个无法通过正常、有序及时的修复过程达到解剖和功能上的完整状态的伤口。关于时间分界，一般认为 6~8 周未愈合的伤口被称作慢性伤口。但定义中是否应加入"正确诊断和规范治疗"的限定，由于尚缺乏国家层面的指南和规范，仍值得商榷。

3. 糖尿病足是糖尿病患者由于合并神经病变及各种不同程度末梢血管病变而导致下肢感染、溃疡形成和 / 或深部组织的破坏。

（二）流行病学

1. 伴随着人口老龄化、体重增加以及日益增多的继发于糖尿病、下肢静脉功能不全等疾病的并发症，慢性伤口患者数显著增多。据估计，大约 1% 的人在其一生中可能发生腿部溃疡。仅美国，每年就有 300 万~600 万慢性伤口患者，治疗这些慢性伤口的花费将近 50 亿美元。在中国，根据流行病学研究结果，外科住院患者中慢性伤口的比率约为 20.3%。

2. 老年人易患血管疾病，心血管系统效率低下，延长伤口愈合。随着人口老龄化，老年人患慢性伤口的概率也在逐年递增。在发达国家，每 6 例糖尿病患者中就有 1 例患糖尿病足，而发展中国家糖尿病足问题则更加普遍。

二、下肢慢性伤口的分类

慢性伤口是在各种因素作用下，正常伤口愈合机制受损，微环境失衡、细胞生长和细胞外基质代谢等方面调控紊乱所致。对于慢性伤口的形成机制、发病机制仍在不断探讨之中，尚未形成统一共识，而对于慢性伤口的分类及分期也很难达成一致。

（一）根据病因分类

下肢慢性伤口病因分类见表 3-11-2。

表 3-11-2 下肢慢性伤口病因分类

分类	举例
血管供血不足	慢性静脉功能不全、动脉硬化、淋巴水肿
恶性疾病	Marjolins 溃疡、原发性皮肤肿瘤、转移性皮肤肿瘤、卡波西肉瘤
代谢性疾病	糖尿病、痛风
感染	细菌、真菌、寄生虫
炎性反应紊乱	脓皮病、脉管炎、渐进坏死性类脂糖尿病
其他	烧伤、放射、冻伤、人为

（二）目前常见的下肢慢性伤口类型

糖尿病足溃疡，见图 3-11-9；静脉溃疡，见图 3-11-10；动脉性溃疡；创伤性溃疡以及其他（肿瘤和结缔组织疾病、麻风等）。针对慢性伤口中常见的类型，如糖尿病足、下肢静脉溃疡等，相关组织和学会进行了相应的分级和分期，制定指南，规范临床治疗。

（三）糖尿病足分级

1. **Wagner 分级法** 是现有最早的糖尿病足分级系统，临床应用简便，是国内常用的分级方法之一，见表 3-11-3。

2. **Texas 大学分级法** 适用于科研，见表 3-11-4。

3. **简单分级系统** 指导治疗，见表 3-11-5。

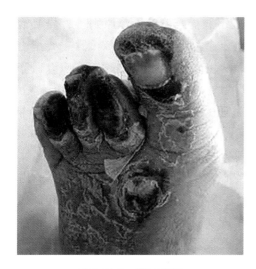

图 3-11-9 糖尿病足

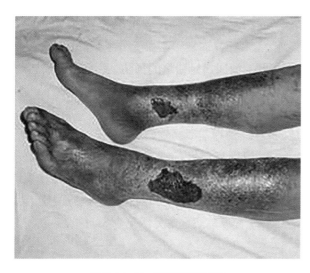

图 3-11-10 下肢静脉溃疡

表 3-11-3 Wagner 分级法

分级	临床表现
0 级	有发生足溃疡的危险因素,目前无溃疡
1 级	浅表溃疡,无感染
2 级	较深的溃疡,常合并软组织炎,无脓肿或骨的感染
3 级	深度感染,伴有骨组织病变或脓肿
4 级	局限性坏疽(趾、足跟或前足背)
5 级	全足坏疽

表 3-11-4 Texas 大学分级法

分级	分期	
1 级	A 期	无感染、缺血
2 级	B 期	感染
3 级	C 期	缺血
4 级	D 期	感染并缺血

表 3-11-5 简单分级系统

分级	临床表现
1 级	正常足
2 级	高危人群,有神经或血管病变,加上危险因素(如水肿、足畸形)
3 级	溃疡形成
4 级	足部感染
5 级	坏疽
6 级	无法挽救的足

4. 糖尿病足分型

(1)神经型:临床表现为足部麻木,感觉缺失等。

(2)缺血型:极易被误诊,导致的后果也最严重。

(3)混合型:神经病变和动脉缺血同时存在。

三、下肢伤口临床表现

1. **水肿** 可以是最早出现的症状,以踝部与小腿最明显,通常不累及足,抬高可减轻或完全消退。

2. **浅静脉扩张或曲张** 是最常见的症状,主要为大隐静脉及其属支的曲张性病变。

3. **疼痛** 为常见症状。常分为间歇性疼痛、体位性疼痛、持续性疼痛。

4. **小腿下段皮肤营养障碍性改变** 皮肤脂质硬皮病、白色萎缩、湿疹、静脉性溃疡。

5. **皮肤温度和色泽改变** 是静脉淤血的征象。

6. **糖尿病足** 轻者只有脚部微痛、皮肤表面溃疡;中度者可以出现较深的穿透性溃疡合并软组织炎;严重者在溃疡同时合并软组织脓肿、骨组织病变,足趾、足跟或前足背局限性坏疽,甚至可出现全足坏疽。

四、下肢伤口护理

(一)护理评估

1. 全身评估

(1)病史:如外科手术、内科疾病、药物服用等。

(2)溃疡史。

(3)诊断:如血管检查、实验室检查、放射学诊断。

(4)身体状况:活动性、下肢活动能力。

（5）疼痛评估。

（6）衣物：有无穿着紧束鞋袜。

（7）营养状况：如过胖、营养不良。

（8）知识水平：关于下肢伤口的形成及预防等。

（9）年龄：如高龄。

（10）慢性疾病评估：如糖尿病等慢性疾病。

2. 局部伤口评估

（1）位置：可于下肢任何地方有溃疡形成，但多发生于足部外侧、足趾及足趾之间，伤口床呈红色肉芽组织或纤维组织。伤口周围皮肤呈鳞屑状、瘙痒、浸润状态。

（2）下肢毛发消失、萎缩、皮肤发亮、腓肠肌或股肌消瘦。

（3）伤口边缘多整齐，颜色较苍白，渗液量少，伤口较干。

（4）足背、胫前、胫后动脉微弱或消失。

（5）足趾可能有缺血坏死。

（6）趾甲变厚。

（7）足趾灌注差，足部冰冷。

（8）体位性红斑。

（9）动脉溃疡伤口特性。

3. 心理-社会状况 评估适应能力、经济能力、家庭支持、社交活动、个人卫生、运动量、酒癖、烟癖、药物癖等。

（二）伤口护理

1. 干性坏疽 保持伤口干燥，切勿用湿敷或用湿性愈合方法，因容易引致感染而致脓毒血症。若需要进行截肢，则先行血管手术，血流通畅后再截肢。

2. 湿性坏疽 需要做外科清创及抗生素治疗。若失败则需要立即做截肢手术，否则可能引起脓毒血症。

3. 判断伤口有无感染 患者已行血管手术，可用各种不同敷料促进伤口愈合。

4. 清创 动脉溃疡、任何干结痂或坏疽性伤口都应等到血流重新供应时才可以执行伤口清创。

5. 糖尿病足溃疡创面处理原则 抗感染治疗；适时进行血管重建；减压以减少溃疡部位的创伤和处理创面及创面床，以促进愈合。经常检查创面、保持创面清洁、去除表面坏死组织和保护再生组织。

6. 下肢静脉溃疡治疗原则 首先要治疗原发病、控制静脉压，下肢静脉溃疡主要是由慢性静脉疾病引起的，因此纠正病因，应以保守的压力治疗为主。

7. 压力治疗的方式 穿弹力性绷带、非弹力性绷带、间歇性气体力学压力治疗、压力袜等。

（三）疼痛护理

关心安慰患者，讲解疼痛与情绪的内在联系，使之保持心境平和。观察疼痛的部位、性质与加重因素以及疼痛时间，尤其夜里更应注意观察。疼痛发作时绝对卧床休息，使下肢下垂，增加血供，避免肢体剧烈活动。冬天注意保暖患肢，禁止直接使用热水袋。评估患者疼痛情形并适时依医嘱给予镇痛药，若出现静息痛或急性感染症状，则应立即转给心血管外科医师。

（四）糖尿病足溃疡的预防

1. 足部管理 定期检查和检测高危足，识别高危足，教育患者、家属和卫生从业人员，选择合适的鞋袜，治疗非溃疡性病变。

2. 识别高危足 糖尿病足是一组足部病变的综合征，不是单一症状。通过一系列足部检查，每一例糖尿病患者均可归入相应的风险类别，以指导后续管理。高危足分级见表3-11-6。

表3-11-6 高危足分级

	描述	建议
0级	无感觉神经病变，无血管病变	每1年随访1次
1级	仅有感觉神经病变	每半年随访1次
2级	有感觉神经病变合并血管病变和/或畸形	每3个月随访1次
3级	有足溃疡史或截肢史	<3个月随访1次

3. 患者、家属和卫生从业人员健康教育 糖尿病患者应学习如何识别潜在的足部问题，知道需采取的应对措施。教育者必须进行技巧演示，如怎样正确修剪趾甲。教育应分阶段进行，并采取多种模式。评价糖尿病患者对信息的理解程度和足够的自我照顾能力是非常必要的。此外，医生和其他医务人员应接受定期的教育以提高对高危患者的照护水平。

4. 选择合适的鞋袜 不合适的鞋袜是溃疡形成的主要原因。不管是室内还是室外都应穿着合适的鞋袜,即适合生物力学改变和畸形,这是必不可少的预防措施。

5. **综合管理** 一个多学科足部护理团队的建立可降低截肢率。如果无法在一开始就建立一个完整的团队,可通过在不同阶段引入各个学科来逐步建立。一个理想的足部护理团队应包括糖尿病专家、外科医生、足病专家、矫形支具师、教育者、石膏技师,并与整形、足部和/或血管外科医生和皮肤科医生密切合作。

（五）下肢静脉溃疡的预防

1. 溃疡治愈后仍需要继续压力治疗,是预防静脉溃疡复发最基本的措施。研究表明,43%溃疡复发的患者是由于不同治疗或停止使用弹力袜所致,所以加强溃疡患者治疗方面的教育十分必要。

2. 医生应定期随访,增强患者使用压力治疗的信心,并推荐简单的物理疗法,如患肢抬高,鼓励患者进行适当的体育活动。药物辅助治疗如口服静脉活性药物等。静脉功能评估可以发现更适合外科治疗的静脉溃疡。

（郭欣颖 张志颖；岳冀蓉 审阅）

参 考 文 献

丁炎明. 伤口护理学 [M]. 北京：人民卫生出版社, 2017.

第三节 常见造瘘口管理

一、胃造瘘口管理

（一）概念

胃造瘘（gastrostomy）是指通过放置胃造瘘管形成皮肤与胃腔的人工通道,以实现肠内营养或胃肠减压。胃造瘘管可以在内镜引导下、外科手术中或影像学引导下进行留置,目前最为常用的方法是经皮内镜下胃造瘘术（percutaneous endoscopy gastrostomy, PEG）,此项技术于 1979 年由 Gauderer 与 Ponsky 首先开展,因其操作方便、简单而被广泛采用。

（二）胃造瘘管维护

1. **造瘘口换药**

（1）胃造瘘术后 1 周内,为避免影响伤口愈合,不建议频繁更换伤口敷料,可每日换药 1~2 次。但如伤口渗血、渗液较多、湿透 2 层纱布则及时给予更换。

（2）胃造瘘术 1 周后,造瘘口正常愈合的情况下,由于胃造口窦道有围绕造瘘管闭合的倾向,因而如造瘘管周围无渗血渗液现象,可移除纱布敷料,清洁造口,干燥暴露于空气中。

如消化液渗漏较多可定期进行胃造瘘口换药,根据渗漏情况给予每日 1 次或隔日 1 次换药。方法为为：①去除旧敷料,观察造口愈合情况及外固定器有无移位,外固定器与腹壁保持 1~2cm 的距离；②清洁造瘘口周围皮肤,用碘伏由内而外环形消毒造瘘口周围皮肤、晾干；③如有肉芽组织增生,可用硝酸银烧蚀或高渗盐水湿敷、涂抹类固醇乳膏,如因消化液渗漏引起皮肤炎症,可涂抹氧化锌乳膏或硅油乳膏予以保护；④将造瘘管向胃内推入一段后旋转 180°,以防止包埋综合征；⑤将无菌剪口纱布置于外固定器与腹壁之间,保证纱布置入后造瘘管仍有一定的活动度,用胶布固定无菌纱布。

2. **管饲营养**

（1）时机：胃造瘘术后 4h 可经造瘘管注入药物和水,次日开始管饲。

（2）体位：抬高床头至少 30°,以减少反流。

（3）药物：采用液体剂型或研磨成细末充分溶于水,不可经造瘘管注入膨胀剂或树脂类药物。如无特殊情况,药物与营养液需分别注入,两者之间以 20ml 温水冲管。

（4）营养液：建议使用现成的营养配方制剂,以保证适宜的浓度及均衡的营养摄入。如为自制匀浆膳,需研磨细腻,勿过于黏稠或有颗粒、沉渣。加入胰酶进行搅拌可使黏稠的营养液变稀薄。

（5）肠内营养方案：如造瘘前通过鼻胃管进行全肠内营养,术后 3 日内给予与术前相等浓度的肠内营养制剂以低速持续输注,逐渐增量至 80~100ml/h。3 日后可给予早、中、晚间歇喂养。如造瘘前一个月以上未进行肠内营养,术后第 2 日开始给予稀释的肠内营养制剂低速（自 10ml/h 起）持续输注,逐渐增量至 80~100ml/h 后改为间歇喂养。

（6）注意观察腹部体征：注意有无腹膜炎体征,及时发现消化液或营养液渗漏入腹膜腔的情况。

（三）并发症预防及处理

1. 造瘘口旁渗漏合并周围皮肤感染 是 PEG 最常见的并发症，发生率 5.4%～17.0%，常发生于营养不良患者和糖尿病患者，此类患者伤口不易闭合且容易发生感染。

预防：积极处理共存疾病，改善营养不良状况，控制血糖。外固定器不得紧贴皮肤，防止压迫伤口影响血运。

处理方法：将外固定器向外调节 1～2cm 的距离。渗出较多者将无菌剪口纱布放置于外固定器与皮肤之间，加强伤口换药。碘伏消毒，涂抹氧化锌软膏。如造瘘窦道已成熟（置管超过 4 周），可将造瘘管移除，待伤口闭合将近 50% 时再次置入新造瘘管。

2. 管道堵塞预防及处理 管道堵塞是导致胃造瘘管失用的最常见问题，常由药物或营养液堵塞所致。

预防：管饲的药物需研磨成细末充分溶于水，滤去较大的沉渣颗粒。除消化酶、氯化钠、氯化钾等药物或其他特殊情况外，不得将药物混于营养液进行管饲，避免形成凝集颗粒。管饲的营养液应细腻无渣，管饲前后用温水冲管，附壁营养液不易冲洗干净时，可将米曲菌胰酶片研成细末充分溶于水，使用该溶液封管。

处理方法：

（1）使用 60ml 注射器取温水冲管，动作轻柔，避免用力过猛。

（2）如果堵塞严重无法注水，则使用三通法试通管，即三通的 3 个口分别连接造瘘管（A 口）、盛碳酸氢钠溶液或胰酶溶液的 10ml 注射器（B 口）、排尽空气的 10ml 注射器（C 口），先打开 A-C 通路，用注射器抽尽造瘘管内的空气形成负压，再旋至 A-B 通路，利用负压将碳酸氢钠溶液（药物堵塞）或胰酶溶液（营养液堵塞）吸入造瘘管，保留 5～10min 后再次尝试冲管。如此反复多次，直至通畅。

（3）如果三通法仍不奏效，可使用钝头的导丝探入造瘘管尝试捅开堵塞物，但需注意不可用力过猛以免损伤对侧胃黏膜。

（4）如以上方法均不能使造瘘管再通，可使用内镜细胞刷或专门的胃造瘘管刷清洁造瘘管，或予以更换。

3. 包埋综合征预防及处理 包埋综合征又称为内固定器植入综合征，是指由于外固定器紧密固定于腹壁使胃造瘘口道产生较高张力，迫使内固定器缓慢侵蚀进入胃壁，最终导致疼痛、无法进行管饲。

预防：包埋综合征重在预防，防止外固定器紧贴皮肤，应与腹壁保持 1～2cm 的距离。如需在外固定器与皮肤之间放置敷料，应保证造瘘管仍有一定的活动空间。日常维护时，应轻轻向内推送造瘘管并进行旋转，以保证内固定器没有嵌入胃黏膜内。

处理方法：移除原造瘘管并予更换。

二、肠造口管理

（一）概念

肠造口（enterostomy）一词源于希腊，是指开放于腹部的口，将一段肠管拉出腹壁开口外，从而形成人工肛门，用于收集排泄物。肠造口的基本作用是代替原来的肛门行使排便功能，从而维持消化道正常的生理功能。

（二）分类

1. 按留置时间 分为永久性造口和暂时性造口两种。

2. 按解剖学位置 分为乙状结肠造口、横结肠造口、回肠造口。

（1）乙状结肠造口：低位直肠癌建立乙状结肠造口，位于左下腹。

（2）横结肠造口：结肠外伤、结肠梗阻等，为了暂时粪便转流，建立横结肠造口，位于右上腹、左上腹、中腹部。

（3）回肠造口：低位直肠癌保肛手术预防性造口、家族性息肉病、溃疡性结肠炎等，建立回肠造口，位于右下腹。

（三）日常管理

1. 更换造口袋

（1）用物准备：脸盆盛温水、软毛巾、垫巾、造口尺、底盘、造口袋、剪刀、造口粉、皮肤保护膜、棉签、医疗垃圾袋。

（2）揭除底盘：采用除胶剂可保护皮肤，防止揭除时对皮肤造成的伤害。一手固定皮肤，沿底盘边缘涂抹除胶剂，逐渐将底盘与皮肤分离，一手自上而下缓慢揭除底盘。

（3）清洁造口及周围皮肤：用毛巾蘸温水擦洗造口及周围皮肤，然后擦干并观察造口及造口周围皮肤情况。

（4）裁剪底盘：使用造口尺测量造口的大小，并在底盘上标注，裁剪后，注意用手捋平底盘内侧，以免划伤造口黏膜。

（5）粘贴底盘：按照造口位置由下而上将造口袋贴上。

2. 健康教育

（1）饮食指导：①少进食容易产气的食物，如豆类、萝卜、啤酒等；②少进食容易产生异味的食物，如洋葱、大蒜等；③少进食容易引起腹泻的食物，如豆类、辛辣食物、煎炸食物等；④避免进食易便秘的食物，如番石榴、隔夜茶；⑤适量进食粗纤维食物，可以促进肠蠕动，增加粪便量，必要时适当控制入量；⑥避免进食时吞入过量气体，闭上口咀嚼食物，避免进食太快及进食时说话；⑦回肠造口饮食注意事项，每天饮水量不少于2 000ml。应注意少食不易消化的食物，如种子类食物、芹菜、蘑菇等。

（2）日常生活指导：穿宽松舒适的衣裤，防止造口受压；待术后体力恢复可以尝试旅行；积极参加社会活动，多与他人沟通交往，参加造口联谊会；可进行锻炼及运动，避免碰撞类运动，如打篮球；术后1～3个月避免提重物；伤口愈合后即可沐浴，最好用淋浴的方式，选用中性沐浴露。

（四）并发症处理

1. 造口并发症

（1）造口水肿：造口水肿常发生在术后2～5天，表现为不同程度的肿胀，呈淡粉色、半透明状。轻度无需处理，会自行消退；如果水肿加重且呈现灰白色，则需要检查造口血运是否正常，用3%氯化钠溶液或者50%硫酸镁溶液湿敷。

（2）造口出血：造口早期出血常发生在术后72h内，多为造口黏膜与皮肤连接处毛细血管及小静脉的出血。①对于较少的出血，可以采用棉球压迫止血；②对于较多的出血，可以使用止血剂，云南白药粉撒于造口出血处，也可应用干棉签蘸取肾上腺素溶液（1%的肾上腺素加入生理盐水100ml）涂抹造口出血处；③对于大量的出血则应采用手术止血。

（3）造口皮肤黏膜分离（图3-11-11）：造口皮肤黏膜分离多发生在术后1～3周，是指造口黏膜缝线处的组织愈合不良，导致肠黏膜与腹壁皮肤的缝合处分离，形成一个开放伤口。

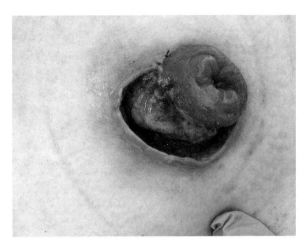

图3-11-11 造口皮肤黏膜分离

处理方法：①彻底清洗伤口后，评估伤口，逐步去除黄色腐肉和坏死组织。根据分离程度选用伤口敷料，如单侧浅层分离，分离深度小于0.5cm，擦干创面后喷洒造口护肤粉即可；如完全深层分离，擦干创面后可以选用藻酸盐敷料充填伤口。处理完以上步骤再涂防漏膏，后粘贴造口袋，避免粪便污染伤口；②皮肤黏膜分离处愈合后，指导患者定期用手指扩肛，预防造口狭窄。

（4）造口缺血坏死（图3-11-12）：是造口术后最严重的并发症，一般发生在术后24～48h。缺血坏死程度分为：轻度、中度、重度。轻度：造口黏膜边缘可见暗红色或微黑色，此时在造口黏膜上涂撒造口粉，使其自溶性清创并脱落；中度：造口黏膜外中2/3呈紫黑色，造口中央黏膜呈淡红

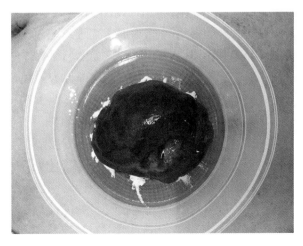

图3-11-12 造口缺血坏死

色或红色,用力摩擦可见黏膜出血,需严密观察黏膜坏死的程度,清除坏死组织后按伤口处理方法进行清洁保护;重度:造口黏膜全部呈漆黑色,摩擦黏膜无出血,坏死部位在筋膜下,严重时肠内容物可渗透至腹腔内,必要时行手术切除坏死肠管,重建造口。发生中度和重度造口缺血坏死后,会出现造口皮肤黏膜分离,此时处理方法在伤口处理的同时应避免粪便经分离处进入腹腔,同时还应防止发生造口凹陷。

（5）造口回缩（图3-11-13）:为造口黏膜内陷低于皮肤表层下面,常见原因为肠管游离不充分、外翻长度不够、体重猛增、腹壁开口过大等。发生造口回缩后应使用凸面底盘加腰带固定,抬高造口基底部,使造口黏膜被动抬高。

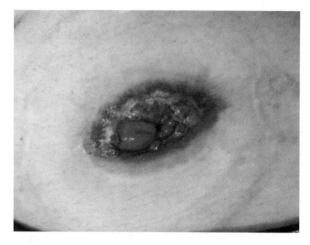

图3-11-14　造口狭窄

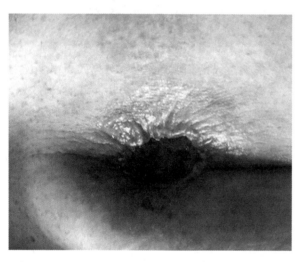

图3-11-13　造口回缩

（6）造口狭窄（图3-11-14）:是指造口缩窄或紧缩,是肠造口手术后常见的并发症之一。在造口狭窄的预防和治疗中,扩肛是最简单而有效的方法。方法为戴手套用小指涂润滑剂进入造口,手指进入造口后停留。更换造口袋时或每日进行1～2次,每次停留5～10min,手指扩张依次从小指、示指进行。如扩肛无法缓解狭窄应行手术治疗。

（7）造口脱垂（图3-11-15）:是指造口肠祥自腹部皮肤的高度突出,有的长度可达数厘米甚至20cm,应佩戴一件式造口袋。脱垂肠管的处理:脱垂后患者取平卧位,使肠管自行还纳。还纳后用腹带固定,定时放松,排空排泄物。肠管脱出严重不能自行还纳者,应到医院就诊处理。嘱患者避免剧烈活动、提举重物,以降低腹部压力。

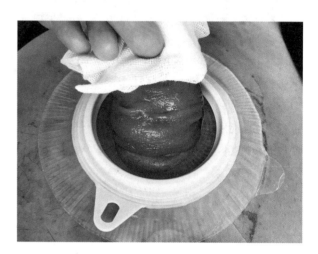

图3-11-15　造口脱垂

（8）造口旁疝:造口旁疝是肠造口术后切口疝,是小肠或结肠经造口侧方脱出。外观在造口旁可见一肿块,肿块站立时突出,平卧时可消失或缩小。主要原因是老年人腹部肌肉薄弱、术后体重短时间增长过快引起肌张力下降、持续性的腹压增高等。建议用一件式较柔软的造口袋并佩戴造口腹带。保持排便通畅,避免提举重物,咳嗽时协助其用手按压造口部位。

（9）造口黏膜肉芽肿:是发生在黏膜与皮肤交界处息肉样的增生,易出血,可以是一枚或多枚围绕着造口的边缘生长,也可发生在造口黏膜上。如发生在黏膜与皮肤接触处应拆除缝线,正确剪裁底盘,防止底盘摩擦造口边缘。小的肉芽肿可用硝酸银烧灼,也可用丝线根部结扎。较大肉芽肿可用高频电烧灼,必要时分次进行。

2. 造口周围皮肤并发症

（1）刺激性（粪水样）皮炎:是造口术后常见

并发症之一。由于粪水经常刺激皮肤而引起周围皮肤红斑溃疡等炎症。回肠造口最常见。处理：①清水清洁皮肤，擦干；②周围皮肤均匀喷洒造口保护粉；③喷洒无痛保护膜；④粘贴造口底盘时使用防漏膏或可塑贴环。

（2）机械性损伤：造口袋更换过程中黏胶从皮肤上撕脱用力过大，可出现表皮破溃。处理：①清水清洁皮肤，擦干；②周围皮肤均匀喷洒造口保护粉；③喷洒无痛保护膜，待干。

（3）过敏性（接触性）皮炎：皮肤出现红斑、丘疹、水疱等，范围与造口底盘大小一致。发生过敏后应更换另一系列造口用品，可将皮肤清洗干净后涂抹类固醇软膏，擦干后喷洒无酒精保护膜再粘贴底盘。

（4）黏膜移植：是指肠黏膜移植至造口周围生长，发生黏膜移植时，应重新测量造口黏膜大小，细小的移植可采用造口护肤粉，严重者可使用藻酸盐类敷料。

三、泌尿造瘘口管理

泌尿造瘘口（urostomy）是利用外科手术方式在腹壁上人为开口，用于排泄尿液，起到治疗疾病和缓解不适症状的目的。

（一）分类

主要分为三大类：肾造瘘、耻骨上膀胱造瘘、膀胱全切腹壁造口。

1. **肾造瘘** 当肾积水合并感染，梗阻性无尿，且通过逆行插管不成功的情况下，为保护肾功能，需要在梗阻部位以上进行超声引导下穿刺引流，形成肾造瘘。

2. **膀胱造瘘** 当尿道梗阻，在耻骨上行穿刺造瘘术，使尿液引流到体外，用以暂时性或永久性尿流改道。

3. **膀胱全切腹壁造口** 当膀胱发生严重病变需要根治性切除，输尿管口直接或者间接地开口于腹壁，形成腹壁造口。按手术方式分为：回肠膀胱造口和输尿管皮肤造瘘（图3-11-16、图3-11-17）。

（二）日常管理

1. **造瘘管护理**

（1）定期更换：对于永久性留置肾造瘘管和膀胱造瘘管的患者，首次换管时间在术后3～4周，以后每隔4～6周更换一次；而膀胱全切术后

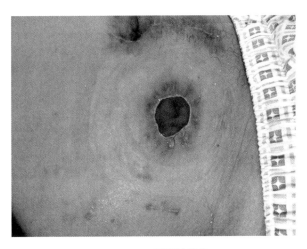

图3-11-16　回肠膀胱造口

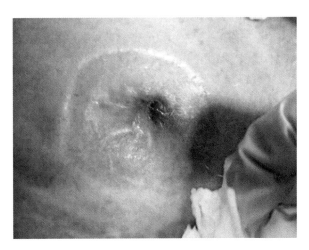

图3-11-17　输尿管皮肤造瘘

为预防吻合口狭窄，会留置双侧输尿管支架管，通常于术后1～3个月拔除，也有部分患者需要永久留置，每3～4个月定期更换。

（2）预防堵管：感染严重、血尿明显的情况下，应嘱患者多饮水（>2 500ml/d），必要时进行补液和抗菌处理，预防造瘘管堵塞。

2. **造口袋更换** 对于膀胱全切、腹壁造口的患者，需要长期佩戴造口袋，造口袋的更换步骤为：①准备用物；②清洁造口及周围皮肤；③测量造口直径；④在底盘上标注造口大小；⑤剪裁底盘；⑥揭除底盘胶纸；⑦粘贴底盘；⑧扣合造口袋；⑨检查粘贴牢固程度。

（三）健康教育

1. **尿袋管理** 袋中的尿液不要太多，1/3～1/2满即倒掉，以防袋子过重造成渗漏或底盘脱落。

2. **衣着** 穿宽松舒适、不束腰带的衣裤，防止造口受压。

表3-11-7 造口周围皮炎分类

分类	刺激性皮炎	过敏性皮炎	机械性损伤	毛囊炎	真菌感染
症状	红、肿、痛、痒	痒、水疱、皮肤灼热感	痛、红	红疹、痛、痒	脓包、痒、红包
原因	尿液浸渍	底盘过敏	撕脱伤	毛囊受损	免疫力低下
处理要点	预防尿液渗漏	脱离过敏原	动作轻柔	保护毛囊,用特效药	避免渗漏,用特效药

3. **饮食** 应避免食用辛辣刺激食物,均衡饮食,多饮水,每日2 500ml以上。

4. **沐浴** 肾造瘘和膀胱造瘘患者应避免淋湿造瘘口,而膀胱全切腹壁造口患者可将底盘摘下,直接淋浴。

5. **运动** 术后1～3个月避免提重物。可以游泳、跑步、打太极拳等。

6. **性生活** 性生活是完全可以的,应与配偶多交流,取得理解。

7. **肾功能监测** 建立排尿日记,记录尿量。

（四）并发症及处理

1. **出血** 多因手术创伤所致,约1周左右消失。若大量出血,应及早手术。

2. **结石形成** 通常与尿道感染有关。较小的结石,可通过经皮肾镜或膀胱镜直视下取出。

3. **膀胱并发症**

（1）膀胱黏膜出血:见于急性尿潴留患者,膀胱造瘘术后首次放尿过多过快而引起。首次放尿量不能过多,应在500ml以下。

（2）膀胱痉挛:膀胱三角区受到造瘘管刺激引起的不适症状,患者有持续的尿意、便意和疼痛感,可口服解痉药或调整管子位置。

4. **膀胱全切腹壁造口并发症**

（1）造口出血:若少量出血,采用指压止血法;若出血量较多,采用药物止血法;若大量出血,应及早手术止血。

（2）造口坏死:通常发生于术后24～48h,由于造口周围缝线过紧或者造口太小,造成造口黏膜血运障碍。轻度:表现为造口黏膜暗红色,范围不超过造口黏膜的1/3,无分泌物,无臭味,处理时应选用浓氯化钠溶液湿敷;中度:表现为黏膜2/3呈现黑紫色,有分泌物,有臭味,按轻度方法处理后,清除坏死组织,缺口处用水胶体膏剂或粉剂填充;重度:表现为全部黏膜呈现漆黑色,有较重异常气味,擦洗无出血点,必须重新造口。

（3）造口狭窄:多见于输尿管皮肤造瘘术后。通过永久性留置输尿管双J管可以起到预防的目的。

（4）造口周围皮炎:分类及处理见表3-11-7。

（5）尿酸结晶:是泌尿系造口最常见并发症之一。主要是由于细菌将碱性尿液内的尿酸分解成结晶,依附在造口及造口周围皮肤上。鼓励患者多饮水,多进食提高尿液酸性浓度的食物或饮料。处理:使用醋水(醋与水容积比为1:3)清洗造口及造口周围的结晶物,然后再用清水清洗干净。

（王玉玲;郭欣颖 审阅）

参 考 文 献

[1] 日本消化内镜学会. 消化内镜指南 [M]. 3 版. 汪旭,译. 沈阳:辽宁科学技术出版社,2014.

[2] 张春清,王强修. 消化系统疾病介入治疗学 [M]. 北京:人民军医出版社,2011.

[3] Tanaka H, Arai K, Fujino A, et al. Treatment for hypergranulation at gastrostomy sites with sprinkling salt in paediatric patients[J]. Journal of Wound Care, 2013, 22(1):17.

[4] Friginal-Ruiz AB, Lucendo AJ. Percutaneous Endoscopic Gastrostomy: A Practical Overview on Its Indications, Placement Conditions, Management, and Nursing Care[J]. Gastroenterol Nurs, 2015, 38(5):354.

[5] 周玉虹. 最新伤口护理手册 [M]. 北京:人民军医出版社,2015.

[6] 王泠,胡爱玲. 伤口造口失禁专科护理 [M]. 北京:人民卫生出版社,2018.

第十二章　受虐与忽视

一、概念

美国医学会（the American Medical Association，AMA）将老年人受虐（elder abuse）描述为一种对老人的忽视或造成对老年人的伤害，或威胁到老年人的健康福祉的行为。可见，造成老年人的受虐与忽视的行为主体，往往是老年人的照护者或值得信任的亲近者，而老年人的受虐与忽视行为包括直接伤害及忽略保护，其造成的影响既包括身心健康也包括福利受损。

老年人受虐与忽视不仅是临床问题，同时受到社会的基础福利制度与社会保障体系，以及家庭伦理道德的共同影响，是嵌入在社会发展与社会治理结构中的典型社会问题。老年科医师要熟悉这一重要老年问题，善于察觉老年人受虐受忽视的蛛丝马迹。老年人受虐表现较为隐蔽，不易被发现，但会给老年人的身心健康带来长期影响，包括：伤残、药物及酒精依赖、免疫力降低、营养不良、自我伤害或忽视、抑郁、恐惧和焦虑、自杀倾向甚至死亡等。通过本章节学习，读者将了解到老年人受虐与忽视的基本特征、评估与筛查、预防与干预的基本知识。

二、老年人受虐类型与特征

（一）受虐性质

根据老年人受虐性质分为以下四类：

1. **身体虐待（physical abuse）**　指虐待者对老人施加暴力，令老年人身体遭受疼痛甚至损害和创伤，包含两种：①故意侵害：打、推、捆、刺、烧、挤以及各种体罚等，性虐待、性侵犯；②无意伤害：如不恰当用药、忘记喂饭、强行灌食或其他强迫老年人做不愿意做的事情。受虐者往往表现出有明显人为的身体损伤，或者非寻常部位处于不同恢复阶段的瘀斑和伤痕。

2. **精神虐待（psychological abuse）**　也称心理虐待，指虐待者以非暴力或非身体接触的方式对老人实施的精神伤害，如语言暴力、挖苦、挑衅、威胁、恐吓、骚扰以及控制和外界隔离等。老年人所受到的虐待不全是生理上的。更多时候，诋毁性的批评、谩骂嘲讽、言语中伤、对老人日常行为攻击性的语言等精神虐待对老年人的伤害更加深刻。尤其对于生活照顾上对他人甚至是虐待者有依赖的老年人而言，心理虐待与生理虐待同样危险，危害极大。而这类心理上的受虐可转化为患者的行为及生理反应。相对于身体虐待，精神虐待因为没有外在可见的伤痕而难以被发现，隐蔽性更强。需要心理师、医务社工等专业人士进行评估。

3. **财产侵占（financial abuse）**　也称经济虐待，是指在未经本人许可的状况下，老年人的个人养老金、存款、物业及其他财产被施虐者使用、侵占，或者在胁迫、欺诈情况下迫使老年人签署与个人财产转让、授权等相关的法律文件。财产侵占通常与其他虐待形式共存，对老年人产生综合影响。通常情况下，由于外人不能轻易触及老人的财务事宜，因此财产侵占者往往是身边人，如家人、亲属或亲友、照护者等。

4. **忽视（neglect）**　指照护者因主动或被动的原因而未完成照护责任。忽视并没有明确的施虐行为，通常表现为两种类型：

（1）物质忽视：包括被忽视（caregiver neglect）和自我忽视（self-neglect）。①被忽视：照料者、家人或其他有关人员没有提供给照护对象相应的吃穿住及医疗必需品；②自我忽视：老年人不愿意或没有能力照顾自己，且无他人可以负担起基本生活，满足其生理及心理需要。

（2）精神忽视：由于老年人的亲友或照护者对其支持行为会随着老年人增龄而不断增加，老年人 ADL 降低、生活依赖度增高，均会使老人产生无用感和自我效能感下降，降低生活幸福感、增强心理不安全感与不确定性；对这些心理紧张的忽视，属于精神忽视。

（二）受虐地点

根据受虐环境地点分为家庭中受虐和机构中受虐。通常情况下，老年人在家受虐的情形受到的关注较多，而在机构中受虐受到关注较少，机构（工作单位、长期照料机构等）中的受虐和忽视现象可能更加肆虐，但却更加隐蔽。

（三）虐待角色

1. 受虐待者 通常容易受到虐待的老年人更为衰弱，内在能力减退（认知障碍或躯体残障）、社会支持较差（如贫困、独居或空巢、社会隔离），或者物质滥用的老年人受虐危险都极高。

受虐老年人有以下识别特点：①性别：老年女性更容易受到虐待；②年龄：增龄与衰弱正相关，受虐概率更高，75 岁以上受虐比例显著上升；③地区：农村社会保障水平较低，农村老年人相对于城市老年人更容易受到虐待；④健康状况：内在能力受损，生活依赖的老年人更容易受到生理和心理虐待。

2. 虐老者 也称施虐者，有以下识别特点：①施暴者，采取暴力施虐和虐老者往往是家人、朋友和熟人，其中尤以成年子女最为普遍，不分性别。需要注意照护者或同居家庭成员是否有不良行为习惯，如酗酒、赌博、吸毒等。②财产侵占者，骗取老年人钱财的陌生人、欺骗老年客户的商业性组织以及那些原本负有"照顾职责"的照护者。③有依赖关系的家人，提供精神和 / 或经济支持的成年子女是否患有精神疾病（美国研究表明，38% 的虐老者曾有精神问题记录）、缺乏生存技能、酗酒、吸毒，成年子女可能会将自己在社会中失败的沮丧发泄至老年人身上，这类虐老者同受虐老人一样，均需要得到关注和治疗。

3. 老年人在受虐中角色的复杂性 老年人同其照护者之间的关系有可能更为复杂，除了单纯的受虐及施虐关系外，还存在其他异常的角色关系，表现在两个方面：①弱势方的相对性，在老年人和照护者之间，并非总是老年人处于弱势位次，老年人也可能利用社会中对虐老的道德舆论和法律法规，造成受虐假象，进而向照护者施加

压力；②受虐老人的报复性自虐行为，有些受虐老人在遭受了精神虐待或持续的轻微身体虐待后，故意造成自己受虐程度更严重的假象，以获取外界关注，出现从纯粹受虐 - 故意自虐 - 相互施虐的演变过程。而不论上述哪一种情形，都会对医务社会工作者的干预产生困扰。

三、老年受虐的评估与筛查

（一）既往史收集

老年人受虐的既往史收集并非简单的问询过程，最好是多学科团队综合评估后谨慎得出结论，尤其是医务社工的前期介入很重要。无论对老年人本人还是照护者，病史采集都最好在私下分别进行；往往不会一次谈话就能收集完成，如果可能，最好上门询问并对老年人的生活情境做全面观察；在交谈中特别留意各种非语言类信息（如语调、眼神、面部表情变化等）；一旦察觉可能受虐，要进一步重点询问相关问题。注意询问时要保持中立态度，避免产生对照护者的无端怀疑与误会。

（二）临床评估

临床评估一方面需要结合既往史，从那些同既往病史不相符的躯体表现中发现受虐证据；另一方面有赖于观察细微线索。老年人临床受虐筛查表（表 3-12-1）可作为评估参考，当出现如下表现时，需要提高警惕，有条件的情况下，立即会同驻院医务社工、心理工作者或多位医务工作者进行相应筛查评估。

（三）心理受虐评估

具体心理受虐评估时，可以如表 3-12-2 所示，从总的情况、情绪失常、抑郁与自卫等 3 个一级指标和对应的 16 个具体二级指标进行精神心理虐待方面的筛查。

（四）经济状况评估

由于经济状况涉及个人隐私，因此有关经济受虐的评估相对较难，但医务工作者依然需要对如下情况特别警惕：①由陌生人或不知名的亲友陪同老人去提取现金；②老人突然改变银行提款方式、更改遗嘱或其他财务、财产文件；③出现老年人的生活条件或外表与其资产明显不符；④突然不能支付医药费或其他基本生活需求；⑤照护者对老年人的资产表现出超乎寻常的关心。

表 3-12-1　老年人临床受虐筛查表

一级指标	二级指标
总的情况	衣着：衣着不合适，破烂、肮脏 卫生情况 营养情况 皮肤的完整性
受虐	焦虑、紧张，尤其对看护人员 处于不同愈合阶段的瘀伤，尤其是双侧，或位于手臂或大腿内侧 骨折，尤其是处于不同愈合阶段的骨折 皮肤擦伤 反复去急诊室 反复跌倒 性虐待的迹象 患者声称受到虐待
忽视	肌肉痉挛 脱水 抑郁 腹泻 没有对一些非常明显的疾病采取相应的措施 粪便嵌塞 营养不良 用药不足或用药过多或者不恰当用药 卫生状况差 压疮 重复跌倒 反复住院 尿淹导致的皮肤发红 患者声称被忽视
财产剥削	不正当使用患者资产的证据 患者不能支付钱或财产，或者不能支付基本的医疗花费 诉说曾要求以钱或物换取看护或服务 无法解释的丧失社会安全保障金或退休金支票丢失 患者声称受到财产剥削
遗弃	患者被不安全的单独留在家里的证据 有证据显示看护人员突然停止了对患者的照顾 患者声称被抛弃

引自：田新平，谢海雁，沈悌. 现代老年医学概要. 北京：中国协和医科大学出版社，2012.

（五）老年人受虐评估的困境与挑战

一般情况下，老年人受虐问题的评估会遇到较多的困难。

表 3-12-2　老年人精神受虐（心理受虐）筛查的主要指标

一级指标	二级指标
总的情况	不明原因的显著消瘦或肥胖 不明原因的高血压 睡眠问题 抑郁或情绪失落
情绪失常	对看护人员表现出矛盾情绪 高度的焦虑、恐惧或者愤怒 长期感到悲伤 与家人相处极易情绪失控 任何社交接触都极易引发情绪波动
抑郁与自卫	长期抑郁 意料之外的抑郁 非性格上的社会行为退缩 性格孤僻 交流中习惯性的采取敌意的语调 自卫性反击性行为，如吐口水 口头挑衅

引自：董碧蓉. 新概念老年医学. 北京：北京大学医学出版社，2015.

（1）发生数量难以确定：在一定区域内往往没有渠道获取老年人受虐信息。

（2）受虐举证困难：在美国举报的老年人受虐个案中，有足够证据支持检控的案例不足半数（NCEA，2007），立案困难。

（3）对虐待的评估缺乏明确量化的工具：由于虐待性质及类型的多样化，除了身体虐待有明显的身体伤害之外，其他虐待形式都较难做到明确的量化评估。总之，确认虐待是一个专业判断的过程，需要尽量全面而谨慎地系统评估。

四、预防与干预

（一）医务工作者干预

医务工作者在临床遇到可疑老年人受虐时，可通过如下问题来指导干预措施（Terry T Fulmer，2012）：

1. 如果我把老年送回到目前的环境中，老人的安全情况如何？是否需要把老人转移到相对安全的环境中去？

2. 当地有哪些服务机构或资源可以为照顾这位老人提供帮助？

3. 这里有没有照护者自身需要治疗的健康问题？

4. 这种情况是否需要其他专家提供意见？（如社工、心理工作者、药师、护师等）

（二）社会工作干预

老年人受虐及忽视的全面恢复需要社会机构或医务社工的介入，对受虐者及虐待者进行行为干预和随访治疗。通常，当医务工作者怀疑老人有受虐经历时，就应该邀请医务社工参与诊疗。当患者急性病稳定后，医务工作者还应配合医务社工，通过辅导及支援服务来帮助受虐老人、帮助虐老者行为改变、改变老人的居住环境、增强老人的自理能力等方式，帮助受虐待老人摆脱受虐境遇。

（三）法律工作者干预

我国现行法律中，《中华人民共和国老年人权益保障法》（1996 年立法，2009 年、2012 年两次修订）对老年人虐待性行为作了多项明确规定，并明确了相应的法律追责。医务工作者在保护老年人权益、评估和上报可疑的老年人受虐案件问题上身处前线阵地，可发挥非常关键的作用。医务工作者在发现老年人遭受虐待，而已超出医护和医务社工能力解决范围，或者已经构成犯罪需要对虐老者个人或机构追求刑事或民事责任时，应该及时向公安部门或民政等政府部门报告，由政府及公安、法庭等部门介入进行解决。医务人员应该特别注意保存好照片、病历、体检报告等资料信息，作为公安部门立案的证据。

（四）社会教育与社会干预

医务工作者可从如下方面参与社区有关老年人的帮扶行动或教育项目中：①配合司法部门进行相应法律宣传，将虐待与忽视的行为、危害与巨大的负面影响等知识深入浅出地传播给社会公众，增强公众的法律与道德意识；②配合有关部门及社工，开展社区筛查；③建立自助支持小组或老年人互助社区团队、举报热线和支援热线等技术支持等工作。这是一项全社会参与的老年人友善环境项目，难度很高，宣传和教育医患双方是第一步。

从全球情况来看，我们对老年人虐待问题的认识及预防仍知之甚少，在发展中国家更是如此。对该问题范围和性质的描述才刚刚开始，对许多风险因素仍存有争议，而证明能够有效预防老年人虐待情况发生的证据也依旧有限。未来需要建立有效全面的老年人虐待的监督和报告机制及包括社会福利机构、教育系统、卫生系统在内的跨部门和跨学科合作全面管理和预防老年人虐待现象。

（刘伟　曾平；刘晓红　马辛　审阅）

参 考 文 献

[1] NCEA，National Center on Elder Abuse.（2007），The United State Statistics，Research & Resources[EB/OL].（2007-06-04）[2019-07-22]. http://www.elderabuse-center.org/.

[2] Cong Z, Silverstein M. "Intergenerational Support and Depression among Elders in Rural China: do Daughters in law Matter"[J]. Journal of Marriage and Family，2008，7（3）：599-612.

[3] 梅陈玉婵，齐铱，徐永德. 老年社会工作 [M]. 上海：上海人民出版社，2009.

第四篇　常见老年疾病

第一章　老年心血管疾病

第一节　衰老对心血管系统的影响

多种疾病如肿瘤、糖尿病、神经变性性疾病和心血管疾病的患病率随增龄而增长，被视为增龄相关性疾病。世界卫生组织 2012 年的数据显示，有 68% 的死亡与这些疾病相关，其中最为严重的是心血管疾病，占总死亡的 46%。在欧洲，心血管病如心肌纤维化、心肌肥厚、动脉粥样硬化、缺血性损伤、高血压、心肌梗死和卒中的病患数量在逐年增加，将这些疾病集中到一起，大约占到所有增龄性疾病的 39.6%。

老年群体心血管系统会发生一系列结构和功能的改变，一个主要因素归因于衰老过程。流行病学调查显示，老化本身就是心血管疾病和脑血管疾病的主要危险因素。即使是表观健康的个体，在出现明显的临床功能障碍前，这些改变就已经发生，被视为临床前疾病，是疾病发生的基础。

心血管系统中，心肌细胞和血管平滑肌细胞参与了心脏和血管功能的自然调控，其完整性、兴奋性、传导性、收缩性以及弹性对于心血管调节至关重要。老化涉及到细胞、器官和系统相互间复杂调控的诸多方面，与之相关的结构改变通常会干扰心脏和血管的自稳调节能力，加速组织损伤，这一过程与心血管疾病的发展密切相关。近年来，有大量的专注于老化及相关疾病的细胞和分子基础研究（详见第一篇第一章）可在一定程度上解释心血管系统老化的过程。

一、心脏老化

心脏由多种细胞和组织构成，如心肌细胞、成纤维细胞、细胞基质、血管等，它们分别行使不同的生理功能。心脏老化（或称为内源性老化）定义为在没有严重心血管危险因素的情况下，随增龄缓慢出现的进行性心脏结构改变和功能下降。如胶原蛋白积聚、脂褐质和淀粉样物质沉积、心肌纤维化、内皮功能损伤、左心室肥厚、最大心室率降低、心率变异性降低、左心室舒张期充盈速度降低、左心室舒张功能障碍、左心室射血分数降低等均为心脏老化的表现。虽然心脏老化的机制尚未完全阐明，但已有的研究显示，这种老化性的结构及功能改变与心肌细胞凋亡和血管硬化有关。

成年人的心脏由大约 25% 的心肌细胞和 75% 的结缔组织构成。心肌细胞数量会随增龄而减少，30～70 岁之间心室肌细胞的数量大约会丢失 35%。一个老年男性的左心室每年大约丢失 4 500 万个心肌细胞，早期研究提示这种增龄相关的心肌细胞减少是细胞凋亡的结果。伴随细胞数量减少，残存心肌细胞应力增加，细胞代偿性肥大，加之老化相关的血管硬化降低了动脉弹性使心脏机械负荷增加，造成心肌肥厚，这种结构性变化是心脏老化的特征性表现，是机体应对老化和各种生理刺激、维持心脏功能的一种代偿方式。虽然左心室通常表现为向心性肥厚，但是室间隔增厚的程度要明显大于心室游离壁，且随着年龄增长左心室长轴逐渐缩短，出现由椭圆形到球形的形态学变化，对心脏的收缩能力产生影响。

其他与老化相关的心脏结构改变包括心外膜脂肪沉积和瓣膜钙化。此外，心脏成纤维细胞增殖也是老化心脏的特征性表现。成纤维细胞在心脏重塑中发挥着关键作用，当其受到牵拉时，转化生长因子（transforming growth factor-β，TGF-β）表达增加，激活细胞的生长、凋亡，增强细胞外基质（如糖蛋白、蛋白多糖、黏多糖、整合素和胶原蛋白）和蛋白酶抑制剂的合成。老年人在发生房室纤维化前就会出现胶原蛋白的积聚，与成年个体比较，老年人心肌Ⅰ型胶原蛋白增加而Ⅲ型胶原蛋白降低，Ⅰ型胶原蛋白的抗拉强度高，而Ⅲ型胶原蛋白扩张性强，这种高Ⅰ型胶原蛋白比率会导致左心室僵硬度增加，降低心脏顺应性，损害心脏的舒张功能。另外，围绕心肌细胞和肌纤维束的基质成分的变化会抑制电信号的传播，导致心律失常。

自噬是一种重要的胞内过程，通过溶酶体对病原体、老化受损的细胞器或蛋白的降解达到保护细胞的作用。在心脏中，无论是基础状态还是应激状态，自噬始终扮演着抵御心脏结构改变和功能衰退的主要角色。老化个体自噬能力降低，影响了胞内受损成分的降解和细胞的再生能力，从而导致结构和功能的变化。抑制细胞自噬会缩短生存期，加重老化相关性心肌病。雷帕霉素是一种雷帕霉素靶蛋白（mammalian target of rapamycin, mTOR）信号通路的抑制剂，研究显示，雷帕霉素诱导的细胞自噬能够延长老年大鼠的寿命、改善心脏射血分数、逆转心室肥厚。

老化相关的瓣膜变化主要包括黏液变性和胶原沉积，统称为瓣膜硬化。主动脉瓣叶和主动脉瓣环钙化呈现年龄依赖性，瓣叶钙化的加重和活动度减低意味着病变的进展。老年人主动脉瓣病变主要表现为狭窄，它的发生与瓣叶纤维化和钙化导致的瓣膜活动僵硬有关。狭窄阻碍了有效的左室射血，造成左室与主动脉之间形成较大的压力阶差，为了维持有效心排血量，左室壁以增厚作为代偿，但随着该过程的进展，心室压力将进一步增加，导致左室扩大，最终出现收缩功能恶化。二尖瓣瓣环钙化（mitral annular calcification, MAC）是常与主动脉瓣硬化相伴的另一种退行性过程，往往是钙盐沿二尖瓣环沉积的结果。MAC较易合并二尖瓣狭窄、关闭不全、心房颤动、心脏传导系统疾病和心力衰竭等，使心血管事件风险和死亡率增加。当合并二尖瓣关闭不全时，心脏收缩期部分血液返回心房，而射入主动脉的前向血流减少，患者易出现气短和乏力的症状。慢性二尖瓣关闭不全是老年人最常见的心脏瓣膜手术适应证之一。

心脏传导系统各组成部分的弹力纤维和胶原组织随增龄而增生，脂肪在窦房结周围聚集，有时可造成窦房结与心房肌分离。窦房结内的起搏细胞显著减少通常发生在60岁之后，有报道发现，75岁时窦房结细胞数量较年轻成年人减少超过90%，这些变化或使老化心脏更易罹患病态窦房结综合征。伴随增龄，钙化可以影响主动脉瓣、二尖瓣瓣环以及中央纤维体和室间隔膜部，如果钙化影响到房室结、希氏束或左右束支近端，可能造成房室阻滞或室间阻滞。

二、血管老化

研究老化对心血管系统产生的影响，不能仅仅将心脏作为一个器官来单独看待，因为心脏与血管系统紧密相连。与心脏老化相伴行的血管增龄性改变同样十分明显，这种改变发生在整个血管系统，是多种心血管疾病的重要病理学基础。

血管由内膜、中膜和外膜构成，血管内皮细胞（vascular endothelial cells, VECs）和血管平滑肌细胞（vascular smooth muscle cells, VSMCs）分别是血管内膜和血管中膜主要的结构和功能细胞。血管老化是指随增龄出现的动脉管壁形态和功能的变化，包括血管内膜增厚、平滑肌细胞肥大、内弹力膜断裂、胶原纤维含量增加、胶原交联，中心动脉管腔进行性扩张，管壁僵硬度增加、弹性降低，血管脉搏波传导速度（pulse wave velocity, PWV）增加，中心动脉压和收缩压升高以及血管固有功能的逐渐丧失等。

在血压正常的情况下中心动脉就可以发生增龄性硬化。早在1910年，就有尸检资料描述了与增龄相关的主动脉硬化。超声成像研究显示，高龄个体颈动脉内中膜厚度的测量均值及范围更大；表观健康的个体颈动脉内中膜厚度在20~90岁增长了3倍。作为评估动脉僵硬度的一个指标，PWV的作用日益引起重视，它是基于多普勒的方法测量动脉压力波在动脉树两个既定点间（典型的特指从颈动脉区域到股动脉）的传播速度，无论是健康人群还是心血管疾病患者群，均显示PWV是一个独立于血压的未来心血管事件预测因子。收缩压通常受血管僵硬度和心功能的共同影响，在血压正常人群可以出现增龄性升高；与之相反，舒张压常表现为60岁以前升高而60岁以后降低。因此，老年高血压的特点表现为单纯收缩性高血压或收缩压显著升高。脉压是收缩压与舒张压之差，是反映血管僵硬度的另一个有效指标，部分研究显示，在中老年人群脉压是一个比收缩压或舒张压对未来心血管事件发生都更为有力的预测因子。

研究显示，多种机制与血管老化相关。非酶糖基化是 1912 年由法国科学家 Maillard LC 提出的，它是指一系列复杂的非酶促反应，最终形成稳定的糖基化终末产物（advanced glycation end products，AGEs）。机体的非酶糖基化程度随增龄而逐渐加剧，AGEs 可以直接修饰和调控细胞和组织，可以通过非受体途径参与血管老化调控，也可以通过与糖基化终产物受体（receptor for AGEs，RAGE）结合，激活细胞内多种信号通路，激活氧化应激，引起增殖、纤维化和炎性反应，造成血管结构和功能的改变。血管内皮细胞衰老也是血管老化的机制之一，它在血管新生障碍以及再生能力障碍中起着重要的作用，常伴随内皮细胞释放的舒血管因子如一氧化氮（NO）的释放减少。此外，伴随机体的衰老，蛋白质稳态失衡，削弱了血管对应激的抵抗能力。以上机制的相互交织，在血管老化进程中发挥着共同的作用。由于衰老机制的复杂性和交叉渗透性，单基因的改变难以起到明显的抗衰老作用，需要通过调节衰老的多种机制来发挥效应。

血管钙化是血管衰老的主要表型之一，是各种心脑血管事件的独立危险因素。血管钙化是指血管部位的异位钙盐沉积，被普遍认为是一种血管骨化过程，与骨发育和软骨形成的主动调节过程相似，并且伴随 VSMCs 向成骨样细胞转化和成骨相关蛋白表达。目前对血管钙化的研究主要集中在中膜钙化。VSMCs 向成骨细胞转化对血管衰老和血管中膜的重构有关键的促进作用，细胞在成骨细胞转化过程中伴随着细胞内钙磷离子浓度的增加，并向中膜内释放富含钙磷结晶的基质小泡，促进钙磷结晶在中膜内弹性纤维膜上逐渐沉积并最终形成固化的钙化斑块，造成血管弹性的降低和僵硬度的增加。血管中膜钙化也称 Mönckeberg 型动脉中层硬化症，钙化始于内弹性膜间隙区，而后扩展至中膜，并伴随 VSMCs 的老化和成骨样分化。引起中膜钙化的危险因素包括基因变异、衰老、糖尿病、高血压、慢性肾脏疾病（chronic kidney disease，CKD）等。LMNA

基因突变可导致家族遗传性早老症，是促进血管和 VSMCs 过早衰老的主要驱动力之一；众多的 microRNA 在 VSMCs 的衰老和成骨样转化过程中也起到至关重要的作用；衰老机体常伴随着细胞内活性氧化物质的增加、DNA 的氧化损伤、DNA 修复机制受损和炎性因子的高表达；CKD 导致的高磷血症可诱导 VSMCs 内骨成型蛋白质（bone morphogenetic protein，BMPs）和肿瘤坏死因子 -α（tumor necrosis factor-α，TNF-α）等促成骨样转化转录因子的高表达，lamin A/C 在体内的富集也参与到 CKD 患者 VSMCs 成骨样转化过程。血管钙化虽然是血管衰老的重要表型，但其是否是机体和血管在衰老和病理环境下的一种代偿机制或自我保护仍亟待进一步深入研究。

综上所述，随着增龄心血管系统会经历众多的变化，心脏和血管相互关联，相互依赖。大血管硬化会造成收缩压和脉压升高，继而导致左心室壁增厚引起舒张早期充盈速度降低，有氧运动能力下降。衰老相关的心血管改变与疾病所致的心血管改变具有相似之处，基于生理和病理的研究，有助于对疾病进行早期预防，早期干预，也有助于提高对衰老的早期认识。我国老龄化形势严峻，心血管疾病发病率仍处于上升阶段，研究衰老相关的心血管病生理改变，有着重要的临床和社会价值，也是我们要面对的重要研究课题。

（李晶；李燕明 审阅）

参 考 文 献

[1] de Almeida AJPO, Ribeiro TP, de Medeiros IA. Aging: Molecular Pathways and Implications on the Cardiovascular System[J]. Oxid Med Cell Longev, 2017, 2017: 7941563.

[2] Alfaras I, Di GC, Bernier M, et al. Pharmacological Strategies to Retard Cardiovascular Aging[J]. Circ Res, 2016, 118(10): 1626-1642.

[3] Fajemiroye JO, da CLC, Saavedra-Rodríguez R, et al. Aging-Induced Biological Changes and Cardiovascular Diseases[J]. Biomed Res Int, 2018, 2018: 7156435.

[4] 刘祥, 孟丽, 于普林. 心血管系统老化表现和机制及其衰弱评估在心血管病治疗中的意义 [J]. 中华老年医学杂志, 2016, 35(2): 115-119.

[5] Fleg JL, Strait J. Age-associated changes in cardiovas-

cular structure and function: a fertile milieu for future disease[J]. Heart Fail Rev，2012，17（4-5）：545-554.

[6] 张乐，张存泰. 血管钙化和血管老化 [J]. 中华老年医学杂志，2016，35（10）：1046-1050.

第二节　老年缺血性心脏病治疗的难点与困惑

老年缺血性心脏病是威胁老年人健康的重要杀手。其发病率高、死亡率高，症状往往不典型、甚至没有症状，容易延误诊治。常规药物治疗在老年患者中容易出现副作用，尤其是多种药物相互作用，介入、外科搭桥、血运重建等手术治疗难度大、风险高、并发症多。疗效判断有一定难度，经常因发生其他疾病或自行停药等使治疗中断，影响疗效判断。大多数相关研究以病死率为终点事件，而对老年缺血性心脏病患者应关注其他指标，如延长无症状生存期、提高日常生活能力、减少住院时间等。重视老年缺血性心脏病患者的综合评估及管理、多学科合作尤为重要。

一、老年缺血性心脏病治疗概要

（一）概念

缺血性心脏病（ischemic heart disease，IHD）是指在冠状动脉粥样硬化（atherosclerosis）的病理改变基础上，伴或不伴有冠状动脉功能异常（如痉挛），导致心肌缺血、缺氧或坏死而引起的心脏病，亦称为冠状动脉粥样硬化性心脏病（coronary atherosclerotic heart disease，CHD）或冠状动脉疾病（coronary artery disease，CAD），简称冠心病。

临床表现有多种形式，包括无症状性心肌缺血、心绞痛、急性心肌梗死、缺血性心肌病及猝死等。它是影响老年人身体健康的一种常见病，也是重要死因之一。

（二）临床特征

老年人由于生理功能的衰退或伴发其他脏器功能障碍，临床表现与非老年人有所不同。

1. 心绞痛　是冠心病最为常见的临床表现，老年人由于肌肉骨骼系统疾病或神经系统功能障碍，体力活动相对少，典型的劳力性心绞痛较少，更多表现为由于进食、失眠、情绪变化、便秘等日常生活活动而诱发心绞痛发作，或者存在心肌缺血但无症状，或者伴有其他疾病，以致临床表现不典型。患者往往在患其他疾病，甚至以心力衰竭为首要表现做检查时才发现心肌缺血存在，得以确诊。

2. 急性冠脉综合征（acute coronary syndrome，ACS）　是老年人冠心病重要的临床表现，发病机制为冠状动脉斑块破裂出血、血栓形成，或者是冠脉血液供应与需求失衡导致心肌细胞发生缺血，甚至坏死。临床根据心电图 ST 段及血心肌酶学指标（肌钙蛋白）测定是否升高，分为 ST 段抬高型心肌梗死（ST elevation myocardial infarction，STEMI）、非 ST 段抬高性心肌梗死（non-ST elevation myocardial infarction，NSTEMI）或者为不稳定性心绞痛（unstable angina，UA）。除心电图变化外，还会表现为血心肌酶学（肌钙蛋白）升高、超声心动图显示节段性室壁运动异常、心脏放射性核素显像有心肌坏死等。STEMI 患者需要急诊冠脉再灌注治疗。NSTEMI 与不稳定性心绞痛则根据患者的危险程度，决定是否需要紧急冠脉造影及血运重建。老年人表现为 NSTEMI 者高于非老年人，常存在慢性严重病变基础上发生管腔的急性闭塞，或伴有多支血管病变，侧支循环形成等因素，导致心电图表现无 ST 段抬高。老年人心梗就诊时间的延迟，可能因为脑血管疾病或糖尿病等影响患者神经功能，或没有典型的胸痛变化，而是表现为不典型胸闷、气短、呼吸困难、食欲减低、呕吐等非特异症状。有研究提示老年人中 1/3 为无症状心梗，常因偶然机会检查心肌酶等才得以诊断，追问病史则发现有与心梗相关症状，这在糖尿病及高血压患者中更多见。

3. 心源性猝死　冠心病是心源性猝死的最常见原因，其机制无论是缺血的急性加重或是慢性缺血诱发电活动的异常，最终导致室性快速性心律失常的发生或心脏停搏。急慢性心肌缺血或心肌梗死引起的左室射血分数显著降低（<35%）的人群是猝死高危人群。人群临床流行病学研究发现，年龄 >75 岁后猝死风险相对于中老年降低，可能与患者病程缓慢，心肌缺血预适应有关。

4. 临床检查特点　仔细的体格检查及综合评估对于了解病情明确诊断至关重要。患者的一般情况、精神状况等体征，心脏杂音、心音、附加音、心脏大小等心脏体征，急性缺血时可以有一过性二尖瓣收缩期杂音等都值得引起重视，肺部呼吸音及啰音的存在与分布，对判断心功能状况与治疗效果也有很大帮助。老年人病情变化大，应当密切观察体征变化。综合评估对鉴别诊断十分重要，尤其是多病共体、临床表现不典型的老年人。

常规心电图对于冠心病心绞痛的诊断意义有限。缺血发作时的心电图或运动诱发的心肌缺血性改变对于诊断有帮助。按照现有的相关指南，对于怀疑急性冠脉综合征患者需要在就诊后 10min 内进行常规心电图检查，主要是发现 STEMI 患者。如果第一次心电图没有变化，需要及时复查。心电图 ST 段抬高对于诊断 ST 段抬高性心肌梗死最为重要，是指导介入治疗的主要辅助检查。超声心动图特别是负荷超声检查，通过观察室壁运动障碍的程度及范围，间接判断冠心病血管病变，对心功能的判断有很大帮助。冠脉 CT 血管造影（CT angiography，CTA）检查技术具有无创和操作简单的特点，对于判断血管病变和缺血部位的关系有重要价值，目前正在广泛开展。

老年人由于运动系统及神经系统功能减低，使传统的运动试验等辅助诊断手段受到限制。负荷核素心肌灌注显像（PET）技术结合药物负荷试验对于判断心肌缺血及心脏功能有很大帮助。PET 对于判断存活心肌有帮助，但是价格 / 性能比、设备、技术等因素影响了广泛使用。在多数基层医院可用 CTA 技术对怀疑冠心病的老年患者进行筛查。老年人由于常合并高血压、糖尿病等疾病，也是慢性肾病的高危人群，所以需要注意造影剂肾病的防范。

心肌酶学检查包括肌酸激酶同工酶及超敏肌钙蛋白，这两项在临床实践中使用最广泛，目前可以做到床边开展、快速报告，是早期确诊心肌梗死的重要实验室指标，特别是超敏肌钙蛋白的测定技术广泛使用，有助于早期诊断及鉴别诊断，降低漏诊率。肌钙蛋白阳性者是高危患者，需要积极治疗，有助于 NSTEMI 患者的诊断及血运重建治疗策略的决策。ACCF/AHA 指南中，对于年龄在 70 岁以上者，即便是肌钙蛋白阴性的心绞痛，也划分为高危人群。

冠脉造影检查是一种创伤性检查方法，是诊断冠心病的"金标准"，不但有利于判断冠脉病变程度，也是 STEMI 患者再灌注时所必需的。稳定性冠心病患者冠脉造影根据病情需要进行。

（三）治疗要点

老年人冠心病治疗的主要目的是降低死亡率、改善生活质量，这与非老年人群相同，但是由于年龄相关的一些变化或伴随疾病，治疗方法的选择有其特殊性。药物治疗是所有冠心病患者的基础，抗血小板药物通过抑制血小板聚集，防治冠脉血栓形成及相关事件。对于冠脉内植入药物洗脱支架（DES）患者，目前指南建议服用双抗血小板药物（DAPT）治疗 1 年，主要是预防支架内血栓形成，但是长期使用 DAPT 会增加出血风险。新的无植入技术的应用，主要是药物涂层球囊（drug coated balloon，DCB）的研发与使用经验的积累，不能耐受长时间 DAPT 者，DCB 治疗是不错的选择。如果是 ACS 患者，无论是否进行冠脉介入治疗，都需要使用包括阿司匹林在内的两种抗血小板药物，持续 1 年时间。新型的抗血小板药物，替格瑞洛及普拉格雷等在 ACS 患者中的使用逐渐增多，它们较氯吡格雷起效快、作用强，相比较能够降低心血管事件，但是对于高龄老人出血风险增高。

根据总体心血管危险分层，选择不同强度的他汀类药物和剂量，使得低密度脂蛋白胆固醇水平降低到指南要求，以降低心血管事件，例如极高危患者，包括冠心病 ACS、介入治疗后、心梗病史、外周动脉疾病、卒中及严重慢性肾病（GFR < 30ml/min）者，LDL-C 水平应该达到 < 1.8mmol/L 或至少降低 50%。对于已经使用高强度最大耐受剂量的他汀类药物仍然不能达到目标水平时，可用增加胆固醇吸收抑制剂依折麦布（Ezetimibe），已有研究证实这两种药物的联合使用能够进一步降低心血管事件。对于不稳定性心绞痛患者，低危组可先进行非介入性检查评估再决定冠脉造影等介入手段，而高危患者则需要尽快进行冠脉造影检查，评估冠脉病变严重程度，决定是否需要血运重建及血运重建的方法。

冠脉介入治疗是目前国内最为常用的血运重建手段，创伤小、效果满意，特别是在 STEMI 患者中广泛开展，而且接受治疗的患者年龄逐渐增高。研究显示，年龄 70～90 岁老年人冠脉介入治疗死亡率随年龄增长，但 90 岁以上者死亡率保持不变。介入治疗过程中，药物洗脱支架（drug eluting stent，DES）植入在目前最常使用，药物涂层球囊（drug coated balloon，DCB）是近年来使用的一种特殊球囊，它具有双抗血小板时间短、远期局部无金属异物等优点，是无植入技术的重要方法，缺点是部分病变虽然经过预处理，但残余狭窄明显或伴有夹层。因此，选择处理病变时要严格掌握适应证，目前主要应用在小血管病变、分支血管病变和支架再狭窄病变等。2011 年和 2016 年由雅培公司生产的全世界首个完全可吸收支架分别在欧洲和美国上市，但随后的研究发现，Absorb BVS 生物可降解支架的支架内血栓事件发生率远高于药物涂层支架。2017 年美国 FDA 对生物可降解支架发出黑框警告，同年雅培公司将第一代 Absorb BVS 生物可降解支架撤市，转而研发新一代可降解支架。国内研发的可降解支架 2019 年刚批准上市用于临床，支架需要 2～3 年完全降解吸收，支架内血栓风险与 DES 相似，但远期效果尚需更多验证。相信随着材料学及制作工艺的不断改进，将为临床提供更多选择。

左主干病变、三支血管病变，特别是累及左前降支近段病变者，血运重建优于药物治疗，明显降低死亡率及心肌梗死发生。近期一项包括 STYTAX 在内多项比较 PCI 与 CABG 的 meta 分析显示，PCI 达到完全血运重建者与 CABG 比较，随访 4.9 年时，两者死亡率及综合终点相似，但是非完全血运重建时，任何原因的死亡及复合终点明显高于冠状动脉旁路移植术（CABG）者。对于复杂的冠脉病变，特别是累及左前降支近段病变患者，CABG 远期效果优于 PCI，更容易达到完全血运重建，远期再次血运重建及包括死亡在内的复合终点更优，但围手术期卒中风险高于 PCI。目前已经建立了包括 EuroSCORE Ⅱ及 STS 评分体系用于评估围手术期风险。

再灌注治疗是 STEMI 患者的最重要治疗措施，目前主要是静脉溶栓治疗及直接冠脉介入治疗（primary percutaneous coronary intervention，PPCI）。已有的临床研究证实，PPCI 比静脉溶栓更能降低住院死亡率及远期预后，随着冠脉介入治疗技术的广泛开展，PPCI 在基层医院得到比较广泛的开展，但是再灌注时间依然偏长，影响预后。静脉溶栓治疗在没有条件进行急诊介入治疗时使用，但对年龄 >70 岁老年人容易出现严重出血风险。

二、老年缺血性心脏病治疗的难点

（一）药物治疗难点

老年人由于各脏器功能减退、常伴有多种疾病，药物治疗过程中尤其需要根据药代动力学特点调整药物。因为药物的相互作用常见，如果同时使用 5 个以上，风险明显增多。

1. **抗血小板药物** 冠心病最为常用的药物是抗血小板药物如阿司匹林、氯吡格雷及替格瑞洛等。研究显示，冠心病二级预防中，75～150mg 每天一次或 325mg 隔天一次的肠溶阿司匹林可相对降低 20%～25% 的心血管事件和死亡。然而，阿司匹林等抗血小板药物均易增加出血风险，特别对于有消化道出血史、幽门螺杆菌阳性、慢性肾病及慢性心力衰竭等群体都具较高风险，如果同时服用抗凝药物，风险更高。

2. **他汀类药物** 年龄 >75 岁的老年人最为常用的调脂药物是他汀类药物。在有关他汀类药物的 meta 分析中，65～82 岁组伴有冠心病的患者分别降低全因死亡 22%，心血管死亡 30%，非致死性心肌梗死 26%，血运重建 30%，卒中 25%。高龄老人使用何种强度的他汀类药物合适，应当结合患者的冠心病危险程度决定。已有研究显示，他汀类药物需要长期服用，高强度的较中强度的治疗获益更多，但部分患者因乏力、肌痛、肝功能异常等副作用及主观意愿而停药、改药或减量，75 岁以上老年人更容易停药。老年人常同时服用多种药物，2 种药物之间发生相互作用的可能性 2.6%，5 种药物为 50%，8 种药则几乎 100%。很多药物都是通过肝脏 P450 同工酶 CYP3A4 代谢，老年人特别是高龄老人肝脏代谢能力、肾功能及营养等情况不同，药物的排泄减少，药物的剂量需要适当调整，并密切监测不良反应。

3. **硝酸酯类药物** 可缓解心绞痛发作，常被临床作为长期维持治疗的药物，但长期使用会产生耐药性、血压降低、头痛等副作用，对于有直立性低血压者也应注意正反效应。β 受体拮抗剂也因为老年人常伴有心动过缓、低血压等因素，需要慎调剂量。

（二）介入治疗难点

1. 综合评估 介入治疗的开展已渐增多，但临床实践中对于老年冠心病患者的治疗还是有一定难度。应综合评估患者的精神状态、表达能力、主要脏器功能状况，身体状况能否耐受较长时间手术，还有经济条件、所在地区医疗条件等都会影响治疗策略的选择。复杂冠脉病变的患者需要多学科联合讨论，制订适合的治疗方案。

（1）术前心血管评估：是解决介入治疗难点的主要手段。决定冠脉介入治疗术前评估患者外周动脉病变情况，包括锁骨下动脉、下肢动脉病变，高龄伴高血压及严重的动脉硬化时，锁骨下动脉及主动脉迂曲，影响经桡动脉途径的手术操作，而下肢动脉闭塞症患者经股动脉路径困难，特别是对于高危、血流动力学不稳定的患者需要主动脉内气囊反搏术及体外膜肺氧合术（extracorporeal membrane oxygenation，ECMO）等辅助措施时，要做好术前评估。

（2）术前评估缺血与否、范围、心肌存活等信息：为制定血运重建策略提供依据。运动或药物负荷心肌灌注显像是判断缺血心肌最常用方法，缺血心肌的面积与预后直接相关，缺血面积超过心室 10% 时需要血运重建。PET 对存活心肌的判断有利于慢性闭塞性病变及梗死后心肌血运重建的决策。这些检查目前因为条件限制还未能广泛开展。冠脉钙化性、复杂性病变术中需要腔内影像学辅助判断病变情况，协助决定手术策略。临界病变可以采用术中血流储备分数（FFR）测定，特别是多支多处病变的判断。临床研究证明，腔内影响技术不但帮助提高手术成功率，还能改善左主干等复杂冠脉病变预后，但这些技术也由于设备及人员因素而未能广泛使用。

2. 复杂难治病变 对于严重冠脉钙化、球囊扩张失败或严重的支架内再狭窄病变，冠脉旋磨术、准分子激光冠脉成形术等辅助措施有其不可替代的地位。复杂的手术操作及技术的应用，不但增加手术时间、费用、造影剂肾病及相关并发症，而且高龄患者往往不能耐受长时间的手术过程。对于弥漫性病变，特别是小血管病变，时常难以达到完全血运重建。

3. 肾脏风险 老年人伴有肾功能不全，介入治疗后造影剂肾病的风险增加，伴有心功能减低及糖尿病患者，特别需要术前评估肾功能并采取预防措施。

4. 手术方案选择 虽然完全血运重建对改善预后有利，但由于老年患者经常伴有冠脉病变广泛、钙化性病变、多支病变、累及主干等特点，通常很难一次完成完全血运重建术，如何具体操作，仍缺乏统一的方案。

（三）外科手术治疗难点

1. 冠状动脉旁路移植术（coronary artery bypass grafting，CABG） 是冠心病血运重建的经典方法，对于左主干病变、多支血管病变、伴有低射血分数及糖尿病患者都是指南推荐的首选方法。与药物治疗相比，CABG 固然降低了全因死亡、心血管死亡，还能改善生活质量，但传统的手术方法创伤大，需要心脏停搏体外循环支持，对于肺功能差、脑缺血等疾病的老年人，围手术期并发症增多，例如卒中等危险增多。不停跳冠脉旁路术（off-pump coronary artery bypass graft，OPCAB）能减少主动脉损伤、出血、脏器功能损伤，但随机对照比较 CABG 与 OPCAB 的结果，并未显示后者的优势。具体需要哪种手术方式，需要评估全身健康状况，包括神经系统疾病及功能、外周血管条件、外周动脉硬化程度、心肺功能、肾功能、冠脉病变特点等因素。

2. 杂交冠状动脉血运重建（hybrid coronary revascularization，HCR） 又称为杂交手术、开胸介入心脏手术。它具有直观性、操作容易、方便定位等优点，近年来在冠脉血运重建中开展逐渐增多。左乳内动脉（LIMA）搭到左前降支，其他非前降支血管采用植入药物洗脱支架处理，通常外科可以采取微创方法进行。LIMA 血管 10 年通畅率高，不容易动脉硬化闭塞。传统的杂交手术的指征包括：左前降支病变，但远端血管条件好，适合行 LIMA 至 LAD 搭桥手术；非 LAD 血管病变适合介入治疗，并且患者没有双联抗血小板治疗的禁忌证，术后需要双联抗血小板治疗至少 1 年。采取此种手段能够达到完全血运重建术。在 2014 年 ESC 相关指南中建议，杂交手术为ⅡB 类推荐，仅限于高危人群患者，并且限于有丰富 CABG 手术经验的中心开展，而 2018 年 ESC 相关指南对此没有更新。从技术层面，到底是一站式或分站式杂交手术，需根据患者病情、术者经验及所具备的设备条件选择，是先介入支架植入后外科搭桥手术，还是先 CABG 术再进行支架植入，目前仍有争议。CABG 优先策略的缺点是外科手术时，非左前降支冠脉支配区域心肌缺血及介入失败，而面临再次外科手术风险。相反，介入治疗优先的策略，虽然避免了以上缺点，但由于双联抗血小板药物治疗导致 CABG 围手术期出血风险增加，美国的胸外科指南建议首先进行 CABG，这种策略能够了解 LIMA 的通畅情况，不必担心围手术期出血，还能降低进行非前降支介入治疗时的风险。同时介入治疗及外科手术，可能使高危人群获益（例如 EuroSCORE > 6），但老年人由于存在病变的复杂性，包括肾、肺等重要脏器功能和认知能力减退，选择何种术式，现在缺乏随机对照研究结果。在冠脉血流测定技术（FFR）指导下，对 CABG、杂交手术及使用新一代 DES 的 PCI 术临床效果的比较，也还缺乏临床研究。

三、老年缺血性心脏病治疗的困惑

（一）长期用药的困惑

冠心病作为一种慢性疾病，许多药物需要长期服用。老年人长期服用抗血小板药物，如何评估其消化道出血的风险？老年人合并房颤或心力衰竭需要长期抗凝治疗时，对抗血小板药物与抗凝药物联合的安全性如何把握？由于老年人血压的波动大、压差大，心动过缓与快速心律失常并存，对血压及心率影响明显的药物使用存在矛盾。联合用药常见，应格外关注药物的相互作用。目前，对中西药物间的相互作用没有进行系统研究，未引起足够重视，例如服用阿司匹林等抗栓药物时，联合使用某些中成药对凝血功能存在影响，如何监测中西药物作用、调整剂量及预防不良反应，目前都没有指南可以遵循。有研究显示，近 60% 的冠心病、房颤及心力衰竭患者服用中成药，这些患者中 70% 不知道中成药与所服用的西药有相互作用。对于中成药不科学的宣传、患者擅自用药不报告及医生不重视询问，使患者处于各种不良作用的潜在风险之中。

（二）多重治疗的困惑

冠心病患者常用的 3 种治疗方法包括药物治疗、介入治疗及外科搭桥手术治疗。药物治疗是所有治疗的基础，也是很多患者选择的方式。由

于年龄、全身健康情况、经济、保险体系及患者意愿等多种因素影响，患者及家属往往倾向选择创伤小、对全身影响小的方法，但这些选择却不一定是指南推荐或适合临床的优选方案。老年患者病情复杂多变，缺少可循的指南及建议；医生身处不同科室，对于病情的判断也可能存在差异，所以需要以老年医学为核心，采取多学科联合评估，共同制订利多弊少的最佳方案，使得患者面临最小风险，获得最大利益，这应该是所有医务工作者治疗老年患者的共同目标。

（三）治疗前后评价的困惑

疗效的评价是治疗的重要部分。通过随访及效果评价，不但有利于患者远期预后判断，同时也为同类患者的治疗提供经验参考。抗血小板及他汀类药物治疗，对于防止斑块破裂，减少临床事件发作，相对容易判断，但对于进一步探究斑块体积及狭窄程度的变化却缺乏非创伤性的有效方法。高龄患者一旦出现非心血管系统疾病或病情变化，以致治疗矛盾时停药，就不能不影响到心血管疾病的疗效。评价疗效的硬终点为死亡、心梗、再次血运重建、卒中等，很难区分诱发心脏出问题是心源性的或非心源性的。次要指标包括心绞痛或症状驱动的再次住院等，在复杂身体状况下也难以判断以往的单一治疗效果。另外，对于老年患者，尤其高龄患者更应重视其他指标如延长无症状生存期、提高日常生活能力、减少住院时间等。对于无症状冠心病患者的治疗效果，无论是药物或侵入性的治疗，都需要进行心肌缺血的评估判断，例如心肌核素灌注显像等检查，由于患者行动不便或患者不愿意等因素，无法进行随访期的评价；侵入性方法也因其创伤性接受程度更小，难以确定缺血改善的客观证据。

临床实践中老年冠心病患者随访与观察环节的完成，还需要在专家指导下社区全科医生、护士的高度参与，才能臻于完善。

（四）多科合作的困惑

当代医学发展过于专业化，而老年患者却因为生理变化及同时患有多种疾病、疾病间又相互联系与影响，尤其需要得到对其健康状况的全面科学诊断进而全面科学的综合治疗，而不仅仅是就医时在某一科室往往得到"窥豹一斑"的诊断和治疗，尽管这一诊断和治疗从单科意义上是正

确的。对心血管及其他系统疾病有全面的掌握，就需要多学科的协作综合评估与治疗，例如复杂冠心病患多支血管病变，需要由心外科、心内科、老年科联合谈论制订治疗方案，决定采用何种血运重建的方式；老年人除了冠心病外，尚可能存在肾功能受损、呼吸道感染、神经系统等疾患，需要多学科参与协作机制，评估心血管风险与治疗所带来的其他系统潜在风险。

在临床实践中执行困难的原因是多方面的，包括缺乏全面有效的机制及实施方案，缺少专门人员配备及医疗保险配套措施。老年医学跨学科团队（geriatric interdisciplinary team，GIT）对于老年患者尤为适合，但比较成熟的 MDT 团队目前在国内也只有少数几个大医疗中心才拥有，多数医院还停留在传统的会诊模式，会诊不是真正的MDT。随着老年医学及全科医学建设体系的不断完善，MDT 的推广与应用，专职随访护士、康复治疗师、营养师等专业人员的不断加入，对冠心病患者的管理必将从以药物、手术治疗等中心演进到危险因素控制、治疗、术后康复、健康指导等多方面的全面管理。

（孙福成　齐海梅；刘梅林　审阅）

参 考 文 献

[1] Nguyen HL，Yarzebski JK，Lessard D，et al. Ten-year（2001-2011）trends in the incidence rates and short-term outcomes of early versus late onset cardiogenic shock after hospitalization for acute myocardial infarction[J]. J Am Heart Assoc，2017，6：e005566.

[2] Rich MW，Chyun DA，Skolnick AH，et al. Knowledge gaps in cardiovascular care of the older adult population：a scientific statement from the American heart association，American College of Cardiology，and American Geriatrics Society[J]. J Am Coll Cardiol，2016，67：2419-2440.

[3] Elbadawi A，Elgendy IY，Ha LD，et al. National trends and outcomes of percutaneous coronary intervention in patients ≥70 years of age with acute coronary syndrome（from the National Inpatient Sample Database）[J]. Am J Cardiol，2019，123：25-32.

[4] The Task Force on myocardial revascularization of the European Society of Cardiology（ESC）and European Association for Cardio-Thoracic Surgery（EACTS）.

2018 ESC/EACTS Guidelines on myocardial revascularization [J]. European Heart Journal，2018，00：1-96.

[5] Ahn JM，Park DW，Lee CW，et al. Comparison of stenting versus bypass surgery according to the completeness of revascularization in severe coronary artery disease. Patient-level pooled analysis of the SYNTAX，PRECOMBAT，and BEST trials[J]. J Am Coll Cardiol Intv，2017，10：1415-1424.

[6] Hao PP，Jing F，Cheng J，et al. Traditional Chinese medicine for cardiovascular disease. Evidence and potential mechanisms[J]. J Am Coll Cardiol，2017，69：2952-2966.

第三节　老年原发性高血压诊治特点

一、概述

原发性高血压（primary hypertension）是以体循环动脉压升高为主要临床表现的心血管综合征，通常简称为高血压。根据《中国老年高血压管理指南 2019》，老年高血压的定义是指年龄≥65岁、在未使用降压药物的情况下，非同日 3 次测量血压，收缩压≥140mmHg（1mmHg = 0.133kPa）和/或舒张压≥90mmHg。

随着增龄，老年人大动脉粥样硬化加重，血管弹性降低；左心室肥厚，舒张功能减退；压力感受器敏感性下降，交感-副交感神经调节和血管调节等能力下降；老年人肾功能下降/水盐代谢能力减弱；胰岛素抵抗/糖代谢异常；内分泌功能减退也可以导致外周血管阻力增加和细胞外容量增加；因此，老年高血压的临床表现与成年人相比有其特殊性。

高血压是我国老年人最常见的慢性疾病，2012—2015 年，全国高血压分层随机抽样调查显示，60 岁及以上老年高血压的患病率为 53.2%，80 岁及以上人群中患病率高达 70%～90%。老年高血压除了导致心血管病、心功能不全、卒中、慢性肾脏病、外周血管病等靶器官损害，还与跌倒、躯体功能障碍和认知功能障碍相关。老年高血压的知晓率、治疗率和控制率仍在较低水平，分别为 57.1%、51.4% 和 18.2%。老年高血压的起始降压目标和靶目标存有许多争议，增加了血压管理的复杂性。了解老年高血压的诊治特点对于提高对老年人的血压管理水平极其重要。

二、常见临床表现

（一）血压异常表现类型多变

1. 收缩压增高为主,脉压增大 老年收缩期高血压占老年高血压的 67.6%～90.0%。收缩压与心、脑、肾等靶器官损害的关系更为密切。脉压增大与总病死率和心脑血管事件呈正相关,也预示患痴呆危险增加。

2. 血压节律昼夜异常 表现为夜间血压下降幅度 <10%（非杓型）或 >20%（超杓型）。老年高血压患者非杓型血压发生率可达 60% 以上,与靶器官损害相关性更大。

3. 诊室高血压多见 家庭血压测量更能反映实际血压情况。

4. 假性高血压（pseudohypertension） 指老年人因血管僵硬增加,从袖带血压计测量到的血压数值可能高于直接从血管内测量到的血压值,使得收缩压测量值假性升高的现象。对老年假性高血压给予常规降压治疗可能导致实际收缩压过低,跌倒、衰弱危险增加。

（二）血压波动大

老年人的血压更容易随体位变化、进餐、季节、温度和情绪出现明显波动,出现以下特殊类型高血压的比例增高:

1. 体位性血压变化 尤其当老年高血压患者同时伴有糖尿病、低血容量,或应用利尿剂、扩血管药物及精神类药物时,更容易发生直立性低血压。个别老年人有体位性高血压的现象。

2. 清晨高血压 老年患者清晨醒后 1h 内家测血压或起床后 2h 的动态血压记录≥135/85mmHg,或早晨 6:00～10:00 诊室测量血压≥140/90mmHg。

3. 餐后低血压（postprandial hypotension, PPH） 指餐后 2h 内 SBP 比餐前下降 20mmHg 以上;或餐前 SBP>100mmHg,而餐后 SBP<90mmHg;或餐后血压下降未达到上述标准,但出现心、脑缺血症状（心绞痛、乏力、晕厥等）。

4. 血压季节性变化 室外温度变化对高龄老年人血压的影响较大,有气温升高时血压降低的趋势。

（三）继发性高血压常见

常见继发性高血压（secondary hypertension）有肾血管型高血压、肾性高血压、原发性醛固酮增多症,睡眠呼吸暂停低通气综合征（obstructive sleep apnea hypopnea syndrome,OSAHS）也常导致高血压或使高血压加重。

（四）常合并共病

我国老年高血压合并糖尿病检出率为 39.8%,合并高脂血症为 51.6%,合并冠心病为 52.7%,合并肾功能不全为 19.9%,合并脑血管病为 48.4%。共病增加了治疗的难度、复杂性和不良预后。对于双侧颈动脉狭窄≥70% 或合并严重颅内动脉狭窄者,需注意血压过度降低或波动可能增加缺血性脑卒中发生危险,应注意筛查。

三、老年高血压与老年综合征关系的研究进展

近年来的研究表明,高血压与衰弱、认知障碍、跌倒风险和多重用药均相关。特别是对于高龄老年人,在血压管理中要重视躯体、认知功能障碍与高血压不良预后的相互影响。

（一）高血压与衰弱

衰弱是指老年人生理储备下降,导致机体易损性增加、抗应激能力减退的多系统表现或综合征。衰弱不但导致老年人跌倒、失能的风险增加,还可与多种老年病相互恶化。高血压与衰弱显著相关,有报道高血压患者中衰弱的检出率高达 63.9%;65 岁及以上衰弱老年人中高血压的发生率 67.8%。衰弱可能是导致老年患者从降压治疗中获益不一致的重要原因,对衰弱老年人按照常规降压目标处理,可能会增加不良预后风险。Odden 等系列研究发现,非衰弱（步速较快）人群随着血压升高（SBP≥140mmHg）,死亡危险增加 35%;而衰弱（步速较慢）人群随着血压升高（当 SBP≥140mmHg 或 DBP≥90mmHg）,死亡危险却不会增加;而不能完成步速试验衰弱老人,较高的血压反而与较低死亡危险有关。新近 Ravindrarajah 等对 144 403 例高龄老年人随访 5 年的报告显示,衰弱患者 SBP 在 140～159mmHg 水平的死亡危险低于在 120～139mmHg 组。这些研究提示,对于老年高血压躯体功能较好者,应积极降压,但对于衰弱老年人需制订个体化的降压方案。此外,研究发现高龄衰弱患者的 DBP 升高与心血管事件、脑卒中发生呈负相关。迄今许多老年高血压的临床研究排除了高龄衰弱老

年人,或未进行基于老年人躯体功能状态的亚组分析。尽管著名的 HAVET 亚组分析与 SPRINT 研究表明,高龄衰弱老年人可以从降压治疗中获益,但是入选到这两项研究的老年人相对健康,尚需开展更多来自真实世界的多中心临床研究,以便获得高血压合并衰弱患者的血压管理方案和目标的更多证据。

(二)高血压与认知障碍

高血压是引起阿尔茨海默病和血管性痴呆的公认危险因素,但对于高血压与认知功能障碍的关系还无确切定论。在老年前期(40~64 岁)的长期队列研究表明,血压水平偏高与认知障碍有关;而老年期(65~84 岁)横断面研究或长期队列研究中,血压水平升高与认知障碍有关或无关的观察结果均有报道;还有研究发现 SBP 水平过高或过低都影响认知功能,例如,对 3 202 例 73±6 岁的老年队列研究显示,初始 SBP<110mmHg 或 SBP>165mmHg 者均与随访 3 年后的认知功能下降有关。关于高龄老年人(≥85 岁)血压水平与认知障碍的关系临床研究相较少,结果也不一致。其中著名的 Leiden 85-plus 研究、New Castle 85+ 长期队列研究均发现,较高的血压水平与较好认知功能有关。

(三)高血压与跌倒

跌倒危险增高会影响对高龄老人降压方案的选择。Regards 研究发现基线时服用降压药物数量与严重跌倒危险无关,而合并衰弱指征与其严重跌倒危险有关。在服用降压药物的老年高血压患者中评估衰弱对于预防跌倒非常重要。

四、诊断和评估

(一)关于高血压诊断标准的争议

目前绝大多数国际指南中都以 SBP≥140mmHg 和 / 或 DBP≥90mmHg 诊断高血压,且均没有针对年龄因素进行高血压的诊断和分级调整。但是近年来研究表明,血压 130~139/80~90mmHg 人群与血压<120/80mmHg 人群相比,其发生心脑血管疾病(cardiovascular disease,CVD)危险明显增高,发生 CVD 的危险为 1.56 倍、脑卒中的危险为 1.95 倍、心肌梗死危险为 1.99 倍。因此,2017 年美国心脏病学学会(American College of Cardiology,ACC)、美国心脏协会(American Heart Association,AHA)等联合发布的美国成人高血压预防、检测、评估和管理指南中,首次将高血压定义修改为血压≥130/80mmHg,这在国内外引起广泛热议。将高血压诊断标准前移的初衷是为了加强对高血压的早期管理、进一步降低 CVD 发病危险,但也将带来诊断高血压的人数增加、达标率(<130/80mmHg)降低、加重医疗负担等问题。

(二)我国老年高血压诊断和危险分层标准

我国缺少已经发表的全人群研究结果,尤其是老年人血压水平与远期 CVD 危险的研究证据。仅以血压<140/90mmHg 为血压达标标准,>35 岁居民高血压的控制率仅为 5.7%,老年高血压的达标率就更低。根据血压升高水平将高血压分为 1 级、2 级和 3 级(表4-1-1)。

表 4-1-1 老年血压水平定义与分级

分类	SBP/mmHg		DBP/mmHg
正常血压	<120	和	<80
正常高值	120~139	和 / 或	80~89
高血压	*140	和 / 或	*90
1 级高血压	140~159	和 / 或	90~99
2 级高血压	160~179	和 / 或	100~109
3 级高血压	*180	和 / 或	*110
单纯收缩期高血压	*140	和	<90

*注:当 SBP 和 DBP 分属于不同级别时,以较高的级别为准。单纯收缩期高血压按照收缩压水平分级

若患者既往有高血压病史,目前仍在使用降压药物,血压虽然低于 140/90mmHg,仍诊断高血压。考虑到血压测量设备的标准与质量控制方面有待进一步完善,未把诊室外血压测量结果作为诊断老年高血压的独立依据。同期颁布的《中国高血压防治指南 2018 年修订版》中未对老年高血压作出特殊定义,提出高血压的定义和分级血压水平与《中国老年高血压指南 2019》相同,但是建议有条件者应进行诊室外血压测量,增加了 24h 动态血压监测(ambulatory blood pressure monitoring,ABPM)与家庭血压监测(home blood pressure monitoring,HBPM)诊断高血压的标准(表4-1-2)。

在对老年高血压患者诊疗前还应全面评估心血管危险分层。《中国老年高血压指南 2019》推

荐根据危险因素、靶器官损害、糖尿病或并存临床情况将老年高血压进行危险分层（表4-1-3）。对于高龄高血压患者，制订降压治疗方案前进行衰弱评估，特别是近1年内非意愿性体重下降＞5%或有跌倒风险的患者。

表4-1-2 不同血压测量方法对应的高血压诊断标准

血压测量方法	诊断标准
诊室血压	≥140/90mmHg
动态血压（ABPM）	24h平均SBP/DBP≥130/80mmHg
	白天平均SBP/DBP≥135/85mmHg
	夜间平均SBP/DBP≥120/70mmHg
家庭血压（HBPM）	≥135/85mmHg

表4-1-3 老年高血压患者的危险分层

其他危险因素和病史	血压水平		
	1级	2级	3级
1～2个危险因素	中危	中危	很高危
≥3个危险因素或靶器官损害或糖尿病	高危	很高危	很高危
并存临床情况	很高危	很高危	很高危

注：1. 危险因素 血压水平（1～3级）、吸烟或被动吸烟，血脂异常（总胆固醇≥5.2mmol/L或低密度脂蛋白胆固醇＞3.4mmol/L或高密度脂蛋白胆固醇＜1.0mmol/L）、糖耐量受损（餐后2h血糖7.8～11.0mmol/L）和／或空腹血糖异常（6.1～6.9mmol/L）、腹型肥胖（腰围：男性≥90cm，女性≥85cm）或肥胖（体质指数≥28kg/m²）、早发心血管病家族史（一级亲属发病年龄＜50岁），高钠、低钾膳食、超重和肥胖、饮酒、精神紧张以及缺乏体力活动。

2. 靶器官损害 包括左心室肥厚（室间隔或左室后壁厚度≥11mm或左心室质量指数男性≥115g/m²，女性≥95g/m²），颈动脉内膜中层厚度增厚（≥0.9mm）或斑块，颈动脉-股动脉脉搏波传导速度≥12m/s，踝/臂指数＜0.9，估算的肾小球滤过率（estimated glomerular filtration rate，eGFR）降低[30～59ml/（min·1.73m²）]或血清肌酐轻度升高（男性115～133μmol/L，女性107～124μmol/L），微量白蛋白尿（30～300mg/24h或白蛋白/肌酐比值30～300mg/g）。

3. 并存临床情况 包括心脏疾病（心肌梗死、心绞痛、冠脉血运重建、充血性心力衰竭）、脑血管疾病（缺血性卒中、脑出血、短暂性脑缺血发作）、糖尿病、肾脏疾病（糖尿病肾病、肾功能受损），以及外周血管疾病

值得注意的是，《中国高血压防治指南2018年修订版》基于近年研究进展修改了危险分层指标，尤其是将血压值在130～139/85～89mmHg范围内人群纳入危险分层表，将心房颤动已经列入伴发的临床疾病；将糖尿病分为新诊断与已治疗但未控制两种情况，以加强对这些人群的管理。对于我国老年高血压的诊断、分级标准和危险分层问题仍需要积累我国老年高血压患者的临床研究证据。

（三）评估注意事项

对老年高血压患者进行充分、全面的评估是确定启动降压治疗的时机、确定血压靶目标和优化降压治疗方案的基石。应注意以下方面：

1. 高血压的诊断和分级 注意针对老年高血压特殊类型增加血压监测节点，筛查直立性低血压、餐后低血压、假性高血压、清晨高血压。加强家庭血压监测。

2. 病因与诱因评估 注意排除继发性高血压。寻找有无慢性便秘、退休、丧亲、新增药物等加重诱因。明确哪些因素是可逆、可治的。

3. 并发症评估 全面评估心血管危险因素、靶器官损害。

4. 老年综合征评估 CGA对高龄高血压患者更重要，除了解合并疾病与用药外，同时要重视对衰弱、躯体功能和跌倒危险、认知和心理状态的筛查以及社会支持评估，以便真正筛选出可以从降压治疗中获益的老年患者。

五、治疗

老年高血压治疗的根本目标是降低心脑肾及血管并发症和死亡的总危险，维护老年人的功能状态。在为高龄高血压患者制订治疗方案之前，需要权衡降低远期CVD事件、降低躯体和认知功能损害、跌倒发生危险以及患者意愿，在改善生活方式基础上，纠正可以干预的危险因素、靶器官损害和共病，并给予恰当的降压药物，强调收缩压达标。启动降压后要需注意监测血压变化，避免降压过快。

（一）起始降压水平、治疗靶目标

许多研究提示在老年人群中给予合理的降压治疗不仅能够保护靶器官，降低非致死性心血管事件的危险，而且能够显著降低死亡率。甚至有研究亚组分析显示更低的血压目标（SBP＜130mmHg）对老年人群有益。2019年英国国家卫生与临床优化研究所（National Institute for Health and Care Excellence，NICE）主张积极降压，提出在80岁以下高血压患者，即使1级高血压，预测10年CVD风险超过10%也应开始降压治疗。也有研究发现高龄患者如合并功能下降、衰弱、共病、多重用药、精神状态及营养状况差都可能影响

降压治疗的获益。Garrison 等比较三项非双盲随机对照研究发现，在老年高血压患者（平均年龄 74.8 岁）中，尚无充分证据支持较高血压靶目标（<150～160/95～105mmHg）与较低高血压靶目标（<140/90mmHg）两组对于 CVD 不良预后有显著差异。因此，对于老年高血压的起始降压水平和治疗目标存有争议（表 4-1-4）。对高龄高血压患者，要考虑功能状态，而不是实际年龄，通过 CGA 评估患者的共病、跌倒危险、治疗的耐受性、依从性和躯体功能与认知功能，制订出符合患者意愿的个体化血压管理方案。

（二）生活方式干预

1. **生活方式是控制高血压的基石** 如限盐、控制总热量摄入、戒烟、限酒、控制体重、适度运动、缓解精神压力等。但是调整生活方式在改善高龄高血压患者转归方面尚缺少有力证据。高龄老年人常伴有营养不良，体重迅速降低可使衰弱发生危险增加；强调严格的膳食控制和限盐可能导致老年人营养不良及电解质紊乱。

2. **体适能训练** 研究发现有氧运动与抗阻运动都可改善老年高血压患者体适能和相关危险因素，但是有氧运动并非适用于所有高龄患者，尽管抗阻训练的降压效应结论不一致，但可有效改善衰弱，可作为有氧训练降压方案的补充。

（三）药物治疗

常用降压药物钙通道阻滞剂（calcium channel blockers，CCB）、血管紧张素转换酶抑制剂（angiotensin converting enzyme inhibitors，ACEI）、血管紧张素受体拮抗剂（angiotensin receptor blockers，ARB）、利尿剂和 β 受体拮抗剂均可以作为老年高血压患者降压初始和维持用药的选择。在老年人降压药物选择方面可遵循以下原则：

1. 初始最小有效剂量，滴定增量至血压达标。

2. 优先使用长效降压药物，平缓控制 24h 血压。

3. 大多数老年人需要联合使用降压药物，但不推荐衰弱和高龄老年人初始联合用药。可以单药作为初始治疗，若血压不达标，推荐小剂量联合用药。

4. 高龄老年避免联合使用药物种类过多，警惕用药过多带来的不利影响。

5. 降压过程中注意密切监测不同体位、餐前餐后、不同季节血压变化，识别其他可能降低血压的因素，及时调整用药。

表 4-1-4 对老年人起始降压和靶目标推荐意见

发布来源	启动降压阈值/mmHg	降压目标/mmHg
《中国老年人血压管理指南 2019》	年龄≥65 岁，血压≥140/90，在生活方式干预的同时启动降压药物治疗	<140/90
	年龄≥80 岁，血压≥150/90，即启动降压药物治疗	首先应将血压降至 <150/90，若耐受性良好，则进一步将血压降至 <140/90
	经评估确定为衰弱的高龄高血压患者，血压≥160/90，应考虑启动降压药物治疗	收缩压控制目标为 <150，但尽量不低于 130
	如果患者对降压治疗耐受性良好，不应停止降压治疗	
《中国高血压防治指南 2018 年修订版》	65～79 岁，血压≥150/90；	首先应降至 <150/90，如能耐受，可进一步降至 <140/90
	≥80 岁，SBP≥160	≥80 岁，<150/90
2018 欧洲心脏病学会（ESC）/欧洲高血压学会（ESH）	身体状况良好的老年人（>65 岁，但≤80 岁），SBP 在 1 级（140～159），如果降压治疗耐受良好，建议降压药物治疗和生活方式干预	65 岁以上，只要能够耐受，均推荐 SBP130～139。重视患者的衰弱程度，自理生活能力及对治疗的耐受性
《2017 美国医师协会和美国家庭医师学会临床实践指南》	≥60 岁，收缩压持续≥150	SBP<150，定期与患者具体讨论降压目标的利弊，根据讨论情况选择治疗目标
	对一部分≥60 岁有高度心血管危险的患者，根据个体评估情况考虑启动或者强化降压药物治疗	SBP<140，定期与患者具体讨论降压目标的利弊，根据讨论情况选择治疗目标

（四）特殊血压类型降压治疗要点

1. **清晨高血压** 选用平稳、长效降压药物，并根据血压特点选择用药时间。

2. **餐后低血压** 应去除诱因，如饱食、高碳水化合物餐等。可在餐前饮水，少食多餐，减少碳水化合物的摄入，餐后 20～30min 散步有助于减少 SPB 下降幅度。由于餐前血压过高可导致更严重的餐后血压下降，因此首先要注意保证血压达标，尤其是保持清晨血压达标。

3. **收缩期高血压** 对于老年单纯收缩期高血压患者和脑卒中患者不建议首选 β 受体拮抗剂，理由是在其与其他降压药物的比较研究中，未显示出显著降低脑卒中发生率的优势。如果合并冠心病和 / 或既往有心肌梗死、心力衰竭，若无禁忌证，初始降压首选 β 受体拮抗剂和肾素 - 血管紧张素（renin-angiotensin system，RAS）抑制剂。而单纯收缩期高血压伴舒张压偏低者应选择具有降低动脉僵硬度和改善大动脉弹性的降压药物，如 CCB、ACEI 或 ARB 类降压药物，联合使用硝酸酯类、他汀类药物。降压治疗过程尽量避免舒张压 <65mmHg。

（五）推进家庭、社区和社会医疗卫生服务支持

可穿戴医疗设备、人工智能技术和远程医疗的应用，有助于提老年高血压的防控水平。对于高龄、衰弱的高血压患者，生活照护、随访更需要家庭和照护者、社区家庭医生及药师的分级诊疗合作，及时得到上级医师的咨询意见，才能保证治疗的有效性和安全性。

六、临床研究展望

目前对于老年高血压患者的起始药物治疗血压阈值和血压目标值尚缺少我国老年人群的研究证据；在国际、国内均缺少来自真实世界的对衰弱、认知功能障碍老年人，尤其是高龄老年高血压患者的管理方案、降压靶目标和预后影响的大规模 RCT 证据。我国正在开展的老年高血压患者降压靶目标的干预策略研究（STEP）、老年收缩期高血压研究 -2（Syst-China-2）将有望带来更多来自我国的老年高血压的观察结果。探讨如何利用现代人工智能信息技术推进家庭、社区和社会医疗卫生服务对老年高血压诊治的支持也将具有重要意义。

（胡亦新；齐海梅 刘晓红 审阅）

参 考 文 献

[1] Qaseem A, Wilt TJ, Rich R, et al. Pharmacologic treatment of hypertension in adults aged 60 years or older to higher versus lower blood pressure targets: a clinical practice guideline from the American college of physicians and the American academy of family physicians[J]. Ann Intern Med, 2017, 166（6）: 430-437.

[2] Odden MC, Covinsky KE, Neuhaus JM, et al. The association of blood pressure and mortality differs by self-reported walking speed in older Latinos[J]. J Gerontol A Biol Sci Med Sci, 2012, 67（9）: 977-983.

[3] Sabayan B, van Vliet P, de Ruijter W, et al. High blood pressure, physical and cognitive function, and risk of stroke in the oldest old: the Leiden 85-plus Study[J]. Stroke, 2013, 44（1）: 15-20.

[4] Bromfield SG. Blood Pressure, Antihypertensive Polypharmacy, Frailty, and Risk for Serious Fall Injuries Among Older Treated Adults with Hypertension[J]. Hypertension, 2017, 70: 259-266.

[5] 中国老年医学学会高血压分会, 国家老年疾病临床医学研究中心中国老年心血管病防治联盟. 中国老年高血压管理指南 2019[J]. 中国心血管杂志, 2019, 24（1）: 1-23.

第四节 老年人常见心律失常风险预警与诊治特殊性

一、老年常见心律失常的类型

按照心律失常的发生类型分为冲动的形成异常（房性期前收缩、室性期前收缩）和冲动的传导异常（左、右束支传导阻滞）。按照心律失常发生时心率的快慢，老年心律失常可分为两种，一种是缓慢型心律失常，一种是快速型心律失常。

缓慢型心律失常在老年人中常见的有窦性心动过缓、窦性停搏、病态窦房结综合征和各种传导阻滞。

快速型心律失常在老年人主要分为室上性快速型心律失常和室性快速型心律失常。室上性心律失常主要包括房性心动过速、房室结折返性心动过速和房室折返性心动过速。折返型预激综合征（wolff-parkinson-white syndrome，WPW 综合

征）在老年人群中发病率有小幅上升，这是由于传导系统钙化，使先前的隐匿型旁道显露出来。WPW综合征可因1:1房室传导引起快速的恶性心律失常，继而猝死风险增加。房性心动过速以心房扑动和心房颤动为主，房颤为老年人常见的心律失常之一。室性快速型心律失常如室速和室颤常发生于器质性心脏疾病心功能受损的患者，是这一类患者猝死的常见原因，应该积极处理。

房性和室性期前收缩在动态心电图检查的老年人中非常常见，检出率＞80%。室性期前收缩在老年人群中总的发生率约2%～4%，随年龄而增加，并且与器质性心脏病密切相关。

二、老年心律失常的风险预警评估

（一）老年心律失常风险预警评估内容及特点

老年心律失常风险预警评估应综合患者整体情况进行，以老年心律失常伴发的基础疾病、诱因和心血管疾病相关的危险因素为基础结合心律失常发生的临床症状、心律失常的类型、发作的频次综合分析，进行风险预警评估。

1. 风险预警评估主要内容 ①病理基础：老年患者由于老化、各种功能减退、年龄相关的退行性变和神经传导速度减慢等生理特点，与全身性因素如胃肠功能紊乱和电解质紊乱等以及多病共存、多重用药等因素共同构成了老年心律失常患者发病的病理基础。②主要病因：心脏本身的器质性疾病，包括冠心病、高血压心脏病、风湿性心脏病、心脏瓣膜病、各种原因导致的心肌病等是老年心律失常发生的重要病因。③神经精神因素：运动、紧张、焦虑、生气等情绪变化引起交感神经兴奋，在老年患者中更容易触发心律失常，尤其是有基础器质性心脏病的患者；睡眠结构紊乱、缺氧等因素引起的迷走神经兴奋也会在原有传导系统退行性改变的基础上，使传导阻滞加剧，是导致老年患者缓慢型心律失常的重要因素。④诱发因素：老年心律失常的发作多无规律性，偶发性强，但其发作往往有明确的诱因。常见的诱因包括低血钾、电解质失调、酸中毒等内环境紊乱；感染、血压波动，疼痛等应激；饱食、便秘、尿潴留、睡眠障碍等生活方式变化；焦虑、抑郁、恐惧等情绪变化；手术、创伤应激，尤其是各种胸部手术、麻醉、心导管检查、严重外伤等。

⑤临床表现：伴有严重临床症状（发作性头晕、黑矇、晕厥、跌倒、低血压及急性冠脉综合征等）的心律失常对老年患者生活质量影响尤甚，甚至可能导致猝死，故应首先积极进行风险预警综合评估。⑥预后及治疗相关并发症。

2. 风险评估的主要特点 老年心律失常患者的风险预警评估特点是在结合上述因素基础上进行综合评估。风险预警评估的主要目的在于对严重临床事件（如晕厥、跌倒、猝死等）进行有效防范，以提高生活质量，降低病死率。老年患者因合并多种慢性疾病、多器官退行性变及心脑肾功能下降，同时多伴发认知功能下降、焦虑抑郁等不同程度的精神心理紊乱，轻度的应急状况如生气、发怒等精神心态波动以及腹泻、感染、劳累等躯体因素都可导致伴有临床症状的心律失常发作。发作越频繁、诱发阈值越低，风险程度越高。对于没有发生过临床事件的心律失常患者，如果既往合并心脏方面基础疾病如高血压、冠心病、心肌病等，同时伴有心脏结构改变和心功能下降，也应该进行心律失常发生的风险预警评估。

（二）老年心律失常患者风险预警评估步骤

1. 严重临床事件发生的风险预警评估 包括阵发或持续性房颤、短阵或持续性室速或室颤、高度房室传导阻滞、快速型心律失常致严重低血压或者发生急性冠脉综合征、窦性停搏、慢快综合征等在临床上都可导致发作性头晕、晕厥、跌倒甚至猝死等严重临床事件的发生，对于这类患者风险预警评估有重要意义，避免此类事件发生可以有效改善预后及长期生存质量。

（1）严重临床事件的识别：严重临床事件是指可导致严重致残或猝死、严重影响生活质量的临床事件，如（黑矇）晕厥伴跌倒骨折、低血压休克、急性冠脉综合征发作、猝死等。老年人心律失常的临床症状依据不同心律失常的类型而有所不同。例如：以单发（房早、室早）为主的心律失常多无明显不适症状或仅有轻度心悸；头晕、黑矇、晕厥、跌倒等症状多发生于缓慢性心律失常；心悸、乏力、出汗、低血压及急性冠脉综合征等多发生于快速性心律失常；恶性心律失常如室速、室颤等可导致晕厥、甚至猝死。

（2）心律失常类型识别：老年人心律失常的类型依据发作时的心电图或者动态心电图（Holter）

结果不难做出准确判断。快速房颤或房扑、室性心动过速、室颤（短阵或持续性）、高度房室传导阻滞及 R-R 间期 >3s 等都是高度风险相关事件，需要立即做出严重临床事件风险预警，并尽快进行干预治疗，同时提出预防措施。需要注意的是，引起老年人临床事件的心律失常常为偶发或者非持续性，单次心电图检查的阳性率不高（<20%），不应轻易做出排除心源性因素的决定，及时就诊检查和长期随访观察依然应该得到足够的重视；风险较高的心律失常在老年患者中致死或致残率较高。

2. **对长期预后影响的风险预警评估**　长期慢性心律失常对于心脏结构和心功能影响、重要脏器的损伤、认知功能及精神心理等方面都会造成不良预后。无论是快速性心律失常还是缓慢性心律失常，长期发生发展均会引起不同程度的受累器官组织学、结构和功能改变。例如：老年人常见的心房纤颤，容易发生心房内血栓，导致以脑卒中为主的血栓栓塞性事件；房颤还可以使心力衰竭的患病率增加 3 倍并且促进心房增大加重心功能不全。频发室早与潜在的可逆性心肌病相关。由持续、频发室早引起患者心脏扩大及心功能下降，可导致室早性心肌病。

研究显示多种类型的老年心律失常与认知功能障碍有关。房颤增加认知功能损害和痴呆的风险为 2.43 和 2.7 倍。对认知的影响主要表现在学习能力、记忆力、执行力和注意力几个方面。老年心律失常与睡眠障碍、焦虑抑郁相互影响。焦虑抑郁情绪通过下丘脑 - 垂体 - 肾上腺系统，促进交感神经张力亢进，影响自主神经对心脏调节的协调性，从而导致心律失常的发生或加重，甚至使器质性心脏病患者的恶性事件增加。

3. **治疗相关并发症的风险预警评估**　对老年心律失常患者在采取相关干预措施前后，应充分考虑到对于患者预后和生活质量的影响。尤其是长期应用抗心律失常药物，不仅考虑是否可以长期获益，还应该对治疗可能产生的并发症进行风险评估，并进行定期随访观察。

（1）在选择抗心律失常药物时需要考虑患者多病共存和多重用药的特点，警惕抗心律失常药物可能引发的室性期前收缩、引发或加重单型性室速、尖端扭转型室性心动过速、心室颤动、传导异常或心动过缓等致心律失常作用，同时也要注意药物可能引发的并发症。如抗凝、抗聚药物引起的脑和消化道出血、服用胺碘酮的老年患者需要监测肺间质和甲状腺变化等；已经安装植入型人工心脏起搏器或埋藏式心脏转复除颤器（ICD）患者，如果并发冠心病或心功能不全，可以足量应用 β 受体拮抗剂预防恶性心律失常的发生，改善心功能不全患者的预后。对于符合埋藏式心脏转复除颤器（ICD）置入适应证的患者，必须在 ICD 置入的基础上再决定如何应用 β 受体拮抗剂和 / 或胺碘酮。因此在用药前应与临床药理专家一起进行相关药物治疗的风险评估。同时对抗心律失常药物应用定期随访，观察药物副作用及对心电特征的影响，定期监测抗心律失常药物浓度，及时做好药物风险评估。

（2）导管消融术、起搏器植入术等经常作为老年心律失常患者介入性、非药物治疗的选择。所有介入性治疗都具有围手术期风险，包括围手术期血栓、脑灌注不足、手术操作和管理方式以及麻醉本身发生各种并发症的风险在老年心律失常患者中尤其容易发生，甚至可能对老年患者认知障碍和痴呆的发生产生长期的显著影响。因此围手术期的风险评估及管理是决定手术成功与否以及良好预后的关键因素。

三、老年心律失常诊断与治疗的特殊性

（一）老年心律失常诊断的特殊性

1. **诊断原则**　老年心律失常患者在诊断过程中需仔细询问病史，了解发作的症状体征、起止方式、发作诱因和频率，基础心脏病史、全身疾病情况及用药史；进行详细的体格检查；完善包括心电图、动态心电图、心电监测在内的相关无创检查。依据发作时的心电图或者 Holter 结果，对心律失常类型的诊断并无困难，关键是老年患者临床事件与心律失常间是否存在关联需要仔细分析和评估。对于高度怀疑心律失常导致恶性临床事件但没有心电学证据、临床无明显禁忌的老年患者，可以考虑有创性电生理检查。需要注意的是，对于老年患者，在给予运动试验、食管电生理检查、心腔内电生理检查时需要慎重，评估其风险并做好风险防控措施。

2. **老年心律失常诊断特殊性**　①老年患者

临床表现具有突发性、症状多变、合并症（晕厥、低血压休克等）多且重的特点；②诱发因素多，精神性及躯体性因素共存；③共病，高龄伴多脏器功能下降，储备能力下降，诱发心律失常阈值较低；④常同时发生多种类型的心律失常（如慢快综合征等），需要明确找出与临床事件相关联的心律失常；⑤心电检查结果与临床症状可能不符，风险较高的心律失常在部分老年患者中症状较轻或无症状，故老年心律失常的诊断需要长程的随访和心电图记录；Holter 或者长期置入式 Holter 检查对于发作性头晕、晕厥或者不明原因反复跌倒的老年患者尤为重要。

（二）老年心律失常治疗的特殊性

1. 老年心律失常治疗原则　①治疗恶性心律失常导致的严重临床事件，恢复血流动力学和生命体征的稳定状态，并积极预防严重临床事件的再发生；②根据老年患者整体情况并结合患者及家属的意愿以决定改善预后的措施方案；③对于治疗方案可能导致并发症进行预警防范；④在抗心律失常治疗的同时积极去除诱因，防范危险因素，管理和治疗器质性心脏病及心功能不全。

快速型心律失常导致的严重低血压或发作性头晕，应首先采取措施终止快速型心律失常同时纠正低血压和循环衰竭，并根据患者既往合并的基础疾病以及病史，判断本次发病可能的诱发因素并尽力去除。

快速房颤或房扑伴临床症状的老年患者，不要强调即刻转复窦性心律，首先药物（β阻断剂或胺碘酮）治疗控制心室率，恢复血流动力学稳定即为第一目标，后续可以根据患者具体情况决定改善预后的措施方案；对于危及生命的室速或室颤，宜第一时间给予心肺复苏和电除颤治疗，待生命体征恢复稳定后再予以相关的风险评估。对于老年室性心动过速患者，经导管消融治疗要慎重考虑有无必要，如果导致室速或室颤的病因不能根本消除，则考虑植入埋藏式心脏转复除颤器（ICD）。

对于缓慢性心律失常老年患者如伴有明显临床症状，宜给予积极关注，及时处理。明确诊断病态窦房结综合征、慢快综合征、高度房室传导阻滞伴有黑矇、晕厥症状，宜给予尽早安置植入型人工心脏起搏器，并对长期起搏治疗的老年患者进行相关风险包括心功能影响的风险预警评估。对于符合置入起搏器的患者要先谈起搏器治疗，再应用抗心律失常药物，否则药物会导致停搏或传导障碍加重。

2. 老年心律失常治疗的特殊性　①老年患者多合并多重用药，药物间相互作用比较复杂，抗心律失常药物长期应用副作用较多；②容易发生多种心律失常一体共存且复杂多变、慢快性心律失常同时出现，容易出现治疗矛盾，难度大；③介入、导管消融治疗容易发生并发症，术前应进行充分风险评估，术后密切观察，加强护理；④对于恶性和潜在恶性心律失常，应在优选适宜的非药物治疗的基础上选择抗心律失常药物并做好多重用药风险评估，争取精准治疗。

3. 老年抗心律失常药物的选择　由于受心律失常的类型、QT 间期、传导及窦房结功能、结构性心脏病、心脏功能以及年龄、衰弱等因素的影响，抗心律失常药物致心律失常作用的风险是不同的。抗心律失常药物共分Ⅳ类，见表4-1-5。

在左心室功能低下，例如，射血分数（ejection fraction, EF）<0.30 的老年患者中，Ⅰ类和Ⅲ类抗心律失常药物致心律失常作用的风险较高，如果合并电解质紊乱（如低钾血症），则出现恶性心律失常事件和猝死的风险最高；在无器质性心脏病的老年患者中，抗心律失常药物致心律失常作用的风险最低。一般来说抗心律失常药物致心律失常作用是可预测的，最常见为个体特异质反应。如果老年患者既往有相似药物特异过敏史（如胺碘酮），则以后应避免再次使用。某些特定药物如索他洛尔、Ⅰc 类药物、普鲁卡因胺的代谢物（乙酰卡尼）等药物致心律失常作用具有剂量相关性，在老年患者中应避免大剂量使用。虽然致心律失常作用的准确发病率并不确定，但在小心正确使用抗心律失常药物的情况下，该发病率相对较低。

在老年器质性心脏病患者（尤其是冠心病和/或左室功能不全的患者）中，Ⅰ类抗心律失常药物的致心律失常作用的风险较高。Ⅱ类抗心律失常药物[β受体拮抗剂、索他洛尔（在较高剂量时，该药还具有Ⅲ类药物的特性）]没有致心动过速或致心律失常的效果，在老年患者中相对可以安全应用，但应注意导致心动过缓的副作用。Ⅲ类抗

表 4-1-5　抗心律失常药物分类

类别	作用通道和受体	APD 或 QT 间期	常用代表药物
Ⅰa	阻滞 ⅠNa++	延长 +	奎尼丁、丙吡胺、普鲁卡因胺
Ⅰb	阻滞 ⅠNa	缩短 +	利多卡因、苯妥英、美西律、妥卡尼
Ⅰc	阻滞 ⅠNa+++	不变	氟卡尼、普罗帕酮、莫雷西嗪
Ⅱ	阻滞 β₁	不变	阿替洛尔、美托洛尔、艾司洛尔
	阻滞 β₁、β₂	不变	纳多洛尔、普萘洛尔、索他洛尔
Ⅲ	阻滞 ⅠKr	延长 +++	多非利特、索他洛尔、司美利特、阿莫兰特
	阻滞 ⅠKr、Ⅰto	延长 +++	替地沙米、氨巴利特
	阻滞 ⅠKr 激活 ⅠNaS	延长 +++	伊布利特
	阻滞 ⅠKr、ⅠKs	延长 +++	胺碘酮、决奈达隆、阿齐利特
	阻滞 ⅠK，交感末梢	延长 +++ 排空去甲肾上腺素	溴苄铵
	阻滞 ⅠKur	不变	维纳卡兰
	阻滞 ⅠKr（低浓度）阻滞 Ⅰto、ⅠKi（高浓度）	延长	尼非卡兰
Ⅳ	阻滞 ⅠCaL	不变	维拉帕米、地尔硫䓬

注：离子流简称 ⅠNa：快钠内流；ⅠNaS：慢钠内流；ⅠK：延迟整流性外向钾电流；ⅠKr、ⅠKs 分别代表快速、缓慢延迟整流性钾电流；ⅠKur：超快速延迟整流性钾电流；Ⅰto：瞬间外向钾电流；ⅠKi：内向整流钾电流；ⅠCaL：L 型钙电流；表内 + 表示作用强度

心律失常药物可延长复极时间，具有引起尖端扭转型室性心动过速或室性心动过速的特定风险。

尖端扭转型室性心动过速是最容易识别的药物导致心律失常的类型。其特征呈跨虚拟等电线的 QRS 复合波尖端扭转性室速，容易诱发室颤、心脏骤停。尖端扭转型室性心动过速最初是作为使用奎尼丁的一个并发症而被识别，是"奎尼丁晕厥"的主要机制。很多非抗心律失常药（包括一些抗生素、抗精神病药物和其他类别的药物）可通过延长 QT 间期，增加尖端扭转型室性心动过速的风险。

（三）老年常见心律失常治疗特点

1. 心房纤颤　房颤是老年心律失常中最常见，也是危害性大、致残率高的心律失常类型。房颤的治疗主要包括心率、节律控制和卒中预防。研究显示对于卒中预防，房颤抗凝治疗比任何其他药物干预更重要。

（1）心率控制主要是抗心律失常药物应用，包括 β 受体拮抗剂、洋地黄和 / 或胺碘酮等（表 4-1-6），长期应用对老年患者都可能有相关并发症的发生，应根据具体情况进行风险防范。

表 4-1-6　控制心室率的药物

	静脉注射	常规口服
β 受体拮抗剂（有心力衰竭或低血压者不用或慎用，可联用其他药物包括洋地黄）		
美托洛尔	2.5～5mg	100～200mg qd
比索洛尔	N/A	2.5～10mg qd
艾司洛尔	10mg	N/A
卡维地洛	N/A	3.125～25mg tid
非二氢吡啶类钙拮抗剂（有心力衰竭或低血压者慎用或不用）		
维拉帕米	5mg	40mg bid～360mg（ER）qd
洋地黄类（非一线药，尤适用于有心力衰竭者，可联用 β-RB 或非二氢吡啶 CCB）		
地高辛	0.5～1mg	0.125～0.5mg qd
洋地黄毒苷	0.4～0.6mg	0.05～0.1mg qd
其他		
胺碘酮	0.5mg/kg 1h 50mg/h 维持	100～200mg qd
决奈达隆	N/A	400mg bid

（2）节律控制在急性情况下，可以通过药物或非药物心脏转律（如电复律）来达到节律控制。复律前需要防范血栓风险，积极评估复律时机及抗凝治疗。房颤持续时间不明或 ≥48h，在紧急情况下，可以进行经食管心脏超声检查，明确是否存在心房血栓，如有血栓则不能复律，需要抗凝治疗至少 3 周再考虑复律，复律后继续抗凝 4 周。如非紧急或不能进行食管超声检查时，也可先抗凝 3 周后再进行复律。静脉或口服抗心律失常药物对房颤复律的有效性变化很大，有效率为 30%～70%。影响复律效果的主要因素是患者年龄、心律失常的病程、房扑的出现、左心室功能以及左房大小。复律药物分类、推荐等级、证据水

平（表4-1-7）。Ⅲ类抗心律失常新药伊布利特对房扑的节律恢复优于房颤，而多非利特在左心室功能不全患者中可作为口服预防药物且安全性好。传统药物中单剂口服普罗帕酮对房颤的复律有较好的疗效性与安全性。老年患者服用所有抗心律失常药物都能增加致心律失常的风险，因此在复律时、复律后都需要严密监测。为维持复律后的窦性节律，需要考虑长期抗心律失常药物。在短期和中期随访中，胺碘酮的疗效与安全性要优于Ⅰ类药物。然而，胺碘酮长期使用会出现相当大的非心脏性不良反应，导致其1年的停药率可达20%。心脏射频消融术是复发性、难治性、症状性房颤节律控制的非药物治疗手段，随着设备和技术的不断进步，临床应用明显增多。但对于合并多种疾病的老年人需做好围手术期综合评估，权衡手术风险和预后。

表4-1-7 常见药物复律分类、推荐等级、证据水平

推荐	推荐等级	证据水平
氟卡尼、多非利特、普罗帕酮、以及静脉应用伊布利特对房扑或房颤复律有用，只要无药物禁忌证	Ⅰ	A
口服胺碘酮是房颤药物复律的一种合理选择	Ⅱa	A
除β-阻滞剂或非二氢吡啶类钙通道阻滞剂外，普罗帕酮、氟卡尼对某些有选择性的患者安全	Ⅱa	B

（3）房颤患者卒中的预防措施包括药物抗凝、左心耳结扎/切除以及封堵。

1）药物抗凝：老年房颤患者常伴有各种慢性病，如高血压、糖尿病、肝肾功能不全、贫血等，并接受多种其他药物治疗，有更高的出血风险，但是与年轻人相比，老年患者有效抗凝治疗可带来更大的获益。2019年美国心脏协会（AHA）、美国心脏病学会（ACC）以及心律协会（HRS）更新发布了房颤患者的管理指南，指南指出除了中度至重度二尖瓣狭窄或植入机械心脏瓣膜者，房颤患者抗凝非维生素K拮抗剂口服抗凝药（non-vitamin k antagonist oral anticoagulants，NOACs）被推荐作为华法林的首选替代药物。对于老年患者，NOACs和华法林相比，显著降低75岁以上老年患者的缺血性卒中和出血事件。因此推荐高龄房颤患者（75岁以上）起始抗凝治疗首选NOACs。其中NOACs包括利伐沙班、达比加群、阿哌沙班及依度沙班，其中后两者尚未在中国批准房颤适应证，所以常用的为利伐沙班和达比加群。对于传统抗凝药物华法林，《老年人非瓣膜性心房颤动诊治中国专家建议（2016）》结合国际/国内房颤抗凝治疗指南建议和老年患者血栓及出血风险特征，建议非高龄老年患者INR值2.0～3.0，高龄（≥75岁）或出血高危者INR值1.6～2.5。

在老年房颤患者的诊治策略中，需要进行栓塞和出血的风险评估。房颤的最大危害是缺血性卒中，而年龄又是发生缺血性卒中的重要危险因素，因此对脑卒中风险和出血的评估是老年房颤管理的重要内容。《中国心房颤动患者卒中预防规范（2017）》指出，对于非瓣膜病房颤脑卒中的风险评估，推荐采用CHA2DS2-VASC评分系统（表4-1-8）。男性评分≥2分、女性评分≥3分推荐抗凝治疗；评分为1分（除外女性性别得分）者，根据获益与风险衡量，可考虑采用口服抗凝药；评分为0分，不用抗凝及抗血小板药物。在房颤合并冠心病时，抗凝需要联合抗血小板治疗更应该全面评估。房颤合并冠心病，CHA2DS2-VAS评分≥2分的患者，如无禁忌，推荐长期口服抗凝治疗，并个体化（综合评估卒中风险、出血风险和冠心病风险）选择是否联合抗血小板治疗；房颤合并稳定性冠心病择期介入治疗，建议三联抗栓治疗1个月；房颤合并ACS并行介入治疗，建议三联抗栓治疗1～6个月；房颤合并ACS但未行介入治疗，建议单药抗凝联合单药抗血小板治疗12个月。在抗凝治疗前及治疗中应注意对患者出血风险评估（表4-1-9）。

2）左心耳封堵：非瓣膜性房颤，91%的心内血栓位于左心耳。左心耳封堵是一种预防高危患者血栓栓塞的方法。多个随机化试验和注册研究结果均显示，左心耳封堵在卒中预防效果上不劣于、甚至优于华法林，而且还可显著减少出血，降低致残/致死性卒中发生率，因此目前多个国际指南均推荐左心耳封堵作为抗凝治疗的有效替代用于房颤脑卒中的预防（Ⅱb～Ⅱa）。最近研究还显示，75岁及以上和75岁以下房颤患者相比，左心耳封堵手术同样安全，而且在预防卒中和减少出血效果上也相当。因此，对于存在抗凝治疗禁

表 4-1-8 CHA2DS2-VAS 评分系统

危险因素	评分
充血性心力衰竭/左室功能不全（C）	1
高血压（H）	1
年龄≥75 岁（A）	2
糖尿病（D）	1
卒中/TIA/血栓栓塞（S）	2
血管疾病（V）	1
年龄 65～74 岁（A）	1
性别（女性）（Sc）	1
总分	9

表 4-1-9 HAS-BLED 出血风险评分系统

字母	临床特点	HAS-BLED 评分
H	高血压*	1
A	肝肾功能异常（各1分）	1/2
S	卒中	1
B	出血	1
L	INRs 不稳定	1
E	老年人（例如，>65 岁）	1
D	药物或酒精（各1分）	1
	最大分值	9

* 不受控制的高血压，收缩压 >160mmHg。INR：国际标准化比值。积分≥3 分，提示出血高风险，须警惕，并定期复查；积分 0～2 分，出血低风险

忌，或者不适合/不耐受/不依从长期抗凝状况的具有高卒中风险（CHA2DS2-VASc 评分≥2 分）的老年房颤患者而言，左心耳封堵可能是卒中预防的更理想选择，但是目前左心耳封堵确实也存在一定的争议。最大的争议在于，左心耳封堵术中很难完全避免出现并发症，甚至还有可能出现严重的并发症。比如，封堵器脱落、封堵效果不好，特别是与封堵器相关的血栓栓塞并发症，故尚需进一步大规模临床研究证实。

2. 室性期前收缩

（1）概念与分类：室性期前收缩（ventricular premature beat，VPB）是在多种情况下由心室肌发出冲动引起的，常见于老年人群中，包括无结构性心脏病的患者和有任何类型心脏病的老年患者，室性期前收缩预后只与基础的结构性心脏病以及任何左室功能障碍的程度相关，例如老年人

常见高血压导致的心肌肥厚、心电图复极异常、QT 间期和 QT 离散度异常等。心肌梗死后缺血、瘢痕、心功能不全是室性心律失常的重要病理基础。室性期前收缩 Lown 分级如下：

0 级 - 无 VPB

Ⅰ级 - 单灶性偶发 VPB；VPB 小于 30 次/h

Ⅱ级 - 单灶性频发 VPB；VPB 大于等于 30 次/h

Ⅲ级 - 多灶性 VPB

ⅣA 级 -2 个连续的 VPB（成对 VPB）

ⅣB 级 -3 个或以上连续的 VPB[短阵/非持续性室性心动过速（ventricular tachycardia，VT）]

Ⅴ级 -"R-on-T"现象

在没有结构性心脏病的患者中，以上这些室早分级模式极少造成严重症状，并且没有已知的独立预后意义，仅代表室性期前收缩的重复模式。但对于老年患者来说多合并多种基础疾病，包括高血压、冠心病、心肌肥厚、糖尿病、心功能不全等，在应激状态下如感染、急性心肌缺血、电解质紊乱、恶性早期复极等情况下，短阵性室速或者 R-on-T 室早等可能造成严重临床事件。

（2）治疗特点：对于存在频发室早或更为重要的重复型室早[成对或非持续性室性心动过速（VT）]的患者，根据有无基础结构性心脏病和/或症状来进一步评估和处理。

1）由于没有确凿证据支持抗心律失常药抑制室早可改善总体生存情况，所以不应对无室早相关症状且未发生过重大心律失常事件的老年患者应用抗心律失常药。

2）症状性室早患者的初始治疗应着重于去除诱因。避免了已知触发因素后仍有症状的室早患者，建议使用β受体拮抗或（较少的情况下）钙通道阻滞剂作为一线治疗药物（Grade 2C）。使用β受体拮抗剂或抗心律失常药抑制室早的唯一指征是：患者有症状或患者的心肌病可能与频发室性期前收缩有关

3）对于β受体拮抗剂和/或钙通道阻滞剂治疗后症状未改善的症状性老年室早患者，抗心律失常药物或射频导管消融术宜谨慎选用（因老年患者多病共存和多重用药）。

4）首选的抗心律失常药不是固定的，取决于有无结构性心脏病，特别是冠状动脉性心脏病（CHD）。氟卡尼和普罗帕酮这两种Ⅰc类抗心律

失常药物能非常有效的抑制室性期前收缩，然而，两者都禁用于既有冠心病的患者，因为可能致心律失常并增加死亡率。胺碘酮和索他洛尔是有效的替代药物，但是应该充分考虑到两种药物长期使用带来的副作用风险。

3. 病态窦房结综合征　病态窦房结综合征（sick sinus syndrome，SSS）是老年人群中常见的心律失常类型。SSS 患者常因头晕目眩、晕厥前兆、晕厥症状来就诊，有心动过缓 - 心动过速交替的患者还会有心悸和 / 或心率过快引起的其他症状。合并心脏病变的患者可能有劳力性呼吸困难加重或胸部不适加重，这与心率较慢导致的心输出量下降有关。在进行诊断前应全面评估患者有无可逆性病因，包括药物（如 β 受体拮抗剂、钙通道阻滞剂、地高辛、抗心律失常药）、心肌缺血、全身性疾病（如甲状腺功能减退症）和自主神经功能紊乱。诊断 SSS 的关键是建立症状与症状出现时基础心律之间的关联。对于明确 SSS 诊断且经证实症状与窦性心动过缓或窦性停顿相关联的患者，需要植入人工心脏起搏器。在老年冠心病患者中为了充分地用药控制住房性或室性快速型心律失常或冠状动脉疾病相关的心绞痛，可能需要应用 β 受体拮抗剂或钙通道阻滞剂。因此，对于药物作用性心动过缓但不能停用该药物的患者，植入心脏起搏器也是合适的选择。建议老年人群更倾向于植入带有生理性 DDD 起搏功能的双腔起搏器。

（黄大海　任延平；齐海梅　胡亦新　审阅）

参 考 文 献

[1] 黄从新，张澍，黄德嘉，等. 心房颤动：目前的认识和治疗的建议 -2018[J]. 中国心脏起搏与心电生理杂志，2018，32（4）：315-366.

[2] Nikolao Dagres，Tze-FanChao，Guilherme Fenelon，et al. EHRA/HRS/APHRS/LAHRS: what is the best practice? [J] Heart Rhythm，2018，15（6）：37-60.

[3] 《中国心房颤动患者卒中防治指导规范》写作组. 中国心房颤动患者卒中预防规范（2017）[J]. 中华心律失常学杂志，2018，22（1）：17-30.

[4] 2019 AHA/ACC/HRS Focused Update of the 2014 AHA/ACC/HRS Guideline for the Management of Patients with Atrial Fibrillation[J]. Circulation，2019，139.

[5] 《老年人心房颤动诊治中国专家建议》写作组. 老年人非瓣膜性心房颤动诊治中国专家建议（2016）[J]. 中华老年医学杂志，2016，35（9）：915-928.

[6] Birnie D，Williams K，Guo A，et al. Reasons for escalating pacemaker implants[J]. Am J Cardiol，2006，98：93.

[7] Epstein AE，DiMarco JP，Ellenbogen KA，et al. ACC/AHA/HRS 2008 Guidelines for Device-Based Therapy of Cardiac Rhythm Abnormalities: a report of the American College of Cardiology/American Heart Association Task Force on Practice Guidelines（Writing Committee to Revise the ACC/AHA/NASPE 2002 Guideline Update for Implantation of Cardiac Pacemakers and Antiarrhythmia Devices）: developed in collaboration with the American Association for Thoracic Surgery and Society of Thoracic Surgeons[J]. Circulation，2008，117：e350.

第五节　慢性心力衰竭诊断指标与治疗的不确定性

一、慢性心力衰竭的定义、分类及流行病学现状

慢性心力衰竭（chronic heart failure，CHF）是多种原因引起心脏结构和 / 或功能的异常改变，导致心室收缩和 / 或舒张功能发生障碍，从而引起的一组复杂临床综合征，主要表现为呼吸困难（气短、夜间憋醒）、疲乏和液体潴留（肺淤血、体循环淤血及外周水肿）等。

2016 年欧洲心脏病学会《急慢性心力衰竭的诊断和治疗指南》中根据左心室射血分数（left ventricular ejection fraction，LVEF）的不同将心力衰竭分为三大类型（表 4-1-10）：射血分数降低的心力衰竭（heart failure with reduced ejection fraction，HFrEF）、射血分数中间值的心力衰竭（heart failure with mid-range ejection fraction，HFmrEF）和射血分数保留的心力衰竭（heart failure with preserved ejection fraction，HFpEF）。

HFpEF 的诊断往往更加困难，需排除各种继发性因素，比如心肌缺血、贫血、慢性肺病等。这些患者多具有典型的临床特征：高龄、肥胖、女性以及既往高血压、快速房颤病史等。而 HFmrEF 单列出来，将有助于对这类人群的基本特征、病理生理和治疗的进一步研究。

表 4-1-10 慢性心力衰竭的分类及诊断标准

心力衰竭的分类	HFrEF	HFmrEF	HFpEF
分类标准	症状 ± 体征	症状 ± 体征	症状 ± 体征
	LVEF < 40%	LVEF 40%～49%	LVEF ≥ 50%
	—	利钠肽水平增高	利钠肽水平增高
		至少包含以下任意一项	至少包含以下任意一项
		1. 相关的结构性心脏病（LVH 和 / 或 LAE）	1. 相关的结构性心脏病（LVH 和 / 或 LAE）
		2. 舒张功能障碍	2. 舒张功能障碍

HFrEF：射血分数降低的心力衰竭；HFmrEF：射血分数中间值的心力衰竭；HFpEF：射血分数保留的心力衰竭；LVEF：左心室射血分数；LVH：左室肥厚；LAE：左房增大；利钠肽升高：B 型利钠肽（BNP）> 35ng/L 或 N 末端 B 型利钠肽原（NT-proBNP）> 125ng/L；心脏舒张功能异常指标见心力衰竭患者常规检查中的超声心动图部分

根据心力衰竭发生的时间、速度，分为慢性心力衰竭和急性心力衰竭。多数急性心力衰竭患者经住院治疗后症状缓解而转入慢性心力衰竭；慢性心力衰竭患者常因各种诱因急性加重而需住院治疗。

慢性心力衰竭是各种心脏病发展的终末阶段。由于我国人口老龄化加剧、各种心脏相关慢性病发病率增加以及医疗水平的提高使心脏病患者生存期延长，均导致我国心力衰竭患病率呈持续升高趋势，且死亡率和再住院率居高不下。2003 年的流行病学调查显示，我国成人心力衰竭患病率为 0.9%（男性为 0.7%，女性为 1.0%），并随年龄增加而升高。而最新的 China-HF 研究显示，我国住院心力衰竭患者的死亡率仍高达 4.1%，有待进一步的改善。

二、慢性心力衰竭的病因、发病机制及病理生理改变

我国引起 CHF 的基础心脏病的构成比发生了明显变化：过去曾以风湿性心脏病为主，但近年高血压、冠心病的比例明显上升。如据上海市的一项统计 1980 年 CHF 的病因，风湿性心脏病为 46.8%，占首位，至 2000 年仅为 8.9% 退居第三位，而冠心病、高血压病已跃居第一、二位。随着高龄老年患者的增加，老年退行性瓣膜病在老年 CHF 病因中的比例有所增加。

除心血管疾病外，非心血管疾病也可导致心力衰竭，而各种原因引起的原发性心肌损害和异常是引起心力衰竭最主要的病因（表 4-1-11）。早期筛查识别病因是心力衰竭诊断的重要部分，尽

早采取特异性或针对性的治疗，有助于防止心力衰竭的进一步恶化。

目前认为心力衰竭是慢性、进展性疾病，而心脏神经内分泌系统过度激活导致心肌重构是引起心力衰竭恶性循环、发展和不良预后的关键因素。心肌重构是由一系列复杂的分子和细胞机制造成心肌结构、功能和表型的变化：最初心肌细胞的病理性肥大导致心肌细胞收缩力降低、寿命缩短，进而引起心肌细胞凋亡、心功能逐渐由代偿向失代偿转变；最后导致细胞外基质过度纤维化或降解增加，心肌重构的加剧，出现明显的症状和体征。肾素 - 血管紧张素 - 醛固酮系统（renin-angiotensin-aldosterone system，RAAS）和交感神经系统的过度激活引起心肌的进一步损伤，导致多种内源性神经内分泌和细胞因子、炎症因子的大量激活，加速心肌损伤和心功能的恶化，诱发心律失常，增加猝死风险。因此，心力衰竭治疗除了改善症状、提高生活质量外，关键是阻断神经内分泌的过度激活，阻断心肌重构，从而降低心力衰竭的住院率和死亡率。

三、老年慢性心力衰竭临床表现复杂且不确定性突显

老年 CHF 患者的临床表现复杂，症状和体征往往不典型，且老人们主诉不清晰，同时合并多器官功能障碍，病情叠加交错、影响临床判断，容易出现误诊和漏诊。老年 CHF 患者早期心力衰竭多表现为非特异的不典型症状，如乏力、疲倦、食欲缺乏、少尿、平卧后咳嗽、咳白色泡沫痰和外周水肿等。

表 4-1-11　心力衰竭的病因

病因分类	具体病因或疾病
一、心肌病变	
1. 缺血性心脏病	心肌梗死（心肌瘢痕、心肌顿抑或冬眠）、冠脉病变、冠脉微循环异常、内皮功能障碍
2. 心脏毒性损伤	
心脏毒性药物	抗肿瘤药（蒽环类、曲妥珠单抗）、抗抑郁药、抗心律失常药、非甾体类抗炎药、麻醉药
药物滥用	酒精、可卡因、安非他命、合成代谢类固醇
重金属中毒	铜、铁、铅、钴等
放射性心肌损伤	
3. 免疫及炎症介导的心肌损害	
感染性疾病	细菌、病毒、真菌、寄生虫（Chagas病）、螺旋体、立克次体
自身免疫性疾病	巨细胞性心肌炎、自身免疫病（如SLE）、嗜酸性细胞性心肌炎（Churg-Strauss综合征）
4. 心肌浸润性病变	
非恶性肿瘤相关	系统性浸润性疾病（心肌淀粉样变，结节病）、贮积性疾病（血色病、糖原贮积病）
恶性肿瘤相关	肿瘤转移或浸润
5. 内分泌代谢性疾病	
激素相关	糖尿病、甲状腺疾病、甲状旁腺疾病、肢端肥大症、生长激素缺乏、皮质醇增多症、醛固酮增多症、肾上腺皮质功能减退症、代谢综合征、嗜铬细胞瘤、妊娠及围产期心肌病
营养相关	肥胖、维生素 B_1 缺乏症、L-肉毒碱、硒、铁、磷、钙、营养不良
6. 遗传学异常	遗传因素相关的肥厚型心肌病、扩张型心肌病、限制型心肌病、致心律失常性右室心肌病、左室心肌致密化不全、核纤层蛋白病、肌营养不良症
7. 应激	应激性心肌病
二、心脏负荷异常	
1. 高血压	原发性高血压、继发性高血压
2. 瓣膜及心脏结构的异常	心脏瓣膜的狭窄或关闭不全、先天性心脏病（先天性心内或心外分流）
3. 心包及心内膜疾病	缩窄性心包炎、心包积液、嗜酸性粒细胞增多症、心内膜纤维化
4. 高心输出量状态	动静脉瘘、慢性贫血、甲状腺功能亢进症
5. 容量负荷过度	肾衰竭、输液过多过快
6. 肺部疾病	肺源性心脏病、肺血管疾病
三、心律失常	
1. 心动过速	房性心动过速、房室结折返性心动过速、房室折返性心动过速、心房颤动、室性心律失常
2. 心动过缓	窦房结功能异常、传导系统异常

　　老年 CHF 患者的主要特点如下：①症状和体征有较大的个体差异，更易发生肺水肿、低氧血症及重要器官灌注不足；②常合并冠心病，多见 HFpEF 或 HFmrEF 的心力衰竭（LVEF 40%～80%），临床上易误诊和漏诊；③多病共存，合并症多，病情相互掩盖；④常规检查项目对老年 CHF 患者诊断的特异性降低，如胸片、超声心动图、血利钠肽水平等。

　　因此，针对老年患者更应该进行完整、准确的病史采集和全面详细的体格检查，探寻心力衰竭的病因和诱因线索，明确心力衰竭的代偿程度和心室受累程度。体格检查应评估患者的生命体征和判断液体潴留的严重程度，注意有无近期体重增加、颈静脉充盈、外周水肿、端坐呼吸等。颈静脉压升高和心尖搏动位置改变对诊断心力衰竭更为特异。

四、老年慢性心力衰竭诊断与评估——早诊早筛

对心力衰竭高危患者进行全面准确的早期筛查、诊断和临床评估，尽早开展心力衰竭的现代治疗，能有效改善患者的症状和预后。老年 CHF 患者早期诊断和临床评估的目的：①确定是否存在心力衰竭，存在心力衰竭的症状及体征，并有心脏收缩或舒张功能障碍的客观证据；②确定心力衰竭的病因（基础心脏病）和诱因；③评估病情的严重程度及预后；④是否存在并发症（影响患者的临床表现、病程、对治疗的反应及预后）。

根据患者的临床表现、症状体征及简单易得的几项相关检查项目，《中国心力衰竭诊断和治疗指南 2018》总结出了一种适合我国国情的慢性心力衰竭的诊断流程（图 4-1-1）。

五、生物标志物在慢性心力衰竭诊断、治疗中作用的不确定性

利钠肽是心力衰竭的重要蛋白标记物，其中，BNP 和 N 末端 B 型利钠肽原（N-terminal pro-BNP，NT-proBNP）是目前在心力衰竭诊疗中应用最广泛的生物标志物。《中国心力衰竭诊断和治疗指南 2018》推荐利钠肽检测用于心力衰竭筛查（Ⅱa，B）、诊断和鉴别诊断（Ⅰ，A）、病情严重程度及预后评估（Ⅰ，A）。出院前的利钠肽检测有助于评估心力衰竭患者出院后的心血管事件风险（Ⅰ，B）。

1. 筛查时切点水平用于排除心力衰竭而非确诊 对于心力衰竭症状不明显或心脏尚未发生异常的心力衰竭高危人群来说，提早利用利钠肽进行筛查，控制危险因素和干预生活方式，有助于预防左心室功能障碍或新发心力衰竭的风险。《中国心力衰竭诊断和治疗指南 2018》指出：BNP < 100ng/L、NT-proBNP < 300ng/L 时，通常可排除急性心力衰竭。BNP < 35ng/L、NT-proBNP < 125ng/L 时，通常可排除慢性心力衰竭，但其敏感度和特异度较急性心力衰竭低。需要注意的是，BNP/NT-proBNP 血浆水平受年龄、性别、体重、肾功能等诸多因素影响，因此诊断急性心力衰竭时 NT-proBNP 水平应根据年龄和肾功能进行分层：

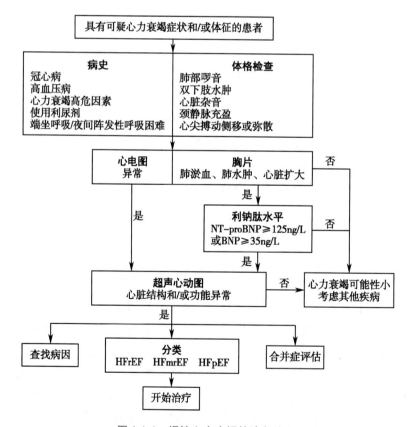

图 4-1-1 慢性心力衰竭的诊断流程
NT-proBNP：N 末端 B 型利钠肽原；BNP：B 型利钠肽；HFrEF：射血分数降低的心力衰竭；HFmrEF：射血分数中间值的心力衰竭；HFpEF：射血分数保留的心力衰竭

50 岁以下的患者 NT-proBNP 水平 >450ng/L，50 岁以上 >900ng/L，75 岁以上应 >1 800ng/L，肾功能不全（肾小球滤过率 <60ml/min）时应 >1 200ng/L。

2. 灰区值需结合临床进行鉴别诊断　若老年患者 BNP/NT-proBNP 检测值高于排除诊断界值而低于诊断界值时，定义为灰区值，检测值落入该范围内时有心力衰竭可能，尤其是舒张性心力衰竭，但需考虑其他诊断的可能性，多种心血管疾病（心力衰竭、急性冠状动脉综合征、心肌病变如左心室肥厚、心脏瓣膜病、心包疾病、心房颤动、心肌炎、心脏手术、电复律、心肌毒性损伤等）和非心血管疾病（高龄、贫血、肾功能不全、睡眠呼吸暂停、重症肺炎、肺动脉高压、肺栓塞、严重全身性疾病、脓毒症、严重烧伤和卒中等）均会导致利钠肽水平增高，尤其是房颤、高龄和肾功能不全，故临床要综合考虑。

3. 评估疗效及预后价值尚待细化　急性 HFrEF 患者治疗后，利钠肽较基线值明显下降，提示治疗有效。目前认为急性 HFrEF 利钠肽的治疗目标值 NT-proBNP 可设定为较基线值降幅 ≥30% 或绝对值 <4 000ng/L；BNP 可设定为较基线值降幅 >50% 或绝对值 <350~400ng/L。是否需要对所有住院的急性心力衰竭患者进行 BNP/NT-proBNP 动态监测来指导心力衰竭治疗，目前尚有争论。建议在临床病情综合判断的基础上，至少监测包括基线（发作 / 住院时）和病情稳定（出院前）2 个时间点的 BNP/NT-proBNP 水平。对老年慢性心力衰竭患者而言，BNP/NT-proBNP 水平也是预测不良预后（包括全因 / 心血管病死亡、全因 / 心血管病 / 心力衰竭住院）的独立因素，但其评估预后的界值尚未完全明确。老年慢性心力衰竭患者定期连续监测 BNP/NT-proBNP 价值更大，检测值长期稳定提示心力衰竭进展风险低，检测值升高预示心力衰竭恶化，需更密切的临床监测和随访。

4. 临床应用中指标解读需全面考量　如果住院期间患者经治疗后利钠肽水平不降，应考虑以下几种情况：①高利钠肽水平反映的就是患者自身的利钠肽，这类患者心力衰竭程度严重，预后差；②患者可能存在其他导致利钠肽水平升高的生理状态、并存疾病或合并用药等情况，如在使用重组人 BNP（奈西利肽）治疗心力衰竭时，由于检测所采用的抗体无法区分内源性和外源性 BNP，检测的血液中 BNP 水平增高，影响结果判读，不过奈西利肽影响在 4~5 个半衰期（约 2h）后会消失；使用含有中性内肽酶抑制剂的药物（如沙库巴曲缬沙坦）治疗心力衰竭时，因中性内肽酶抑制剂使 BNP 降解减少，BNP 水平也会升高，但 NT-proBNP 不受重组人 BNP 和中性内肽酶抑制剂的影响；③患者对当前治疗措施无反应，需要强化治疗；④少数老年慢性心力衰竭患者在急性加重时，BNP 不高，原因目前尚不清楚，需根据临床症状和体征决定治疗，不能一味追求 BNP 的测定值而延误治疗。

除利钠肽之外，反映心肌纤维化、炎症、氧化应激的标志物：如可溶性 ST2、半乳糖凝集素 3 及生长分化因子 15 也有助于心力衰竭患者的危险分层和预后评估，联合使用多项生物标志物可能是未来的发展方向。

六、老年慢性 HFrEF 药物治疗进展

慢性 HFrEF 的治疗目标是改善临床症状和生活质量，预防或逆转心脏重构，减少再住院，降低死亡率。既往治疗老年慢性 HFrEF 的传统方法主要是强心、利尿和扩血管，以改善血流动力学状态。近 20 年循证医学证据已证实：心力衰竭的发生和发展主要源于神经内分泌尤其是 RAAS 和交感神经系统的长期持续性过度激活，导致心肌重构，后者反过来又进一步激活神经内分泌系统，造成恶性循环，心肌重构引起心脏扩大、心功能下降，发生心力衰竭，并最终进展至终末期心力衰竭阶段。因此，现代心力衰竭治疗着重于应用阻断 RAAS 和交感神经系统的药物。如何为患者选择合适的药物、并通过临床管理优化治疗方案是达到慢性 HFrEF 治疗目标的关键所在。

近年来，慢性 HFrEF 的药物治疗取得了一系列重大进展，推动了国内外心力衰竭指南的更新。目前慢性 HFrEF 的基本治疗药物可分为两大类：改善症状但可以长期维持使用的药物（利尿剂和地高辛）、能够改善预后的药物。后者主要有 RAAS 抑制剂[如 ACEI、ARB、血管紧张素受体脑啡肽酶抑制剂（angiotensin receptor neprilysin inhibitor，ARNI）、醛固酮受体拮抗剂、β 受体拮抗剂（交感神经系统阻滞剂）]，这两类均为神经内

分泌阻断剂。此外,伊伐布雷定为窦房结起搏电流(I_f)抑制剂,其在改善预后方面的作用尚有争议,临床试验证据还不够充分。

但目前心力衰竭药物治疗的诸多标志性临床试验中,纳入的患者平均年龄多在60岁左右,老年患者代表性有所不足。而且,老年心力衰竭患者的药物治疗常常因合并心率过慢、肾功能不全或低血压等临床情况而受限。此外,老年患者往往同时服用多种药物,有可能增加药物相互作用和副作用的发生风险。因此,建议遵循《中国心力衰竭诊断和治疗指南2018》中的相关推荐(表4-1-12),参考慢性HFrEF患者的治疗流程(图4-1-2),结合临床实际情况,优化老年慢性HFrEF患者的治疗方案。

七、慢性HFpEF和HFmrEF的治疗进展

HFpEF患者的治疗主要针对症状、心血管基础疾病和合并症、心血管疾病危险因素,采取综合性治疗手段。临床研究未能证实ACEI/ARB、β受体拮抗剂能改善HFpEF患者的预后和降低病死率。螺内酯治疗HFpEF研究亚组分析提示螺内酯可降低HFpEF患者因心力衰竭住院风险。《中国心力衰竭诊断和治疗指南2018》推荐:有液体潴留的HFpEF和HFmrEF患者应使用利尿剂(I,B)。对LVEF≥45%,BNP升高或1年内因心力衰竭住院的HFpEF患者,可考虑使用醛固酮受体拮抗剂以降低住院风险(IIb,B)。

HFmrEF占心力衰竭患者的10%~20%,HFmrEF与HFpEF的临床表型不尽相同,目前关于其临床特点、病理生理、治疗与预后的临床证据有限。初步研究显示,HFmrEF在病因学、临床特点、影像学表现、合并症、治疗及预后等方面介于HFrEF与HFpEF之间。HFmrEF中缺血性心脏病的患者比例与HFrEF相似,明显高于HFpEF患者。部分HFmrEF可转变为HFpEF或HFrEF,从HFmrEF进展到HFrEF的患者预后比那些保持在HFmrEF或转变为HFpEF的患者更差。对一些随机对照试验的回顾性分析以及meta分析表明,ACEI/ARB、β受体拮抗剂、醛固酮受体拮抗剂可能改善HFmrEF患者的预后。故建议对HFpEF和HFmrEF患者进行心血管疾病和非心血管疾病合并症的筛查及评估,并给予相应的治疗,以改善症状及预后(I,C)。

表4-1-12 慢性HFrEF患者药物治疗推荐

药物	推荐	推荐类别	证据水平
利尿剂	有液体潴留证据的心力衰竭患者均应使用利尿剂	I	C
ACEI	所有HFrEF患者均应使用,除非有禁忌证或不能耐受	I	A
β受体拮抗剂	病情相对稳定的HFrEF患者均应使用,除非有禁忌证或不能耐受	I	A
醛固酮受体拮抗剂	LVEF≤35%、使用ACEI/ARB/ARNI和β受体拮抗剂后仍有症状的慢性HFrEF患者	I	A
	急性心肌梗死后LVEF≤40%,有心力衰竭症状或合并糖尿病的患者	I	B
ARB	不能耐受ACEI的HFrEF患者推荐用ARB	I	A
ARNI	对于NYHA心功能II~III级、有症状的HFrEF患者,若能够耐受ACEI/ARB,推荐以ARNI替代ACEI/ARB,以进一步降低心力衰竭的发病率及死亡率	I	B
伊伐布雷定	LVEF≤35%的窦性心律患者,已使用ACEI/ARB/ARNI、β受体拮抗剂、醛固酮受体拮抗剂,β受体拮抗剂已达到目标剂量或最大耐受剂量,心率仍≥70次/min	IIa	B
	窦性心律,心率仍≥70次/min,对β受体拮抗剂禁忌或不能耐受的HFrEF患者	IIa	C
地高辛	应用利尿剂、ACEI/ARB/ARNI、β受体拮抗剂、醛固酮受体拮抗剂后,仍持续有症状的HFrEF患者	IIa	B

注:HFrEF为射血分数降低的心力衰竭,ACEI为血管紧张素转换酶抑制剂,ARB为血管紧张素II受体拮抗剂,ARNI为血管紧张素受体脑啡肽酶抑制剂,LVEF为左心室射血分数,NYHA为纽约心脏协会

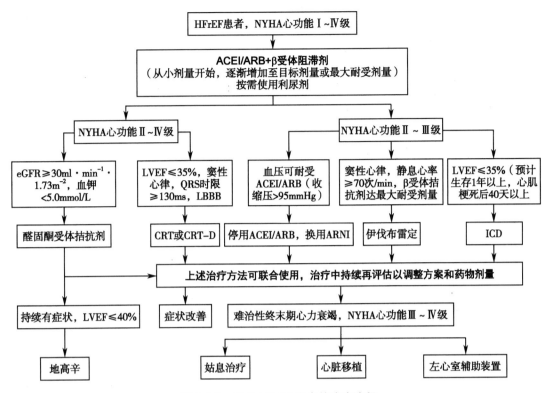

图 4-1-2 慢性 HFrEF 患者的治疗流程

HFrEF：射血分数降低的心力衰竭；NYHA：纽约心脏协会；ACEI：血管紧张素转换酶抑制剂；ARB：血管紧张素Ⅱ受体拮抗剂；eGFR：估算的肾小球滤过率；LVEF：左心室射血分数；LBBB：左束支传导阻滞；CRT：心脏再同步治疗；CRT-D：具有心脏转复除颤功能的 CRT；ARNI：血管紧张素受体脑啡肽酶抑制剂；ICD：植入式心律转复除颤器；1mmHg＝0.133kPa

（赵迎新 韩伟；滕宗艳 审阅）

参 考 文 献

[1] Zhang Y，Zhang J，Butler J，et al. Contemporary epidemiology，management and outcomes of patients hospitalized for heart failure in China：results from the China heart failure（China·HF）registry[J]. Journal of Cardiac Failure，2017，23（12）：868-875.

[2] 中华医学会心血管病学分会心力衰竭学组，中国医师协会心力衰竭专业委员会，中华心血管病杂志编辑委员会，等. 中国心力衰竭诊断和治疗指南2018[J]. 中华心血管病杂志，2018，46（10）：760-789.

[3] Yancy CW，Jessup M，Bozkurt B，et al. 2017 ACC/AHA/HFSA focused update of the 2013 ACCF/AHA guideline for the management of heart failure：a report of the American College of Cardiology/American Heart Association Task Force on Clinical Practice Guidelines and the Heart Failure Society of America[J]. Circulation，2017，136（6）：e137-161.

[4] Ponikowski P，Voors AA，Anker SD，et al. 2016 ESC Guidelines for the diagnosis and treatment of acute and chronic heart failure：the Task Force for the diagnosis and treatment of acute and chronic heart failure of the European Society of Cardiology（ESC）Developed with the special contribution of the Heart Failure Association（HFA）of the ESC[J]. European Heart Journal，2016，37（27）：2129-2200.

[5] 张宇辉，张真路，王运红，等. 基层医院心力衰竭临床诊疗中 B 型利钠肽和 N 末端 B 型利钠肽原的应用中国专家建议 [J]. 中华全科医师杂志，2017，16（3）：169-173.

[6] Chioncel O，Lainscak M，Seferovic PM，et al. Epidemiology and one-year outcomes in patients with chronic heart failure and preserved，mid-range and reduced ejection fraction：an analysis of the ESC heart failure long-term registry[J]. European Journal of Heart Failure，2017，19（12）：1574-1585.

第六节 老年瓣膜病与介入技术的发展

一、概述

心脏瓣膜病是一种常见心脏病。随着人口老龄化、人民生活水平提高、医学发展及抗生素广泛应用，近几十年来风湿性心脏瓣膜病发病率逐渐下降，而老年退行性心脏瓣膜病发病率则逐渐上升。我国已进入人口老龄化社会，老年人口基数庞大，预测 2050 年全国 60 岁以上人口将达到 4.4 亿，约占全国人口的 1/4，老年退行性心脏瓣膜病将会成为继高血压和冠心病后第三大威胁我国老年人健康的心血管疾病。

二、流行病学

欧美国家的流行病学调查数据显示，心脏瓣膜病随着年龄增加，发病率逐年上升，≥65 岁的老年人心脏瓣膜病患病率达 9.9%，65～74 岁、≥75 岁年龄组分别为 8.5%、13.2%。而老年心脏瓣膜病主要为老年退行性心脏瓣膜病（senile degenerative heart valve disease，SDHVD），主要累及主动脉瓣和二尖瓣，在主动脉瓣狭窄、反流和二尖瓣反流病因中分别占 81.9%、50.3%、61.3%。而我国的流行病学数据显示，老年退行性心脏瓣膜病患病率为 13.4%，随着年龄增加而上升，60～69 岁、70～79 岁、80 岁以上年龄组分别为 7.7%、16.1%、25.7%。目前，老年退行性心脏瓣膜病已成为我国城市老年人最主要的心脏瓣膜病，风湿性心脏瓣膜病也在大部分农村地区已经得到控制，整体发病率明显下降。

三、病理生理基础及相关危险因素

老年退行性心脏瓣膜病是老年人特有的心脏瓣膜病，是由心脏瓣膜结缔组织随着年龄增长发生的慢性退行性变、纤维化、增厚及钙化引起瓣膜及其附属结构的功能异常，而不仅仅是老化的过程。目前确切的病因尚未完全阐明。

从尸体解剖及换瓣手术时切除的瓣膜病理发现，瓣膜的退行性改变自基底部开始，病变主要累及纤维层。随着年龄增长，瓣膜胶原纤维增生、致密、边缘模糊、排列紊乱及黏液性变性；变性自纤维深层至浅层逐渐扩展，呈"花瓣"形淡染区域，其边缘及内部有胶原及弹力细丝联结并有脂质聚集；细胞核固缩、减少；弹力纤维崩解；瓣膜海绵层与纤维层之间的胶原弹力纤维分隔破坏及消失；细小的钙盐颗粒首先沉积在瓣膜基底部胶原纤维黏液样变性及脂质聚集区域，并随黏液样变性及脂质聚集的扩展而扩展，严重时累及整个瓣叶纤维层，形成多灶性、无定形钙斑，周围有纤维组织包绕、薄壁血管增生及出血、炎性细胞浸润。其主要的病理生理特征是内膜功能受损、脂质聚集、炎症和钙化。发生机制涉及多个方面因素，如动脉粥样硬化、钙化和骨盐的沉积以及基因突变等。

老年退行性心脏瓣膜病与动脉粥样硬化有很多共同危险因素。其中，年龄、性别、肥胖、吸烟、高 Lp（a）和 LDL-C 水平、低 HDL-C 水平、高血压、糖尿病等为老年退行性心脏瓣膜病的独立危险因素。因此，老年退行性心脏瓣膜病常合并有其他动脉粥样硬化性疾病（如：冠心病、颈动脉疾病和外周动脉疾病）。研究显示，60～70 岁的退行性主动脉瓣瓣膜病患者约 30%～50% 合并冠心病；≥70 岁的退行性主动脉瓣瓣膜病患者超过 50% 合并冠心病；≥80 岁的退行性主动脉瓣瓣膜病患者约 65% 合并冠心病。而且严重主动脉瓣狭窄的高龄患者发生心绞痛症状强烈提示冠心病，敏感性 78%，特异性 82%。另外，钙化为老年退行性心脏瓣膜病的突出特点，因此，一些影响血钙水平、影响血管钙化的疾病也与老年退行性心脏瓣膜病显著相关联，如慢性肾功能不全透析、甲状旁腺功能亢进和 Paget 病等。

四、老年心脏瓣膜病的临床评估

老年退行性心脏瓣膜病主要累及主动脉瓣及二尖瓣，引起瓣膜狭窄和 / 或关闭不全。自然病史潜伏期很长，常经历多年缓慢进展的过程，早期瓣膜狭窄和关闭不全较轻，对血流动力学影响较小，患者无症状的亚临床期可长达几十年，甚至可终身处于亚临床状态。瓣膜病变首先表现为瓣膜的增厚、钙化、僵硬，再逐渐发展为瓣膜的狭窄或反流，出现临床症状及血流动力学紊乱。一旦出现症状，进入临床期，提示预后较差。主动脉瓣狭窄患者出现临床症状，2年内死亡率超过50%，平均生存时间为2~3年。出现临床症状是老年退行性心脏瓣膜病自然病史的一个转折点。因此，早期发现、早期诊断、早期治疗、预防瓣膜病变进展，是改善老年退行性心脏瓣膜病患者预后、提高生存率及生活质量的重要手段。

仔细询问病史、心脏听诊及医生的重视是发现老年退行性心脏瓣膜病的重要手段。老年退行性心脏瓣膜病患者早期虽无明显症状，但心脏杂音往往先于症状；部分老年退行性心脏瓣膜病患者合并有心律失常、乏力、活动耐量减退、胸闷、憋气、气短、劳力性呼吸困难、心绞痛、头痛、头晕、晕厥等症状；由于这些症状并不特异，加上心脏瓣膜病的老年患者常常合并其他心血管系统疾病、呼吸系统疾病及中枢神经系统疾病，往往容易被合并疾病所掩盖而被忽视或漏诊。作为临床医生，需要通过仔细询问病史、心脏听诊来早期发现、早期诊断心脏瓣膜病。

五、超声心动图评估

超声心动图是诊断瓣膜病的敏感方法，无创、价廉、简便易行的优势使其广泛应用于临床，是早期发现心脏瓣膜退行性变和判断瓣膜病变严重程度及治疗随访的主要手段。老年退行性心脏瓣膜病的超声心动图检查有其特征性表现：

1. 最常受累的瓣膜为主动脉瓣，其次是二尖瓣。

2. 病变以钙化为主，多从瓣叶根部向瓣尖发展，而瓣叶边缘较整齐，且多无瓣叶间的粘连，据此可与风湿性瓣膜病相鉴别。但同时需注意排除其他原因如先天性心脏病、胶原病等引起的瓣膜病变。

另外，超声心动图还可以提供有关瓣膜形态和功能、心腔大小、室壁厚度及心功能等多方面的信息，这对于明确瓣膜病变程度、动态观察病情变化及指导治疗、随访均有重要意义。

六、老年心脏瓣膜病的治疗策略

（一）药物治疗

目前，老年心脏瓣膜病尚缺乏有效的药物治疗，针对病程的不同阶段，合并不同的疾病状态（如高血压、心绞痛、心力衰竭等），应采取不同的

治疗方法。由于老年退行性心脏瓣膜病与动脉粥样硬化的病理生理过程及危险因素相似，对动脉粥样硬化有益的药物原则上适用于老年心脏瓣膜病。他汀类药物可延缓动脉粥样硬化进展，但尚缺乏延缓心脏瓣膜退行性病变的大规模临床试验证据。血管紧张素转换酶及血管紧张素Ⅱ不仅参与动脉粥样硬化进程，也参与了心脏瓣膜退行性变病理生理过程。临床试验研究证实，阻断肾素-血管紧张素系统可延缓心脏瓣膜退行性变如主动脉瓣钙化病变。但血管紧张素转换酶抑制剂（ACEI）/血管紧张素受体拮抗剂（ARB）能否减缓主动脉瓣硬化目前存在争议，未来尚需更多临床研究证实。

（二）介入治疗

自1982年Inoue等成功开展经皮二尖瓣球囊成形术（percutaneous balloon mitral valvuloplasty，PBMV）以来，经导管介入治疗已经广泛用于瓣膜病的治疗，使用Inoue球囊导管进行二尖瓣球囊扩张也成为了目前经皮二尖瓣分离术的标准方法。二尖瓣球囊成形术主要适用于瓣膜弹性尚好的中、重度二尖瓣狭窄，并且应排除存在二尖瓣中度以上反流及左房存在血栓的患者。二尖瓣球囊成形术具有创伤性小、安全、快速和有效的优点，对部分经过严格评估后的老年二尖瓣狭窄患者，如有适应证可考虑介入治疗。

与经皮二尖瓣球囊成形术的广泛应用比较，虽然早在1985年经皮主动脉瓣球囊成形术就已问世，但二十多年来并未得到广泛应用。这是由于主动脉瓣狭窄病变往往表现为严重的钙化，球囊扩张的效果有限。球囊扩张后主动脉瓣的面积一般只能达到0.7~1.1cm^2，明显小于人工瓣膜所能够达到的瓣膜面积（1.5cm^2）。而且，这项技术的风险高，手术效果维持时间短，目前已趋于淘汰，但对于手术高风险、血流动力学不稳定患者，经皮主动脉瓣球囊成形术可作为患者行外科手术或经导管主动脉瓣置换术治疗的过渡方法。

近十几年来，针对主动脉瓣狭窄以及二尖瓣反流的介入治疗技术也逐渐发展成熟，成为治疗重度主动脉瓣狭窄和重度二尖瓣反流而无法行外科手术治疗的重要替代手段（如下述）。重度三尖瓣反流的介入治疗技术也在不断地探索中前进。

（三）外科手术治疗

一旦瓣膜病变进展到严重程度，患者出现临床症状，外科手术治疗成为治疗的主要方法，可以改善症状、延长寿命、提高存活率。总体来看，老年患者行外科手术治疗的长期预后良好，年龄不应该成为外科手术治疗的禁忌。

手术与否取决于患者的意愿、经济情况和预期寿命等因素。对于合并进展期肿瘤和卒中导致严重后遗症或痴呆的患者，不适宜行心脏外科手术。年龄和左心室功能不全是术后死亡率和心力衰竭的最重要预测因子，合并其他疾病也影响手术治疗效果。因此，做出外科手术治疗的决策，需要严格掌握适应证，需要根据每一个患者的具体情况，术前充分评估患者的手术风险，认真分析和权衡改善症状和提高存活与手术并发症和死亡率，积极采取适当的围手术期处理，最大限度降低术后并发症及死亡率。

七、介入技术的发展

（一）经导管主动脉瓣置换术

外科手术因其技术可靠、效果肯定被认为是心脏瓣膜病治疗的主要手段。但外科手术创伤大，术后涉及抗凝和生物瓣使用年限等系列问题，特别是老年患者如何安全度过围手术期一直是治疗的难题。目前，经导管主动脉瓣置换术（transcatheter aortic valve replacement，TAVR）成为相对成熟的微创技术。自2002年Cribier等成功开展了首例人体经导管主动脉瓣置换术以来，TAVR发展迅速，多个注册研究及随机对照研究相继证实了TAVR的有效性及安全性。

目前TAVR术主要有两种手术方式，一种为经股动脉插管的逆行法，经股动脉穿刺后输送导管达到腹主动脉、降主动脉、主动脉弓及主动脉根部，再跨过狭窄的主动脉瓣进入左心室。逆行法目前在临床应用广泛，该法早期因导管过粗，导致周围血管的穿孔和夹层的发生率较高，改进后的导管内径明显缩小，使血管损伤的发生率大大降低。另一种为经心尖途径法。由于血管条件的限制，约1/4的高危患者不适合经股动脉途径行置换术，同时，相当比例的患者因血管重度钙化或粥样硬化使输送导管无法通过而不能实施股动脉入路的经导管主动脉瓣置换术。而经心尖入路可以通过微创技术的小切口穿刺心尖部，便于经皮瓣膜输送导管系统的通过。其他手术入路还有经锁骨下动脉、经升主动脉、经颈动脉途径入路，相比经股动脉和经心尖两种主要入路，临床上应用较少。

目前国际上应用最多的TAVR技术主要有Edwards的Sapien瓣膜系统和Medtronic的CoreValve瓣膜系统。有关Edwards Sapien瓣膜的大型、多中心、随机对照研究——PARTNER研究证实，对于外科手术风险高危的重度主动脉瓣狭窄患者，TAVR与外科手术效果相当；对于外科手术禁忌的重度主动脉瓣狭窄患者，TAVR优于传统保守治疗。而有关Medtronic CoreValve瓣膜的大型、多中心、前瞻性研究——ADVANCE研究1年的随访结果也证实了TAVR对高危的重度主动脉瓣狭窄患者治疗的有效性及安全性。随着经验的积累和器械的创新改进，TAVR技术也逐渐成熟，并进一步在外科手术风险低中危患者中探索TAVR的可行性。后续的研究同样显示，外科手术风险中危的严重主动脉瓣狭窄患者行TAVR治疗不劣于外科手术。2019年发表在新英格兰医学杂志上的PARTNER 3研究和Evolut TAVR研究一致显示，外科手术风险低危的严重主动脉瓣狭窄患者行TAVR治疗不劣于外科手术。因此，有关TAVR手术适应证的问题必然会引起新一轮的热议和讨论。然而，TAVR的并发症，如卒中、瓣周漏、血管通路合并症、心律失常需要植入起搏器以及出血等，仍然是手术存在的重要问题。

相比于欧美人群，我国主动脉瓣狭窄患者二叶式主动脉瓣畸形比例更高，因此，需要基于中国人群的数据，开展专门针对中国人群的TAVR器械研发和临床试验。虽然我国TAVR技术起步较晚，但近几年取得了突飞猛进的发展，已有多个临床中心开展了此项技术并且积累了较为丰富的有关中国人群的数据和经验。国产的Venus-A和J-Valve瓣膜系统也已取得中国食品药品监督管理总局（CFDA）的批准上市。VitaFlow瓣膜系统已经完成相关临床试验，而Taurus one瓣膜系统正在进行临床试验。随着器械的改进更新、经验的积累、技术的成熟，TAVR技术势必会给更多严重主动脉瓣狭窄老年患者带来希望。

（二）经导管二尖瓣介入治疗

二尖瓣的解剖结构、功能特点、病理生理学以及和左室心肌相互作用的机制比主动脉瓣更为复杂。目前经导管二尖瓣置入术（transcatheter mitral valve implantation，TMVI）尚处于临床试验阶段，临床手术例数较少，还没有获得临床准入。而唯一获得欧洲 CE 和美国食品药品监督管理局（FDA）认证的、批准在临床应用的经导管二尖瓣介入治疗技术目前只有 MitraClip。MitraClip 通过经皮二尖瓣钳夹，完成二尖瓣缘对缘修复（percutaneous edge-to-edge repair），是目前唯一在全世界得到应用、商品化的二尖瓣介入治疗产品。MitraClip 技术安全性好，手术风险低，经股静脉穿刺入路，由右心房穿刺房间隔进入左心房和左心室，通过导管输送系统，将 MitraClip 钳夹送至左心室二尖瓣缘下，在经食管超声指导下，钳夹二尖瓣。临床研究显示，MitraClip 可以改善重度原发性二尖瓣反流合并心力衰竭患者的临床症状，提高生活质量，延缓心室重构，但其残余二尖瓣反流发生率高，疗效劣于外科手术修复。2014 版美国瓣膜病指南和 2017 版欧洲瓣膜病指南均推荐 MitraClip 技术的使用级别为Ⅱb，重度原发性二尖瓣反流合并严重心力衰竭的患者，如果存在外科手术禁忌或者外科手术风险高危的情况，可以考虑使用 MitraClip 进行二尖瓣缘对缘修复治疗。目前 MitraClip 也在探索治疗继发性二尖瓣反流的适应证。2019 年在美国心脏病学会年会公布的 COAPT 研究 2 年的中期随访结果显示，相比于标准药物治疗组，MitraClip 可以减少中重度继发性二尖瓣反流心力衰竭患者的死亡和反复心力衰竭风险。基于 COAPT 研究结果，美国 FDA 批准了 MitraClip 在使用最佳药物治疗后疗效欠佳的中重度继发性二尖瓣反流心力衰竭患者治疗的临床适应证。

目前我国的经导管二尖瓣介入治疗技术正处于研发和临床试验阶段。由我国自主研发的两款二尖瓣修复器械 ValveClamp 和 MitralStitch™ 系统正在进行相关临床试验研究。ValveClamp 技术原理与 MitraClip 相似，根据外科"缘对缘缝合"技术设计，无需传统外科手术，可经心尖或外周动脉入路植入。MitralStitch™ 二尖瓣瓣膜修复系统是经心尖入路的首个经导管同时可以完成腱索植入和二尖瓣缘对缘修复的介入器械，可用于治疗器质性二尖瓣反流和功能性二尖瓣反流。

八、小结

老年瓣膜病患病率高，无特殊有效治疗药物，临床情况复杂，常合并多种疾病，治疗困难，一旦进入临床症状期，预后差。目前外科手术是主要的有效治疗手段，随着医疗器械的创新改进和经验积累，微创的经导管介入治疗技术将会逐渐成熟，势必会成为瓣膜病治疗的重要措施。

（刘梅林　陈夏欢；齐海梅　审阅）

参 考 文 献

[1] Nishimura RA，Otto CM，Bonow RO，et al. 2014 AHA/ACC guideline for the management of patients with valvular heart disease：a report of the American College of Cardiology/American Heart Association Task Force on Practice Guidelines[J]. J Am Coll Cardiol，2014，63：2438-2488.

[2] Nishimura RA，Otto CM，Bonow RO，et al. 2017 AHA/ACC focused update of the 2014 AHA/ACC guideline for the management of patients with valvular heart disease：a report of the American College of Cardiology/American Heart Association Task Force on Practice Guidelines[J]. J Am Coll Cardiol，2017，70：252-289.

[3] Baumgartner H，Falk V，Bax JJ，et al. 2017 ESC/EACTS guidelines for the management of valvular heart disease[J]. Eur Heart J，2017，38：2739-2791.

[4] Popma JJ，Deeb GM，Yakubov SJ，et al. Transcatheter aortic-valve replacement with a self-expanding valve in low-risk patients[J]. N Engl J Med，2019，380（18）：1706-1715.

[5] Mack MJ，Leon MB，Thourani VH，et al. Transcatheter aortic-valve replacement with a balloon-expandable valve in low-risk patients[J]. N Engl J Med，2019，380（18）：1695-1705.

[6] Feldman T，Kar S，Elmariah S，et al. Randomized comparison of percutaneous repair and surgery for mitral regurgitation：5-years of EVEREST II[J]. J Am Coll Cardiol，2015，66：2844-2854.

第七节 心血管疾病的现代康复评估与治疗

一、概述

中国居民营养与慢性病状况报告（2015 年）显示，心脑血管疾病位于我国慢病死亡原因的首位，目前常规治疗对心血管病的防治起到了积极的成效，但心血管疾病的发病率和死亡率攀升的趋势依然没有得到很好地控制。老年心血管疾病患者治疗难度大、预后不良，发病率和死亡率都高于普通人群。为了进一步提高老年心血管疾病患者的生存质量，减少患者的再住院率，应在常规治疗的基础上积极开展心血管康复治疗。

（一）心血管疾病康复的概念

心脏康复（cardiac rehabilitation，CR）是以医学整体评估为基础，融合心血管医学、运动医学、营养医学、心理医学、行为医学等专业，通过药物、运动、营养、心理（含睡眠管理）、危险因素管理五大核心处方的联合干预，为心血管疾病患者在急性期、恢复期、维持期以及整个生命过程中提供的生理、心理和社会的全面和全程管理服务和关爱。

早在 1964 年 WHO 就提出了心脏康复的概念。苏格兰心脏康复指南认为心脏康复是对心血管疾病的潜在病因产生有利影响所需的协调活动的总和，同时能为患者提供尽可能完善的生理、心理和社会环境。使患者可以通过自身的努力，保持或恢复社会活动的最佳状态。并且能够通过这种改善健康的行为，来减缓或者逆转疾病的发展。现代心血管康复不是简单的运动治疗，而是涵盖了住院和院后的综合管理，社区、家庭多维度管理。心血管疾病的康复和预防密不可分，是一门融合医学。

（二）心血管疾病现代康复的演变与认知过程

从 19 世纪至今，国际上心血管康复体系的发展已有 200 年历史，经历了从质疑到接受的过程。最初的心脏康复主要针对心肌梗死的治疗，临床普遍要求患者严格卧床 6～8 周、避免体力活动。随着医学的发展，对于延长卧床时间提出质疑。"椅子疗法"、床边便桶都是早期康复的雏形；其后有专家提出将卧床时间缩短为 4 周；Brunmer 提出急性心梗后 2 周内开始活动；临床上逐渐认识并接受急性心肌梗死康复的理念。经过临床研究和实践验证，国内外专家提出三期心脏康复模式，并颁布了多项指南。欧美等国家开展心血管康复的研究较早，并建立了完整的康复体系，纳入医保管理。而国内心血管康复体系发展处于起步阶段，重视程度有待提高。

老年人群是心血管疾病的主要人群，因病致残和失能的比例高，对于心血管康复的需求很大，但老年心血管康复发展极为缓慢，康复治疗经验相对不足，没有成型的康复指南，因此，需要尽快建立老年心血管康复的评估体系和治疗体系。

二、心血管疾病的现代康复评估

1. 基本情况评估 老年心血管疾病患者基本情况复杂、个体差异大，康复之前需要对患者的基本情况进行详尽的了解。主要包括病史和用药、体格检查、化验检查、辅助检查。通过询问病史了解患者的心血管病史，了解患者心脏疾病的发病和治疗过程；通过详细体格检查，了解患者目前的意识情况和反应能力，心率和血压的控制情况，心肺功能的代偿情况；通过心肌酶学、BNP（或 NT-ProBNP）和心脏彩超了解心肌损伤和心功能代偿情况。

2. 代谢指标评估 心血管疾病相关的代谢指标主要包括：体重指数（body mass index，BMI）、血脂、血糖、血压及血尿酸。

3. 体适能评估 体适能（physical fitness）评价反映老年人身体总体情况，是否存在运动禁忌证，并预测运动康复的风险。评估内容包括身体成分、心肺适能、肌肉适能、柔韧适能和平衡适能等项目。

（1）身体成分评估：常用指标有体重、身高、BMI、脂肪分布指标（腰围和臀围）。脂肪含量、肌肉组织含量和骨组织含量等指标需要利用仪器进行检测。

（2）肌肉适能评估：包括肌力和肌耐力评估。老年心血管病患者基本的测试方法有握力测试（评估上肢功能，通过握力计完成）、30s 手臂屈曲试验（测试上肢肌群的力量）、30s 椅子站立试验（评估下肢肌群的力量）。等速肌力测试仪是目前公认的肌力评估设备,如果不具备该仪器,老年人可以采用 X-RM(表示认同尽最大努力,在动作标准的情况下仅能完成 X 次的负荷重量)测试法间接估算最大肌力。

4. 日常生活能力评估　心血管疾病会导致老年人日常生活能力的不同程度下降,影响老年人独立生活质量,因此老年患者康复前需要进行 ADL 评估,包括 ADL 和 IADL。

老年心血管病患者评定个人生活自理能力和活动能力方法主要有 Barthel 指数(Barthel index)和功能独立性评定(functional independence measure,FIM),Barthel 指数评分越高表示独立生活能力越强,Barthel 指数评定量表,见附表 2。FIM 评定量表综合反映老年心血管患者独立生活能力,有助于确定康复时间和评估康复疗效。FIM 评定量表见附表 4。

Lawton IADL 量表主要评估个人独立生活所需的较高能力,多数需要借助工具完成,老年患者评估过程中独立完成项目越多,说明独立生活和居住的能力越强、对他人的依赖性越弱,详见附表 3。

5. 运动风险评估　老年心血管病患者进行康复运动之前需要对运动耐力进行评估,心肺运动试验(cardiopulmonary exercise test,CPET)是测定运动耐力的金指标,对患者运动预期风险进行评估,并指导老年患者制订合理的运动处方。CPET 操作过程复杂具有风险性,应密切注意患者心率的改变、血压的变化、患者的意识状态、心律失常的发生,发现异常情况立即停止运动。

对于高龄老年心血管病患者运动负荷试验风险性大,可以考虑采用 6min 步行试验和运动当量快速判断表进行评估。6min 步行试验较 CPET 风险性小、简便易行,适用于中～重度心力衰竭和高龄老年患者。运动当量快速判断表通过运动状况间接评估运动耐量,安全性高(表 4-1-13)。

6. 精神/心理评估　老年心血管病患者常常器质性疾病和心理疾病并存,并伴随认知障碍,应该常规进行认知功能、精神心理状态和睡眠质量评估。通常采用简易精神状态检查量表(mini-mental state examination,MMSE),MMSE 量表常用于筛查痴呆,对于判断老年认知功能简便易行。MMSE 评估量表(见常见老年综合评估量表)。识别老年精神心理疾病的方法包括访谈和焦虑抑郁

表 4-1-13　运动当量快速判断表

你是否能完成以下内容	代谢当量
照顾自己	1MET
吃饭穿衣或者上厕所	2MET
以 2～3km/h 的速度在平地步行 1～2 个街区	3MET
在家里做些轻体力劳动如扫地或者洗碗	4MET
爬一层楼梯或者攀登一座小山	5MET
以 4km/h 的速度平地步行	6MET
跑一小段距离	7MET
在住宅周围进行重体力劳动,如刷地板、提起或挪动重家具	8MET
参加适度的娱乐活动,如打高尔夫球、打保龄球、跳舞、网球双打、投篮或者射门	9MET
参加紧张的运动,如游泳、网球、足球、篮球或滑雪	10MET

注:评分标准优秀>10;良好 7～10;中等 4～6;差<4

(引自:中华医学会老年医学分会,李小鹰. 75 岁及以上稳定性冠心病患者运动康复中国专家共识. 中华老年医学杂志,2017,36(6):599-607)

量表等。PHQ-9 和广泛焦虑问卷 7 项更加简单快捷,老年人易于接受,适用于老年心血管病患者精神心理评估。

三、老年心血管疾病的现代康复治疗要点

(一)分期管理原则

目前老年心血管疾病的康复分为三期,随着心血管康复医学的发展,欧美等国家已经弱化 I 期心脏康复,并主张患者尽早出院,根据我国老年心血管病患者的具体情况,国内仍然保留 I 期心脏康复。

I 期(院内康复期):指心血管疾病急性期住院期间康复,时间是 7 天以内。此期目的是缩短老年患者住院时间和卧床时间,减少合并症,促进其日常生活能力和运动能力恢复,为 II 期康复做准备。

II 期(院外早期康复或门诊康复期):指出院后 1～6 月进行的康复,为心血管疾病患者康复的关键时期。目的是通过评估建立老年患者个性化的康复治疗方案,通过医生指导和监督规范患者治疗,为其尽早恢复日常生活和社会活动做积极准备。

III 期(院外长期康复期):指心血管事件发生 1 年后的康复治疗,巩固 II 期康复的治疗效果。目

的是让老年患者恢复正常的生活和社会活动,提高其生活质量,减少心血管事件发作和再住院率。

（二）生活方式管理

老年心血管病患者应多摄入新鲜蔬菜、多种水果、谷类和豆类,肉类建议多选用鱼类和家禽类。地中海饮食习惯有助老年患者降压和控制心血管病危险因素。对于超重和肥胖患者建议给予低碳水化合物食谱和低脂食谱。老年人不应迅速减重,避免出现营养不良和免疫功能下降。吸烟是可控可防的心血管病危险因素,研究证实老年人戒烟同样可以改善预后,减少心肌梗死风险。

（三）心血管危险因素控制

心血管疾病康复治疗中,控制心血管危险因素尤为重要,特别是高血压、高血糖、高血脂,需要在康复治疗中使血压、血糖、血脂达到目标值。

（四）运动处方

科学的运动处方对于老年心血管病的康复至关重要,运动不仅能够降低高血压、高血糖、高血脂和肥胖等心血管病的危险因素,还通过改善血管内皮功能及运动诱发的心肌缺血阈值、延缓动脉硬化等机制增加心肺及运动耐量,提高心肌对缺氧的耐受力及冠脉血供,增加患者心肺功能和运动耐力,从而减少心血管事件和跌倒的发生。合理有效的运动对于改善患者独立生活能力,减少焦虑和抑郁的发生同样有效。老年人常选择的运动方式包括有氧运动、抗阻训练、平衡能力和协调能力训练,运动前需要进行运动风险评估,评估方法包括CPET、6min步行试验和运动当量快速判断表,还要根据运动测试和非运动测试结果进行运动期间心脏事件的危险分层,根据不同分层选择适宜的运动处方。运动过程应分三个阶段:准备阶段、运动阶段、放松阶段,其中运动准备和放松阶段必不可少,帮助患者尽快适应运动、减少运动风险与损伤。另外老年心血管病患者运动风险要高于一般人群,一定要掌握运动的适应证和禁忌证。

1. 运动疗法的适应证和禁忌证 ①运动疗法的适应证:针对慢性稳定型冠心病、急性冠脉综合征恢复期、慢性心力衰竭、冠状动脉搭桥术后、PCI术后患者、外周血管疾病等的老年患者。②运动疗法的绝对禁忌证:不稳定型心绞痛发作、急性心血管事件未稳定、急性心力衰竭或慢性心力

衰竭失代偿期、严重心肌疾病或瓣膜疾病、严重恶性心律失常、急性心肌炎或心包炎、急性肺栓塞、严重其他脏器的器质性疾病、生命体征不稳定的老年患者。

2. 运动方式 因老年心血管病患者常合并多种疾病、并伴有失能、肌少症、骨质疏松、认知功能障碍等问题,目前适合的运动方式主要有步行和慢跑等有氧运动、抗阻训练、平衡能力和协调能力训练。对于主动运动受限的患者可以考虑被动运动。

有氧运动是老年患者运动训练的重要内容,运动过程中全身的肌群均参与活动,有利于心肺功能的恢复和运动耐力的提高。目前有氧运动项目较多,对于老年心血管病患者可以根据具体情况选择行走、慢跑、踏车、太极拳和做操等项目。运动中应遵循由少至多、由慢至快的原则,可以选择器械上完成,早期应在医生指导和密切监护下进行。

抗阻训练是以大肌群的训练为主,可以多次重复进行,对心率的反应性较低,对患者心肺功能影响较小。帮助增加老年患者肌肉的力量,防治骨质疏松,提高心肌灌注,有利于改善患者躯体和平衡功能。老年患者训练过程中应避免负荷增加过快,屏气时间不应过长。老年患者存在不同程度平衡功能和协调功能障碍,有跌倒和意外伤害的风险。通过适当的平衡能力训练可以帮助老年患者减少跌倒等意外事件的发生,通过协调能力训练可以增强动作的连贯性和准确性,提高日常生活能力。

被动运动对于高龄、长期卧床、失能、虚弱和认知功能障碍等缺乏主动运动能力的老年心血管病患者尤为重要,有利于患者尽快恢复、减少合并症、降低死亡率。被动运动可以由康复师、家属或护理人员进行手法治疗,帮助患者进行皮肤按摩、肌肉运动、关节活动、辅助排痰等。对于有感染、压疮和静脉血栓风险的患者可以考虑采用红外线和超声等物理疗法进行辅助治疗。

3. 各期运动疗法及运动危险分层

（1）Ⅰ期（院内康复期）运动处方:老年心血管病Ⅰ期患者如8h无胸痛发作,心肌损伤标志物无继续升高,8h内无恶性心律失常,心电图缺血无进一步加重,可以考虑开始运动。老年心血管

病患者运动应按循序渐进、因人而异原则，床上运动从被动运动开始，逐渐过渡至主动运动。床边运动分床旁站立、床旁行走，床旁使用便器。病室内运动以步行为主，过渡到病室外上一层楼梯，为出院做好准备。

（2）Ⅱ期（门诊康复期）运动处方：Ⅱ期康复是整体康复的核心阶段，康复运动之前首先对患者根据运动测试和非运动测试结果进行综合评估，在评估的基础上对康复运动进行风险分层。

A．对于运动功能≥7METs、静息射血分数≥50%的低危老年心血管病患者运动康复限制较少，进行有氧训练时可以选择较为复杂、强度稍大的运动项目，如游泳、踏车、老年健康操等；起始运动强度为最大摄氧量（maximal oxygen consumption，VO_2max）的60%，最大不超过80%；运动时间起始为20min，逐渐延长至40～60min；运动频率每周3～7次。

B．中危老年心血管病患者运动功能5～7METs，静息射血分数40%～49%，运动康复略受限，有氧训练时可以选择强度不大的运动项目，如老年健康操、踏车、手摇车、弹力带等；起始运动强度为VO_2max的40%，最大不超过70%；运动时间起始为15min，逐渐延长至40～60min；运动频率每周3～5次。

C．高危老年心血管病患者有心绞痛或头晕、气促，静息射血分数<40%，运动康复明显受限，康复训练应以被动运动为主，并进行呼吸训练和物理治疗。有氧训练时可以选择强度较小的运动项目，如卧位踏车、手摇车、弹力带等；起始运动强度为VO_2max的20%，运动时间起始为5～10min，运动频率每周3～5次。

（3）Ⅲ期（院外长期康复期）：此期康复治疗应鼓励老年心血管病患者坚持康复训练，并定期进行复诊、调整运动处方，根据家庭和社区的条件设定适合的运动方式，如门球、太极拳或健身操、散步等。运动强度除需要遵循运动处方的要求外，还要对呼吸、心率、血压、骨关节及体力等自身情况加以管理，保持心率、呼吸、血压在正常范围，运动后心率增加≤30次/min、收缩压增加10～40mmHg，避免出现胸闷、呼吸困难、心绞痛等心血管事件发生，确保关节耐受良好，没有出现明显疼痛及活动受损、体力不宜消耗太大，以

身体出微汗并且次日未出现明显的体力衰减为宜。控制危险因素和不良生活习惯，坚持合理用药，遇到心血管突发事件仍然转回医院治疗。

4. 老年心血管病运动疗法注意事项　老年心血管病患者运动训练应分三个阶段：准备阶段、运动阶段、放松阶段，准备阶段10～15min，防止心血管意外发生和运动损伤；运动阶段按照评估结果和危险分层，从低强度起始，合理安排；放松阶段5～10min，可以选择散步和放松操，防止突然停止运动导致的呼吸和循环系统的不适反应。运动过程中如果老年患者出现不适，应立即停止训练。

（五）心理康复

目前30%～50%心血管疾病患者合并焦虑和抑郁等心理疾病，老年患者发生率更高，且易出现谵妄和睡眠障碍，导致老年人生活能力和社会能力下降。需要进行早期识别与干预，必要时请精神心理专科协助诊治。

四、老年心血管病现代康复评价、面临问题和展望

欧美等国家开展心血管康复的研究相对较早，建立了完整的康复体系，并取得了很好的成果。美国一项持续5年（1997—2002年）关于60余万例老年冠心病或血运重建术患者的研究已经显示，与非康复组相比心脏康复组5年的总死亡率降低21%～34%，康复次数25次以上组较25次以下组降低死亡率更为显著。运动康复是老年人群康复的主要方式，运动康复一定程度改善心肺功能和提高运动耐力，但是存在诱发心脏骤停、心肌梗死和脑梗死的潜在风险，建议加强评估和做好相应的准备和管理。由于老年人群心脏康复的风险较大，我国社区和家庭经验不足，不具备急性事件的评估和处理能力，建议心脏康复的Ⅰ期和Ⅱ期在有资质的医疗机构进行。

目前老年心血管疾病康复发展缓慢，面临诸多问题。①针对老年心血管病患者的康复治疗体系还不完善，缺乏统一的评估和治疗标准；②医护人员对老年心血管疾病康复治疗的重视程度不够，缺少专业的康复人员；③患方对心血管康复的认知度和认可度不高，导致老年心血管疾病患者参与率低，失访率更高。

今后应该进一步推广老年心血管康复 / 二级预防的理念,健全康复治疗体系,尤其是大力发展门诊和社区康复治疗,方便老年患者诊治。规范老年心血管病康复评估体系,减少康复运动给老年人带来的风险,并完善信息采集和追踪系统。尽量保证心血管疾病持续医疗,无缝转诊,并进行阶段评估和治疗调整。对于老年心血管疾病康复的管理做到多学科全人管理,注重"双心"健康。

(滕宗艳;赵迎新 审阅)

参 考 文 献

[1] 国家卫生计生委疾病预防控制局. 中国居民营养与慢性病状况报告 [M]. 北京:人民卫生出版社,2015.

[2] American Association of Cardiovascular and Pulmonary Rehabilitation. Guidelines for Cardiac Rehabilitation and Secondary Prevention Programs[M]. 5th ed. American: Human Kinetics Publishers,2013.

[3] 中国康复医学会心血管病专业委员会. 中国心脏康复与二级预防指南 [M]. 北京:北京大学医学出版社,2018.

[4] Cardiac rehabilitation A national clinical guideline. The Scottish Intercollegiate Guidelines Network in Cardiac rehabilitation(SIGN publicationno. 150)[EB/OL]. (2017-07)[2019-07-22]. http://www.sign.ac.uk.

[5] 李小鹰. 75 岁及以上稳定性冠心病患者运动康复中国专家共识 [J]. 中华老年医学杂志,2017,36(6):599-607.

[6] Squires RW,Kaminsky LA,Porcari JP,et al. Progression of exercise training in early outpatient cardiac rehabilitation:an official statement from the American Association of Cardiovascular and Pulmonary Rehabilitation[J]. Journal of Cardiopulmonary Rehabilitation and Prevention,2018,38(3):139-146.

第二章 老年呼吸系统疾病

第一节 衰老对呼吸系统的影响

一、衰老肺概念

肺脏生理学和形态学随年龄增长发生相应的退行性改变。对老年人肺功能的评估和检查较年轻人复杂，影响因素较多。增龄相关的肺脏结构和功能变化往往与慢性呼吸系统疾病、吸烟、环境暴露等因素的影响混杂在一起，同时老年人常合并一些疾病，如心力衰竭等，也会对肺功能造成不同程度的影响。

肺脏衰老的典型特征是肺泡腔增大，肺泡壁变薄，气血屏障增厚，形成"衰老肺（aging lung）"。"衰老肺"的概念由 Rappaport 等在 1954 年首先提出，指因增龄而引起的肺结构老化。主要表现为：①肺组织外观色泽灰暗；②触摸肺呈棉花感；③肺实质减少、体积变小、质量减轻、质地松软、含气量增加；④呼吸性细支气管和肺泡管扩大；⑤肺泡壁变薄甚至断裂，引起肺泡壁中的毛细血管数量减少；⑥肺泡壁弹性纤维变性，数量减少或消失，胶原蛋白的交联增加，变异的弹性蛋白量增加，肺硬度增加；⑦肺泡壁断裂形成肺泡相互融合，肺泡数量减少，肺泡腔扩大，残气量增加等。

衰老会导致肺弹性回缩力明显降低、胸壁硬度增大以及呼吸肌力量减弱。Estenne 等证实，在 24～75 岁的 52 名受试者中，随着年龄增长，胸壁顺应性降低 31%。胸壁顺应性降低的原因包括肋软骨连接部位和肋软骨钙化、脊柱退行性关节病以及骨质疏松性骨折造成的脊柱后凸增加等。与年龄相关性骨骼肌无力，特别是膈肌无力，可以导致最大吸气和呼气压力降低。在患有合并症（神经、心脏、肾脏系统疾病）、虚弱和营养不良的患者中，呼吸肌无力会更为严重，而这些情况在老年人群中普遍存在。人们很早就关注到年龄相关的肺实质改变，一项尸检研究发现，在没有慢性肺脏基础疾病的患者中，存在明显的年龄相关气道表面积与肺体积比的下降，可导致外周气道狭窄。Verbeken 等在 1992 年进一步明确了"衰老肺"的定义，即没有已知肺部基础疾病的老年人群中，在没有肺气肿破坏或肺纤维化的情况下发生的肺泡扩张和肺泡管扩张。

二、免疫衰老对肺脏影响

随着年龄的增长，固有免疫应答和适应性免疫应答都会发生变化，被称为"免疫衰老"。B 细胞产生特异性且长效（如疫苗接种、感染）抗体的能力下降，遇到病原体时发生快速免疫应答的能力明显减弱。衰老会使 T 细胞受体（T-cell receptor，TCR）的信号转导减少和受体多样性降低，导致 T 细胞增殖能力丧失和对病毒清除能力下降。随着年龄的增长，生产成熟 T 细胞的器官胸腺逐渐消失，到了 75 岁，胸腺几乎完全被脂肪组织取代。幼稚 T 细胞的数量会随着年龄增长而减少，但由于记忆 T 细胞对凋亡抵抗力增加，使得循环 T 细胞的总数保持相对恒定。此外，还会出现年龄相关性 $CD8^+$ T 细胞减少以及 $CD4^+/CD8^+$ 细胞比值增加。随着年龄增长，适应性免疫系统分泌的细胞因子发生会改变，但目前研究结果并不一致。一些研究认为活化的外周 $CD4^+$ 和 $CD8^+$ 细胞可以增加 IFN-γ（Th1）分泌，而另一些研究则认为会向 2 型细胞因子（Th2）生成方向转变。增龄相关变化包括对病原体暴露或组织损伤的反应"迟钝"，部分是由于细胞复制能力不可逆性丢失和组织修复功能障碍。然而，虽然细胞无法增殖，但是衰老的细胞仍然能够存活，且仍能发挥功能（功能减弱或改变）。这会导致在没有明显感染的情况下，出现低水平的基础性全身炎症

（特征是 IL-1β、IL-6 和 TNF-α 增加），被称为"炎性衰老"（inflammaging）。

1996 年由 Meyer 等率先报道了衰老相关的气道免疫功能改变。随着年龄的增长，机体屏障的完整性降低，对病原体的防御能力不断衰退，加之年龄相关的免疫系统功能下降，使老年个体对疾病的易感性明显增加。免疫衰老与肺稳态失衡可表现为持续存在的低炎症反应，导致肺脏发生结构和功能的变化。在发现衰老与肺脏功能关系的重要性后，美国胸科学会（American Thoracic Society, ATS）在 2014 年年会上重点介绍了这个主题。

目前对免疫衰老的研究主要集中在肿瘤和自身免疫性疾病领域，免疫衰老会导致老年人呼吸道感染易感性增加。随着年龄的增长，中性粒细胞向炎症部位的趋化性降低，产生的中性粒细胞胞外诱捕网有所减少。衰老的巨噬细胞和中性粒细胞的吞噬能力也会降低。超氧阴离子的基础生成增加，增加的活性氧（reactive oxygen species, ROS）造成局部组织损害。虽然 ROS 的基础生成增加，但是与年轻患者相比，老年患者在细菌感染后的 ROS 诱导受到抑制。

三、衰老对肺脏结构和功能影响

（一）衰老对胸廓和呼吸肌的影响

老年人胸壁的退行性变化降低了呼吸效率。肋骨软骨钙化，椎间关节、椎间盘间隙缩小、骨质疏松等均导致胸壁顺应性降低。老年椎骨退行性变，关节软骨及韧带渐进性发生硬化及钙化，造成胸椎后凸、胸骨向前突出和椎骨变形，从而引起肋骨走向改变，即由年轻时的后上方向前下方斜行变成年老时由后向前的水平走行，上部肋间隙增宽，引起上叶相对扩大。最终造成胸廓前后径增大、左右径缩小而形成"桶状胸"，且诸关节的活动度减低，整个胸廓的活动度受到限制，胸廓变形和硬化，使其弹性降低、顺应性下降。

肋间肌质量和强度随着年龄的增长而降低，同时伴随肋间神经肌肉接头的退行性变化。虽然突触后膜终板数不变，但是神经突触及其分支长度增加、突触间隙扩大和突触皱褶减少。轴突末梢不规则改变，使得 Schwann 细胞促进轴突投射到初级的接头空隙，进入终板的轴突数量增加，而在终板形成了更多小的乙酰胆碱受体聚合体。这种多形性的改变反映了神经肌肉接头的退化，接头构成的改变，造成肌肉收缩功能不协调。此外，研究发现 50 岁后肋间肌的横截面面积开始减少，呼气肌质量减少的幅度逐渐增大。

膈肌的厚度随着年龄的增长变化不大，但胸壁的结构变化降低了膈肌的曲率和最大跨膈肌的压力。造成了横膈屈曲强度降低的原因还包括粗大神经纤维的脱髓鞘后，导致神经刺激引起的横膈复合动作电位潜伏期延长，而动作电位幅度降低。此外，横膈肌肉的萎缩和缺乏快速收缩肌纤维也是导致膈肌功能下降的原因。老年患者神经纤维脱髓鞘和横膈肌肉的变化是导致老年人最大吸气压力降低的主要因素，而最大静态吸气和呼气压力随着年龄的增长而降低，也反映了呼吸肌肉强度的下降。

（二）衰老对通气功能影响（上、下呼吸道）

鼻腔很少发生与年龄相关的结构变化。组织病理学研究表明，软骨细胞随着年龄的增长而减少，但黏膜内衬完整性没有改变。鼻甲的状况，鼻纤毛运动和鼻腔分泌情况并不受年龄影响。

年轻人和老年人在咽部大小方面存在差异。人类的咽腔是一个柔软的肌性通道，缺乏骨性支架，有塌陷倾向，咽部扩张肌群在对抗吸气相时的上气道塌陷阻力，维持咽部开放起重要作用。清醒状态的咽腔肌肉活动度增高可能是为维持上气道开放而产生的代偿性增强。随着年龄相关的肌肉质量减少，咽部气道趋向于更易塌陷，增加上气道阻力，而反射性的咽部扩张肌活动的增加将有助于保持气道的畅通。

60 岁左右可以观察到增龄相关的喉部肌肉结构和组织化学改变。在甲状腺旁的肌肉组织中，肌纤维存在显著的结缔组织增加的肌病样改变。随着年龄的增长，喉软骨骨化很明显，这可能使声带弯曲而导致声门闭合不完全，进而可能损害喉部在呼吸和气道保护中的重要功能。

支气管的直径在四十岁左右达到最大值，此后支气管和细支气管直径开始逐渐下降。气管直径随着年龄的增长而下降可能导致呼气流量下降。支气管淋巴细胞分泌免疫球蛋白的功能以及巨噬细胞吞噬能力均降低，细菌容易在呼吸道内驻留并繁殖，是老年肺部感染的易患因素之一。气管及支气管的黏膜腺体腺泡的分泌功能下降，对纤毛运动造成影响，削弱了呼吸道防御和净化能力。老年人支气管上皮细胞及浆细胞分泌 IgA 和肺泡 II 型上皮细胞分泌的表面活性物质减少，也使得呼吸系统的防御功能逐渐降低。随着年龄的增加，气道周围支撑组织的减少导致小气道塌陷。因此，在平静呼吸时，可能发生小气道的提前关闭。老年人小气道管腔变窄，气流阻力增大，引起肺内含气量增加。黏膜细胞和纤毛逐渐脱落减少，纤毛的运动能力、排除异物以及防御能力下降。小气道杯状细胞分泌亢进导致黏液在呼吸道内滞留。

肺的静态弹性回缩力随着增龄而降低，这些变化在高位肺容积时最为明显。随着年龄的增长，肺结缔组织增加，导致肺的静态压力 - 容量曲线左移，坡度更陡。然而，生物化学研究表明，肺脏含有胶原蛋白和弹性蛋白的构成比不会随着年龄的增长而变化，但是由于分子间交联的数量增加，胶原蛋白变得更加稳定。目前的研究普遍认为，由于弹性纤维网络的空间排列和 / 或交联的变化，或单独存在的弹性蛋白，使得肺脏弹性回缩力降低。随着衰老，肺泡管均匀性扩大，但不伴有结构明显破坏。在扩大的肺泡中，细胞浸润很少，这表明气腔空间的扩大不是由炎症引起的，这与肺气肿的病理改变明显不同。随着年龄的增长，肺重量与体重的比例没有下降，但肺弹性回缩力的降低，导致肺泡腔间隙扩大和肺体积的增加。此外，肺泡表面积的缩小与肺泡内部扁平化相关，比如在 30 岁时肺泡表面积大约为 $70m^2$，而在 70 岁时肺泡表面积大约下降到 $60m^2$，每年减少约 $0.27m^2$。

（三）衰老对肺血管和肺循环影响

从成熟到衰老，肺结构发生改变的同时肺血管和肺循环亦会发生变化。肺血管随着年龄的增长，肺动脉的伸展性降低、肺血管床僵硬度增加。这种僵硬度增加与年龄相关的肺血管重构有关。同时增龄导致肺血管平滑肌的含量增加，动脉和静脉血管壁轻度增厚。有研究提示，随年龄的增长，肺血管僵硬与肺血管中胶原纤维与弹力纤维的比例变化有关，肺血管胶原纤维随增龄而增加，肺血管中的弹力纤维增加、降低或不变。但肺血管中胶原和弹力纤维的变化并没有得到一致的结果，因此与年龄相关的肺血管僵硬度增加的确切机制尚不十分清楚。但可以明确的是，增龄相关的肺血管变化特征是以肺血管僵硬、肺血管压力和阻力增加为表现的肺血管重构。这些变化与肺泡通气 / 灌注比例失调加重、肺毛细血管表面积减少所致肺毛细血管血流量和膜弥散量的减少相伴行。

增龄相关肺血管结构的变化及肺血管僵硬度增加在老年个体会影响静息肺血管压力和血流动力学。随年龄增大肺动脉压和肺楔压轻度增高，超过 50 岁后升高更为明显，但这些变化的生理学意义并不明显。理论上，年龄相关的肺循环变化会使老年人在运动时更容易出现气体交换的异常，随着年龄增长肺通气储备逐渐下降，但健康老人仍可保持足够的肺泡通气量，保证动脉血气在正常范围内。

（四）衰老对换气功能影响

50 岁以后肺结构发生的几个显著变化包括：细支气管中的弹性蛋白纤维被破坏和丢失，胶原蛋白和弹性蛋白的交联改变。肺泡较宽且浅，内部表面扁平，肺泡导管扩张，而表面活性物质的含量减少。

老年人气体交换功能下降，有以下原因：①胸廓结构的改变，如桶状胸。②肺泡壁胶原含量增加导致的细支气管和肺泡管改变引起气流受限。③肺泡表面积减少等因素均使肺泡动脉氧分压差增大。由于肺泡表面积的丢失，即使是健康非吸烟者，肺一氧化碳弥散量（DL_{CO}）亦会下降，并随增龄进行性加重，运动状态比静息状态的减少更为明显。④弹性组织较少不足以保持小气管开放和对抗气道塌陷所致通气 / 灌注比例失调。⑤肺通气 - 灌注不均匀性或不匹配，肺泡无效腔增加，在下肺区域表现更为突出。

动脉氧分压差随着年龄呈下降趋势，从 20 岁时 95mmHg 的动脉氧分压下降到 70 岁的大约 75mmHg。动脉氧分压的下降与下肺通气血流比例失调有关。下肺气道因肺弹性回缩力下降和抵抗气道闭合的阻力降低而被压缩，在静息呼吸过程中出现显著的通气灌注不良和肺弥散能力降低。由于心脏输出量随着年龄的增加而减少，肺灌注也会随着年龄的增长而减少，也是导致老年人低氧的重要因素之一。老年人二氧化碳分压基本保持不变。

（五）衰老对呼吸控制与调节及咳嗽反射的影响

1. 衰老对呼吸控制影响与调节 脑桥和延髓具有调节呼吸节律的运动神经元对呼吸运动进行初级控制，包括膈肌、肋间肌、上气道和参与呼吸运动的辅助肌。在平静呼吸时，神经元之间的突触相互作用保持着一种呼吸持续性的节律和模式，以促进肺和大气之间的有效气体交换。呼吸网络与大脑皮层、心血管、内脏自主神经和骨骼肌肉神经网络的相互作用，使呼吸活动能够适应姿势的变化、睡眠和清醒之间的过渡以及体育锻炼、发声、吞咽、咳嗽和排便等活动。两种来源的呼吸神经元进行调节网络和呼吸驱动，在生理范围内维持动脉和组织的 PCO_2、pH 值和 PO_2 水平。一种是由脑干网状激活系统提供的，该系统在有意识状态下最为活跃。另一种来自于颈动脉体和脑干。老年人在上述调节通路上出现的病理生理学改变，均可以影响中枢与呼吸运动的控制。

此外，老年人通过改变呼吸方式补偿顺应性改变、静息和运动状态下气道闭合压力和气体交换的变化。主要变化包括：①在较低潮气量时，老年人与年轻人有着大致相同的肺泡通气量，但是老年人呼吸频率更快；②在通气过程中，老年人对二氧化碳的反应性比年轻人降低；③高碳酸血症时，二氧化碳耐受性增强；④老年人对增加阻力负荷的反应差，驱动补偿减少。呼吸的适应似乎与神经调节有关，但人们对这些机制的了解甚少。

2. 咳嗽反射 正常人存在的咳嗽反射通常分为两种。第一种是咳嗽反射由机械感应 Aδ 纤维形成，对大多数化学刺激相对不敏感，但可以被吸入的胃内容物、机械刺激和 pH 值快速变化激活。第二种咳嗽反射是迷走神经感觉感受器 C- 纤维产生反射引起的，可以被组织损伤、炎症和其他化学物质激活。咳嗽反射的运动动作组成包括：①横膈和肋间外肌收缩可以扩张肺容积；②内收肌使得声带收缩以闭合声门；③松弛横膈，收缩呼气时的胸壁和腹肌，增加肺内压力；④舒张和收缩声带，打开声门，使得气体从肺部排出；⑤气管的支气管和非软骨部分的塌陷形成狭窄的开口，气体通过这个开口从呼吸道中清除刺激物。

老年人的咳嗽反射力量和排痰能力减弱，其中一个原因是咳嗽的感知能力被抑制。对刺激物感知能力的降低涉及以下几个因素，包括支气管平滑肌张力的降低，喉部闭合缓慢和快速适应迷走神经传入阈值的提高以及皮质知觉部位的损伤等。另一个原因是由于呼吸肌肉的强度下降，使对于气道清除至关重要的咳嗽反射的运动成分效率减低。咳嗽反射的减弱可能是老年人吸入性肺炎发病率较高的一个因素。

四、增龄引起肺功能变化

大多数与衰老相关的呼吸系统变化都与胸壁顺应性下降、肺部弹性回缩力下降和呼吸肌力量下降相关，这些变化与肺功能改变密切相关。在老年人群中，即便没有肺部基础疾病，也可能会出现气道阻塞或混合性通气功能障碍相关的残气量（residual volume，RV）增加，伴随着第一秒用力呼吸量（forced expiratory volume in 1 second，FEV_1）、用力肺活量（forced vital capacity，FVC）和 FEV_1/FVC 比值降低，肺总量的变化很小。在人群范围内，FEV_1 下降通常最早出现于 25～30 岁，最初是线性下降（男性每年约为下降 28ml，女性每年约下降 25ml），随着年龄的增长会加速下降，对于 65 岁以上的老人，这个过程可使不吸烟者的 FEV_1 每年下降值加倍，即 60～70ml/ 年。因此，在运用肺功能指标来评估老年患者时，使用年龄调整值至关重要，这样可以避免对呼吸功能损害程度的过度诊断。

（李燕明；佟训靓 陈琼 审阅）

参 考 文 献

[1] Peter ML. The aging respiratory system-Pulmonary structure, function and neural control[J]. Respiratory Physiology & Neurobiology, 2013, 187: 199-210.

[2] 夏世金, 孙涛, 张伟, 等. 呼吸系统的衰老研究 [J]. 中华临床医师杂志（电子版）, 2013, 7（2）: 481-485.

[3] Michael AR, Harry BR, Richard C. Exercise, ageing and the lung[J]. Eur Respir J, 2016, 48: 1471-1486.

第二节 慢性阻塞性肺病与急性加重

在全世界范围内,慢性阻塞性肺疾病(chronic obstructive pulmonary disease,COPD)是一种发病率和死亡率较高的重要疾病,造成严重的经济和社会负担,而且这种负担在不断增加,已经成为重要的公共卫生问题。WHO公布,至2020年COPD将居全球死亡原因的第三位,世界疾病经济负担的第五位。COPD全球患病率为11.7%,且随着年龄增大明显升高,而且这种疾病的负担在发展中国家更为沉重。在我国开展的一项流行病学调查显示,我国40岁以上人群COPD的总患病率为8.2%,全国每年因COPD死亡的人数达100万。COPD患者年住院费用估计高达24.5亿元,因COPD致残的人数达500万~1 000万,居我国疾病负担的首位。

2019版慢性阻塞性肺疾病全球创议(global initiative for chronic obstructive lung disease,GOLD)中对COPD的定义为:COPD是一种常见的以持续呼吸道症状和气流受限为特征的可以预防和治疗的疾病,呼吸道症状和气流受限是由于气道和/或肺泡暴露于有害颗粒物或气体造成的。肺功能检查对确定气流受限有重要意义。在吸入支气管舒张剂后,第一秒用力呼气容积(FEV_1)/用力肺活量(FVC)之比值(FEV_1/FVC)降低(<70%)是临床确定患者存在气流受限且不能完全逆转的主要依据。临床上,慢性支气管炎和肺气肿是导致COPD最常见的疾病。在慢性支气管炎和/或肺气肿的早期,大多数患者虽有慢性咳嗽、咳痰症状,但肺功能检查尚无不完全可逆的气流受限,此时不能诊断为COPD。当患者病情进一步进展,肺功能检查出现气流受限并且不完全可逆时,即应诊断为COPD。一些已知病因或具有特征病理表现的疾病也可导致持续气流受限,如支气管扩张、肺结核纤维化、严重的间质性肺病等,均不属于COPD。

一、病因

COPD的确切病因尚不清楚,可能是多种外在环境因素与机体自身内在因素长期相互作用的结果。所有与慢支和阻塞性肺气肿发生有关的因

素都可能参与COPD的发病。已经发现的危险因素可以分为外因与内因。

(一)外因

1. **吸烟和被动吸烟** 吸烟是目前公认的COPD已知危险因素中最重要的因素。吸烟者慢性支气管炎的患病率比不吸烟者高2~8倍,烟龄越长,吸烟量越大,COPD患病率越高。吸烟可以从多个环节上促进COPD的发生,如能使支气管上皮纤毛变短,排列不规则,使纤毛运动发生障碍,降低气道局部的抵抗力;削弱肺泡吞噬细胞的吞噬功能;还可以引起支气管痉挛,增加气道阻力。

2. **吸入职业粉尘和化学物质** 吸入烟尘、刺激性气体、某些颗粒性物质、棉尘和其他有机粉尘等也可促进COPD的发病。

3. **空气污染** 长期生活在室外空气受到污染的区域可能是导致COPD发病的一个重要因素。严重的城市空气污染可以使COPD患者病情加重。

4. **室内生物燃料** 越来越多的证据表明,生物燃料暴露与慢阻肺密切相关。在厨房通风条件不好的前提下,使用木柴、农作物秸秆、煤等生物燃料作为生活燃料,可增加COPD的患病风险,尤其在许多发展中国家的女性,可能因暴露于室内烹饪过程中使用的现代或传统生物燃料而易发展为COPD。

5. **感染** 呼吸道感染是导致COPD急性发作的一个重要因素,可以加剧病情进展。但感染是否可以直接导致COPD发病目前尚不清楚。另有循证医学证据表明,艾滋病病毒感染者即使在校正吸烟等危险因素后,其罹患慢阻肺的风险仍然较艾滋病病毒阴性者增加。

6. **社会经济地位** 研究表明,较低的社会经济地位与COPD的发病风险增加相关,这可能与室内和室外空气污染、居室拥挤、营养较差及其他与社会经济地位较低相关联的因素有关。

(二)内因

尽管吸烟是引起COPD的最重要的危险因素,但并不是所有吸烟者都会发生COPD,吸烟人群中只有一部分个体最终发生COPD,提示吸烟人群中COPD的易患性存在个体差异,导致这种差异的原因还不清楚,可能与以下原因有关。

1. **遗传因素** 某些遗传因素,如α-1抗胰蛋

白酶缺乏与非吸烟者的肺气肿形成有关。但 COPD 不是一种单基因疾病，其易患性涉及多个基因。

2. **气道高反应性** 研究结果表明，气道反应性增高者，其 COPD 发病率也明显增高，二者关系密切。

3. **肺发育、生长不良** 在妊娠期、新生儿期、婴儿期或儿童期由各种原因（如低出生体重、呼吸道感染）导致肺发育不良的个体，在成人后容易患 COPD。

二、发病机制

目前对于 COPD 发病机制并不十分清楚。然而，各种外界致病因素在易患个体导致气道、肺实质和肺血管的慢性炎症，是 COPD 发生的关键机制。中性粒细胞、肺泡巨噬细胞、淋巴细胞等多种炎性细胞通过释放多种生物活性物质参与该慢性炎症的发生。也有研究表明，肺部固有或适应性免疫反应的逐渐增加或异常是 COPD 发病过程的一个重要特征，蛋白酶 - 抗蛋白酶系统、氧化 - 抗氧化系统的失衡与这种异常的炎症反应有关，即以中性粒细胞和巨噬细胞聚集为特点的固有免疫反应以及以淋巴细胞聚集为特点的适应性免疫反应引起蛋白酶 - 抗蛋白酶失衡以及氧化 - 抗氧化失衡。在这种异常的炎症反应作用下，肺部的蛋白酶 - 抗蛋白酶失衡和氧化 - 抗氧化失衡导致细胞凋亡及机体修复机制受损，进而引起肺泡以及肺实质结构的破坏，从而引起肺气肿以及小气道重塑。

肺衰老从 20~30 岁即开始逐渐出现并持续终生。近年来提出，COPD 是一种加速的肺老化疾病。虽然 COPD 加速肺老化的确切机制尚不十分清楚，但以往研究证实，慢性炎症性疾病和老化之间有密切的联系。研究表明，低水平的慢性炎症反应是衰老的特点。肺部慢性炎症、氧化 - 抗氧化失衡是 COPD 的重要发病机制，而老化中的"非程序性老化"来源于被氧化应激压力破坏而器官对其修复失败，进而导致了肺部"非程序性老化"。DNA 损伤的堆积、DNA 修复功能的损害、核内 DNA 的后修饰、自由基产生的增加、蛋白质损伤以及一系列损伤所造成的细胞形态和功能的改变，包括细胞增殖能力的丧失，共同参与了细胞的非程序性衰老过程。而由于重复

的细胞分裂造成端粒缩短则为程序性衰老。也有研究证实，COPD 患者表现端粒缩短；同样衰老及 COPD 本身也可以促进端粒酶的缩短，COPD 被认为是加速肺衰老的疾病。因此，引起衰老的非程序性老化和程序性老化机制可能都参与 COPD 患者肺老化的加速，启动衰老机制的主要原因可能是 COPD 患者存在的异常炎症反应，确切机制仍有待进一步研究。

三、病理和病理生理改变

COPD 的病理改变主要表现为慢性支气管炎和阻塞性肺气肿。气道阻塞和气流受限是 COPD 最重要的病理生理改变，引起阻塞性通气功能障碍。COPD 气道阻塞和气流受限的机制主要与下列因素有关：

1. 小气道慢性炎症时细胞浸润、黏膜充血和水肿等使管壁增厚以及分泌物增加等，使管腔狭窄，气道阻力增加。

2. 肺气肿使肺组织弹性回缩力减低，使呼气时将肺内气体驱赶到肺外的动力减弱，呼气流速减慢；同时肺组织弹性回缩力减低后失去对小气道的正常牵拉作用，小气道在呼气期容易发生闭合，进一步导致气道阻力上升。

COPD 患者除了阻塞性通气功能障碍外，还有肺总量、残气容积和功能残气量增多等肺气肿的病理生理改变，多种因素导致 COPD 患者发生通气和换气功能障碍，引起缺氧和二氧化碳潴留，发生不同程度的低氧血症和高碳酸血症，最终导致呼吸衰竭的发生，继发慢性肺源性心脏病。

COPD 的病理改变主要累及肺脏，也可引起全身的不良效应（或称肺外效应），主要包括全身炎症和骨骼肌功能不良。COPD 的全身不良效应可以加剧患者的活动能力受限，使其生活质量下降，预后变差。

四、临床表现

1. **症状** 起病缓慢，病程较长。一般均有慢性咳嗽、咳痰等慢性支气管炎的表现，但也有少数病例虽有明显气流受限，但无咳嗽症状。

（1）慢性咳嗽：咳嗽常为 COPD 的首发症状，随病程发展可逐渐进展，或终身不愈。常晨间咳嗽明显，夜间有阵咳。

（2）咳痰：一般为白色黏液或浆液性泡沫性痰，偶可带血丝，清晨排痰较多。急性发作期合并感染时痰量可增多，可有脓性痰。

（3）气短或呼吸困难：COPD 的标志性症状是气短或呼吸困难。最初仅在劳动、上楼、爬坡时有气短，休息后可以缓解。随病情发展，在平地活动时即可出现气促，晚期在日常活动时，甚至在静息时出现气促。急性加重期，支气管分泌物增多，进一步加重通气功能障碍，使气促加重。

（4）喘息和胸闷：部分重度患者或急性加重时可出现喘息和胸闷。

（5）其他：晚期患者出现体重下降、食欲减退、外周肌肉萎缩、焦虑抑郁等。

（6）老年 COPD：老年 COPD 常常被漏诊，主要的原因是症状不典型。由于老年 COPD 很少单独存在，大部分均有合并症或并发症，如合并心力衰竭者，呼吸困难可能会被认为是心力衰竭所致。以低氧血症和高碳酸血症为主者可表现为认知功能障碍、肌无力、眩晕、水肿，也有部分患者以谵妄为首要症状。由于基层医生和普通人群对 COPD 认识的不足及肺功能检查的局限性，还有哮喘患者忽视罹患 COPD 的可能、教育程度较低等，这些都可能导致 COPD 的漏诊。

2. 体征　早期可无异常体征，随疾病进展出现阻塞性肺气肿体征。

（1）视诊：胸廓前后径增大，肋间隙增宽，剑突下胸骨下角增宽，称为桶状胸。部分患者呼吸变浅，频率增快，严重者可有缩唇呼吸。

（2）触诊：双侧语颤减弱。

（3）叩诊：肺部叩诊过清音，心浊音界缩小，肺下界和肝浊音界下降。

（4）听诊：双肺呼吸音减弱，呼气延长，提示有明显的气流阻塞和气流受限。并发感染时肺部可有干湿啰音。

五、实验室和其他检查

（一）肺功能检查

肺功能检查是判断气道阻塞和气流受限的主要客观指标，对 COPD 诊断、严重程度评价、疾病进展状况、预后及治疗反应判断等有重要意义。气流受限是以第 1 秒用力呼气容积占预计值百分比（FEV_1% 预计值）和第 1 秒用力呼气容积占用力肺活量百分比（FEV_1/FVC）的降低来确定。FEV_1/FVC 是 COPD 的一项敏感指标，可检出轻度气流受限。FEV_1% 预计值是中、重度气流受限的良好指标，可作为 COPD 患者肺功能检查的基本项目。吸入支气管舒张剂后 FEV_1/FVC < 70% 者，可确定为不能完全可逆的气道阻塞和气流受限。在肺功能检查中，FVC 及 FEV_1 取三次测量的最大值，并且要求三次测量中的最大值和最小值差异小于 5% 或 150ml。该标准相对简单并且独立于参考值，已经在许多临床试验形成确凿证据基础。然而近年发现这个使用 FEV_1/FVC 固定比率来界定气流受限可能导致老年患者 COPD 的过度诊断和 < 45 岁成人漏诊的问题，尤其是轻度患者。但使用 FEV_1/FVC 固定比例的诊断标准导致误诊和过度治疗的风险是有限的，因为肺功能测定法诊断 COPD 只是临床建立的一个参数，附加参数是症状和其他风险因素。肺总量（TLC）、功能残气量（FRC）和残气量（RV）增高，肺活量（VC）减低，均可提示肺过度充气。

（二）X 线胸片

COPD 早期胸片可无异常变化，而后可出现肺纹理增粗、紊乱等慢支和肺气肿的影像学改变。X 线胸片检查对 COPD 诊断特异性不高，但作为确定肺部并发症及与其他肺疾病进行鉴别的一项重要检查，应常规使用。

（三）肺部 CT

对于 COPD 患者肺部 CT 一般不作为常规检查，但是对于老年 COPD 患者每年急性加重次数多，且易合并下呼吸道感染，胸部 CT 检查能更好评估感染状况，故感染较重的老年 COPD 可行胸部 CT 检查。呼吸病学会推荐肺部 CT 作为年龄在 55～74 岁、正在吸烟者或曾经吸烟者（30 包/年或更多）有效的肺癌筛查工具。流行病学研究和肺癌筛查试验显示，与非 COPD 吸烟者相比，COPD 患者的肺癌风险增加 2～4 倍，因此，肺部 CT 对于成为这类患者的有效肺癌筛查手段。当然肺部 CT 也被用于确定肺气肿表型。对于部分上肺叶肺气肿的患者即使在有最佳药物治疗下仍有明显症状，这类患者可能成为手术或非手术肺减容的候选者，从而达到减轻症状的目的。

（四）血气分析

对确定发生低氧血症、高碳酸血症、酸碱平

衡失调以及判断呼吸衰竭的类型有重要价值。

（五）其他检查

COPD 合并感染时，外周血白细胞增高、分类中性粒细胞增高。痰培养可检出致病菌。

六、诊断与综合评估

（一）诊断

任何有呼吸困难、慢性咳嗽或咳痰、有反复下呼吸道感染史和/或有危险因素暴露史的患者，需考虑 COPD。明确诊断依赖于肺功能检查，证实有不完全可逆的气道阻塞和气流受限，这是诊断 COPD 的必要条件。吸入支气管舒张药后 FEV$_1$/FVC < 70%，可确定为不完全可逆性气流受限，若能同时排除其他已知病因或具有特征病理表现的气流受限疾病，则可明确诊断为 COPD。

老年 COPD 患者的诊断率较低，主要原因包括合并症掩盖了 COPD 的症状、体弱者不能完成肺功能的检查等。因此对于老年人，任何有呼吸困难、慢性咳嗽或咳痰症状，且有暴露于危险因素病史的患者，临床上更需要考虑老年 COPD 的诊断，进行肺功能检查。在肺功能检查无法普及的前提下，基于临床可用的基础信息，可以寻找到早期识别 COPD 患者的简易指标，用于基层医疗机构快速识别，进而加以早期干预。老年 COPD 应与一些已知病因或具有特征病理表现的气流受限疾病，如支气管扩张、支气管哮喘、肺结核等鉴别。

（二）COPD 综合评估

在 2011 年 GOLD 修订版中提出了 COPD 综合评估的全新概念。评估的目的是判断疾病的严重程度，对当下健康状态和未来发生急性加重、住院和死亡的影响，最终的目的是指导治疗。COPD 综合评估包括 4 个方面的内容，即症状评估、肺功能评价气流受限程度、急性加重风险评估和合并症评估。

1. 症状评估　GOLD 推荐采用改良英国医学研究委员会（modified British Medical Research Council，mMRC）呼吸问卷（表 4-2-1）对呼吸困难严重程度进行评估，评分范围 0～4 级。mMRC 呼吸问卷仅评估了呼吸困难这一个症状的严重程度，而采用 COPD 评估测试（COPD assessment test，CAT）可对 COPD 临床症状进行评估，包括

8 个常见问题，评分范围 0～40 分，与圣乔治呼吸问卷关联度高。

表 4-2-1　mMRC 问卷

mMRC 分级	呼吸困难症状
0 级	剧烈活动时出现呼吸困难
1 级	平地快步行走或爬缓坡时出现呼吸困难
2 级	由于呼吸困难，平地行走时比同龄人慢或需要停下来休息
3 级	平地行走 100m 左右或数分钟后即需要停下来喘气
4 级	因严重呼吸困难不能离开家，或在家穿脱衣时即出现呼吸困难

2. 肺功能评估　使用 GOLD 分级，COPD 患者气流受限的肺功能分级分为 4 级（表 4-2-2）。

表 4-2-2　COPD 肺功能严重程度分级（吸入支气管扩张剂后 FEV$_1$/FVC < 0.7）

分级	FEV$_1$ 占预计值百分比
GOLD1 级（轻度）	≥80% 预计值
GOLD2 级（中度）	50%≤FEV$_1$ < 80% 预计值
GOLD3 级（重度）	30%≤FEV$_1$ < 50% 预计值
GOLD4 级（极重度）	FEV$_1$% < 30% 预计值

3. 急性加重风险评估　COPD 急性加重（acute exacerbation of COPD，AECOPD）的定义为呼吸症状加重，变化超过正常的每日变异率，需要调整药物治疗的急性发作。评估急性加重风险的最佳指标为急性加重病史，上 1 年发生≥2 次急性加重或上一年因急性加重住院 1 次，提示急性加重风险增加。急性加重风险会随着气流受限严重程度的升高而增加。研究发现，较高的嗜酸性粒细胞计数可能预测 COPD 患者急性加重风险增加，但是目前嗜酸性粒细胞计数在临床中应用的临界值仍不确定。

4. 合并症评估　COPD 通常合并其他慢性疾病，包括心血管疾病、骨骼肌功能障碍、代谢综合征、骨质疏松症、抑郁/焦虑和肺癌。COPD 可能增加其他疾病的发生危险，尤其是 COPD 与肺癌。合并症可在轻度、中度或重度气流受限患者中发生，独立影响死亡率和住院率，因此需要列入常规检查，应当努力发现患者的合并症并积极给予治疗。

5. COPD 综合评估　2017 年 GOLD 更新版对 COPD 综合评估进行了修订,将肺功能从 ABCD 分组中分离开来。针对治疗相关的推荐,尤其是涉及药物治疗时,将根据患者症状和急性加重史进行分组。但是,肺功能结合患者症状和急性加重史,在疾病诊断、预后预测和考虑其他治疗方式(尤其是非药物治疗)时,依然很重要(图 4-2-1、表 4-2-3)。

表 4-2-3　COPD 的综合评估

分组	特征	急性加重次数	CAT	mMRC
A 组	低风险,症状少	≤1	<10	0~1
B 组	低风险,症状多	≤1	≥10	≥2
C 组	高风险,症状少	≥2	<10	0~1
D 组	高风险,症状多	≥2	≥10	≥2

(三)鉴别诊断

COPD 需与哮喘进行鉴别。哮喘多为早年(儿童期)发病,每日症状变化快,夜间和清晨症状明显,也可有过敏史、鼻炎或湿疹,可有哮喘家族史。大多数哮喘患者的气流受限具有显著可逆性,合理使用吸入性糖皮质激素等药物可有效控制病情。但是,部分哮喘患者随着病程延长,可出现明显的气道重塑,导致气流受限的可逆性明显减小,此时临床上很难与 COPD 鉴别。COPD 与哮喘也可同时存在于同一患者。

COPD 还需与其他引起慢性咳嗽、咳痰症状的疾病相鉴别,如支气管扩张、肺结核、肺癌、特发性肺纤维化等;还需与引起劳力性气促的疾病相鉴别,如冠心病、高血压心脏病、心脏瓣膜病等。

(四)并发症

1. 自发性气胸　肺气肿患者易并发自发性气胸,因基础肺功能差,且多为张力性气胸,病情较重。因肺野透亮度高,常有肺大疱存在,气胸体征有时不典型,必要时行胸片或 CT 明确诊断。

2. 慢性呼吸衰竭　COPD 呼吸功能严重受损可出现呼吸衰竭。有些重症患者处于慢性呼吸衰竭代偿期,在某些诱因如呼吸道感染、不适当氧疗、应用镇静剂过量或外科手术等影响下,通气和换气功能障碍进一步加重,可诱发急性呼吸衰竭,也称慢性呼吸衰竭急性加重或失代偿。

3. 慢性肺源性心脏病和右心衰竭　随着 COPD 的进展,外周气道阻塞、肺实质破坏和肺血管的异常等减少了肺气体交换能力,产生低氧血症,以后可出现高碳酸血症。低氧血症引起肺小动脉痉挛是肺动脉高压最主要的病因,早期缺氧解除后,肺动脉压可恢复正常。在心功能代偿期,可无右心衰竭表现。长期慢性缺氧引起肺小动脉平滑肌肥厚、内膜灶性坏死、纤维组织增生和血管狭窄,肺血管重构使肺动脉高压不可逆,而慢性缺氧导致红细胞增多,使血容量和血黏度增高,也增加肺循环阻力,加重肺动脉高压,当呼吸系统病变进一步加重,动脉血气恶化时,肺动脉压显著增高,心脏负荷加重,加上心肌缺血和代谢病变等因素,可诱发右心衰竭。

4. 继发性红细胞增多症　慢性缺氧引起红细胞代偿性增多,以提高血氧含量和机体氧供。红细胞增多,全血容量相应增加、血黏度增高,从而引起头痛、头晕、耳鸣、乏力等症状,并易发生血栓栓塞。

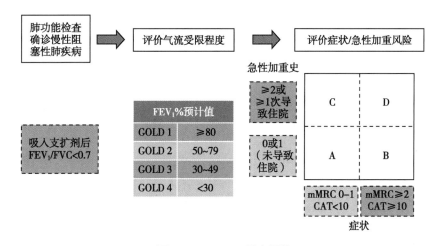

图 4-2-1　COPD 综合评估

5. 系统性影响 COPD 的炎症不只局限肺部，也可以导致全身不良效应。全身炎症表现为全身氧化负荷异常增高、循环血液中细胞因子浓度异常增高以及炎症细胞异常活化等。患者骨质疏松、抑郁、慢性贫血及心血管疾病风险增加。COPD 的全身不良效应具有重要的临床意义，它可加剧患者的活动能力受限，使生活质量下降，预后变差。

七、治疗

2019 年 GOLD 更新版已经发布，药物治疗方面增加了新的内容。在 COPD 预防和治疗中，确定和减少危险因素暴露是重要的一步。COPD 的治疗包括药物治疗和非药物治疗。在药物治疗之前，首先应该对患者进行综合评估，根据综合评估的结果选择适当的药物治疗。药物治疗可以帮助患者缓解症状，降低急性加重程度和频率，改善健康状况和运动耐力。但目前治疗 COPD 的药物不能改变患者肺功能进行性下降的趋势。

（一）疾病预防

识别和减少危险因素对于 COPD 的治疗和预防急性加重非常重要。首要措施是戒烟、脱离室内室外空气污染环境和避免职业接触。吸烟是最重要和最易识别的危险因素，戒烟是一项重要的干预措施，因为它可以影响疾病的自然病程，提高生存率。药物治疗和尼古丁替代疗法可以提高长期戒烟率。立法禁烟以及医务人员提供戒烟咨询可提高戒烟率。电子香烟辅助戒烟的有效性和安全性目前还不确定。其次是疫苗接种，接种流感疫苗和肺炎链球菌疫苗可以减少与下呼吸道感染和死亡率有关的并发症。与安慰剂组相比，流感疫苗的使用均降低了 COPD 患者的流感相关急性呼吸系统感染（acute respiratory infection, ARI）的发生率，接受流感疫苗的患者死亡率降低。肺炎链球菌感染是导致老年人患病和死亡的重要原因，接种肺炎疫苗降低了慢阻肺急性加重的可能性，进而使慢阻肺患者获益。流感疫苗与肺炎链球菌疫苗联合接种对患有慢性肺部疾病的老年人有更多临床受益，且并不会增加不良反应的发生。

（二）稳定期治疗

老年 COPD 稳定期管理的策略应基于个体症状评估和未来发生急性加重风险评估，不应局限于药物治疗（常用维持药物见表 4-2-4），还应通过非药物治疗（推荐非药物治疗见表 4-2-5）来完善，健康教育对所有老年 COPD 患者都是必要的。药物治疗目的是减轻症状和减少急性加重风险。

2019 版 GOLD 指南对稳定期药物治疗推荐如下：

1. 支气管扩张剂 除了仅有偶发呼吸困难的患者外，长效 β 受体激动剂（long-acting beta-agonist, LABA）和长效胆碱能受体拮抗剂（long-acting musarinic antagonist, LAMA）优于短效制剂；患者可以开始使用一种或两种长效支气管扩张剂治疗，使用一种长效支气管扩张剂治疗的患者仍有持续性呼吸困难，可以增加为两种；吸入支气管扩张剂优于口服支气管扩张剂；除非无法获得或无法负担长期使用上述支气管扩张剂，否则不予推荐茶碱治疗。

2. 抗炎药物 不推荐长期使用吸入性糖皮质激素（inhaled corticos teroids, ICS）单药治疗；使用长效支气管扩张剂仍有急性加重者，可以考虑 ICS 联合 LABA 的长期治疗；不推荐长期口服糖皮质激素；不推荐他汀治疗用于预防急性加重发作；仅在特定患者中推荐使用抗氧化黏液溶解剂；使用 LABA/ICS 或 LABA/LAMA/ICS 后仍有急性加重、慢性支气管炎、重到极重度气流阻塞的患者，可以考虑加入磷酸二酯酶 -4（phosphodiesterase-4, PDE-4）抑制剂；采用合适治疗后仍有急性加重的既往吸烟者，可以考虑使用大环内酯类药物，如阿奇霉素。

3. 其他药物 严重遗传性 α-1 抗胰蛋白酶缺乏症和确诊肺气肿的患者，可能适合用 α-1 抗胰蛋白酶增补治疗；批准用于治疗原发性肺动脉高压的药物不推荐用于继发于 COPD 的肺动脉高压；可以考虑低剂量口服和肠外给予长效阿片类药物治疗病情严重 COPD 患者的呼吸困难；不推荐使用镇咳药物。

4. 患者随访和管理 实施药物治疗后，患者应定期随访接受评估以了解患者是否达到治疗目标，治疗中是否存在障碍。2019 版 GOLD 为后续患者随访和管理提供了一种单独的方法，仍然基于患者症状和急性加重，但不依赖于患者初诊时的 GOLD 分组。应不断复查患者对升级治疗的反应，如果无临床获益和 / 或出现副作用，应考虑

表 4-2-4　COPD 常用的维持药物

药物	吸入装置	雾化液/(mg/ml)	口服药	注射	作用维持/h
β2 受体激动剂					
短效 β2 受体激动剂（SABA）					
非诺特罗	100～200（MDI）	1	2.5mg（片剂）0.05%（糖浆）		4～6
左旋沙丁胺醇	45～90（MDI）	0.1, 0.21, 0.25, 0.42			6～8
沙丁胺醇（舒喘宁）	90, 100, 200（MDI & DPI）	1, 2, 2.5, 5	2, 4, 5mg（片），0.024%/0.4mg 8mg（缓释片）（糖浆）		
特布他林	500（DPI）				
长效 β2 受体激动剂（LABA）					
Arformotrol					12
福莫特罗	4.5～9（DPI）	0.007 5			12
茚达特罗	75～300（DPI）	0.01			24
奥达特罗	2.5, 5（SMI）				24
沙美特罗	25～50（MDI & DPI）				12
抗胆碱能药物					
短效抗胆碱能受体拮抗剂（SAMA）					
异丙托溴铵	20, 40（MDI）	0.2			6～8
氧托溴铵	100（MDI）				7～9
长效抗胆碱能受体拮抗剂（LAMA）					
阿地溴铵	400（DPI & MDI）				12
格隆溴铵	15.6, 50（DPI）		1mg（溶液）	0.2mg	12～24
噻托溴铵	18（DPI），2.5, 5（SMI）				24
芜地溴铵	62.5（DPI）				24
SABA + SAMA					
非诺特罗/异丙托溴铵	50/20（SMI）	1.25, 0.5mg; 4ml			6～8
沙丁胺醇/异丙托溴铵	100/20（SMI），75/15（MDI）	0.5, 2.5mg; 3ml			6～8
LABA + LAMA					
福莫特罗/阿地溴铵	12/400（DPI）				12
福莫特罗/格隆溴铵	9.6/14.4（MDI）				12
茚达特罗/格隆溴铵	27.5/15.6 & 110/50（DPI）				12～24
维兰特罗/芜地溴铵	25/62.5（DPI）				24
奥达特罗/噻托溴铵	5/5（SMI）				24
甲基黄嘌呤					
氨茶碱		105mg/ml（溶液）	250, 500mg		多变
茶碱（缓释）		100～600（片）	250, 400, 500mg		多变
LABA + ICS（吸入性糖皮质激素）					
福莫特罗/倍氯米松	6/100（MDI & DPI）				
福莫特罗/布地奈德	4.5/160, 4.5/80（MDI），9/320, 9/160（DPI）				
福莫特罗/莫米松	10/200, 10/400（MDI）				
沙美特罗/氟替卡松	5/100, 50/250, 50/500（DPI），21/45, 21/115, 21/230（MDI）				
维兰特罗/丙酸氟替卡松	25/100（DPI）				
磷酸二酯酶 -4（PDE-4）抑制剂					
罗氟斯特		500μg（片）			

降级治疗。对于已经接受治疗的慢阻肺患者，若其中一些症状消退，并且随后可能需要较少的治疗，也可以考虑进行降级治疗。对治疗方案改变的患者应慎重考虑，尤其是降级治疗，应在密切的医疗监督下进行。指南结合了临床试验的最新证据和外周血嗜酸性粒细胞计数作为生物标志物来指导 ICS 治疗，以预防病情恶化（图 4-2-2）。

表 4-2-5 COPD 稳定期非药物治疗

患者	必要	推荐	根据当地指南决定
A	戒烟（包括药物治疗）	体力活动	流感疫苗、肺炎疫苗
B～D	戒烟（包括药物治疗）、肺康复	体力活动	流感疫苗、肺炎疫苗

5. **长期家庭氧疗** 慢性呼吸衰竭的患者进行长期氧疗（每日吸氧 15h 以上）可以提高静息状态下严重低氧血症患者的生存率，对血流动力学、运动能力和精神状态均会产生有益的影响。使用长期家庭氧疗的指征为：① $PaO_2 \leq 55mmHg$ 或 $SaO_2 \leq 88\%$，有或没有高碳酸血症；② PaO_2 55～60mmHg 或 $SaO_2 < 89\%$，并有肺动脉高压、心力衰竭所致水肿或红细胞增多症（血细胞比容 > 0.55）。一般采用鼻导管吸氧，氧流量为 1.0～2.0L/min，吸

氧时间 10～15h/d。目的是使患者在静息状态下，达到氧分压 $PaO_2 \geq 60mmHg$ 和 / 或使血氧饱和度 $SaO_2 \geq 90\%$。无严重合并症的老年 AECOPD 患者氧疗后更容易达到满意的氧合水平 [$PO_2 > 60mmHg$（8.0kPa），$SaO_2 > 90\%$]，但有可能发生潜在 CO_2 潴留。氧疗 30～60min 后复查动脉血气以确定氧合满意而未引起 CO_2 潴留或中毒。

（三）急性加重期治疗

COPD 急性加重是一个急性事件，是指患者呼吸道症状（呼吸困难、咳嗽和 / 或咳痰）加重，超出日常的变异，并且需要改变原药物治疗。慢阻肺急性加重的过程很复杂，与气道炎症增强，黏液分泌增多和显著气道陷闭有关。这些变化导致了急性加重的主要症状呼吸困难加重，其他的症状包括咳脓痰和痰量增加，伴咳嗽和喘息加重。由于慢阻肺患者常伴有共患疾病，在临床上急性加重需与急性冠脉综合征、充血性心力衰竭急性加重、肺栓塞和肺炎等疾病鉴别。

1. **治疗场所** 慢阻肺急性加重的治疗目标是使本次急性加重的影响最小化，并预防再次急性加重的发生。首先应确定急性加重的原因及病情严重程度，根据病情严重程度决定门诊或住院治疗。超过 80% 的急性加重患者可以在门诊接受药物治疗，包括使用支气管扩张剂、激素和抗

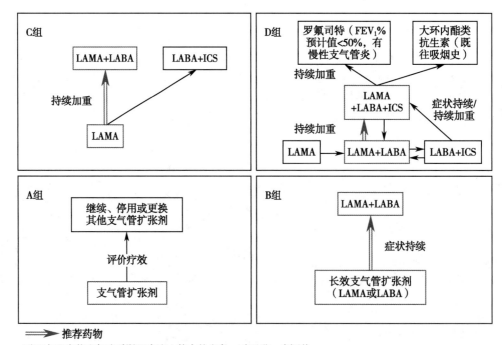

图 4-2-2 COPD 稳定期 ABCD 组药物治疗

生素。慢阻肺急性加重分为：

- 轻度（单独使用短效支气管扩张剂治疗）。
- 中度（使用短效支气管扩张剂和抗生素，加或不加口服糖皮质激素）。
- 重度（患者需要住院或急诊治疗）。重度急性加重可能并发急性呼吸衰竭。

当患者在急诊就诊时，要首先进行氧疗并判断此次急性加重是否威胁生命，呼吸功增加或气体交换功能受损的程度是否需要进行无创通气。如果需要，接诊医生应决定患者住呼吸科病房还是重症监护病房（表4-2-6、表4-2-7）。

表4-2-6 AECOPD住院的指征

住院指征的评估（需考虑当地条件）
严重的症状，如静息状态下呼吸困难突然加重，呼吸频率高，血氧饱和度降低，意识模糊，嗜睡
急性呼吸衰竭
出现新的体征（如：发绀、外周水肿）
初始治疗失败
有严重的伴随疾病（如心力衰竭或新发心律失常等）
家庭支持不足

表4-2-7 AECOPD收住呼吸或内科ICU的指征

收住呼吸或内科ICU的指征（需考虑当地条件）
对初始急诊治疗反应差的严重呼吸困难
意识状态改变（意识模糊，昏睡、昏迷）
持续性或进行性加重低氧血症（$PaO_2 < 40mmHg$）和/或严重/进行性加重的呼吸性酸中毒（$pH < 7.25$），氧疗或无创通气无效
需要有创机械通气
血流动力学不稳定——需要使用升压药

2. 药物治疗　AECOPD常用的药物有三类：支气管扩张剂、激素和抗生素。2019版GOLD指南对于急性加重的治疗建议如下：

（1）支气管扩张剂：吸入短效β_2受体激动剂，伴或不伴短效抗胆碱能药物，推荐作为急性加重的起始支气管扩张剂治疗；出院前应该尽早开始长效支气管扩张剂的维持治疗。静脉使用甲基黄嘌呤类药物（茶碱或氨茶碱）因其显著的副作用并不建议应用于急性加重患者。

（2）糖皮质激素：慢阻肺急性加重患者全身应用糖皮质激素可以缩短康复时间，改善肺功能（FEV_1）和氧合，降低早期病情反复和治疗失败的风险，缩短住院时间。推荐应用泼尼松每天40mg治疗，临床不超过5～7天。口服激素与静脉应用激素疗效相当。单独雾化吸入布地奈德虽然较昂贵，对于一些慢阻肺急性加重的患者可以作为替代口服激素治疗的方法。新近研究提示，糖皮质激素对于血嗜酸性粒细胞水平低的急性加重患者的治疗效果欠佳。

（3）抗生素：COPD急性加重可由多种因素引起，最常见为病毒性上呼吸道感染和气管支气管感染。AECOPD患者如果存在呼吸困难加重、痰量增多和脓性痰这三个基本症状；或含脓性痰增多在内的两个基本症状；或需要有创或无创机械通气治疗，就应该接受抗生素治疗。推荐的抗生素使用疗程为5～7天。抗生素的选择常需根据当地的细菌耐药情况决定。常用的初始经验性治疗可选用阿莫西林克拉维酸，大环内酯类药物或四环素类。对于频繁急性加重、重度气流受限和/或急性加重需机械通气的患者，需进行痰培养或其他肺部标本的培养，因为可能存在对上述药物不敏感的革兰氏阴性菌（如假单胞菌属）或耐药病原体。虽然更倾向于口服抗生素，但给药途径（口服或静脉）还是取决于患者的进食能力和抗生素的药代动力学情况。经治疗后呼吸困难改善和脓痰减少提示治疗有效。

（4）辅助治疗：根据患者的临床情况可考虑适当利尿以保持适当的液体平衡、抗凝、治疗共患疾病以及营养支持。医务人员要坚决执行严格的措施帮助患者戒烟，考虑到慢阻肺急性加重住院患者深静脉血栓和肺栓塞发生风险增加，应该加强血栓预防措施。

3. 非药物治疗

（1）氧疗：氧疗这是急性加重住院治疗的一个关键部分。调节氧流量以改善患者低氧血症、保证氧饱和度在88%～92%为目标。氧疗开始后要频繁监测动脉血气分析，以保证合适的氧合，且无CO_2潴留和/或恶化的酸中毒。

（2）机械通气支持：机械通气支持可以使用无创通气（通过鼻或面罩）或有创机械通气（通过经口气管插管或气管切开）。在急性呼吸衰竭时不推荐使用呼吸兴奋剂。无创机械通气与有创通气（正压通气和气管插管）相比，更倾向于使用无创机械通气（NIV）作为AECOPD住院治疗急性呼吸衰竭的首选通气模式。NIV 能改善氧合和急性呼吸酸中毒（增加 pH 和降低 $PaCO_2$），降低呼吸频率和呼吸功，缓解呼吸困难严重程度，还能减少呼吸机相关肺炎等并发症和住院时间。更重要的是，NIV 降低了死亡率和插管率。AECOPD 无创机械通气应用指征见表 4-2-8。

表 4-2-8 无创机械通气的应用指征

无创机械通气的应用指征（具有下列至少一项）
呼吸性酸中毒（$PaCO_2 \geq 45mmHg$ 且 $pH \leq 7.35$）
严重呼吸困难且具有呼吸肌疲劳或呼吸功增加的临床征象，或二者皆存在，如辅助呼吸肌的使用，腹部矛盾运动或肋间凹陷
应用氧疗后仍存在持续性低氧血症

一旦患者经无创机械通气初始治疗失败而接受补救性的有创机械通气治疗，共患疾病致残率、死亡率会增加，住院时间会延长。主要的风险包括呼吸机相关肺炎（尤其是多重耐药菌流行时）、气压伤、气管切开和呼吸机依赖的风险。AECOPD 有创机械通气应用指征见表 4-2-9。

表 4-2-9 AECOPD 有创机械通气的应用指征

有创机械通气的应用指征
不能耐受 NIV 或 NIV 失败
呼吸或心搏骤停
意识丧失、镇静无效的精神运动性躁动
大量误吸或持续呕吐
持续性气道分泌物排出困难
严重的血流动力学不稳定，补液和血管活性药无效
严重的室性或室上性心律失常
存在危及生命的低氧血症患者且不能耐受 NIV

（3）肺康复治疗：肺康复是指患者可以通过重建其他非肺部脏器来改善运动耐量和呼吸困难，包括患者评估、运动训练、健康教育、营养干预和社会心理支持。建议 COPD 患者参加肺康复计划（psychosocial rehabilitation program，PRP），鼓励患者增加锻炼和保持身体活动，恢复独立功能并减轻症状。老年 COPD 患者可能会因为呼吸困难逐渐变得活动受限，但是研究表明，合并症的存在不会限制老年人运动能力、症状和生活质量的改善，应鼓励 COPD 患者参加肺康复计划。标准的 PRP 计划包括四肢的有氧运动、增强肌肉的力量和耐力，通过结合耐力训练对整体健康状况和肌肉力量有积极作用。对于老年人体弱的 COPD 患者，PRP 可以增加肌肉力量、步行速度和爬楼梯能力。不过有认知功能障碍或痴呆的老年 COPD 患者康复训练效果不明显。研究表明，患者坚持参加 PRP，呼吸困难、运动耐量下降等表现的改善可持续 12～18 个月，若继续 PRP 则获益时间可以继续延长。

（4）外科治疗：肺减容术是通过切除部分肺组织，减少过度充气，改善呼吸肌做功，提高运动能力，对于部分上肺叶肺气肿的患者，即使在有最佳药物治疗下仍有明显症状，这类患者可能成为手术或非手术肺减容的候选者，从而达到减轻症状的目的。肺移植手术可以改善生活质量，改善肺功能，但技术要求高，花费大，很难推广应用。因老年患者基础疾病多，合并症较多，一般若无十分适应证，则不推荐行外科手术治疗。

（5）姑息治疗：姑息治疗是针对病重病危随时有生命危险的患者的治疗方式，可以在一定程度上促进身心健康，提高患者及其家属的生活质量。姑息治疗主要集中在 3 个方面：减轻或控制症状（主要是呼吸困难）；及时和持续地向患者和家属表示关怀；给予充分的心理、社会和精神支持。姑息治疗应纳入老年 COPD 重症患者的常规治疗中，特别是那些由于 COPD 恶化、呼吸衰竭、肺心病入住 ICU 的患者。

（6）合并症治疗：COPD 合并症包括心血管疾病、骨质疏松、抑郁症、肺癌、感染、代谢综合征和糖尿病等，这些疾病对 COPD 预后有明显的影响。心血管疾病是 COPD 患者的最常见也最重要的合并症。这些心血管疾病包括缺血性心脏病、心功能衰竭、心房颤动和高血压。骨质疏松和抑郁症也是 COPD 患者的主要并发症，常未能得到充分诊断，与健康状况及预后不佳相关。与 COPD 患者的其他合并症相比，骨质疏松与肺气肿的关系更为密切，且常与体重指数下降和脂肪减少有关。因全身应用激素药物明显增加骨质疏松的风险，在 COPD 加重期应尽可能避免反复使用。此外，COPD 患者常合并肺癌，研究发现肺癌是轻度 COPD 患者最常见的死亡原因。对于 COPD 患者并发症的治疗，尤其是合并高血压、冠心病的治疗，使用 β 受体阻断剂多不受限制，常规剂量的 $β_2$ 受体激动剂是安全的，若要大剂量应用则应考虑其心血管不良反应。总之,治疗合并症应按各自并发症的指南进行治疗。

(四)出院和随访

出院介绍包括教育,药物治疗的优化选择,吸入装置使用方法的监督和纠正,共患疾病的评估和治疗,早期康复,远程监督和后续患者沟通联系。出院后应尽可能进行早期随访(1月内),可能减少急性加重相关的再次住院。早期随访可以仔细地评估出院治疗(尤其通过血氧饱和度和动脉血气分析评估是否长期需要氧疗),并有机会对治疗进行必要的调整(抗生素和激素治疗)。3个月后的进一步随访以确认患者是否恢复到稳定的临床状态,并可以重新评估患者的症状、肺功能(应用肺量计),还可以应用多种评分系统如BODE评估预后。另外,与早期随访相比,进一步随访通过动脉血氧饱和度和血气分析评估是否需要长期氧疗更加准确。反复急性加重和/或住院的患者需要接受CT检查用来判断是否有支气管扩张和肺气肿。共患疾病也需要进一步评估和治疗。

(陈琼;谢明萱 齐海梅 审阅)

参 考 文 献

[1] Global Strategy for the Diagnosis, Management, and Prevention of Chronic Obstructive Lung Disease(GOLD) 2019 [EB/OL]. (2018-11-14)[2019-06-12]. https://gold-copd.org/wp-content/uploads/2018/11/GOLD-2019-v1.7-FINAL-14Nov2018-WMS.pdf

[2] 中华医学会呼吸病学分会慢性阻塞性肺疾病学组. 慢性阻塞性肺疾病诊治指南(2013年修订版)[J]. 中华结核和呼吸杂志, 2013, 36(4): 255-264.

[3] Yoshinosuke F. The aging lung and chronic obstructive pulmonary disease[J]. Proc Am Thorac Soc, 2009, 6: 570-572.

[4] Maciewicz RA, Warburton D, Rennard SI. Can increased understanding of the role of lung development and aging drive advances in chronic obstructive pulmonary disease? [J]. Proc Am Thorac Soc, 2009, 6: 614-617.

[5] MacNee W. Accelerated lung aging: a novel pathogenic mechanism of chronic obstructive pulmonary disease (COPD)[J]. Biochem Soc Trans, 2009, 37: 819-823.

[6] 老年人流感和肺炎链球菌疫苗接种中国专家建议 [J]. 中华老年医学杂志, 2018, 37(2): 113-122.

第三节 老年人肺炎

一、概述

老年人肺炎通常定义为65岁以上老年人所患肺炎。根据场所的不同分为社区获得性肺炎(community-acquired pneumonia, CAP)、医疗保健相关性肺炎(healthcare-associated pneumonia, HCAP)和院内获得性肺炎(hospital-acquired pneumonia, HAP)。随着年龄的增长,老年肺炎的发病率呈直线上升的趋势,其住院人数和死亡人数亦随之增加。老年人因机体老化,呼吸系统解剖结构和肺功能的改变、咳嗽吞咽反射减弱、免疫衰老或罹患多种慢性基础病、营养不良等,容易引发肺炎。老年肺炎的临床表现与成年人相比有特殊性,易误诊漏诊。早期诊断、重视临床评估、合理管理及实施有效的预防措施,可以减少老年肺炎的发病率、住院率、并发症和病死率。

二、老年肺炎流行病学和危险因素

老年肺炎发病率高、病死率高,而且随年龄增长而增加。欧洲老年肺炎的年发病率为76～140/万人。美国2010—2012年间,65～79岁人群中肺炎年发病率为63/万人,80岁以上人群中增至164.3/万人,2014—2016年间,老年肺炎年发病率为209.3/万人。在全世界范围内,肺炎是老年人感染性疾病导致死亡的首位原因。老年CAP患者的病死率比一般人群高10%,可高达25%。年龄≥80岁是预后不良的危险因素。我国尚缺乏老年CAP的年发病率和病死率数据。CAP发病年龄构成比的研究结果显示,老年人占到CAP患者的28.7%,仅次于婴幼儿。2018年中国卫生健康统计年鉴记载,2017年65～69岁城市、农村居民人群肺炎的死亡率为19.63/10万、11.62/10万,>85岁人群中高达865.53/10万、445.93/10万。老年肺炎其治疗时间比年轻人更长,医疗花费更高。全球人口目前正在迅速老龄化,疾病负担和经济负担会不断增长。

一些易感因素被认为与老年肺炎风险有关:年龄;合并慢性基础疾病,如慢阻肺、糖尿病、心功能不全、冠心病、肿瘤、中枢神经系统疾病、肾功能不全、肝病等；营养不良和功能状态差如卧床、尿失禁；吞咽困难；口咽部定植菌增加；抗抑郁药、抗帕金森病药、利尿剂、抗组胺药和降压药使用；抗生素治疗；气管插管或留置胃管；吸烟酗酒；手术和任何严重的疾病。传统认为年龄是一个危险因素，但一些研究报告认为年龄并不是重要的危险因素，慢性基础病具有更高的风险。

吸入性肺炎（aspiration pneumonia，AP）在老年肺炎中很常见，包括显性误吸和隐性误吸。老年 AP 多为隐性误吸，常无任何临床症状，易被忽视。衰弱、HCAP 和 HAP 患者中 AP 发病率较高。大约 70% 的住院老年肺炎病例为 AP，其占肺炎的百分比随年龄增长而增加，且是重症肺炎的危险因素，病死率高。老年人存在更多发生误吸的危险因素，衰老本身可以影响吞咽功能和宿主防御机制，但基础病、认知障碍和失能是 AP 在老年人群中高发的主要原因。其易患因素包括：①神经系统疾病：脑血管疾病、脑神经病变、帕金森病、老年痴呆、意识障碍、运动神经元疾病、假性球麻痹、吞咽困难、癫痫发作；②长期卧床：伤残、衰弱、营养不良、肿瘤晚期、临终前；③口腔疾病：人工假牙、口腔干燥、口腔肿瘤；④胃食管疾病：食管憩室、食管运动功能障碍、食管肿瘤、胃食管反流、胃切除术后；⑤医源性因素：麻醉昏迷、气管插管或气管切开、镇静剂或安眠药的过量使用、利尿剂和抗胆碱能药物等引起口干的药物使用、H_2 受体拮抗剂和质子泵抑制剂的应用、酒精中毒、不适当的鼻饲管应用等。

三、老年肺炎临床特点

（一）起病隐匿，临床症状不典型

老年肺炎症状常常不典型，寒战、发热、咳嗽、咳痰、胸痛等典型的肺炎症状少见，呼吸系统以外症状可掩盖呼吸系统主要症状，表现为心动过速或恶心呕吐、食欲缺乏、腹泻等消化系统症状或意识改变等中枢神经系统症状。呼吸急促是提示老年人罹患肺炎的一个敏感指标，存在于 70% 的老年肺炎患者。大多数老年肺炎患者存在一种或多种基础病，肺炎有时表现为慢性基础疾病的急性加重或失代偿。例如：中枢神经系统疾病患者症状加重、2 型糖尿病患者血糖异常波动、心脏病患者心力衰竭症状加重。HCAP、HAP

和高龄患者表现可更不典型，常以典型的老年病"五联征"为突出表现。表现为：二便失禁、意识障碍和 / 或精神症状、步态不稳或跌倒、活动减少、生活能力降低或丧失。认知功能障碍、失语、痴呆可能是导致这些非特异性症状的原因。

（二）体征无特异性

典型肺实变体征少见，湿啰音是主要的肺部体征。高龄患者肺部闻及湿啰音的概率降低，大部分肺部听诊正常或呼吸音降低或闻及散在干啰音。

（三）炎症标志物敏感性、特异性降低

由于免疫衰老导致的炎症反应不足，老年肺炎患者可无外周血白细胞、中性粒细胞升高。C 反应蛋白增高、血沉可增快，但一些非细菌感染因素如冠心病、糖尿病等基础病也可能导致其升高，特异性差。研究发现，老年 CAP 患者的病情严重程度、病死率与白细胞或 C 反应蛋白无关联性。降钙素原是老年肺炎细菌感染的敏感指标，应用于诊断、病情监测及抗菌药物应用指导，但预测老年 CAP 患者短期死亡率的作用可能有限。有研究发现老年肺炎患者的中性粒细胞 / 淋巴细胞比率（neutrophil-to-lymphocyte ratio，NLR）比白细胞、中性粒细胞和 C 反应蛋白变化更显著，有助于诊断和鉴别，尤其是白细胞不高时。NLR 联合 C 反应蛋白可提高老年肺炎的诊断敏感性，且可用于预后评价。多项研究显示肾上腺髓质素前体有望成为呼吸道感染的预后标志物。

（四）菌血症多见

老年肺炎患者菌血症较成年人多见，40% 可合并有脓毒症。2011 年 ERS/ESCMID 成人下呼吸道感染指南建议所有住院肺炎患者进行血培养。老年肺炎患者临床表现不典型，血培养可能有助于诊断以及明确病原体。早期识别老年患者脓毒症具有挑战性，因为老年患者可能缺失体温、呼吸、心率等异常体征，可采用快速序贯器官功能衰竭评分（qSOFA）结合英国国家早期预警评分（NEWS）判断病情。血清乳酸水平是最常用的脓毒症预后生物标志物，敏感性高，但特异性差。

（五）痰液病原学检查诊断价值低

老年患者常常无力咳嗽或者咳嗽反射减弱，很难获取来自下呼吸道深部的咳痰标本，痰标本合格率低。另外由于口咽部污染菌、定植菌多，

痰培养阳性很难鉴别是致病菌、定植菌、污染菌。其他的痰液标本收集方法因有创性难以在老年患者中进行。金黄色葡萄球菌、肺炎克雷伯菌或铜绿假单胞菌在高质量呼吸道样本培养阴性具有较高的阴性预测价值，可以使抗菌治疗范围缩小。检测尿液中肺炎链球菌和嗜肺军团菌抗原是这两种病原体检测的重要进展。在特定的环境和流行病学时，建议行病毒学测定。痰液实时定量 PCR、二代测序检测在病原体检测中具有良好的应用前景，但对痰液标本要求高。

（六）影像学检查多样性、滞后性、吸收延缓

老年患者检查体位配合度差，但胸片通常足以确诊大多数老年肺炎。胸片无特异性征象，多表现为肺纹理紊乱、小斑片状模糊影，典型大叶性肺炎的肺实变少见。在高达 30% 的病例中，异常的放射学征象可能不明显，尤其是感染早期、伴有脱水和中性粒细胞减少的患者。因此，疑有肺炎时建议在 24~48h 后复查胸片。抗感染治疗后，影像学上的吸收落后于临床症状的改善，可延续 1~2 个月炎性病变才完全吸收。吸收延缓与患者基础疾病多、病情严重程度、出现并发症有关，因此短期内（4 周）不建议多次复查胸片。CT 在诊断和评估老年肺炎严重性方面优于胸片，建议胸片检查阴性但可疑肺炎或初始治疗无效的患者行胸部 CT 检查。对于搬动困难不具备胸片及胸部 CT 检查条件的老年人，胸部超声检查可能是诊断肺炎的有效手段，敏感性、准确性较高，可能具有良好的临床应用价值。

（七）病原体多样化，耐药菌比例增加

世界各地的研究均报道肺炎链球菌是老年人 CAP 的主要致病菌。Cilloniz 等的研究认为，年龄对老年 CAP 病原学无直接影响，肺炎链球菌在所有年龄组中最常见，然后依次为两种或多种病原体混合感染、不典型病原体、呼吸道病毒。合并基础病的老年患者中，金黄色葡萄球菌、肠杆菌科、铜绿假单胞菌、流感嗜血杆菌也很常见，而且耐药菌比例增加。也有一些研究显示，老年人不典型病原体的感染率较低。老年人中最常见的呼吸道病毒是流感病毒和呼吸道合胞病毒，病毒不仅可以导致病毒性肺炎，而且常合并肺炎链球菌、金黄色葡萄球菌和流感嗜血杆菌混合感染。其他常见的呼吸道病毒有副流感病毒、腺病毒、

冠状病毒、鼻病毒，一般病情严重程度较轻。不过近期一项研究发现，老年 CAP 住院患者病原体以病毒（鼻病毒和流感病毒）最常见，其次是肺炎链球菌。目前国内缺乏老年人 CAP 病原学大型流行病学调查结果。

HCAP 和 CAP 之间病原体的差异存在争议，不同国家地区报道不同。2005 年 ATS/IDSA HAP 指南中纳入的两项研究发现，HCAP 患者具有铜绿假单胞菌和耐甲氧西林金黄色葡萄球菌（MRSA）感染的高风险。然而在随后的几年中，越来越多的研究表明，HCAP 的病原体与 CAP 类似，DRP 风险并不高。因此在 2016 年 ATS/IDSA 和 2017 年欧洲 HAP 指南中删除了 HCAP 概念。

AP 病原体：居住护理机构或者住院患者口咽部革兰氏阴性杆菌和金黄色葡萄球菌定植增加，常见的革兰氏阴性杆菌包括流感嗜血杆菌、铜绿假单胞菌、肺炎克雷伯菌、嗜麦芽窄食单胞菌和大肠埃希菌等。厌氧菌也是 AP 重要的致病菌。El-Solh 等人将肠杆菌科（49%）和厌氧菌（16%）鉴定为最常见的 AP 病原体，且多为混合感染。

HAP 传统上分为早发和迟发肺炎，早发 HAP 病原学认为与 CAP 相似，肺炎链球菌和流感嗜血杆菌常见。而晚发 HAP 病原学更可能是上呼吸道定植的病原体，最常见的病原体是金黄色葡萄球菌、铜绿假单胞菌、不动杆菌属和肠杆菌科，而且 DRP 常见。但是近期一些研究发现早发和晚发 HAP 病原体相似，DRP 感染在早发 HAP 中不少见，因此 2016 年 ATS/IDSA HAP 指南中删除了早发或晚发 HAP 概念，欧洲指南仍保留。另外，老年机会性真菌感染不容忽视，白色念珠菌是主要致病菌，非白色念珠菌、曲霉菌和隐球菌的感染比例高于年轻患者。

（八）并发症多，易引起多器官功能衰竭

80% 的老年肺炎患者至少合并一种基础病：慢性呼吸道疾病、糖尿病、慢性心血管疾病、神经系统疾病、慢性肝病和慢性肾病。最常见的基础病是慢性呼吸道疾病，主要是 COPD，占 50% 以上。老年人各重要器官生理储备功能衰退，或者在基础病基础上，老年肺炎患者易出现心梗、新出现或加重的心力衰竭、心律失常、消化道出血、休克、呼吸衰竭、肾功能不全、电解质酸碱平衡紊乱等并发症，其中心血管事件常见。机体各脏器

之间相互影响，序贯性、渐进性地发生多器官功能衰竭（multiple organ failure，MOF），治疗复杂困难，病死率高。

四、老年肺炎评估

（一）老年肺炎衰弱评估

研究表明，在临床实践中常规评估老年肺炎患者是否存在衰弱，可以改善老年肺炎患者的管理，有助于风险分层和决策经验性抗感染治疗。目前衰弱评估没有通用的国际标准。Rockwood等人提出的衰弱指数（FI），包括一系列变量，全面量化评估老年人的健康状况。但这个评估常常需一个跨学科团队进行，内容烦琐，在临床实践中难以实行。因此许多研究者提出了基于不同领域的、简单有效的筛查量表以识别衰弱患者。ISAR 和 TRST 这两个量表可用于急诊初步识别衰弱的老年患者。初评具有高风险（ISAR 或 TRST≥2）的老年患者建议进行适用于急诊室的老年综合评估（comprehensive geriatric assessment，CGA）。西班牙老年 CAP 管理指南建议根据 CGA 评估分为两个群体：①无衰弱老年 CAP 患者，没有明显基础病或精神或社会问题且能够独立完成基本日常生活的患者；②衰弱老年 CAP 患者，进一步分为轻度衰弱和中重度衰弱。轻度衰弱：独立或几乎独立地进行日常生活，但发生 CAP 后可能出现急性功能和 / 或认知障碍。中重度衰弱：日常生活活动需要帮助，有多种基础病、多重用药、痴呆、营养不良和社会风险。存在衰弱的老年 CAP 患者，衰弱的程度越重，预后越差。对老年肺炎患者衰弱评估旨在进一步认识衰老的特点，重视功能、认知和社会状况以及老年综合征的存在，以改变传统的以急性发作为中心的治疗模式，更好地对每一个患者制订更具体的护理治疗计划。

平衡和步态评估作为老年人衰弱评估的临床指标，简单易行。急性活动障碍和谵妄是两种典型的老年综合征，可由肺炎引起，与预后呈负相关。因此有学者建议在入院时和住院期间对所有老年肺炎患者进行谵妄和急性活动障碍的筛查。

（二）老年肺炎严重程度评估

肺炎严重性评分量表（PSI）和 CURB-65（包括意识、血清尿素氮、呼吸频率、血压及年龄≥65岁）是预测 CAP 短期病死率的两种最常用的方法，可对 CAP 患者进行危险分层，便于临床医生更加客观的决策治疗场所、经验性抗感染药物和辅助支持治疗。CRB-65 省去血清尿素氮这一参数，研究认为 CRB-65 同样能够很好地评估患者的病情严重程度。

PSI 包括实验室检查和胸片在内共 20 个参数，评分过程烦琐，不便于迅速评估初诊患者病情。另外，年龄和基础病的权重大，导致对老年肺炎患者评估的特异性较差，在预测收治 ICU 时敏感性和特异性较低，并且未考虑到其他重要因素，如心理社会变量、少见的基础病和患者对治疗的偏好。CURB-65 评分临床简单实用，局限性是不包括低氧血症、电解质紊乱等指标，而且因老年肺炎患者临床症状不典型，故敏感性不佳。Chen 等人发现 PSI 和 CURB-65 在老年人和高龄人群中特异性较差，尤其是 PSI，可能是由于年龄权重过大，因此作者提出不包括年龄的修正分数。西班牙一项关于 Barthel 指数（BI）和 PSI 组合模型对老年 CAP 患者病死率预测价值的研究结果提示，BI≤90 分联合 PSI 评分Ⅳ～Ⅴ的组合是老年 CAP 患者死亡的最大危险因素。Pieralli 等人研究了 ECOG 评分在预测老年 CAP 住院患者 30 天病死率方面的作用，结果认为，功能状态与老年 CAP 住院患者的预后直接相关，建议临床医生应该考虑 ECOG 评分，特别是在 CURB-65 评分低风险的患者。另有研究发现，NLR 预测老年 CAP 患者 30 天病死率优于 PSI、CURB-65、白细胞和 C 反应蛋白。

老年患者入住 ICU 的比例逐步增加，2006 年西班牙提出的重症社区获得性肺炎评估（SCAP 评分）在预测入住 ICU 优于 PSI、CURB-65。ATS/IDSA 在 2007 年 CAP 指南里提出了 M-ATS 标准，包括 2 项主要标准（机械通气和感染性休克）和 9 项次要标准，满足 1 项主要标准或 3 项次要标准即应入住 ICU，但 M-ATS 标准并没有得到广泛应用，因为机械通气和感染性休克患者需入住 ICU 是显而易见的，对于识别重症肺炎没有太大意义。2008 年，澳大利亚提出的呼吸和循环支持的评分量表（SMART-COP）是预测入住 ICU 最常用的评分。研究认为其比 PSI、CURB-65 能更好预测 CAP 患者是否需要机械通气治疗，如果患者

SMART-COP≥3 分，提示需要呼吸监护或循环支持治疗的可能，需收住 ICU。

（三）老年肺炎 DRP 评估

老年肺炎患者有多种 DRP 感染的危险因素，其中经常与医疗卫生系统接触是重要的危险因素，包括近期住院治疗病史、长期居住护理机构、家庭静脉治疗和伤口护理、血液透析和 3 个月内抗菌治疗。国内外的研究人员开发了多个评分系统，以更好地预测老年肺炎 DRP 的存在，这些评分可能有助于确定真正受益于广谱抗菌治疗的患者（表 4-2-10）。目前哪些是预测 DRP 感染可能性的最可靠的危险因素组合尚未达成共识。

五、老年肺炎管理

（一）重视老年肺炎评估

早期适当的抗生素治疗与良好的预后存在直接关联，特别在老年人群中。微生物学诊断率随着年龄的增长而稳定下降。因此大多数情况下，

表 4-2-10　老年肺炎 DRP 评分系统

	预测指标和计算方法		风险评分	
El Solh 2004 美国	ADL 评分为 6 表明患者完全功能独立，评分为 18 表示完全依赖		ADL<12.5 且无抗菌药暴露　DRP 患病率 0	
			ADL>12.5 且有抗菌药暴露　DRP 患病率 90%	
	抗菌药暴露：6 个月内≥3 天抗菌治疗			
Shorr 2008 美国	就诊 24h 内收住 ICU	1 分	<3 分　DRP 患病率<20%	
	慢性血液透析	2 分	3～5 分　DRP 患病率 55%	
	长期居住护理机构	3 分	>5 分　DRP 患病率>75%	
	90 天内住院史	4 分	最大得分 10 分	
Shorr （MRSA） 2008 美国	90 天内住院史	3 分	0 分　MRSA 患病率 8%	
	入住 ICU	2 分	1～4 分　MRSA 患病率 17%	
	年龄小于 30 岁或大于 79 岁	1 分	≥5 分　MRSA 患病率 27%	
	30 天内医院伤口护理	1 分		
	痴呆	1 分		
	肝硬化	1 分		
	女性糖尿病患者	1 分		
Brito and Niederman 2009 美国	90 天内住院史		非重症肺炎≥2 个危险因素　DRP 风险高	
	6 个月内抗菌药使用史		重症肺炎≥1 个危险因素　DRP 风险高	
	日常生活评分评估功能状态差			
	免疫抑制			
Aliberti 2012 意大利	≥1 个因素：心血管疾病、糖尿病、COPD、90 天内抗菌治疗、免疫抑制、家庭伤口护理或静脉注射治疗	0.5 分	≤0.5 分　DRP 患病率 8%	
			≥3 分　DRP 患病率 38%	
			最大得分 12.5 分	
	长期居住护理机构	3 分		
	90 天内住院史	4 分		
	慢性肾衰竭	5 分		
Park 2012 韩国	管饲	5 分	0～2 分　DRP 患病率 21.1%	
	90 天内住院史	3 分	3～5 分　DRP 患病率 45.3%	
	30 天内静脉抗菌药使用史	2 分	≥6 分　DRP 患病率 67.8%	
	长期护理	1 分		
	化疗	1 分		
	30 天内伤口护理	1 分		
	慢性血液透析	1 分		

续表

预测指标和计算方法			风险评分
Shindo 2013 日本	计算危险因素个数 90天内住院史 免疫抑制 90天内抗菌药使用史 抑酸剂使用 管饲 行走困难（卧床或轮椅状态）		≤1个　DRP患病率<10% ≥3个　DRP患病率>45%
Shindo （MRSA） 2013 日本	90天内住院史 90天内抗菌药使用史 抑酸剂使用 30天内慢性血液透析 90天内MRSA定植史 充血性心力衰竭		≤1个　MRSA患病率<10% ≥2个　MRSA患病率>35%
Ma 2014 中国香港	支气管扩张 90天内住院史 重症肺炎（CURB-65≥3分） 存在其他HCAP因素	14分 5分 2分 0.5分	≤2分　DRP低风险 2.5～7分　DRP中风险 ≥7.5分　DRP高风险 最大得分21.5分
Falcone 2015 意大利	≥1个HCAP因素 PaO$_2$/FiO$_2$<300 双肺感染 胸腔积液	1分 1.5分 0.5分 0.5分	<0.5分　DRP低风险（3%） ≥3分　DRP高风险（41%） 最大得分3.5分
Torres 2015 西班牙	既往抗菌药使用 年龄40～65岁 >65岁 男性 发热 精神改变 慢性肾脏病 慢性肺疾病	2分 1分 2分 1分 -1分 2分 3分 2分	≤1分　DRP低风险（1%） 2～4分　DRP中风险（29%） ≥5分　DRP高风险（70%）
Webb 2016 美国	60天内抗菌药使用史 管饲 长期护理院居住 1年内DRP感染史 60天内住院史 慢性肺疾病 功能状态差 抑酸剂使用 伤口护理 1年内MRSA定植史	2分 2分 2分 2分 1分 1分 1分 1分 1分 1分	≥4分　DRP高风险 最大得分14分

老年肺炎的初始治疗必然是经验性的。在决定经验性抗感染治疗方案时，除了考虑到疾病严重程度、所在地区病原流行病学分布和抗菌药物耐药率及临床资料判断可能的病原菌等方面，老年患者 DRP 感染的高风险是一个重要问题。一些共识将 HCAP 纳入 CAP 组，建议考虑两个主要问题以选择经验性抗感染治疗的策略：①患者是否存在衰弱？衰弱程度是多少？②是否存在特殊病原体（肠杆菌科和 / 或厌氧菌、MRSA、铜绿假单胞菌）感染的危险因素？如果是非衰弱的老年患者，并且没有特殊病原体感染的危险因素，可以遵循成人 CAP 共识指南中提供的治疗方案。对于轻度衰弱老年患者，病原学与无衰弱患者相似，因此抗菌药选择与无衰弱患者相同，但是可以考虑使用更强效的抗菌药物，并应仔细评估特殊病原体感染的危险因素。中重度衰弱老年患者通常具有严重的基础病、多种药物使用、误吸和 DRP 感染危险因素，革兰氏阴性菌特别是肠杆菌科和 / 或厌氧菌的风险大，抗菌药选择上应兼顾到可能的病原体。

（二）老年肺炎抗菌药物管理

1. 老年肺炎的诊断应通过症状、体征及炎症标志物、影像学检查予以明确，避免不必要的抗菌药治疗。

2. 建议无需区分 CAP、HCAP，决策经验性抗感染治疗前应仔细评估每个患者的功能状况、疾病严重程度、DRP 感染危险因素，了解患者所在疗养院和护理机构中 DRP 的流行情况，DRP 低风险患者避免使用广谱抗菌药。

3. 尽管重症肺炎不代表致病菌具有抗生素耐药性，目前大多数专家建议对重症肺炎的老年患者给予联合抗感染治疗覆盖所有可能的病原体，待病原学检查结果明确再进行降阶梯目标治疗，以防止治疗失败，住院时间延长，病死率增加。

4. 剂量、给药间隔和疗程　根据化学物理特性，抗菌药分为亲水性和亲脂性，它们在老年人中的药代动力学不同。老年人亲水性抗菌药肾清除率下降，半衰期延长，因此使用时应以负荷剂量开始，以迅速达到组织有效浓度，维持剂量必须根据肾功能进行调整。剂量的调整须考虑不同药物的 PK/PD 特征，时间依赖性抗菌药，肾功能不全时应减少单次用药剂量，给药间隔维持不

变。浓度依赖性抗菌药应剂量不变，延长给药间隔。老年人中大多数亲脂性抗菌药清除率通常仅有极少的降低，因此通常不需要对剂量进行重大调整。老年人抗感染疗程需足疗程以防感染反复，一般 7～10 天，疑是假单胞菌感染，疗程延长到 14 天。如果持续发热超过 3 天、存在多个临床不稳定标准、初始覆盖不足或出现并发症，需要延长抗菌药治疗时间。

5. 重视药物之间相互作用　老年人基础病多，存在多重用药问题。克拉霉素、左氧氟沙星、环丙沙星与磺脲类药物合用增加低血糖风险，氟喹诺酮类药物和皮质类固醇合用增加肌腱炎、肌腱断裂风险。应避免上述药物的联用。抗菌药与华法林合用增加出血风险，因此开始抗感染治疗后应密切监测 INR，及时调整华法林剂量。

6. 加强不良反应监测　特别注意抗菌药可能产生的不良反应，如中枢神经系统改变、耳毒性、肝肾毒性。监测肝肾功能、药物血药浓度，力争个体化治疗，尽量避免使用毒性大的抗菌药。注意预防二重感染。

7. 口服抗菌药应用　口服抗菌药可用于治疗轻症的 CAP，临床稳定可选择与静脉药物同类的口服药物序贯治疗。

（三）老年肺炎其他综合治疗措施

1. 综合治疗　除了氧疗、辅助通气、解痉平喘、化痰、加强气道管理协助排痰、维持水电解质平衡、营养支持、基础病的治疗，老年肺炎的治疗强调在没有禁忌证的情况下，患者应接受低分子肝素预防深静脉血栓形成，并且尽早开始康复动员，逐步增加下床时间以恢复功能状态、缩短住院时间。其他辅助药物包括糖皮质激素、丙种球蛋白、他汀类药物，需要进一步研究证明其在老年肺炎治疗中的有效性。

2. 姑息治疗　严重衰弱的老年患者预后差，肺炎是预期终末事件，生存期短，静脉抗感染治疗并不能改善预后，建议通过老年评估来识别这类患者，以提供适当的姑息治疗。

（四）老年肺炎预防

1. 接种季节性流感疫苗和肺炎链球菌疫苗　世界各地的随机对照研究均表明接种流感疫苗的老年人流感风险明显降低。肺炎链球菌疫苗目前有两种：23 价肺炎球菌多糖疫苗（PPSV23）

和 13 价肺炎球菌结合疫苗（PCV13）。PCV13 免疫原性较 PPSV23 更佳。国内外的研究均发现 PPSV23 对全因 CAP 和肺炎链球菌 CAP 具有保护作用。2014 年一项大型随机双盲对照研究证实了 PCV13 对老年 CAP 的预防效果。根据该结果免疫实施顾问委员会（ACIP）建议所有未接种过肺炎链球菌疫苗的 65 岁以上老年人接种 1 剂 PCV13，一年后接种 1 剂 PPSV23，如有慢性肺疾病、慢性心血管疾病（不包括高血压）、糖尿病、肝病或有酗酒吸烟者，5 年后再接种 1 剂 PPSV23。我国目前批准用于老年人的肺炎链球菌疫苗为 PPSV23，PCV13 尚未批准用于老年人。多项研究证实联合接种两种疫苗起协同作用，明显降低肺炎住院率和病死率，且未增加不良反应。

2. 预防误吸 ①口腔保健管理：除加强口腔清洁，还包括口腔科医师参与的口腔整体治疗护理，以清除口咽定植菌。②吞咽康复训练和物理治疗：对脑卒中患者进行吞咽康复训练，AP 发生率降低。研究表明，物理治疗师的早期康复可降低老年住院 AP 患者 30 天的病死率。③饭后坐位 2h，避免饭后立刻躺下。④经皮内镜下胃造瘘（PEG）：留置鼻饲管是 AP 的危险因素，PEG 和鼻饲的对照试验结果认为 PEG 组 AP 的发生率降低。因此 PEG 通常作为不能经口进食患者肠内营养预防 AP 的手段，然而也有研究发现 PEG 患者 AP 的发生率与鼻饲患者相似。研究认为，全天保持床头抬高 30° 的位置可以减少胃食管反流相关的误吸。促胃动力药莫沙必利可以预防胃食管反流并降低 PEG 患者肺炎的发生率。⑤药物治疗：有报道认为血管紧张素转换酶抑制剂、血管紧张素 II 受体拮抗剂和西洛他唑在脑梗死患者中可以有效地预防肺炎，原理是它们可以增加气道和血浆中的 P 物质水平，从而改善老年人的吞咽和咳嗽反射。多巴胺和多巴胺激动剂金刚烷胺报道也能降低脑梗死患者 AP 的发生率。⑥避免使用导致口干的药物：如抗胆碱能药、三环类抗抑郁药、利尿剂和选择性 5- 羟色胺再摄取抑制剂。另外在肺炎高风险的老年人中应慎用抗精神病药、镇静安眠药、麻醉剂以免影响吞咽功能。

3. 生活方式调整 适量运动，增强体质；戒烟限酒；确保良好的营养状况，避免低体重；避免受凉和交叉感染；保持良好手卫生习惯；加强糖尿病、慢性心功能不全等基础病的治疗。

六、老年肺炎临床研究展望

目前我国缺乏老年肺炎发病率、病死率和病原体的大型流行病学调查数据，因此应展开相关数据的调研。老年肺炎常因不典型症状漏诊误诊，如食欲缺乏、跌倒和意识障碍，需进一步探讨这些非特异性症状能否优化老年肺炎的诊断。此外需要开发新的快速微生物检测方法以减少病原学诊断的时间，发现有助于早期诊断感染和预测死亡风险的生物标志物。开展基于我国种族特征的衰弱评价标准及新的或修改的严重性评分对于改善老年肺炎患者的临床管理是必要的。预测 DRP 多个评分系统需要在大样本中进行验证，并进一步完善以减少初始抗感染治疗失败及广谱抗菌药过度治疗。在临床实践中，需开展纳入老年人群的不同抗生素治疗对病死率和临床预后影响的随机对照研究。老年人抗菌药使用的另一个重要问题是不同的 PK/PD 特征，未来需开展根据老年人群身体组成、代谢状况和肾功能调整抗菌药最佳剂量的研究，以达到良好的治疗作用并减少不良反应的目的。

（吴剑卿；陈磊 齐海梅 审阅）

参 考 文 献

[1] Ramirez JA, Wiemken TL, Peyrani P, et al. Adults Hospitalized with Pneumonia in the United States: Incidence, Epidemiology & Mortality[J]. Clin Infect Dis, 2017, 65: 1806-1812.

[2] Kalil AC, Metersky ML, Klompas M, et al. Management of adults with hospital-acquired and ventilator-associated pneumonia: 2016 clinical practice guidelines by the infectious diseases society of America and the American thoracic society[J]. Clin Infect Dis, 2016, 63: E61-E111.

[3]　Torres A, Niederman MS, Chastre J, et al. International ERS/ESICM/ESCMID/ALAT guidelines for the management of hospital-acquired pneumonia and ventilator-associated pneumonia[J]. Eur Respir J, 2017, 50: 1700582.

[4]　Gonzalez-Castillo J, Martin-Sanchez FJ, Llinares P, et al. Guidelines for the Management of Community Acquired Pneumonia in the Elderly Patient[J]. Rev Esp Quimioter, 2014, 27(1): 69-86.

[5]　Cillóniz C, Polverino E, Ewig S, et al. Impact of Age and Comorbidity on Cause and Outcome in Community-Acquired Pneumonia[J]. Chest, 2013, 144: 999-1007.

[6]　Webb BJ, Jones B, Dean NC. Empiric antibiotic selection and risk prediction of drug-resistant pathogens in community-onset pneumonia[J]. Curr Opin Infect Dis, 2016, 29(2): 167-177.

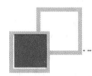

第三章 消化系统疾病

第一节 衰老对消化系统的影响

消化系统从结构到功能随增龄发生了一系列的衰老（aging）与退化（degeneration）现象，这些变化本身不是疾病，但使老年人消化系统疾病的易感性增加，直接或间接地参与了老年人的诸多消化系统疾病的发生发展，同时也对老年人营养物质的摄取、消化、吸收及利用造成一定影响。本节就衰老对消化系统的影响及其与临床的关系进行概述。

一、口腔

口腔是食物进行消化的第一站。其衰老的主要表现有：①牙齿松动和脱落，严重影响食物的咀嚼及粉碎；②颞下颌关节磨损，咀嚼肌萎缩，咬合力下降；③唾液腺分泌减少，40%以上老年人因唾液腺的基础分泌量减少而发生口干，唾液腺组织学研究见腺泡萎缩、数量减少，腺泡细胞出现空泡变性，腺体导管周围纤维化，唾液中具抗炎作用的分泌性白细胞蛋白酶抑制因子（SLPI）随增龄下降；④老年人味觉和嗅觉钝化，味蕾更新缓慢，舌肌萎缩，舌上举力降低。这些变化明显影响老年人的食欲和摄食的种类，阻碍食物在口腔的初步消化，增加了牙龈炎、龋齿、口腔溃疡、牙周炎等口腔疾病的发生风险。

二、口咽

随着年龄增长，口咽部发生一系列与吞咽功能相关的动力异常，导致吞咽功能改变，如咽部滞留、吞咽障碍、误吸等。这可能与老年人咽部刺激阈值升高、舌驱动力和咽部收缩幅度降低以及咽部缩短等有关。在≥87岁人群中有16%主诉吞咽障碍；美国的一项调查显示，吞咽异常在总人口中的发生率为69%，居家养护老年人群中的发生率高达30%～40%；老年人吞咽反射减退，容易发生食物误吸，而误吸所致的吸入性肺炎常危及高龄老人的生命。

三、食管

食管的主要功能是输送食物，因此有关食管动力增龄变化的研究较多，主要包括：①上食管括约肌的收缩压力下降，松弛延缓；②食管收缩幅度下降，出现多相替补收缩波，多为无效蠕动；③食管壁顺应性扩张减退；④下食管括约肌张力下降，松弛不完全。有学者对86例80岁以上无症状的老年人做食管放射成像检查发现，食管功能异常者约40%。老年人的这些食管动力障碍称为"老年性食管"（presbyesophagus），是老年人发生胃食管反流病（GERD）、食管-咽反流、吞咽困难、误吸等疾病的重要原因之一。在临床上不少老年人会出现胸痛、进食停滞感等吞咽困难表现，少数高龄患者还可发生食管内固体食物嵌塞等情况，也与老年人食管动力障碍有关。

四、胃

胃有暂时储存和消化食物的功能，其增龄变化有：①泌酸功能。约90%老年人具有良好的胃液酸化能力（图4-3-1），少数老年人存在低胃酸症主要是由严重的萎缩性胃炎（A型胃炎）或严重的Hp感染所致。近期研究表明，人胃底腺、壁细胞的形态学及质子泵（H^+-K^+-ATP酶）的表达，随增龄无明显退化，从物质结构上支持老年人仍有良好泌酸功能的新观念。因此，老年人应用抑酸剂无需调整剂量。②分泌胃蛋白酶原功能。胃蛋白酶原由主细胞分泌，对健康人胃底腺主细胞超微结构研究发现，80岁以上者主细胞分泌颗粒面积分数（58.32%）低于中青年组（66.20%），提

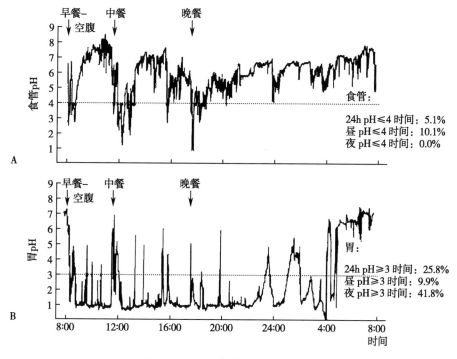

图 4-3-1 24h 食管及胃内 pH 监测

示 80 岁以上老年人主细胞分泌胃蛋白酶能力减退，可能是老年人功能性消化不良高发的原因之一。③黏膜防御-修复能力。胃黏膜的防御修复因素包括黏液-碳酸氢盐屏障、胃黏膜屏障（上皮细胞紧密连接及上皮细胞再生）、胃黏膜下血流及前列腺素等相关细胞因子。众多人体及动物实验研究均提示老年人胃黏膜的防御-修复机制是退化的，可能是老年人慢性糜烂性胃炎、胃溃疡、应激性溃疡和 NSAID 溃疡高发的重要原因之一。④运动功能。老年人胃排空延迟，尤其是液体食物和含脂类食物胃排空延迟更明显。通过胃电图以及 ^{13}C-乙酸呼气试验发现老年人餐后胃收缩力降低，胃电幅降低。放射性核素技术测定胃排空，老年和青年男性胃半排空时间（T1/2）分别为（195±75）min 和（53±23）min。研究发现，老年大鼠胃肠肌间神经丛神经元数目下降，ICCs（即 Cajal 间质细胞，为胃肠运动的起搏细胞）数量和体积随增龄减少。显然胃排空延迟是老年人易发功能性消化不良、胃轻瘫等的重要原因之一，而促动力药物是治疗这些疾病的基本药物。

五、小肠

小肠是营养物质消化吸收的主要场所，增龄变化有：①吸收功能。随年龄增长，小肠表面积逐渐减少（平均减少 10%/年）。但因小肠长度长（3～5m），黏膜面积大，储备功能强大，很少发生吸收不良，但 80 岁以上的老年人吸收功能有明显降低。老年人消化腺（尤其是胰腺）结构退化、分泌消化酶的功能降低，对脂肪吸收的储备能力有限，当大量食用脂类食物时易发生脂肪泻。老年人小肠对钙的吸收是随增龄而逐渐减少的，原因是老年人血清 1,25 二羟维生素 D 含量及小肠黏膜上皮细胞胞浆中的受体密度随增龄下降，故补充活性维生素 D、增加食源性钙或补充钙剂，对防治老年人骨质疏松是必需的。②肠道菌群。老年人肠道菌群老化，表现为球菌/杆菌比例增高，双歧杆菌等有益菌减少，而大肠埃希菌等条件致病菌增加。日本一项研究发现，老年人肠道内的厚壁菌及双歧杆菌（具有抗炎作用的菌群）比例下降，而某些促炎细菌如肠杆菌属随增龄增加，老年人肠道黏膜上皮细胞分泌的促炎因子与抗炎因子比例失调，增加了黏膜上皮细胞的通透性，与老年人常见的慢性低度炎症关系密切。③运动功能。小肠运动主要包括节段性收缩和蠕动，目前对小肠动力是否随年龄增长而降低尚有争议，一些研究表明小肠运动不存在显著的增龄变化。老年人小肠收缩频率、移行性复合运动（MMC）和集簇收缩降低，但整体运动功能储备良好。

六、结肠

结肠的主要功能是吸收水分、形成粪便。老年人结肠发生了以下变化：①水分的吸收能力下降。②上皮细胞复制明显增加，凋亡减少。对Fisher344大鼠的研究指出，22月龄老年大鼠较4月龄者上皮细胞复制活性增加50%～80%，凋亡相关的caspase8和9的活性水平降低50%～75%，这使得上皮细胞易发生继发性基因突变，对致癌物的敏感性增加，也许是老年人结肠肿瘤高发的重要原因之一。③运动功能。一项Fisher344大鼠的研究指出，肠内神经元数量随增龄减少，其中27月龄老年大鼠远端结肠神经丛密度减少约32%，伴随着神经节萎缩，神经元数目减少、体积缩小，同时交感神经传入纤维和内脏神经纤维的神经元轴突出现明显肿胀和萎缩。肠神经丛中异常神经节比例升高，正常神经节比例下降，导致神经递质释放减少，对信号反应性减弱，导致结肠传输时间延长，同时发现结肠肠壁胶原增加、张力减退，因此老年人易患便秘及憩室病。结肠动力障碍是导致老年人慢传输型便秘（STC）的重要原因。

七、直肠和肛管

直肠的主要功能是储存粪便及排便。其增龄变化主要表现在动力学方面：直肠壁弹性下降，产生便意的压力阈值升高，腔内最大静息压与最大排挤压均降低，粪块通过时间延长。肛管外括约肌（EAS）为随意肌，受脊神经支配，而肛管内括约肌（IAS）则受ENS支配。肛管最大收缩压降低、对直肠容量扩张的敏感性降低。这些变化可能是老年人排便困难、便秘或大便失禁的主要原因。

此外，老年人常见的焦虑、抑郁等精神心理异常亦为影响胃肠动力的重要因素，可通过脑-肠轴，即通过大脑皮质影响下丘脑和自主神经系统，进而影响胃肠动力和内脏感觉功能。

八、肝脏

肝脏衰老的主要表现为：①由于肝内脂褐素沉积及重量、体积下降，出现"褐色萎缩"。Calloway等报道，肝脏重量在30～40岁平均重量为1926g，60～70岁下降最明显，70岁以上老年人与青年人相比重量平均下降约25%，肝脏体积缩小20%～40%。②肝血流量随增龄而明显减少，25岁以后肝血流量每年递减0.5%～1.5%，65岁时约为青年人的40%～50%，90岁时约为青年人的30%。③老年人"肝药酶"（细胞色素P450）的活性，随增龄而降低，且不易受药物诱导而增加活性，如对丙米嗪、茶碱等的廓清率下降18%～45%。④组织学。老年人肝细胞排列疏松紊乱，细胞体积增大变圆，数目减少，边界模糊甚至消失，实质/间质比降低。⑤超微结构。老年人肝细胞内线粒体体积增大、数量及面积分数减少，内质网面积减少，脂褐素沉积增加。肝窦内皮细胞增厚，筛孔减少。从上述可见，老年人肝脏的质与量都发生了不利改变，但肝脏储备功能巨大，完全能满足健康老人日常生活需要。然而，老化的肝脏对应激（如创伤、休克等）和外来被代谢物质（如毒物、药物及某些食物）的超量耐受能力降低，尤其是高龄老人在遭受急性创伤、休克、罹患危重症时，易合并肝功能受损甚至肝功能衰竭；老年人药物性肝病发生率亦明显增高，故应重视老年人肝脏的保护。

九、胰腺

胰腺随增龄变化明显，包括：①重量下降。健康人胰腺在50岁开始减轻，80岁时可减至40g左右；对115例21～90岁的健康人胰腺MRI检查发现，老年人胰腺萎缩、分叶，脂肪变明显；超声检查显示，40岁以后胰腺回声随年龄逐渐增加，80岁以上人群中胰腺回声显著高于正常肝脏回声。②形态学。老年人胰腺腺泡萎缩减少，50岁后可减少至60%；腺细胞空泡化，酶原颗粒减少，同时伴有胰管扩张及腺泡间结缔组织增生纤维化。对老年大鼠的胰腺组织学观察发现，胰腺小叶间结缔组织增生，腺细胞减少、空泡化明显，胞核固缩，线粒体脱水、肿胀，粗面内质网扩张，出现脂滴，溶酶体增多，腺泡细胞内粗面内质网排列松散，细胞顶部酶原颗粒减少。胰腺细胞再生能力也随增龄下降。③胰腺外分泌功能。老年人胰酶分泌量及活性随增龄呈直线下降，老年胰腺对营养物质刺激的反应性降低，分泌的胰液酶的内容和量都减少。有学者曾对914例社区健康老人（无糖尿病和胰腺疾病），采用粪弹性蛋白酶测定，调查其外分泌功能情况，结果 11.5% 的调查对象存在胰腺外分泌功能不全（EPI），5.1% 的调查对象存在严重胰腺外分泌功能不全（SEPI）。为老年消化不良患者补充消化酶制剂提供了理论依据。

尽管如此，在临床上，即使是高龄健康老人，脂肪泻并不多见，提示老年胰腺仍有良好的代偿能力，但对脂类食物的超量耐受能力显然是降低的，是老年人宜低脂饮食的另一个原因。

机体在生长发育成熟后（25～30 岁）开始走向衰退，但各器官老化的年龄顺序有所不同，消化系统中，口腔、咽喉是 40 岁，胰腺是 50 岁，胃、食管、肠道是 55 岁，而肝脏储备功能则在 70 岁才出现明显衰退。

消化系统随增龄发生了一系列变化，尤以高龄老年人明显，这些变化属于生理性的，但是它使消化系统的储备功能显著降低，对疾病的易感性增高，对应激和疾病耐受性降低。这些变化也对营养物质的摄取、消化及吸收有一定影响，但由于健康老年人消化系统有强大的储备能力，完全能够代偿，只要摄取充足，一般不会造成主要营养素缺乏。当老年人患有全身性疾病（如糖尿病、心力衰竭、呼吸衰竭、感染等）或消化系统本身的疾病时，则较青年人更易出现消化功能紊乱及营养不良。消化系统的衰老是诸多老年人消化系统疾病发生、发展和高发的基础，深入研究并揭示消化系统各器官老化的特点、规律及其内在机制，对进一步阐明老年人消化系统疾病的发病机制、提高其诊治水平具有重要意义。

（郑松柏；孙晓红 审阅）

参 考 文 献

[1] Choi J, ParkIS, Kim S, et al. Analysis of age-related-changes in the functional morphologies of salivaryg-lands in mice[J]. Archives of Oral Biology, 2013, 58: 1635-1642.

[2] Khan A, CarmonaA, Traube M. Dysphagia in the Elderly[J]. ClinGeriatr Med, 2014, 30: 43-53.

[3] 庄艳, 郑松柏. 老年人胃酸的现代认识[J]. 老年医学与保健, 2012, 18: 183-189.

[4] Man AL, Claudio NG, Nicoletti C. The impact of ageing on the intestinalepithelial barrier and immune system[J]. Cellular Immunology, 2014, 289: 112-118.

[5] Chantarojanasiri T, Hirooka Y. Age-relatedchanges in pancreaticelasticity: When should we be concerned about their effect on strainelastography[J]? Ultrasonics, 2016, 69: 90-96.

[6] 郑松柏, 江华. 消化酶制剂在老年人消化不良中应用中国专家共识（2018）[J]. 中华老年医学杂志, 2018, 37: 605-611.

第二节 老 年 厌 食

一、概述

老年厌食（anorexia of ageing）与增龄相关。是指随着年龄增长生理性食欲不振、摄食减少，同时还应考虑到多种慢病和药物所致的危险因素。食欲不振导致营养摄入不足，表现为体重下降、营养不良、肌少症、甚至衰弱。从 20 岁至 80 岁，随着年龄的增加，每日摄入总热量最高可减少 30%。

值得注意的是，有些老年人虽然摄入的总热量未减少，但对某种类型的食物摄入减少，如摄入肉类、蛋和鱼类等含高蛋白食物减少。错误的观念认为随着年龄增长摄入量减少，消耗量也随之减少是正常自然衰老现象。摄入减少的程度超过消耗减少的程度将导致体重减轻，此时体重减轻的主要成分是骨骼肌的量，称之为肌少症（sarcopenia），也是老年综合征之一（该综合征见第三篇第二章）。厌食、体重减轻，进而发展为肌少症。厌食和肌少症持续发展最终导致另一老年综合征，即衰弱（frailty）（见第三篇第一章）。应重视和及时发现厌食，否则将严重影响老年人生活质量，影响急性疾病预后，甚至危及生命。

生理性厌食与继发因素所致的厌食难以截然区分，由于对厌食缺乏足够重视和临床上缺少普适性评估工具，因此厌食的确切发病率尚不清楚。意大利一项针对社区（5 217 人）、长照机构（5 213 人）和急性或康复病房（593 人）65 岁以上老人厌食情况进行了调查，结果显示，在剔除吞咽障碍、口腔问题等一些器质性因素之后，医院、长照机构厌食的发生率大约为 30%，明显高于社区 11% 的发生率。

二、厌食病理生理机制及危险因素

与年轻人相比，即便是健康老年人也常常表现为早饱感、缺乏饥饿感、消耗食物种类单一且量少、少有添加零食的习惯等。其发病机制与增龄生理因素相关，也与老年相关的一些危险因素密不可分。

1. **味觉和嗅觉改变** 随着年龄增长，尤其是50 岁以后味觉功能随之逐渐减退，研究显示，60%的 65～80 岁老年人味觉功能减退可达 60%，超过80 岁，味觉功能减退高达 80%。导致味觉功能减退的原因包括口腔黏膜变薄、腺体减少、口干、腮腺纤维脂肪组织增多、味蕾减少、慢病及某些药物进一步加重味觉的功能的异常。按味觉功能减退的程度分为 3 个级别，即味觉丧失（ageusia）、味觉功能减退（hypogeusia）、味觉异常（dysgeusia）。

嗅觉功能减退影响老年人进食。近半数65～85 岁老年人存在嗅觉功能减退。影响嗅觉功能的因素包括，长期环境不良因素累积导致嗅觉上皮受损；嗅觉黏膜分泌保护性酶水平降低；神经退行性病变如阿尔茨海默病、帕金森病等神经病理过程导致嗅觉神经递质和神经调控系统发生改变。

2. **细胞因子的变化** 细胞因子在厌食发生发展过程中起着一定的作用。衰老本身就是一种应激，导致皮质醇和儿茶酚胺水平升高，二者将刺激炎性细胞因子，如 IL-6（白介素 -6）和 TNF-r（肿瘤坏死因子）的释放。这些低度慢性炎性因子作用于胃肠道，影响胃肠道动力，减少摄食欲望。这些炎性细胞因子是否可以作为体重或体质成分发生改变前厌食的生物标志物还有待于进一步研究。

3. **胃肠道动力和感觉功能改变** 胃肠平滑肌张力和动力随年龄增长而下降。其结果因胃排空减慢，长时间饱腹感，导致食欲缺乏。胃肠道传输功能减弱，可导致慢性便秘或腹胀。胃肠道扩张反射促发饱足感，信号传递大脑，因而影响食欲。另外，近端胃容受功能障碍，远端胃排空障碍，导致老年人早饱和缺乏饥饿感。饱感是终止进食行为的信号。如果进食后持续饱感（无饥饿感）将抑制正常摄食的欲望。一氧化氮（NO）具有舒张近端胃的作用，随着年龄增长一氧化氮合成酶（NOS）减少，因此 NO 减少抑制近端胃容

受功能，导致早饱感。因此建议老年人应少量多餐，减少摄入产气多的食物，重视便秘并给予相应治疗。

4. **神经内分泌功能改变** 神经内分泌轴调控食欲和摄食。老年性厌食与神经内分泌激素水平异常有关。主要参与的神经内分泌激素包括中枢性和外周性激素，中枢性激素如阿片类（opioids）、神经肽 Y（neuropeptide Y）、促生长激素神经肽（galanin）和食欲素（orexins）；外周性激素如各种肠肽（gut pettides）和脂肪组织分泌的激素如胆囊收缩素（CCK）、生长素释放肽（ghrelin）、胰高血糖素样肽 -1（GLP-1）、肽 YY（PYY）、瘦素（leptin）、脂肪细胞因子（adiponectin）、抵抗素（resistin）、胰岛素（insulin）、胰高血糖素（glucagon）和淀粉不溶素（amylin）、皮质激素释放肽（corticotrophin-releasing factor）、5- 羟色胺（serotonin）等。具有刺激食欲作用的激素包括阿片类、神经肽 Y、促生长激素神经肽；抑制食欲激素包括 CCK、胰高血糖素样肽 -1、瘦素、胰岛素、胰高血糖素和淀粉不溶素。随着年龄增长激素水平失衡显著影响老年的食欲和摄食欲望。

5. **其他危险因素** 老年性厌食与其他众多危险因素相关，如功能障碍、社会和环境因素、急慢性疾病、疾病状态、用药等直接或间接影响老年人食欲和摄食。①躯体功能障碍，特别是活动受限，如不能自主进食、获得食物或烹饪食物困难等。视觉、听觉障碍也会影响老人购买、准备和烹饪食物。其他因素包括口腔问题，如牙齿、义齿、口腔慢性炎症等咀嚼功能障碍影响进食的种类和数量。因咀嚼困难少食含蛋白、纤维、维生素和钙的食物，而摄入含脂类较多的食物。②老年人急、慢性疾病状态导致食欲下降、吸收障碍或消耗增多，例如肠道疾病、急慢性感染、甲状腺功能亢进、肿瘤、慢性炎症、慢性疼痛、慢性重要脏器功能不全等。③某些药物也影响老年人对营养素的需求和代谢。如地高辛和苯妥英钠，即使在治疗浓度下也能引起老年人的厌食。其他引起厌食的药物包括 5 羟色胺再摄取抑制剂、钙离子通道阻滞剂、H_2 受体拮抗剂、质子泵抑制剂、镇静麻醉药物、呋塞米、补钾药物、异丙托溴铵和茶碱等。很多药物也可以影响味觉和嗅觉，部分药物也会抑制特殊营养素的吸收。④抑郁状态显

著影响老年人食欲。研究显示，老年人抑郁状态较年轻人更多表现为厌食和体重下降。厌食患者脑脊液中促肾上腺皮质激素释放因子（CRF）浓度明显升高。需要关注的是，如果抑郁状态的老年人拒绝进食应高度警惕自杀的倾向。⑤认知功能障碍与食欲不振和摄入减少密切相关。近50%认知功能障碍的老年人表现为蛋白质和能量摄入不足。因吞咽困难、拒食、不规律饮食及行为异常如漫无目的游荡等导致摄入少，消耗量增加。⑥其他社会因素，如经济条件、社会隔离、受教育程度低、饮食品种单一、进餐环境差等。研究显示老年人独自进餐影响食欲，进餐量减少达50%。

三、厌食评估

厌食严重危害老年人健康状态。选择合适的量表识别、评估和诊断厌食非常必要。目前比较公认有效的自评量表是"简易营养评估问卷（Simplified Nutritional Assessment Questionnaire，SNAQ）"，该量表通过食欲、饱足感、味觉和进餐频率4个方面筛查是否存在厌食。每个问题5个等级，最高分为20分，分数越低代表厌食程度越重，低于14分及以下提示近6个月有体重减轻的风险，敏感性为82%，特异性为85%（表4-3-1）。厌食与恶液质功能评估12项简表（Functional Assessment of Anorexia and Cachexia Therapy shortened 12-question version questionnaire）用于确定与厌食相关的症状和程度分级（表4-3-2）。

四、厌食处理

厌食尚无明确有效的药物治疗方案。厌食处理原则是采取综合措施，积极发现可逆性的危险因素，并给予及时干预，其目的是维护老人的功能、提高生活质量。

厌食是综合因素直接或间接作用的后果。首先评估是否存在营养不良风险或营养不良，同时也要进行老年综合评估包括疾病状态、功能状态、心理、社会经济能力、家庭支持、环境因素（如独居、与子女同住、长照机构等）等众多因素。常见可以干预的危险因素，如抑郁、药物性因素、牙齿的咀嚼功能等。因此对于厌食的患者应给予详细了解病史、全面的体格检查和综合评估。往往可能因某一可干预的因素未被发现，贻误治疗，造成不良后果。一旦评估结果提示存在厌食，应立即进行干预，并进行定期随访，评估干预的效果，流程见图4-3-2。可干预的措施简述如下。

表4-3-2 厌食与恶液质功能评估12项简表

	0	1	2	3	4
我的进食量能够满足身体的需要量					
我的食欲很好					
我担心我的体重					
很多食物的味道我都不喜欢					
我担心我现在看起来很瘦（弱）					
我努力尝试进食，但对食物的兴趣却明显减低					
我难以进食油腻的食物					
我的家人和朋友都在劝说我（多）进食					
我有呕吐症状					
我进食时很快出现饱胀感					
我的上腹部有疼痛感					
我的总体健康状况在改善					

评分标准：0＝从来没有；1＝有一点符合（轻度）；2＝有一些符合（重度）；3＝很符合；4＝非常符合。积分为24分时提示存在厌食症

表4-3-1 简易营养评估问卷（SNAQ）

	A	B	C	D	E
我的食欲	很差	差	一般	好	很好
当我进餐时	进食几口即感到饱胀	进食1/3量感到饱胀	进食1/2量感到饱胀	几乎完成进餐时感到饱胀	很少有饱胀感
食物的味道	很差	差	一般	好	很好
一日进餐次数	少于1餐	1餐	2餐	3餐	3餐以上

评分标准：A＝1；B＝2；C＝3；D＝4；E＝5。SNAQ≤14，提示6个月体重非意愿性减轻5%的风险

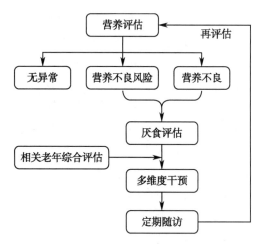

图 4-3-2　厌食营养评估、干预流程

1. **增加调味剂**　嗅觉和味觉减退在老年人中非常常见，往往易被忽略。因此在准备食物时应注重食物的颜色、口感、温度和摆放，尽可能迎合老人对食物的偏好。适当使用一些香草、调味品（如酱汁、醋或味精）有助于刺激味觉和嗅觉，热的食物有助于代偿老年人常见味觉和嗅觉丧失，但要注意避免使用过多的糖和盐。

2. **运动**　适当运动有助于增进食欲。鼓励老人选择适合的运动方案（运动处方）有氧运动和抗阻力运动均能有效维护肌肉的含量和力量。研究表明，即便是80～90岁的老人也能从运动中获益。建议老人最好集体活动，这样可以增加老人的社会认同感、改善心情、增进食欲。

3. **食物**　健康老年人推荐蛋白质摄入量为1.2g/（kg·d）。一日三餐，每餐消耗蛋白质的量推荐为25g。此外要保证足够的热量，补充适量维生素、膳食纤维等。厌食的老人因缺乏饥饿感或对进食缺乏兴趣很难能达到上述标准。建议在两餐之间口服补充营养制剂（oral nutrition supplement，ONS）和所缺维生素及微元素。也建议在两餐之间添加辅食如小点心、去乳糖牛奶等。食物制备注重色彩丰富、味重，可以小量多次随意获取。

4. **进餐环境**　在进餐前，应该让患者进行适当的手和口腔护理，做好进食准备。对于需要帮助进食的老人，应放置比较舒适的位置。多人共同进餐可以增加气氛和提高食欲。

5. **微量营养素**　老年人需要摄入更多的钙和维生素 D 来预防骨质疏松，叶酸、VitB$_6$ 和 VitB$_{12}$ 有助于防止认知功能减退。补充蛋白、维生素 E、锌和其他微量营养素可以提高免疫功能。

6. **药物**　有些药物具有增加食欲或代谢作用。增加食欲的药物有抗抑郁作用如米氮平，是去甲肾上腺素能和特异性 5-HT 摄取抑制剂，具有增加食欲的作用，常用剂量是 3.75～15mg 睡前口服。赛庚啶一种五羟色胺和组织胺拮抗剂，具有刺激食欲的作用。进餐时服用 2～4mg，注意有可能引起老年人意识模糊的可能。甲地孕酮是一种孕激素，可以增进食欲，每日剂量为 320～800mg，分 4 次服用，可以改善食欲和增加体重，但需要注意其具有增加血栓的风险。睾酮是一种促进合成代谢的雄激素，可以促进肌肉蛋白质合成，减少分解代谢，睾酮的剂量有每 3 周肌内注射 100～600mg，或每日使用局部贴剂或凝胶，女性男性化是不良反应。氧甲氢龙是另一种具有合成作用的甾体，可以增加肌肉蛋白质合成，每日5～20mg 口服。上述所有这些药物研究都具有局限性，是否具有明确疗效，还有待进一步研究。

五、小结

厌食是老年人常见隐匿现象，因厌食可导致体重减轻、肌少症、衰弱，严重威胁健康甚至生命。不仅仅是因增龄胃肠道功能和神经内分泌功能改变所致，也与其他因素密切相关，往往这些因素是可逆、可干预的，如改善就餐环境、加强社会支持、调整药物、适当运动、足量蛋白饮食、少量多餐等。

（孙晓红；王晶桐 吴瑾 审阅）

参 考 文 献

[1] Omran ML，Morley JE. Assessment of protein energy malnutrition in older persons，Part II: laboratory evaluation[J]. Nutrition，2000，16：131-140.

[2] Donini LM，Poggiogalle E，Piredda M，et al. Anorexia and eating patterns in the elderly[J]. PLoS One，2013，8：e63539.

[3] Doty RL，Shaman P，Applebaum SL，et al. Smell identification ability: changes with age[J]. Science，1984，226：1441-1443.

[4] Visvanathan R，Penhall R，Chapman I. Nutritional screening of older people in a sub-acute care facility in Australia and its relation to discharge outcomes[J]. Age

Ageing, 2004, 33: 260-265.

[5] Wilson MM, Thomas DR, Rubenstein LZ, et al. Appetite assessment: simple appetite questionnaire predicts weight loss in community-dwelling adults and nursing home residents[J]. Am J Clin Nutr, 2005, 82: 1074-1081.

[6] Davis MP, Yavuzsen T, Kirkova J, et al. Validation of a simplified anorexia questionnaire[J]. J Pain Symptom Manage, 2009, 38: 691-697.

第三节 吞咽障碍

一、概述

吞咽是一个重要而复杂的生理过程。吞咽障碍（dysphagia）是指不能发起吞咽动作或感觉到食物或水不容易从口腔入胃。从咀嚼到食团入胃这一过程中任何一环节出现功能异常都可能引起吞咽障碍。吞咽障碍在老年人不少见。需要照护的老年人吞咽障碍发病率约 30%～40%，因急性医疗住院老年人吞咽障碍发生率约为 44%，长照机构老年人可高达 60%。老年吞咽障碍最常见后果是吸入/误吸。吞咽障碍也可以造成脱水、营养不良、吸入性肺炎。当不得不放弃经口腔进食时，将影响患者的人际关系、社会功能和生活质量。

二、衰老与吞咽

在解剖学上吞咽可分为三期。第一期是准备期或口腔期，包括咀嚼和将食团推向口腔后部到达咽部，这一期是自主控制。第二期为咽期，是非自主控制的，包括启动吞咽反射，推动食团经过喉前庭进入食管。完成口腔期和咽期的吞咽动作，需要 5 对脑神经和大量头颈部小肌肉的复杂协调参与，受到大脑皮层进入延髓吞咽中心的信号调节，所有这些动作都是有序进行的，通常在 10s 内完成。第三期是食管期，期间食团经过松弛的上食管括约肌（之后括约肌恢复收缩状态），食管近端的骨骼肌和远端平滑肌顺序推进性蠕动收缩将食团通过松弛的下食管括约肌（非吞咽时为收缩状态）推入胃内。此期受食管固有神经的调节。

机体正常的衰老过程的生理变化会影响到吞咽功能。随着年龄增加，味觉和嗅觉会出现减退，口腔唾液分泌减少和药物所致的口腔干燥，牙齿脱落，肌肉减少或年龄相关的肌肉萎缩，咀嚼肌无力等均可以影响吞咽功能。即便是无症状的老年人，通过电视 X 透视吞咽功能检查（videofluoroscopic deglutition examination，VDE）也能发现上述变化。单纯性衰老也会造成食管运动功能下降。因此，衰老相关的变化会导致每一次吞咽时间延长，另外，造成吞咽障碍的许多疾病在老年人中也非常常见。

三、吞咽障碍分型及临床表现

能影响到吞咽任何阶段的疾病都会导致吞咽障碍。吞咽障碍可按病因进行分型，动力异常和结构异常。老年人更多见于动力异常。也可以按解剖部位进行分型，在临床诊治中更倾向于采用此分型。通常可以分为口腔部吞咽障碍、咽部吞咽障碍和食管吞咽障碍。

1. **口腔部吞咽障碍** 定义为当食物从口腔自主运动传送至咽腔的过程发生困难。如果发现老年人在餐前口腔内双颊部仍存留较多前次进餐的食物，就可以诊断为口腔部吞咽障碍，最常见的病因就是痴呆。表现为讲话含糊、流涎、口腔内食物潴留。

2. **咽部吞咽障碍** 定义为食团反射性地从口腔转运至咽部，从而启动非自主的食管期吞咽的同时，很难保护气道，造成吸入/误吸。最常见的病因是脑卒中，约 30%～65% 的急性卒中患者可检出吞咽障碍。其他任何能够造成脑干吞咽中枢或与吞咽相关的脑神经功能障碍的疾病（如帕金森病、中枢神经系统肿瘤），口咽部横纹肌受累（如重症肌无力、无肌萎缩性侧索硬化），局部结构受累（咽、颈部病变）均可导致吞咽障碍。与衰老相关的因素还包括缺齿、牙周疾病、不合适义齿、口腔干燥、某些药物引起的口腔分泌失调，肌肉骨骼因素如咀嚼肌无力、颞下关节炎、下颌骨骨质疏松、舌强度和口咽活动协调性的变化、喉的高度降低、环咽肌功能下降等会使吞咽效率降低。多数老年人的味觉、温度觉和触觉发生退变，这种对感官皮质运动反馈环的破坏会妨碍食团恰当地成形，干扰吞咽肌肉运动顺序的及时反应。表现为进食、饮水后咳嗽、鼻反流、声嘶、吞咽即感卡食、口腔内食物潴留，不愿吃某种类/稠度的食物。

3. **食管性吞咽障碍** 指食团通过食管进入

胃发生障碍。除了年龄因素之外，常见病因为食管器质性或动力性疾病如狭窄（肿瘤、炎症）、憩室、痉挛、贲门失弛缓症、胃食管反流疾病、酒精中毒等，糖尿病、药物、系统性疾病累及食管等。食管占位性病变多表现为进行性吞咽障碍，而食管动力性疾病则表现为间断性进食液体或固体食物吞咽障碍。临床上表现为进餐时胸骨后梗噎感、胸痛或餐后反食等。

值得注意的是，很多药物可通过不同机制对老年人吞咽造成不利影响。①引起口腔干燥的药物，如抗胆碱作用药物（三环类抗抑郁药、抗精神病药、抗组胺药、抗平滑肌痉挛药、抗帕金森病药物）和降压药（利尿剂、钙离子拮抗剂）；②减弱咽、食管运动和引起下食管括约肌舒张的药物，如钙离子拮抗剂和硝酸酯类药物；③引起神经肌肉反应延迟的药物，如抗胆碱能药、阿片制剂、苯二氮䓬类、抗精神病药。

四、吞咽障碍与吸入/误吸

吞咽障碍最常见的后果就是吸入/误吸，吸入是指吞咽中或吞咽后出现食物经过声门水平，进入声门下及气管内。根据患者发生吸入时是否咳嗽和呛咳症状分为显性吸入和隐性吸入。吸入的主要内容有两种：口咽部菌群或胃内物。当大量咽部菌群进入肺部，其数量超过了人体的抵抗力时出现吸入性肺炎，此时为细菌或真菌性肺炎；当胃内容物吸入肺部，通常会导致化学性肺炎。临床上出现吸入性肺炎很难区分是感染性还是化学性肺炎，往往表现为混合性。长期卧床的老年人或需要管饲的老年人也可以出现误吸。普遍认为鼻饲管是造成绝大多数误吸的危险因素，有些患者是因为放置鼻饲管而出现误吸。

五、吞咽障碍评估方法及诊断

吞咽障碍可造成营养和水摄入不足，长此以往可导致营养不良、水电解质紊乱，加重原有疾病，吸入/误吸会引发吸入性肺炎，给患者及家庭带来沉重的负担，甚至危及患者生命。对于有吞咽障碍风险的患者应充分评估，以便及时给予干预和指导。

1. EAT-10 吞咽筛查工具（EAT-10 A Swallowing Screening Tool） 对于有吞咽障碍风险的

患者，首先应选择简便、快速、有效、无风险方法筛查是否有吞咽问题。EAT-10 吞咽筛查具有上述特点，具有普适性，适用于初级保健医生、全科医生、护士、照护者。该量表为患者自评量表，共有 10 个问题，每个问题分为 5 个等级，最高分为 40 分，超过 3 分提示有吞咽障碍，敏感性为 89%，特异性为 82%（表 4-3-3）。

表 4-3-3 EAT-10 吞咽障碍筛查工具

	问题	0	1	2	3	4
1	我的吞咽问题使我体重减轻					
2	我的吞咽问题影响了我外出就餐					
3	我吞咽液体费力					
4	我吞咽固体食物费力					
5	我吞咽药物费力					
6	我有吞咽疼痛					
7	我的吞咽问题影响了进餐的愉悦感					
8	当我吞咽时感食物"卡"在喉部					
9	当我进餐时咳嗽					
10	吞咽时需要用力					

注：0 = 无症状，4 = 症状严重。40 分为最高分，超过 3 分提示存在吞咽障碍

2. 洼田饮水试验（Kubota Drinking Test） 用于评估是否有吞咽障碍，适用于神志清楚、检查合作的患者。患者坐位，饮 30ml 温水，观察患者饮水经过、耗时和呛咳，根据情况分为 5 个级别。正常无吞咽障碍为 1 级、5s 之内饮完；可疑吞咽障碍为 1 级，超过 5s 饮完或 2 级；明确吞咽障碍为 3～5 级。对 2～3 级患者应进食方法指导，对于 4～5 级的患者需要康复训练（表 4-3-4）。

表 4-3-4 洼田饮水试验

分级	饮水经过	呛咳	时间/s
1	1 次咽下	—	
2	≥2 次咽下	—	
3	1 次咽下	有	
4	≥2 次咽下	有	
5	不能全部咽下	频繁呛咳	

评定：正常：1 级，5s 之内；可疑：1 级，5s 以上或 2 级；异常：3～5 级

3. 水吞咽试验(water swallow test) 要求患者 10s 内饮下 10～30ml 水,观察饮水过程中有无因误吸而中断吞咽的证据。饮用 10ml 水的敏感性和特异性分别为 71.4% 和 70.8%,饮用 30ml 水的敏感性和特异性分别为 72.0% 和 70.3%。本试验适用于意识清楚的患者。

4. 电视 X 线透视吞咽功能检查(VDE) VDE 能直接观察到受检者吞咽器官的活动状态,是吞咽评估的"金标准"。常规 VDE 是通过进食一定量混有钡剂的不同黏稠度的食物或液体,同时进行侧位和前后位 X 线透视,显示吞咽的动态过程,从而了解患者口咽期的吞咽功能和解剖结构有无异常,也可以测定咽部通过时间,判断有无吸入及其原因,有助于判断是否存在隐性吸入,预测吸入性肺炎的风险。现有的医院将造影剂改为泛影葡胺,增加了检查的安全性。

VDE 虽然是评估吞咽功能的"金标准",但也有其局限性,检查过程中老年人配合困难,且吞钡过程中存在误吸风险;检查环境不利于有认知障碍的患者,影响检查时注意力;咽下的物质是造影剂,并非食物,当吞咽真正的食物时,可能由于食物的口味和质地,使吞咽结果出现偏倚。

5. 其他检查手段 随着医疗技术的不断进步用于客观检查的手段也在不断涌现。喉镜检查可观察咽喉部形态与运动正常与否。如软腭关闭情况、咽腔形态、会厌形态、声带形态及开闭情况、观察梨状窝有无潴留等。结合亚甲蓝等染色剂还可以观察有无显性误吸、渗漏等,结合一定压力的空气刺激还能评估咽喉部的感觉功能。可以进行误吸评分等;食管测压可以用于评估食管上、下括约肌功能以及食管体部蠕动收缩功能,结合食管 pH 监测或 pH- 阻抗监测有助于判断是否有酸反流或非酸反流,有助发现反流、吸入的潜在因素。

6. 诊断步骤

(1)筛查首先通过问话"你感到吞咽有问题吗?有无呛咳?"来筛查;也可采用 EAT-10 筛查量表。药物核查(抗胆碱能、抗组胺、降压及利尿药)。查体及老年综合评估。

(2)病因诊断性检查:根据指征,可采取以下几种方法除外结构性病变。①胃镜:首选检查,除外器质性病变;②上消化道造影:有助于检出食管动力异常和憩室,但注意有吸入风险;③喉镜:除外咽喉部器质性疾病,也可观察口咽 - 喉咽有无食物潴留,声门开合情况。

(3)吞咽功能评估,见前述。

六、吞咽障碍不良后果

吞咽障碍严重影响老年人生活质量、营养、功能状态、甚至危及生命。因吞咽障碍摄入不足导致营养不良、脱水;吞咽障碍伴吸入 / 误吸易导致吸入性肺炎、反复住院,增加医疗费用,反复误吸、肺炎、住院进一步加重衰弱,增加死亡风险。

1. 营养不良和脱水 吞咽障碍引起营养不良和脱水非常常见。吞咽障碍不但限制了食物的摄入,同时因吸入 / 误吸、咳嗽等也限制了液体摄入。调查显示,生活能自理的吞咽障碍老年人发生营养不良比例达 21.7%,住院老年人可高达 61.5%。调查还显示,仅有 22% 吞咽障碍的老年人被推荐饮用稠的饮料。因此对于吞咽障碍的老年人不但关注营养问题,同时也要关注液体的摄入,保证机体能量和灌注量平衡。吞咽障碍相关的营养问题见于以下 3 种情况:①饥饿相关营养不良,常见如衰弱和肌少症患者,其特征是能量和蛋白质摄入不足,肌肉量和皮下脂肪减少,无炎症表现;②慢病相关营养不良,常见于神经系统疾病或神经退行性病变、头颈部疾病,其特征因慢性疾病所致的厌食和慢性炎症造成食物摄入不足;③急性疾病相关营养不良,如肺部感染等。其特征为急性重症炎症限制了营养的摄入,此时往往需要及时静脉补充营养和液体。

2. 吸入和吸入性肺炎 据统计有吞咽障碍老年人每年肺炎的患病率明显高于无吞咽障碍的老年人(40% vs 21.8%)。随着年龄增长,吸入性肺炎比例明显升高,90 岁以后吸入性肺炎高达 90%。引发吸入性肺炎的病理生理机制包括:①口腔健康和卫生问题,口腔内大量细菌是吸入性肺炎的致病菌;②吞咽障碍导致口腔和咽部内容物吸入(包括胃内容);③营养不良、衰弱、功能障碍、免疫力低下。因对于老年人要做好口腔卫生管理,及时处理牙齿问题。

3. 影响生活质量 吞咽障碍老年人带来沉重的精神、心理负担。针对长照机构老年人的一项有关进食方面的调查显示,84% 的老年人认为进食应该是一种享受,但仅有 45% 有这种感觉,

41% 的老年人进餐时感到焦虑、恐惧，36% 的老年人避免与其他人共同进餐。焦虑和抑郁在吞咽障碍的老年人中比例也比较高，分别达 37% 和 32%。吞咽障碍同时伴发其他如神经系统疾病、头颈部器质性疾病、衰弱、失能、反复住院等，不但给个人和家庭带来沉重的负担，也给全社会增加沉重的医疗负担。

七、吞咽障碍处理

老年人吞咽障碍绝大多数是干预治疗。在干预治疗之前一定要进行病因方面的筛查，如口腔牙齿问题、药物因素等。吞咽障碍的干预治疗包括以下几种，补偿性干预、康复训练和其他。

（一）补偿性干预

1. **体位调整** 患者容易接受体位调整干预，根据不同的患者可以采取不同的体位调整，或若干种姿势相结合。①吞咽时低头：从后向前推压咽前壁，舌根紧贴咽前壁，气道入口面积缩小，防止吸入；减慢食团从口腔进入咽部的传导速度；增加会厌谷的宽度。②吞咽时转头：适用于单侧咽或喉麻痹，吞咽时将头转向麻痹一侧；也适用于上食管括约肌易松弛的患者。③吞咽时仰头：可以通过重力作用有助于清空口腔内容物，适用于运动神经元病或口腔部分手术患者，吞咽时注意屏住呼吸。④吞咽时卧位：可以仰卧位或侧卧位，用枕头支撑，保持头和脊柱在同一水平，防止吸入。

2. **进食速度、量** 老年人进食时间延长，可以通过减少每次吞咽食物量降低吸入 / 误吸，但口腔和喉咙感觉丧失的患者不建议采用。可以遵循如下法则：①放慢进餐速度；②不要在赶时间或疲倦时进食，吞咽时集中注意力，不要做分心之事，如聊天、看电视等；③一口摄入少量食物或饮料，适用小茶勺；④如一侧无力，可以用较有力的一侧咀嚼。

3. **辅助设备** 饮食的辅助设备能帮助放置、定位和控制食团和液体并在进食时保持适当的姿势，例如，把杯沿改良为带一个缺口（搁在鼻梁上）的形状，窄浅的勺子将食物放置在舌根部，对于需要把食物放在口中特定位置的患者来说非常重要。

4. **食物形状** 不饮用水、茶或咖啡等容易造成老年人吸入 / 误吸的稀薄饮料。使用增稠剂、进食浓浆或将干燥食物搅碎混以酱汁或肉汁，使其更加柔软、粘合，有效保持食物的营养和水分。最大限度降低吸入 / 误吸，防止吸入性肺炎发生。

（二）康复训练

循序渐进的肌肉训练对于老年人较为安全，可改善吞咽功能。包括自主吞咽训练、咽部敏感性刺激等。

1. **自主吞咽训练** ①用力吞咽：吞咽时口腔和咽部肌肉用力收缩；②声门上吞咽：在真声带水平吞咽前和吞咽时关闭气道。吞咽时屏住气，吞咽后咳嗽；③超声门上吞咽：吸气 - 屏气 - 用力吞咽 - 吞咽后咳嗽；④门德尔森手法：这是最难的吞咽训练。吞咽时让喉部移动。该训练男性较女性容易些。反复吞咽数次，感知吞咽时颈前肌肉上下移动；⑤舌肌训练：保持舌紧张，轻轻地、稳稳地将舌前 1/4 部分从上下切齿之间伸出，保持舌这个动作。

2. **增加咽部敏感性刺激** ①可采用酸性、碳酸食团、冷热刺激，如冰块或干冰棉签刺激咽部，增加咽部吞咽时敏感性；②电刺激：神经肌肉电刺激治疗可以通过刺激吞咽神经和肌肉加快吞咽反射时间。

（三）其他干预

注意口腔卫生，不良的口腔卫生是造成吸入性肺炎的危险因素。对于卧床的患者建议尽量进餐后保持坐位 30～45min，防止胃食管反流。卧位时尽量保持侧卧位。如必须改变进食通路时，尽量选择 PEJ 或鼻空肠营养。长期卧床的患者要注意有无粪坎塞、便秘，需要处理时，尽量避免口服矿物油通便。

吞咽障碍在老年人中非常常见，由于吞咽障碍导致营养、水分摄入不足，吸入 / 误吸以及吸入性肺炎等造成严重不良后果，极大的影响老年人生活质量，对家庭和社会也将带来沉重医疗和经济负担。及时识别和干预老年人吞咽障碍应引起家庭、医护人员和全社会的关注。

（孙晓红；王晶桐 吴瑾 审阅）

参 考 文 献

[1] Lin LC, Wu SC, Chen HS, et al. Prevalence of impaired swallowing in institutionalized older people in Taiwan[J].

J Am Geriatr Soc, 2002, 50: 1118-1123.

[2] The American Geriatrics Society. 现代老年医学概要. 第 6 版 [M]. 田新平, 谢海雁, 沈悌, 主译. 北京: 中国协和医科大学出版社, 2012: 176-179.

[3] Belafsky PC, Mouadeb DA, Rees CJ, et al. Validity and reliability of the Eating Assessment Tool (EAT-10) [J]. Ann Otol Rhinol Laryngol, 2008, 117: 919-924.

[4] DePippo KL, Holas MA, Reding MJ. Validation of the 3-oz water swallow test for aspiration following stroke [J]. Arch Neurol, 1992, 49: 1259-1261.

[5] Baijens LWJ, Clavé P, Cras P, et al. European Society for Swallowing Disorders-European Union Geriatric Medicine Society white paper: oropharyngeal dysphagia as a geriatric syndrome [J]. Clinical Interventions in Aging, 2016, 7: 1403-1428.

第四节 酸相关疾病

一、概念

酸相关疾病是胃酸作为主要致病因子的一类上消化道疾病, 通常包括胃食管反流病 (gastroesophageal reflux disease, GERD)、消化性溃疡 (peptic ulcer, PU)、慢性胃炎 (chronic gastritis, CG) 和部分功能性消化不良 (functional dyspepsia, FD)。其中 GERD 和 PU 为最常见酸相关疾病, PU 包括胃溃疡 (gastric ulcer, GU) 和十二指肠溃疡 (duodenal ulcer, DU)。

研究表明, 萎缩性胃炎患者最大泌酸量会减少, 无萎缩性胃炎的老年人和非老年人之间胃酸分泌功能没有显著差异, 胃酸分泌功能与衰老并不相关, 主要与萎缩性胃炎相关。除胃酸外, 消化性溃疡的主要致病因素还包括非甾体类抗炎药 (NSAIDs) 和幽门螺杆菌 (Helicobacter pylori, H.pylori) 感染。反酸、嗳气、烧心、腹痛、上腹胀、恶心、食欲差等是酸相关疾病的一组常见消化道症状。鉴于老年人食管和胃黏膜抵御损伤以及自我更新和修复能力下降、胃肠动力和内脏感觉功能降低、长期服用 NSAIDs 药物和其他抗血小板药物以及老年人 H.pylori 感染特征不同于成年人, 老年人酸相关疾病具有自身特点。

二、胃食管反流病

GERD 作为酸相关疾病中的一种, 其患病率随年龄的增长而增加, 老年人是 GERD 的高危人群, 我国老年人反流性食管炎检出率为 8.9%。GERD 在老年人群中高发, 与以下原因相关: ①老年人食管下括约肌 (low esophageal sphincter, LES) 压力低于中青年人, 并且老年人因其他合并疾病常服用一些可降低 LES 压力的药物 (如 α 受体阻断剂、抗胆碱能药物、钙拮抗剂); ②高达 60% 的老年 GERD 患者伴有食管裂孔疝, 破坏了胃食管结合部的正常解剖关系, LES 移位、His 角及膈食管韧带对 LES 的外压作用减弱; ③老年人食管蠕动幅度下降, 无效收缩增加及唾液分泌明显减少, 食管黏膜在反流物中的暴露时间增加; ④老年人食管上皮再生修复能力降低, 食管黏膜抵抗反流物损伤的能力减弱, 且老年患者常服用 NSAIDs、阿仑膦酸钠等药物可造成食管黏膜损伤; ⑤老年人胃排空能力下降, 胃内压增高, 超过 LES 压力导致反流发生。

(一) 临床特点

随着年龄增加, 老年患者食管感知酸的能力开始退化, 因此, 与成年人相比, 老年患者反酸、烧心等典型症状减少, 而食管病变可能更重。

1. 老年患者反酸、烧心等典型症状相对减少, 而非典型症状, 包括食管外症状可成为主要表现, 如声嘶、吞咽疼痛、吞咽困难、慢性咳嗽, 甚至厌食、贫血、体重减轻、呕吐等。

2. 老年患者内镜下表现更严重, 并与临床表现不匹配。老年患者 LA-C 级、LA-D 级明显增加, 但反酸、烧心症状可能并不严重。

3. 老年患者并发症常见, 如食管狭窄、出血和 Barrett 食管以及食管外症状。早期接受内镜检查的老年患者可能会受益。

4. 老年 GERD 患者容易合并抑郁和焦虑情绪, 不良情绪的程度与胃食管反流症状的严重程度正相关。

(二) 诊断

当患者出现典型反酸、烧心症状时, 应考虑 GERD。部分老年患者表现为咽痛、声嘶、反复吸入性肺炎等食管外症状, 也应考虑 GERD。对老年 GERD 患者的诊断方法与年轻患者基本相同, 包括质子泵抑制剂 (proton pump inhibitor, PPI) 试验性治疗、内镜检查、24h pH 监测、无线 pH 胶囊和 24h 阻抗 -pH 监测等。

1. PPI 试验性治疗 用于诊断 GERD 敏感性可达到 70% 以上，但特异性略低，约 50% 左右。当患者出现报警症状，PPI 治疗无效或症状复发时，则考虑内镜等检查手段。老年人食管对胃酸刺激的敏感性减退，症状不典型，不能反映食管病变的严重程度，可能症状轻而食管病变已经较重，因此，与 PPI 试验性治疗相比，老年人更能从胃镜检查中获益。

2. 胃镜检查 明确反流性食管炎的存在和程度，及时发现并发症，特别是早期肿瘤。出现吞咽困难、呕血黑便、消瘦、贫血等报警症状时，或者对 PPI 无反应、食管癌、胃癌高发地区应尽早行胃镜检查。

3. 上消化道钡剂造影 对不能耐受胃镜或有相对禁忌证的患者可以考虑。可以判断有无狭窄、反流及食管裂孔疝。

4. 24 小时食管 pH 监测及 pH- 阻抗监测 较少用于老年患者，但可用于识别缺乏典型反流症状、内镜检查阴性的老年患者。

5. Gerd Q 量表 对于无报警症状的患者，可采用 GERD Q 量表进行评估。Gerd Q 通过患者对过去 1 周内烧心、反流、上腹痛、恶心、反流引起睡眠障碍、因反流症状使用非处方用药情况 6 个方面的评分，判断是否可诊断 GERD。当 GerdQ≥8 分，对 GERD 诊断的敏感性为 64.4%，特异性为 71.4%，评分越高，诊断精确性越高。Gerd Q 可作为 GERD 的初筛诊断。

（三）鉴别诊断

1. 胸痛 老年人是冠心病的高危高发人群，因此老年 GERD 患者的胸痛首先要与心源性胸痛鉴别。应排除急性危及生命的心血管疾病（如急性冠脉综合征、主动脉夹层、肺动脉栓塞等）以及排除慢性缺血性心脏疾病或心包疾病后，方可考虑非心源性胸痛诊断。此外，GERD 相关的胸痛还需要与其他引起非心源性胸痛的疾病相鉴别，如消化性溃疡、胆石症等（表 4-3-5）。

2. 吞咽困难 应与食管癌、贲门失弛缓相鉴别。

3. 吞咽疼痛 对于内镜显示有食管炎的患者，应与霉菌性食管炎、继发性食管炎、嗜酸性食管炎等鉴别。

4. 烧心 与功能性烧心鉴别，功能性烧心缺

表 4-3-5 非心源性胸痛与心源性胸痛

	非心源性胸痛	心源性胸痛
病因	多见于 GERD	多见于心绞痛
诱因	多于餐后，夜间，仰卧位	活动时，劳累或情绪激动
胸痛症状	不典型，胸骨后烧灼样疼痛	典型，胸骨后疼痛，表现为压迫感、紧缩感
持续时间	可能会持续几分钟或几小时，可间隔数天发作	持续数分钟
伴随症状	伴食管症状，如烧心、反酸、吞咽困难等	出汗，呼吸困难，血压升高
缓解方式	改变体位，应用抑酸药	休息或含服硝酸甘油可缓解
心电图、心肌损伤标记物	多数正常	可有心电图和心肌酶异常
心理疾病	多见	少见

乏胃食管反流及食管炎的客观证据，24h pH 监测阴性，PPI 治疗无效。

（四）治疗

治疗目标缓解症状，促进黏膜愈合，防治并发症。由于老年 GERD 患者并发症常见，伴随疾病多，停药后复发率高，因此需要长期维持治疗。

1. 改变生活方式 是治疗 GERD 的基础，如减肥、抬高床头、戒烟 / 戒酒、避免睡前进食、避免食用可能诱发反流的食物（如咖啡、巧克力、辛辣或酸性食物、高脂饮食）。此外，老年患者合并便秘及使用双磷酸盐多见，容易诱发反流，应关注。

2. 药物治疗

（1）抑酸药：PPI 仍是 GERD 治疗的首选药物。老年 GERD 患者停药后复发率高，因此，老年患者需要长期 PPI 维持治疗。依病情可标准剂量、标准剂量的半量或隔天 1 次或按需治疗予以维持。H$_2$ 受体拮抗剂治疗 GERD 的疗效显著低于 PPI，可作为 PPI 治疗期间存在夜间反流的辅助治疗。

服用 PPI 期间需要关注老年人长期应用 PPI 的安全性，平衡 PPI 的获益与风险。长期应用 PPI 的潜在不良反应包括骨质疏松与骨折、肺炎、肠道感染、缺铁性贫血、维生素 B$_{12}$ 缺乏、低镁血症等。

（2）抗酸药：如碳酸铝镁等。抗酸药起效快，

作用时间短,常用于非糜烂性胃食管反流病(non-erosive reflux disease,NERD)及缓解症状的按需治疗。

(3)促胃动力药:部分 GERD 患者在服用 PPI 后,烧心、反酸等症状仍未缓解,需考虑 LES 功能障碍,胃排空延迟等原因,可考虑联合促胃肠动力药来提高治疗效果。常见的促胃肠动力药有甲氧氯普胺、多潘立酮、莫沙必利、伊托必利、曲美布汀等。

(4)注意合理用药,关注药物相互作用:老年患者慢病共存,合并用药常见,因此治疗过程中应注意药物的相互作用。PPI 主要通过 CYP2C19 和 CYP3A4 代谢,与其他通过这些酶代谢的药物可发生竞争抑制,影响彼此的疗效。PPI 可能影响氯吡格雷、华法林、他汀类、钙离子拮抗剂、地高辛、克拉霉素等药物的代谢。

三、消化性溃疡

由于老年人自身独特的生理特点,老年消化性溃疡患者临床症状并不典型,容易漏诊或误诊。老年消化性溃疡病因尚未完全明确,一般认为是多种因素作用的结果。H.pylori 感染和 NSAIDs 药物的长期使用是老年消化性溃疡的主要病因。大约 70% 的老年消化性溃疡患者 H.pylori 阳性,约 25% 的十二指肠溃疡和 40% 的胃溃疡患者与使用 NSAIDs 相关。

NSAIDs 主要通过抑制前列腺素合成,削弱胃黏膜保护作用,已经成为消化性溃疡的主要发病原因之一,并且 NSAIDs 增加溃疡出血、穿孔等并发症危险性。老年患者 H.pylori 感染率高于中青年患者,提示 H.pylori 感染在老年消化性溃疡中依然发挥重要作用。与此同时,老年患者常存在多重用药,特别是抗血小板药物、华法林,已经证实为老年消化性溃疡病和 / 或合并出血的重要危险因素。此外,老年患者中 H.pylori 阴性、NSAIDs 阴性消化性溃疡增加,大约 20%~25% 的老年消化性溃疡患者没有明确的危险因素,可能与衰老导致的胃黏膜萎缩,黏膜上皮更新率降低,胃和十二指肠黏膜屏障的减少(黏膜血流量、胃黏液、碳酸氢盐分泌或细胞增殖降低)有关。

(一)临床特点

1. 症状不典型 与中青年相比,老年消化性溃疡患者腹痛尤其是节律性腹痛的发生率低,以非节律性腹痛为主,伴反酸嗳气、食欲不振、头晕乏力、体重减轻等非特异性症状。此外,随着老年人全身器官的退行性改变,其对疼痛刺激的敏感度下降,老年消化性溃疡无症状患者增多,可达老年消化性溃疡患者的 25%。

2. 以胃溃疡为主 高位溃疡和巨大溃疡在老年人较常见。随着年龄增长,胃体幽门腺区黏膜因假幽门腺化生和 / 或肠化生而扩大,使其与胃体的泌酸腺区的交界线上移,导致老年患者高位溃疡发生率增加,老年患者胃蠕动功能减退,容易造成食物淤积,刺激幽门管,导致胃泌素分泌增加,故巨大溃疡较为常见。

3. 并发症多、病死率高 上消化道出血是老年消化性溃疡最常见的并发症。老年消化性溃疡患者出血量相对大,病程持续时间长,易反复出血,病死率高。其次是消化道穿孔,老年患者穿孔发生率是青年人的 10 倍。老年患者穿孔时症状相对较轻,体征不明显,容易延误诊治。老年患者溃疡癌变率也显著增加,因此对老年胃溃疡患者应定期随访。

(二)诊断

老年消化性溃疡具有其自身特点,临床表现多不典型,上腹痛尤其是规律痛较少见,在诊断中不能过于依赖症状和主诉,而应该以胃镜检查等客观指标为主。对疑似消化性溃疡并可耐受内镜检查的患者,应及时行胃镜检查。

(三)治疗

老年消化性溃疡患者的治疗目标是促进溃疡愈合,预防复发和防止并发症。H.pylori 感染、长期服用阿司匹林和其他 NSAIDs 药物是导致消化性溃疡复发的主要原因,其他原因还包括吸烟、饮酒、不良生活习惯等。

1. NSAIDs 相关消化性溃疡 持续使用 NSAIDs 是消化性溃疡发生和复发的因素。既往有消化性溃疡、出血或穿孔史,多种 NSAIDs 药物同时使用、高剂量 NSAIDs、合并使用抗凝药,年龄 >65 岁、H.pylori 感染、同时使用阿司匹林(包括低剂量)、口服糖皮质激素均为 NSAIDs 相关胃黏膜损伤消化道出血的危险因素。因此,对于需要继续使用阿司匹林等 NASIDs 药物的老年消化性溃疡患者,酌情考虑 PPI 维持性抑酸治疗以降低溃疡复发或溃疡并发症的发生风险。

2. H.pylori 相关消化性溃疡　H.pylori 感染是老年消化性溃疡发生和复发的另一大原因。对于 H.pylori 阳性患者，根治 H.pylori 可有效降低消化性溃疡的复发，提高十二指肠和胃溃疡的治愈率，延迟 H.pylori 根治可能增加溃疡复发的风险。H.pylori 根除方案同成年患者，但老年患者肝肾功能减退，合并用药增多，应注意药物的相互作用，进行个体化治疗。

3. H.pylori 阴性、NSAIDs 阴性消化性溃疡　大约 20%～25% 的老年消化性溃疡患者没有明确的危险因素，此类患者消化性溃疡复发比例明显增高，研究表明，H.pylori 阴性、NSAIDs 阴性患者 7 年内再发出血率高达 42.3%，显著高于 H.pylori 阳性且行根治治疗患者（11.2%）。尽管短期应用抑酸药可促进溃疡的愈合，但是否应长期维持抑酸药以降低溃疡复发仍存在争议。

4. 并发症治疗　对并发急性出血的患者，联合内镜和 PPI 治疗可有效减少再出血及手术干预。治疗过程中，应兼顾治疗并发症及伴随疾病，全面评估患者病情及预后。对于严重大出血、穿孔、幽门梗阻、癌变的患者，在患者身体状况允许的条件下，可考虑外科手术治疗。

四、进展

近年来酸相关疾病的诊断和治疗不断进展。目前关于反流性疾病的食管检测技术也不断发展，目前临床上在使用的技术还包括：食管高分辨率测压法（high-resolution manometry，HRM）、多通道食管腔内阻抗 -pH 监测（multichannel intra-luminal impedance-pH，MII-pH）、无线 pH 胶囊、内镜功能性管腔成像探头（endoscopic functional lumen imaging probe，ENDOFLIP）等。

钾离子竞争性酸阻断剂（P-CAB）是全新机制的新一代抑酸药物，通过竞争性靶向抑制，同时抑制激活和静息状态质子泵，首剂即可达到最大抑酸效果，且不受 CYP2C19 酶的影响，用药时不需考虑患者 CYP2C19 酶基因多态性的问题。随机对照试验显示，P-CAB 促进溃疡愈合及预防 NSAIDs 相关性溃疡的效果与 PPI 治疗类似，且两者的安全性相当。

（王晶桐；孙晓红　审阅）

参 考 文 献

[1] Igor Dumic，Terri Nordin，Mladen Jecmenica，et al. Gastrointestinal Tract Disorders in Older Age[J]. Can J Gastroenterol Hepatol，2019，6757524.

[2] Soumekh A，Schnoll-Sussman FH，Katz PO. Reflux and acid peptic diseases in the elderly. Clin Geriatr Med，2014，30：29-41.

[3] Lanas A，Chan FKL. Peptic ulcer disease[J]. Lancet，2017，390：613-624.

[4] 中华医学会消化病学分会. 2014 年中国胃食管反流病专家共识意见 [J]. 中华消化杂志，2014，34：649-661.

[5] 中国系统性红斑狼疮研究协作组. 非甾体消炎药相关消化道溃疡与溃疡并发症的预防与治疗规范建议 [J]. 中华内科杂志，2017，56：81-85.

[6] 中华医学会老年医学分会. 老年人质子泵抑制剂合理应用专家共识 [J]. 中华老年病研究电子杂志，2015，2：1-7.

第五节　消 化 不 良

消化不良（dyspepsia）是指一组源自上腹部、持续存在或反复发生的综合征，主要包括上腹部疼痛、烧灼感、早饱、餐后饱胀、食欲不振、嗳气、恶心或呕吐等症状，是一个常见的老年综合征。在临床上，将经上消化道内镜、肝胆胰影像学和生化检查均未见明显异常者称为功能性消化不良（functional dyspepsia，FD）；前述检查存在明显异常者称为器质性消化不良（organic dyspepsia，OD）。老年人上消化道、肝脏和胰腺结构及功能存在生理性退化现象，是 FD 高危高发人群；老年人是上消化道和肝胆胰疾病的好发人群，因此，也是 OD 的高发人群，在临床上，老年人 FD 和 OD 同时并存十分常见。比利时一项多中心调查报告：消化不良症状发生率随增龄增高，65 岁以上老年人高达 24.4%，我国广东地区普通人群的消化不良症状流行病学调查显示老年人消化不良症状的发生率为 24.5%。

一、老年人功能性消化不良

（一）病因及病理生理

FD 的发病机制尚未完全阐明，目前认为主要包括以下几个方面：

1. **动力障碍** 胃动力障碍是 FD 的主要发病基础，约 40% 的 FD 患者存在胃排空延缓。老年人的胃电活动和胃动力变化主要包括胃电活动减弱、节律紊乱，胃运动功能减退，这些改变可能与肠神经系统（ENS）的改变（主要是肠神经元数量减少和 Cajal 间质细胞丢失）以及自主神经功能异常有关。胃动力减退可能是老年人 FD 高发的主要原因之一。

2. **内脏高敏感** FD 患者对胃扩张刺激产生不适感的严重程度明显高于健康对照者，表明 FD 患者存在内脏高敏感，主要表现为胃肠道对化学性刺激或机械性扩张的阈值降低，如对酸、温度感觉过敏，近端胃对机械扩张的敏感性增加等。内脏高敏感可解释患者餐后出现的上腹饱胀和早饱等症状。

3. **胃酸分泌异常** 在 FD 患者中，胃酸分泌异常常表现为基础胃酸分泌在正常范围，但刺激可引起酸分泌增加，临床上可表现为酸负荷相关症状，如空腹时上腹部不适或疼痛、进食后减轻等。传统观念认为老年人胃酸分泌是减少的甚至缺乏，但事实并非如此，绝大多数老年人仍有良好的泌酸能力，甚至代偿性增加。

4. **消化酶分泌不足** 老年人分泌消化酶的腺体（唾液腺、胃底腺、胰腺等）形态学退化，分泌功能减退、消化酶的活性降低。有研究报道显示，无胰腺疾病和糖尿病的健康社区老年人的胰腺外分泌功能不全随增龄而增加，发生率为 11.5%，严重不全的发生率为 5.1%。

5. **幽门螺杆菌（H.pylori）感染** 老年人 H.pylori 感染率显著高于中青年人。H.pylori 感染可能通过诱发胃肠动力障碍、增加胃酸分泌、增强内脏敏感及影响脑-肠轴等环节参与了 FD 的发生。

6. **精神心理因素** 越来越多的研究提示 FD 与心理因素密切相关，尤其是部分老年人因退休后社会角色变化、罹患多种慢性疾病，加之社会家庭等因素，心理障碍者明显增加，而消化不良症状迁延不愈又会加重精神心理负担，由此，精神心理因素与消化不良症状相互影响，互为因果，形成恶性循环。

7. **其他因素** 生活方式、饮食结构、环境、遗传等因素可能也与 FD 的发病有关。

（二）临床表现

消化不良的主要症状为：①餐后饱胀，食物长时间存留于胃内引起的不适感；②早饱感，指进食少许食物即感胃部饱满，不能继续进餐；③上腹痛，位于胸骨剑突下与脐水平以上、两侧锁骨中线之间区域的疼痛；④上腹烧灼感，局部灼热感，与烧心有所不同，烧心是指胸骨后烧灼样疼痛或不适，是胃食管反流病（GERD）的典型症状。

特别注意患者有无报警症状及体征：呕血或黑便、贫血、非计划体重减轻（＞体重的 10%）、进行性吞咽困难、吞咽疼痛、持续性呕吐及淋巴结肿大或腹部肿块等。这些症状或体征常是 OD 的表现。

（三）辅助检查

对初诊的消化不良患者，应在详细采集病史、进行体格检查的基础上有针对性地选择辅助检查。上消化道内镜常列为首选，其他辅助检查包括 H.pylori 检测、腹部影像学（超声、CT、MRI 等）检查、血生化及消化系统肿瘤标志物检测等。对怀疑消化系统以外疾病引起的消化不良患者，应选择相应的检查以明确病因诊断；对症状严重或对常规治疗效果不明显的 FD 患者，可根据条件选择胃电图、胃排空、胃容纳功能和感知功能检查，评估动力和感知功能，指导治疗方案的调整。

（四）诊断与鉴别诊断

FD 患者临床表现的个体差异性大，根据主要症状特点及与症状相关的病理生理学机制，可将 FD 分为两个亚型，即餐后不适综合征（postprandial distress syndrome，PDS）和上腹痛综合征（epigastric pain syndrome，EPS）。临床上两个亚型常有重叠，有时可能难以区分，但分型对选择治疗有一定帮助。老年人 FD 的诊断可参考罗马Ⅲ及罗马Ⅳ诊断标准。

老年人既是 FD 的高发人群，也是 OD 的高发人群，因此，FD 主要应与 OD 鉴别（见 OD 部分）。此外，老年人还需排除慢性心功能不全、肺心病、帕金森病、脑供血不足等易致消化不良症状的老年人常见慢性病以及服用 NSAID、抗菌药物、抗帕金森病药和降糖药等药物所致的消化不良症状。

（五）治疗

FD 的治疗目的在于缓解症状，提高患者的生活质量，去除诱因，预防复发。FD 的治疗应依据其病理生理学异常选择个体化的治疗方案。

1. 一般治疗　建立良好的医患关系，帮助患者正确认识、理解病情，指导患者改进生活方式，调整饮食结构和习惯。以 PDS 为主的患者，可建议食用易消化的食物、低脂饮食、少食多餐等；以 EPS 为主的患者则建议食用胃排空较慢、对胃分泌刺激较少的食物（如甜食、辛辣食物）等。

2. 药物治疗　与进餐相关的消化不良（如 PDS）可首选促动力剂或合用抑酸剂；非进餐相关的消化不良 / 酸相关性消化不良（如 EPS）可选用抑酸剂，必要时合用促动力剂。经验性治疗的时间一般为 2～4 周，无效者应行进一步检查，排除器质性疾病或调整治疗方案。促胃动力、抑酸、根除 H.pylori 是 FD 的一线治疗措施。

（1）促动力剂：促动力剂可通过加速胃排空、降低内脏高敏感、促进胃窦动力、止吐等多种机制，明显改善进餐相关的上腹部症状，如餐后上腹饱胀、早饱等症状。目前常用的促动力剂包括：①多巴胺受体拮抗剂：甲氧氯普胺（Metoclopramide），又名胃复安，为多巴胺 D_2 受体拮抗剂和中枢 5-HT_4 受体激动剂，常用剂量是 5mg，每天 3 次。但可导致锥体外系反应，老年人除胃轻瘫外应避免使用胃复安，尤其是衰弱的老年人。多潘立酮（Domperidone）为选择性外周多巴胺 D_2 受体拮抗剂，能增加胃窦和十二指肠动力，促进胃排空，常用剂量为 10mg，每天 3 次。副作用有发生严重室性心律失常甚至心源性猝死的风险。因此，老年患者、心脏病患者应慎用多潘立酮，剂量不得超过 30mg/ 天，疗程不得超过 1 周。② 5-HT_4 受体激动剂：莫沙必利（Mosapride）为强效选择性 5-HT_4 受体激动剂，胃肠动力障碍疾病的常用药物。常用剂量为 5mg，每天 3 次。应避免与可延长 Q-T 间期的药物（如氟卡尼、胺碘酮等）合用。西尼必利（Cinitapride）是高选择性 5-HT_4 受体激动剂，1mg，每天 3 次。由于这类药物对 Q-T 间期的潜在影响，因此，对其心脏安全性仍应保持警惕。③多巴胺 D_2 受体拮抗剂和乙酰胆碱酯酶抑制剂：伊托必利（Itopride）具有双重作用机制。伊托必利与 5-HT_4 受体无亲和力，无 Q-T 间期延长所致的心血管不良事件风险，经黄素单加氧酶（而非 CYP450 酶）代谢，药物间相互作用少，因此安全性较好，对老年患者较为合适。

常用剂量为 50mg，每天 3 次。

（2）抑酸剂：抑酸剂广泛应用于 FD 的治疗，适用于 EPS 患者，抑酸剂包括 H_2 受体拮抗剂（H_2RA）和质子泵抑制剂（PPI）。①常用 H_2RA 有西米替丁、雷尼替丁、法莫替丁、尼扎替丁等，一般用标准剂量，即西米替丁 400mg、雷尼替丁 150mg、法莫替丁 20mg，尼扎替丁 150mg，每天 2 次。②常用 PPI 制剂有奥美拉唑、兰索拉唑、泮托拉唑、雷贝拉唑和埃索美拉唑等，常用其标准剂量，即奥美拉唑 20mg、兰索拉唑 30mg、泮托拉唑 40mg、雷贝拉唑 10mg、埃索美拉唑 20mg，每天早餐前 0.5～1.0h 1 次。抑酸治疗疗程为 4～6 周，此后可停药或按需服药。

（3）消化酶制剂：老年患者尤其是高龄患者，可在前述治疗的同时或治疗无效时应用消化酶制剂，目前国内常用的消化酶制剂有：胰酶肠溶胶囊、复方消化酶胶囊、复方阿嗪米特肠溶片和米曲菌胰酶片等，均以胰酶为主。

3. 根除 H.pylori　目前推荐"PPI + 铋剂 + 二种抗菌药物"的四联方案作为根除 H.pylori 的初治方案。但对高龄（≥80 岁）患者，由于对药物的耐受性较差，应权衡抗 H.pylori 治疗的利弊，可以在应用促动力剂、抑酸剂治疗无效时，再考虑根除 H.pylori。

4. 精神心理治疗　对抑酸剂、促动力剂治疗和 H.pylori 根除后仍无效、且伴有明显精神心理障碍（主要是抑郁、焦虑或疑病症）的患者，应进行行为、认知治疗和心理干预，对经过必要检查已排除 OD 的患者，应给予患者必要而充分的心理支撑，在此基础上，可加用小剂量抗抑郁药物治疗。精神心理障碍严重者，及时转心理精神专科治疗。

5. 其他治疗　抗酸剂及胃黏膜保护剂，如氢氧化铝、铝碳酸镁、铋剂及替普瑞酮等可减轻消化不良症状。铝碳酸镁除具有抗酸作用外，还具有吸附胆汁的功能，伴有胆汁反流者优先选用。但该类药物可能诱发或加重便秘，老年便秘患者慎用。

二、老年人器质性消化不良

（一）分类及相关疾病

OD 可分为胰腺疾病相关性和非胰腺疾病相

关性消化不良 2 类。胰腺疾病包括急性胰腺炎、慢性胰腺炎、胰腺癌、胰腺囊性纤维化、胰腺切除术后等。这些疾病必然会导致胰酶外分泌相对或绝对不足而引起一系列消化不良症状。非胰腺疾病：①胃疾病，包括慢性胃炎、胃肿瘤、胃大部切除术后等，这些疾病可能导致胃蛋白酶原分泌量下降、胃酸分泌减少而导致消化不良。②肠疾病，包括：肠道肿瘤、炎症性肠病、肠梗阻、肠道手术等，肠道分泌的肠致活酶可激活胰蛋白酶原，使之变为具有活性的胰蛋白酶，因此各种原因引起的肠道损伤均可引起肠致活酶分泌减少从而使胰蛋白酶原激活减少。③肝胆疾病，包括各种急慢性肝病、肝胆肿瘤、胆道结石、胆道感染、肝胆手术等，都会影响胆汁的质和量及其正常排泌规律而影响消化过程，产生消化不良症状。④糖尿病，研究发现，1 型和 2 型糖尿病均有较高的胰腺外分泌病变发生率，从而影响胰酶的分泌。⑤其他疾病，包括干燥综合征、白塞氏病、系统性红斑性狼疮等自身免疫性疾病，均可损害消化腺体从而导致消化酶分泌不足或活性下降，引起消化不良。

（二）临床与实验评估

1. 临床评估 除了解消化不良的临床表现外，重点了解：①患者的食欲情况，是否有食欲明显减退，是否有厌等情况；②患者的排便情况，是否存在腹泻，粪便的颜色是否浅淡并带有气泡、油滴和不消化肌纤维，是否伴有恶臭，粪便是否漂浮或黏附在马桶上，是否存在肛门溢油现象等；③是否有警报征象，如消瘦、贫血、上腹包块、频繁呕吐、呕血或黑便、非计划身体质量减轻（＞身体质量的 10%）。全面了解是否患有前述胰腺疾病和非胰腺疾病情况，并做必要的生化、影像及内镜检查予以明确。

2. 实验评估

（1）粪便苏丹Ⅲ：正常时粪中不出现脂肪滴，如 >10 滴 /HPF，提示脂肪吸收不良。

（2）粪弹性蛋白酶测定：人弹性蛋白酶存在于人类胰腺分泌物和粪便之中，该酶在肠道中不被分解，粪便中的浓度是胰液中的 5～6 倍。粪便弹性蛋白酶能反映胰腺外分泌功能，其特异性及敏感性均较高，适合于老年患者。

（3）呼气试验：呼气试验是一种测定胰酶活性的间接方法。口服 ^{14}C 标记的三棕榈酸酯后，胰腺分泌的胰酶将其分解为 ^{14}C- 棕榈酸，经肝、肺循环形成 $^{14}CO_2$，测定呼气中 $^{14}CO_2$ 放射活性可间接反映胰腺外分泌功能。由于 ^{14}C 具有一定放射性，也可采用 ^{13}C- 混合甘油三酯呼吸试验，其敏感性和特异性分别可达到 91.7% 和 85.7%。

（三）治疗

老年人 OD 的治疗首先是病因或原发病的治疗，这是 OD 治疗的基础和前提，但遗憾的是，不少老年人 OD 的病因或原发病难以根除，因此，对症治疗尤为重要。老年人常在消化酶生理性分泌量减少和活性降低的基础上合并 OD，消化酶的缺乏可能更加突出，显然，应在积极处理原发病的基础上，适时、足量补充消化酶制剂。老年人胰腺疾病相关 OD 常需补充胰酶含量高、较大剂量的胰酶制剂；急性胰腺炎可在恢复期逐步开放饮食时，酌情补充胰酶制剂，以减轻胰腺的外分泌负担。老年人非胰腺疾病相关 OD，只要能够进行肠内营养，即可补充消化酶制剂，并可明显改善消化不良症状，提高患者生活质量。我国老年人常见的慢性胃炎患者，当存在中上饱胀、食欲缺乏等消化不良症状时，也推荐应用消化酶制剂。如同时存在 PDS 或 EPS，则可加用促动力剂或抑酸剂。

（郑松柏；孙晓红 吴瑾 审阅）

参 考 文 献

[1] Zhang W, Zheng SB, Zhuang Y, et al. H+/K+ ATPase expression in human parietal cells and gastric acid secretion in elderly individuals[J]. Journal of digestive diseases, 2013, 14: 366-372.

[2] Sugano K, Tack J, Kuipers EJ, et al. Kyoto global consensus report on Hlicobacter pylori gastritis[J]. Gut, 2015, 64: 1353-1367.

[3] 中华医学会消化病学分会胃肠动力学组，胃肠功能性

疾病协作组. 中国功能性消化不良专家共识意见 [J]. 中华消化杂志, 2016, 36: 217-229.

[4] Drossman D A. Functional Gastrointestinal Disorders: History, Pathophysiology, Clinical Features, and Rome IV[J]. Gastroenterology, 2016, 150: 1262-1127.

[5] 中华医学会老年医学分会, 中华老年医学杂志编委会.
老年人功能性消化不良诊治专家共识 [J]. 中华老年医学杂志, 2015, 34: 698-705.

[6] 郑松柏, 江华. 消化酶制剂在老年人消化不良中应用中国专家共识 (2018) [J]. 中华老年医学杂志, 2018, 37: 605-611.

第四章 神经系统疾病

第一节 衰老对神经系统的影响

一、概述

神经系统在人体适应内外环境和维持正常生命活动中起着主导作用，也是受衰老影响最大的系统之一。成年人脑重量约 1 400g，占全身体重的 2%～3%，而耗氧量则占全身的 20%～30%，脑的重要性显而易见。神经系统在 25～30 岁时达到成熟，随后其生理功能出现缓慢衰退。随增龄，老年人常出现一些神经系统异常的表现和体征，如视力下降、听力减退、嗅觉和味觉障碍、肌肉力量变小、动作缓慢、平衡障碍、跌倒、记忆力减退、脑功能下降等。这些是神经系统衰老所引发的退行性病变。神经系统衰老也可称为脑老化（brain aging），直观表现是脑萎缩以及脑室旁白质异常信号逐渐增多；组织病理学上可见神经元内脂褐素增多、皮质浅表淀粉样小体、神经元颗粒空泡变性、神经原纤维缠结、老年斑等；脑老化的神经生物学基础是脑组织多种神经递质相对不足或失衡。

脑血管老化是脑老化的重要组成部分。目前有证据表明，脑老化与神经系统退行性疾病，如阿尔茨海默病（Alzheimer's disease，AD）、帕金森病（Parkinson disease，PD），有着相互重叠的临床表现、神经病理特征、病因和发病机制。因此，脑老化及神经系统疾病成为目前老年医学研究的热点之一。

二、神经系统衰老的机制

目前神经系统衰老机制及相关疾病的发病原因尚不完全清楚，主要有以下几种：

（一）自由基和线粒体衰老学说

衰老学说中最具影响力的是自由基学说和线粒体衰老假说。越来越多的证据表明，氧化应激和线粒体 DNA 异常参与了神经系统退行性疾病的发生。

（二）蛋白质变性

目前研究显示，正常老年人和相关神经变性疾病患者脑组织中均存在一些相同的组织学改变，如神经原纤维缠结（neurofibrillary tangles，NFTs）、老年斑（senile plaques，SP）及路易小体（Lewy body，LB）等，这些变化均与蛋白质异常聚集或沉积有关，其分布范围和程度决定是否导致相应的临床症状。主要有 tau 蛋白（tau protein）、α 突触共核蛋白（α-synuclein，α-syn）、Tar DNA 结合蛋白 43（Tar DNA-binding domainprotein 43，TDP-43）、β 淀粉样蛋白（β-amyloid，Aβ）等。

（三）遗传学因素

目前研究认为，遗传因素与衰老密切相关，公认的长寿基因是载脂蛋白 E2 等位基因，与提高寿命、降低 AD 风险有关。另一个可能的长寿基因是一种血管紧张素转换酶的亚型。其他，还有脑衰老相关基因如早老素（presenilin，PS）基因、死亡因子 -4（mortality factor-4）等。近年来还发现表观遗传学在脑衰老中起到重要作用。遗传学因素也在 AD 发病中起到重要作用，载脂蛋白 E（apolipoprotein E，ApoE）ε4 等位基因是目前唯一公认的 AD 风险基因。

（四）细胞凋亡

凋亡（apoptosis）或称细胞程序性死亡（programmed cell death），是一种由基因控制的主动的细胞死亡方式。研究表明，神经细胞在发育过程中有 50% 的细胞凋亡，但是不适当的或是加速的细胞凋亡在神经系统退行性疾病中起到一定作用。

（五）自噬调节

自噬是降解并清除细胞内受损的细胞结构、衰老的细胞器以及不再需要的生物大分子等。自噬作用失调可导致细胞异常甚至死亡，与多种神经系统退行性疾病相关。

（六）钙稳态学说

正常成人的神经系统中，海马突触可塑性是Ca^{2+}依赖性的。增龄可引起钙稳态失调，改变突触传递的阈值，易化突触的抑制，影响神经元属性和神经网络的活动，与衰老和认知功能障碍关系密切。

（七）神经递质失衡

神经递质是由突触释放的信息传导物质，约有200多种，主要由胆碱能系统、多巴胺系统、单胺能系统及氨基酸递质系统等，增龄可以引起神经递质失衡，脑功能下降。

（八）其他

神经系统衰老的机制研究还有异常糖基化学说、miRNA表达异常、内分泌、炎性反应、免疫学等。

三、神经系统衰老的表现

（一）形态学改变

神经系统衰老的形态学表现主要是脑萎缩，以额叶、顶叶及颞叶明显，灰质和小脑也可发生萎缩，枕叶改变不明显。脑重量在中年以后逐渐减少，女性脑萎缩较男性出现早，女性50岁以后、男性60岁以后脑重量明显减少约6%～8%，表现为脑回缩小、脑室扩大、脑沟变深、脑脊液增多、脑膜变厚、脑皮质变薄；80岁以后脑重量减少约8%～10%。老年人的脑血流量较年轻人下降10%～30%，但个体差异较大，动脉硬化和高血压患者下降明显，血管性痴呆更显著。皮质血流量较皮质下白质下降明显，前额区下降较其他脑区明显。老年人脑代谢率减少10%～30%，与脑血流量及神经元萎缩相平衡，糖代谢和供氧也减少。

（二）组织学改变

1. 脑萎缩 主要是神经细胞减少所致。从20岁起，正常成年人脑神经细胞约140亿个，随着增龄而减少，每天约减少10万个，每年丧失约0.8%；70岁以上老年人神经细胞总数减少可达45%；神经细胞丧失后由胶质细胞增生填充。神经细胞减少是非均一性的，以颞上回、额上回、小脑皮质、黑质、蓝斑多见；到60岁时，大脑皮质神经细胞减少约20%～25%，小脑皮质神经细胞减少约25%，蓝斑和黑质神经细胞减少约35%。老年人脊髓神经细胞数目也减少。除神经细胞数量明显减少外，老年人神经细胞突触和树突减少，突触联系减少。

2. 神经原纤维缠结（NFTs）和老年斑（SP） 由Alzheimer在1907年首先报道，是在AD患者脑内发现的特征性病理学标志物。目前研究表明，NFTs和SP在正常的老年人脑内可以见到，NFTs的发生率在50～60岁约为5%，70～80岁约为60%，90岁以上均可查见。个别正常的老年人脑内也可见到少量SP，随增龄而增多，在70岁时60%健康的脑内可见到较少的SP，仅限于海马、海马旁回及杏仁核，而在AD患者脑内所见的SP，数量多，分布广泛。AD患者脑内NFTs和SP数目远多于正常老年人，可达数十甚至上百倍。

（1）NFTs：又称神经元内丝样包涵体，位于神经元胞体和树突，多见于海马、杏仁核、颞叶内侧、额叶皮质的锥体细胞等。NFTs是由双螺旋丝蛋白（paired helical filaments，PHF）构成，而PHF完全由异常磷酸化的tau蛋白组成，tau蛋白是一种微管相关蛋白，主要分布在神经元，其次是神经胶质细胞，在正常细胞内形成细胞骨架，与微管蛋白结合聚积，使其趋于稳定，在轴浆运输过程中发挥重要生理功能。但过磷酸化或异常部位磷酸化则导致tau蛋白相关细胞骨架变形、聚集，进而失去正常功能。AD患者中过度磷酸化的tau蛋白增加更为明显。

（2）SP：多分布在大脑皮层，特别是额叶和颞叶，也可出现在杏仁核、纹状体和丘脑。SP主要由丝状淀粉样蛋白沉积所致，后者即由β-淀粉样前体蛋白（amyloid precursor protein，APP）水解物Aβ构成，主要为42个氨基酸残基片段，少量为40个氨基酸残基片段。除Aβ外，老年斑还含有tau蛋白相关轴索变性。

3. 脂褐素（lipofuscin，LPF） 主要成分为脂类和蛋白质。神经细胞内脂褐素沉积是神经系统衰老的标志之一。脂褐素多沉积于神经细胞浆内，以下橄榄核、丘脑神经细胞最明显，中央前回、海马、脑干、脊髓运动神经核团和苍白球等也易发生沉积。细胞内脂褐素沉积是细胞膜系统发生过氧化反应的产物，脂褐素是细胞衰老过程中具有的特征性物质。

（1）颗粒空泡变性：多见于海马锥体细胞，在正常的人脑中也可见到，随年龄增长而增多，80岁以后约75%的脑内都可见到。

（2）平野小体：是一种常规苏 - 伊染色呈均质红染的圆形或指状小体，多位于细胞浆内近核旁，主要成分为蛋白质，多见于海马，数量随年龄增长而增多，80岁以上脑内几乎均可见到。在薄束核、黑质、基底核、苍白球等部位的神经轴索肿胀、呈球形。

（3）淀粉样小体：主要位于神经根周围和软脑膜下，为圆形，与胶质细胞增殖有关。

4. 脊髓衰老　表现为后索脱髓鞘、脊髓神经细胞数目减少、树突减少、突触变性、淀粉样小体和脂褐素沉积增加。

5. 周围神经衰老　表现为有髓和无髓神经纤维数量减少、轴索肿胀或萎缩、节段性脱髓鞘，也可见神经纤维再生和髓鞘再生、郎飞氏结间的长度缩短、H 反射潜伏期延长、周围神经传导速度减慢。在 40 岁后，大约每增加 1 岁，周围神经传导速度减慢 0.1m/s；50 岁后减慢 10%～30%。

（三）生物化学及神经递质改变

1. 脑成分　脑组织内的水分含量随增龄而减少约 20%；蛋白质含量在 85～90 岁减少 1/4～1/3；脑脂质减少 50g；电解质变化为钾减少而钠、钙增高。

2. 神经递质和神经内分泌　由于递质间出现不平衡，导致神经系统功能减退。

（1）胆碱能神经递质：与人类及啮齿类动物的学习、记忆等认知功能有关。在老年人和痴呆患者中均可发现胆碱能神经元丢失、乙酰胆碱水平下降、乙酰胆碱功能障碍等。目前治疗痴呆的主要药物是乙酰胆碱酯酶抑制剂（acetylcholinesterase inhibitors，AChEIs），就是通过减少乙酰胆碱的水解而增加大脑皮质和海马的乙酰胆碱含量，从而改善认知功能，还可减少 Aβ 的沉积，减轻或延缓 AD 的病理改变。

（2）多巴胺：突触前及突触后多巴胺神经递质明显减少，纹状体的多巴胺及多巴胺转运蛋白水平明显降低，可引起动作缓慢、震颤等运动障碍表现。帕金森病主要病理特点是中脑黑质多巴胺能神经元严重缺失和纹状体多巴胺神经递质减少，出现静止性震颤、运动迟缓、姿势不稳、强直等运动症状及感觉障碍、便秘、抑郁、自主神经功能障碍等非运动症状。

（3）去甲肾上腺素（norepinephrine，NE）和5-羟色胺（5-hydroxytryptamine，5-HT）：是大脑中最主要的单胺类神经递质，去甲肾上腺素能神经元主要位于蓝斑，5- 羟色胺能神经元主要位于中缝核，两种神经元都广泛分布于大脑皮质。在衰老过程中，大脑部分区域的 NE 水平升高，大脑皮质中的 α2 肾上腺素能受体水平降低，而大脑皮质、海马和纹状体中的 5-HT 水平降低。5- 羟色胺、去甲肾上腺素降低与抑郁发病相关。

（4）γ- 氨基丁酸（gamma-aminobutyric acid，GABA）和谷氨酸：在神经元内，谷氨酸脱羧酶催化谷氨酸转换为 GABA；而在胶质细胞内，谷氨酸合成酶介导 GABA 为谷氨酸。谷氨酸是大脑最重要的兴奋性神经递质，GABA 是主要的抑制性神经递质，正常脑老化过程中，GABA 系统受增龄影响最小；额叶 GABA 浓度随增龄而下降。但在 AD 患者脑内 GABA 浓度明显下降，GABA 受体明显减少。

（5）神经内分泌系统：下丘脑 - 垂体 - 肾上腺皮质轴（HPA）是哺乳动物最主要的应激相关的神经内分泌系统，糖皮质激素是 HPA 中与应激关系最为密切的激素。衰老可以导致 HPA 负反馈减弱，糖皮质激素基础水平升高，海马萎缩、认知功能障碍。

（四）脑功能变化

1. 认知功能　认知是指人脑接受外界信息，经过加工处理，转换成内在的心理活动，从而获取知识或应用知识的过程。包括记忆、语言、视空间、执行、理解判断等方面。认知功能受脑衰老影响最为严重。功能性磁共振成像和正电子断层扫描发现，衰老相关记忆改变与前额叶皮层和海马两个脑区的活性改变呈相关性，这两个脑区对衰老的易感性较高。随着增龄，认知功能有下降趋势，记忆力和学习能力明显减退，特别是记忆力减退最常见。一般而言，记忆力在 60 岁后逐渐下降，学习新知识的能力下降，学习总量下降。认知功能减退的个体差异较大。AD 患者除记忆力减退及学习能力下降外，还可出现明显的视空间障碍、计算力、语言障碍、人格改变及精神行为障碍等。

2. 运动系统 可出现肌肉质量减少、肌肉力量变小、躯体活动减少、腰背痛、反应迟钝、动作缓慢、灵活性降低、步态不稳、平衡障碍、协调性差、行走困难、易跌倒等，可能与肌肉变性和脊髓前角运动神经元丢失有关。

3. 感觉功能 四肢远端的触、痛、温觉及振动觉、位置觉减退甚至消失，双下肢明显。

4. 其他 视力下降，瞳孔变小，对光反射和调节反射不敏感。嗅觉及味觉下降。高频听力逐渐下降，出现感音性（神经性）耳聋。腱反射减弱或消失。自主神经功能减退表现为易出现直立性低血压、排尿障碍、胃肠功能失调、体温变化等。

脑老化可导致老年人出现记忆力减退、运动缓慢等脑功能下降的表现，且脑老化与神经系统退行性疾病相关。目前关于脑老化及相关神经系统退行性疾病机制的研究有很多，主要集中在以下几个方面：①脑老化及神经系统疾病在组织病理学和蛋白质变性方面有共同的改变；②阿尔茨海默病早期诊断的生物学标志，如通过脑脊液 tau 蛋白和 Aβ 不同片段含量和比例来预测轻度认知损害的发展趋势；③ AD 遗传学研究，如日本人群中载脂蛋白 E（APOE）基因型和线粒体外膜 40（TOMM40）基因转位酶中的多态性（rs10524523）与 AD 发病年龄相关研究；亚洲国家发现 3 种与早发性 AD 相关的致病基因（APP、PSEN1、PSEN2）等；④磁共振分子影像学，尤其是功能性磁共振成像（fMRI）研究表明，随年龄的增长，老年人在脑区激活、自发活动和功能连接上均表现出特定的老龄化效应，揭示脑活动的增龄性趋势和规律；⑤包括 miRNA 在内的神经干细胞网络调控机制研究，寻找新的分子标记，为神经系统疾病的治疗提供靶标；⑥脑老化与认知功能研究，如慢性应激引起脑源性神经营养因子（BDNF）表达减少和海马神经发生抑制，从而导致脑老化过程中的认知功能减退；⑦脑衰老的信号通路研究；⑧表观遗传学在脑老化调控及抗衰老治疗方面的应用等。但这些研究均不能完整阐述脑老化及相关神经系统疾病的发生机制。目前，进一步的研究正在分子生物学、遗传学、蛋白质组学、基因工程、神经内分泌学等多层面积极开展，通过这些研究可以了解脑老化的本质，为预防和治疗神经系统退变性疾病提供新的思路和方法，达到延缓人类衰老、促进人类健康的目的。

（李晓波 李燕；武力勇 刘晓红 审阅）

参 考 文 献

[1] 朱明伟，王鲁宁. 脑老化及相关神经疾病进展 [J]. 中国现代神经疾病杂志，2014，14（3）：161-169.
[2] 崔德华. 脑衰老与认知障碍的研究进展 [J]. 实用老年医学，2010，24（1）：19-23.
[3] 董碧蓉. 老年病学 [M]. 成都：四川大学出版社，2009.
[4] 王维治. 神经病学 [M]. 北京：人民卫生出版社，2006.
[5] Spillantini MG, Goedert M. Tau pathology and neurodegeneration[J]. Lancet Neurol, 2013, 12: 609-622.

第二节 脑血管病

脑卒中（stroke），又称中风或脑血管意外，是一组急性脑血管病的总称，指供应脑部血液的血管病变所致的一组神经系统疾病；以突然起病、迅速出现局灶性或弥漫性脑功能缺损为临床特征；主要包括脑血栓形成、脑栓塞、脑出血和蛛网膜下腔出血。

脑卒中是我国老年人群的常见病、多发病。随着社会老龄化和脑卒中危险因素普遍暴露，脑卒中的发病率和患病率持续上升，并呈现出低收入群体中快速增长、性别和地域差异明显以及年轻化趋势。2016 年全球疾病负担（global burden of disease，GBD）数据显示，我国缺血性脑卒中发病率为 276.75/10 万、出血性脑卒中发病率为 126.34/10 万。2005—2016 年，我国缺血性脑卒中的伤残调整寿命年（DALY）整体仍呈明显上升态势，自 2005 年的 1 016.10/10 万上升到 2016 年的 1 186.22/10 万。2017 年，我国城市居民脑卒中死亡率为 126.48/10 万，农村脑卒中死亡率为 157.00/10 万，是农村居民死亡的首要病因。WHO 预测，如果死亡率得不到控制，到 2030 年，我国每年将有近 400 万人死于脑卒中。脑卒中的高患病率、高死亡率、高致残率不仅严重危害人民的健康和生活质量，同时也给国家及众多家庭带来沉重的医疗、经济和社会负担。2016 年，我国抽样综合医院中脑出血、脑梗死患者的出院总人数近 360 万，相比 2010 年分别增长 48.6%、147.0%；2016 年，我国脑出血与脑梗死患者住院人均费用分别为 17 787.0、9 387.0 元，相比 2010年分别增长 61.4%、31.4%。

一、脑血管病相关危险因素

脑血管病的相关危险因素中，年龄、性别、种族和家族遗传为最重要的不可干预的危险因素；高血压、心脏病、糖尿病、血脂异常、吸烟、酗酒等为可干预的危险因素。

1. **性别**　NESS-China 研究结果显示，我国男性、女性脑卒中患者人群的平均发病年龄分别为 65.5 岁和 67.6 岁。对于 60 岁以上的人群，男性的卒中死亡率明显高于女性。

2. **年龄**　全球疾病负担数据显示，2005—2016 年，中国脑卒中发病人群中，70 岁以下患者比例持续增加，呈现逐渐年轻化的趋势。2012—2016 年，国家"脑卒中高危人群筛查和干预项目"数据分析显示，40 岁及以上脑卒中患者首次发病的平均年龄为 60.9～63.4 岁。另有研究表明，55 岁以后每增加 10 岁，卒中发生率增加 1 倍。

3. **高血压**　国内外报道均证实高血压是脑卒中发病率、死亡率上升的独立、直接、持续的危险因素。任何形式的血压升高（单纯收缩压、单纯舒张压或收缩压舒张压联合升高）均可以增加卒中的发生风险。国内研究显示，在控制了其他危险因素后，收缩压每升高 10mmHg，脑卒中发病的相对危险增加 49%；舒张压每升高 5mmHg，脑卒中发病的相对危险增加 46%。高血压性脑出血常源于脑深部小穿通动脉的自发破裂，最常见的出血部位是基底节、丘脑、深部小脑和脑桥。由于高血压控制不达标等原因，导致中国出血性脑卒中发病率高于西方国家。

4. **糖尿病**　是缺血性卒中的独立危险因素。2 型糖尿病患者发生卒中的危险性增加 2 倍，临床上反复发作的缺血性脑血管病患者中 10%～30% 有糖尿病。糖尿病也是脑卒中死亡的一个重要且独立的危险因素，有研究发现，糖尿病患者的脑血管病病死率是非糖尿病患者的 7.9 倍。

5. **血脂异常**　低密度脂蛋白升高和高密度脂蛋白降低能够增加卒中的风险。患者接受他汀类药物的相对获益与基线 LDL-C 水平无关，而与 LDL-C 的降低幅度有关。

6. **心脏病**　各种心脏病的发生率与卒中风险高度相关。主要原因是心源性栓子栓塞脑血管、心律失常或心力衰竭导致脑血流量减少进而诱发脑血栓形成。心源性栓塞可能发生于任何原因的房颤、心瓣膜疾病、心内膜炎、心肌病等。其中房颤是心源性栓塞最常见的原因。2017 年发表的研究指出，1999—2014 年，中国人群房颤相关缺血性脑卒中的发病率增长了至少 2.5 倍，其中大部分发病患者未接受抗凝治疗。Framingham研究显示，房颤患者发生卒中的危险性与年龄增高呈正相关，50～59 岁发病率为 1.5%，80～89 岁增至 23.5%。

7. **吸烟**　可使卒中及颅内外动脉粥样硬化风险增加，是缺血性卒中的独立危险因素。其机制包括：血黏度和纤维蛋白原水平增加、血管内皮损伤和随后动脉粥样硬化的产生、血小板聚集、血管收缩等。梅奥医院研究表明，在颅外颈动脉疾病患者中，吸烟年数是严重动脉闭塞性疾病的唯一重要独立预测因素。

8. **饮酒**　许多研究表明，饮酒量与缺血性脑卒中的发生风险呈一种 J 型关系，少量饮酒可以降低缺血性脑卒中的发生风险，过量饮酒增加缺血性脑卒中的发生风险。饮酒量与出血性脑卒中的发生风险呈线性关系，饮酒量越大风险越高。但对于不饮酒者不主张通过少量饮酒来预防缺血性脑卒中。

9. **颈动脉狭窄**　是缺血性卒中的主要危险因素之一，15%～20% 缺血性卒中是由颈动脉狭窄引起。颈动脉狭窄超过 60% 会增加卒中危险，斑块表面不光滑者 5 年内卒中危险为 6.8%，而光滑斑块者为 2.8%，无斑块者危险可降至 1.3%。

10. **高同型半胱氨酸血症**　是动脉粥样硬化的独立危险因素，也是缺血性脑卒中的独立危险因素。对于血同型半胱氨酸升高的患者，可应用叶酸、维生素 B$_1$、维生素 B$_{12}$ 联合治疗。

11. **其他因素**　如肥胖、代谢综合征、缺乏体育活动、饮食结构不合理、口服避孕药、高凝状态等也与脑卒中的发生密切相关。

二、脑血管病的相关机制

1. 影响卒中转归因素 卒中不是一个独立的疾病，而是一组临床综合征。无论脑梗死还是脑出血，脑动脉硬化均是它们主要的病因，血液成分改变、血管内皮和血管壁改变、血管闭塞部位、侧支循环和颅内小血管代偿能力、脑组织缺血程度和残存以及可以恢复的组织比例是决定治疗选择和疾病转归的重要因素。急性缺血的脑组织分成三个层次，即核心坏死部分、环绕核心周边缺血半暗带以及周边的低血流区。血流无改善的缺血半暗带将最终发展成梗死灶，因此，积极再通血管、重建血流可以挽救缺血半暗带，这是现代缺血性卒中治疗的主要理论基础。

2. 缺血性脑卒中分型 通常可据结构性影像将缺血性脑血管病分为大、中、小、腔隙及多发性梗死等。目前临床较常用是 TOAST（Trial of Org 10172 in Acute Stroke Treatment）分型法，依据临床表现、神经影像和其他辅助检查将脑梗死分为 5 型，分别为：大动脉粥样硬化型、心源性脑栓塞、小动脉闭塞型、其他明确病因型和不明原因型。

三、脑卒中临床表现

1. 临床表现 脑梗死临床表现主要取决于梗死灶的部位和大小，主要为局灶性神经功能缺损的症状和体征。颈内动脉系统（前循环）脑梗死临床表现主要取决于颈内动脉闭塞狭窄的程度和侧支循环代偿情况。在代偿不良情况下，可表现为大脑中动脉和 / 或大脑前动脉、或分水岭区（大脑前、中动脉或大脑中、后动脉之间）梗死的症状，如：对侧偏瘫、偏身感觉障碍、双眼对侧同向性偏盲，优势半球受累可以出现失语，非优势半球受累可有体象障碍。累及眼动脉还可出现一过性单眼视力障碍或永久性视力丧失。大脑中动脉主干闭塞梗死半球脑水肿可致中线移位和脑疝，出现昏迷甚至威胁生命。椎动脉或基底动脉脑梗死可表现为眩晕、恶心呕吐、共济失调、眼球震颤、复视、构音障碍、吞咽困难等。随着病情进展可出现延髓麻痹、四肢瘫、昏迷、中枢性高热，甚至导致死亡。大脑后动脉闭塞可表现为双眼对侧视野同向性偏盲（黄斑回避）、象限盲、视物变形、视觉失认、命名性失语和经皮质感觉性失语、古茨曼综合征等。

2. 脑卒中早期识别 对治疗和预后尤为重要。一些简单易行的筛选量表可用于急救人员对于急性脑卒中的快速诊断，如辛辛那提院前卒中评分（CPSS）、NIHSS 评分、洛杉矶院前卒中评分（LAPSS）、墨尔本急救车卒中筛查表（MASS）、面臂语言试验（FAST）。

（1）美国卒中协会（American Stroke Association，ASA）提出的 FAST 工具：即"F"—face，指面部的麻木感，口角歪斜等；"A"—arms，指无法将肢体抬起或不能将两侧肢体保持在同一平面；"S"—speech，指咬字不清、言语费解；"T"—time，指迅速拨打 120 求助获得医疗支持，迅速被推广至 28 个国家和地区，有效降低了卒中病死率，但其在中国的有效性有待提高。

（2）"中风 1-2-0"：2016 年，国内学者提出适合中国人群卒中快速识别工具"中风 1-2-0"。即 1 看——1 张脸不对称，口角歪斜；2 查——2 只手臂，平行举起，单侧无力；0（聆）听—言语不清，表达困难。如果有以上任何突发症状，立刻拨打急救电话 120。该策略简单明了，有助于帮助公众迅速识别脑卒中及即刻行动（就医）。

四、脑卒中诊断

（一）评估内容

首先要通过询问病情和查体，评估是否为脑卒中？如果是，必须确定：

（1）颅脑病灶是出血性还是缺血性？是否与非血管性卒中样疾病有关？

（2）颅脑病灶在何处？大小、形状、范围如何？

（3）血管损伤的类型、部位和严重程度如何？脑血管病变与脑灌注异常与病灶有何关系？

（4）卒中的发病机制是什么？

（5）是否有半暗带存在？

（二）常用检查方法

要解决上述问题需要借助一些检查手段，目前常用的检查手段如下：

1. 计算机断层扫描（computed tomography，CT） CT 是较容易实施的检查项目，能快速、准确地诊断出血性脑血管病（脑出血、蛛网膜下腔出血），因其扫描时间较短，是急性脑血管病应用最广泛的神经影像学技术。CT 平扫对于溶栓治疗前的评估必不可少，能够排除出血性卒中的患者。另外，CT 平扫在判断溶栓过程中或溶栓后症状波动或进展的患者有无颅内出血亦为重要。CT 的灌注成像（CT perfusion，CTP）常用于急性缺血性脑血管病缺血半暗带的评估，有助于指导急性脑梗死超早期溶栓治疗。

2. 磁共振成像（magnetic resonance imaging，MRI）　与 CT 相比，MRI 对急性期梗死更为敏感。对于显示贴近骨表面的病灶、脑干、小脑梗死灶更具优势。其中弥散加权成像（diffusion weighted imaging，DWI）在检测急性脑梗死时尤为敏感，如容易显示急性小点样白质病灶、基底节病灶、大脑皮层和小脑病灶，而在 CT 扫描中却不能被显示。MRI 在评估急性出血性病变不如 CT。MRI 灌注和弥散加权像可用于急性脑梗死患者缺血半暗带的评估，有助于急性脑血管病患者的诊断和超早期溶栓治疗。由于 MRI 检查时间较长，并且体内有金属植入物的患者不能接受 MRI 检查，这在一定程度上也限制了 MRI 的应用。

3. 经颅多普勒超声（transcranial cerebral doppler，TCD）和颈动脉超声　①TCD 是一种非介入性的超声检查技术。现已证实 TCD 可以准确检测颈内动脉虹吸段、大脑中动脉近端、颅内椎动脉、基底动脉近端及大脑后动脉近端的狭窄及闭塞，检测上述部位血管闭塞的敏感度及阳性预测值均可达 70%～90%。TCD 还可用于研究大动脉狭窄患者的侧支循环情况。对于颈动脉闭塞的患者，血流由椎基底动脉系统通过后交通动脉或对侧大脑半球通过前交通动脉向缺血的半球供血。②颈动脉超声检查可以实时观察血管的管腔及内膜情况，早期发现颈动脉病变，明确斑块位置、大小及性质，评估斑块的稳定性，准确测量颈动脉狭窄程度，直观显示颈动脉血流动力学变化，并可定期随访评价药物疗效。对于行颈动脉内膜剥脱术（carotid endarterectomy，CEA）及支架成形术的患者，颈动脉超声可以进行术前评价、术中指导及术后随访，减少或避免并发症的发生。此外，对于不能进行血管造影或者对造影剂过敏的患者，仅采用超声检查即可准确诊断。

4. 数字减影血管造影（digital subtraction angiography，DSA）　能为缺血性脑血管病提供可靠的诊断依据（明确病变血管的部位、狭窄程度、动脉斑块性质等），为下一步治疗提供线索，观察术中的动态过程、判断预后。而通过对脑血管病的三维立体特征的研究，不但可以通过旋转、不同角度进行观察，还可以通过观察三维工作站处理后的血管表面像、透明像、彩色像、内镜像来判断病变血管的病理性质，既可以提供逼真的血管图像又可提供最佳的工作角度，达到理想的诊断和治疗效果（尤其是对血管狭窄的支架置入等治疗）。

五、脑血管病防治

中国脑血管病防治指南根据目前对疾病进展的认识，提出在治疗和预防上必须遵循的基本原则。卒中治疗强调：

1. 超早期治疗　提高公众脑卒中急救意识，了解超早期治疗的重要性，力争发病后立即就诊，有机会选择最佳治疗方案。

2. 个体化治疗　根据患者年龄、缺血性卒中类型、责任血管的部位和严重程度、脑损伤的部位和程度、以及基础疾病等采取最适当的治疗。

3. 整体化治疗　采取针对性治疗同时，进行支持和对症治疗，以及早期康复，对卒中危险因素如高血压、糖尿病和心脏病等及时采取干预措施。

针对病因进行治疗尤其重要。脑梗死常见的病因或危险因素有高血压、动脉粥样硬化、心脏病、糖尿病、动脉炎等，治疗时须依据病因采取适宜的措施。

治疗预后与疾病类型密切相关。如穿通支闭塞引起的腔隙性梗死，临床表现轻者可不需特殊治疗，大多数的临床预后也较好；而大脑中动脉主干近端闭塞所致的恶性大脑中动脉分布区梗死，其梗死灶范围广，水肿严重，占位效应明显，临床症状严重，进展迅速，尽管使用多种治疗方法，预后仍极差。

（一）溶栓治疗

脑梗死患者在入院就诊时应首先判定是否适合溶栓治疗。缺血半暗带理论是实施溶栓的依据，超早期的溶栓治疗一方面可更多挽救缺血半暗带内的濒死神经元，减少梗死范围；另一方面可降低与溶栓有关的颅内出血的发生率。如果发病时间过长，溶栓后缺血区血流再灌注导致出血转化和脑水肿加重的危险增加。

1. **静脉溶栓** 是目前最主要恢复血流措施，溶栓药物包括重组组织型纤溶酶原激活剂（recombinant human tissue-type plasminogen activator，rt-PA）、尿激酶和替奈普酶，rt-PA 和尿激酶是我国目前主要使用的溶栓药。实验证实，rt-PA 对于急性缺血性卒中有益，但有高度的时间依赖性，应该迅速将卒中筛查阳性和 / 或强烈提示为卒中的患者转运至最近的能够进行静脉溶栓的医院。发病 1.5h 静脉溶栓具有显著的益处，1.5～3.0h 内有可靠获益，3.0～4.5h 较小获益。指南建议对没有禁忌证的患者，医院应在 60min 内完善急性缺血性卒中患者的临床和影像学评估并启动静脉 rt-PA 治疗。高龄急性缺血性卒中患者也可能从静脉溶栓中获益，故对于高龄缺血性卒中患者仍可考虑给予静脉溶栓治疗，建议高龄本身不作为静脉溶栓的绝对禁忌证。当然并非所有的患者都适合静脉溶栓治疗，颅内出血、近 3 个月有严重头颅外伤史或卒中史、颅内肿瘤、巨大颅内动脉瘤、近 2 周有大型外科手术史、近 3 周有胃肠或泌尿系统出血、主动脉弓夹层、急性出血倾向等都是静脉溶栓的禁忌证。

2. **动脉溶栓** 动脉内介入溶栓较静脉溶栓或其他治疗方法具有一定优势，首先通过溶栓前的血管造影，可以直接发现闭塞血管的位置和程度，评价侧支循环的状况；随后在血栓形成部位直接给药，能显著减少溶栓药物用量，因而减少继发性出血和全身不良反应。另外可以实施机械溶栓，提高闭塞血管再通率，并可同期实施血管成形术，减轻血管狭窄，减少再闭塞或复发。但是介入溶栓需要昂贵的设备、复杂的技术和较高的费用，血管内操作存在一些并发症，如脑栓塞、颅内出血、血管痉挛、造影剂过敏、血管损伤等；另外，动脉插管造影和溶栓需要较长时间，在一定程度上会延误治疗时机。因此，临床应用必须准确把握治疗时机，严格掌握适应证，考虑患者的整体情况，个体化实施。

3. **动静脉联合溶栓** 在动脉溶栓的基础上尝试动静脉联合溶栓，血管再通率高于单独动脉溶栓。

4. **溶栓新技术** 血管内和辅助性机械溶栓的治疗方法有激光、动脉内抽吸装置、网罗器、血管成形术和斑块抽取装置。这些方法联合药物性溶栓已应用于部分患者。

（二）药物治疗

1. **抗血小板** 大型临床研究报告显示，卒中后 48h 内口服阿司匹林能显著降低随访期末的病死率，减少复发，仅轻度增加症状性颅内出血风险。早期（发病后 24h 内）联合使用氯吡格雷和阿司匹林 21d 可降低轻型卒中（NIHSS≤3 分）患者 90d 内缺血性卒中复发率。

2. **抗凝治疗** 抗凝药物包括普通肝素、低分子肝素、新型口服抗凝剂和凝血酶抑制剂等。对于急性期抗凝治疗一直存在争议，对于大多数急性缺血性脑卒中患者，不推荐无选择地早期抗凝治疗；对少数特殊急性缺血性脑卒中患者（如放置心脏机械瓣膜）是否进行抗凝治疗，需要首先进行综合评估（如病灶大小、血压控制、肝肾功能等），如果出血风险较小，致残性脑栓塞风险高，可在充分沟通后谨慎选择使用。凝血酶抑制剂治疗急性缺血性卒中的有效性尚待更多研究证实。

3. **他汀类药物** 胆固醇水平是导致缺血性脑卒中或 TIA 复发的重要因素。对于非心源性缺血性脑卒中或 TIA 患者，无论是否伴有其他动脉粥样硬化证据，推荐予高强度他汀类药物长期治疗，以减少脑卒中和心血管事件的风险。证据表明，当 LDL-C 下降≥50% 或 LDL≤1.8mmol/L 时，二级预防更为有效。长期使用他汀类药物总体上是安全的，有脑出血病史的非心源性缺血性脑卒中或 TIA 患者应权衡风险和获益合理使用。他汀类药物治疗期间应监测其不良反应。

4. **降压治疗** 约 70% 缺血性卒中患者在急性期出现血压升高，其原因包括：病前存在高血压、疼痛、恶心呕吐、焦虑、躁动等。多数患者在卒中后 24h 内血压可以自发下降；病情稳定无颅内高压或其他严重并发症者，24h 后血压水平基本可反映其病前水平。卒中后何时降压？降压目标值？目前尚未定论。高龄患者大动脉弹性下降、动脉僵硬度增加，血管自动调节能力也较差，血压下降过快容易引起脑部低灌注。中国老年高血压管理指南 2019 推荐：急性脑梗死患者一般不积极降压，稍高的血压有利于缺血区灌注，除非血压≥200/110mmHg，或伴有心功能不全、主动脉夹层、高血压脑病等。如考虑紧急溶栓治疗，为防止高血压致脑出血，血压≥180/100mmHg 就应降压治疗。24h 降压应不超过 25%。

（三）颈动脉狭窄的手术及介入治疗

目前常用的手术治疗包括动脉内膜剥脱术、颅内外血管搭桥术、血管内介入治疗（包括动脉血管成形和支架置入术、血管内膜旋切术、激光或机械辅助的血管再通术）等。

CEA 已成为颈动脉狭窄标准的基础治疗。2003 年一项非 Cochrane 系统评价的汇总分析显示，CEA 预防 5 年同侧缺血性卒中的效果因狭窄程度不同而各异：狭窄程度 <30% 者，CEA 增加患者同侧缺血性卒中的风险；狭窄程度 30%～49%，手术治疗同侧缺血性卒中的风险呈下降趋势；狭窄程度 50%～69% 者，手术后发生同侧缺血性卒中风险轻度下降；狭窄程度≥70% 而未接近闭塞者，手术后同侧缺血性卒中风险明显下降。与药物治疗相比，CEA 对于症状性颈动脉狭窄程度≥50% 者，无论 30 天短期疗效还是 5 年远期疗效均可使患者明显获益。

（四）康复治疗

1. 脑卒中康复管理 包括三级康复体系。中国脑卒中早期康复治疗指南 2017 推荐意见：①脑卒中患者病情稳定（生命体征稳定，症状体征不再进展）后应尽早介入康复治疗；②轻到中度脑卒中患者在发病 24h 后可以进行床边康复；③康复训练强度要考虑到患者的体力、耐力和心肺功能情况，在条件许可的情况下，开始阶段每天至少 45min 的康复训练。尽管康复很重要，但并非所有的患者都可获益。如果患者可自主活动或仅有轻微或短暂性损伤，门诊治疗效果较好，从康复单元中获益不大。如果患者昏迷或有严重的右侧大脑半球功能障碍，从康复单元获益也很小。许多研究者认为，介于两个极端之间的这部分人群是卒中康复的靶向人群。

2. 脑卒中二级预防 应该从急性期开始实施，预防的关键在于对脑卒中病因的诊断及危险因素的认识，医生应对患者进行全面的风险评估及病因诊断，针对不同病因、危险因素的多寡和严重程度，对不同复发风险的患者进行分层，制订出具有针对性的个体化的治疗方案。①应积极控制可预防的危险因素，如高血压、糖尿病、脂代谢异常等，针对吸烟、酗酒、肥胖、体力活动少等危险因素应调整生活方式，减少脑血管病的发生或复发；②重视大动脉粥样硬化性脑卒中患者的非药物治疗，以及心源性栓塞、非心源性缺血性脑卒中和 TIA 的抗栓治疗；③重视动脉夹层、卵圆孔未闭和高同型半胱氨酸血症的治疗。

六、展望

未来，增加对公众的健康教育，即脑卒中症状的早期识别、合理有效的一级预防、二级预防以及正确的康复观念，对于减少脑卒中的发生尤为重要。另外，在脑卒中救治过程中为了减少院前院内的时间延误，将专业化的卒中诊疗尽可能地带到患者身边，2003 年提出了移动卒中单元（mobile stroke unit，MSU）概念，并于 2010 年证实了其可行性。救护车上装备影像系统、床旁化验设备以及与医院联网的远程医疗系统，可把脑成像、临床及神经功能检查视频实时传输给院内专家。在现场确定诊断后，可以在院前开始卒中的超早期治疗，包括缺血性卒中的溶栓治疗、神经保护治疗、华法林相关颅内出血的抗凝作用逆转治疗、出血性卒中降压治疗，防止血肿扩大以及其他脑部急症的管理。MSU 还允许针对病因病情精确分流转运患者至合适的神经介入中心或神经外科中心，避免二次转院，并在途中提前启动和组织随后的院内急救流程。此外，救护车移动智能设备搭载卒中急救信息平台，将患者信息远程传输、院前急救时间点记录、GPS 定位、卒中急救医院地图查询及查询推荐、院内诊疗信息反馈等功能整合起来，将进一步加强和改进卒中患者的急救处置效率。这些均有可能成为今后院前急救的发展方向。

（武力勇；陈彪 刘晓红 审阅）

参 考 文 献

[1] 贾建平，陈生第. 神经病学 [M]. 7 版. 北京：人民卫生出版社，2013.

[2] Louis R. Caplan. Caplan's Stroke: A Clinical Approach. Fifth edition[M]. Cambridge University Press，2016.

[3] Chen RL，Balami JS，Esiri MM，et al. Ischemic stroke in the elderly: an overview of evidence[J]. Nat Rev

Neurol, 2010, 6 (5): 256-265.

[4] 中华医学会神经病学分会脑血管病学组急性缺血性脑卒中诊治指南撰写组. 2018 年中国急性缺血性脑卒中诊治指南 [J]. 中华神经科杂志, 2018, 51 (9): 146-153.

[5] 中华医学会神经病学分会脑血管病学组缺血性脑卒中二级预防指南撰写组. 2010 年中国缺血性脑卒中和短暂性脑缺血发作二级预防指南 [J]. 中华神经科杂志, 2010, 43 (2): 666-682.

第三节 阿尔茨海默病

阿尔茨海默病（Alzheimer's disease, AD）占所有老年人痴呆的 60%～70%。随着人口老龄化，预计到 2050 年中国 AD 患病人数可达到近 1 800 万。AD 对患者、家庭和社会均造成严重的负担。据估计，每年的直接和间接支出超过 1 500 亿美元。

AD 病因诸多，但均尚未完全明确。所有病因产生相似的临床及病理结果。病理以炎性淀粉样斑块形成及神经原纤维缠结致进行性的皮层神经元凋亡为特征。Aβ 淀粉样蛋白是斑块的主要成分，过度磷酸化的 tau 蛋白则是神经原纤维缠结的主要成分。整个病理过程始于海马及内嗅皮层，逐渐蔓延至颞叶、顶叶、额叶的相关皮层区域，皮层乙酰胆碱相对性缺乏（源于基底节神经元的丢失），中枢性胆碱酯酶抑制剂可缓解该病临床症状。

一、发病机制

AD 大致分为两类，一类为相对罕见的早发性家族遗传性，已确定 3 个致病基因。另一类为常见的散发性，发病年龄为 65 岁以上。

淀粉样前体蛋白 APP、早老素 PS1、PS2 基因是 AD 早发性家族遗传性的常染色体显性遗传基因，基因突变时，Aβ 淀粉样蛋白的产生及处理过程出现异常，淀粉样蛋白前体或淀粉样蛋白的异常加工所产生的淀粉样多肽 Aβ1-42 在 AD 的病理过程中至关重要。它驱使下游 tau 蛋白加工异常，过度磷酸化的 tau 蛋白导致神经原纤维缠结，导致神经元萎缩变性退行性变。

ApoE 是散发性 AD 易感基因位点。APOE 具有基因多态性（ε2, ε3, ε4），AD 患者的一级亲属若继承 2 个 ε4 等位基因，其发生 AD 的终生风险高达 60%。Apo E-ε4 选择性作用于 Aβ 及 tau 蛋白，但是 Apo E-ε4 增加 AD 患病风险的机制目前未知。

散发性 AD 为多种因素导致脑病理性淀粉样老年斑及神经原纤维缠结沉积，致使认知相关脑区的神经元萎缩退行性变。

二、临床特征

AD 包括典型和非典型临床症状。典型 AD 以记忆损害为突出的临床表现，并逐渐影响其他认知领域：定向力、语言、视空间、执行、注意力、判断及洞察力。也可出现精神行为异常（behavioral and psychological symptoms of dementia, BPSD），情感障碍：淡漠、抑郁、焦虑、欣快；行为异常：漫游、攻击、脱抑制、激越、易激惹、睡眠障碍；精神症状：幻觉、妄想、身份错认，并致日常生活能力下降。非典型 AD 包括：语言障碍、失用、精神异常等类型。AD 病程进展速度不一，从开始显示临床症状至重度痴呆通常为 5～15 年。

记忆障碍是指学习记忆新信息功能受损，症状包括：重复的发问或话语、乱放个人物品、忘记重要事件或约会、在熟悉的地方迷路。执行、判断及洞察力受损指推理及处理复杂任务的能力受损、判断力受损，症状包括：对危险缺乏理解、不能胜任财务管理、决断力差、不能计划复杂的或一连串的活动。视空间能力受损，症状包括：无法识别面孔或常见物品、视力良好却不能发现正前方物品、不能使用简单的工具或衣物与躯体关系定向困难。语言功能受损（说、读、写能力下降较早，晚期全面下降），症状包括：说话时找词困难、犹豫，说话、拼写和书写错误。人格或行为举止改变，症状包括：非特异的情绪波动，比如激越、动机受损、主动性丧失、淡漠、动力缺乏、社会退缩、对先前所从事活动兴趣降低、悟性丧失、强迫行为、出现社会不当行为。

上述认知功能下降到日常生活自理独立性受损即进入痴呆阶段，日常生活自理能力（activity of daily living, ADL）下降，包括基本生活能力（大小便、吃饭、穿衣、个人卫生、洗澡、步行）和应用日常基本生活工具的能力（打电话、购物、管理钱财、烹调、整理家务、洗衣、吃药、坐车）。

三、临床诊断

AD 的国际诊断标准及诊断流程：根据 2011 年美国国立老年研究院及阿尔茨海默病协会（National Institute on Aging and the Alzheimer's Association workgroup）推出阿尔茨海默病重新定义的诊断标准（NIA-Alzheimer's Association criteria-Redefining AD）。将 AD 分为了 AD 临床前阶段（the preclinical of AD）、AD 轻度认知功能减退阶段 [mild cognitive impairment（MCI）due to AD] 和 AD 的痴呆阶段（the dementia of AD），见表 4-4-1。

上述诊断标准在中度 AD 患者中的诊断特异性≥85%。既往确诊 AD 需要组织活检或是尸检，但研发的可与淀粉样斑块结合的 florbetapir F18（Amyvid）示踪剂，通过正电子发射 X 线断层成像技术（PET），可显示痴呆患者脑内的老年斑，已经通过美国 FDA 认证用于 AD 的临床诊断。脑脊液中 Aβ、tau、磷酸化的 tau 蛋白测定协助 AD 诊断已经商业化，但由于为有创检查，用于辅助临床诊断仅具相对较好的准确性，故该项检测尚未广泛应用。

诊断流程：

1. **询问病史**　详细询问是否有 AD 的临床表现及临床特征。

2. **神经系统检查**　排除是否有锥体系及锥体外系体征。

3. **神经心理量表检测**　判断是否为痴呆及痴呆的程度。主要量表介绍如下：

（1）筛查量表（A 级）：简明精神状态检查（Mini-Mental State Examination，MMSE）为痴呆的筛查量表，总分范围 0～30 分，轻度痴呆患者评分为 18～26 分，中度痴呆评分为 10～17 分，重度痴呆评分为 <10 分；蒙特利尔认知评估（Montreal cognitive assessment，MoCA）量表为 MCI 筛查量表，总分为 30 分，≤26 分为可疑 MCI 患者。

（2）认知检测（B 级）：包括检测情景记忆的

表 4-4-1　AD 的痴呆阶段诊断标准

符合很可能的痴呆诊断标准

具备以下认知或行为（神经 - 精神）症状时可以诊断为痴呆

1. 日常生活工作能力受损，且

2. 生活能力和执行能力较先前水平降低。且

3. 无法用谵妄或其他严重精神疾病来解释。

4. 认知损害可由以下方式发现或诊断：a. 病史采集（患者及知情者）；b. 客观认知评价（神经心理、精神状态测试，神经心理测试应在常规病史采集及精神状态检查不能提供确信诊断时进行）。

5. 认知或行为受损至少包括以下中的 2 项：a. 学习记忆新信息功能受损，症状包括：重复的发问或话语、乱放个人物品、忘记重要事件或约会、在熟悉的地方迷路；b. 推理及处理复杂任务的能力受损、判断力受损，症状包括对危险缺乏理解、不能胜任财务管理、决断力差、不能计划复杂的活一连串的活动；c. 视空间能力受损，症状包括：无法识别面孔或常见物品、视力良好不能发现正前方物品、不能使用简单的工具或衣物与躯体关系定向困难；d. 语言功能受损（说、读、写），症状包括：说话时找词困难、犹豫，说话、拼写和书写错误；e. 人格或行为举止改变，症状包括：非特异的情绪波动，比如激越、动机受损、主动性丧失、淡漠、动力缺乏、社会退缩、对先前所从事活动兴趣降低、悟性丧失、强迫行为、出现社会不当行为。

熟练的临床医生根据患者和知情者所提供的日常生活事件的描述做出诊断。

符合很可能 AD 的诊断标准

符合痴呆诊断标准，并具以下特点

1. 隐匿起病，缓慢进展，数月至数年，并非数小时或数天。

2. 报告或观察到明确的认知功能恶化，且

3. 病史及检测发现早期显著的认知障碍如下分类：

  a. 遗忘表现：AD 最常见症状，学习、回忆新近习得的知识功能受损，及至少一项认知功能受损证据。

  b. 非遗忘表现：①语言障碍，最突出的缺损是找词困难，同时存在其他认知功能缺损；②视空间障碍，最突出的缺损是空间认知受损，包括物体、面容、动作失认、失读，同时还表现其他认知区域受损；③执行功能障碍，最突出的缺损是推理、判断及解决问题能力受损，同时还表现其他认知区域受损。

4. 排除：a. VaD；b. DLB；c. FTD；d. 其他。

加州言语学习测验(California verbal learning test，CVLT)和 Rey 听觉言语学习试验(The Rey auditory verbal learning test，RAVLT)；语义记忆的语义流畅性测验、图片命名任务、词语和图片定义测验；检测执行功能的言语流畅性测试、Wisconsin 卡片分类测验中的持续反应、连线测验(Trail Making test)加工速度；检测言语功能的 Boston 命名测验、SIB-L 测试。还有常用于临床药物观察的阿尔茨海默病评定量表 - 认知(ADAS-Cog)检测量表及严重损害量表(Severe impairment battery，SIB)。

(3)日常生活能力量表(Activity of daily living，ADL)(A 级)：痴呆日常生活能力检测量表。共 10 项，每项分 4 级，有 2 项或 3 项以上达 3 级(需要帮助)或 4 级(能力丧失)者，或总分≥26 分时，可认为有日常生活能力缺损。

(4)神经精神科问卷(Neuropsychiatric inventory，NPI)(B 级)：检测 AD 的精神行为量表。

(5)总体功能的评估(B 级)：临床医师访谈时对病情变化的印象补充量表(Clinicians' Interview-Based Impression of Change-Plus，CIBIC-Plus)，临床医师访谈时对病情变化的印象补充量表。

(6)痴呆分级量表(B 级)：临床痴呆评定(Clinical Dementia Rating，CDR)痴呆分级量表，0 分为正常，0.5 分为 MCI，1 分为轻度痴呆，2 分为中度痴呆，3 分为重度痴呆。全面衰退量表(GDS)，痴呆分级量表，分 7 个等级：①正常；②极轻；③轻度；④中度；⑤中重度；⑥重度；⑦极重度。

(7)Hachinski 缺血量表(Hachinski Ischemic Scale，HIS)(A 级)：AD 与血管性痴呆的鉴别量表，由 13 项组成。总分≥7 分为血管性痴呆，≤4 分为 AD，4～7 分为混合性痴呆。

4. 血清、血叶酸、维生素 B$_{12}$、甲状腺功能、肿瘤标记物检测(A 级)　以排除由于叶酸、维生素 B$_{12}$ 缺乏、甲状腺功能低下以及副肿瘤综合征导致的痴呆。血 APOE4 基因检查有利于痴呆的诊断(B 级)。

5. 脑脊液(B 级)　近期研究发现，同时检测脑脊液中 Aβ$_{1-42}$ 和 tau 蛋白可能有特殊意义。据报道，AD 患者中约有 96% 同时具有脑脊液 tau 蛋白或 p-tau 蛋白水平的增高和 Aβ$_{1-42}$ 的降低。

6. 脑电图(electroencephalogram，EEG)和脑电地形图(B 级)　AD 的 EEG 无特异性改变，早期可表现为普遍波幅下降和 α 节律变慢。继之可出现低和中波幅不规则活动，额叶 θ 波，渐发展为弥漫性低中波幅 θ 波和阵发中高波幅 δ 活动。其异常程度多和痴呆轻重有关。

长潜伏期事件相关电位(P300 或 P3)：我们的研究发现，痴呆患者 P3 潜伏期延长，说明有认知功能障碍。N2～P3 幅度及 P3 面积减小，提示患者有感知能力下降。但 P3 检查不能作为痴呆的病因诊断。

7. 头颅 MRI 检查　可显示脑萎缩改变，即皮质萎缩(在先)及脑室扩大(在后)，冠状位显示海马萎缩，可通过内侧颞叶萎缩视觉评定量表(MTA-scale)来评分(图 4-4-1)，影像学检查还可帮助鉴别血管性痴呆。MTA-scale 分级：0 级，没有萎缩；1 级，仅有脉络膜裂的增宽；2 级，同时伴有侧脑室颞脚的扩大；3 级，海马体积中度缩小(高度下降)；4 级，海马体积重度缩小。

8. 正电子发射断层摄影(PET)(B 级)　显示额、颞、顶叶代谢率及葡萄糖利用率均显著低下，Aβ 增多。示例：图 4-4-2 A 组为 FDDNP PET 显示 Aβ，(1)AD 患者颞顶叶 Aβ 显示增多，(2)正常对照 Aβ 显示较低；B 组为 MRI 显示内侧颞叶，(1)AD 患者内侧颞叶萎缩，(2)正常对照显示内侧颞叶正常；C 组为 FDG PET 显示葡萄糖代谢，(1)AD 患者颞顶叶葡萄糖代谢减低，(2)正常对照显示葡萄糖代谢正常。

四、预防与治疗

老年痴呆的预防以控制危险因素及致病因素为主，如控制血压、血糖、血脂等血管危险因素，避免独居、吸烟、饮酒等不良生活方式，加强锻炼、提高受教育程度、保持良好心理状态。治疗导致痴呆的疾病，如：脑血管病、正常颅压脑积水、感染及脑外伤等，尚未有药物可以预防痴呆，目前国际上围绕痴呆预防的药物临床研究失败较多，如：维生素、雌激素、阿司匹林及他汀等。

AD 多靶点治疗原则　根据国际上新近的较权威治疗指南：2010 年欧洲神经科学协会联盟(European Federation of Neurological Societies，EFNS)阿尔茨海默病诊疗指南、2008 年由美国医

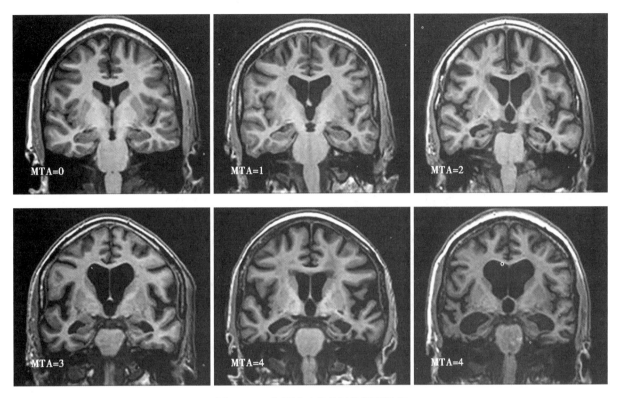

图 4-4-1　内侧颞叶萎缩视觉评定量表

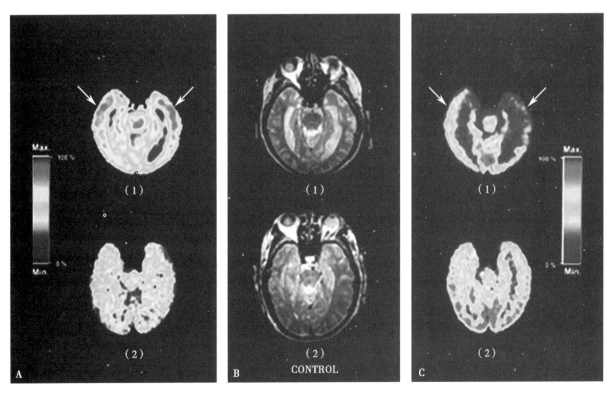

图 4-4-2　阿尔茨海默病患者正电子发射断层摄影
A. FDDNP PET；B. MRI；C. FDG PET

师学会（ACP）和美国家庭医师协会（AAFP）发布的痴呆最新药物治疗临床操作指南及 2007 年美国精神病学会（American Psychiatric Association，APA）阿尔茨海默病诊疗指南，我们以上述指南为蓝本，建议 AD 治疗应注意如下原则：

1. AD 认知症状的治疗

（1）应用抗 AD 一线用药：乙酰胆碱酯酶抑制剂（AChEI）及美金刚 EFNS、ANN 及 APA 指南均一致推荐乙酰胆碱酯酶抑制剂（AChEI：多奈哌齐、卡巴拉汀和加兰他敏）及谷氨酸 NMDA 拮抗剂（美金刚）为 AD 的一线治疗药物，无论是从病理机制还是临床大量的研究均验证了疗效的有效性和安全性。

1）AChEI：中枢胆碱能系统变性，严重影响学习、记忆能力。AChEI 能抑制乙酰胆碱酯酶（AChE）对乙酰胆碱（ACh）降解，提高 ACh 来改善 AD 患者的认知等功能，还可激活蛋白激酶 C 减少 Aβ 淀粉样沉淀及过度磷酸化 tau（p-tau）蛋白生成。是目前应用广泛，研究最多，相对有效的一类药物。

他克林（派可致，tacrine）：哌啶类药物，1993 年第一个获美国 FDA 所批准治疗轻至中度 AD 的 AchEI，其半衰期短，肝毒副作用大，约 50% 患者出现转氨酶升高，现已不被临床使用。

安理申（盐酸多奈哌齐，Donepezil, hydrochloride、Aricept, E2020）：哌啶类药物，是高选择性、可逆性 AChEI，1997 年第二个获美国 FDA 批准治疗轻至中度 AD，于 1999 年在我国上市，用于治疗轻、中度 AD，2005 年 FDA 批准治疗重度 AD。其优点是服用方便，每日只需服用 1 片（5mg/d 或 10mg/d），作用时间长，半衰期为 70h，可出现胆碱能样外周反应，即恶心、呕吐、腹泻、头晕等。

艾斯能（重酒石酸卡巴拉汀，rivastigmine，exelon）：氨基甲酸类药物，是一种假性不可逆性、双向胆碱酯酶抑制剂，可选择性结合皮质和海马等脑区的 AChE 及丁酰胆碱酯酶（BuChE），抑制两者对 Ach 降解。随着 AD 病情加重，患者脑中的 BuChE 水平明显升高，并参与降解乙酰胆碱。2000 年美国 FDA 批准治疗轻至中度 AD，2005 年 FDA 批准治疗 PDD。可出现胆碱能样外周反应，即恶心、呕吐、腹泻、头晕等。

氢溴酸加兰他敏（galantamine）：石属植物中分离的一种生物碱，使突触前烟碱受体发生变构，减少 Ach 重摄取，增加对 AchE 的抑制作用，是可逆性 AChEI。

哈伯因（石杉碱甲，huperzine A）：石杉碱甲是中国科学院上海药物研究所从石杉属植物千层塔中分离得到的一种新生物碱，是我国首创的可逆性 AChEI。可出现口干、嗜睡、胃肠道反应、视力模糊等。

AChEI 可改善患者的症状而不能根治疾病，临床治疗出现副作用可尝试相互换用。效果不明显时可尝试合并应用来提高乙酸胆碱水平，促进其合成释放，减少其分解，提高其药物活性。

其他提高乙酰胆碱的药物，如：胆碱能受体激动剂（突触后选择性毒蕈碱样 M$_1$ 受体激动剂 Xanomeline、特异性烟碱样受体激动剂）及突触前胆碱能受体拮抗剂 BIBN 等，尚未上市。

2）谷氨酸受体拮抗剂：谷氨酸的生理作用是通过 N- 甲基 D- 天门冬氨酸（NMDA）及 AMPA 受体介导学习和记忆过程，AD 患者谷氨酸信号受到扰乱，导致认知功能受损及兴奋性毒性氨基酸的细胞毒性。AD 患者病理变化，使谷氨酸持续缓慢释放，激活 NMDA 受体，镁离子去阻断，钙离子细胞内流，背景噪声增强，信号转导紊乱，长时程增强（long-term potentiation，LTP）不能诱导，突触可塑性受损，学习记忆障碍，还可导致细胞持续去极化、肿胀、凋亡。

盐酸美金刚（盐酸 1- 氨基 -3，5 二甲基金刚烷，Akatinol Memaentine）是中亲和性、非竞争性 NMDA 受体拮抗剂，通过阻断 NMDA，纠正信号转导，保护神经元细胞。FDA 批准治疗中、重度痴呆，2005 年在我国上市。每日服用剂量 10～20mg。

其他谷氨酸受体拮抗剂，如：AMPA（alpha-amino-3-hydroxy-5-methy l-4-isoxazole propioni-cacid）受体调节剂及 α4 和 α7 尼古丁受体激动剂，尼古丁受体位于谷氨酸能神经终末突触前膜，调节谷氨酸释放。均在临床试验阶段，在我国尚未上市。

（2）联合用药获益更大：APA 还指出，联合 AChEI 和美金刚治疗比单独应用 AChEI 可让患者更有效获益，相关研究显示，两者联合应用有相互增效的作用。

（3）应交待药物治疗的受益期望，以确保长期治疗：目前临床面临的问题在于，医生未与患者和家属详尽探讨患者的受益限于延缓疾病的发展或轻度好转，不能完全逆转或治愈，致使许多患者在用药2～3个月后因感觉不到治疗效果而停药，以致疾病逐渐加重。

（4）注意药物的副作用：APA指南提醒医生应用AChEI时，由于Ach外周M受体有降低血压、减慢心率、增加腺体分泌等作用，患有病窦或严重房室传导阻滞、急性胃炎、胃溃疡、严重哮喘或慢性阻塞性肺病的患者，应谨慎使用，但ACh副作用在用药2～4天后就会逐渐减轻，所以，如能忍受开始几天的不适，以后可能会无不适症状。

（5）坚持随访，对疗效进行评估：EFNS指南建议，应至少每3～6个月随访一次，对治疗进行评估，如使用MMSE，以根据评估结果调整药物的剂量及治疗方案，确保疗效的有效性。

2. AD精神症状的处理

（1）寻找精神症状的病因，予非药物治疗：APA指南指出，在处理AD的精神症状时，首先应对精神状况做出评估，包括：自杀、对己和他人的威胁性、潜在攻击性，同时包括生活条件、居住环境的安全性、监护程度、被忽视或虐待的证据评估，EFNS及APA指南均建议首先考虑根据评估的结果纠正其潜在的病因，采取非药物管理。AD患者出现烦躁、焦虑、易怒、社交退缩、抑郁、注意力不集中、易激惹、攻击、跌倒、漫游及睡眠障碍等情况，照料者需掌握监督及照料的基本原理，包括：了解患者的能力会逐渐下降并适时调整对患者的期望；当患者功能骤降或出现新的症状时带患者寻求专业治疗；当患者变得过度不安或愤怒则满足患者的要求；避免能使患者受挫的过度复杂的任务；不要当面提及患者的缺陷；如果患者变得烦躁不安，仍要保持镇静、坚强和容忍，并重新定向；保持一致并避免不必要的更改；经常提出对患者有帮助的暗示；正式或非正式的可使患者获得最大快乐的活动方法，以改善行为和情绪。

（2）建议应用抗抑郁药物：EFNS指南提出，对AD患者有抑郁、焦虑表现，建议应用抗抑郁药，如5-羟色胺重摄取抑制剂（SSRIs）类药物治疗，SSRI类药物会补充AD病理所致的5-HT降低，改善抑郁相关的神经精神症状，如攻击、焦虑、情感淡漠和精神病症，传统三环类抗抑郁药（如阿米替林，丙米嗪）有抗胆碱能副作用，应该避免使用。

（3）抗精神病药能有效控制AD患者的精神行为异常，但其副作用大，应在不得不应用时少量短期使用：APA指南有很好的证据推荐使用抗精神病类药物治疗AD患者的精神行为症状，但同时指出第二代（非典型）抗精神病药如阿立哌唑、喹硫平、奥氮平和利哌酮有很严重的副作用，包括增加死亡风险，心脑血管意外、迟发性运动障碍、体重增加、糖尿病、过度镇静、意识模糊和认知功能的恶化，因此，必须谨慎使用这类药物，应予最低有效剂量，还应告知患者和家属抗精神病药潜在的效益和风险，特别是死亡的风险。EFNS指南指出，无论是传统的还是非典型抗精神病药物都能减少BPSD，但是抗精神病药物都有可能导致严重的副作用，多数都会提高脑卒中危险、增加死亡率、帕金森症和认知障碍，只有对因中到重度症状带来痛苦的患者在仔细评价风险收益关系，并与看护者及患者讨论后才能低剂量、短期用药。没有证据表明传统抗精神病药在脑卒中或死亡危险上比非典型抗精神病药更加安全，传统药物缺乏确定的证据而且副作用更大。

（4）苯二氮䓬类药仅偶可能对AD焦虑症状有一定作用：APA指南认为，苯二氮䓬类药比抗精神病药有更多的副作用和更少的益处，只偶用于有些患者的激惹或焦虑较突出时，应该避免长期使用，苯二氮䓬类药物的副作用包括过度镇静、增加跌倒、呼吸抑制、认知功能恶化、谵妄及增加情绪低落的风险，劳拉西泮和奥沙西泮没有活性代谢产物，其作用优于半衰期较长的药物如地西泮或氯硝西泮，而短效药物更易出现跌倒和髋关节骨折，苯二氮䓬类药物依赖也是一个值得关注的风险。

（5）情感稳定剂：APA指南指出，使用低剂量的卡马西平对AD激惹症状有中度受益，卡马西平没有被推荐为痴呆患者激惹症状的常规药物，使用抗精神病药物无效时，可以考虑使用卡马西平、丙戊酸盐。EFNS指南认为，卡马西平可能对攻击性行为有帮助，但多数丙戊酸试验结果阴性。在我们的临床实践中发现，某些 AD 患者有颞叶癫痫，很可能被误认为精神行为症状，抗癫痫药物很可能不仅对激惹、攻击精神症状有帮助，而且控制了癫痫所致的精神行为异常。

（6）睡眠障碍的治疗：各指南认为，包括曲唑酮、唑吡坦或扎来普隆药物的疗效数据很少，可结合患者的临床效果个体化治疗。而苯二氮䓬类药物因其日间镇静作用、耐受性、反跳性失眠、认知恶化、跌倒和谵妄的风险，所以不推荐使用或仅是短期使用。苯海拉明因其抗胆碱能作用不推荐使用。不应该只为治疗睡眠障碍而使用抗精神病药。

3. 控制 AD 危险因素 包括血压（高/低）、血脂、血糖、脑缺血及营养状态等。改善脑血液循环药：AD 脑中有着明显的脑血管淀粉样变（CAA）及动脉粥样硬化，可使脑血管狭窄，脑血流减少，脑影像学可见脑白质疏松及 SPECT 验证了脑血流灌注减少现象，因此，改善脑血液循环，可减少继发性脑缺血导致的神经细胞功能损害。

4. 其他辅助手段辅助性促智药物

（1）非甾体类抗炎药（Nonsteroidal Antiinflammatory Drugs，NSAIDs）：AD 老年斑周围有明显的免疫炎性反应，T 淋巴细胞浸润，细胞因子、补体及与免疫反应相关蛋白的存在，而在年龄相匹配的健康对照组中则未发现此种现象。APA 指南指出，单独应用 NSAIDs，如阿司匹林，其临床研究未显示其有治疗 AD 的依据，但在控制 AD 的危险因素，如高血压、高脂血症、卒中时，建议应用阿司匹林。

（2）抗氧化剂：氧化应激反应增加 Aß 神经毒性作用，抗氧化剂可以保护神经元免受 Aß 诱导的神经毒性作用。如银杏叶制剂、维生素 E 和司来吉兰，各指南指出，尚无依据显示，抗氧化剂单独使用能使患者受益，目前对维生素 E 临床试验安全性的 meta 分析发现，有提高剂量依赖的死亡率，目前不再推荐使用维生素 E。

（3）促智药物：脑代谢活化剂（甲磺酰麦角碱混合物，如脑通、二氢麦角碱、尼麦角林等）及吡咯烷酮衍生物（吡拉西坦、茴拉西坦、奈非西坦、奥拉西坦）。麦角碱类通过增强脑细胞的新陈代谢增加脑细胞摄氧和葡萄糖的作用，营养神经细胞促进神经递质传递，从而改善认知功能。吡咯烷酮衍生物，能增加脑代谢功能，其主要机制是作用于神经传递中的突触前膜离子通道。通过增强神经细胞的电位依赖性钙通道的电流，增强了钙离子的摄入，从而促进神经递质的释放。各指南未推荐此类药物常规使用，但指南亦指出，因其有效性和安全性还不确定，临床医生常用于有选择的患者或辅助性治疗。

（4）认知康复锻炼：APA 指南建议应辅以康复治疗，包括刺激导向疗法，比如娱乐活动、艺术疗法、音乐疗法和宠物疗法。情感导向疗法，予支持性心理治疗，以解决患者早期的功能丧失。回忆性治疗，在改善情绪和行为症状方面有适度的研究支持。认知导向疗法，如针对特殊认知缺陷的本体定位，认知再训练和技能训练，但尚不能让患者持久受益

5. AD 治疗前景 国际上正在积极从事针对 AD 病因、病理机制药物的研究，以期治愈 AD，其中部分制剂在 II 期或 III 期研究中宣布失败，如某些 AD 疫苗，还有一些尚处于研究中，尚未上市。

（彭丹涛；吕继辉 审阅）

参 考 文 献

[1] Bateman RJ, Xiong C, Benzinger TLS, et al. Clinical and biomarker changes in dominantly inherited Alzheimer's disease[J]. N Engl J Med, 2012, 367: 795-804.

[2] Carrillo MC, Brashear HR, Logovinsky V, et al. Can we prevent Alzheimer's disease? Secondary "prevention" trials in Alzheimer's disease[J]. Alzheimers Dement, 2013, 9: 123-131.

[3] Castellani RJ, Perry G. Pathogenesis and disease-modifying therapy in Alzheimer's disease: the flat line of progress[J]. Arch Med Res, 2012, 43: 694-698.

[4] Iqbal K, Flory M, Soininen H. Clinical symptoms and symptom signatures of Alzheimer's disease subgroups[J]. J Alzheimers Dis, 2013, 37: 475-481.

[5] Ling SC, Polymenidou M, Cleveland DW. Converging mechanisms in ALS and FTD: disrupted RNA and protein homeostasis[J]. Neuron, 2013, 79: 416-438.

[6] McKhann GM, Knopman DS, Chertkow H, et al. The diagnosis of dementia due to Alzheimer's disease: recommendations from the National Institute on Aging and the Alzheimer's Association workgroup[J]. Alzheimers Dement, 2011, 7: 263-269.

第四节 帕 金 森 病

一、帕金森病的流行病学特点

帕金森病（Parkinson disease，PD）是第二大常见的老年神经退行性疾病。尽管约 10%～15% 的患者在 60 岁前发病，绝大部分患者为老年人，发病率和患病率随年龄增长成倍增加。发病率全年龄段为 8～18/10 万、65 岁以上年龄段为 50/10 万、75 岁以上年龄段为 150/10 万、85 岁以上年龄段为 400/10 万。2005 年调查发现我国 65 岁以上老年人群帕金森病患病率约为 1.7%，患病总人数约为 199 万，全球约 410 万；预期 2030 年中国帕金森病患病人数将达到 494 万，全球约为 867 万，中国患者数将占到全世界总患者数的 57%。随着人口老龄化的增加，会有越来越多的老年人患有 PD，给家庭和社会带来沉重的负担。

二、帕金森病的临床和病理特点

PD 临床上以动作迟缓、静止性震颤、肌僵直、姿势平衡障碍等运动症状（motor symptoms）为主要表现，常伴有便秘、嗅觉减退、睡眠障碍、情感和认知障碍以及自主神经功能障碍等非运动症状（non-motor symptoms）。除此以外，病程上还具有缓慢起病和症状不对称性两个特点。最近 20 年的研究证实，α 突触核蛋白（α-synuclein）在身体各器官的神经末梢，尤其是脑内神经元的异常聚集是导致 PD 患者神经元变性死亡和临床症状出现的原因。德国病理学家 Braak 教授根据 α 突触核蛋白异常聚集的部位和发展过程制定了 PD 的病理分级，提示帕金森病病理改变可能起源于外周的嗅球和肠道神经末梢，逐渐通过视神经通路和迷走神经通路向脑干传播，先后影响迷走神经背核、黑质致密区多巴胺能神经元以及大脑半球皮层神经元，从而导致临床的运动和非运动症状发生，并形成特征性病理 Lewy 小体（Lewy body）；当纹状体中的多巴胺（dopamine，DA）含量减少超过正常含量的 80% 以上，临床上才出现相关运动症状而发病。由此，提出了 PD 的三阶段分期：临床前期、前驱期和临床期。在临床前期主要仅存在 α 突触核蛋白和多巴胺神经元丢失的病理改变，缺乏临床症状；而前驱期存在部分非运动症状，主要包括便秘、嗅觉障碍、快速动眼期睡眠行为障碍、焦虑抑郁和其他躯体症状；当出现明确的运动症状，包括运动迟缓、静止性震颤或肌张力增高时，患者进入临床期。

三、帕金森病的诊断和鉴别诊断

2015 年国际运动障碍病学会（MDS）制定了第一个 PD 国际诊断标准。

（一）帕金森综合征的诊断标准

帕金森综合征（Parkinsonism）的确诊是诊断帕金森病的先决条件。诊断帕金森综合征基于 3 个核心运动症状，即必备运动迟缓和同时至少存在静止性震颤或肌僵直 2 项症状中的 1 项。

1. **运动迟缓**　即运动缓慢和在持续运动中运动幅度或速度的下降（或者逐渐出现迟疑、犹豫或暂停）。肢体运动迟缓是确立帕金森综合征诊断所必需的。

2. **肌僵直**　即当患者处于放松体位时，四肢及颈部主要关节的被动运动缓慢。PD 肌僵直的特点为"铅管样"和"齿轮样"。

3. **静止性震颤**　即肢体处于完全放松状态时出现 4～6Hz 震颤（运动起始后可被抑制）。

（二）帕金森病的诊断

一旦患者被明确存在帕金森综合征表现，可按照以下标准进行临床诊断：

1. **临床确诊的帕金森病（诊断特异性达到 90% 或以上）需要具备**　①不存在绝对排除标准（absolute exclusion criteria）；②没有警示征象（red flags）；③至少存在 2 条支持标准（supportive criteria）。

2. **临床可能的帕金森病（诊断特异性达到 80%）需要具备**　①不存在绝对排除标准；②如果存在警示征象则需要通过支持标准来抵消：如果存在 1 条警示征象，必须需要至少 1 条支持标准抵消；如果存在 2 条警示征象，必须需要至少 2 条支持标准抵消；如果存在 2 条以上警示征象，则诊断不能成立。

（三）支持标准、绝对排除标准和警示征象

1. **支持标准**　①患者对多巴胺能药物的治疗有明确且显著的疗效。治疗效果随药物剂量增加时症状显著改善，随剂量减少时症状显著加

重；或 UPDRS-Ⅲ 评分改善超过 30%；或存在可预测的剂末现象或明确的开 / 关期症状波动；②出现左旋多巴诱导的异动症；③临床观察到单个肢体的静止性震颤（既往或本次检查）；④存在嗅觉减退或丧失，或心脏间碘苄胍闪烁显像法显示心脏去交感神经支配。

2. 绝对排除标准 出现下列任何 1 项即可排除帕金森病的诊断：①存在明确的小脑性共济失调，或者小脑性眼动异常（持续的凝视诱发的眼震、巨大方波跳动、超节律扫视）；②出现向下的垂直性核上性凝视麻痹，或者向下的垂直性扫视选择性减慢；③在发病后 5 年内，患者被诊断为高度怀疑的行为变异型额颞叶痴呆或原发性进行性失语；④发病 3 年后仍局限于下肢的帕金森样症状；⑤多巴胺受体拮抗剂或多巴胺耗竭剂等药物治疗诱导的帕金森综合征；⑥尽管病情为中等严重程度（即根据 MDS-UPDRS，评定肌僵直或运动迟缓的计分大于 2 分），但患者对高剂量（不少于 600mg/d）左旋多巴治疗缺乏显著的应答；⑦存在明确的皮层复合感觉丧失（如失用和深感觉障碍），以及存在明确的肢体观念运动性失用或进行性失语；⑧分子神经影像学检查突触前多巴胺能系统数量正常；⑨存在明确可导致帕金森综合征或疑似与患者症状相关的其他疾病；或者基于全面诊断评估，由专业医师判断其可能非帕金森病。

3. 警示征象 ①发病后 5 年内出现快速进展的步态障碍，以至于需要经常使用轮椅。②运动症状或体征在发病后 5 年内或 5 年以上完全不进展，除非这种病情的稳定是与治疗相关。③发病后 5 年内出现延髓性麻痹症状，表现为严重的发音困难、构音障碍或吞咽困难（需进食较软的食物，或通过鼻胃管、胃造瘘进食）。④发病后 5 年内出现吸气性呼吸功能障碍，即在白天或夜间出现吸气性喘鸣或者频繁的吸气性叹息。⑤发病后 5 年内出现严重的自主神经功能障碍，包括：a. 直立性低血压，即在站起后 3min 内，收缩压下降至少 30mmHg（1mmHg = 0.133kPa）或舒张压下降至少 20mmHg，并排除脱水、药物或其他可能解释自主神经功能障碍的疾病；b. 发病后 5 年内出现严重的尿潴留或尿失禁（不包括女性长期存在的低容量压力性尿失禁），且不是简单的功能

性尿失禁（如不能及时如厕）。对于男性患者，尿潴留必须不是由前列腺疾病所致，且伴发勃起障碍。⑥发病后 3 年内由于平衡障碍导致反复（> 1 次 / 年）跌倒。⑦发病后 10 年内出现不成比例的颈部前倾或手足挛缩。⑧发病后 5 年内不出现任何一种常见的非运动症状，包括嗅觉减退、睡眠障碍（睡眠维持性失眠、日间过度嗜睡、快动眼期睡眠行为障碍）、自主神经功能障碍（便秘、日间尿急、症状性直立性低血压）、精神障碍（抑郁、焦虑、幻觉）。⑨出现其他原因不能解释的锥体束征。⑩起病或病程中表现为双侧对称性的帕金森综合征症状，没有任何侧别优势，且客观体检亦未观察到明显的侧别性。

四、帕金森病的病因

帕金森病的中脑黑质多巴胺能神经元丢失的发生是过去 200 多年来科学家们始终想回答的问题。尽管仍不清楚，但认为是由衰老、环境和遗传因素相互作用的结果。衰老是被公认的最重要的 PD 发病危险因素 -PD 的发病率和患病率均随年龄的增加而成倍增加。PD 发病与性别（男性高于女性）和种族（白种人最高，其次黄种人，病率最低的是黑人）相关。1983 年 Langston 医生发现神经毒素 MPTP（1-methyl-4-phenyl-1, 2, 5, 6-tetrahydropyridine）可导致人和动物选择性的中脑黑质 DA 能神经元的丢失，并出现与临床上 PD 相似的症状和病理表现，提示环境毒素的暴露可能是 PD 发病的危险因素。流行病学发现 PD 的发生与曾经居住农村、参与农耕、使用农药、杀虫剂、除草剂、或饮用井水、工业环境暴露或工业化学毒品接触等有密切关系。除了以上因素外，脑外伤、一氧化碳中毒也被认为是 PD 发病的危险因素。另外，也发现了一些可能能够降低 PD 发病风险的因素，包括：吸烟、饮茶以及咖啡的摄入。

约 10% 的帕金森病患者有家族史，同时发病年龄较早。双生子研究发现，早发 PD（< 50 岁）与遗传基因相关，但晚发患者双胞胎患病一致率无差异。至今已发现了 20 多个基因的突变与帕金森病相关，包括显性和隐性遗传模式，其中隐性遗传较多见。如与显性遗传相关基因包括：PARK1 基因（alpha-synuclein）、PARK8 基因（LRRK2）和不完全外显的 GBA 基因；与隐

性遗传相关的基因包括：PARK2 基因（Parkin）、PARK6 基因（PINK1）、PARK7（DJ-1）等。目前认为，PD 是一种由多种遗传和环境危险因素，在老化影响下产生的一种复杂性、多器官疾病，是多因素共同作用的结果。而关于 PD 危险因素以及多因素之间关系的进一步研究，将为 PD 预防和治疗提供新的思路。

五、帕金森病的治疗

帕金森病的治疗目的包括以下三个方面：①症状性治疗，是指使 PD 相关症状减轻或者消失；②神经保护性治疗，是指延缓或阻止疾病的恶化；③预防性治疗，目前只能是预防和减少各种治疗的并发症，未来希望能够预防 PD 疾病本身的发生和发展。治疗方法主要包括药物、手术和康复治疗，而干细胞和基因等修复治疗以及人工智能功能重建等手段代表了今后的发展方向。

对于帕金森病这样一种典型的老年性疾病，必须重视对病（症状）的治疗，更应该关注对人（躯体功能和生活质量）的治疗和管理。治疗的首要目的是改善患者的运动症状，应注重治疗的个体化，预防和减少药物等治疗并发症。其次的目的是神经保护性治疗以延缓疾病的进展，应在疾病发生后的早期就开始使用，但是目前的研究仍不能明确帕金森病的发病机制和靶点，尚无经临床试验验证的相关神经保护药物。最后，在疾病临床前期或前驱期诊断后，开始预防和干预性治疗是今后研究的重点。

（一）药物治疗

1. 左旋多巴（L-dopa） PD 患者 DA 神经递质耗竭是其生化和临床改变的关键。当患者黑质 DA 能神经元减少 50% 以上，DA 浓度减少 80% 以上才出现症状。因此，L-dopa 成为治疗 PD 最经典的方法，直到现在也仍然被认为是 PD 治疗的"金标准"。通过联合应用外周多巴胺脱羧酶抑制剂苄丝肼或卡比多巴来减少 L-dopa 在外周的降解，更多地进入脑内而发挥作用。长期服用 L-dopa 后（3～5 年）会出现疗效减退和剂末现象，各种"关期"副作用逐渐增多，主要包括：症状波动、运动障碍和精神症状。

2. 多巴胺受体激动剂（dopamine agonist） 目前临床应用的 DA 受体激动剂主要是非麦角类。其可以直接作用于突触后膜上的 DA 受体，无需黑质 DA 能神经元合成酶系统，就能发挥 DA 样作用，并能对 DA 受体发挥较稳定的刺激作用，选择性作用于特定类型 DA 受体从而减少非特异效应。该类药物的优点在于：早期可以替代 L-dopa、减少运动并发症和服用方便；但缺点在于少部分患者会出现精神方面的症状，如精神障碍、睡眠障碍等，当与 L-dopa 合用时，上述副作用更加明显；在用药中晚期，可能会引起直立性低血压；可能的副作用还包括水肿和心脏瓣膜纤维化以及冲动障碍。其在运动症状改善方面不如 L-dopa。目前临床上有多种普通、缓释和贴剂的剂型，包括吡贝地尔（Piribedil）、罗匹尼罗（Ropinirole）、普拉克素（Pramiperxole）等。用量在达到满意疗效后应维持剂量治疗。

3. 单胺氧化酶（monoamine oxidase B, MAO-B）抑制剂 其通过抑制 MAO-B 活性，抑制 DA 的降解，增加 DA 的合成和转运，而达到增加脑突触间隙中 DA 浓度，更好地发挥改善 PD 症状的作用。目前国内临床主要包括两种 MAO-B 不可逆性抑制剂，司来吉兰（Selegiline）和雷沙吉兰（Rasagiline）。临床研究证明它们与 L-dopa 合用能够改善运动不能、开关现象、症状波动、肌僵直以及步态障碍等运动症状。细胞和动物实验提示其可能具有延缓疾病进展的作用，但仍有待临床试验证实，可以推荐作为早期治疗药物。禁与抗抑郁药选择性 5- 羟色胺再吸收抑制剂合用。

4. 儿茶酚胺氧位甲基转移酶（COMT）抑制剂 该类药物可以抑制 L-dopa 转变为 3- 氧 - 甲基多巴，并能减少外周 DA 降解为 3- 甲氧基酪胺从而使 L-dopa 血药浓度稳定，更多地进入脑内发挥作用，对剂末现象和运动波动有较好的治疗作用。目前临床使用的主要是恩他卡朋（Entacapone），每次服用 100～200mg，每日 3 次与 L-dopa 同时口服，可减少 L-dopa 用量 35% 左右。因发现极少患者出现严重肝毒性，故肝病为本药的禁忌证，同时用药期间要严密监测肝功能。

5. 其他药物 主要包括抗胆碱能药和 DA 释放促进剂两种。抗胆碱能药安坦（Trihexyphenidyl, artane）能改善患者的震颤；DA 释放促进剂金刚烷胺（Amantadine）具有促进 DA 释放，减少突触间隙 DA 再摄取，加强突触前 DA 的合成，延缓

DA 的代谢作用，从而改善运动迟缓和肌僵直等症状。老年人使用需要注意其幻觉和认知减退的副作用。

6. **症状性治疗的原则** 减轻和减少疾病相关的运动症状，避免和减少药物的副作用，如果可能尽量减缓和阻止疾病的进程。决定如何开始症状性治疗要基于以下因素：①年龄，如患者年龄较轻，则不要过早选择左旋多巴制剂，老年患者则尽量不要选择安坦和金刚烷胺，以避免出现相关副作用；②费用和获益比，应选择能够给患者带来最大治疗益处且价格较合适的药物；③既往的和目前的治疗方案，需要将患者既往的用药史和目前的用药情况及药物疗效结合考虑；④病情的严重程度和某些特殊的运动症状，根据是否合并有异动症、运动波动、开关现象的处理以及步态障碍、情感和认知症状等选择药物；⑤患者对运动症状恢复的期望值，如果患者完全不能耐受运动能力的减退，或者工作需要，则可早期或予以足量药物治疗；⑥是否有痴呆或认知功能障碍，此时不要选用安坦和金刚烷胺，并可考虑胆碱酯酶抑制药；⑦生活质量的水平，毕竟 PD 症状性治疗是要改善患者的生活质量，对于病情严重的患者，可以适当增加剂量，以期达到改善患者的生活质量的目的；⑧其他合并疾病或药物治疗，如 PD 伴抑郁的患者要慎用 MAO-B 抑制剂，避免其与 5-羟色胺再吸收抑制剂抗抑郁药物合用引起的 5-羟色胺综合征。其次青光眼、前列腺肥大患者慎用安坦，降压药物的剂量调整等。

（二）外科治疗

目前，PD 的外科治疗方法主要包括：苍白球毁损术和脑深部电刺激术。正确把握适应证非常重要。外科治疗主要用于那些既往对药物治疗有效，目前药物治疗症状控制不好的 PD 患者。另外，需要明确的一点还在于外科治疗也仅是症状性治疗手段，只能改善患者的症状并不能阻止疾病的进程，同时外科手术后患者仍需服用药物治疗。另一方面，外科治疗后的确改善了患者关期的运动症状，使患者恢复到"开"期的状态，生活质量大大提高。因此，如何将外科治疗和药物治疗很好地结合起来——对于内科医生来说，如何给患者提供最有利于患者病情和生活质量改善的治疗方法；对于外科医生来说，如何在外科治疗开始前，准确地选择患者和手术方法及靶点，都是非常重要的问题。目前手术的主要指征包括：①确诊为原发性帕金森病；②经过全面和完整的药物（主要是左旋多巴制剂）治疗，有明确疗效，但疗效减退，出现症状波动或异动症等副作用；③病情为中或重度，H&Y 分级三级或以上；④患者在术中能与医生良好合作；⑤没有明显的认知障碍、平衡障碍和步态障碍。

（三）非运动症状的治疗

帕金森病除了运动症状以外，患者多还伴有许多非运动症状。一些非运动症状甚至比 PD 的运动症状更早出现或更严重或更影响患者的生活质量。PD 的非运动症状主要包括：

1. **精神症状** 抑郁、焦虑、认知障碍、幻觉、淡漠、睡眠障碍等。

2. **自主神经症状** 便秘、直立性低血压、多汗、性功能障碍、排尿障碍、流涎等。

3. **感觉障碍** 麻木、疼痛、痉挛、不安腿综合征、嗅觉障碍等。

血压改变在 PD 病程中十分常见，这与自主神经功能受损有关，表现为体位性低血压，当患者服用抗高血压药物时，以上症状更加明显。痴呆和认知障碍也是 PD 常见的非运动症状之一，目前多采用胆碱酯酶抑制药安理申、艾司能、美金刚等药物治疗，有研究表明，其对 PD 合并痴呆的患者有中度改善作用。2/3 的 PD 患者有疲劳感，40%～50% 的患者有抑郁症状，并严重地影响患者的生活质量。尽管许多 PD 患者合并抑郁，但是目前只有 20% 的患者获得了治疗。选择性 5-羟色胺再吸收抑制剂和三环类抗抑郁药是 PD 合并抑郁的首选和次选药物。但是选择性 5-羟色胺再吸收抑制剂副作用一方面会引起 4%～5% 的患者震颤加重，另一方面当与 MAO-B 抑制剂合用时，会引起 5-羟色胺综合征。三环类抗抑郁药是第 2 种常用的药物，但是其副作用在于可能会引起心律不齐、直立性低血压、认知障碍、幻觉等。其他具有抗抑郁作用的 PD 治疗的药物有：DA 受体激动剂、MAO-B 抑制剂等。

（陈彪；李燕 审阅）

参 考 文 献

[1] de Lau LM, Breteler MM. Epidemiology of Parkinson's disease[J]. Lancet Neurol, 2006, 5: 525-535.

[2] Zhang ZX, Roman GC, Hong Z, et al. Parkinson's disease in China: prevalence in Beijing, Xian, and Shanghai[J]. Lancet, 2005, 365(9459): 595-597.

[3] Langston JW, Ballard P, Tetrud JW, et al. Chronic Parkinsonism in humans due to a product of meperidine-analog synthesis[J]. Science, 1983, 219(4587): 979-980.

[4] Fahn S. Levodopa in the treatment of Parkinson's disease[J]. J Neural Transm Suppl, 2006, 71: 1-15.

[5] Factor SA. Current status of symptomatic medical therapy in Parkinson's disease[J]. Neurotherapeutics, 2008, 5(2): 164-180.

[6] Koplas PA, Gans HB, Wisely MP, et al. Quality of life and Parkinson's disease[J]. J Gerontol A Biol Sci Med Sci, 1999, 54(4): M197-202.

第五节　周围神经病

一、概述

周围神经（peripheral nerve）是指大脑半球、脊髓及脑干软脑膜以外的所有神经结构，即除嗅、视神经以外的所有脑神经和脊神经。多数周围神经为混合神经，包括感觉纤维、运动、交感、副交感纤维，由神经纤维、结缔组织、血管及淋巴组织构成。

周围神经疾病（peripheral neuropathy）是指原发于周围神经系统的结构或功能损害的疾病。老年人中周围神经病变的患病率可高达10%，健康老人肌电图亦可发现周围神经功能的异常，导致老人步态不稳，从而增加跌倒的风险。

周围神经分为感觉传入和运动传出两部分。脊神经后根、后根神经节及脑感觉神经组成感觉传入神经根。其中枢支进入脊髓后角或脑干交换神经元，周围支发出神经末梢终止于皮肤、关节、肌腱和内脏；运动传出神经根则由脊神经前根及脑神经构成，终止于肌纤维或交感、副交感神经节。

周围神经纤维根据是否具有髓鞘分为有髓纤维和无鞘纤维。有髓纤维轴索外的髓鞘由施万细胞（Schwann cell）构成，每个细胞髓鞘形成的节段性结构称为郎飞结（Ranvier node）。髓鞘起绝缘作用，神经冲动的传导为跳跃式，速度快，如脑神经及脊神经的运动、深感觉纤维。无髓纤维为数个轴突包裹在一个施万细胞内，神经冲动沿神经纤维表面依次传导，速度慢，如痛温觉、自主神经。

（一）病因

感染、血管炎、免疫介导疾病、营养代谢性疾病、副肿瘤综合征、外伤、机械压迫导致周围神经损伤、药物和中毒所致周围神经病变、遗传等。

（二）发病机制

轴索内有成束排列的神经丝和微管，通过横桥连接，从神经元胞体运输神经生长因子和轴索再生所需的多种物质至轴索远端（正向运输），起营养、代谢的作用，也可影响神经元传递信号，增强其代谢活动（逆向运输）。发生病变时，正向运输受累及可导致轴索远端细胞膜成分及神经递质代谢障碍，而逆向运输受累及可导致轴索再生障碍。

（三）病理分型

1. 沃勒变性（Wallerian degeneration）　是指神经机械损伤导致轴索断裂后，远端神经纤维发生溃变解体的反应过程。损伤轴突的近端和细胞体也发生逆行性改变，但一般只累及最近的一两个郎飞结。损伤轻者，神经元的胞体可存活，逆行性变性恢复正常（4～6天）。损伤重者，则导致整个神经元死亡。临床功能恢复需3～6个月。

2. 轴突变性，又称为"逆死性神经病"　常见，主要因中毒、代谢营养障碍、免疫介导性炎症等导致轴突由远端向近端的变性、破坏和脱失。与沃勒变性相似。近端神经纤维可继发节段性脱髓鞘。

3. 神经元病变　主要因感染、中毒、代谢、肿瘤等引起神经元胞体变性坏死继发的轴突及髓鞘破坏，无再生现象。神经元一旦坏死，其轴突的全长在短期内即变性和解体，称为"神经元病"。可分别累及感觉性神经细胞、运动性神经细胞和自主神经细胞，后根神经节神经细胞和自主神经细胞极易受累及。

4. 节段性脱髓鞘　主要见于炎症、中毒、遗传性或后天性代谢障碍引起髓鞘破坏，轴突相对保存的病变。病理表现为神经纤维节段性脱髓鞘、施万细胞增殖。病变可不规则地分布在周围神经的远端和近端，但因长纤维较短纤维易受损而发生传导阻滞，故临床症状以四肢远端为重。

以上四种病理改变相互关联，互为因果。神经元病变可导致轴突变性，接近细胞体的沃勒变性可使细胞体坏死。轴突变性常继发脱髓鞘，严重的脱髓鞘可继发轴突变性。

（四）临床表现

1. **感觉症状**　感觉缺失、感觉异常、疼痛、实体感觉缺失、感觉性共济失调。

2. **刺激症状**　肌束颤动、痛性痉挛、肌力减退或丧失、肌萎缩、肌张力减退。

3. **自主神经症状**　无汗或少汗、竖毛障碍、直立性低血压，重者可出现无泪、无涎、阳痿、膀胱直肠功能障碍。

4. **腱反射障碍**　可出现腱反射减弱或消失。

（五）辅助检查

1. **电生理检查**　神经传导速度测定（nerve conduction velocity，NCV）和肌电图（electromyography，EMG）检查。

（1）NCV：包括运动神经传导速度（motor nerve conduction velocity，MCV）和感觉神经传导速度（sensory nerve conduction velocity，SCV）测定、F波、H反射、重复神经电刺激。

1）异常NCV临床意义：传导速度减慢提示髓鞘损害，波幅降低提示轴索损害。

2）F波：可反映运动神经近端的功能、有助于神经根病变的诊断，用于吉兰-巴雷综合征（Guillain-Barre syndrome，GBS）、神经根型颈椎病等。

3）H反射：出现在正常成人 S_1 根所支配的肌肉，消失提示该神经根及相关反射弧病变。用于腰椎病、腰骶神经根病变的诊断。

4）重复神经电刺激（repeating nerve electric stimulation，RNES）：分为低频和高频刺激。临床意义：检测神经肌肉接头处的功能状态，用于重症肌无力、Lambert-Eaton综合征的鉴别。

（2）EMG：异常肌电图表现。

1）插入电位的改变。

2）异常自发电位：纤颤电位提示神经源性损害和肌源性损害，束颤电位提示神经源性损害。

2. **神经病理学检查**　神经组织活检，具有创伤性，其他检查不能确定病因时可考虑。最常选用的部位是腓肠神经。

3. **实验室检查**

（1）一般检查：血、尿、便常规、血沉、血生化、蛋白电泳、免疫相关抗体、病原体的检测、毒物的筛查、HIV、甲状腺功能等。

（2）脑脊液化验：测颅压、常规、生化、细胞学、寡克隆区带、病原体抗体测定等。

（3）其他：微生物学、免疫学和遗传基因的检查。

（六）治疗

1. **病因治疗**　去除病因、消除诱因。

2. **营养神经**　常用B族维生素。

3. **对症治疗**　止痛药、局部封闭治疗。

4. **其他**　理疗、按摩、针灸、康复训练、保护远端肢体、避免赤足行走。

5. 手术治疗。

二、糖尿病性周围神经病

糖尿病性周围神经病变（diabetic peripheral neuropathy，DPN）是指周围神经功能障碍，包含脊神经、脑神经及自主神经病变，其中以糖尿病远端对称性多发性神经病变（distal symmetric polyneuropathy，DSPN）最具代表性，是糖尿病最常见的慢性并发症之一。在发达国家，60岁以上的糖尿病患者中合并周围神经病变者高达30%～60%。

（一）DPN的分型及临床表现

1. **糖尿病远端对称性多发性神经病变**　可出现双侧肢体疼痛、麻木、感觉异常等。

2. **近端运动神经病变**　一侧下肢近端严重疼痛为多见，可与双侧远端运动神经同时受累，伴迅速进展的肌无力和肌萎缩。

3. **局灶性单神经病变（或称为单神经病变）**　可累及单脑神经或脊神经。脑神经损伤，以上睑下垂（动眼神经）最常见，其次为面瘫（面神经）、眼球固定（外展神经）、面部疼痛（三叉神经）及听力损害（听神经）。

4. **非对称性的多发局灶性神经病变**　同时累及多个单神经可出现麻木或疼痛。

5. **多发神经根病变**　最常见为腰段多发神经根病变，主要为 L_2、L_3 和 L_4 等高腰段的神经根病变引起的单侧下肢近端麻木、疼痛等症状。

6. **自主神经病变**　可累及心血管、消化、呼吸、泌尿生殖等系统，还可出现体温调节、泌汗异常及神经内分泌障碍。

（二）DPN的筛查与诊断

2型糖尿病患者确诊时和1型糖尿病患者诊断5年后，应进行糖尿病神经病变筛查。随后至少每年筛查一次。

有典型症状者易于发现和诊断，无症状者需要通过体格检查或神经电生理检查做出诊断。

（三）治疗

1. **针对病因治疗**

（1）血糖控制：积极控制高血糖并保持血糖稳定是预防和治疗DPN的最重要措施。

（2）神经修复：甲钴胺、神经生长因子等。

（3）其他：神经营养因子、肌醇、神经节苷脂和亚麻酸等。

2. **针对神经病变的发病机制治疗**

（1）抗氧化应激：硫辛酸。

（2）改善微循环：前列腺素E1、贝前列素钠、西洛他唑、钙拮抗剂和活血化瘀类中药等。

（3）改善代谢紊乱：常用醛糖还原酶抑制剂，如依帕司他。

3. **止痛治疗**

（1）抗惊厥药：如普瑞巴林、加巴喷丁、丙戊酸钠和卡马西平等。普瑞巴林可以作为初始治疗药物。

（2）抗抑郁药物：如度洛西汀、阿米替林和西酞普兰等。度洛西汀可以作为初始治疗药物。

（3）阿片类药物：曲马多、羟考酮等。

4. **自主神经病变的治疗**

（1）短期使用胃复安治疗糖尿病性胃轻瘫。

（2）勃起功能障碍的治疗：控制危险因素及药物治疗如磷酸二酯酶5型抑制剂。经尿道前列腺素海绵体内注射、真空装置和阴茎假体可以改善患者的生活质量。

三、血管炎性周围神经病

血管炎性周围神经病是指周围神经的滋养血管发生炎症性闭塞，造成一个或者多个神经的梗死或缺血性病变。多见于老年人，平均发病年龄约60岁。

（一）病因及发病机制

周围神经的供养动脉常起源于其附近的动脉干，发出上升和下降支后再进一步形成若干小的神经外膜血管分支，其间有丰富的侧支吻合，形成小动脉网。因为周围神经有充分的侧支循环，一般认为周围神经对大血管闭塞性病变的耐受性相对较好，只有在小血管病变相当广泛、严重的情况下才容易导致缺血性周围神经病。血管炎性神经损伤的病因是由于神经滋养血管的闭塞所引起的神经梗死。

（二）病理

典型的血管炎病理改变包括跨壁炎性细胞浸润、血管壁纤维素样坏死、出血以及内皮细胞崩解。周围神经病理特点是神经滋养血管狭窄或闭塞引起的神经梗死，主要表现为轴索变性，非对称性或多灶性神经纤维缺失、局灶性神经束膜坏死和增厚以及损伤性神经瘤。

（三）临床表现

症状及体征取决于血管炎性病变的部位、范围及严重程度。

1. 急性或亚急性起病多见，病程为数周或数月。

2. 周围神经损害表现出现受累血管分布区的烧灼样疼痛，部分无疼痛伴感觉迟钝、深感觉缺失，肌无力、肌萎缩及感觉性共济失调。常见神经受累有以下3种。

（1）多发性单神经病：是经典临床表现，神经梗死下肢以腓神经或胫神经损害多见，上肢以尺神经多见。

（2）非对称性多发性周围神经病。

（3）远端对称性多发性周围神经病。

3. 系统性血管炎性周围神经病常不同程度地伴发全身多脏器损害症状如关节痛、肌痛、血尿、胸闷、皮损、发热、消瘦等。

（四）实验室及辅助检查

1. **血清学检查**

（1）一般检查：血常规、血沉、肝、肾功能、尿常规等。

（2）免疫抗体及病毒检测：抗核抗体谱、类风湿因子、抗中性粒细胞胞浆抗体、血清补体、免疫全项、肝炎病毒抗体、HIV等。

2. **神经电生理检查**　NCV和EMG检查提

示急性或亚急性表现的感觉神经纤维或运动神经纤维的节段性轴索损害。

3. 神经病理学检查 腓肠神经活检或肌肉活检。

（五）诊断及鉴别诊断

本病需与副肿瘤性周围神经病、感染性周围神经病、糖尿病性周围神经病等病相鉴别，根据病史、临床表现及实验室及周围神经和肌肉活检做出诊断。

（六）治疗

1. 一般治疗 戒烟、注意休息、加强营养。

2. 针对原发疾病的治疗。

3. 免疫抑制剂的治疗。

4. 减少血管闭塞 扩血管、阿司匹林、减低血液黏稠度。

5. 对症治疗。

四、其他常见周围神经病

（一）尿毒症性周围神经病

尿毒症性周围神经病是由于尿毒症血中毒素引起的远端型感觉运动神经病。其严重程度与肾功能不全的程度密切相关。是一种逆死性神经病，可有继发性脱髓鞘。

1. 发病机制 尚不明确，可能为尿毒症的毒素抑制了轴索结合的 Na^+-K^+-ATP 酶，导致神经传导速度减慢，细胞内钠聚集，改变了静息膜电压，最终导致轴突变性，继发部分髓鞘脱失。

2. 临床表现 最早期症状为不宁腿综合征，渐出现肢体远端感觉异常如针刺感、麻木、烧灼痛或痛觉过敏，对称性分布，下肢重于上肢。随着病情进展出现深浅感觉消失、运动障碍，肌无力、萎缩甚至瘫痪，腱反射减弱或消失。部分患者可出现直立性低血压、出汗异常、神经源性膀胱。

3. 肌电图检查 提示感觉运动神经的传导速度减慢，波幅降低。受压型的单神经病可在受压部位有传导速度减慢，可有胫神经、腓神经的 F 波潜伏期延长以及 H 反射异常。

4. 诊断 有明确的尿毒症病史、临床表现、周围神经损害的证据，除外其他引起周围神经病的疾病，诊断可确立。

5. 治疗

（1）透析：早期及时透析可明显减轻症状，甚至使神经功能完全恢复。

（2）肾移植。

（3）对症治疗。

（二）慢性酒精中毒性（维生素 B_1 缺乏性）周围神经病

该病是由于维生素 B_1（硫胺素）的摄入量不足、需要量增加、肠道吸收不良或排泄增加引起维生素 B_1 缺乏使机体出现糖代谢障碍和丙酮酸聚集，导致周围神经系统病变。慢性酒精中毒是周围神经病的重要原因之一。

1. 发病机制 目前尚不明确。可能为两方面：①酒精的直接毒性作用；②酒精中毒影响硫胺在肠道的吸收，引起维生素 B_1 缺乏。酒精中毒与硫胺缺乏可影响正向与逆向轴突运输，从而引起轴突变性。

2. 临床表现 患者早期常感疲乏、小腿沉重、肌肉酸痛、头痛、失眠、食欲缺乏、体重下降等。以后渐出现周围神经病的症状。早期以感觉障碍为主，常为足部疼痛、痛觉过敏。渐出现四肢麻木、手套、袜套样感觉减退，肢体远端肌无力、肌萎缩、腱反射减弱或消失等。因足背屈和伸指、伸腕肌无力，可出现垂足、垂腕。

3. 治疗

（1）戒酒。

（2）大剂量维生素 B_1 治疗。

（三）维生素 B_{12} 缺乏性周围神经病

维生素 B_{12}（钴胺素）缺乏是由于严格素食、内因子分泌不足、小肠疾患等引起维生素 B_{12} 吸收障碍，从而导致周围神经系统病变。以老年人多见，平均发病年龄为 60 岁。

1. 发病机制 维生素 B_{12} 缺乏时，同型半胱氨酸转化成蛋氨酸受阻，从而导致神经系统病变，造成脊髓长束、脑白质与周围神经继发性脱髓鞘。此外，因影响造血功能而发生贫血。病理改变开始为脱髓鞘改变，继之轴突变性，最后出现神经纤维丢失。

2. 临床表现 早期表现为肢体远端的感觉异常，首发症状常为深浅感觉障碍和 / 或共济失调，可出现感觉缺失、感觉减退、感觉过度和自发性感觉异常（麻木感、蚁走感、灼热感）等，以及自发性疼痛和刺激性疼痛，病程进展缓慢，下肢重于上肢，可有肌肉萎缩、腱反射消失。部分患者可同时出现二便失禁、直立性低血压、视力丧失、痴呆、精神症状与情感障碍等。最常见体征是下肢震动觉与本体觉减退及手袜套样的浅感觉减退。部分患者可有皮质脊髓束受累而出现锥体束征。部分患者可仅表现为周围神经受累。

3. **诊断** 根据病史、神经精神症状、血清维生素 B_{12} 水平降低、血象与骨髓象显示大细胞性贫血，可明确诊断。

4. **治疗**

（1）病因治疗。

（2）补充足量维生素 B_{12}。

（四）神经系统副肿瘤综合征

神经系统副肿瘤综合征（paraneoplastic neurological syndrome, PNS）是肿瘤通过远隔效应引起神经系统发生功能障碍的一组综合征。可累及中枢神经系统、周围神经系统及神经肌肉接头和肌肉。主要见于小细胞肺癌、卵巢癌、淋巴瘤、胃癌、乳腺癌等。

1. **发病机制** 尚不明确，目前比较认可的是自身免疫反应学说，考虑以炎症和免疫介导机制为主。此外，在血清及脑脊液中可检测出与神经组织相关的抗体如抗 Hu 抗体、抗 Yo 抗体，可辅助诊断。如与抗 Hu 抗体相关的肿瘤有小细胞肺癌、前列腺癌、神经母细胞瘤，抗 Yo 抗体与卵巢癌、乳腺癌相关。

2. **病理** 除原发肿瘤的病理改变，神经系统改变主要为血管周围间歇的炎症细胞浸润。

3. **分类** 周围神经系统可分为：亚急性感觉神经元病、急性感觉神经元病、伴有 M 蛋白的慢性感觉运动神经病、亚急性自主神经病、副肿瘤性周围神经血管炎。

4. **诊断** 根据原有肿瘤的诊断、神经系统表现、辅助癌相关抗原检查，除外肿瘤直接侵犯和放、化疗治疗中导致的神经损伤，可做出诊断。对疑诊患者，需随访追踪。

5. **治疗**

（1）原发肿瘤的治疗：手术、放疗、化疗。

（2）免疫治疗：免疫抑制剂、血浆置换、糖皮质激素等。

（毛琴 李燕；武力勇 陈彪 审阅）

参 考 文 献

[1] 郭玉璞. 神经病学 [M]. 北京：人民军医出版社，2009.

[2] 贾建平，陈生第. 神经病学 [M]. 7 版. 北京：人民卫生出版社，2013.

[3] 刘晓红，朱鸣雷. 老年医学速查手册 [M]. 北京：人民卫生出版社，2014.

[4] 中华医学会糖尿病分会. 中国 2 型糖尿病防治指南 2017 版 [J]. 中华糖尿病杂志，2018，10（1）：29-31.

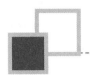

第五章　内分泌与代谢疾病

第一节　衰老对内分泌与代谢的影响

一、概述

内分泌系统包括经典的内分泌腺体（如垂体、肾上腺、性腺、甲状腺、甲状旁腺、胰腺中胰岛和松果体等）及分布在心血管、胃肠道、肾脏、大脑（尤其是下丘脑）等脏器中的内分泌组织和细胞。它们可以合成和分泌多种作用特异的激素，从而调节人体的代谢过程、能量调节、生长发育、生殖和衰老等生命现象，并且维持内环境相对稳定。

下丘脑可以视为内分泌系统的协调中心，能够整合来源于上大脑皮层的传入信号、环境信号（如光和温度）以及外周激素的反馈。弓状核是下丘脑内重要的促垂体区，会将精确的信号传导至垂体，随后垂体会释放对应的激素，进而影响体内绝大多数内分泌组织和细胞。腺垂体合成与分泌的肽类和蛋白质激素主要有 6 种，其结构与功能已经阐明，即生长激素（GH）、催乳素（PRL）、促肾上腺皮质激素（ACTH）、促甲状腺素（TSH）、卵泡刺激素（FSH）和黄体生成素（LH）。除 GH 和 PRL 以外，其他 4 种激素有明确的靶腺，它们分别为肾上腺、甲状腺和性腺（睾丸和卵巢），直接刺激靶腺激素合成与分泌。

具体来说，下丘脑 - 垂体轴直接影响甲状腺、肾上腺和性腺的功能，以及生长激素及其作用的组织细胞。

衰老的发生机制之一是在下丘脑、垂体、肾上腺生物钟的调节下，神经元及有关激素的功能下降，从而导致全身功能退行性改变。作为内分泌系统基本组成单位的经典内分泌腺体，其衰老在组织学上表现为腺体萎缩、重量减轻和血供减少，其结果是内分泌系统功能减退。对于没有重大疾病的老年人其内分泌系统变化呈现以下特点：①某些内分泌激素的生理性节律变化，如促性腺激素、生长激素、促甲状腺素、褪黑激素和促肾上腺皮质激素（adrenocorticotropic hormone，ACTH）的脉冲式分泌随年龄增长而减弱；②与生长、生殖功能相关的激素水平明显下降，如 GH、性激素；③某些激素的分泌随增龄而改变，如醛固酮可减少而皮质醇却无变化，但是与激素相适应的激素受体数量减少；④某些激素对靶组织的敏感性下降，如胰岛素。

二、衰老时下丘脑、垂体和生物节律的变化

（一）下丘脑和垂体的衰老机制

年龄变化导致下丘脑神经内分泌功能紊乱与下丘脑弓状核神经元数量减少及超微结构变化有关。老年人垂体的重量可减轻 20%，血供明显减少。垂体神经细胞有丝分裂的次数减少，致使嗜酸性和嗜碱性细胞均减少，垂体表现为较明显的弥漫性纤维化和铁沉积增多。老年人促性腺激素、生长激素、促甲状腺素、褪黑激素和促肾上腺皮质激素的脉冲式分泌和昼夜节律、幅度都较年轻人有所改变，随年龄增长而减弱。

（二）生物钟

褪黑激素是松果体合成的一种激素，对人类有两种作用：夜间分泌的褪黑激素有助于诱导并维持睡眠；通过褪黑激素昼夜节律，调控其他的 24h 节律变化，而衰老会改变节律性生理过程。年龄会影响体温、血浆皮质醇和睡眠的昼夜节律模式，可导致其失同步。在衰老过程中，褪黑激素分泌减少，与生物时钟有关的特定基因表达减少，下丘脑神经回路受到破坏，导致总睡眠时间减少，睡眠效率降低，睡眠潜伏期增加，夜间醒来增多，白天过度嗜睡，白天小睡增加。褪黑激素

昼夜节律系统的衰减,进而导致所调控的其他节律变化。

三、衰老对下丘脑 - 垂体 - 肾上腺轴的影响

下丘脑产生的促肾上腺皮质释放激素(CRH)刺激垂体的促肾上腺皮质激素(ACTH)分泌,ACTH刺激肾上腺皮质束状带产生皮质醇(cortisol)。血浆皮质醇可以反馈抑制CRH和ACTH分泌,ACTH对下丘脑CRH的分泌亦有抑制作用,共同构成下丘脑 - 垂体 - 肾上腺轴(HPA轴)。HPA轴主要参与应激反应、物质代谢。

肾上腺皮质产生种类固醇激素:糖皮质激素(皮质醇)、盐皮质激素(醛固酮)和肾上腺雄激素(脱氢表雄酮)。在这里我们不讨论肾上腺髓质激素。

(一)糖皮质激素

HPA轴主要参与应激反应、物质代谢等相对比较重要的功能,因此受衰老的影响较小。肾上腺皮质分泌的皮质醇,其分泌速率和排泄率均降低,故血浆皮质醇浓度仍保持不变,但夜间皮质醇的谷值有所增加,同时其分泌的昼夜节律亦能维持正常,尽管与年轻人相比,老年人皮质醇节律的幅度减少。

(二)盐皮质激素(醛固酮)

醛固酮是由肾上腺皮质球状带合成。随着增龄,醛固酮水平在基础和激发状态(低钠、直立体位)均下降。醛固酮水平下降的主要原因与增龄导致肾素活性下降有关。醛固酮的合成主要是由肾素 - 血管紧张素系统和血钾调节,HPA轴与之的作用尚未明确,因此本节不做进一步讨论。

(三)肾上腺雄激素

肾上腺所分泌的雄激素主要是脱氢表雄酮(DHEA)及其硫酸酯(DHEAS),血浆DHEA与皮质醇具有相似的昼夜节律,而DHEAS由于半衰期长而无昼夜节律。ACTH刺激肾上腺雄激素分泌,而GH和LH对肾上腺雄激素分泌无直接作用。无论男女,30岁以后血中DHEA及DHEAS随年龄平稳下降,每年约降2%~3%,到70岁后仅为年轻人的10%~20%,血浆DHEA和DHEAS水平的下降是衰老的标记物,但双盲研究显示老年人补充DHEA也没有发现明显的获益。

四、衰老对下丘脑 - 垂体 - 性腺轴的影响

下丘脑弓状核等部位神经元分泌促性腺激素释放激素(gonadotropin-releasing hormone,GnRH),经垂体门脉系统到达腺垂体,促进腺垂体促性腺细胞合成与分泌卵泡刺激素(follicle-stimulating hormone,FSH)和黄体生成素(luteinizing hormone,LH),从而促进睾丸和卵巢分泌性激素,形成一个复杂的闭合反馈系统即是下丘脑 - 垂体 - 性腺轴。

性腺受衰老的影响最为显著。衰老时下丘脑GnRH神经元减少,GnRH分泌量下降;垂体分泌促性腺激素的细胞体积、密度随年龄增加而进行性下降,对GnRH刺激反应性下降。

(一)男性

正常男性循环血液中的主要雄激素是睾酮,约95%的睾酮由睾丸间质细胞(leydig cell)合成,另外5%的睾酮由肾上腺皮质合成并分泌。睾酮的合成与分泌受下丘脑 - 垂体 - 性腺轴的调控。LH作用于睾丸的间质细胞,促进睾酮分泌;FSH作用于睾丸的支持细胞(sertoli cell),促进精子的生成。LH的分泌受睾酮、雌二醇等的反馈作用调节。增龄对男性性腺影响如下:

男性生育能力随年龄增长而逐步下降。生殖细胞仍不断形成,但精子产生减少。老年睾丸的精子染色体异常频率增加,活力受损,即便通过人工授精其致育能力也减弱。曲细精管也退化,睾丸间质细胞数目减少,睾酮合成和分泌功能下降,导致血清中睾酮水平降低。

随增龄睾酮呈下降趋势,主要是游离睾酮的下降,而总睾酮水平变化不大。中老年男性睾酮水平下降主要是由于睾丸间质细胞数量和功能的改变以及下丘脑 - 垂体 - 性腺轴多水平的反馈调节功能障碍所致,而与性激素结合球蛋白(sex hormone-binding globulin,SHBG)结合的睾酮增加(这部分睾酮几乎无生物学功能),则进一步加重生物可利用睾酮水平的下降。

随着增龄,男性性腺分泌的性激素水平减退,对下丘脑 - 垂体的负反馈作用减弱,同时由于降解率减少,促性腺激素明显增加。另外睾丸对促性腺激素的反应性降低、垂体对促性腺激素释放激素(GnRH)的反应性降低、睾酮分泌的节律性减弱或缺乏。

健康男性血清睾酮水平从 30 岁开始即呈现进行性下降，60 岁以上人群中约有 20% 的男性睾酮水平低于正常范围，而 80 岁以上男性则达50%。与中老年女性经过 1～3 年的更年期，雌激素从育龄期水平很快跌落到接近零的水平不同，中老年男性的雄激素只是部分缺乏，且变化发生较为缓慢，又称为"中老年男性部分性雄激素缺乏症"。近年来，改称为迟发性性腺功能减退症（late-onset hypogonadism，LOH）。近 40% 的中老年男性可能出现不同程度的雄激素缺乏的症状和体征。关于 LOH 的诊断和治疗详见相关章节。

（二）女性

女性性腺的衰老是快速发生的。女性 40 岁时，卵巢就开始老化，卵母细胞数减少，在 50 岁左右绝经（最后一次月经期后闭经 12 个月）。随增龄变化卵巢体积逐渐缩小，表面呈白色，重量减低，皮质被结缔组织代替，细血管减少，间质细胞纤维化，卵泡数量逐渐减少。

随着卵巢开始萎缩，分泌的雌激素和孕激素迅速下降，而垂体分泌的 FSH 和 LH 升高，至 75 岁后 FSH 和 LH 开始下降。FSH 浓度急剧升高，可达青年时期的 10～15 倍，LH 达到 3 倍，FSH 水平的变化较 LH 更早出现且升高幅度较大。下丘脑 GnRH 水平也明显上升。

女性性腺功能减退引起生殖器官、尿道与乳房等雌激素依赖组织和器官的结构与功能的改变，也引起脂代谢、糖代谢与骨代谢的变化，可产生各种症状和疾病。

五、衰老对下丘脑 - 垂体 - 甲状腺轴的影响

甲状腺是人体最大的内分泌器官，有研究认为老年人的甲状腺的大小和重量没有变化，但更多的研究认为老年人甲状腺腺体萎缩、纤维化伴体积减轻，更易出现结节，甲状腺滤泡通常数量少、体积小、内部胶质少（图 4-5-1），淋巴细胞浸润也增多。同时碘有机化的能力降低，在外周组织中甲状腺素（T_4）向三碘甲腺原氨酸（T_3）的转化能力下降。即便有上述变化，绝大多数老年人的甲状腺功能依然能得以维持。

（一）甲状腺激素的负反馈调节

下丘脑可分泌促甲状腺激素释放激素（thyrotropin releasing hormone，TRH），能促进腺垂体分泌促甲状腺激素（thyroid stimulating hormone，TSH），TSH 可促进甲状腺滤泡细胞合成和释放三碘甲腺原氨酸（T_3）及甲状腺素（T_4）。血中游离 T_3、T_4 的浓度过高时，又可对下丘脑及腺垂体产生负反馈调节作用，抑制 TRH 和 TSH 的合成与释放，这样即构成了下丘脑 - 垂体 - 甲状腺轴。

有研究表明，在老年人 TSH 对 TRH 刺激的分泌应答降低至青年人的 38%，这可能是老年人对甲状腺激素需要量减少的一种适应机制。老年人 TSH 的释放依然是脉冲式的，夜间 TSH 分泌的峰值减低，但在睡眠剥夺情况下（如老年人睡眠节律变化）则可能加剧夜间 TSH 分泌。

（二）甲状腺功能的变化

1. TSH 的变化 血清 TSH 水平随着年龄而

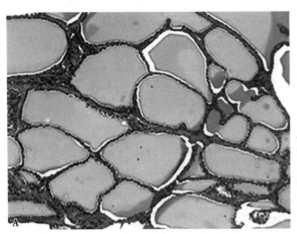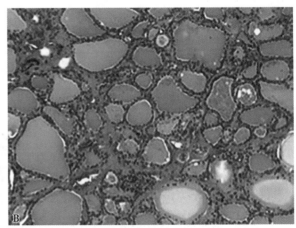

图 4-5-1 苏木精和曙红染色正常甲状腺组织切片的显微照片

老年人的滤泡数目少、体积小、胶质少，并存在细长的纤维间隙扩张（A. 青年女性；B. 老年女性）

中华影像医学丛书·中华临床影像库

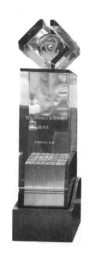

编写委员会

顾　　问	刘玉清　戴建平　郭启勇　冯晓源　徐　克
主任委员	金征宇

副主任委员（按姓氏笔画排序）

王振常　卢光明　刘士远　龚启勇

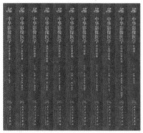
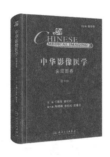
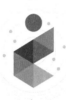
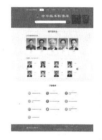

中华临床影像库

分卷	主编
头颈部卷	王振常　鲜军舫
乳腺卷	周纯武
中枢神经系统卷	龚启勇　卢光明　程敬亮
心血管系统卷	金征宇　吕　滨
呼吸系统卷	刘士远　郭佑民
消化道卷	梁长虹　胡道予
肝胆胰脾卷	宋　彬　严福华
骨肌系统卷	徐文坚　袁慧书
泌尿生殖系统卷	陈　敏　王霄英
儿科卷	李　欣　邵剑波
介入放射学卷	郑传胜　程英升
分子影像学卷	王培军

子库	主编
头颈部疾病影像库	王振常　鲜军舫
乳腺疾病影像库	周纯武
中枢神经系统疾病影像库	龚启勇　卢光明　程敬亮
心血管系统疾病影像库	金征宇　吕　滨
呼吸系统疾病影像库	刘士远　郭佑民
消化道疾病影像库	梁长虹　胡道予
肝胆胰脾疾病影像库	宋　彬　严福华
骨肌系统疾病影像库	徐文坚　袁慧书
泌尿生殖系统疾病影像库	陈　敏　王霄英
儿科疾病影像库	李　欣　邵剑波

了解更多图书
请关注我们的公众号

关注公众号
开启影像库 7 天免费体验

"视触叩听"飞翔的翅膀

——国家行业管理部门和权威专家为你制定的临床检验诊断解决方案

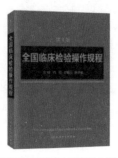

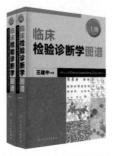

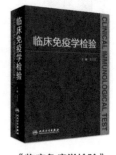

《全国临床检验操作规程》（第4版）
——原国家卫计委医政司向全国各级医院推荐的临床检验方法

《临床检验诊断学图谱》
——一部国内外罕见的全面、系统、完美、精致的检验诊断学图谱

《临床免疫学检验》
——以国内检验专业的著名专家为主要编写成员，兼具权威性和实用性

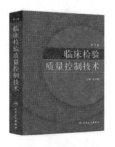

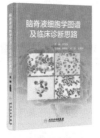

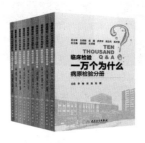

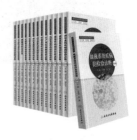

《临床检验质量控制技术》（第3版）
——让临床检验质量控制有章可循，有据可依

《脑脊液细胞学图谱及临床诊断思路》
——近千张高清细胞学图片，50余例真实临床案例，系统阐述脑脊液细胞学

《临床检验一万个为什么丛书》
——囊括了几乎所有临床检验的经典问题

《常见疾病检验诊断丛书》
——临床医师与检验科医师沟通的桥梁

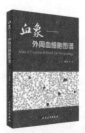

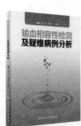

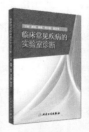

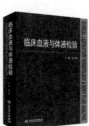

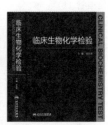

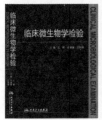

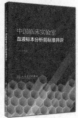

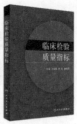

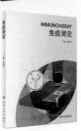

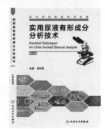

"治疗－康复－长期护理"服务链的核心

——全面落实《"健康中国 2030"规划纲要》所提出的"早诊断、早治疗、早康复"

购书请扫二维码

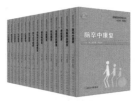

《康复医学系列丛书》

——康复医学的大型系列参考书，突出内容的实用性，强调基础理论的系统与简洁、诊疗实践方面的可操作性

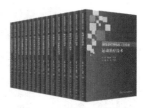

《康复治疗师临床工作指南》

——以临床工作为核心，对操作要点、临床常见问题、治疗注意事项进行重点讲述

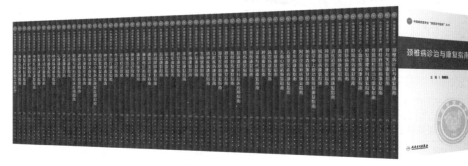

《中国康复医学会"康复医学指南"丛书》

——康复医学领域权威、系统的工作指南

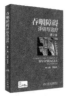

《吞咽障碍评估与治疗》（第 2 版 / 配增值）

——八年酝酿、鸿篇巨制，包含大量吞咽障碍相关新知识、新技术、新理论

《康复科医生手册》

——全国县级医院系列实用手册之一，服务于基层康复医务工作者

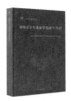

《物理医学与康复学指南与共识》

——中华医学会物理医学与康复学分会推出的首部指南，提供规范系统的康复临床思路以及科学的临床决策指导

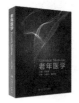

《老年医学》

——体现了老年医学"老年综合征和老年综合评估"的核心内涵，始终注重突出老年医学特色，内容系统权威

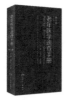

《老年医学速查手册》（第 2 版）

——实用口袋书，可方便快捷地获取老年医学的知识和技能

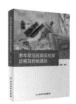

《老年常见疾病实验室诊断及检验路径》

——对老年人群的医学检验进行了严谨的筛查、分析及综合诊断

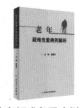

《老年疑难危重病例解析》

——精选老年疑难、复杂、危重病例，为读者提供临床诊治思辨过程以及有益的借鉴

"临床手绘手术图谱"丛书

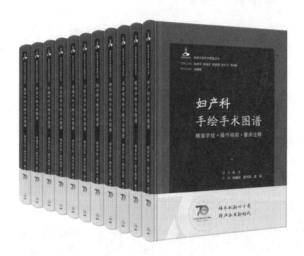

以手绘图为基础，文、图和手术视频相辅相成展现了医学与美学、基础与临床、纸质出版与数字出版的完美结合

书号	书名	作者
33651	泌尿外科手绘手术图谱——精准手绘＋操作视频＋要点注释（配增值）	徐国成，李振华，韩秋生
34375	心脏外科手绘手术图谱——精准手绘＋操作视频＋要点注释（配增值）	徐国成，张 永，韩秋生
33865	胸外科手绘手术图谱——精准手绘＋操作视频＋要点注释（配增值）	徐国成，杨雪鹰，齐亚力
34535	普通外科手绘手术图谱——精准手绘＋操作视频＋要点注释（配增值）	徐国成，罗英伟，韩秋生
33460	整形外科手绘手术图谱——精准手绘＋操作视频＋要点注释（配增值）	郭 澍，韩秋生，徐国成
33430	耳鼻咽喉科手绘手术图谱——精准手绘＋操作视频＋要点注释（配增值）	韩秋生，曹志伟，徐国成
33450	肛肠外科手绘手术图谱——精准手绘＋操作视频＋要点注释（配增值）	徐国成，李春雨
33382	神经外科手绘手术图谱——精准手绘＋操作视频＋要点注释（配增值）	徐国成，梁国标，韩秋生
33429	眼科手绘手术图谱——精准手绘＋操作视频＋要点注释（配增值）	韩秋生，张瑞君，徐国成
34374	骨科手绘手术图谱——精准手绘＋操作视频＋要点注释（配增值）	路磊，徐国成，韩秋生
33446	妇产科手绘手术图谱——精准手绘＋操作视频＋要点注释（配增值）	徐国成，孟祥凯，孟涛

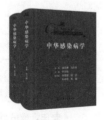
《中华感染病学》

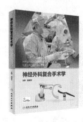
《神经外科复合手术学》

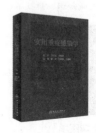
《实用重症感染学》

不熟悉人体结构怎敢当医生！

——几代解剖学家集腋成裘，为你揭示人体结构的奥妙

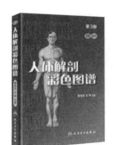

《人体解剖彩色图谱》（第 3 版 / 配增值）

——已是 100 万+ 读者的选择

读者对象：医学生、临床医师

内容特色：医学、美学与 3D/AR 技术的完美融合

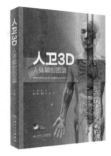

《人卫 3D 人体解剖图谱》

—— 数字技术应用于解剖学出版的"里程碑"

读者对象：医学生、临床医师

内容特色：通过数字技术精准刻画"系解"和"局解"所需展现的人体结构

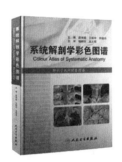

《系统解剖学彩色图谱》

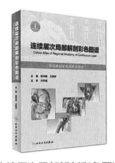

《连续层次局部解剖彩色图谱》

—— "系解"和"局解"淋漓尽致的实物展现

读者对象：医学生、临床医师

内容特色：分别用近 800 个和 600 个精雕细刻的标本"图解"系统解剖学和局部解剖学

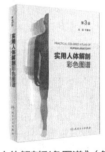

《实用人体解剖彩色图谱》（第 3 版）

——已是 10 万+ 读者的选择

读者对象：医学生、临床医师

内容特色：通过实物展现人体结构，局解和系解兼顾

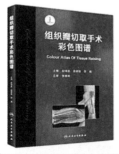

《组织瓣切取手术彩色图谱》

——令读者发出"百闻不如一见"的惊叹

读者对象：外科医师、影像科医师

内容特色：用真实、新鲜的临床素材，展现了 84 个组织瓣切取手术入路及线管的解剖结构

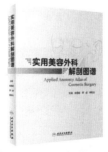

《实用美容外科解剖图谱》

——集美容外科手术操作与局部解剖于一体的实用图谱

读者对象：外科医师

内容特色：用 124 种手术、176 个术式完成手术方法与美学设计的融合

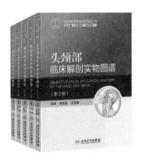

《临床解剖学实物图谱丛书》（第 2 版）

——帮助手术医师做到"游刃有余"

读者对象：外科医师、影像科医师

内容特色：参照手术入路，针对临床要点和难点，多方位、多剖面展现手术相关解剖结构

临床诊断的"金标准"

——国内病理学知名专家带你一起探寻疾病的"真相"

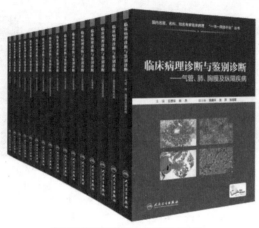

《临床病理诊断与鉴别诊断丛书》

——国内名院、名科、知名专家对临床病理诊断中能见到的几千种疾病进行了全面、系统的总结，将给病理医师"震撼感"

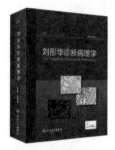

《刘彤华诊断病理学》
（第4版/配增值）

——病理科医师的案头书，二十年打磨的经典品牌，修订后的第4版在前一版的基础上吐陈纳新、纸数融合

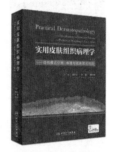

《实用皮肤组织病理学》
（第2版/配增值）

——5000余幅图片，近2000个二维码，973种皮肤病有"图"（临床图片）有"真相"（病理图片）

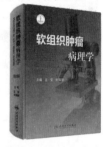

《软组织肿瘤病理学》（第2版）

——经过10年精心打磨，以4000余幅精美图片为基础，系统阐述各种软组织肿瘤的病理学改变

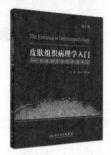

《皮肤组织病理学入门》（第2版）

——皮肤科医生的必备知识，皮肤病理学入门之选

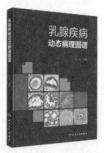

《乳腺疾病动态病理图谱》

——通过近千幅高清图片，系统展现乳腺疾病病理的动态变化

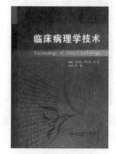

《临床病理学技术》

——以临床常用病理技术为单元，系统介绍临床病理学的相关技术

第三轮全国高等学校医学研究生"国家级"规划教材

购书请扫二维码

创新的学科体系，全新的编写思路

授之以渔，而不是授之以鱼　　回顾历史，揭示其启示意义
述评结合，而不是述而不评　　剖析现状，展现当前的困惑
启示创新，而不是展示创新　　展望未来，预测其发展方向

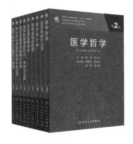

《科研公共学科》

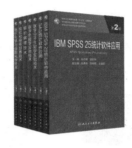

《实验技术与统计软件系列》

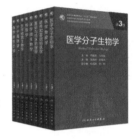

《基础前沿与进展系列》

在研究生科研能力（科研的思维、科研的方法）的培养过程中起到探照灯、导航系统的作用，为学生的创新提供探索、挖掘的工具与技能，特别应注重学生进一步获取知识、挖掘知识、追索文献、提出问题、分析问题、解决问题能力的培养

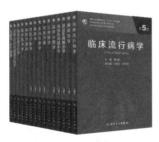

《临床基础与辅助学科系列》

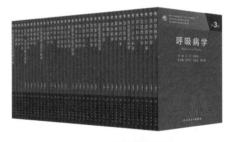

《临床专业学科系列》

在临床型研究生临床技能、临床创新思维培养过程中发挥手电筒、导航系统的作用，注重学生基于临床实践提出问题、分析问题、解决问题能力的培养

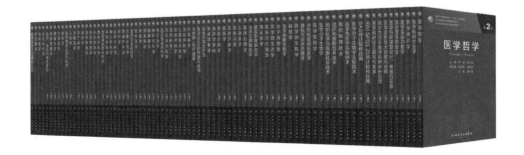

临床医生洞察人体疾病的"第三只眼"

——数百位"观千剑而识器"的影像专家帮你练就识破人体病理变化的火眼金睛

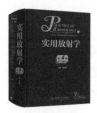

《实用放射学》
第 4 版

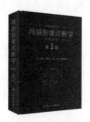

《颅脑影像诊断学》
第 3 版

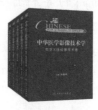

《中华医学影像
技术学》

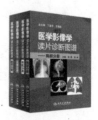

《医学影像学读片诊断
图谱丛书》

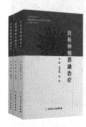

《中国医师协会肿瘤消
融治疗丛书》

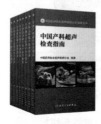

《中国医师协会超声医
师分会指南丛书》

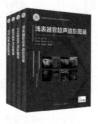

《中国医师协会超声造
影图鉴丛书》

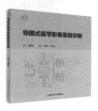

《导图式医学影像
鉴别诊断》

放射好书荟萃

超声好书荟萃

新书速递

书号	书名	定价	作者
34088	影像诊断思维（配增值）	139.00	居胜红，彭新桂
32207	实用肝胆疾病影像学	520.00	李宏军，陆普选
34439	医学影像解剖学（第 2 版 / 配增值）	89.00	胡春洪，王冬青
33451	同仁鼻咽喉影像学	138.00	鲜军舫，李书玲
32769	主动脉疾病影像诊断与随访	120.00	范占明
32771	腕和手运动损伤影像诊断（配增值）	128.00	白荣杰，殷玉明，袁慧书
33899	妇产经静脉超声造影图解（配增值）	229.00	罗红，杨帆
34787	介入超声用药速查手册	159.00	于杰，梁萍
33900	超声引导肌骨疾病及疼痛介入治疗（配增值）	129.00	卢漫
33055	实用产前超声诊断学（配增值）	208.00	吴青青
33079	胰腺疾病超声诊断与病例解析	198.00	陈志奎，林礼务，薛恩生

增加，可能与增龄导致腺垂体敏感性改变及 TSH 糖基化异常影响其生物活性有关。美国第三次国家健康和营养调查报告（NHANES Ⅲ）对 16 533 例调查对象进行分析后发现，无论甲状腺自身抗体是否阳性，TSH 浓度会随年龄增加而增高。例如，20～29 岁组与 80 岁以上组的 TSH 浓度的 97.5 百分位数分别为 3.56mU/L 和 7.49mU/L。其他前瞻性队列研究也发现了血清 TSH 浓度随年龄增加而增加的现象。然而，在大于 100 岁人群中可能会有 TSH 水平的下降（与年轻人水平接近，低于 65～80 岁人群）。

TSH 的变化还受到老年人碘摄取和整体营养状态的影响。生理性衰老引起 TSH 的变化在碘缺乏地区表现为 TSH 升高，但在碘摄入充足区 TSH 则可能无明显改变。老年人普遍存在能量摄入不足，这种情况下 TSH 脉冲幅度降低但脉冲频率不变。

2. T_3 和 T_4 的变化 年龄对血清游离 T_4 水平影响不大，但 T_4 在外周降解逐渐减慢，导致随着年龄增长，血清 T_3 水平逐渐下降。在大多数健康老人体内，血清 T_3 水平逐年下降，但仍保持在 T_3 正常的波动范围内，此种改变对功能的影响尚无定论，可能是维持体内平衡的适应性机制的一部分。

3. 甲状腺自身抗体 甲状腺自身抗体的增加也与人类衰老相关。583 个健康受试者包括 34 位百岁老人的研究显示，甲状腺特异抗体随年龄增加。

六、衰老对生长激素的影响

腺垂体生长激素（GH）的分泌受下丘脑分泌的生长激素释放激素（GHRH）和生长抑素（somatotropin-release inhibiting factor，SRIF）的双重调节。GH 刺激肝或其他外周组织分泌胰岛素样生长因子（IGF-1）介导了 GH 的主要生理作用。并且，IGF-1 在垂体水平对 GH 有直接负反馈抑制作用。GH 和 IGF-1 减少与老年人肌力减弱和活动能力下降有关。

（一）增龄对 GH 的影响

GH 分泌在青春期达到最高水平，其后随年龄增长 GH 分泌逐渐进行性下降，且血清 IGF-1 浓度与之平行下降。每日 GH 的分泌率从青春期约 150μg/kg 的峰值下降至 55 岁时约 25μg/kg。GH 分泌降低是由于下丘脑 GHRH 分泌减少，以及垂体对 GHRH 的反应性降低（GH 脉冲幅度降低）。GHRH、生长抑素和食欲刺激素相互作用调节 GH 分泌，这三种肽类因子的确切作用尚未明确。营养状态差、腹型肥胖、失眠和运动减少也会促使老年人 GH 分泌减少。

（二）老年人 GH 的替代问题

尽管单独应用重组人 GH 或者联合使用性激素补充治疗对男性和女性患者的体成分均有一些轻微益处（比如瘦体重增加、脂肪量降低等），且可能改善男性患者的肌力和最大氧耗量，但会出现显著的不良反应包括水肿、腕管综合征和关节痛。人 GH 作为抗衰老干预措施的弊大于利，因此重组人 GH 治疗目前仅用于有明确 GH 缺乏症的患者。

七、衰老对胰腺内分泌的影响

胰腺由腺泡、导管、内分泌细胞、胰岛血管、脂肪、结缔组织等组成，其中胰岛占胰腺容积的比例几乎不因年龄的增加而改变。

（一）增龄对胰岛素抵抗的影响

在血糖正常的老年人中，空腹血糖随着年龄的增加而轻微增加，口服葡萄糖后血糖恢复正常的时间减慢。动物实验表明，反映内脏脂肪的肾周和附睾脂肪重量以及肾周和附睾脂肪重 / 体重在中年组大鼠和老年组大鼠明显高于青年组大鼠。通过磁共振或双光能 X 线体成分检查也证实老年人内脏脂肪（包括肝脏脂肪）含量增加，从而造成肝脏胰岛素抵抗。磁共振波谱学研究还发现，老年人骨骼肌细胞内脂质含量增加，在排除体重指数、全身脂肪总量等的影响后，研究发现骨骼肌细胞内脂质与胰岛素抵抗关系最为密切。

（二）增龄对胰岛 β 细胞的影响

血中胰岛素原水平及胰岛素原 / 胰岛素比值的升高是胰岛 β 细胞功能受损的早期标志，在糖尿病前期老年患者可见到这一现象，胰岛素的早期分泌相和迟发分泌相均有降低。衰老对胰岛 β 细胞影响的机制尚未完全清楚，随着年龄的增长，β 细胞数目减少，胰岛细胞渐趋萎缩。在有糖代谢异常的老年人，胰岛 β 细胞的复制和再生能力均下降、存在 β 细胞葡萄糖氧化减少及离子通道功能异常。一部分老年人可能存在胰腺淀粉样纤维化进而破坏β细胞功能。

总之，老年人表现出更多的胰岛素抵抗，肥胖增加，瘦体重降低和身体活动减少。同时伴随着衰老，胰腺的重量趋于减轻；胰岛β细胞的复制和再生能力均下降。上述情况，可能会导致老年人糖代谢异常的发生。

八、小结

内分泌系统在衰老过程中经历了重大改变，影响了大部分身体功能。迄今为止，很多腺体和相应激素水平的变化已被了解，但它们对健康和疾病的确切影响仍然未知。目前研究提示一些内分泌缺陷造成的疾病会导致人体衰老加速，如性功能减退和生长激素缺乏症；而机体适当补充缺乏的激素后一些衰老迹象则可以逆转。虽然衰老不是单纯由于某一种或几种激素分泌下降所致，但是对于男女性更年期进行激素的替代治疗有可能延缓某些衰老进程。老年内分泌学是老年医学的重要组成部分，对老年人内分泌系统的深入研究有助于我们更好地认识衰老。

（王晓霞　鲜彤章；张立群　审阅）

参 考 文 献

[1] Hofman MA, Swaab DF. Living by the clock: the circadian pacemaker in older people[J]. Ageing Res Rev, 2006, 5: 33.

[2] Varadhan R, Walston J, Cappola AR, et al. Higher levels and blunted diurnal variation of cortisol in frail older women[J]. J Gerontol A Biol Sci Med Sci, 2008, 63: 190.

[3] Waring AC, Arnold AM, Newman AB, et al. Longitudinal changes in thyroid function in the oldest old and survival: the cardiovascular health study all-stars study[J]. J Clin Endocrinol Metab, 2012, 97: 3944.

[4] Vadiveloo T, Donnan PT, Murphy MJ, et al. Age- and gender-specific TSH reference intervals in people with no obvious thyroid disease in Tayside, Scotland: the Thyroid Epidemiology, Audit, and Research Study (TEARS) [J]. J Clin Endocrinol Metab, 2013, 98: 1147.

[5] Veldhuis JD. Altered pulsatile and coordinate secretion of pituitary hormones in aging: evidence of feedback disruption[J]. Aging (Milano), 1997, 9: 19.

第二节 糖 尿 病

一、概述

糖尿病是由于胰岛素绝对或相对缺乏及胰岛素抵抗所致的以长期高血糖为特征的临床综合征。老年人主要以 2 型糖尿病为主。2010 年中国糖尿病流行病学资料显示，成年糖尿病患病率为 11.6%，60 岁及以上老年人糖尿病患病率为 20.2%，老年人已经成为我国糖尿病患者的最大群体。糖尿病可导致多种组织器官，特别是眼、肾脏、神经、血管的慢性损伤、功能缺陷和衰竭。同时糖尿病也造成老年人衰弱、焦虑抑郁、多重用药、认知障碍等老年问题，严重影响老年人生活质量。

二、老年糖尿病诊断与筛查策略

（一）诊断标准

我国糖尿病诊断标准统一按照 WHO 1999 年标准（表 4-5-1）。

表 4-5-1 糖尿病诊断标准（WHO 1999 年）

诊断标准	静脉血浆葡萄糖 / （mmol/L）
（1）糖尿病症状（高血糖所导致的多饮、多食、多尿、体重下降等急性代谢紊乱表现）加随机血糖	≥11.1
或	
（2）空腹血糖（FPG）	≥7.0
或	
（3）葡萄糖负荷后2h血糖 无糖尿病症状者，需改日重复检查	≥11.1

2010 年，ADA 已经把 HbA1c≥6.5% 作为糖尿病的首要诊断标准，但目前在我国应用 HbA1c 诊断糖尿病，因检测手段尚未统一而未获采纳。对于高龄老人不推荐进行 OGTT 检测，可能增加代谢紊乱，根据日常状态的血糖检测结果判断是否开始干预更为合理。

（二）筛查策略

2018 年《中国老年 2 型糖尿病诊疗措施的专家共识》指出，老年糖尿病常常因临床症状不典型容易造成漏诊，因而要识别老年糖尿病的危险因素：年龄；亚裔、非裔；BMI > 27kg/m²；腰围超标；高血脂 / 高血压 / 冠心病；反复感染；服用激素类药物（包括糖皮质激素、性激素等）。

对于有 1 个或多个危险因素的老年人，建议 3～6 个月进行糖代谢状态检查，包括空腹血糖、餐后 2h 血糖及糖化血红蛋白。

三、临床表现与并发症

（一）临床表现

老年糖尿病起病隐匿，多食、多饮、多尿及体重下降等三多一少症状多不典型。

（二）糖尿病的急性并发症

1. **低血糖**　是老年糖尿病最常见的急性并发症。其产生与多种因素有关，包括降糖药应用、交感神经活性降低、升糖激素反应性分泌能力下降等。糖尿病患者血糖≤3.9mmol/L 就属低血糖范畴。Whipple 低血糖三联症（Whipple triad）是低血糖症的诊断依据，但老年人低血糖症状往往不典型，容易漏诊，并极易诱发急性心脑血管事件，造成严重后果，因而需要高度重视。对于老年人不明原因的情绪改变、精神行为异常均应警惕低血糖发生，增加自我血糖监测次数或佩戴瞬感动态血糖监测仪，有助于发现低血糖。

2. **糖高渗透压综合征（hyperglycemic hyperosmolar status，HHS）**　是老年糖尿病常见的严重急性并发症之一，死亡率 10 倍于 DKA。临床以严重高血糖而无明显酮症酸中毒、血浆渗透压显著升高（有效血浆渗透压≥320mOsm/L）、脱水和意识障碍为特征。治疗主要包括积极补液，纠正脱水；小剂量胰岛素静脉输注控制血糖；纠正电解质和酸碱失衡以及去除诱因和治疗并发症。高龄、严重感染、重度心力衰竭、肾衰竭、急性心肌梗死和脑梗死是抢救失败的常见原因。因而在老年糖尿病患者中，尤其是失能失智的老年人，保障糖尿病治疗不中断、注意监测血糖、避免各种感染是预防 HHS 的主要措施。

3. **糖尿病酮症酸中毒（diabetic ketoacidosis，DKA）**　多见于糖尿病病程长、胰岛 B 细胞功能衰竭、胰岛素治疗中断或者漏服降糖药、感染等。临床表现为"三多一少"症状加重、血糖明显升高（16.7～33.3）mmol/L、尿酮体和血酮体增高，可伴随血 pH 值和 / 或二氧化碳结合力降低，根据不同程度可以诊断为"糖尿病酮症""糖尿病酮症酸中毒""糖尿病酮症酸氨中毒昏迷"。值得注意的是：糖尿病酮症酸中毒治疗时应在纠正诱因的前提下，积极合理地进行液体、胰岛素、电解质的补充，必要时纠正酸中毒。老年患者切记要注意输液、降糖等的速度，避免因纠正酮症而带来医源性并发症。

（三）糖尿病的慢性并发症

糖尿病的慢性并发症与包括遗传、年龄、性别、血糖控制水平、糖尿病病程以及其他心血管危险因素等在内的诸多因素有关。糖尿病的慢性并发症主要包括糖尿病的血管并发症、糖尿病的神经并发症。

1. **糖尿病视网膜病变（diabetic retinopathy，DR）**　在成人 2 型糖尿病患者中，DR 发病率为 20%～40%，是非创伤性失明的主要原因。老年糖尿病患者 DR 发病率未见报道。DR 多见于病程长、血糖控制欠佳的患者，早期缺乏临床表现，诊断主要依靠眼底照相、眼底荧光造影等方法，一些生物标记物正在被研究用于早期 DR 的诊断，包括 miRNA 等。DR 的防治主要以严格控制血糖、血压、血脂及改善循环等，指南推荐使用的改善循环药物有羟苯磺酸钙。

2. **糖尿病肾病（diabetic nephropathy，DN）**　是导致终末期肾病最常见的病因之一。根据 Mogensen 分期为 I～V 期。检测尿白蛋白是目前优选的临床早期诊断指标。尿微量白蛋白排泄率达到 20～200μg/min（或 30～300mg/24h）即为早期糖尿病肾病。DN 的治疗措施包括生活方式的改善、严格饮食管理[限量摄入优质蛋白，约 0.8g/（kg·d）]、严格控制血糖、尽早应用 ACEI 或 ARB 类药物治疗、控制血压（< 130/80mmHg）等。老年人 DN 特别是 CKD 3b 期以上时，应当警惕用药风险。

3. **糖尿病大血管并发症**　糖尿病大血管病变是指大动脉发生粥样硬化。老年糖尿病患者因同时存在更多的动脉粥样硬化易患因素如高血压、高血脂、肥胖、高尿酸血症等，因而大血管病变发生率更高，大约 2/3 糖尿病患者死于大血管事件。易发生病变的血管为主动脉、冠状动脉、脑动脉、肾动脉和外周动脉。评估方法包括发现相应的缺血症状、血管彩超、DSA 或 CTA 等。老年糖尿患者应在权衡风险收益比后酌情使用抗血小板聚集、调脂及血管扩张药物治疗。

4. 糖尿病神经病变（diabetic neuropathy，DNP）　糖尿病神经病变可累及神经系统任何一部分。病因包括血管病变、代谢因素、自身免疫及生长因子不足等。常见类型有：远端对称性多发性神经病变、单一神经病变和自主神经病变三类。其中多发性神经病变和自主神经病变发生率较高。尤其是发生于肢体远端的对称性多发性糖尿病周围神经病变是最常见的类型。糖尿病自主神经病变可累及心血管系统造成糖尿病性心脏自主神经病变进而引起心率变异性改变和直立性低血压；可累及消化系统造成糖尿病胃轻瘫；可累及泌尿生殖系统造成糖尿病神经源性膀胱和男性勃起功能障碍。α-硫辛酸、依帕司他、甲钴胺等可改善 DPN 引起的感觉异常、肢体麻木和疼痛。

5. 糖尿病足（diabetic foot，DF）　是糖尿病最严重的和治疗费用最高的慢性并发症之一，严重者可以导致截肢。基本发病因素是神经病变、血管病变和感染。这些因素共同作用可导致组织溃疡和坏疽。临床上，可以通过定期检查老年糖尿病患者双足，或用 10g 的尼龙丝、128Hz 的音叉检查振动觉、足跟反射等检查来了解有无感觉缺失。还可以通过触诊足背动脉和胫后动脉的搏动、多普勒超声检查踝动脉与肱动脉的比值、经皮氧分压、血管超声、血管造影或 CT、核磁血管造影检查下肢血管等方法进行评估。对于病程长的糖尿病患者，均须注意预防足部皮肤破损，认真处置足癣和甲癣；一旦发生足部皮肤溃烂，应尽快到足病专科就诊，接受多学科综合治疗，早期控制感染及损伤，降低截肢风险。

四、老年糖尿病综合评估

在 IDF 老年糖尿病全球管理指南中推荐了相应的筛查工具和对策（表 4-5-2）。

老年糖尿病患者同样需要综合评估，以利于作出个体化的治疗决策。例如对于活力老人血糖控制应该尽量接近成年糖尿病患者、对终末期或严重失能失智的老人血糖控制在 14mmol/L 以内即可；对于低血糖耐受差的老年糖尿病患者，治疗方案中尽量避免低血糖风险高的药物等。老年糖尿病的综合评估包括以下方面：

表 4-5-2　老年糖尿病患者评估工具和流程示例

评估领域	评估工具和流程示例	内容
步态、平衡和移动能力	IDOP 3 步法	适宜的指导性资源：内容包含步态、平衡和移动速度的评估
ADL/IADL	Barthel ADL、IADL	经常使用，少量培训即可操作
认知	Minicog 或 MMSE	容易使用；适合认知障碍初筛
心理	GDS	广泛使用，无需培训
衰弱	临床衰弱量表	可作为衰弱的快速评估
低血糖风险	回顾风险因素	需要临床医生积极考虑风险因素
自理能力	SCI-R	适用于糖尿病患者的自评量表，包含 13～15 个条目
营养	MNA-sf 或 MUST	经验证的广泛使用的量表，少量培训即可操作
疼痛	疼痛评分 M-RVBPI	适用于中-重度沟通障碍的糖尿病人群，但整体准确性有待进一步评估

ADL：日常生活活动能力量表；IADL：工具性日常生活活动能力量表；IDOP：老年糖尿病研究所；Minicog：简易智力状态评估量表；MMSE：简易精神状态评价量表；GDS：老年抑郁量表；SCI-R：修订版自我护理清单；MNA-sf：简易版微营养评定量表；MUST：营养风险筛查量表；M-RVBPI：改良住院医师简明疼痛评估量表。不同国家的评估量表和程序各不相同

（一）血糖水平评估

经典的糖三角（空腹血糖、餐后 2h 血糖、糖化血红蛋白）既包含了近 3 个月平均血糖水平又兼顾了检测时的瞬时血糖水平，仍然是评价糖代谢的黄金组合。连续动态血糖监测技术应用日益广泛，结合患者糖尿病日记可发现影响血糖的因素，包括饮食和运动情况、现有降糖药应用（剂量、方法）、低血糖发生的风险等。日常的自我血糖监测推荐监测早、晚餐前血糖（最基本观测点），根据需要测定三餐前和三餐后 2h 加晚睡前血糖（全天血糖观测）。

（二）血糖调节能力及低血糖风险评估

测定患者的血浆胰岛素和 / 或 C 肽浓度、肝肾功能、失能失智情况，有助于判断老年糖尿病患者低血糖发生风险及自我调节能力。胰岛素 / C 肽水平过低、肝糖输出不足、合并大血管病变、失能失智等被视为血糖调节能力差、低血糖风险

大,应选择低血糖风险小的药物如二甲双胍、糖苷酶抑制剂、二肽基肽酶抑制剂 DPP-Ⅳ、噻唑烷二酮类 TZD、胰高血糖素样肽受体激动剂 GLP-1、钠葡萄糖转运蛋白 2(SGLT-2)抑制剂。

(三)其他代谢异常评估

评估患者是否合并血脂异常、高尿酸血症(痛风)和肥胖;测定肝酶和肾功能指标,有条件可测定血清蛋白质、电解质、同型半胱氨酸水平,有助于评定患者的心血管疾病风险和营养状况,对制订综合治疗方案有非常重要的作用。

(四)评估并发症和合并症

我国 42% 的老年人同时患有 2 种以上疾病,以高血压、糖尿病、冠心病、脑卒中、慢性呼吸系统疾病等组合最为常见,且患病率逐年增长。研究发现,30.3% 的中国糖尿病患者伴发高血压,12.2% 伴发血脂异常,29.8% 为高血糖伴发高血压及血脂异常,上述异常在老年糖尿病中比例更高。对老年糖尿病患者进行全面的急慢性并发症筛查,并对合并的疾病进行评估,有利于制订综合治疗方案,并进行药物合理性分析。

(五)老年糖尿病是否失能、失智或疾病终末期评估

对老年糖尿病患者进行 CGA(包括社区版、简化版、医院版,可根据具体就诊条件进行选择,CGA 详见第第二篇第三章),了解患者自理能力和跌倒、骨折风险、认知、心理状态、视力和听力损害程度;从糖尿病知识获取程度和自我健康需求判断患者的自我约束力;从患者实际医疗需求和医疗经费是否充足了解患者治病的财力(个人、家人和社会支持的总和)资源。

五、老年糖尿病管理策略

(一)重视基础治疗

"五驾马车方案"是糖尿病治疗的经典概括,包括糖尿病教育、医学营养治疗、血糖监测、运动治疗、降糖药物治疗等。值得提醒的是,老年糖尿病患者的饮食控制不宜过严,不恰当的限制饮食也会带来额外的风险。饮食管理应当保证所需热量供给、适度增加蛋白质摄入(尤其是优质蛋白或乳清蛋白制剂)、减少碳水化合物比例,合理调配饮食结构和进餐模式,以保持良好的代谢指标、改善生活质量。因老年人的异质性非常大,

具体的营养比例和配制需要因人而异,在施行营养干预期间,医疗资源的使用和花费也显著降低。

(二)降糖药种类及选择策略

老年糖尿病患者应根据上述综合评估结果,结合血糖水平、糖调节能力、低血糖风险、肝肾功能、并发症和合并病、是否失能失智、是否围手术期或疾病终末期等具体情况来选择降糖方案。对于相对年轻的活力老人,2018 年《中国老年糖尿病诊疗措施的专家共识》建议如图 4-5-2。下面对各种降糖药在老年糖尿病中应用情况进行简述:

1. 二甲双胍 国内外糖尿病指南中均推荐二甲双胍作为一线用药。它的抗胃肠和乳腺恶性肿瘤发生、延缓老年痴呆症、极少低血糖风险对于老年人有益处,也是老年糖尿病患者(无年龄限制)首选且可长期应用(除外肾功能不全)的降糖药。二甲双胍在 GFR 45~60ml/min 之间应减量,GFR<45ml/min 时禁用。其他相对禁忌证包括消瘦、胃肠道不适、缺氧、接受大手术治疗等。影像学检查使用碘化造影剂时,一般情况尚好和涉及中小手术的患者,仅需在造影当天停用二甲双胍即可。大手术、有心肾功能不全者需在造影前 48h 停用二甲双胍。造影结束后 48h,复查肝肾功能正常可继续服用二甲双胍。长期使用二甲双胍可能与维生素 B_{12} 缺乏有关。在用二甲双胍治疗的糖尿病患者,尤其是那些伴有贫血或周围神经病变的患者,应该考虑定期监测维生素 B_{12} 的水平。

2. α- 糖苷酶抑制剂 通过抑制肠道糖苷酶的活性延缓糖类食物的吸收降低餐后血糖,单独应用无低血糖风险,对于以糖类食物为主要能量来源的中国老年糖尿病患者更为适用。不同类型糖苷酶抑制剂对糖苷酶的抑制程度有所不同,服药后的胃肠道反应(腹胀、排气增多)也不同。该类药物本身没有肝肾毒性,阿卡波糖(<10%)和米格列醇(>60%)有不同程度吸收入血,大部分在肠道水解后排出,在 GFR<30ml/min 不宜应用。伏格列波糖不吸收入血,不增加肝肾代谢负担,在肾衰透析患者降糖治疗中有效且安全性好。

3. 噻唑烷二酮类 包括罗格列酮和吡格列酮 2 种药物,有增加胰岛素敏感性、延缓糖尿病进程及较长时间稳定血糖的临床疗效。单用不引发低血糖,但有增加体重、水肿、加重心力衰竭、加重骨质疏松(骨折)的风险,老年糖尿病常合并

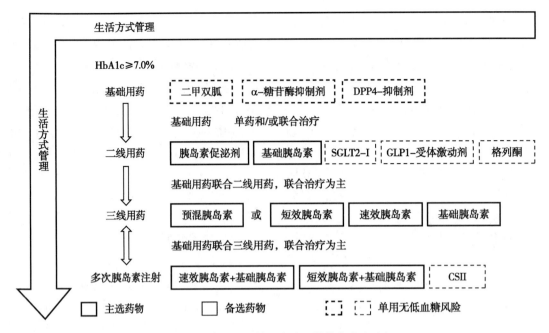

图 4-5-2　老年 2 型糖尿病降血糖药物治疗路径

DPP4: 二肽基肽酶 4; GLP1-R: 胰高血糖素样肽 1- 受体; SGLT2-I: 肾小管钠糖转运蛋白 -2 抑制剂; CSII: 持续皮下胰岛素泵

高血压及心功能不全,应用需谨慎。除老年早期或有特殊需求者外,一般不推荐在老年糖尿病患者中使用。

4. 胰高糖素样肽 1- 受体(GLP1-R)激动剂 通过激活体内 GLP1-R 发挥降糖效应,可有效降低空腹和餐后血糖,并有降低体重、血压和甘油三酯的作用,更适用于胰岛素抵抗、腹型肥胖的糖尿病患者。应用于相同状态的老年患者也有较好的疗效和安全性,只是还缺乏大人群、长期的临床观察性研究。这类药物可能导致恶心、厌食等胃肠道不良反应及体重减轻,对于比较瘦弱的老年患者不适合。因有延迟胃排空的作用,存在胃肠功能异常的老年患者不宜选用该类药物。肾功能不全时药物需要减量。

5. 二肽基肽酶 -4(DPP-4)抑制剂 通过延长体内自身 GLP-1 的作用改善糖代谢,降糖疗效略弱于 GLP1-R 激动剂,单独应用不增加低血糖风险,对体重影响小,耐受性和安全性比较好,用于老年患者、甚至伴有轻度认知障碍的老年患者均有较多获益。利格列汀主要从胆肠代谢,肾衰竭患者无需减量。其他四种均需从肾脏排出,GFR <45ml/min 需减量或停用。阿格列汀分子结构独特,对 DPP-4 酶高选择,不经 CYP450 代谢,与其他药物相互间作用极少,联合用药更安全。

6. 肾小管钠糖转运蛋白 -2(SGLT-2)抑制剂 通过抑制肾脏近曲小管重吸收葡萄糖的 SGLT-2 活性,增加尿液中葡萄糖排泄,达到降低血中葡萄糖水平的作用。在具有心血管高危风险的 2 型糖尿病患者中应用 SGLT2 抑制剂恩格列净或卡格列净的临床研究结果显示,该药物可使主要心血管不良事件和肾脏事件复合终点发生发展的风险显著下降,心力衰竭住院率显著下降。SGLT-2 抑制剂因安全性好、每日仅需服用 1 次、可与多种降糖药联合应用等优势,适合应用于老年糖尿病患者。但仍需要警惕其不良反应。常见不良反应为生殖泌尿道感染;罕见的不良反应包括酮症酸中毒(主要发生在 1 型糖尿病患者)。初用药时注意避免直立性低血压和脱水。

7. 磺脲类药物 通过刺激胰岛素分泌发挥降糖作用,是胰岛素促泌类中历史最长的降糖药物。磺脲类药物对老年患者来说低血糖风险相对更大,其中格列本脲的低血糖风险最大,不宜用于老年患者。对于肝肾功能正常的老年糖尿病患者可考虑选择每日 1 次的磺脲类药物,或根据血糖谱的特点选择中短效的磺脲类药物。缓释(格列齐特)和控释(格列吡嗪)的剂型,每天服用 1 次,体内药物浓度平缓,低血糖发生少,推荐老年患者选用。除格列喹酮不经肾脏代谢排

表 4-5-3 目前常用的胰岛素的剂型

	胰岛素制剂	起效时间	峰值时间	作用持续时间
长效	甘精100	2h	无峰	20～24h
	地特	2h	3～9h	6～24h（呈剂量依赖，当≥0.8U/kg时持续时间最长、变异最小，22～23h）
超长效	德谷	2h	无峰	>40h
	甘精300	6h	无峰	28～36h
中效	中性精蛋白胰岛素	2h	4～12h	18～28h
	精蛋白锌赖脯胰岛素	2h	6h	15h
短效	普通胰岛素	30min	2～4h	5～8h
速效	赖脯 门冬 谷赖	5～15min	45～75min	2～4h
吸入型	人胰岛素	5～15min	50min（差异很大）	2～3h

出外，其余磺脲类药物均是肝脏代谢肾脏排出，GFR<45ml/min需停用，可换用或选择格列喹酮。

8. 格列奈类 为非磺脲类短效胰岛素促泌剂，通过刺激胰岛素的早时相分泌而降低餐后血糖，起效快、半衰期较短，需餐前服用。格列奈类药物肾脏安全性好，应用于终末期肾病的患者也无需减量，对于部分不愿意或者不方便注射胰岛素的糖尿病终末期肾病患者可免于注射餐前胰岛素。

9. 胰岛素 胰岛素制剂品种较多，包括动物来源、基因合成人胰岛素或胰岛素类似物。按皮下注射后起效时间分为速效、短效、中效、长效和超长效，也有根据需求配置不同比例短（速）中效的预混制剂（表 4-5-3）。可根据老年患者自身胰岛功能和具体血糖变化情况选用。老年糖尿病患者口服 2 种以上降糖药血糖未达标或者初被诊断糖尿病时 HbA1c>9.5%，可起始胰岛素治疗，增加基础胰岛素和 / 或预混胰岛素，随着胰岛功能减退，可能需要每天注射 3～4 次胰岛素。

（三）血糖控制目标个体化设定

跟青中年糖尿病相比，老年人的血糖控制目标更加个体化。2013 年 IDF 老年 2 型糖尿病管理全球指南把患者分为功能独立、功能依赖、功能依赖伴随衰弱或痴呆，相应的 HbA1c 控制目标分别为 7.0%～7.5%、7.0%～8.0%、8.5%，临终关怀或终末阶段血糖控制以不出现症状性高血糖为目标。《中国老年 2 型糖尿病诊疗措施专家共识（2018 年版）》推荐的血糖控制目标见表 4-5-4。

表 4-5-4 老年人的血糖控制目标

预期生存期	病情	HbA1c控制目标
>10 年	低血糖风险低 应用非胰岛素促泌剂类降糖药物治疗为主 自理能力好或有良好辅助生活条件	<6.5%
>5 年	中等程度并发症及伴发疾病，有低血糖风险 胰岛素促泌剂类降糖药物或以多次胰岛素注射治疗为主 自我管理能力欠佳的老年糖尿病患者	7.0%～8.0%
<5 年	有严重低血糖发生史 反复合并感染、急性心脑血管病变（应激性高血糖） 完全丧失自我管理能力、也无他人良好护理等情况	<8.5%

（四）糖尿病综合目标管理

老年糖尿病患者常合并其他代谢异常，在综合评估治疗风险的基础上，根据老年糖尿病的特点，选择合适的血压、血脂、血尿酸及体重的控制目标。

1. 血压控制目标 目前多个国内外心血管专业指南推荐，老年糖尿病合并高血压者血压控制目标为 <140/85mmHg；临床上可根据患者高血压病程、糖尿病病程、一般健康状况、有无心脑血管病变及尿蛋白水平等情况设置不同血压控制目标。

2. 血脂控制目标　老年糖尿病患者有大血管粥样硬化相关检测指标异常者，LDL-C 就需要降低至 <2.6mmol/L，有其他心脑血管病变因素存在者（高危）LDL-C 应 <1.8mmol/L，未能达此标准者在除外肾脏病和甲状腺功能减退症的影响后，应该长期服用他汀类药物。研究表明，老年糖尿病患者服用他汀类药物是获益的，尽管在 80 岁以上老人中尚缺少研究数据。

3. 尿酸控制目标　血尿酸（SUA）>420μmol/L 时尿酸盐可向组织、关节腔析出（不分性别），故选择此界值为高尿酸血症的诊断标准。高尿酸血症干预治疗切点为 SUA >420μmol/L，无痛风发作者 SUA <360μmol/L，对于有痛风发作的患者，SUA <300μmol/L。

六、研究治疗展望

随着人类寿命不断延长，人口老龄化日益严峻，老年人已经成为糖尿病患者中人数最多的群体。对老年糖尿病的异质性进行深入细致的研究是实现个体化管理的前提。除了目前的综合管理和跨学科团队的服务，未来将有更多的新型降糖药或新型胰岛素、新型 GLP-1 受体激动剂进入临床；干细胞治疗和胰岛移植有望根治糖尿病；基因治疗有望在特殊类型糖尿病中实施；糖尿病疫苗的研发也有可能取得突破性进展。

（梁真；王晓霞 审阅）

参 考 文 献

[1] 中国老年医学学会老年内分泌代谢分会，国家老年疾病临床医学研究中心（解放军总医院），中国老年糖尿病诊疗措施专家共识编写组. 中国老年 2 型糖尿病诊疗措施专家共识（2018 年版）[J]. 中华内科杂志，2018，57（9）：626-641.

[2] YuXu, Limin Wang, Jiang He, et al. Prevalence and Control of Diabetes in Chinese Adults[J]. JAMA, 2013, 310（9）: 948-958.

[3] International Diabetes Federation Managing Older People With Type 2 Diabetes Global Guideline[J]. Diabetes World, 2014, 8（2）: 65-75.

[4] 中华医学会糖尿病学分会. 中国 2 型糖尿病防治指南（2017 年版）[J]. 中华糖尿病杂志，2018，10（1）：4-68.

[5] 中国老年保健医学研究会老年内分泌与代谢病分会，

中国毒理学会临床毒理专业委员会. 老年人多重用药安全管理专家共识 [J]. 中国糖尿病杂志，2018，26（9）：705-717.

第三节　老年甲状腺疾病

我国已进入老龄化社会，随着衰老，甲状腺疾病的患病率逐渐上升。甲状腺疾病已成为危害我国老年人群健康的重要疾病之一。老年甲状腺疾病是指 60 岁以后诊断为甲状腺疾病或是 60 岁以前确诊，疾病延续至 60 岁以后。甲状腺疾病通常包括：甲状腺功能亢进、甲状腺功能减退、甲状腺炎和甲状腺结节等。老年甲状腺疾病因发病隐匿、临床症状不典型，易导致漏诊误诊。因此加强对老年甲状腺疾病的重视，提高老年甲状腺疾病的诊治水平至关重要。

一、老年甲状腺功能亢进症

（一）概念

甲状腺毒症（thyrotoxicosis）是指血液循环中甲状腺激素过多，引起神经、循环及消化等系统兴奋性增高和代谢亢进为主要表现的临床综合征。因甲状腺本身功能亢进，合成和分泌甲状腺激素增多所致的甲状腺毒症称为甲状腺功能亢进症（hyperthyroidism），简称甲亢。亚临床甲亢症（subclinical hyperthyroidism），简称亚甲亢，是指 FT_4 和 FT_3 水平正常，TSH 降低。在欧洲，甲亢的患病率约为 0.8%，美国约为 1.2%。中国十大城市社区居民的甲亢患病率高达 3.7%，甲亢在老年人群中的发病率约为 0.5%～2.3%。

（二）病因及发病机制

甲亢包括弥漫性毒性甲状腺肿（Graves disease，GD）、结节性毒性甲状腺肿和甲状腺自主高功能腺瘤（Plummer disease）等。GD 是甲亢的主要病因，女性更常见。

1. 自身免疫机制　GD 主要与免疫耐受性丧失以及促甲状腺激素（TSH）受体抗体的产生有关。TSH 受体抗体（TRAb）包括甲状腺刺激性抗体（TSAb）和甲状腺刺激阻断性抗体（TSBAb）。TSAb 是 GD 的致病抗体，存在于 90% 以上的患者。携带 GD 易感基因的人群，在诱因作用下，B 淋巴细胞产生 TSAb，与甲状腺滤泡细胞上的

TSH 受体结合，模拟 TSH 功能，产生过量甲状腺激素导致甲亢。

2. 医源性 胺碘酮、干扰素、酪氨酸激酶抑制剂、锂、阿仑单克隆抗体等可导致甲亢。其中胺碘酮是抗心律失常药物，长期服用可导致碘增加，诱发甲亢。

3. 其他 感染、雌激素、吸烟、精神因素等。

（三）临床表现

1. 老年甲亢临床特点 老年甲亢特点包括：①发病隐匿，症状和体征不典型。全身高代谢症状群不明显，常以某一系统症状为主要表现，称为"单系统甲亢"；②心血管症状突出，以房颤最为常见；③消化系统多表现为食欲减退、厌食，部分可有腹泻、便秘、恶心、呕吐等；④淡漠型甲亢常见，部分患者可出现精神亢进症状，少数还可出现幻觉、妄想等；⑤突眼、甲状腺肿大表现较少。

2. 甲亢特殊表现和类型

（1）淡漠型甲亢：1931 年 Lanay 首次提出淡漠型甲亢（apathetic hyperthyroidism）的概念，表现为病程长、表情淡漠、抑郁、迟钝、嗜睡、体重下降、阵发性或持久性心房颤、心脏扩大和心力衰竭等。

（2）甲亢危象：甲状腺危象（thyroid storm）也称甲亢危象，多发生于严重甲亢未经治疗或治疗不充分的患者。诱因包括急性疾病、手术、感染和精神应激等。临床表现为高热、大汗、心动过速、烦躁不安、谵妄、恶心、呕吐、腹泻，严重者可有心力衰竭、休克及昏迷等。

（3）甲亢性心脏病：甲亢性心脏病是甲亢常见并发症之一，以房颤最为常见。房颤是患者发生栓塞和卒中的危险因素，尤其是合并心血管疾病的患者。

（4）甲亢性肌病：甲亢性肌病可分为急性甲亢性肌病、慢性甲亢性肌病、甲亢性周期麻痹、甲亢性眼肌麻痹和甲亢伴重症性肌无力。老年甲亢性肌病表现为四肢乏力、肌萎缩，有的可出现抽搐、眼肌麻痹和周期性低钾麻痹等。

（四）诊断标准及鉴别诊断

1. 血清促甲状腺激素及甲状腺激素 血清敏感 TSH（sensitive TSH，sTSH）是诊断甲亢的主要指标。甲亢时血清 TSH 降低，TT_4、TT_3、FT_4、FT_3 增高。TT_4 和 TT_3 稳定性和重复性好，是诊断甲亢的主要指标。临床存在影响 TBG 的因素时，可选择 FT_4 和 FT_3。

2. 甲状腺自身抗体 TRAb 已成为诊断 GD 的一线指标，也可作为判断 GD 预后和抗甲状腺药物停药的指征。甲状腺过氧化物酶抗体（TPOAb）和甲状腺球蛋白抗体（TgAb）的阳性率在 GD 患者中升高，是自身免疫病因的佐证。

3. ^{131}I 摄取率 ^{131}I 摄取率对甲状腺毒症病因的鉴别有一定意义。GD、结节性甲状腺肿伴甲亢等，^{131}I 摄取率增加，摄取高峰前移。亚急性甲状腺炎、无痛性甲状腺炎等的血清甲状腺激素水平增高，但 ^{131}I 摄取率减低，出现"分离现象"。

4. 影像学检查 彩色多普勒超声可观察甲状腺大小、血流分布等情况。甲状腺核素静态显像主要用于甲状腺结节性质的判定，对结节性甲状腺肿伴甲亢和自主高功能腺瘤的诊断意义较大。

（五）治疗

一般治疗包括限碘饮食，休息，补充足够营养，老年患者需注重全身支持治疗。β 受体拮抗剂是甲状腺毒症的对症治疗药物，也是甲亢危象抢救的重要用药。老年患者合并患有支气管哮喘、心力衰竭、房室传导阻滞者禁用。

甲亢治疗方法主要有 3 种，即抗甲状腺药物治疗（ATD）、放射性 ^{131}I 治疗和甲状腺切除手术。

1. 甲亢药物治疗 ATD 主要包括硫氧嘧啶类和咪唑类，常用的有甲巯咪唑（MMI）和丙硫氧嘧啶（PTU）。临床中 MMI 疗效优于 PTU，副作用相对较少。因此目前倡导老年甲亢患者首选 MMI，剂量略比成人小为宜，足量起始，逐渐减量，足疗程，无间断。ATD 不良反应包括白细胞减少、肝损害、过敏反应、药疹等，多在用药后 2 个月内发生，注意复查血常规和肝功能。

2. ^{131}I 治疗 老年甲亢患者是否首选 ^{131}I 治疗意见尚不统一。考虑到口服药治疗的高复发率以及老年患者依从性差等原因，在欧美国家建议 ^{131}I 治疗。在我国，目前仍首选口服药治疗。

3. 手术治疗 老年人常因合并多种疾病，不能耐受手术。在甲状腺肿大并引起压迫症状或怀疑有恶性肿瘤的情况下可考虑手术。

（六）其他问题与进展

1. 甲亢诊治指南 2016 年美国甲状腺协会（ATA）发表了《甲状腺功能亢进症和其他原因所致甲状腺毒症诊治指南》。指南强调了甲状腺毒症病因鉴别的重要性，并对 ATD、^{131}I 和手术治疗的适应证进行了修改。不同病因的后续处理不尽相同，根据医务人员水平和医疗条件，可行检查包括：TRAb、摄碘率和甲状腺超声。鉴于 TRAb 检测的灵敏度和特异性已大幅提高，可将其作为诊断 GD 的首选。

指南仍建议首选 MMI 治疗 GD。为使甲状腺功能恢复正常水平的同时减少药物不良反应，可根据治疗前 FT$_4$ 水平粗略确定 MMI 初始剂量。ATD 常规疗程为 12～18 个月，足疗程治疗且 TSH 和 TRAb 均正常可考虑停药。若足疗程治疗后 TRAb 阳性或甲亢复发，患者仍有意愿，优先选择 ATD 继续治疗 12～18 个月，或选择放射性碘或手术治疗。ATD 停药后 6 个月内每 1～3 个月复查一次，6 个月后延长监测间隔时间。

目前，亚临床甲亢是否需要治疗仍存在争议。由于亚临床甲亢仍可使心血管疾病死亡率增加，并且部分亚临床甲亢不经治疗，可转化为甲亢。因此，有学者主张积极治疗。指南提出亚临床甲亢的治疗时机，见表 4-5-5。

表 4-5-5　亚临床甲状腺功能亢进的治疗时机

因素	TSH<0.1mU/L	TSH 0.1mU/L～正常下限
年龄 >65 岁	治疗	考虑治疗
年龄 <65 岁伴合并症		
心脏疾病	治疗	考虑治疗
骨质疏松	治疗	考虑治疗（2011版为观察）
绝经，未接受雌激素或双磷酸盐	治疗（2011版为考虑治疗）	考虑治疗
甲状腺功能亢进症状	治疗	考虑治疗
年龄 <65 岁，无症状	考虑治疗	观察

2. 甲亢合并其他疾病　近年关于甲亢合并其他疾病，如：糖尿病、心血管疾病、抑郁等的临床研究较多。老年人常多病共存，因此疾病间的关系以及临床中如何在多种疾病间寻找治疗平衡点是临床中需关注的问题。目前，2 型糖尿病患者中甲亢的患病率较高。数据表明，12.5%～16.0% 的 2 型糖尿病患者可伴发甲状腺功能异常，近几年有上升的趋势。两种疾病有部分相似的症状，临床中降糖和抗甲状腺的双重治疗并无

冲突且疗效较好。

心血管疾病是引起老年甲亢患者死亡率增加的主要因素。甲状腺功能异常在老年心血管疾病患者中有较高的检出率，可对心血管系统产生影响。积极控制甲状腺功能异常，能改善心功能。在有心血管疾病的老年患者中，普查甲状腺功能有利于心血管疾病的诊治。

研究发现，GD 可使患者焦虑、抑郁等情感障碍的发病率增加，但两者之间的具体机制尚不完全清楚。研究提示甲亢患者的下丘脑 - 垂体 - 甲状腺（HPT）轴的功能变化，会影响下丘脑 - 垂体 - 肾上腺（HPA）轴的功能，导致情感障碍的发生。但上述机制还需要更多大型、设计缜密的临床随机对照试验证实。

二、老年甲状腺功能减退症

（一）概念

甲状腺功能减退症（hypothyroidism），简称甲减，是由各种原因导致的甲状腺激素合成与分泌减少或生物效应不足引起的全身性代谢减低综合征。亚临床甲减症（subclinical hypothyroidism），简称亚甲减，是指血清 TSH 增高，而 TT$_3$ 和 TT$_4$ 正常。老年人群中亚临床甲减的患病率差异较大，可达 8%～18%，女性高于男性。

（二）病因及发病机制

根据病因不同，甲减分为原发性甲减、中枢性甲减、甲状腺激素抵抗综合征（RTH），其中原发性甲减临床最常见。老年甲减 98% 以上由甲状腺本身疾病引起，不到 1% 的病例源于中枢性甲减。自身免疫性甲状腺炎（autoimmune thyroiditis, AIT）是甲减的常见原因，其中以桥本甲状腺炎最常见，女性居多。

医源性因素，如甲状腺次全切手术、甲状腺 ^{131}I 放射治疗、头颈部疾病放射治疗后以及某些药物（胺碘酮、干扰素、锂、酪氨酸酶抑制剂、钙剂和质子泵抑制剂）等也可诱发甲减。中枢性甲减主要因下丘脑和 / 或垂体的解剖和功能障碍所致，相对少见。

（三）临床表现

老年甲减临床表现不典型，发病隐匿，易与衰老本身伴随的症状混淆。甲减可引起心脏扩大，心包积液，心律失常，心力衰竭。另外甲减患

者可出现血脂异常,易诱导冠心病的发生。神经系统可表现为淡漠,思维迟钝,言语和行动反应减退、定向障碍、感觉异常等。部分患者可有妄想、幻想、幻觉等精神症状。另外还可出现乏力、畏寒、食欲不振、厌食、便秘、腹胀。昏迷是黏液性水肿最严重的表现,老年人更为敏感。

(四)诊断及鉴别诊断

1. 甲减的症状及体征。

2. 血清TSH增高,TT_4和FT_4减低,原发性甲减即可成立,进一步寻找甲减的病因。若TPOAb阳性,可考虑为自身免疫性甲状腺炎。

3. 血清TSH减低或正常,TT_4、FT_4减低,考虑中枢性甲减。行TRH刺激试验证实,进一步寻找垂体和下丘脑病变。

4. **鉴别诊断** 与贫血、蝶鞍增大、心包积液、水肿、低T_3综合征进行鉴别。

(五)治疗

老年甲减的治疗目标为临床症状和体征消失,甲状腺功能恢复正常。首选左旋甲状腺激素(L-T_4)替代疗法,治疗剂量大小取决于患者的TSH水平、病情、年龄、体重等。原则上从小剂量开始,逐渐增量。

(六)其他问题与进展

2017年,中华医学会内分泌学分会发布了《成人甲状腺功能减退症诊治指南》,建议高危人群,如患有自身免疫性疾病、血脂异常等需进行甲减筛查,并将血清TSH、FT_4、TT_4作为诊断甲减的一线指标。若TSH和/或FT_4有异常,再行甲状腺自身抗体、垂体磁共振等检查以进一步明确病因。另外,TSH控制目标因甲减的病因不同,需个体化定制。

年龄>50岁的甲减患者治疗前建议常规检查心脏状态,有心脏疾病者L-T_4起始剂量宜低,可从每天12.5~25μg甚至更低剂量开始,调整剂量宜慢,直至甲状腺功能达到理想范围,以免诱发或加重心脏病。重新建立HPT轴的平衡一般需4~6周,因此L-T4治疗初期,每间隔4~6周测定血清TSH及FT_4,以调整L-T_4剂量,治疗达标后至少每6~12个月复查1次上述指标。

亚甲减通常没有或仅有轻微的临床症状,但仍是血脂异常、动脉粥样硬化性疾病的独立危险因素。国内外开展了大量研究以明确是否需

要L-T_4替代治疗,但目前仍存在一定争议。多数学者认为TSH大于10mIU/L、或抗甲状腺抗体阳性、或血脂异常(胆固醇、低密度脂蛋白)、或TSH在4.5~10mIU/L且伴有临床症状的老年亚甲减患者建议L-T_4替代治疗。研究提示,TSH在4.5~10mIU/L间的、85岁以上患者可能不需要替代治疗,TSH大于10mIU/L的70岁以上患者进行替代治疗的目标是将TSH控制在4~6mIU/L。

三、老年甲状腺结节

(一)老年甲状腺结节

甲状腺结节(thyroid nodule)临床较为常见,大部分为良性,5%~10%为恶性肿瘤。

(二)老年甲状腺结节的病因

甲状腺结节大部分病因不明,可能与性别、年龄、遗传、环境因素有关。老年甲状腺结节发病率高,女性高于男性。遗传因素上可能与某些癌基因、抑癌基因的突变、激活、抑制、缺失等有关。碘摄入量对甲状腺结节的患病率存在影响,电离辐射也是甲状腺结节形成和肿瘤发生的危险因素。

(三)临床表现

大多数甲状腺结节无临床症状,患者常在体检、自身触摸或影像学检查时发现。结节在短期内迅速增大压迫周围组织时,可出现颈部肿大、疼痛、声音嘶哑、憋气、吞咽困难等症状。老年甲状腺结节的特点:①以双侧多发为主;②结节直径较大,压迫症状明显;③因复发而需再次手术的比例较高。

(四)诊断及鉴别诊断

老年甲状腺结节诊断目的在于区分良恶性。甲状腺恶性结节的临床危险因素包括:①头颈部放疗史;②甲状腺髓样癌家族史,多发性内分泌腺瘤2型或甲状腺乳头状癌;③年龄<14或大于70岁;④男性;⑤结节增长迅速;⑥结节质地硬、形状不规则、活动度小、较固定;⑦颈部淋巴结病变;⑧持续吞咽困难、言语困难和呼吸困难。

1. **实验室指标** 多数甲状腺结节患者的甲状腺功能正常。若合并甲亢,提示有甲状腺高功能腺瘤。血清降钙素水平明显升高提示为甲状腺髓样癌。

2. **影像学检查** 高分辨率B超可鉴别结节良恶性,也可协助甲状腺组织学检查,其中甲状腺超

声造影可明显提高诊断甲状腺结节的敏感性和特异性。超声提示恶性结节的证据包括：①结节边缘不规则；②结节内血流紊乱；③结节内微小钙化。

甲状腺核素显像能够评价甲状腺结节功能。核素显像为热结节者，几乎可判断为良性结节，但冷结节对判断良恶性帮助不大。

3. 细胞学检查　甲状腺细针抽吸活检（fine needle aspiration，FNA）是鉴别甲状腺结节良恶性最可靠、最有价值的检查方法，简单易行，准确性高。

（五）治疗

多数良性结节无需治疗，可定期复查。甲状腺高功能腺瘤可选择手术或放射性 ^{131}I 治疗。甲状腺恶性肿瘤首选手术治疗，切除方式根据肿瘤部位、数量、大小选择。甲状腺未分化癌恶性度极高，发现时多已合并远处转移，需选择综合治疗。

（六）其他问题与进展

1. 甲状腺结节诊治指南　2015 年美国甲状腺协会（ATA）更新了《甲状腺结节与分化型甲状腺癌治疗指南》。指南建议主要对直径 > 1cm 的结节进行筛查和评估，若超声提示有可疑或伴随淋巴结病变、头颈部放射线照射史，或有甲状腺癌家族史时，也应对部分直径 < 1cm 的结节进行

评估。初次评估需检查血清 TSH 水平，超声结果应说明结节大小、位置和超声特征，还需进行颈淋巴结评估，另外 FNA 在评估时也可选用。指南提出了通过超声结果进行恶性风险分层，包括高度可疑恶性、中度可疑恶性、低度可疑恶性、极低度可疑恶性和良性结节，并且还调整了 FNA 指征，建议 FNA 结果以贝塞斯达系统（Bethesda System）为标准进行报告。对于该系统中不能确诊的患者，不建议常规行 PET/CT 进行鉴别诊断，可检查分子标志物。

2. 甲状腺结节 TI-RADS 分级　甲状腺影像报告与数据系统（TI-RADS）分级是在乳腺 BI-RADS 分级基础上提出的，目前国际上较为认可的 TI-RADS 分级方法主要有 3 种，分别为 Park、Horvath 和 Kwak 提出的分级。2017 年美国放射学会（ACR）发布了 TI-RADS 白皮书，旨在用统一的、简单的分类方法最大限度地识别恶性肿瘤，以指导 FNA 和手术，同时减少良性结节的穿刺率。ACR 的 TI-RADS 主要根据结节的评分不同分为 1～5 类，分类越高，恶性风险越大。分类指标主要包括结节的成分、回声、形态、边缘以及局灶性强回声（表 4-5-6、表 4-5-7）。

表 4-5-6　2017 ACR TI-RADS

成分	回声	形态	边缘	局灶性强回声
海绵状：海绵状结节必须在小囊性空间的组成中占主要地位（>50%），在其他类别中不另外加分	无回声：适用于囊性或几乎完全囊性的结节	纵横比 > 1：应当在横向图像上进行评估，测量平行于声光的高度和垂直于声光的宽度。	分叶：突出到邻近组织	"大型彗星尾状伪影"：V 形，> 1mm，存在于囊性成分中
囊实混合：实性成分为主另外加分	高回声 / 等回声 / 低回声：用于和邻近软组织对比	通常可以通过肉眼检查来评估	不规则：锯齿状、毛刺、成角	大钙化：引起声影
由于钙化导致成分不能确定得 2 分	极低回声：低于带状肌肉（颈部肌肉）的回声 回声不能确定得 1 分		甲状腺外延伸：明显侵犯 = 恶性肿瘤 如果边缘不能确定得 0 分	周围钙化：沿着结节的整个或部分边缘分布 点状回声焦点：可能有小彗星尾状伪影

表 4-5-7　甲状腺 TI-RADS 分级标准

0分	2分	3分	4～6分	7分及以上
TR1	TR2	TR3	TR4	TR5
良性	不可疑	轻度可疑	中度可疑	高度可疑
不需要 FNA	不需要 FNA	≥2.5cm FNA ≥1.5cm 随访	≥1.5cm FNA ≥1.0cm 随访	≥1.0cm FNA ≥0.5cm 随访

（肖谦　郭艾；鲜彤章　审阅）

参 考 文 献

[1] De Leo S., Lee SY, Braverman LE. Hyperthyroidism[J]. Lancet, 2016, 388: 906-918.

[2] Garmendia MA, Santos PS, Guillen-Grima F, et al. The incidence and prevalence of thyroid dysfunction in Europe: a meta-analysis[J]. J Clin Endocrinol Metab, 2014, 99: 923-931.

[3] Ross DS. 2016 American Thyroid Association Guidelines for Diagnosis and Management of Hyperthyroidism and Other Causes of Thyrotoxicosis[J]. Thyroid, 2016, 26: 1343-1421.

[4] Calsolaro V. Hypothyroidism in the Elderly: Who Should Be Treated and How? [J] J Endocr Soc, 2019, 3: 146-158.

[5] 中华医学会内分泌学分会. 成人甲状腺功能减退症诊治指南 [J]. 中华内分泌代谢杂志, 2017, 33: 167-180.

[6] Luster M. European Perspective on 2015 American Thyroid Association Management Guidelines for Adult Patients with Thyroid Nodules and Differentiated Thyroid Cancer: Proceedings of an Interactive International Symposium[J]. THYROID, 2019, 29: 7-26.

第六章 血液与血栓疾病

第一节 衰老对血液系统的影响

随着年龄的增长，血液系统会发生一些增龄性的衰老改变，如：骨髓中造血的红骨髓容量减少，造血器官功能下降，造血干细胞数量减少和质量下降，血液成分发生变化，T 淋巴细胞和 B 淋巴细胞发生功能改变，血小板黏附和聚集性增加，易发生贫血、出血、血栓性疾病、血液系统肿瘤和免疫力低下易感染等；而老年人随着年龄增加黄骨髓也随之增加，使脂肪组织替代造血组织进一步降低造血功能，血液系统疾病的发生机会也会增加。美国国家骨髓捐献者项目组进行的一项 meta 分析表明，与其他因素相比，供者年龄较大，是影响骨髓移植预后的非常关键的因素。本节将着重介绍衰老对血液系统的影响及易出现的各种血液和血栓性疾病。

一、衰老后血液成分的改变

（一）红细胞

研究发现，进入老年期后，血红蛋白（Hb）逐渐下降，但仍在正常范围内，男性比女性下降程度更为明显，例如 70～88 岁女性 Hb 值仅下降 2g/L 左右，而 70～88 岁男性 Hb 值下降至 10g/L。Hb 在两性差别的演变可能与性激素有关。老年男性 Hb 值轻度下降原因为年龄增高导致睾丸分泌雄性激素减少及造血细胞增殖缓慢等。很多学者认为，高龄合并慢性疾病如消化、吸收功能下降，营养不良等因素都可导致老年人 Hb 下降。

衰老后红细胞的细胞膜和胞质成分发生改变，生物学功能也发生相应变化，如细胞渗透脆性增加、抗机械作用能力下降，导致红细胞碎裂或渗透性溶解；红细胞膜对 K^+ 的转运力降低、流动性下降，影响信息传递功能；胞内糖酵解限速酶活性降低影响糖酵解速率从而导致 2, 3- 二磷酸甘油含量降低，使血红蛋白的氧解离曲线左移，对氧气的释放能力减弱；红细胞膜上骨架蛋白磷酸化，结构趋于松散；老年人红细胞寿命缩短，小于 120 天等。

（二）白细胞

根据白细胞形态、功能和来源部位的不同，可以分为三大类：粒细胞、单核细胞和淋巴细胞。老年人白细胞数和分类与非老年成人相比无明显变化。虽有少数研究显示 65 岁以上人群白细胞偏低，但多为淋巴细胞减少所致，粒细胞数基本无变化。

白细胞在机体抵御病原体感染上具有重要作用。当机体出现感染病灶时，会引发骨髓动员，生成大量的粒细胞、单核细胞和淋巴细胞等，不断补充在炎症反应中耗竭的白细胞。在感染时，老年人的白细胞上升程度低于年轻人，且杆状核细胞比例增高，有显著核左移表现。这些现象表明老年人骨髓粒细胞储备降低，白细胞的应激能力下降。

炎症反应时，白细胞能伸出伪足做变形运动，从毛细血管内皮细胞的间隙挤出，进入血管周围组织内，这一过程称为白细胞渗出（diapedesis）。渗出后的白细胞在趋化因子的作用下，朝向某些化学物质定向运动，称为趋化性（chemotaxis）。此外，白细胞还具有吞噬（phagocytosis）功能，可吞入并杀伤或降解病原体及组织碎片。T 淋巴细胞介导细胞免疫，可分泌白细胞介素（IL-1β、IL-6等）、干扰素（IFN-γ）等多种细胞因子；B 细胞介导体液免疫，能产生针对特异性病原体的抗体，二者对炎症和免疫反应的调控具有重要意义。衰老后白细胞对微生物的趋化性、吞噬性及杀伤性均下降，加上 T、B 细胞数量和功能的变化引起的细胞免疫和体液免疫能力下降，老年人易于发生呼吸道、泌尿系等部位感染，且感染多反复发生、迁延不愈。

部分老年人血液循环中会出现白细胞的异常过度增生，形成血液系统肿瘤。如 B 淋巴细胞单克隆性增生，增生的细胞形态类似于正常成熟的小淋巴细胞，蓄积于血液、骨髓及淋巴组织中，最终形成慢性淋巴细胞白血病。B 淋巴细胞、T 淋巴细胞和 NK 细胞等也能过度增生，形成霍奇金淋巴瘤或非霍奇金淋巴瘤，表现为无痛性淋巴结肿大，肝脾肿大，累及全身各组织器官，伴发热、盗汗、消瘦、瘙痒等全身症状。

（三）血小板

血小板为无核细胞，由巨核细胞产生。老年人的血小板数目与年轻人相比，无显著差异，但血小板的生理状态则有较明显的改变。血小板的老化表现为体积缩小、重量减轻，止血作用降低，在血液中生存时间减少。

正常情况下，血小板处于静息状态，特定生理或者病理状态下，血小板被活化，产生一系列生理功能，包括黏附、聚集、释放以及凝血功能，在血栓与止血中具有重要作用。老年人血小板黏附、聚集和释放活性均增高，对聚集诱导剂如二磷酸腺苷、胶原、去甲肾上腺素等的反应性也增强，易于在损伤的血管内皮表面形成附壁血栓。老年人血浆中 β 血小板球蛋白（β-TG）和血小板因子Ⅳ（PF4）释放增加，利于血栓形成。其中 β-TG 可以和血管内皮结合，进而阻止具有强大的抗凝活性的前列环素形成。PF4 则在促进血小板聚集、凝血酶灭活中有重要作用。以上因素均可导致老年人血液中的高凝状态，容易形成血栓。

老年人群中动脉粥样硬化性疾病多发，生成的动脉粥样硬化斑块突出于血管内表面，流经此处的血液容易形成涡流，涡流中血流速度缓慢使血小板局部浓度增高、滞留时间增长导致碰撞频率增加，容易活化血小板，促进其黏附和聚集，加上老年人血液黏稠度较高，更易形成血栓，加重动脉粥样硬化，甚至引起急性心脑血管疾病事件。

二、衰老对造血功能的影响

（一）骨髓

随着年龄的增长，骨髓的造血能力逐渐降低。骨髓是人体最主要的造血器官，约占体重 4.5%，可分为红骨髓和黄骨髓。红骨髓为造血组织，是造血干细胞存在的主要场所；黄骨髓含大量脂肪组织，没有直接造血的功能。严重出血或溶血等应激状态时，机体需要大量的血细胞，青年人黄骨髓可转变为红骨髓参与造血，但老年人的应激能力则明显降低。衰老后除了四肢长骨的骨骺端及躯干骨，其余骨髓腔内脂肪组织逐渐替代造血组织，即黄骨髓逐渐替代红骨髓，造血功能显著下降。

造血干细胞（hematopoietic stem cell，HSC）是各种血细胞的起始细胞，具有不断自我更新、多向分化与增殖的能力，又称多能干细胞。在特定条件下，造血干细胞能增殖、分化为各类血细胞的祖细胞，即造血祖细胞。祖细胞已失去多向分化的能力，只能向一个或几个血细胞系定向增殖与分化，如红细胞系、粒细胞系和巨核细胞系，故又称为定向干细胞。临床研究表明，从胎儿肝脏到脐带血，再到成人的骨髓，造血干细胞产生造血祖细胞的能力不断下降，提示随着年龄的增长，造血干细胞的功能逐渐下降。衰老时多种原因（细胞活性氧产生增加等）共同作用导致造血干细胞 DNA 损伤，加上保持基因组完整性相关基因的缺失（如端粒的缩短），也可使 HSC 数量、造血功能均下降。60 岁以后造血干细胞数目减少一半或以上。例如它在老年人胸骨的细胞数小于 $2.5 \times 10^9/L$，而成人为 $10 \times 10^9/L$。此外，临床和基础研究的数据表明，Wnt5 蛋白的上升或下降能分别诱导或逆转 HSC 的衰老，表明可以通过调节特定蛋白水平来减轻增龄引起的 HSC 变化。

造血微环境（hematopoietic microenvironment）又称为造血干细胞龛，由骨髓中邻近造血干细胞的支持细胞构成，参与造血干细胞的维持、自我更新和定向分化。衰老时，Notch1、TGF-β、MAPK、Wnt 和 NF-κB 等信号分子或信号通路发生变化，造血微环境亦随之逐渐发生退化，骨髓间隙内脂肪含量和纤维组织增多，网状骨质逐渐减少，均不利于骨髓造血。

衰老不仅影响骨髓功能，而且还影响造血干细胞、造血微环境，对相关变化的基本分子事件的逐渐认识，有希望研发对应的治疗干预措施，预防和减少老年患者血液系统疾病的发生。

（二）淋巴组织

65 岁以后，脾脏逐渐萎缩，除胎儿时期脾脏短暂参与造血外，此后一生中，脾脏虽然维持造血潜能，但一般只生成淋巴细胞。衰老后胸腺退化，T 细胞数目呈进行性降低，$CD3^+T$ 细胞数目减少，$CD4^+/CD8^+$ 平衡失调，细胞免疫功能随之明显减退。此外，在老年人的脾脏和淋巴结中，B 细胞的数目改变不显著，但对抗原的免疫应答反应降低。表现为接受抗原刺激后，B 细胞增生和分化能力下降，影响抗体的产生，体液免疫功能降低。T、B 淋巴细胞的数目和质量变化，使免疫功能紊乱、免疫监视功能减退，导致老年人自身免疫性疾病和恶性肿瘤的发生率升高。

三、衰老后凝血与纤溶系统的改变

正常机体内存在完善的凝血和抗凝系统，两者之间彼此联系、互相制约，维持动态平衡，这是维持体内血液流动状态和防止血液丢失的关键。机体的正常止血和凝血，主要依赖于完整的血管壁结构和功能，有效的血小板质量和数量，正常的血浆凝血因子活性等。

生理情况下，血液维持流动状态是由于血管内皮细胞具有抗血栓形成的功能。当血管受损时，血小板被凝血酶或胶原等刺激，发生形态改变，并发生黏附和聚集反应。同时，血浆凝血蛋白暴露在血管内皮下，并在多种因子的共同参与下，相继发生一系列的凝血反应，最终形成由纤维蛋白和血小板组成的凝血块；随着伤口的愈合，凝血块又逐渐被纤维蛋白溶解系统中各种酶所消解，使血管恢复畅通。

凝血过程分为内源性凝血途径、外源性凝血途径和共同凝血途径，是一系列凝血因子被相继激活形成凝血瀑布式的连锁反应。目前已知 15 种凝血因子，包括经典的 12 个（Ⅰ～Ⅻ）、激肽释放酶原和高分子量激肽原（激肽系统凝血因子）和血管性血友病因子（vWF）。

前文已述，老年人血小板数目与年轻人相比无显著差异，但黏附、聚集和释放活性增高，故更易出现高凝状态。老年人凝血因子Ⅶ、ⅧC、Ⅸ、Ⅹ、vWF 和纤维蛋白原增高，凝血酶 - 抗凝血酶复合物也增高，表明凝血处于过度活化状态，易于形成血栓，出现器官血管阻塞，发生缺血改变，

特别是老年人常有动脉粥样硬化和血管老化的病理基础，极易发生心脑血管疾病等严重事件。

纤溶系统同凝血系统一样，也包含着复杂的生化反应过程。其中组织型纤溶酶原激活物（t-PA）和尿激酶型纤溶酶原激活物（u-PA）可以激活纤溶酶，在纤溶过程中起着重要作用，而纤溶酶原激活物抑制剂（PAI）可以阻止纤溶酶原活化，在抗纤溶系统中起着重要作用。随着年龄增大，PAI-1 活性增加，t-PA 活性降低。女性绝经前 t-PA 活性高于男性，女性绝经后，t-PA 水平与男性相当，PAI-1 活性低于男性。有研究显示，老年人的纤溶活性降低，部分老年人表现出一定的出血倾向。由于老年退行性变化以及手背、前臂伸侧、前额等暴露部位长期受到日光照射，皮肤变薄、松弛，缓冲保护功能下降，周围小血管失去大部分的脂肪组织支持并且缺乏弹性，故轻微外力即可导致血管破裂，红细胞外渗，形成紫癜；临近组织中吞噬细胞的功能下降，使得血液吸收缓慢，造成红细胞外渗处含铁血黄素沉着，故紫癜消退缓慢且多遗留色素沉着。

四、衰老后相关的血液系统疾病概述

（一）衰老后血液系统疾病的一般性特点

老年期血液系统疾病根据发病的年龄段不同可以分为几类，一是可以发生在各个年龄阶段，如缺铁性贫血；二是中年起病，延续到老年，如血脂沉积于动脉管壁形成粥样斑块；三是在老年前期或老年期起病，如慢性淋巴细胞白血病。

常见老年血液病患者多具有多病共存、不典型性、发病快、易发生意识障碍、容易引起水和电解质紊乱、容易发生药物不良反应（通常比一般成年人高三倍以上）、肿瘤高发病率甚至多脏器功能衰竭等老年人疾病的一般特点。

老年人多病共存非常普遍。由于老年人机体功能衰退、脏器功能降低、免疫功能低下、代谢平衡被破坏、认知功能下降和肢体活动障碍等病理生理特点，一体多病十分常见。如老年贫血可继发于慢性胃炎等其他系统性疾病。老年人血液疾病症状的不典型性是由于老年人机体形态改变和功能衰退，反应性减弱，对疼痛的敏感性和反应性降低。另外，老年人起病隐匿，发展缓慢，多病共存时一种疾病的症状被其他所掩盖等也可引起

症状的不典型性。老年人较年轻人更易患血液系统肿瘤，如慢性淋巴细胞性白血病，多发性骨髓瘤等都在老年人群中具有多发倾向。由于老年人免疫功能低下，极易发生感染引发或加重全身性疾病，且多病共存逐渐进展，故常常伴有多脏器功能衰竭或多系统功能障碍。

（二）老年人常见的血液系统疾病特点

1. **贫血** 贫血是老年人群中较为常见的疾病，发病率高达17%～26%。其中以慢性病贫血（anemia of chronic disease，ACD）最为常见，常伴发于慢性感染、炎症及一些肿瘤性疾病，多为轻至中度的贫血。另外，由于老年人进食减少所致铁摄入不足及消化道溃疡或出血导致的铁丢失，老年缺铁性贫血患者也较常见。此外，叶酸和维生素B$_{12}$缺乏所导致的巨幼细胞性贫血、再生障碍性贫血、红细胞外因素所致溶血性贫血等在老年患者中也较常见。

老年人贫血起病缓慢，症状隐匿或不典型易被忽视，约80%的贫血继发于其他疾病，且常常会几种病因同时存在。老年人脏器功能衰退，造血贮备功能减低，身体对贫血的耐受能力差，即使轻度贫血也可诱发严重的临床事件，如老年人多合并心脑血管疾病，贫血易出现或加重神经、精神症状及心绞痛、心力衰竭症状。

2. **出血和血栓性疾病** 出血疾病中的血管性紫癜、血小板减少性紫癜、获得性血友病等在老年患者较为常见。老年人紫癜发病常隐匿，在血小板计数相同的情况下，老年人的出血严重程度明显高于年轻患者，而且老年人多常年服用药物，继发性血小板减少较常见，所以治疗上要考虑到针对原发病的治疗。

老人特发性血小板减少性紫癜较少见，且与性别无明显关系，治疗时肾上腺糖皮质激素的疗效与年轻人相当，但切脾后治疗效果差。另外，原发性血小板增多症发病率较年轻人明显升高。

凝血性疾病中，弥散性血管内凝血和血栓性疾病较为常见。获得性易栓症（acquired thrombophilia，AT）发病率也较高，其中静脉血栓栓塞为其中较为常见和危险的病症。获得性易栓症最大的危险因素是年龄，且老年人活动减少、慢性病增多、凝血因子活性增高，因此老年人静脉血栓形成的危险度是儿童的近千倍。

3. **血液系统肿瘤** 血液系统肿瘤在老年人群中具有高发倾向。恶性淋巴瘤、多发性骨髓瘤、原发性巨球蛋白血症等多发于60岁以上的人群。骨髓增生异常综合征是一组与白血病密切相关的造血功能异常的疾病，也多发于老年人。此外，老年人群中急性粒细胞白血病和急性单核细胞白血病多见，急性淋巴细胞白血病较少见。而慢性淋巴细胞性白血病多发于55岁左右人群，80%患者大于60岁，发病率随年龄增长直线上升。常见低增生性急性白血病，外周血白细胞减少，幼稚细胞出现率低，很易误诊为再生障碍性贫血。

这些血液系统疾病在老年人群中较为常见，可能与老年人对病原微生物的免疫监视功能降低，细胞免疫和体液免疫等机体防御功能下降，多病共存引起继发慢性持续性血液系统相关功能缺陷等有关。

老年患者血液系统肿瘤治疗效果较差。化疗是血液系统肿瘤中十分重要的治疗方法，但由于老年患者自身的各系统及脏器功能情况低于一般水平及其特有的发病特点如多病性，使得强化疗方案甚至标准计量化疗方案难以实施，从而导致老年血液系统肿瘤患者容易发生原发耐药或者治疗缓解维持时间短易复发，成为难治或复发性肿瘤。

（王朝晖；朱宏丽 施红 审阅）

参 考 文 献

[1] 张建. 老年医学 [M]. 北京：人民卫生出版社，2017.

[2] 于晓松. 全科医学概论 [M]. 北京：人民卫生出版社，2018.

[3] Ciesla B. Hematology in practice[M]. Philadelphia: FA Davis Companies，2018.

第二节 贫 血

贫血（anemia）不是一种独立的疾病，而是一种病理状态，指的是单位体积内血红蛋白浓度、红细胞数量或血细胞比容低于相同年龄、性别和地区的正常值。血液循环中，血红蛋白浓度、红细胞数量和血细胞比容的检测结果受多种生理和病理因素的影响。在生理因素方面，老年人生活经历丰富、居住地区广泛，如高海拔地区的居住史等，判断血常规结果时，需综合考虑；在病理方面，老年人常合并多种疾病，可能会影响血红蛋白浓度、红细胞数量和血细胞比容的判断，如合并充血性心力衰竭时，血液往往存在稀释情况，是否存在贫血，需要综合判断。

国内外对65岁以上老年人血红蛋白浓度、红细胞数量和血细胞比容的正常参考值尚无统一标准。我国也缺乏健康老人的流行病学资料。目前国内仍沿用世界卫生组织诊断贫血的标准，65岁以上的老年人群同我国成年人贫血的诊断标准，即男性<120g/L，女性<110g/L。但这并没有把种族和性别差异考虑在内。实际上，血红蛋白浓度在130～150g/L之间的老年女性，其体能状态要明显优于血红蛋白为120g/L的人群。国内外比较一致的观点认为，老年人骨髓的造血功能随年龄增加而减低，尤其是老年人的造血贮备功能减退，当合并其他疾病时更容易出现贫血。

一、老年人贫血的流行病学特征

贫血的发病率具有显著的年龄和性别特征。2005年中国疾病预防控制中心对我国城乡207 077位居民进行了血常规检查，结果表明，我国60岁以上老年人贫血患病率较高，为29.1%，80岁以上老年人群的贫血患病率由于居住地的不同而各有特征。根据WHO诊断标准，美国第三次全国健康与营养调查（*NHANES III* 2004年），65岁以上人群，11%的男性和10.2%女性患有贫血。Gerbrand Izaks对755例85岁以上的老年人进行研究，结果28%的男性和17%的女性患有贫血。这说明，根据不同的诊断标准，研究结果差异较大。既往的结果显示，老年男性贫血的发病率为2.9%～61%，老年女性为3.3%～41%。其中住院和门诊就诊的老年人贫血的发生率高，男性多于女性，但当统一贫血诊断标准后则女性贫血发生率多于男性。老年贫血发生率随年龄增长而增高，尤以85岁以上发生率最高。

二、贫血的不良影响

在老年贫血中多数是轻度贫血，同时由于起病隐匿、进程缓慢，很多患者仅相应调整有关日常活动以适应机体变化，故因贫血产生的主诉常被忽略。然而纵使Hb水平仅轻度下降，却可能带来住院时间延长、心血管功能紊乱或相关疾病加重、甚至死亡风险增加等严重不良后果。目前老年贫血已被视为死亡率升高的独立危险因素之一。此外，它也严重影响了老年人的生活质量，易倦、认知功能减退、情绪障碍、肌力下降、易跌倒等一系列问题的发生率大幅升高。

（一）全因死亡率

在老年人群，贫血可导致老年人群的死亡率增加。与同年龄组血红蛋白正常者相比，贫血患者死亡的风险增加将近一半，且随着血红蛋白浓度的下降，死亡的风险逐渐增加。

（二）心血管疾病

在老年人，严重贫血或贫血进展快的患者可有心脏全心扩大，原有的充血性心力衰竭加重。贫血也是老年急性心肌梗死不良预后的独立因素。对急性心肌梗死患者如同时存在贫血，则死亡率明显增加。及时纠正贫血，使血细胞比容（Hct）保持在33%以上，则急性心梗贫血患者的30天病死率会明显下降。

（三）跌倒和骨折

在老年人群，贫血是跌倒的独立预后风险因素。伴有贫血的老人更容易出现跌倒相关性骨折。因此，对贫血一时无法纠正的老年人，需格外警惕跌倒的风险。跌倒后，一定要尽量排除是否存在骨折以免漏诊。

（四）认知障碍和老年痴呆

老年贫血患者更容易出现痴呆，且认知功能退化的速度更快。这种血红蛋白浓度与认知功能减退的相关性与贫血的种类和病因无关。从这一角度看，早期发现贫血，及时进行认知功能评估，及时纠正贫血会有助于改善老年人的认知功能状态。

三、老年贫血病因和机制

贫血是老年人临床常见的症状，其产生的原因可能是单一的，也可能是综合性的。但有16%的老年人尽管进行了详尽的检查，其贫血原因仍不确定。NHANES III中将老年贫血的病因主要归为4大类：营养性贫血（34%）（其中主要为铁、维生素B$_{12}$及叶酸缺乏）、肾性贫血（12%）、慢性病性/慢性炎性贫血（20%）及原因不明性贫血（34%）。

主要的机制可能有以下几种：①骨髓造血功能随年龄的增长而衰退。骨髓造血组织容量随着年龄增长而逐渐减少（红骨髓减少，黄骨髓增加）。70岁以上老人的造血组织可减少一半，80岁时仅为成年的29%。在应激条件下（如外伤、手术等大量出血），青壮年可使平时不造血的黄骨髓迅速转变成红骨髓参加造血，使机体造血功能增强，尽快恢复人体正常所需的血细胞，而老年人骨髓前体细胞数目缺乏、骨髓微环境改变，造成对应激的造血反应减弱。老年人骨髓对EPO的反应是随年龄的增长而减低的。②老年人雄性激素分泌不足，红细胞生成素分泌减少，影响红系祖细胞的分化与成熟，因而红细胞及血红蛋白的降低在男性老年人显得更为常见。③老年人红细胞内各种酶的氧化活性与代谢功能降低，促进红细胞脆性增加，使红细胞寿命缩短。④老年人营养吸收不良，容易导致巨幼细胞性贫血和缺铁性贫血等。老年人胃肠功能减退，胃黏膜萎缩，内因子分泌减少，对营养物质（主要成分包括铁、叶酸、维生素 B_{12} 等）的吸收较差；老年人胃肠运动功能减退，易导致便秘，若应用药物不当会导致胃肠功能紊乱，影响对营养物质的吸收；此外，由于老年人食欲降低、膳食失调，或食物的量和质不合理，也将影响对营养物质的吸收。⑤老年人的免疫器官及其活性都趋向衰退，可引起细胞性免疫异常，机体的正常组织被自身的免疫活性细胞和自身抗体所破坏，产生自身免疫性贫血；此外，由于免疫功能降低，容易引起感染性疾病、肿瘤，因而产生继发性贫血。

四、老年贫血的临床症状

（一）常见表现

老年贫血的常见表现包括贫血本身的表现（缺氧及其代偿表现）和贫血原发病的表现。这些临床症状的轻重取决于：贫血的程度、贫血发生的速度、机体对缺氧的代偿能力和适应能力、循环血量的改变、心脑血管的功能、患者年龄。贫血的一般临床表现不再赘述。

（二）老年人贫血的临床特点

1. 症状不典型 老年人贫血起病缓慢，症状隐匿或不典型，再加上约80%的贫血继发于其他疾病，所以慢性贫血的临床症状可能被原发疾病的症状所掩盖，表现为不典型性症状。

2. 贫血程度与症状不一 老年人由于脏器功能衰退，造血组织应激能力差，身体对急性贫血的耐受能力也低于一般水平，所以老年贫血的临床症状和贫血程度可能不相符。

3. 神经、精神症状常较显著 如头痛、头晕、失眠、多梦、幻觉、妄想、抑郁，甚至嗜睡、晕厥、昏迷，原因是老人多有脑动脉硬化，大脑对氧的需要和供给已经受到了影响，经常处于相对缺氧状态，如再有贫血，供氧进一步减少，脑缺氧更为明显，加重了神经系统症状。

4. 易发生心绞痛和心力衰竭 老人贫血时，一旦再遇到慢性失血，过多补液，血压波动、感染或发热时，可使心脏负荷加大，从而导致心绞痛、呼吸困难和心力衰竭。由于对老人更多考虑的是冠心病、肺心病、心肌梗死等，贫血容易被忽略，结果延误治疗。

五、老年人常见的贫血

（一）缺铁性贫血

缺铁性贫血（iron deficiency anemia，IDA）是老年人群中最常见的一种贫血类型，是由于各种原因导致体内铁的缺乏所致。

溃疡病、消化道肿瘤、痔、憩室及食管裂孔疝等急性或慢性出血，是老年人常见的失血原因。因其他疾病服用阿司匹林等药物，也是慢性出血的原因之一。老年人因铁的吸收障碍而发生缺铁性贫血者比较少见，但是存在胃黏膜萎缩，胃酸减少或缺乏时会造成铁摄入不足。一旦发生贫血，又因消化道缺氧，使胃肠道黏膜进一步萎缩，形成恶性循环，加重贫血。在对老年贫血患者进行综合评估时，应当特别注意ADL量表中有无存在不会做饭、购物等因素，另外，老年人喜素食，而蔬菜和水果中含铁量均极低，亦或老年性便秘，长期使用缓泻剂，可以引起铁摄入量不足，从而导致缺铁性贫血。

老年人缺铁性贫血的临床表现，除一般贫血症状外，另有缺铁症状，缺铁不仅影响脑组织的氧化代谢与神经传导，也能导致与行为有关的线粒体单胺酸氧化酶的活性降低。15%～30%患者表现神经痛（以头痛为主），感觉异常，严重者可有颅内压增高和视乳头水肿。5%～50%患者有精神、行为方面的异常,例如注意力不集中,易激动、精神迟滞和异食癖。老年人还可见不宁腿,多于夜间发作,亦与缺铁有关。

缺铁性贫血主要表现为小细胞低色素性贫血,其诊断流程可参照图4-6-1进行:

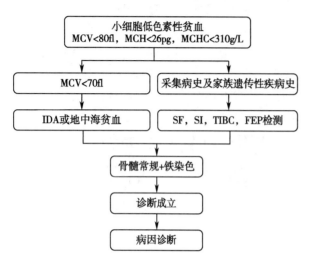

图4-6-1 小细胞低色素性贫血诊断流程
SF:血清铁蛋白;SI:血清铁;TIBC:总铁结合力;FEP:红细胞游离原卟啉

(二)营养性巨幼细胞贫血

维生素B_{12}和/或叶酸缺乏,导致细胞DNA合成障碍,也可因遗传或药物性DNA合成障碍而引起。萎缩性胃炎、胃癌、胃大部切除术后,弥漫性肠病或某些肠手术后均可导致维生素B_{12}吸收障碍或内因子缺乏;某些药物如对氨基水杨酸、新霉素和苯妥英钠等也影响小肠内维生素B_{12}的吸收;老年人长期不进食动物蛋白,也可出现维生素B_{12}不足;维生素B_{12}缺乏所致的贫血发展缓慢,因为正常造血维生素B_{12}每月所需量为$1\sim5\mu g$,体内贮存量可供$3\sim6$年之用。叶酸主要在近端空肠吸收,吸收后的叶酸以N5-甲基四氢叶酸的形式存在于血中,然后借助于维生素B_{12}进入细胞内;叶酸性质不稳定、蔬菜烹调不当、饮酒过度、各类小肠疾病,应用抗叶酸药物如氨甲蝶呤等,均出现继发性叶酸缺乏;正常成人每日需叶酸$50\sim200\mu g$,主要储存在肝脏,正常人体内储存$5\sim10mg$,可供$2\sim4$个月之用;巨幼细胞贫血中以叶酸缺乏为常见;老年人血清中叶酸和维生素B_{12}水平有随年龄增长而下降的趋势。

本病除贫血症状外,患者常有舌痛、舌质红、舌乳头萎缩、舌面光滑;消化道症状如食欲缺乏、上腹部不适或腹泻等表现;维生素B_{12}缺乏所致者可伴有神经系统症状,如乏力、手足麻木、感觉障碍、行走困难等周围神经炎和亚急性或慢性脊髓后侧索联合变性表现;老年患者常有精神症状;巨幼细胞性贫血特点为外周血大卵圆红细胞增多,中性粒细胞核分叶过多,重症者常伴白细胞、血小板减少,网织红细胞减低;骨髓呈增生象,巨幼红细胞系列占骨髓有核细胞总数的$30\%\sim50\%$,其中巨原和巨早幼红达半数以上,可见巨晚及巨杆状粒细胞,成熟巨粒细胞核呈分叶状;乳酸脱氢酶常显著升高;血清维生素B_{12}和/或叶酸水平低于正常;部分患者维生素B_{12}吸收试验显示吸收不良;红细胞叶酸水平小于正常提示叶酸缺乏;脱氧尿嘧啶核苷抑制试验可判断是维生素B_{12}缺乏还是叶酸缺乏。

(三)慢性病贫血

慢性病贫血(anemia of chronic disease,ACD)指的是与慢性感染、炎症和一些恶性肿瘤相关的轻至中度贫血($Hb70\sim120g/L$)。发病率仅次于缺铁性贫血。虽然最新名称炎症性贫血(anemia of inflammation,AI)不仅能反映慢性病性贫血的病理生理学机制,且已得到多数血液病学家认可,但目前多数仍沿用慢性病贫血这一称谓。ACD的发病机制还不是十分清楚。目前认为是由3个方面的作用组成:①红细胞寿命缩短;②骨髓对贫血的代偿不足;③铁平衡失调。慢性病贫血时,各种细胞因子的干扰导致红细胞生成素(EPO)分泌不足,骨髓对贫血的反应迟钝及铁平衡失调,是造成贫血的主要原因。

可能伴ACD的慢性疾病有:①慢性感染,主要包括肺部感染(脓疡、结核)、肺炎、亚急性细菌性心内膜炎、盆腔感染、骨髓炎、慢性泌尿系感染、慢性真菌感染、脑膜炎、获得性免疫缺陷综合征等;②慢性炎症,主要有类风湿性关节炎、风湿热、系统性红斑狼疮、严重创伤、烧伤、血管炎、无菌性脓肿等;③肿瘤,包括癌症、霍奇金病、淋巴肉瘤、白血病、多发性骨髓瘤等;④其他,主要包括酒精性肝病、充血性心力衰竭、栓塞性静脉炎、缺血性心脏病等。ACD的临床表现一般为轻度或中度贫血,贫血进展较慢。贫血症状常被原发疾病的临床表现所掩盖。

诊断ACD需先排除这些慢性疾病本身造成

的失血、肾衰竭、药物导致的骨髓抑制及肿瘤侵犯骨髓或肿瘤晚期时的稀释性贫血。ACD 的诊断依据包括：①伴有基础疾病；②正细胞正色素性贫血或小细胞低色素性贫血；③血清铁及总铁结合力均低于正常、转铁蛋白饱和度在 16%～30%。血清铁蛋白增高。

（四）肾性贫血

肾性贫血是由于肾功能受损尤其是患者肾小球滤过率低于 30ml/min/1.73m^2 或血清肌酐（SCr）浓度高于 300μmol/L 且血红蛋白降低时导致的正细胞性正色素、增生低下性贫血。本病是慢性肾脏病（CKD）的常见并发症，也是 CKD 患者合并心血管并发症的独立危险因素。贫血原因主要与 EPO 分泌减少及抑制 EPO 物质增多、红细胞破坏增多、营养不良、钙磷代谢紊乱造成甲旁亢使纤维组织增生及骨髓纤维化，造血功能减退；血小板功能障碍，导致皮肤、黏膜及内脏出血而加重贫血。

肾性贫血 EPO 减少是肾脏疾病、尿酸的抗增殖效应及慢性免疫反应综合作用的结果，和 ACD 有着相似的病理生理基础及实验室诊断指标。值得注意的是，肾小球滤过率（eGFR）<60ml/（min·1.73m^2）便可能出现 EPO 分泌不足及贫血的临床表现，但足以引起贫血的肾衰程度却难以明确。

（五）不明原因贫血

大约有 1/3 的老年贫血患者，采用临床常规检查方法无法明确病因。老年不明原因贫血的特点是贫血程度轻微，一般为正细胞正色素性，血红蛋白浓度多在 100～120g/L，骨髓为低增生性。

老年不明原因贫血推测可能与老年人的肾功能减退导致的血清促红细胞生成素浓度偏低有关，也可能是骨髓增生异常的早期表现。当然，其他原因也不能完全排除，如红细胞寿命的缩短，红系祖细胞对促红细胞生成素的反应性下降和同时存在其他尚未发现的潜在疾病有关。

因此，对老年不明原因贫血的患者一定要积极查找病因，找出可能存在的潜在疾病，以免漏诊和误诊，贻误治疗时机。

（六）再生障碍性贫血

再生障碍性贫血（aplastic anemia，AA）是由于骨髓造血功能低下而致外周血中一系、二系或全血细胞减少。再生障碍性贫血的病因和发病机制尚未完全阐明，多数病例原因不明，部分病例与物理、化学、药物或生物及免疫因素有关。再生障碍性贫血的临床表现主要为全血细胞减少引起的贫血、出血和感染。一般无肝、脾肿大。症状的轻重和病程的急缓有很大差异。我国 1987 年修订的诊断、分型标准如下：

1. 再生障碍性贫血的诊断标准 ①全血细胞减少，网织红细胞绝对值减少；②一般无肝脾肿大；③骨髓至少一个部位增生减低或重度减低（如增生活跃，须有巨核细胞明显减少），骨髓小粒非造血细胞增多（有条件者应作骨髓活检）；④能除外引起全血细胞减少的其他疾病，如阵发性睡眠性血红蛋白尿（PNH），骨髓增生异常综合征中的难治性贫血，急性造血功能停滞，骨髓纤维化，急性白血病，恶性组织细胞病等；⑤一般来说抗贫血治疗无效。

根据以上标准诊断再生障碍性贫血后，再进一步明确为急性再生障碍性贫血还是慢性再生障碍性贫血。

2. 急性再生障碍性贫血（亦称重型再生障碍性贫血Ⅰ型）

（1）临床表现：发病急，贫血进行性加剧，常伴有严重感染，内脏出血。

（2）血象：除血红蛋白下降较快外，须具备下列诸项中 2 项：①网织红细胞 <1%，绝对值 <15×10^9/L；②白细胞明显减少，中性粒细胞绝对值 <0.5×10^9/L；③血小板 <20×10^9/L。

（3）骨髓象：①多部位增生减低，三系造血细胞明显减少，非造血细胞增多。如增生活跃有淋巴细胞增多；②骨髓小粒中非造血细胞及脂肪细胞增多。

3. 慢性再生障碍性贫血

（1）临床表现：发病缓慢，贫血、感染、出血均较轻。

（2）血象：血红蛋白下降速度较慢，网织红细胞、白细胞、中性粒细胞及血小板值常较急性再生障碍性贫血为高。

（3）骨髓象：①三系或二系减少，至少一个部位增生不良，如增生良好，红系中常有晚幼红（炭核）比例升高，巨核细胞明显减少；②骨髓小粒中非造血细胞及脂肪细胞增加。

病程中如病情恶化，临床、血象及骨髓象与

急性再生障碍性贫血相似，则称为重型再生障碍性贫血Ⅱ型。

六、老年贫血的治疗

（一）去除病因

大多数情况下如能将贫血病因去除，贫血也可以达到缓解，如仅针对发病机制治疗而没有去除病因，虽然贫血也会减轻，但一旦停药会很快复发。例如缺铁性贫血仅补充铁剂而忽视了导致缺铁的病因，血红蛋白虽然能够恢复正常，但停用铁剂后很快复发，尤其是消化道肿瘤慢性失血造成的贫血，还可造成病情延误、肿瘤转移。老年人常合并其他系统疾病，查明贫血的原因，尽可能去除病因极为重要。

（二）输血

红细胞输注能迅速改善贫血，急性大量失血时，输血对恢复正常血容量极为重要，但由于副作用和并发症，应严格掌握输血指征。一般情况下慢性贫血血红蛋白＜70g/L或急性失血超过总容量30%是输血适应证，但在老年人常同时合并心脑血管疾病，在此标准以上即出现心肺功能、神经系统等终末器官功能障碍，此外在创伤、外科手术贫血会导致组织缺氧，影响修复，此时不应拘泥于化验标准，血红蛋白应在维持脏器功能正常的最低要求水平以上，此时一般要求血红蛋白维持在100g/L或更高。

（三）补充造血原料

1. 补铁 若患者疑似IDA或已确诊，不论是否出现临床症状，补铁治疗即应开始。目前，口服铁的一线用药为琥珀酸亚铁、硫酸亚铁或葡萄糖酸亚铁。服用铁剂同时加用维生素C可加强铁剂的吸收。通常Hb上升10～20g/L/2周，在贫血纠正后需继续服用3个月以恢复机体铁储量，且该过程在老年患者中应维持更久，总疗程约6个月。这将导致患者的依从性下降，尤其是伴有多种合并症、每天需口服多种药片的老年人；同时，仍然有很多患者因吸收功能不良对口服铁剂的反应可能较差。此时，改用静脉补铁很有必要，目前常用蔗糖铁，每次200mg，隔天用，轻中度贫血的补充总剂量约1000mg。然而，静脉补铁也会带来机体过氧化、炎性因子增多及某些感染的风险性增加等不良反应，不建议长期应用。

2. 补充叶酸、维生素B$_{12}$ 补充叶酸5～10mg，每日3次，口服；腺苷钴胺、甲钴胺0.25～0.5mg每日2～3次口服，但对于恶性贫血患者由于内因子缺乏导致维生素B$_{12}$吸收障碍，则必须肌内注射，终生使用。

（四）造血生长因子

目前常用的是促红细胞生成素（EPO），适应证包括肾性贫血、骨髓增生异常综合征、慢性病贫血、原因不明贫血、化疗导致的骨髓抑制。EPO治疗可以减少输血量，体外研究还显示可改善细胞免疫功能。起始剂量50～100U/kg，一般3000～10000U，每周2～3次，然后根据血化验调整。老年人使用EPO结果既有有利的一面（如缓解由于缺血所致终末器官损害、减少输血），又有不利的一面（如血压升高、深静脉血栓的风险等），临床上应注意观察调整剂量，充分评估风险和收益。

（五）免疫抑制剂

适用于免疫相关性的贫血，常用的包括肾上腺皮质激素（常用于自身免疫性溶血性贫血、纯红再生障碍性贫血）、抗人胸腺球蛋白（ATG）和环孢素（重型再生障碍性贫血治疗）。一般泼尼松起始剂量1mg/kg，然后根据治疗反应调整剂量。环孢素起始剂量3mg/kg，然后根据血药浓度调整，一般维持环孢素谷浓度200μg/L左右。ATG根据来源所用剂量不同，一般兔ATG 3～5mg/kg，连用5天；由于ATG药物反应有发热、皮疹、低血压、关节痛等血清病样反应，也可引起粒细胞和血小板减少而导致感染及出血，对于老年人应谨慎，使用前应仔细评估身体状况权衡利弊。

老年贫血的治疗目标：高水平的血红蛋白浓度并不是治疗的终极目标。对老年人来说，患有心脑血管疾病、肿瘤相关性高凝状态或控制不理想的高血压等贫血患者，血红蛋白的水平不宜过高。虽然目前尚无老年贫血的统一治疗标准，但一般认为使血红蛋白浓度恢复到100～120g/L就达到治疗目标了。

七、相关探索

目前仍没有老年贫血Hb诊断界值的统一标准，较新的观点普遍为HB＜120g/L，且不分男女。同年龄、种族及合并症相关的相应界值有待进一步研究。

老年贫血的病因由于患者合并多种病理生理状态且服用多种药物而难以准确判断，虽尽可能完善检查，不明原因的贫血仍占 1/3。实际上，相当一部分老年贫血为多因素综合作用的结果，但病因诊断对指导后续治疗十分重要。

针对衰老相关的炎症状态的研究取得了一定进展，相关炎性因子的表达在老年贫血的发生发展中可能发挥着重要作用，同时继发产生的 Hepcidin 在老年贫血的发病及预后评估中可能也扮演着重要角色，故改善炎症状态、降低 Hepcidin 水平可能为治疗老年贫血的新思路，但有待更多证据加以证实。

（朱宏丽；施红 王朝晖 审阅）

参 考 文 献

[1] 朴建华，赖建强，荫士安，等. 中国居民贫血状况研究[J]. 营养学报，2005，27（4）：268-275.

[2] 刘炜洋，王小钦. 老年贫血的诊断与治疗[J]. 老年医学与保健，2018，24（6）：749-753.

[3] Goodnough LT，Schrier SL. Evaluation and management of anemia in the elderly[J]. Am J Hematol，2014，89（1）：88-96.

[4] Kaushansky K，Lichtman MA，Beutler E，et al. Williams Hematology[M]. 8th ed. China Translation and Printing Services，Ltd，119，2011.

[5] Barr PJ，Bailie KE. Transfusion thresholds in FOCUS[J]. N Engl J Med，2011，365：2532-2533.

[6] Eisenstaedt R，Penninx BW，Woodman RC. Anemia in the elderly：current understanding and emerging concepts[J]. Blood Rev，2006，20（4）：213-226.

第三节 血栓栓塞性疾病

一、概述

血栓栓塞性疾病包括血栓形成和血栓栓塞两个病理过程，是可发生在多部位的系统性疾病，致残、致死率较高，主要包括：动脉粥样硬化血栓形成、静脉血栓栓塞和外周动脉栓塞。老年人的血栓栓塞性疾病发病率较高，主要原因有以下几个方面：①血管壁的损伤增加，老年人血管动脉粥样硬化和血管内皮损害增加，促进了血栓形成；②血小板聚集性随年龄增长而增高；③凝血功能亢进，老年人在不同程度上存在凝血因子增多；④制动因素多，衰弱、共病、跌倒等问题增加。静脉血栓栓塞性疾病（venous thromboembolism，VTE）包括深静脉血栓形成（deep venous thrombosis，DVT）和肺血栓栓塞症（pulmonary thromboembolism，PTE）。全球范围内 VTE 有较高的发病率，以美国为例，VTE 发病率约为 1.17/1 000，每年约有 35 万例 VTE 发生。VTE 的发病率随年龄增加，且 90% 致死性肺栓塞发生在 50 岁以上。本文重点讨论静脉血栓栓塞性疾病及抗栓治疗。

二、静脉血栓栓塞性疾病

（一）危险因素

静脉血栓栓塞的发病率随年龄增长而增加，尤其是高龄老年人发生 VTE 的危险显著增高。任何可以导致静脉血流淤滞、血管内皮损伤和血液高凝状态的因素（Virchow 三要素）均为 VTE 的危险因素，包括遗传性和获得性两类。老年人 VTE 危险因素以获得性因素多见（表 4-6-1），而遗传性因素是老年人发生 VTE 的少见因素。门诊老年人发生 VTE 常见危险因素有近 3 个月住院史、恶性疾病、既往 VTE 病史、癌症化疗后、雌

表 4-6-1 老年静脉血栓栓塞症常见获得性危险因素

血液高凝状态	血管内皮损伤	静脉血流瘀滞
高龄	手术（多见于全髋关节或膝关节置换）	瘫痪
恶性肿瘤	创伤/骨折（多见髋部骨折和脊髓损伤）	急性内科疾病住院
抗磷脂抗体综合征	高同型半胱氨酸血症	居家养老护理
静脉血栓个人史/家族史	肿瘤静脉内化疗	
肥胖	吸烟	
炎症性肠病	中心静脉置管或起搏器	
肝素诱导血小板减少症		
肾病综合征		
真性红细胞增多症		
原发性血小板增多症		
巨球蛋白血症		

激素治疗后、抗磷脂抗体综合征等。住院老年人最常见的危险因素是近期外科手术、创伤、既往有 VTE 病史、制动、恶性肿瘤、慢性心力衰竭、脑卒中、急性感染等，尤其是骨科手术后。

（二）临床表现

老年 VTE 患者中 PTE 比例较年轻人更高，且 PTE 病死率较年轻人增加 4 倍。DVT 临床表现主要为患肢肿胀、疼痛、行走后患肢易疲劳或肿胀加重，可通过临床预测标准评估 DVT 可能性（表 4-6-2）。急性 PTE 临床表现多样，缺乏特异性，最常见的表现为：呼吸困难及气促（80%～90%），胸膜炎性胸痛（40%～70%），老年 PTE 患者中晕厥（11%～20%）症状比例高于年轻人，其他不典型的症状还包括烦躁不安、惊恐甚至濒死感（15%～55%），发热（24%～43%），多为低热，少数患者可有中度以上的发热（11%），咳嗽（20%～56%），咯血（11%～30%），心悸（10%～32%），低血压和/或休克（1%～5%），胸腔积液（24%～30%），猝死（<1%）。在缺乏确诊证据时，根据简化后 Wells 评分（表 4-6-3）和修正后 Geneva 评分（表 4-6-4）评估 PTE 临床可能性，其中低可能组 PTE 患者的比例大约 12%。约 25%～30% DVT 发展为血栓后综合征（post thrombotic syndrome，PTS），PTS 的症状包括慢性腿痛、肿胀、色素沉着以及严重的腿部溃疡（10%）。1%～9% PTE 并发慢性血栓栓塞性

表 4-6-2 DVT 可能性评估

项目	评分
活动性恶性肿瘤（正在进行或 6 个月内曾经进行治疗，或非手术治疗）	1
瘫痪、轻瘫或近期下肢石膏制动	1
近期卧床超过 3 天，或在近 4 周内进行过大手术	1
沿深静脉系统分布有局部压痛	1
整条腿肿胀	1
受累的小腿周径较无症状的小腿周径增粗 3cm 以上（自胫骨粗隆下 10cm 处进行测量）	1
有症状的腿部有局限的可凹性水肿	1
表浅静脉扩张（非静脉曲张性扩张）	1
考虑其他诊断可能性较 DVT 大	−2
总分	

总分≤0 低度可能（15%），1～2 为中度可能（25%），≥3 为高度可能（60%）

表 4-6-3 Wells 评分（简版）

内容	计分
既往 PTE/DVT 病史	1
心率 >100 次/min	1
过去四周内手术或制动史	1
咯血	1
进展肿瘤	1
DVT 临床征象	1
诊断其他疾病可能性小于 PTE	1

低可能性：0～1 分；高可能性：≥2 分

表 4-6-4 修正后 Geneva 评分（简版）

内容	计分
既往 PTE/DVT 病史	1
过去四周内手术或骨折史	1
活动性肿瘤	1
心率	
75～94 次/min	1
≥95 次/min	2
咯血	1
单侧下肢痛	1
下肢深静脉触痛及单侧下肢水肿	1
年龄 >65 岁	1

低可能性：0～2 分；高可能性：≥3 分

肺动脉高压（chronic thromboembolic pulmonary hypertension，CTEPH），包括慢性呼吸困难，右心衰竭相关症状。

（三）筛查与评估

目前老年血栓性疾病存在预防及治疗不足问题。国际大规模临床研究结果显示，内科住院患者 VTE 患病率为 4.9%～14.9%，而危重患者的 VTE 患病率更高，可达 30%，早期识别和干预住院患者的血栓栓塞风险是防治 VTE 的关键。推荐在医院、照护机构建设 VTE 防治体系，早期识别血栓风险并进行宣教、药物预防（低分子肝素、口服抗凝剂等）、器械预防（间歇充气加压泵等）等干预措施。常用的评估量表有适用于外科住院患者的 Caprini 评分（表 4-6-5）和适用于内科住院患者的 Padua 评分（表 4-6-6）。

明确 PTE 诊断后基于患者血流动力学状态、心肌损伤标志物及右心室功能等指标进行综合评估。高危 PTE 病死率≥15%，中危 PTE 病死率约 3%～15%，低危 PTE 病死率 <1%。

表 4-6-5 Caprini 评分

1分	2分	3～4分	5分
年龄 41～60 岁	年龄 61～74 岁	年龄 ≥75 岁	脑卒中（1 个月内）
小手术	关节镜手术	VTE 病史	择期关节置换术
体重指数 >25kg/m²	开放式手术（>45min）	VTE 家族史	髋关节、骨盆或下肢骨折
下肢水肿	腹腔镜手术（>45min）	因子 V Leiden 阳性	急性脊柱损伤（1 个月内）
静脉曲张	恶性肿瘤	凝血酶原 G20210A 阳性	
妊娠期或产后	卧床（>72h）	狼疮抗凝物阳性	
不能解释或二次自然流产病史		抗心磷脂抗体阳性	
口服避孕药或激素替代治疗		血清同型半胱氨酸升高	
败血症（1 个月内）		肝素诱导的血小板减少症	
严重肺部疾病,包括肺炎（1 个月内）		其他先天性或获得性易栓症	
肺功能异常			
急性心肌梗死			
充血性心力衰竭（1 个月内）			
肠炎病史			
需要卧床休息的患者			

0～1 分: 非常低危（2%）; 2 分: 低危（10%～20%）; 3～4 分: 中危（20%～40%）; ≥5 分: 高危（40%～80%）

表 4-6-6 Padua 评分

危险因素	评分
活动性恶性肿瘤,患者先前具有局部或远处转移和 / 或 6 个月内接受过化疗和放疗	3
既往静脉血栓栓塞症	3
制动,患者身体原因或遵医嘱卧床休息至少 3 天	3
有血栓形成倾向,抗凝血酶缺陷症,蛋白 C 或 S 缺乏、Leiden V 因子、凝血酶原 G20210A 突变,抗磷脂抗体综合征	3
近期（≤1 个月）创伤或外科手术	2
年龄 ≥70 岁	1
心脏和 / 或呼吸衰竭	1
急性心肌梗死和 / 或缺血性脑卒中	1
急性感染和 / 或风湿性疾病	1
肥胖（体质指数 >3kg/m²）	1
正在进行激素治疗	1

注: ≥4 分存在静脉血栓栓塞风险

1. **高危 PTE** 以休克和低血压为主要表现,即体循环收缩压 <90mmHg,或较基础值下降幅度 ≥40mmHg,持续 15min 以上。须除外新发生的心律失常、低血容量或感染中毒症所致的血压下降。

2. **中危 PTE** 血流动力学稳定,但存在右心室功能障碍（right ventricular dysfunction,RVD）的影像学证据或心脏生物学标志物升高。根据病情的严重程度,可以将中危 PTE 进行再分层。中高危: RVD 和心脏生物学标志物升高同时存在。中低危: 单纯存在 RVD 或心脏生物学标志物升高。

3. **低危 PTE** 血流动力学稳定,不存在 RVD 和心脏生物学标志物升高的 PTE。

（四）诊断

1. **VTE 确诊检查** D- 二聚体是特异性的纤溶过程标志物,D- 二聚体含量 <500μg/L,可基本排除急性 VTE。D- 二聚体的诊断特异性随着年龄的升高而逐渐下降。证据显示,随年龄调整的 D- 二聚体临界值[>50 岁患者为年龄（岁）×10μg/L]可使特异度增加到 34%～46%,敏感度 >97%。加压超声检查已基本取代静脉造影作为 DVT 诊断的标准方法。CT 肺动脉造影（CT pulmonary arteriography,CTPA）在老年 PTE 的诊断中非常重要,但由于碘造影剂对肾脏的潜在损害,对估计肾小球滤过率（estimated glomerular filtration rate, eGFR）<45ml/min 的老年患者不建议做 CTPA 检查,可由肺灌注 / 通气扫描替代。肺动脉磁共振成像（MRI）诊断意义与 CTPA 相比无显著差异,但其扫描时间长,老年 PTE 患者不能完全配合。

肺动脉造影一直是诊断 PTE 的"金标准",对于 PTE 诊断有很高的敏感性和特异性。仅在临床高度怀疑 PTE 而静脉超声和 CTPA 检查阴性时,或需要介入碎栓或外科手术取栓时可考虑。

2. 其他检查

(1)动脉血气分析:急性 PTE 常表现为低氧血症、低碳酸血症和肺泡 - 动脉血氧分压差[P(A-a)O$_2$]增大,部分患者的血气结果可以正常。

(2)血浆肌钙蛋白:包括肌钙蛋白 I(cTNI)及肌钙蛋白 T(cTNT),是评价心肌损伤的指标。肌钙蛋白升高提示急性 PTE 患者预后不良。

(3)脑钠肽(BNP)和 N- 末端脑钠肽前体(NT-proBNP):BNP 和 NT-proBNP 是心室肌细胞在心室扩张或压力负荷增加时合成和分泌的心源性激素,升高水平可反映右心功能及血流动力学紊乱的严重程度。

(4)心电图:非特异。多见 V1~V4 的 T 波改变和 ST 段异常;部分可有 S$_1$Q$_{III}$T$_{III}$征;其他心电图改变包括完全或不完全右束支传导阻滞;肺型 P 波;电轴右偏,顺钟向转位等。

(5)胸部 X 线片:区域性肺血管纹理变细、稀疏或消失,肺野透亮度增加,肺野局部浸润性阴影,尖端指向肺门的楔形阴影,肺不张或膨胀不全,右下肺动脉干增宽或伴截断征,肺动脉段膨隆以及右心室扩大征,患侧横膈抬高,少至中量胸腔积液征等。但这些表现均缺乏特异性。

(6)超声心动图:超声心动图在提示 PTE 诊断和排除其他心血管疾患方面有重要价值。超声心动图检查可发现 RVD 的征象,包括出现右心室扩大、右心室游离壁运动减低,室间隔平直,三尖瓣收缩期反流峰值压差 > 30mmHg(1mmHg = 0.133kPa)、下腔静脉扩张吸气塌陷率减低等。超声心动图可作为危险分层的重要依据。若超声发现右心系统(包括右心房、右心室及肺动脉)血栓,可诊断 PTE。

三、老年血栓栓塞性疾病抗栓治疗的特点

在治疗方面,抗栓与出血是一对紧密相连的矛盾,这对矛盾的转化受到诸多因素的影响。除疾病本身与药物的作用外,人体促凝血与纤溶系统的平衡、各器官吸收转运、代谢转化功能以及药物之间的相互作用等也与之密切相关。高龄是抗凝药物诱发大出血的独立危险因素,随着增龄,老年人体内纤维蛋白原、VII 因子、VIII 因子等促凝因素以及纤溶酶原激活物抑制剂 -1、凝血酶激活纤溶抑制物等抗纤溶因素升高,肝肾功能下降,消化道血流减少,胃排空延迟,体脂增加,白蛋白水平降低等影响了药物吸收、分布、代谢。老年人的生理、病理生理变化以及器官功能退化加剧了抗栓与出血的矛盾,也为临床老年血栓性疾病治疗药物调整带来困难。临床治疗缺乏循证医学证据,在目前报道的纳入 75 岁以上老年人群的 ACS 试验不到 7%,VTE 及房颤相关临床试验中 75 岁以上老年人群比例约 10%~40%,且来自亚洲人群数据偏少。为减少老年人抗栓治疗出血风险,应注意在以下几个方面预防及管理:

(一)抗栓治疗强度及时间

VTE 的抗凝治疗的标准疗程为至少 3 个月,几项研究的汇总分析显示,与 3~6 个月相比,4~6 周的抗血栓治疗疗程 VTE 复发风险高(RR = 0.83)。较长的治疗疗程(6~12 个月)并未显著减少 VTE 复发,但与 3 个月治疗相比,其大出血事件增加一倍以上(RR = 2.49)。3 个月的抗凝治疗后,如果血栓危险因素持续存在,需要继续进行抗凝治疗,预防血栓复发。急性冠脉综合征、房颤也是老年人群中常见的抗栓(双联抗血小板和 / 或抗凝治疗)适应证,指南推荐急性冠脉综合征患者接受双联抗血小板治疗时间为 12 个月,植入裸金属支架的双联抗血小板治疗时间短于药物涂层支架。如同时合并抗血小板和抗凝指征时,应当尽量避免延长三联抗栓治疗的时间,双联或三联抗栓治疗的时程不再取决于置入的支架类型,而是患者的临床表现。目前,三联抗栓治疗的"默认"时程是急性冠脉综合征后 3 个月,择期支架置入术后 1 个月。在已有双联抗血小板治疗研究中,提示停用阿司匹林较停用氯吡格雷能够更有效减少出血的发生。

(二)抗栓治疗药物选择

2015 年欧洲心脏病学会发布《老年人抗栓治疗专家共识》,其中总结推荐了老年患者抗栓药物(表 4-6-7)。新型口服抗凝药(novel oral anticoagulants, NOACs)的抗凝疗效不亚于华法林,且安全性更好,被越来越多的应用于老年血栓性疾病。

2016 年美国胸科医师学会发布的第 10 版 VTE 抗栓治疗指南对非肿瘤 VTE 患者前 3 个月及以后长期抗凝治疗推荐使用 NOACs，而不用维生素 K 拮抗剂。目前的 NOACs 主要包括直接 Xa 因子抑制剂与直接 IIa 因子抑制剂，直接 Xa 因子抑制剂的代表药物是利伐沙班（Rivaroxaban）、阿哌沙班（Apixaban）和依度沙班（Edoxaban）等，直接 IIa 因子抑制剂代表药物是达比加群酯（Dabigatran）。

（三）围手术期抗栓管理

血栓栓塞性疾病的老年患者抗栓治疗期间手

表 4-6-7 常用老年患者抗栓药物

药物	适应证及剂量	老年人减量	根据肾功能减量	老年人特殊考虑
抗血小板药物				
阿司匹林	75～100mg Qd（血管事件二级预防）			不适用于一级预防
氯吡格雷	75mg qd			年龄≥75 岁接受溶栓的 STEMI 患者，不推荐 300mg 负荷剂量
替格瑞洛	90mg bid（ACS）			COPD/ 哮喘或严重的窦房结疾病慎用；既往有脑出血禁用
口服抗凝药				
华法林	根据 INR 调整剂量（房颤、VTE、机械瓣膜植入）	随年龄增长减少剂量以达到目标 INR		老年人须密切监测
达比加群	110mg bid（不能用于 VTE）150mg bid（非瓣膜病房颤、VTE）	年龄 75 岁以上的房颤患者可考虑 110mg bid	CCr<30ml/min 禁用	≥75 岁患者应警惕颅外大出血发生率并不显著低于华法林
利伐沙班	20mg qd（VTE，前 21 天 15mg bid）非瓣膜病房颤、VTE		CrCl<15ml/min 禁用	不需要根据年龄调整剂量
阿哌沙班	5mg bid（非瓣膜病房颤、VTE）	年龄≥80 岁、体重≤60kg、血肌酐≥1.5mg/dl 三项中的两项以上，2.5mg bid	CrCl<15ml/min 禁用	
注射用抗凝剂				
普通肝素	根据 APTT 调整剂量（ACS、PCI、VTE）			可用于严重肾功能损伤者（CrCl<15ml/min）
低分子肝素	根据分子量和适应证调整（ACS、PCI、VTE）		若 CrCl<30ml/min 应减量	
磺达肝癸钠	2.5mg qd（ACS、VTE）		若 CrCl 为 20～50ml/min，1.5mg qd；若 CrCl<20ml/min 禁用	
比伐卢定	0.75mg/kg 静推＋1.75mg/（kg·h）静滴 4h（接受 PCI 的 ACS 患者）		若 CrCl 为 30～59ml/min，静点减至 1.4mg/h；若 CrCl<30ml/min 禁用	
纤溶剂				
替奈普酶	根据体重静推 6 000～10 000U（30～50mg，STEMI、PTE）	年龄≥75 岁者，若采取药物介入策略，推荐剂量减半		年龄≥75 岁慎用全剂量，推荐剂量减半；6 个月内有 ICH、卒中或 TIA 史禁用

STEMI: 急性 ST 段抬高心肌梗死; COPD: 慢性阻塞性肺疾病; CrCl: 肌酐清除率; VTE: 静脉血栓栓塞; PTE: 肺血栓栓塞症

术治疗出血风险极高，如必须接受手术，应当尽量推迟手术，直至抗栓疗程终止或可减量时，并于术前充分评估出血风险（表4-6-8）。服用华法林的患者，可根据 INR 值来评估抗凝效果以及手术时机。牙龈或局部皮肤等出现小量出血可以不必停药或减药。对于使用 NOACs 患者，低出血风险者术前停1天，术后1天恢复；高风险者停2天，术后2～3天恢复。轻度脑出血性卒中，在出血停止后12天可恢复抗血栓药物治疗。

表4-6-8 手术出血风险

极低出血风险	低出血风险	高出血风险
浅表手术（皮肤手术）	内镜检查与活检	左心心律失常射频消融术
脓肿切开	膀胱、前列腺活检	肝活检
拔牙（1～3颗）	心脏电生理检查、右心心律失常射频消融术	肾活检
青光眼、白内障手术	心导管冠状动脉检查	经尿道前列腺切除术
内镜检查	心脏起搏器、除颤器手术	脊椎麻醉、穿刺
	痔疮手术	神经手术
	胆囊内镜手术	心血管、胸腔手术
	腹部疝气手术	腹部手术
	关节镜检查	重大骨科手术
		体外冲击波碎石

（四）综合管理及合理预防

老年血栓性疾病在接受抗凝治疗前应评估出血风险，但目前尚无统一评估标准，仍为各疾病独立的评估标准，例如房颤 HAS-BLED 出血风险评估，急性冠脉综合征的 CRUSADE 评分。出血高危因素包括患者自身因素、合并症或并发症、治疗相关因素（表4-6-9）。大部分因素均不可逆，但仍有部分措施可减少出血风险，包括：①控制血压在 130/80mmHg 以下；②尽量减少延长三联用药时间；③双联抗血小板治疗预防使用质子泵抑制剂；④减少联用非甾体类抗炎药、激素等。作为常见的老年综合征，衰弱、跌倒、痴呆并非抗栓治疗的禁忌证，但在严重衰弱预期生存期较短的老年患者中需审视抗栓治疗的获益性。跌倒、痴呆是影响安全用药因素，应注意采取预防跌倒、增加用药依从性等措施。

表4-6-9 抗栓治疗出血高危因素

患者自身因素	合并症或并发症	治疗相关因素
年龄 >75 岁	恶性肿瘤	多种抗栓药物联用
既往出血史	转移性肿瘤	INR 控制不佳
既往卒中史	肾功能不全	非甾体抗炎药使用
近期手术史	肝功能不全	激素使用
频繁跌倒	血小板减少	
嗜酒	糖尿病	
	贫血	
	高血压	

（五）异常凝血功能的纠正

老年患者抗凝强度是大出血的最强预测因子，而快速有效的纠正凝血异常能够减少出血风险及危害，常用方式有以下几种：①补充外源凝血因子（新鲜冷冻血浆、凝血酶原复合物）；②促进合成凝血因子（维生素 K_1）；③失活抗凝剂（鱼精蛋白）。其中新鲜冷冻血浆（8ml/kg）、凝血酶原复合物能即刻纠正凝血功能异常，而维生素 K_1 需4～6h。推荐75岁以上老年人 INR 目标值定在 2.0～2.5，对于华法林过量的逆转方法，具体见表4-6-10。由于 NOACs 在老年人群中逐渐被广泛应用，针对应用 NOACs 合并出血的患者，除上述补充凝血因子方法外，还可以使用特异性逆转

表4-6-10 INR 异常或出血时处理

分类	处理
3≤INR<4.5（无出血并发症）	适当降低华法林剂量（5%～20%）或停服1次，1～2天后复查 INR。当 INR 恢复到目标值以后调整华法林剂量并重新开始
4.5≤INR<10（无出血并发症）	停用华法林，缓慢静脉注射维生素 K_1（1.0～2.5mg），6～12h 复查 INR。INR<3 后重新以小剂量华法林开始治疗
INR≥10（无出血并发症）	停用华法林，缓慢静脉注射维生素 K_1（2.5～5mg），6～12h 复查 INR。INR<3 后重新以小剂量华法林开始治疗。若患者具有出血高危因素，可考虑输注新鲜冷冻血浆、凝血酶原复合物等
严重出血（无论 INR 水平如何）	停用华法林，缓慢静脉注射维生素 K_1（10mg），输注新鲜冷冻血浆、凝血酶原复合物等，随时监测 INR。病情稳定后需要重新评估应用华法林治疗的必要性

剂。NOACs 的逆转剂包括依达赛珠单抗（Idaru-cizumab）、Andexanet alfa（处于Ⅲ期临床研究）。其中依达赛珠单抗是达比加群酯特异性逆转剂，Andexanet alfa 是Ⅹa 因子抑制剂逆转剂，两者均通过竞争性结合 NOACs 相应靶点起效。

血栓栓塞性疾病严重危害老年人躯体健康及生活质量，因受累部位不同，临床上涉及多个专科。结合老年医学特点，治疗不应是单独学科治疗，而是多学科协作诊疗。在静脉血栓栓塞性疾病中，应注意识别各种危险因素，及时去除诱因；对有遗传性高凝倾向的患者做好终身血栓预防。一旦确诊静脉血栓栓塞性疾病，急性期的可靠诊断和规范治疗、长期治疗防治复发、防止发生血栓后综合征是提高远期生存率和改善预后的重要措施。

四、血栓栓塞性疾病诊疗展望

目前抗栓治疗疗效已被肯定，亟需解决的问题是如何降低老年患者出血风险，并进一步探索构建老年患者抗栓治疗获益 - 风险模型，尤其是高龄患者。出血风险涉及老年生理特点、多重用药、共病、跌倒、痴呆等多个方面，但无论是老年患者药物代谢特点，还是抗栓治疗方案的选择，都缺乏高等级循证医学证据。老年凝血系统的增龄性改变以及脏器功能衰退已逐渐被认知，这对临床抗栓治疗提供了部分实践依据，为使血栓栓塞性疾病患者能获得更加精准的个体化治疗，期待能有更多来自于我国或其他亚洲国家的临床研究。

血栓栓塞性疾病"筛查风险 - 预防干预"与老年医学"综合评估 - 干预"理念相同，都是重视早期风险的识别及预防。建立涵盖医院、养老院、社区的老年血栓栓塞性疾病系统性防治体系尤为重要，应加快对三级医院 - 养老院 - 社区关于血栓栓塞性疾病筛查及双向转诊模式的探讨和实施，形成对血栓栓塞性疾病的立体诊治模式，优化资源配置，降低发病率和病死率，减少医疗费用。

（施红　武文斌；王朝晖　朱宏丽　审阅）

参 考 文 献

[1] Kearon C，Akl EA，Ornelas J，et al. Antithrombotic Therapy for VTE Disease: CHEST Guideline and Expert Panel Report[J]. Chest，2016，149（2）: 315-352.

[2] Andreotti F，Rocca B，Husted S，et al. Antithrombotic therapy in the elderly: expert position paper of the European Society of Cardiology Working Group on Thrombosis[J]. Eur Heart J，2015，36（46）: 3238-3249.

[3] 《内科住院患者静脉血栓栓塞症预防的中国专家建议》写作组，中华医学会老年医学分会，中华医学会呼吸病学分会，等. 内科住院患者静脉血栓栓塞症预防的中国专家建议 [J]. 中华老年医学杂志，2009，28（1）: 1-7.

[4] January CT，Wann LS，Calkins H，et al. 2019 AHA/ACC/HRS Focused Update of the 2014 AHA/ACC/HRS Guideline for the Management of Patients With Atrial Fibrillation: A Report of the American College of Cardiology/American Heart Association Task Force on Clinical Practice Guidelines and the Heart Rhythm Society[J]. Heart Rhythm，2019，16（8）: e66-e93.

第七章 免疫衰老与相关疾病

第一节 衰老对免疫系统的影响

机体的免疫系统由固有免疫和适应性免疫构成,衰老进程中二者均会受到影响。衰老对免疫系统的影响是广泛的,从骨髓和胸腺中的造血干细胞、淋巴祖细胞到次级淋巴器官中的成熟淋巴细胞,所产生的变化统称为"免疫衰老"。"免疫衰老"可导致老年人的免疫应答能力下降、感染性疾病发生率和死亡率升高。虽然在过去几十年的研究中已对免疫衰老有所理解,但其潜在机制仍未完全了解。

增龄引起的免疫系统变化主要表现在三个方面:①免疫细胞的改变;②淋巴组织或器官微环境的改变;③循环因子,如趋化因子、细胞因子及其他可溶性分子的改变。以上三大方面的变化是相互影响的:淋巴组织或器官微环境改变影响淋巴细胞发育分化,而循环因子由免疫细胞产生,其又引导免疫细胞发挥作用,通过促进或抑制免疫应答来维持免疫系统的稳态。这些改变之间的相互关系尚不清楚,并且哪些成分在其中起主导作用及其与增龄的因果关系也尚待进一步研究。明确这些机制有助于改善增龄引起的免疫衰退,从而进一步改善老年人的免疫状态,预防、治疗衰老相关性免疫疾病。

一、衰老对固有免疫细胞的影响

一方面,固有免疫系统在机体中起重要作用,病原体入侵宿主体内后,其表达的病原相关分子模式(pathogen-associated molecular patterns, PAMPs)能够被天然免疫细胞如树突状细胞、巨噬细胞等表达的模式识别受体(pattern recognition receptors, PRRs)识别,激活天然免疫,诱导免疫细胞分泌大量干扰素;另一方面,启动的天然免疫会进一步活化和调节适应性免疫,达到清除感染、修复损伤的目的。在衰老进程中,固有免疫系统的改变包括皮肤、胃肠道、呼吸道黏膜的屏障作用降低,以及局部免疫球蛋白量的降低。随着年龄增大,这些作为固有免疫的第一道防线的"屏障"功能受损,皮脂腺减少,分泌功能减弱。

中性粒细胞是固有免疫系统中的重要组成部分,内含有髓过氧化酶(myeloperoxidase, MPO)、溶菌酶、碱性磷酸酶和酸性水解酶等丰富的酶类,中性粒细胞通过各种酶组成杀菌系统,同时借助补体片段或抗体的协调作用,对病原体产生强大的吞噬和杀伤作用。在炎症开始阶段,中性粒细胞是向炎症部位迁移的第一反应者之一。虽然在老年群体中,中性粒细胞的数量并未减少,但是 CD16Fcγ 受体的表达减少,从而导致由 Fc 受体介导的超氧化物的吞噬作用受到影响。这提示 Fc 受体应激效应的下降与老年人中性粒细胞免疫功能减退有关。此外,衰老个体的细胞因子信号、过氧化物和一氧化氮的产生以及中性粒细胞(CD11b + Gr-1 + 细胞)的吞噬功能均降低,与老年人细菌感染和败血症的不良预后相关,而老年人中性粒细胞对金黄色葡萄球菌的反应减弱,则增加了肺部感染的概率。同时,在年老小鼠实验中发现,中性粒细胞向肺部迁移的数量减少,增加了肺部感染和复发的风险。

巨噬细胞是一种位于组织内的白细胞,源自单核细胞,能够吞噬和消化细胞碎片、外来物质、微生物、癌细胞以及自身衰老和死亡的细胞,从而发挥机体的免疫防御、免疫自稳和免疫监视功能。此外它可通过内吞作用摄取抗原,进一步代谢将其修饰成特异性肽段呈递给辅助性 T 细胞(helper T cell, T_H)。在老年个体中巨噬细胞无法处理病原体相关的分子模式(pathogen associated molecular pattern, PAMPS),使得活化酶的磷酸化减少，细胞因子分泌减少和延迟以及吞噬能力减弱，可能加速老年人低度慢性炎症进程。有研究报道，老年小鼠脾脏巨噬细胞和活化的腹腔巨噬细胞表达 Toll 样受体（toll- like receptor，TLR）显著减少，各种趋化因子和细胞因子（如白介 -6 和肿瘤坏死因子）表达下降。老年动物实验也发现，由于干扰素 -γ（interferon- γ）的作用，机体产生的超氧阴离子减少。研究表明，老年人活化巨噬细胞分泌前列腺素 E2（prostaglandin E2，PGE2）水平较年轻人显著增强，而 PGE2 能抑制细胞表面主要组织相容性复合体 -Ⅱ（major histoconpatibity complex，MHC-Ⅱ）的表达和白介 -12（interleukin-12，IL-12）的产生，从而导致巨噬细胞的抗原提呈能力下降。此外，老年小鼠的单核 / 巨噬细胞抑制 T 细胞的增殖。

自然杀伤细胞（natural killer cells，NK）是一种细胞毒性细胞，对固有免疫至关重要，与机体的抗肿瘤、抗病毒感染和免疫调节密切联系。它能在没有抗体和主要组织相容性复合体的情况下识别靶细胞，释放穿孔素、细胞毒等因子，从而实现更快的免疫反应。老年人免疫性疾病的高发率表明，在该年龄段，免疫监视的重要机制如 NK 细胞的活性缺陷是重要原因。随着年龄增加，自然杀伤细胞从不成熟的 CD14$^+$CD56^{dim} 亚群转变为成熟型 CD14$^+$CD56^{bright} 亚群，然而，在衰老个体中，这两亚群分泌细胞因子和细胞毒素的功能均减弱，细胞迁移能力和受体多样性也降低。最近的研究指出，高 NK 细胞活性与长寿和健康相关，而低 NK 细胞功能与免疫性疾病的发病率和死亡率增加有关。有证据表明，NK 细胞在预防感染方面有重要作用，老年人 NK 细胞数量或功能低下与死亡风险增加及严重感染发生率增加有关；另有研究发现 NK 细胞活性降低可能与动脉粥样硬化和神经退行性疾病的发生相关。

树突状细胞（dendritic cells，DCs）是机体功能最强的抗原呈递细胞（antigen presenting cells，APC），是先天性免疫和适应性免疫之间的信使。树突细胞往往存在于那些与外部环境接触的组织中，如皮肤（有一种特殊的树突状细胞类型称为朗格汉斯细胞），一旦被激活，它们就会迁移至淋巴结，在那里与淋巴细胞相互作用，启动适应性免疫反应。增龄可减少树突状细胞对抗原和 / 或

微生物的摄取，呈递抗原所必需的共刺激分子和关键细胞因子表达下降。这与微生物免疫逃逸的发生密切相关。另外，DCs 的趋化作用及产生 IL-12 的能力也受损。与巨噬细胞相同，衰老个体的 DCs 对固有免疫应答能力降低。研究表明，淋巴结生发中心的数量和体积随增龄而降低，导致生发中心反应性减弱。此外，老年人淋巴结中的滤泡树突状细胞（follicular dendritic cells，FDC）数量显著减少，趋化因子 CXCL13 的表达减少，保留免疫复合物的能力也明显受损。滤泡树突状细胞的这些缺陷可能是老年人体液免疫减退的潜在因素。

二、衰老对适应性免疫的影响

适应性免疫应答一般分三个阶段：识别活化阶段、增殖分化阶段和效应阶段。这个过程主要由 T 淋巴细胞和 B 淋巴细胞发挥作用。已有大量研究证实，衰老可引起 T 细胞和 B 细胞改变，而部分改变发生在造血干细胞发育早期，并且常见于两个谱系的祖细胞。

随着年龄增长，骨髓（bone marrow，BM）造血组织逐渐减少，被脂肪组织取代，黄骨髓呈年龄相关性增加。研究发现，年轻小鼠的造血干细胞可以自我更新，产生髓系和淋系前体细胞，从而产生各种免疫细胞，而老年小鼠的骨髓造血干细胞不能生成足够的淋系前体细胞。其机制尚不清楚，可能其本身生成淋系前体细胞功能障碍，或者其虽能生成前体细胞但是由于增殖能力下降不能有效自我更新。

衰老引起的免疫衰退还跟淋巴结的老化有关。淋巴结是接受抗原刺激并产生免疫应答的场所，人体淋巴结数量随增龄而减少，并且淋巴结皮质和髓质内的淋巴组织减少，脂肪沉积、逐渐呈透明化，这些改变可导致其过滤恶性细胞或微生物的能力显著降低，从而易致病原体和恶性肿瘤细胞扩散。已有报道，老年个体感染病毒后体内淋巴结不能募集足量的 T 和 B 细胞，并且在初级免疫反应中移动缓慢且低效。

另有研究表明，衰老可引起淋巴细胞池稳态失衡，而维持淋巴池的稳态对产生原始淋巴细胞至关重要，这将导致老年人原始 T 和 B 细胞绝对数的减少。

（一）衰老导致的T细胞适应性变化

T细胞作为适应性免疫应答的主要效应和调控细胞，在细胞免疫和体液免疫中都发挥重要作用。胸腺是T细胞发育的主要场所，其本身没有能够自我更新的干细胞，必须通过骨髓来源的前体细胞定期移入。随着年龄增长，胸腺内实质组织逐渐被脂肪取代，胸腺微环境的改变导致T细胞的发育成熟受阻。移植实验证实，从老年小鼠体内提取骨髓细胞或纯化的造血干细胞移植至年轻小鼠体内，其不能有效地产生T细胞，这提示衰老T细胞存在内在缺陷影响其发育潜能。T细胞衰老最初表现在其增殖能力减弱，这可能与过度增殖诱导的端粒过度侵蚀有关，也可能是由于线粒体功能障碍导致活性氧（reactive oxygen species，ROS）生成增加而导致的DNA损伤。在一些年轻个体内，T细胞过度增殖也可出现T细胞衰老，尤其是持续感染病毒（巨细胞病毒）的个体。T细胞衰老的另一个特征是CD28表达缺失，随年龄增长，CD28$^-$细胞比例逐渐增加，尤其是在CD8$^+$T细胞亚群内。研究表明，CD8$^+$CD28$^-$细胞具有寡克隆扩增的特征，其存在导致T细胞受体（T-cell receptor，TCR）多样性受损，从而显著降低对新病原体的应答能力；此外，CD4$^+$CD28$^-$细胞通过分泌IFN-γ激活巨噬细胞，促进泡沫细胞的形成，并进一步导致动脉粥样硬化斑块的形成与发展。

CD27$^+$CD28$^+$细胞群为具有长端粒的未分化的T细胞，而CD27$^-$CD28$^-$细胞群为端粒显著缩短的衰老T细胞。有研究证实T细胞端粒越短，机体感染概率越高，尤其是CD8$^+$CD28$^-$T细胞，其端粒变短于感染率增加之间的相关性随增龄而增大。

在T细胞的发育中起关键作用的IL-7并没有随着增龄而减少。但是淋巴结的结构发生改变导致原始T细胞（naive T cells，T$_N$）不能到达淋巴结进一步分化。一些CD8$^+$或CD4$^+$ T$_N$细胞会改变其表型，转化为类似的"虚拟记忆"T细胞（virtual memory T cells，T$_{VM}$ cells）执行各种免疫功能，然而当面临微生物挑战时，它们逐渐丧失扩增能力，无法有效进行免疫应答。有研究发现，来自老年小鼠或TCR基因敲除小鼠的CD4$^+$T细胞均不能进行正常的免疫应答，进一步分析发现老年小鼠或TCR敲除小鼠中存在大量T$_{VM}$细胞。另有学者报道，18~22个月大的小鼠中枢记忆T细胞（central memory T cell，T$_{CM}$ cell）主要有T$_{VM}$细胞组成，这些细胞表现出受限的T细胞受体表达谱。一项表观遗传学分析表明，随着年龄增长，很多T$_N$和T$_{VM}$细胞呈分化程度更高的表型。

此外，衰老个体的原始T细胞分泌IL-2减少，仅为年轻个体原始T细胞的50%，这将导致CD23（IL-2Rα）表达下降，细胞增殖能力减弱，并且不能分化为Ⅰ型辅助T细胞和Ⅱ型效应T细胞。有研究发现，当细胞受到感染，老年小鼠原始T细胞不能迅速扩增并分化为效应T细胞，产生细胞因子的能力减弱；病毒特异性的CD8$^+$细胞活性不变，但数量显著减少，其抗病毒能力减弱导致病毒清除延迟。此外，老年人记忆CD8细胞再刺激后虽可正常免疫应答，然而，随着年龄增长，胸腺产生的原始T细胞数量减少以及累积外来病原体和环境抗原刺激的影响，使机体对抗新抗原的反应性减弱。

调节性T细胞（regulatory T cell，Treg cell）是一类具有免疫抑制功能的T细胞亚群，对免疫耐受稳态的维持具有重要作用。研究表明在老年人CD4$^+$T细胞亚群中，记忆Treg细胞增加，且循环中记忆Treg细胞的数量与老年人的疫苗接种后的体液免疫应答呈负相关。也有研究认为，Treg细胞的增加可能对预防衰老相关的自身免疫性疾病如类风湿性关节炎至关重要。已有报道，系统性红斑狼疮（systemic lupus erythematosus，SLE）患者，通过采用糖皮质激素和/或环磷酰胺进行诱导缓解治疗，治疗后患者血液中Treg细胞比率回升，疾病活动指数明显下降，Treg细胞比例与狼疮活动指数呈良好相关性，且Treg能有效抑制SLE肾病的发生。

此外，已有大量研究证实老年人T细胞免疫失调。老年人在应对普遍存在的抗原，如水痘带状疱疹病毒、念珠菌或分枝杆菌黏液纯化蛋白衍生物时，虽能对相同的抗原产生较强的T细胞反应，但不能产生延迟型超敏反应，导致老年人群中这类疾病的发生率高、疗效及预后差。

（二）衰老导致的B细胞适应性变化

特异性体液免疫主要由B淋巴细胞介导，B淋巴细胞在辅助T细胞的辅助下，识别胸腺依赖性抗原（thymus dependent antigen，TD-Ag）和胸腺非依赖性抗原（thymus independent antigen，TI-Ag）完成免疫应答。

骨髓是 B 细胞最初的发育场所，B 细胞的分化过程主要可分为前 B 细胞（pre-B cell）、不成熟 B 细胞（immature B cell）、成熟 B 细胞（mature B cell）、活化 B 细胞（activated B cell）和浆细胞（plasma cell）五个阶段。前 B 细胞的数量及百分比随年龄增长显著减少。例如，有报道称，与 18 月龄小鼠相比，20 月龄小鼠 $CD45R^+CD43^+CD19^+AA4^+$ 前 B 细胞的百分比分别降低了 87% 和 75%。另有研究发现，由年轻供体骨髓细胞重建的老年小鼠 B 细胞生成受损，老年小鼠间质细胞分泌白细胞介素 7（IL-7）效率低下，提示造血微环境的 B 淋巴支持潜能随着年龄的增长而降低。然而单凭外在效应无法解释 B 系细胞数量随年龄增长而减少的原因，在体外培养年老小鼠的 B 祖细胞（pro-B cell），虽然给予足够量的 IL-7，但其增殖能力仍不如年轻小鼠的 B 祖细胞，这提示 B 祖细胞本身已发生改变，从而影响后续发育过程，导致 B 淋巴细胞生成障碍。

现有的研究认为，鉴于衰老的 B 细胞不能正常应对刺激移出骨髓，衰老一方面影响 B 细胞从骨髓转移至脾脏，导致新生 B 细胞数量减少，而同时，衰老引起的 $CD4^+$ 辅助 T 细胞功能缺陷，将降低老年人产生高亲和力抗体的反应能力。此外，脾脏是人体最大的周围淋巴样器官，也是淋巴细胞迁移和接受抗原刺激后产生免疫应答、免疫效应分子的重要场所。新生成的 B 细胞进入脾脏后将进入滤泡和边缘区进一步发育。老年人脾脏中 B 细胞在边缘区和 B 淋巴滤泡之间的定位和穿梭显著受损，而边缘区内的 B 细胞缺陷与肺炎球菌感染风险增加、对微生物荚膜多糖的抗体应答减弱有关，表明老化影响边缘区内 B 细胞获得抗原以产生有效的抗体应答的能力。

流行病学研究表明，老年人接种疫苗效果远不如年轻人，如每年的流感疫苗对老年人的有效性只有 40%～60%，其原因是多方面的。由于衰老个体抗原特异性 B 细胞扩增和分化减少，使老年人接种疫苗后抗体产量显著下降。此外，由于 B 细胞分化过程中类转化减少和亲和度降低导致区域基因的体细胞突变，使其所产生的抗体质量

也较差，导致对后续感染的保护更少。

增龄可引起 B 细胞激活因子（B-cell activating factor，BAFF）表达降低，而其在 B 细胞增殖、分化中起重要作用。原始 B 细胞生成减少、B 细胞功能反应性随着衰老而减弱、在 B 细胞活化过程中衰老 B 细胞不能诱导关键转录因子 E47 和负责类转换的关键酶 AID 表达均可导致老年人体内抗体减少，抗体介导的保护作用减弱。然而，这种免疫衰退是由于 B 细胞本身缺陷引起的，或是淋巴细胞不能顺利迁移至淋巴结进一步分化，以及是否与 $CD40L^+$ 辅助 T 细胞的相互作用减少相关目前尚不清楚。同时，随着衰老进程的加速，对环境和 / 或自身抗原具有特异性记忆 B 细胞增多，也限制了其识别外来抗原的能力。

另外，B 细胞根据来源不同可分为 B1 和 B2 两个亚群。B2 细胞多产生针对外来抗原的单反应性抗体，而 B1 细胞产生的抗体多为低亲和力的 IgM，具有多反应性，可形成多种自身抗体。随着年龄增长，B1 细胞（$CD5^+B$ 细胞）数量增加可能与老年人自身免疫性疾病（如系统性红斑狼疮、类风湿性关节炎、Graves 病等）发生率增高有关。

免疫系统的复杂性要求对其老化的研究保持谨慎。每个 B 细胞、T 细胞、自然杀伤细胞（NK）细胞、DC、巨噬细胞、中性粒细胞等谱系中都有大量的细胞亚群，衰老往往会改变这些亚群的相对丰度。如随着血液和次级淋巴器官（secondary lymphoid organs，SLOs）的衰老，原始 T 细胞（naive T cells，T_N cells）（小鼠：$CD44^{lo}62L^{hi}$，人类：$CD28^{int}CCR7^{hi}CD95^{lo}CD45RA^+$）绝对减少而记忆 T 细胞［尤其是效应记忆 T 细胞（effector memory T cells，TEM cells）］相对增多。T 和 B 淋巴细胞均表现出原始淋巴细胞减少，记忆淋巴细胞积累，抗原-受体库表达受限，不能迅速扩增来发挥免疫防御功能。

（吴方；陈彪 审阅）

参 考 文 献

[1] Nikolich-Žugich J. The twilight of immunity: emerging concepts in aging of the immune system[J]. Nat Immunol, 2018, 19（1）: 10-19.

[2] Linton PJ, Dorshkind K. Age-related changes in lym-

phocyte development and function[J]. Nat Immunol, 2004, 5 (2): 133-139.

[3] 张孔雁, 董雅洁, 王义围. 免疫衰老及其相关机制 [J]. 实用老年学, 2018, 32 (12): 1116-1120.

[4] Akbar AN, Henson SM, Lanna. A Senescence of T Lymphocyte: Implications for Enhancing Human Immunity[J]. Trends Immunol, 2016, 37 (12): 866-876.

[5] Weng NP. Aging of the immune system: how much can the adaptive immune system adapt? [J]. Immunity, 2006, 24 (5): 495-499.

[6] Shaw AC, Goldstein DR, Montgomery RR. Age-dependent dysregulation of innate immunity[J]. Nat Rev Immunol, 2013, 13 (12): 875-887.

第二节 老年风湿性疾病诊治特点

随着我国人口老龄化和预期寿命的延长，老年风湿病患者越来越多。与年轻患者相比，老年患者有其自身的临床特点，其疾病谱、临床表现及治疗措施均与年轻患者有一定区别，因此需要了解各种老年人风湿病的临床特点，并采取适合于老年人的治疗策略。

一、类风湿关节炎

（一）概述

类风湿关节炎（Rheumatoid Arthritis, RA）是一种以慢性、侵袭性关节炎为主要临床表现的自身免疫病。RA 在各年龄段皆可发病，30～50 岁发病更为常见，男女患病比例约为 1:3。其发病具有一定的种族差异。我国的 RA 患病率为 0.28%～0.36%。RA 常表现为对称性双手近端指间关节、掌指关节、腕关节等小关节的肿胀、压痛，晚期可出现关节畸形。发病早期关节受累症状可不典型。RA 的关节外表现可伴随关节症状出现或在发病后数月乃至数年后出现。大多数 RA 患者血清中可检出类风湿因子、抗环瓜氨酸肽抗体等自身抗体，但上述抗体阴性时并不能排除本病的诊断。

（二）分型

老年人 RA 按发病年龄的不同可分为 2 种类型，即老年发病型（elderly onset RA, EORA）和青年发病型（younger onset RA, YORA）。YORA 指 60 岁以前出现多关节肿痛并持续到 60 岁以后。

这类患者往往病程较长，部分患者因未接受积极治疗而出现显著的关节功能障碍，表现为腕关节强直、掌指关节半脱位、近端指间关节钮孔花样畸形等。病情长期活动，尤其是伴有高滴度类风湿因子阳性的患者可出现系统性血管炎表现，如皮肤溃疡、周围神经病变、类风湿结节等；肺间质病变也不少见，尤以男性、吸烟者多发；少数患者可出现 Felty's 综合征，表现为脾大和白细胞下降。EORA 指 60 岁以后发病的 RA，相当一部分呈急性或亚急性发病。部分患者初期可有上肢、臀部肌肉僵硬、疼痛等风湿性多肌痛（polymyalgia rheumatica, PMR）样表现，以后逐渐出现典型的多关节肿胀、疼痛。同 YORA 相比，EORA 中男性比例增加，肩、膝等大关节受累多见，常伴有骨关节炎、骨质疏松和高尿酸血症。

（三）诊断

影像学技术在 RA 的诊断与治疗中发挥重要作用。普通 X 线平片可显示骨侵蚀及关节间隙变窄等长病程 RA 患者的关节结构改变，但对于滑膜炎和骨髓水肿等活动性炎性改变则无能为力，因此对于 RA 的早期诊断不能仅依靠 X 线片。新型影像学技术，如 MRI 和肌肉骨骼超声（musculoskeletal ultrasound, MSUS）可发现早期 RA 的活动性炎症。滑膜炎症和骨质侵蚀是 RA 最重要的病理学改变和特征，MSUS 对这些病变有非常高的敏感性。MSUS 在风湿科中的应用日益广泛，也越来越受到风湿科医师的青睐。MRI 不仅对 RA 滑膜炎和骨侵蚀有较高的检出率，还可以发现代表骨髓炎症的骨水肿病变，因此也可以为 RA 的早期诊断、疾病活动性判定和评估预后提供重要依据。但由于 MRI 检查耗时、价格高，目前不作为 RA 诊断的常规影像学手段。

（四）治疗

RA 治疗需积极控制临床症状，治疗手段包括口服非甾体抗炎药（NSAIDs）、物理治疗、外用药、关节腔内注射等。缓解病情抗风湿药物（disease modifying anti-rheumatic drugs, DMARDs）可控制病情进展、阻止骨质破坏及关节畸形。RA 目标治疗是达到临床缓解或低疾病活动度，一旦确诊 RA 就应立即使用 DMARDs 治疗。强调早期强化、个体化治疗。RA 治疗过程中需对病情及药物不良反应进行密切监测。患者应每 1～3

个月随访 1 次，及时调整治疗方案以期在 6 个月内达到治疗目标。

1. **NSAIDs** 是快速缓解老年 RA 患者关节肿痛症状的常用药物。但胃肠道不良反应在老年患者中较青年人更多见，对于高风险患者可使用选择性环氧合酶 -2 抑制剂。NSAIDs 可导致血压增高，且呈剂量依赖性；NSAIDs 抑制前列腺素生成影响其对肾脏有效血流量的调节，对已有肾脏有效血流量下降者，需慎重给药。年龄 >75 岁患者使用 NSAIDs 具有较大安全性问题，在使用时应平衡心血管和胃肠道危险性。

2. **甲氨蝶呤** 是 RA 治疗的重要用药，是多数 RA 患者的首选 DMARD。老年 RA 患者对甲氨蝶呤的反应与年轻患者相当。甲氨蝶呤药物代谢与肾小球滤过率相关，而非年龄相关，不良反应主要有胃肠道损害、肝功能损害和骨髓抑制等。甲氨蝶呤疗效不随年龄增长而降低，不良反应也未随年龄而增加。老年 RA 患者在使用甲氨蝶呤过程中可能出现肺部损害，特别是间质性肺炎，在治疗前后应予以特别关注。接受甲氨蝶呤治疗的 RA 患者每周补充小剂量叶酸可减轻甲氨蝶呤所致肝损害，减少胃肠不耐受及口腔炎的发生率，提高治疗依从性。如不能耐受或有使用禁忌，可用来氟米特、柳氮磺吡啶等替换。

3. **糖皮质激素** 短期使用糖皮质激素可迅速改善关节症状及功能，减轻患者痛苦。对于病程 <6 个月、病情活动的早期 RA，如 NSAIDs 和 / 或局部治疗无效时，可给予中、小剂量糖皮质激素（相当于 7.5～15mg/d 泼尼松）作为 DMARDs 发挥作用前的"桥治疗"。在病情完全缓解后应争取在尽可能短的时间内减量及停药。目前对于长期使用小剂量糖皮质激素治疗 RA 的安全性和效用 / 风险比尚无定论，但其长期治疗的负面作用始终存在，务必严格控制剂量、疗程并采取个体化治疗，遵循最低剂量和最短疗程的原则。

4. **生物制剂** 肿瘤坏死因子（TNF）拮抗剂是目前用于 RA 治疗最多的生物制剂。老年 RA 患者对 TNF 拮抗剂治疗的反应略逊于年轻患者。当与甲氨蝶呤联用时，可明显改善临床症状和抑制骨破坏，且能提高 TNF 拮抗剂治疗的持续性，尤其是英夫利昔单抗。在临床治疗中，相当一部分老年 RA 患者使用减量的 TNF 拮抗剂治疗也

可取得较好疗效。TNF 拮抗剂治疗的主要风险在于感染、肿瘤和心血管事件。引起老年 RA 停用生物制剂的最常见原因是感染，值得关注的是，同时使用糖皮质激素即使是很小剂量（1～4mg/d）也可明显增加严重感染的风险。因此要做好相关筛查，密切观察和随访。其他生物制剂如托珠单抗（白细胞介素 6 受体拮抗剂）、阿巴昔普（CTLA-4 球蛋白）、利妥昔单抗（抗 CD20 单抗）等也在 RA 的治疗中取得很好的疗效。

5. **中药** 部分中草药及其提取物如雷公藤多苷片、白芍总苷等已广泛运用于临床。雷公藤制剂具有性腺毒性，对老年人联合甲氨蝶呤疗效好且不良反应少。白芍总苷具有一定护肝作用，可降低肝功能异常的发生率。

个体化治疗是老年 RA 患者长期缓解及减少不良反应的关键。由于老年人的药代动力学改变，且常合并心脑血管病、糖尿病等，因此在选择药物及生物制剂时，应充分考虑各方面因素的影响，尽可能避免药源性损害，确保合理、安全、有效地进行治疗。

二、风湿性多肌痛和巨细胞动脉炎

风湿性多肌痛（polymyalgia rheumatica, PMR）和巨细胞动脉炎（giant cell artheritis, GCA）主要见于老年人。两种疾病常伴发存在。

（一）临床表现和诊断

1. **PMR** 以颈、肩胛及骨盆带肌肉疼痛和晨僵为主要临床表现，常伴低热、乏力及体重下降等全身症状。受累人群多为 >50 岁的中老年人，女性多见。实验室检查的突出表现为红细胞沉降率和 C 反应蛋白显著升高。由于起病隐匿、常伴非特异性临床表现，本病很易被误诊或漏诊。

2012 年欧洲抗风湿联盟（European League Against Rheumatism, EULAR）和美国风湿病学会（American College of Rheumatology, ACR）联合公布了最新的 PMR 分类标准。对于年龄≥50 岁、双肩痛以及 C 反应蛋白和 / 或红细胞沉降率升高的患者，加上以下各项总得分≥4 分可以分类为 PMR，包括：晨僵 >45min（2 分）；髋部疼痛 / 活动受限（1 分）；类风湿因子和 / 或抗环瓜氨酸肽抗体阴性（2 分）；无外周关节痛（1 分）。此外，该标准还引入了超声检查项目，新的分类标准有助于

PMR 的早期诊断。临床应排除类似疾病状态，如非炎性疾病、炎性疾病（如 GCA 或 RA）、药物相关性、内分泌相关性、感染性和肿瘤性疾病。

2. GCA　又称颞动脉炎，是大血管炎，常累及主动脉弓的颅支，症状与受累血管的分布有关。头痛是 GCA 最常见的症状，表现为患侧颞部持续性、搏动性疼痛或钝痛，体格检查可发现局部颞动脉增粗、压痛，可扪及结节。面部动脉供血不足可导致咬合无力，又称咀嚼肌跛行（jaw claudication）。眼动脉或后睫状动脉受累可导致复视、眼睑下垂、部分或完全失明。颈动脉和椎基底动脉的血管闭塞性疾病导致中枢神经系统缺血，表现为短暂性脑缺血发作或梗死。GCA 的全身非特异表现很常见。高达 15% 的老年人不明原因发热与本病有关。部分患者表现为面部，颈部或喉咙疼痛，而慢性干咳也可能是 GCA 的早期表现。

50 岁以上的患者新近发生不明原因的头痛、颅外血管区域组织缺血的迹象、视力丧失、肢体或下颌跛行症状或风湿性多肌痛时应考虑 GCA 的诊断。急性时相反应蛋白增高有助于对本病的关注。颞浅动脉活检是诊断 GCA 的特异性检查，特征性病变包括血管壁全层单核细胞浸润、内外弹力层破坏和同心性内膜增生。

超声检测颞动脉非压缩性的晕征对 GCA 有特别提示作用，具体表现为均匀的低回声壁增厚、向管腔侧清晰可见。对头部 GCA 的疑似患者，颞动脉和 / 或腋动脉的超声检测应作为首选影像学检测手段。超声在不易探及的主动脉病变中的应用价值有限，若超声检测无法获得或其结果无法定论，头部动脉的高分辨率 MRI 可作为 GCA 诊断的备选方法。但 MRI 成本高、需要使用造影剂。而 PET 的主要优势是用于全身症状的患者，能够鉴别 GCA 及其他严重情况，如感染或肿瘤。

（二）治疗

在开始 PMR 和 GCA 治疗之前，应明确有无合并症，尤其是高血压、糖尿病、糖耐量异常、心血管疾病、血脂异常、消化性溃疡、骨质疏松症（特别是有近期骨折病史）、白内障或青光眼（或存在危险因素）、慢性或复发的感染、合并应用 NSAIDs，以及其他可能增加糖皮质激素不良反应的药物及危险因素。

1. 使用最小有效剂量的糖皮质激素（在等同于泼尼松 12.5～25mg/d 的剂量范围内）作为 PMR 的初始治疗。大部分患者对小剂量糖皮质激素治疗敏感，对于有病情复发高危因素且不良事件发生率较低的患者，应选择该范围内较高的激素用量，而对于合并有其他疾病（如糖尿病、骨质疏松症、青光眼等）和存在激素相关不良的高危因素时，应使用该范围内的较小剂量。

在定期监测患者的病情活动性、实验室指标以及不良反应的前提下，制订个体化的糖皮质激素减量方案。激素减量原则建议如下：初始减量在 4～8 周内减至 10mg/d 泼尼松剂量或等效剂量；每 4 周减 1mg 口服泼尼松（或以 1.25mg 逐渐减量，如 10mg/7.5mg 交替治疗减药方法），在保证维持临床缓解下直至停药。

患者如合并其他原因引起的疼痛可短期应用 NSAIDs 和 / 或镇痛药。除糖皮质激素外，应考虑早期使用甲氨蝶呤，尤其对于复发和 / 或需要延长治疗的患者。对激素反应不足患者或出现激素相关不良事件的患者也应考虑应用甲氨蝶呤。

2. GCA 患者糖皮质激素治疗的初始剂量较 PMR 要大：泼尼松（或等效剂量）40～60mg/d。根据患者对药物的反应可适当调整剂量。如果视力受损或有其他严重血管受累的迹象，可考虑静脉注射甲泼尼龙 1 000mg，每日一次，连续 3 天，然后如上所述进行口服治疗。初始剂量在 2～4 周如症状得到明显缓解则开始逐渐减量，每周或每两周一次，每次最大减量幅度为现剂量的 10%。

托珠单抗（Tocilizumab）是一种人源化的白介素 6 受体单克隆抗体。当单用糖皮质激素治疗效果不佳或减量出现病情反复时，可加用托珠单抗。该药有助于减少糖皮质激素的用量并维持病情稳定。联合甲氨蝶呤、环磷酰胺、硫唑嘌呤等免疫抑制剂治疗对部分患者有效，但整体疗效尚未得到广泛肯定。本病的预后取决于受累血管的大小和部位，大的脑动脉受累可导致动脉瘤破裂而死亡；因眼动脉受累而失明者，其视力很难恢复。

三、干燥综合征

干燥综合征（Sjögren's syndrome，SS）是以外分泌腺显著淋巴细胞浸润为特征的自身免疫性疾病。SS 根据是否合并其他弥漫性结缔组织病分为继发性 SS 和原发性 SS 两大类，前者指与某种肯定的弥漫性结缔组织病并存，如类风湿关节炎、系统性红斑狼疮可继发 SS。我国患病率为 0.29%～0.77%，女性多见，男女比为 1:（9～20），发病年龄多在 40～50 岁。

（一）临床表现

SS 常以口眼干为首发表现，起初病变较轻，容易出现漏诊。口干症是患者最常见的症状，重者进固体食物需水送服、频繁饮水。猖獗龋齿也是本病的特征之一，表现为牙齿变黑，片状脱落，严重者只留下残根。舌面光滑、干裂、舌乳头萎缩。50% 患者有成人腮腺炎，累及单侧或双侧。眼干症表现为眼部异物感、畏光、泪少等，部分患者可有泪腺肿大。其他外分泌腺受累表现有：皮肤干燥，鼻腔黏膜干燥、充血，外阴和外阴黏膜干燥、瘙痒，性交痛或外阴溃疡。除累及泪腺、唾液腺等外分泌腺外，本病可累及肾、肝、肺等内脏器官及血管、关节、皮肤等，其血清中有多种自身抗体和高免疫球蛋白血症。

（二）诊断

老年人尤其是女性存在口眼干燥症时应警惕此病。自身抗体的筛查必不可少，尤其是抗核抗体（ANA）、抗 SSA 抗体和抗 SSB 抗体。

ANA 是一组针对自身细胞核成分的自身抗体的总称。随着年龄的增加，ANA 的阳性率呈上升趋势，但多呈低滴度阳性。老年人血清中出现循环自身抗体水平的升高是否反映正常的免疫衰退还存在争议。ANA 在自身免疫性疾病的实验室诊断方面，仅作为一项初筛指标。对于老年人 ANA 阳性尤其是低滴度阳性的判读需要谨慎，应先排除其他导致阳性结果的诱因，如药物、非自身免疫性疾病（如慢性肝病、肺部感染等）。

唇腺活检显示灶性淋巴细胞浸润对本病有重要诊断价值。2016 年 ACR/EULAR 制订了新的原发性 SS 分类标准（表 4-7-1），该标准强调了客观检查的重要性，诊断时需除外排除标准中列出的容易与 SS 混淆的疾病。

（三）治疗

对 SS 的理想治疗不但是要缓解患者口、眼干燥的症状，更重要的是终止或抑制患者体内发生的异常免疫反应，保护患者脏器功能。目前还没有可以根治疾病的方法，因此对 SS 的治疗目标是缓解患者症状，阻止疾病的发展和延长患者的生存期。

外分泌腺受损造成的口干和眼干症状是 SS 的突出表现，因此对于仅符合 SS 诊断，无系统受累，血清 IgG 无或轻度升高（一般认为升高不超过正常上限 50%）的患者主要给予对症治疗。人工泪液和唾液可以缓解症状并减少口、眼并发症的发生。嘱咐患者注意口、眼卫生，保持环境湿润。当使用唾液或泪液替代治疗效果不满意时，可使用毒蕈碱胆碱能受体激动剂，如皮罗卡品以刺激外分泌腺分泌。

NSAIDs 对缓解肌肉、关节疼痛有一定效果。当合并有神经系统损害、肾小球肾炎、间质性肺

表 4-7-1　2016 年 ACR/EULAR 原发性 SS 分类标准

适用于任何满足入选标准，并除外排除标准者，且下列 5 项评分总和 ≥4 者诊断为原发性 SS
（1）唇腺灶性淋巴细胞浸润，并且灶性指数 ≥1 个灶 /4mm², 3 分。
（2）抗 SSA/Ro 抗体阳性，1 分。
（3）至少单眼 OSS 染色评分 ≥5 或 van Bijsterveld 评分 ≥4, 1 分。
（4）至少单眼 Schirmer 试验 ≤5mm/5min, 1 分。
（5）未刺激的全唾液流率 ≤0.1ml/min（Navazesh 和 Kumar 测定方法），1 分。
常规使用抗胆碱能药物的患者应充分停药后再进行上述 3、4、5 项评估口眼干燥的客观检查。
入选标准：至少有眼干或口干症状其一的患者，即下列至少一项阳性：①每日感到不能忍受的眼干，持续 3 个月以上；②眼中反复砂砾感；③每日需用人工泪液 3 次或 3 次以上；④每日感到口干，持续 3 个月以上；⑤吞咽干性食物时需频繁饮水帮助。或在 EULAR SS 患者疾病活动度指标（ESSDAI）问卷中至少一个系统阳性的可疑 SS 者。
排除标准：下列疾病因为可能有重叠的临床表现或干扰诊断试验结果，应予以排除，并不可再纳入 SS 研究或治疗试验：①头颈部放疗史；②活动性丙型肝炎病毒感染（由 PCR 确认）；③ AIDS；④结节病；⑤淀粉样变；⑥移植物抗宿主病；⑦IgG4 相关性疾病

炎、肝脏损害、血细胞减低、IgG 明显增高、肌炎等需要应用糖皮质激素时，根据病情决定激素用量，泼尼松 10～60mg/d 不等，甚至给予激素冲击治疗。对于有重要脏器受累的患者，常用的免疫抑制剂包括甲氨蝶呤、环磷酰胺、来氟米特、硫唑嘌呤、环孢素 A、霉酚酸酯等。抗疟药羟氯喹可以降低 SS 患者 IgG 水平，降低 ANA 和 RF 滴度。对于合并关节肌肉疼痛、存在乏力及低热等全身症状、炎症指标升高、高球蛋白血症时，羟氯喹是一个合理的治疗选择。对于出现神经系统受累或血小板减少的患者可静脉用免疫球蛋白 0.4g/(kg·d)，连用 3～5 天，必要时可以重复使用。

当出现严重系统性损害，如严重血管炎、冷球蛋白血症、神经系统受累、血小板减低、活动性肺间质病变及肾脏病变，对传统治疗无效时，可尝试应用生物制剂治疗。目前小规模临床试验证实抗 CD20 单克隆抗体利妥昔单抗（Rituximab）、抗 CD22 单克隆抗体（Epratuzumab）治疗活动性 SS 有一定疗效。

在监测原发病控制情况的同时还须监测药物的副作用。患者接受系统治疗过程中应警惕机会性感染；针对应用糖皮质激素，应定期监测血压、血糖、骨密度、肝功、电解质水平等，警惕有无消化性溃疡及消化道出血相关症状；针对应用环磷酰胺，需监测血常规、肝肾功能、性腺功能水平，警惕有无出血性膀胱炎。

四、骨关节炎

骨关节炎（osteoarthritis，OA）是一种以关节软骨退化伴骨增生性改变的关节疾病，是老年人群中最常见的风湿性疾病。OA 的确切病因尚未完全清楚，其危险因素包括遗传、既往创伤史、女性、肥胖及年龄等。OA 在 >60 岁人群的患病率达 50% 以上。主要累及负重关节和手小关节，临床上以膝、髋关节和手的远端指间关节受累最常见。表现为受累关节的疼痛，多在活动后加重，而关节肿胀和晨僵较轻。伴有滑膜炎的患者可出现红细胞沉降率和 C 反应蛋白轻度升高。不同种类 OA 的发病率与地域、种族有关，亚洲人以膝关节 OA 多见。

（一）诊断

膝 OA 的诊断主要依赖病史及体格检查。

2010 年中华医学会风湿病学分会指南关于膝 OA 的诊断标准：①近 1 个月大多数时间有膝关节疼痛 + 骨擦音 + 晨僵时间≤30min + 年龄≥38 岁；②近 1 个月大多数时间有膝关节疼痛 + 骨擦音 + 有骨性膨大；③近 1 个月大多数时间有膝关节疼痛 + 年龄≥38 岁 + 有骨性膨大。满足上述 3 项中任一项即可诊断为膝骨关节炎。在临床诊断有疑问时可行 X 线、关节腔积液检测及红细胞沉降率、类风湿因子等检查。膝 OA 行 X 线检查时，患者要采用站立 / 负重位，其影像表现为关节间隙变窄、软骨下骨硬化和 / 或囊性变、关节缘骨赘形成。OA 在 MRI 上表现为受累关节的软骨厚度变薄、缺损，骨髓水肿，半月板损伤及变性，关节积液及腘窝囊肿。MRI 对于临床诊断早期 OA 有一定价值，目前多用于 OA 的鉴别诊断或临床研究。OA 在 CT 上表现为受累关节间隙狭窄、软骨下骨硬化、囊性变和骨赘增生等，目前多用于 OA 的鉴别诊断。

（二）治疗原则

目前对 OA 的治疗提出了阶梯化的治疗理念和策略。病变程度不重、症状较轻的 OA 患者，首选非药物治疗。应加强宣教，建议患者改变不良的生活及工作习惯，选择正确的运动方式，避免长时间跑、跳、蹲，减少或避免爬楼梯。推荐的运动治疗方法有：低强度有氧运动、关节周围肌肉力量训练（包括股四头肌等长收缩训练、直腿抬高加强股四头肌训练、臀部肌肉训练、静蹲训练、抗阻力训练）、关节功能训练。物理治疗和行动辅助也要强调个体化的重要性，应在医生指导下选择合适的方案。

NSAIDs 仍是各大指南推荐的 OA 治疗最常用药物。NSAIDs 通过抑制环氧化酶，阻断花生四烯酸生成前列腺素，从而产生抗炎、解热、镇痛作用，缓解关节疼痛效果明显。非选择性 NSAIDs 可能引起胃肠道损伤。老年人是潜在高危人群，应使用选择性环加氧酶（cox）-2 抑制剂；年龄≥65 岁服用 NSAIDs 者应给予质子泵抑制剂或米索前列醇等药物以预防消化道溃疡。由于选择性或非选择性 COX-2 抑制剂都有可能引起严重心脑血管血栓性不良事件，如果患者心血管疾病危险性较高，应慎用 NSAIDs 类药物。同时口服 2 种不同的 NSAIDs 类药物不但不会增加疗效，反而会增加不良反应。而在其他镇痛药物中，阿片类药物的不良反应和成瘾性发生率相对较高，须谨慎采用。

关节腔注射药物是侵入性治疗，可能会增加感染的风险，必须严格无菌操作及规范操作。目前对于关节腔内应用糖皮质激素的限制更加严格，强调每年最多3次，注射间隔时间3～6个月。而关节腔内注射玻璃酸钠在软骨保护和延缓OA疾病进程中的作用尚存争议。

对于氨基葡萄糖、软骨素等"缓解骨关节炎症状的慢作用药物"，目前的研究显示这些药物有缓解疼痛症状、改善关节功能的作用，但不能延缓OA的进展。该类药物对OA的临床治疗效果均尚存争议，对有症状的OA可选择性使用。抗焦虑药可应用于长期持续疼痛的OA患者，尤其是对NSAIDs类药物不敏感的患者，可在短期内达到缓解疼痛、改善关节功能的目的。但应用时需注意药物不良反应，包括口干、胃肠道反应等。目前，尚需进一步的远期随访研究证明其在OA治疗中的作用，应在专科医生指导下使用。老年OA患者常伴有骨质疏松，因此在治疗老年人OA的同时应进行积极的抗骨质疏松治疗。

随着OA的不断加重，在基础治疗和药物治疗无效时应考虑手术治疗。手术治疗作为阶梯化治疗的最后一层，分为两类，即修复性治疗（关节镜手术、软骨修复手术、力线矫正手术等）和重建治疗（关节置换术）。手术方案需依据患者病变部位、病变程度、一般情况以及自身意愿综合考虑。

五、痛风

痛风是一种慢性晶体性关节炎，多见于40岁以上男性。本病多在午夜或清晨突然发病，症状一般在数小时内达到高峰。表现为受累关节剧痛，呈撕裂样、刀割样或咬噬样，数小时后出现受累关节红、肿、热、痛和功能障碍。单侧第1跖趾关节受累最常见，其余为足背、踝、膝等。发作常呈自限性，多于数天或2周内自行缓解。痛风和高尿酸血症不仅造成关节受损、累及肾脏，而且还与多种心脑血管疾病密切相关。

（一）临床表现及诊断

痛风是老年人的常见疾病之一，其表现与中青年患者有一定差异。老年痛风患者中，女性比例增加。大量饮酒和剧烈运动往往不是主要的诱发原因，而急性上呼吸道感染、天气变化和服用利尿剂更常见。首发关节多以膝、踝关节为主，而以第一跖趾关节受累为首发表现的比例低于中青年患者，这可能与老年男性患者膝、踝等关节存在骨关节炎、尿酸结晶更易沉积有关。其关节疼痛程度较中青年患者轻，容易造成误诊。

使用偏振光显微镜在已发作关节的关节液或痛风石中找到尿酸盐结晶可直接诊断痛风。但这种检查是有创检查，关节液有时候并不容易获得。慢性痛风性关节炎患者可考虑做关节X线检查。尿酸盐沉积可造成关节软骨下骨质破坏，X线表现为偏心性圆形或卵圆形囊性变，甚至呈虫噬样、穿凿样缺损，边界较清、相邻的骨皮质可膨起或骨刺样翘起。但上述表现仅见于长病程的患者。超声在痛风患者中能较敏感地发现尿酸盐沉积征象，尤其是超声显示关节软骨表面双轨征形成时，可有效辅助诊断痛风。双源CT能特异性识别尿酸盐结晶，可作为影像学筛查手段之一。目前超声和双能CT均可用于痛风的诊断和评估。

（二）治疗

痛风急性发作期的治疗目标是尽快且温和地终止急性发作。临床上常用有三种抗炎药①非甾体抗炎药（NSAIDs）：有效缓解急性痛风症状的一线用药。用药注意事项同前。②对NSAIDs有禁忌的患者，建议单独使用低剂量秋水仙碱。常见不良反应是严重的胃肠道反应，如恶心、呕吐、腹泻等，少数可引起骨髓抑制、肝功能损害、药物过敏、神经毒性等。不良反应与剂量相关，肾功能不全者应减量使用。③糖皮质激素对急性痛风有显著的疗效。常用于不能耐受NSAIDs、秋水仙碱或肾功能不全患者。单关节或少关节的急性发作，可关节腔局部注射长效糖皮质激素。对于多关节或严重的急性发作可全身应用（口服、肌内注射、静脉）中小剂量的糖皮质激素。

非药物治疗贯穿于痛风管理的全程。饮食控制至关重要。采取低热量饮食，避免高嘌呤饮食；减少富含果糖饮料；限酒；每日饮水在2 000ml以上；规律饮食和作息；防止剧烈运动或突然受凉，保持理想体重；禁烟。

痛风的发作与高尿酸水平密切相关，降尿酸

治疗是控制痛风的主要方法。对急性痛风关节炎频繁发作（>2次/年），有慢性痛风关节炎或痛风石的患者，应开始降尿酸治疗。降尿酸治疗的目标是预防痛风关节炎的急性复发和痛风石的形成，帮助痛风石溶解。将患者血尿酸水平稳定控制在360μmol/L以下，有助于缓解症状、控制病情。对于重症患者，如严重痛风石、慢性关节病并反复发作者，需将尿酸控制300μmol/L以下。

痛风患者在进行降尿酸治疗时常用药物：①抑制尿酸生成的药物。主要是黄嘌呤氧化酶抑制药，如别嘌醇或非布司他。由于别嘌醇的不良反应常呈现剂量相关性且别嘌醇过敏综合征（AHS）等情况，建议小剂量起始、缓慢递增，可获得较好的降尿酸作用。非布司他主要经过肝脏代谢，受肾脏影响较小，对于轻中度肾功能不全的痛风患者安全有效。②促进尿酸排泄药物。苯溴马隆和丙磺舒均可用于慢性期痛风患者。使用苯溴马隆时，应从低剂量开始，服药过程中增加饮水量，碱化尿液，避免与其他肝损害药物同时使用。应根据患者具体情况，针对性地使用以上降尿酸药物，并在用药过程中警惕可能出现的肝、肾毒性和其他不良反应。促尿酸排泄的药物慎用于尿酸性肾结石的患者和重度肾功能不全的患者。

痛风患者在降尿酸治疗初期，可使用小剂量秋水仙碱、NSAIDs或皮质激素预防急性痛风关节炎复发。

此外，老年痛风患者多合并高血压、冠心病、糖尿病和高脂血症等，在选择药物时应该避免使用导致尿酸升高的药物，选择兼具降尿酸的药物，如降脂药物非诺贝特、阿托伐他汀等；降压药物氯沙坦及氨氯地平等，但不主张单独用于痛风的治疗；使用利尿剂应避免使用呋塞米、噻嗪类、依他尼酸等，可选用螺内酯等。

（朱剑；陈彪 审阅）

参 考 文 献

[1] Tutuneu Z, Kavanaugh A. Rheumatic disease in the elderly: rheumatoid arthritis[J]. Rheum Dis Clin North Am, 2007, 33（1）: 57-70.

[2] 中华医学会风湿病学分会. 2018 中国类风湿关节炎诊疗指南 [J]. 中华内科杂志, 2018, 57（4）: 242-251.

[3] Dejaco C, Singh YP, Perel P, et al. 2015 Recommendations for the management of polymyalgia rheumatica: a European League Against Rheumatism/American College of Rheumatology collaborative initiative[J]. Ann Rheum Dis, 2015, 74（10）: 1799-1807.

[4] Shiboski CH, Shiboski SC, Seror R, et al. International Sjögren's Syndrome Criteria Working Group. 2016 American College of Rheumatology/European League Against Rheumatism classification criteria for primary Sjögren's syndrome: A consensus and data-driven methodology involving three international patient cohorts[J]. Ann Rheum Dis, 2017, 76（1）: 9-16.

[5] 中华医学会骨科学分会关节外科学组. 骨关节炎诊疗指南（2018 年版）[J]. 中华骨科杂志, 2018, 38（12）: 705-715.

[6] 中华医学会风湿病学分会. 2016 中国痛风诊疗指南 [J]. 中华内科杂志, 2016, 55（11）: 892-899.

第三节　老年常见感染及诊治原则

与较年轻的人群相比，许多感染性疾病的发生率更高，严重程度更重。肺炎、流感和菌血症的并发症是老年人死亡十大原因之一。因此，分析老年人常见感染的特殊性和诊治原则是现代医学中的重要问题。

一、老年人感染的特殊性

（一）老年人感染流行病学特点

老年人最常见的社区感染是化脓性细菌感染，例如泌尿道感染、肺炎、憩室炎、心内膜炎、菌血症、假体装置感染、皮肤和软组织感染（特别是糖尿病足感染）等。

感染性心内膜炎过去常见于中青年，并伴有风湿性和先天性瓣膜疾病。现在因为退行性瓣膜病、人工瓣膜、临时和永久起搏器的植入以及其他侵入性装置，使感染性心内膜炎成为老年常见病。随着假关节、人工晶体、人造血管等一系列其他装置被植入老年人体内，假体同细菌和宿主免疫因子间的相互作用常常会导致感染发生。

老年人院内感染的发生率随着年龄的增长而明显增加，这与老年患者住院率增加以及在医院易被感染的风险增加有关。院内感染最常见的致病菌是大肠埃希菌、铜绿假单胞菌、葡萄球菌、白色念珠菌。在养老院和长照机构的老年人发生感染的情况也是如此。感染的致病菌也有季节性因素，例如，每年的 10 月份至次年 3 月份，流感可能是呼吸道感染最常见的病因，而在其他月份，其他微生物感染的可能性更大。另外，了解感染综合征与地理分布特征同样重要。比如，同是发热的患者，从非洲旅游回来的患者致病病原体（疟疾）与居住在矿区和沙漠地区的病原体（球孢子菌）是不同的。当然，相关机构及时发表当地微生物感染的流行病学数据对临床医生的决策是非常有帮助的。

（二）老年人易感染性

1. 解剖和生理改变 皮肤、膀胱、支气管和消化系统上皮细胞形成的物理屏障，在防止细菌入侵人体发挥着关键作用。黏膜纤毛的清扫，快速的尿流等从半无菌体室中高效清除细菌是预防感染的关键。例如，吞咽时会厌闭合，类似阀门的作用不仅降低胃反流导致肺部细菌定植的风险，还因为胃内高酸度抑制细菌生长，保护小肠不受病原体的影响。

肺炎是老年人中最常见的感染之一，与较年轻人群相比，发病率和死亡率更高。除免疫功能下降外，导致老年人易患肺炎的机制有：①气道保护性反射减弱。这虽然是正常衰老的表现，但脑卒中后这种表现最为明显。②黏膜纤毛清除减少。③局部免疫功能丧失（T 细胞亚群减少）。④呼吸道分泌物中免疫球蛋白减少。⑤胃产酸功能丧失。

尿路感染也是老年人常见感染。在较年轻的成年人中，尿液通常是无菌的，但随着年龄的增长，很大一部分老年人患有"无症状的细菌尿"。根据不同的居住环境，如社区、医院、长期照护中心，男性尿路感染患病率为 15%～30%，女性为 25%～50%。导致老年人这种细菌定植和尿路感染的因素包括：①机械性改变（如膀胱容量减少、不受抑制的收缩、尿流率下降、无效后残余尿等）；②绝经后女性雌激素缺乏，尿道上皮细胞变化使细菌黏附增强；③男性前列腺肥大等。研究证明，阻止无症状的细菌尿向症状性尿路感染进展的治疗是无效的。因此，即使伴有白细胞尿，老年人无症状细菌尿也无需治疗。

老年人胃肠炎和结肠炎也比较常见。与年龄相关的，导致胃肠道细菌感染风险增加的因素包括：胃酸分泌减少（胃萎缩，质子泵抑制剂的使用，胃大部切除等）、肠蠕动减弱、肠道微生态的变化以及抗生素的使用。抗生素和质子泵抑制剂是老年人胃肠道感染潜在的、可避免的危险因素，因此处方此类药物应十分谨慎。

还有，与年龄有关的共病，如糖尿病、慢性阻塞性肺病、卒中、帕金森病等，都增加了老年人感染的机会。

2. 免疫衰老 通常是指存在与年龄有关的免疫系统功能障碍，从而增加感染的风险。这一领域的研究很多，但是研究结果往往相互矛盾。一方面，共病确实促进了老年人感染的发生，另一方面，免疫系统本身也发生了与年龄相关的基础变化。免疫衰老并不是整体免疫力的下降，而是与年龄有关的免疫系统功能失调。这其中就包括了在老年人群中炎症反应的激活，如老年人结核病的发病率再度增加和炎性因子 C 反应蛋白（C-reactive protein，CRP）和白介素 -6（Interleukin-6，IL-6）水平升高，以及核因子 -κB（nuclear factor-κB，NF-κB）的激活。随着年龄的增长，免疫细胞的数量并没有减少，包括天然免疫细胞（粒细胞、单核细胞 / 巨噬细胞、自然杀伤细胞）和适应免疫细胞（B 淋巴细胞和 T 淋巴细胞），但是免疫功能减退，如老年人流感疫苗接种效果下降。

目前，很少有资料表明上述免疫功能的变化与老年人感染风险增加有关。根据现有的结果，有两种截然不同的设想：

（1）免疫衰老是宿主防御系统中几乎每一个部分逐渐衰退的综合效应。因此，免疫衰老是"老龄损害理论"的结果。

（2）免疫衰老是宿主防御系统中数量有限的特定细胞的减少，即有一种或几种可识别的机制对免疫衰老起作用。据研究，快速分裂的免疫细胞端粒缩短是免疫衰老的一个关键机制，并提出了基于端粒酶的治疗方法。

显然，这两种可能机制有明显差别。如果后者成立，可以制订有针对性的疗法，最终降低老年人的感染率；相比之下，前者成立，开发特定疗法的可能性非常低。

3. 衰弱 是与年龄相关的、对环境因素易损性增加的老年综合征，其特征是生理储备减少，器官功能缺陷累积，使机体维持自稳态的能力减退。它可使机体由较小的感染导致显著的器官功能衰竭。衰弱表现为：意外减重、疲劳感、握力下降、步态慢、体力活动少。其他临床特征包括跌倒、谵妄和波动性失能，所有这些都可能与老年人感染的表现重叠。区分衰老所伴随的生理变化、衰弱的临床表现和个体受试者的基线临床特征有助于提高对老年人感染表现的认识。

4. 营养不良　是免疫功能下降的主要原因。营养不良是感染的主要危险因素，而感染时代谢需求的增加及持续时间的延长，故感染也是营养不良的重要原因。这一因素在老年患者没有营养储备的情况下尤为重要，营养和感染之间的相互影响形成恶性循环，促进了感染的发生和发展。

免疫功能下降是营养不良的原因之一，不应将其与免疫衰老混为一谈。首先，营养不良是与年龄无关的不同事件。其次，不同于免疫衰老，营养不良是可能导致免疫功能障碍的可治疗原因。临床对老年人营养不良的识别不能简单用粗体质量来评估，生物标记物（如血清前白蛋白）和由生物电阻抗测量的瘦体质量是非常有用的评估方法。一旦发现营养不良，特别是在感染的情况下，应立即给予治疗。

二、老年人感染的诊断

（一）临床表现

老年人常见感染的临床症状和体征不典型，与年轻患者有显著差异。发热是年轻人感染的主要迹象之一，也是促使临床医生寻找感染源的最常见体征，但 20%～30% 的老年人即使有严重感染，也没有发热的症状。老年人最常见的感染症状往往是非特异性的表现，如跌倒、精神错乱、厌食症或全身虚弱。而上述临床表现在老年人非感染性疾病中也很常见，使临床上对感染性疾病更难识别。

1. 温度调节　有证据表明，老年人有较低的基础体温，并且平均体温会随年龄的增长而下降。美国传染病学会发热定义（表 4-7-2）提供的标准之一是体温高于基线体温 2℉（1.1℃）。因此，了解老年个体的基线体温，可以帮助照护者确定是否发热。

不明原因发热（fever of unknown origin, FUO）在老年患者中并不特别常见，但有其特殊性。95%的老年 FUO 病例中几乎都可发现致病原因，而在较年轻的人群中，只有大约 2/3 的病例可以确诊。老年 FUO 的主要病因有：感染（尤其是肺结核）约占 30%，自身免疫性疾病（尤其是颞动脉炎）约占 30%，肿瘤约占 20%。因此，老年 FUO 确诊率高，在临床实践中要积极查明病因。

表 4-7-2　美国传染病学会发热定义（IDSA）

长期照护院老人发热（以下其中任一项）
单次口腔温度 >100℉（>37.8℃）
重复口腔温度 >99℉（37.2℃）或直肠口腔温度 >99.5℉（>37.5℃）
测量温度比基线温度升高 2℉（1.1℃）

2. 认知功能下降　老年人认知能力下降包括从轻度认知障碍到显性痴呆。我们需要重点关注典型的痴呆，因为在这些人群中，感染往往是非常难以确定的。

准确描述痴呆患者感染的临床表现是困难的。在老年人，尤其是养老院老人中，误诊感染、频繁使用和不适当使用抗菌药物是导致抗菌药物耐药性上升的原因之一。这些老人中最常见的是呼吸道感染，其次是泌尿道和皮肤感染。超过 90% 的皮肤感染符合使用抗生素治疗标准，而只有 19% 的泌尿道感染符合用药标准。造成这一差异的主要原因是皮肤客观变化支持皮肤感染的诊断；而较难从患者处获得主观或客观的泌尿道症状，是影响医师对尿路感染判断的主要原因。

认知能力下降可影响感染的临床表现，慢性感染和炎症也与认知功能下降有关。如艾滋病毒等通过慢性炎症促进衰老过程。感染通过影响细胞因子、趋化因子、黏附分子和基质金属蛋白酶的表达引起免疫激活，进而激活微血管内皮细胞，促进血管白细胞黏附，溶解基底膜。脑血管病变继发血管渗漏、微出血和炎症进展，导致认知功能下降。

（二）实验室检查

与年轻人一样，白细胞增多、中性粒细胞增多和核左移的三联征现象强烈提示细菌感染；降钙素原是严重脓毒症的相对特异标志，但缺乏在老年人群中评估的循证依据；血清 CRP 是敏感的感染标志物，尽管缺乏特异性，由于老年人没有可靠的发热反应，CRP 的测量仍极为有用。正常的 CRP 浓度可以排除严重细菌感染的可能性；CRP 的迅速增加高度提示细菌感染。当然，未来还需要进一步的研究和改进的生物标志物来诊断老年人的感染。

（三）影像学表现

特定的检测方法在老年人感染疾病诊断中可能起到重要作用。例如，经胸超声心动图，在较年轻人中其敏感性为 75%，老年人由于钙化回声的干扰，敏感性下降到 45%。经食管超声心动图，在老年人能达到较好的诊断敏感性（90%）。然而，许多其他的检测方法并没有弥补不足的方案，如胸部 X 线或 CT 的表现可多样性，但缺乏特异性，甚至部分临床诊断为肺炎的患者也可缺乏阳性发现，这也是亟待解决的问题。

（四）病原学检查

为尽可能避免定植菌污染，使假阳性率降低，首先要求所留标本合格。另外，在送标本培养的同时，需进行标本革兰氏染色涂片，为经验性抗菌治疗提供依据。

痰培养检查虽然对老年肺部感染病原学的诊断价值有限，但由于简便、价格低廉，在临床上仍是评估致病菌的重要方法；经纤维支气管镜防污染毛刷（PSB）标本和经纤维支气管镜支气管-肺泡灌洗液（BALF）标本培养，可有效避免上呼吸道定植菌污染，对老年肺部感染病原学的诊断有价值。但因为该检查是一项有创操作，对于病情复杂的老年患者有一定的风险，因此，临床上并不推荐作为老年肺部感染的常规检查方法。

对怀疑菌血症的患者，于抗菌给药前应同时采集 2～3 套不同部位血培养标本，每套标本同时接种至需氧瓶和厌氧瓶，有利于需氧菌和厌氧菌的检出。所有标本采集后 2h 内立即送往实验室。

泌尿道感染患者应行中段尿培养，并在留尿前先清洗外阴，再以清洁液（如 0.1% 新洁尔灭等）消毒尿道口，避免使用抗生素和肥皂等，以免影响细菌生存力。在排尿过程中，弃去前后时段尿液，主要可避免生殖道和尿道远端细菌的污染。

（五）诊断

依据临床表现往往很难做出老年人感染的诊断，因此详细的病史询问及认真的体格检查是必要的。在诊断过程中，对于那些难以解释的神经系统功能紊乱（认知障碍、精神萎靡或谵妄），或原有基础疾病发生原因不明的恶化时，或跌倒、厌食症以及衰弱的老年人要考虑到感染的可能。临床怀疑感染时，须根据常见感染的部位，如肺部、皮肤、胃肠道及泌尿道，综合相关实验室、影像学检查结果，并除外其他疾病的同时，快速判断有无感染及感染部位。病原学的检查、病情严重程度和并发症的评估应贯穿病程始终，及时修正诊断与治疗对预后非常关键。

三、老年人常见感染的治疗

当治疗老年人常见感染时，抗生素的选择往往先于确定致病菌，有时甚至先于确定感染灶之前。这种抗生素的选择方法称为"经验性治疗"。老年患者经验性治疗选择抗生素的合理步骤分为三步：估计最可能的致病菌；评估抗生素的抗菌谱；确定最佳抗生素。

（一）估计致病菌

当有临床证据提示感染可能、决定开始经验性抗生素治疗时，流行病学资料可以为确定最可能的致病菌提供信息。如我国流行病学调查结果显示，11.5% 的老年社区获得性肺炎患者存在两种以上病原体混合感染，其中以革兰氏阳性菌如肺炎链球菌，合并非典型病原体的混合感染居多。对于有近期住院史，或长期照护院居住的患者，正常寄居在皮肤的革兰氏阳性菌就有可能被致病性强的革兰氏阴性菌所替代，后者更容易感染手术切口、静脉导管和泌尿道。因此，应鼓励相关机构和实验室及时发布各地区、各医疗单位常见致病菌流行病学资料及敏感抗菌谱。

（二）评估抗生素的覆盖范围

根据临床和流行病学资料，结合老年人感染的严重程度评估，可以确定抗生素的覆盖范围。对于有严重感染证据的老年患者，应即刻给予一种或多种有效的针对最可能致病菌的抗生素。有证据表明，首剂治疗的快速起效对治疗老年患者的严重感染至关重要。一般来讲，早期最宜选用广谱抗生素。一旦明确致病菌后，可以使用专门针对致病菌的窄谱抗生素，避免广谱抗生素带来的正常菌群失调和耐药菌株产生等不良反应。

（三）确定最佳抗生素

临床医师治疗老年感染患者选择抗生素时，还有很多因素需要考虑，如药物的药理学特点、给药方式和适用人群等。

1. **药物（代谢）动力学** 从药理学的角度来看，药物代谢受年龄影响已被证明，但似乎很少改变药物治疗的效果。肾功能减退是老年患者常见的一种改变，可以导致不良反应和药物相互作用风险的增加，但不会降低药物治疗的效果。

2. **管理模式** 所有抗感染的用药目标都是确保足量的抗生素到达感染部位，并有效的消灭病原体。一般来说，对于严重感染，临床医师会选择肠外给药的方式，这种给药方式无需用于整个治疗过程，但至少要用到治疗有效之后，如发热消退或升高的白细胞恢复正常水平。

老年人应用静脉治疗存在许多问题。首先，很难找到合适的静脉通道；其次，静脉导管植入可以增加导管相关感染；最重要的是，静脉通道的耐受性很差，并经常被谵妄和/或痴呆患者强行拔除，有研究显示，高达 50% 的老年综合医院的住院患者会出现这种情况。有些抗生素可采取肌肉或皮下注射；大多数情况下，口服治疗是最好的解决办法。即使在老年人中，口服抗生素的吸收也是非常有效的，没有反对使用这种治疗方法的药动学理由。

另外，老年人经常服用多种药物，口服治疗的依从性可能下降到 50%。此外，多种药物与抗菌药物的相互作用也更常见。因此，医生在加用新药时会尽量采取"起始剂量低，缓慢增加剂量"的策略。然而，对于抗生素的使用这并非良策。有数据表明，较高的抗生素水平对老年患者的疗效尤为重要，尤其是浓度依赖性抗生素（即与最低抑菌浓度 MCI 相关的药物浓度越高，其抗菌能力就越强）。

3. **不良反应** 老年人的药物不良反应更多见、更严重，抗生素是一个重要原因。遗憾的是，很少有专门针对老年人群的临床试验，目前尚不清楚年龄本身是否是一个危险因素，或者诸如多药和共病等混杂因素是否具有重要作用。抗生素通常会引起胃肠道副作用，包括恶心和抗生素相关性腹泻。后者更常见于老年人，并取决于所使用的抗生素，其发生率为 2%～25%。重要的是，

大多数抗生素的不良反应是在肾衰竭或药物相互作用时增加。

总之，经验性抗生素的使用应遵循"早期足量、强效广谱、安全低毒"的原则。一旦病原菌确诊，立即采取针对性的抗感染治疗，并遵循足量足疗程的治疗原则。

四、感染预后

大多数常见的感染在老年人的治疗效果比年轻人更差，这并不是抗菌药物治疗的效率较低，导致老年患者较高感染发病率和死亡率的原因有：①因症状较少和不典型表现而延迟诊断和治疗；②晚期疾病或痴呆给予的诊断和治疗较少；③共病多；④静脉治疗耐受性差。事实上，根据多变量分析，共病、患者器官功能和营养状况是导致抗微生物药物治疗失败的相关危险因素，与年龄无关。

五、感染控制和疫苗接种

鉴于老年医院和长期照护中心住院患者人数众多，院内感染的风险尤为突出，特别是肺炎、尿路感染和软组织感染，与老年人感染高发病率和死亡率有关。因此，必须重视老年人的感染控制。控制措施必须与机构类型（如医院、疗养院、长期照护中心等）、患者人数和医护工作者的工作强度相适应。例如，隔离是经典的感染控制措施，但同时也是住院老人谵妄的主要原因，也可能导致患者的残余能力迅速丧失。另外，在提出治疗建议时，临床医师必须考虑到许多老年医院护士工作量过重的情况，是否切实可行。

初级预防以接种疫苗为基础。老年人应每年接种流感疫苗，肺炎球菌疫苗应在 70 岁之前接种一次，10 年后再接种一次。但是住院的老年人，接种疫苗疗效有限。因此，需要采取更多其他有效的预防措施，例如，医护工作人员接种流感疫苗就能有效预防住院老人感染的风险。

六、伦理方面

在国际上，老年感染性疾病是否需要治疗常常引起伦理问题讨论。事实上，75 岁以上的老年人中，有很大一部分并非终末期，也没有其他无法忍受的痛苦，采取相对良性的干预措施是合理

的，比如抗生素治疗。值得注意的是，即使是老年人的严重感染，如重症肺炎，尽管会因为呼吸支持治疗导致巨大的痛苦，但是也不一定会造成致命的后果。因此，患者的年龄不应成为是否接受抗生素治疗的决定性因素。那么，我们应该根据什么标准决定是否应用抗生素治疗呢？一般认为，预期生存时间超过两周，就值得应用抗生素，另外，要考虑患者和 / 或家属的意愿。在治疗决策过程中，医生应考虑到抗生素治疗的副作用、给药途径以及治疗的局限性等问题，权衡利弊。

七、结论

感染参与了衰老的过程，同时也是导致老年人死亡的主要原因。老年人感染有其特殊性。在未来的几十年里，临床医生将越来越多地面对快速增加的老年人群，迫切需要对这一群体进行研究，以阐明导致老年人感染易感性增加的微妙机制。在诊断程序、治疗、预防和感染控制等方面也需要老年人参与的临床研究，以便针对老年人感染制定更为合理的管理办法。

（彭雯；陈彪　审阅）

参 考 文 献

[1] 郭盛淇. 免疫衰老与老年人免疫力 [J]. 微生物学免疫学进展，2013，41（3）：1-9.

[2] 左鹏，熊盛道. 快速诊断和适当的抗菌治疗 - 成功治疗老年肺部感染的关键 [J]. 中国实用内科杂志，2016，32（6）：479-480.

[3] Nadim GE，Robert AB，Robin LP. Influence of aging and environment on presentation of infectionin older adults[J]. Infect Dis Clin North Am，2017，31（4）：593-608.

[4] Thomas RB，Thomas F. Community-acquired pneumonia olderadults[J]. Current geriatrics reports，2015，4：51-59.

[5] Anneke S，Hanne-Merete E，Hans B. What are the most importantinfectiousdiseases among those≥65 years：a comprehensive analysis on notifiable diseases，Norway，1993-2011[J]. BMC Infectious Diseases，2014，14：57.

[6] Maria-Jesus C，PauloPaixão，Maria-Lúcia R，et al. Respiratory infections in elderly people：Viral role in a resident population of elderly carecenters in Lisbon，winter 2013-2014[J]. International Journal of Infectious Diseases，2018；69：1-7.

第四节　带状疱疹

一、概述

水痘 - 带状疱疹病毒（varicella-zoster virus，VZV）初次感染引起的水痘是一种自限性疾病，以皮肤播散性病变为特征，绝大多数发生在儿童。带状疱疹（herpes zoster）是长期潜伏在脊髓后根神经节或脑神经节内的 VZV 经再激活引起的急性感染性皮肤病，其发病与 VZV 特异性细胞免疫功能下降密切相关，常见于老年人和免疫功能低下的人群。带状疱疹典型临床表现是簇集性水疱沿单侧周围神经区域呈带状分布，伴不同程度的神经痛，可在发疹前、发疹时以及皮损痊愈后出现。带状疱疹后神经痛（postherpetic neuralgia，PHN）定义为带状疱疹皮疹愈合后持续 1 个月及以上的疼痛，是带状疱疹最常见的并发症。PHN 的发生率和严重程度随着年龄的增长而增加，对患者的影响包括生活质量、功能状态、心理健康和社会交往等多方面，从而增加老年人衰弱的风险。早期识别和治疗可以有效减少带状疱疹急性症状和 PHN 的发生率、严重程度及持续时间。

二、流行病学特点

带状疱疹好发于中老年人群，50 岁后随年龄增长，带状疱疹的发病率、住院率和病死率均逐渐升高。普通人群患带状疱疹的终生风险为 20%～30%，50 岁后发病风险明显增加，85 岁时发病风险高达 50%。北美、欧洲、亚太地区普通人群带状疱疹的发病率为（3～5）/1 000，60 岁时约为（6～8）/1 000，80 岁时约为（8～12）/1 000。女性带状疱疹发病率高于男性（3.9/1 000 vs 3.2/1 000）。我国尚缺乏带状疱疹大样本流行病学调查的资料。

PHN 的发病率也有随年龄增加而逐渐升高的趋势，60 岁以上带状疱疹患者 PHN 发生率约 65%，70 岁以上患者发生率可达 75%。30%～50% PHN 患者的疼痛持续超过 1 年。

最初认为带状疱疹治愈后因获得较持久的免疫一般不会再发，几项长达 8～20 年的随访研究发现带状疱疹的复发率达 5%～6%，免疫缺陷人群的复发率较高。

三、病因和发病机制

带状疱疹的病原体为 VZV。VZV 为人类疱疹病毒 3 型，内含双链 DNA 分子。VZV 通过飞沫或直接接触传播，人是 VZV 的唯一宿主，初次感染后发生水痘或呈隐性感染状态，同时病毒长期潜伏于脊髓后根神经节或脑神经节内。机体免疫功能低下时，VZV 再激活并大量复制，从神经节中沿感觉神经纤维向所支配的皮节扩散，引起带状疱疹。

带状疱疹发病机制尚未完全明确，在分子生物学方面，VZV 核酸 DNA 包含 70 多个基因，编码不同蛋白质，按即刻早期蛋白（immediate early protein，IE）、早期蛋白和晚期蛋白顺序进行表达。IE 是引起病毒复制、激活的关键，VZV 主要通过沉默相关基因的转录与表达来维持潜伏。在免疫应答方面，特异性细胞免疫抑制是 VZV 再激活和发生播散的主要原因。VZV 通过免疫调节机制下调靶细胞表面相关免疫分子表达，干扰抗原提呈，从而逃避 T 细胞的免疫识别，病毒被再次激活、复制。VZV 激活后被固有免疫系统通过模式识别受体识别，触发下游信号传导通路，释放细胞因子，启动 T 淋巴细胞介导的免疫应答，引起皮肤和神经组织的损伤，导致红斑、簇集性水疱以及神经痛。

免疫衰老在带状疱疹发病过程中起着重要作用。免疫衰老的主要特征是随着年龄增加，模式识别受体表达和功能下降，树突细胞数量减少，胸腺退化，幼稚 T 细胞与记忆 T 细胞比例下降，T 细胞增殖和应答能力减退，以及在循环和组织微环境中存在慢性炎性状态。免疫衰老导致老年人对 VZV 感染的易感性提高，带状疱疹发病率和严重程度增加，对疫苗的应答下降以及疫苗接种疗效降低。

四、危险因素

VZV 特异性细胞免疫随着年龄的增长自然下降，高龄是带状疱疹发病的最重要危险因素。此外，任何原因导致的细胞免疫功能缺陷，如白血病、淋巴瘤等血液病肿瘤、恶性实体瘤及放化疗、骨髓移植或器官移植、HIV 感染、免疫性疾病、长期使用糖皮质激素等，都会大大增加带状疱疹的发病风险。其他潜在的危险因素包括机械性创伤、系统性疾病（如糖尿病、肾脏病、发热、高血压等）、近期精神压力大、劳累等。

五、临床表现

（一）老年带状疱疹临床特点

1. 带状疱疹的典型表现是患处先出现潮红斑，很快出现粟粒至黄豆大小丘疹，继而迅速发展为成簇水疱，疱壁紧张发亮，疱液澄清，外周绕以红晕。严重者还可以出现大疱、血疱。皮损沿某一周围神经区域呈带状排列，多发生在身体的一侧，一般不超过正中线，病程一般 2～3 周。老年人病程较长，多为 3～4 周，皮疹可能是不典型的，仅出现红斑、丘疹而不发展为水疱。

2. 神经痛是带状疱疹的主要症状，可在发疹前、发疹后或伴随皮损出现。老年患者先有神经痛、后有疱疹者居多，出疹前的前驱痛易误诊为其他引起局部疼痛的疾病。老年带状疱疹发疹期的急性疼痛发生率高，且较为剧烈，一般镇痛剂难以奏效，常需要使用治疗神经病理性疼痛的药物。

3. **特殊临床类型**

（1）眼带状疱疹：系病毒侵犯三叉神经眼支，疼痛剧烈。鼻尖出现皮损（Hutchinson 征）是眼部受累的信号，最常见的并发症是溃疡性角膜炎，其他并发症包括葡萄膜炎、结膜炎、巩膜炎、继发性青光眼、视神经炎或急性视网膜坏死等。眼带状疱疹及其并发症在老年人中更常见。

（2）耳带状疱疹：膝状神经节受累同时侵犯面神经时，出现面瘫、耳痛及外耳道疱疹三联征，称为 Ramsay-Hunt 综合征。常伴有眩晕、耳鸣和感音神经性聋，个别可有其他多脑神经受损表现。老年人或免疫力低下的患者发生 Ramsay-Hunt 综合征及多脑神经损害的风险较高，如果症状不典型，或者面瘫、耳痛及其他脑神经受损症状先于耳道疱疹出现，则临床上容易与 Bell 面瘫、中耳炎、突聋（突发性感音神经性聋）等混淆。

（3）不典型带状疱疹：包括无疹性带状疱疹（仅有皮区疼痛而无皮疹）、双侧带状疱疹（极少见）；恶性肿瘤或年老体弱等重度免疫功能缺陷的患者最严重的表现是播散性带状疱疹，病毒经血液播散导致广泛性水痘样疹并侵犯肺和脑等器官，可致死亡。此外，带状疱疹好发部位为肋间神经、颈神经、三叉神经及腰骶部神经支配区域，其他少见累及生殖器、乳头和手指，容易与单纯疱疹混淆。

4. PHN是老年带状疱疹最常见的并发症，疼痛的严重程度、持续时间随着年龄的增长而增加，30%～50%的患者疼痛持续超过1年，部分病程可达10年或更长。PHN危险因素除了高龄之外还包括前驱期和疱疹期疼痛强度、皮损的严重程度、免疫功能低下、眼带状疱疹，有心血管疾病、糖尿病和呼吸道疾病等基础疾病的老年患者PHN的发生率也会显著升高。PHN的疼痛部位通常比皮损区域有所扩大，临床表现复杂，可为自发痛、痛觉过敏或痛觉超敏；还可能出现紧束感、蚁行感、瘙痒感、抽动感或灼热感等感觉异常。由于剧烈疼痛和常规治疗效果不理想，PHN患者常伴有焦虑、失眠、抑郁等精神心理改变，甚至出现食欲减退、体重减轻、记忆力减退、日常生活活动能力下降、社交孤立等功能状态的损害，严重影响老年患者的生活质量，容易引起衰弱或者促进衰弱的进展。

5. 带状疱疹后心脑血管病的风险增加，50岁以上的人群继发脑卒中或心肌梗死的风险更高，尸体解剖显示脑动脉和冠状动脉VZV的存在为这一发现提供了组织学支持。由于三叉神经节靠近大脑动脉，有眼部带状疱疹病史的患者发生脑血管事件的概率增加了两倍以上。血管病变的发病机制是VZV经轴突迁移侵袭脑动脉和冠状动脉造成血管内膜的损伤，加上VZV感染后继发的炎症反应，共同导致了动脉粥样硬化斑块的不稳定性及血栓形成。

（二）并发症

除最常见的并发症PHN外，老年带状疱疹其他重要并发症包括：皮损继发细菌感染；VZV侵犯内脏神经纤维时，引起急性胃肠炎、膀胱炎，表现为腹部绞痛、排便困难、排尿困难、尿潴留等；头颈部带状疱疹易侵犯中枢神经系统，发生病毒性脑炎、脑膜炎、脊髓炎。

六、诊断与鉴别诊断

（一）诊断

根据皮疹呈单侧分布、带状排列、红斑基础上的簇集水疱以及伴有前驱症状和神经痛等典型临床表现即可做出诊断。不典型病例可用PCR检测VZV DNA和病毒培养予以确诊。

（二）鉴别诊断

1. 前驱痛或无疹型带状疱疹的局部疼痛应与心绞痛、肋间神经痛、胸膜炎、胆囊炎、尿路结石、阑尾炎、偏头痛等鉴别。

2. 出疹后有时需与接触性皮炎和单纯性疱疹鉴别。接触性皮炎是因接触某些外源性物质后，局部出现境界清楚的红斑、丘疹和丘疱疹，痒或痛和皮疹通常同时发生。单纯性疱疹以簇集性水疱为特征，好发于皮肤黏膜交界处，口腔及生殖器病变最常见，易复发。

七、带状疱疹的管理

老年患者具有衰老、多病共存、多重用药以及失能等特点，在治疗上增加了药物不良反应和药物相互作用等医源性损害的风险，从而带来更多的并发症，甚至可能导致衰弱的恶性循环。老年带状疱疹的管理策略应当是在多模式、多学科的全面评估基础上，采取个体化的综合治疗方案，以缓解急性期疼痛、预防或减轻PHN、改善患者功能状态和生活质量为主要治疗目标。

（一）抗病毒治疗

带状疱疹通常是自限性疾病，但老年人易出现PHN或其他严重并发症，系统应用抗病毒药物可有效缩短病程，减轻皮疹严重程度，缓解急性期疼痛，减少PHN及其他严重并发症的发生率和强度。抗病毒治疗应尽早进行，建议皮疹出现72h内使用。目前最常用的口服抗病毒药物有阿昔洛韦、伐昔洛韦和泛昔洛韦。老年人首选伐昔洛韦或泛昔洛韦，因为它们较阿昔洛韦具有更高的口服生物利用度，可减少用药剂量和频率，增加老年患者的依从性。伴有中枢神经系统受累、播散性带状疱疹、严重的眼带状疱疹以及耳带状疱疹伴随脑神经麻痹的患者，应接受静脉注射阿昔洛韦。对肾功能损害的老年患者，上述三种药物的使用剂量要相应减量，同时应检测血肌酐水平。必须指出眼带状疱疹和耳带状疱疹的患者存在严重合并症的风险，需要眼科和耳鼻喉科的医生参与评估专科病情并制订综合的治疗方案。

（二）糖皮质激素治疗

糖皮质激素与安慰剂，或糖皮质激素联合阿

昔洛韦与单纯使用阿昔洛韦的随机对照临床试验结果显示：各组的老年带状疱疹患者 PHN 发生率无明显差异。因此不建议在老年带状疱疹患者中常规使用糖皮质激素。但大多数临床试验结果显示糖皮质激素可减轻急性带状疱疹的疼痛，同时有临床试验显示，带状疱疹急性发作早期在及时规范抗病毒治疗的基础上联合应用糖皮质激素可减轻炎症，降低神经元损伤，缩短急性疼痛的持续时间和皮损愈合时间。因此在老年带状疱疹急性期是否使用糖皮质激素治疗存在争议。一般认为，糖皮质激素可考虑用于如下比较严重的带状疱疹：出现大面积皮疹伴重度疼痛、累及头面部、疱疹性脑膜炎及内脏播散；慎用于有高血压、糖尿病、消化性溃疡及骨质疏松等共病的老年患者；禁用于免疫抑制或有禁忌证的老年患者。需特别指出的是，糖皮质激素的免疫抑制作用有可能造成病毒扩散，加重感染，因此在没有系统性抗病毒治疗前提下，不推荐单独使用。

（三）带状疱疹急性期疼痛和 PHN 的管理

老年带状疱疹早期抗病毒治疗和有效缓解疼痛可减少 PHN 的发生，PHN 的疼痛管理则是一个长期、持续的过程。老年患者这两种不同时期不同性质的带状疱疹相关性疼痛在管理原则上是相同的，都是对患者进行疼痛评估及老年综合评估后采取个体化镇痛措施，治疗过程中应定期随访，评估疗效和药物不良反应，并根据评估结果调整治疗方案。

1. 疼痛评估　老年患者推荐使用视觉模拟评分（visual analogue scale，VAS）或数字等级评定量表（numeric rating scale，NRS）来测量疼痛的强度，交流困难或不能用言语准确表达的老年患者可应用 Wong-Baker 面部表情量表。ID-Pain、DN4 及 LANSS 量表可评估疼痛的性质，鉴别神经病理性疼痛与伤害感受性疼痛。由于 PHN 常伴有抑郁、焦虑及睡眠、社会功能、生活质量的损害，应选择相应的量表如 SF-36、Nottingham 健康概况（Nottingham Health Profile，NHP）或生活质量（QOL）指数等进行检查。

2. 带状疱疹急性期镇痛治疗　轻中度疼痛可使用对乙酰氨基酚、非甾体类抗炎药（NSAIDs）或曲马多；中重度疼痛使用阿片类药物（如吗啡或羟考酮）或钙离子通道调节剂（加巴喷丁和普瑞巴林），如果止痛剂效果不佳，可以添加三环类抗抑郁药（如阿米替林）。老年人使用 NSAIDs、阿片类药物或三环类抗抑郁药应注意胃肠道损伤、心脑血管病、呼吸抑制、抗胆碱能作用、认知障碍等不良反应。钙离子通道调节剂常见的不良反应相对较轻，为嗜睡和头晕，应遵循夜间起始、逐渐加量和缓慢减量的原则；对虚弱老年人该类药物可能导致或加重步态和平衡问题以及认知障碍并因此停止治疗。神经营养类药物对缓解神经炎症与神经痛有一定帮助，常用药物有甲钴胺、维生素 B_1 和维生素 B_{12} 等。

3. PHN 治疗　PHN 的治疗原则是尽早、足量、足疗程及联合治疗。老年人 PHN 治疗目的不是达到完全无痛状态，而是通过控制疼痛达到患者可耐受的合理水平，同时治疗抑郁、焦虑、睡眠障碍等问题。治疗 PHN 的一线药物包括钙离子通道调节剂、三环类抗抑郁药和 5% 利多卡因贴剂，二线药物包括阿片类药物和曲马多。在老年人中钙离子通道调节剂通常比阿片类药物和三环类抗抑郁药耐受性更好。不能耐受三环类抗抑郁药副作用的老年人也可以选择 5- 羟色胺和去甲肾上腺素再摄取抑制剂（SNRIs），如文拉法辛和度洛西汀。单一药物治疗不能获得满意的疼痛缓解时考虑联合用药，但应注意药物之间相互作用，如曲马多不与 5- 羟色胺药物（包括 SNRIs）同时使用，以避免 5- 羟色胺综合征风险。药物有效缓解疼痛后应避免立即停药，仍要维持治疗至少 2 周，并采取逐步减量的方法。药物治疗效果不佳者，可与疼痛科、神经科、中医科等多学科合作，联合采用微创介入治疗、物理治疗、心理治疗等手段治疗 PHN，可有效缓解疼痛，同时减少镇痛药物用量，减少不良反应，提高患者生活质量。

八、预防

带状疱疹患者在出疹后至皮损结痂前有传染性，对非免疫或免疫功能受损的接触者来说，将病灶覆盖至结痂是一种预防传染的措施。接种带状疱疹疫苗 Zostavax 是最好的预防或降低带状疱疹和 PHN 发生率的方法，但有效率随年龄增长而降低。在一项针对 60 岁以上人群的大型研究中，Zostavax 分别使带状疱疹和 PHN 发病率下降 51% 和 66%。美国 FDA 最初批准 60 岁以上免疫正常的老年人群接种疫苗预防带状疱疹，后来又把接种疫苗的对象扩大到 50 岁以上人群。但是一项对老年人的纵向研究表明，接种疫苗 7～10 年后，其预防带状疱疹和 PHN 的有效性分别下降 21% 和 35%，这引起了人们的关注，如果提前接种疫苗，可能在带状疱疹发病率最高年龄的个体得不到保护。

（洪华山 杨明；陈彪 审阅）

<h1 style="text-align:center">参 考 文 献</h1>

[1] 中国医师协会皮肤科医师分会带状疱疹专家共识工作组. 带状疱疹中国专家共识 [J]. 中华皮肤科杂志，2018，51（6）：403-408.

[2] Yawn BP, Gilden D. The global epidemiology of herpes zoster[J]. Neurology, 2013, 81（10）: 928-930.

[3] John AR, Canaday DH. Herpes Zoster in the Older Adult[J]. Infect Dis Clin North Am, 2017, 31（4）: 811-826.

[4] 带状疱疹后神经痛诊疗共识编写专家组. 带状疱疹后神经痛诊疗中国专家共识 [J]. 中国疼痛医学杂志，2016，22（3）：161-167.

[5] 陈娓，刘军连. 带状疱疹发病机制的研究进展 [J]. 中国医学文摘（皮肤学），2017，34（1）：33-38.

[6] Yawn BP, Wollan PC, Nagel MA, et al. Risk of Stroke and Myocardial Infarction After Herpes Zoster in Older Adults in a US Community Population[J]. Mayo Clin Proc, 2016, 91（1）: 33-44.

[7] Werner RN, Nikkels AF, Marinovic B, et al. European consensus-based（S2k）Guideline on the Management of Herpes Zoster - guided by the European Dermatology Forum（EDF）in cooperation with the European Academy of Dermatology and Venereology（EADV）[J]. J Eur Acad Dermatol Venereol, 2017, 31（1）: 9-29.

第八章 泌尿生殖系统疾病

第一节 衰老对泌尿系统的影响

一、概述

泌尿系统包括肾脏、输尿管、膀胱和尿道等器官，对于泌尿外科专业而言，通常也将男性生殖器官如睾丸、前列腺、精囊腺等纳入其中。随着人类的寿命明显延长，老龄人口的比例也相应增加。衰老是一个正常的生理现象，在衰老过程中，人类机体的所有器官和组织都经历了一系列的形态和功能改变，其特点是生理功能下降，各器官和系统的萎缩或增生。泌尿系统的各器官也会逐渐出现老化，造成其生理功能减退，甚至出现与之相关的各类病变；部分器官如前列腺还会因年龄增长出现增生，出现下尿路症状（lower urinary tract symptoms，LUTS）。

二、衰老对泌尿及男性生殖系统主要器官的影响

（一）衰老对肾脏的影响

肾脏作为泌尿系统的核心器官，其主要功能是过滤血液，清除体内的代谢产物和多余的液体。肾脏也同时参与调控机体的酸碱平衡。随着年龄增长，肾脏逐渐发生如下变化：皮质厚度逐渐变薄，导致功能性肾单位的数量减少和体积下降，肾小球基底膜增厚以及肾小球硬化，同时伴有肾小管萎缩和纤维化，衰老亦可以导致肾脏动脉出现硬化。

目前的研究对于肾小球硬化的机制知之甚少，其在肾脏衰老方面的重要性仍不得而知。然而，肾小球滤过率的下降会进一步削弱肾小球对血液的滤过能力。肾小球滤过率的下降也会影响到经肾脏代谢药物的血药浓度，因此，老年患者

在应用这类药物时应根据肾小球滤过率调整剂量，必要时应当监测药物的血药浓度。

肾小球滤过率随年龄下降。目前多数研究显示，随增龄，eGFR 的下降速率每年 0.75～1.0ml/(min·1.73m²)，但也有不同研究的结论存在明显差异。如一项通过改变肾病患者饮食的研究显示，肾功能的下降速率约为每年 3.8ml/(min·1.73m²)，另一项来自荷兰的研究结论为肾功能的下降速率是每年 0.4ml/(min·1.73m²)，较前一个研究有明显不同。另外，一项研究观察了中美洲一组高血压和心血管疾病患病率较低的印第安人，结果显示，随着时间的推移，研究对象肾功能的下降幅度与对照组相当，表明肾功能的下降和年龄相关，而不能完全归因于心血管疾病的累积效应。

肾脏衰老的另一特征是进行性的肾小管功能障碍，表现为钠离子的重吸收减少，钾离子的排泌下降以及尿液浓缩能力的减退。这一变化将增加潜在的急性肾损伤的风险。老年人肾脏中跨肾小管的钾离子梯度不断下降，当出现高钾血症时，则无法通过远曲小管增加钾离子的排泄。肾脏排钾能力的下降和肾小球滤过率下降呈正相关，可能也反映了肾单位转运钠、氯离子能力的下降幅度。

衰老会造成肾脏的血管结构和功能的重大变化，表现为细胞外基质沉积的增加，入球小动脉内膜细胞增殖的增加，同时，增加的肾内分流和毛细血管旁路会对皮质功能造成影响。肾交感神经张力增加可导致血管收缩，主动脉压力感受器能够减弱交感神经张力，但这一能力随着年龄的增长会持续减退。因此，基于上述机制，在老年人群中，肾血管扩张剂，如心房利钠肽、一氧化氮，其效用将会减弱。有相关研究却显示，随着年龄的增长，老年男性越来越依赖一氧化氮来维持肾血浆流量。

高血压和糖尿病等慢性疾病是老年人的常见疾病，它们都会对肾脏造成持续的损伤，也是造成终末期肾病的常见病因。在美国，终末期肾病的发病人数约为每年360万人，其中一半的患者年龄大于65岁，血液透析是最常见的治疗手段，部分患者可以通过肾移植改善生活质量。因此，对于老年患者而言，应当注重对肾脏功能的保护，做好定期体检，积极有效治疗高血压和糖尿病，避免终末期性肾病的发生。

（二）衰老对膀胱的影响

衰老对膀胱功能的影响涉及中枢神经系统和周围神经系统的各个层面。生理性衰老可能影响中枢神经系统中的神经元及神经突触。与衰老相关的髓鞘或神经元减少可导致神经系统控制排尿的功能受损，造成尿失禁的发生。

副交感神经和交感神经节前神经元和位于盆腔内的主要神经节连接，在神经节换元后，通过节后神经元的神经支配膀胱和尿道。有研究认为，随着年龄的增长，支配逼尿肌活动的神经纤维数目呈现下降趋势。在有关老年大鼠的一项研究中发现，排尿功能障碍与位于腰骶脊髓核的单胺能神经纤维的数目减少有关。研究人员认为，随着大鼠年龄的增长，包括中间外侧细胞核、骶骨副交感神经核等在内的绝大多数区域的神经纤维数量显著减少。人类膀胱标本形态学研究显示，无论男性还是女性，随着年龄的增长，膀胱壁内逼尿肌和纤维结缔组织的比例逐渐下降，提示衰老会导致逼尿肌纤维化。

有人观察到年龄增长导致人类膀胱黏膜固有层和神经血管束周围胶原纤维的数量显著增加。同时，有研究观察到膀胱在衰老的过程中，逼尿肌纤维内部的弹性蛋白逐步被胶原取代，同时伴有基底膜部的胶原沉积增加；这些发现能够解释膀胱逼尿肌弹性的减弱以及老化膀胱和膀胱容量减小之间的关系。还有一项有关尿道括约肌的研究发现，衰老与横纹肌的凋亡有关，与此相对应的是和年龄相关的最大尿道压的下降。因此，衰老可能伴随着下尿路结构的变化，包括膀胱纤维化以及膀胱和尿道内功能性肌肉组织的减少。

衰老过程与膀胱功能和相应的临床症状关系密切。然而排尿功能障碍背后的病理生理学机制有时却难以确定，因为区分正常的老化和疾病所导致改变十分不易。以LUTS为例，无论是储尿期还是排尿期症状都不是疾病特异性的，也并不和某一特定的尿动力学表现相关。目前认为，LUTS的绝大多数症状与衰老有关并且由多种因素参与其中，包括膀胱容量的减小、膀胱感觉功能改变以及逼尿肌的活动亢进等。

逼尿肌的感觉功能随年龄增加逐步减退，同时逼尿肌活动不足能够引起膀胱排空障碍，有时会与逼尿肌活动亢进的症状互相重叠。通过对老年人的尿动力评估发现，在没有明显神经系统疾病的人群中，尿动力报告显示出较高的残余尿量和较低的逼尿肌收缩速度，但逼尿肌的等长收缩功能没有改变。

总体而言，衰老对膀胱的临床表现可为膀胱顺应性下降，如膀胱容量下降、尿频等症状；膀胱收缩力的下降，表现为排尿无力和尿流率降低；膀胱过度活动，表现为尿急和急迫性尿失禁等；老年男性由于有前列腺的因素参与其中，临床表现会变得更加错综复杂。

（三）衰老对前列腺的影响

前列腺是男性生殖系统的附属性腺之一，正常的前列腺发育主要依赖于来自睾丸的双氢睾酮，它经由 5α- 还原酶从睾酮转化。双氢睾酮是成人前列腺组织主要的生长因子。在雄性啮齿动物中，去势手术可导致前列腺萎缩。但是给予去势后的小鼠双氢睾酮后，前列腺可再次发育，证明前列腺对双氢睾酮（dihydrotestosterone，DHT）存在高度的敏感性。

随着年龄的增长，前列腺的体积会不断增大，容易发生前列腺增生。目前普遍认为高龄和有功能的睾丸是前列腺增生本病发生的主要因素，且两者缺一不可。其他的相关因素还包括：雄激素及其与雌激素的相互作用、前列腺间质-腺上皮细胞的相互作用、生长因子、炎症细胞等。能够将雄激素转化为雌激素的芳香化酶广泛分布于脂肪组织、肾上腺、睾丸和前列腺间质，说明在前列腺内可能存在雄激素向雌激素的转化。对于肥胖者而言，芳香化酶的表达及活性在脂肪组织中会更为显著，可导致睾酮水平的下降同时造成雌激素水平升高。由于肥胖的发生率和年龄呈正相关，提示年龄、肥胖、芳香化酶的表达及活性、雌激素和雄激素比例的增高在前列腺增大和

LUTS 方面扮演了复杂且互相关联的角色。

男性衰老的主要标志之一是前列腺增生，进而出现排尿缓慢、中断、排尿困难等临床表现。其增生区域主要发生在前列腺的中叶和两侧叶，即前列腺的移行区和尿道周围腺体区。前者在早期主要表现为腺体组织增生，而后者则完全为间质增生，其中平滑肌是间质的重要组成部分，这些平滑肌细胞表面富含肾上腺素能受体，尤其是 α1 受体，激活该受体可以明显增加前列腺尿道阻力，由于这一区域邻近前列腺尿道，增生后对尿道的压迫最为直接，是造成排尿困难的重要因素。

前列腺增生能够造成如下的病理生理学改变。机械性梗阻：前列腺增生时体积增大，由于前列腺包膜的存在，增生的腺体受压而向后尿道和膀胱膨出，造成后尿道延长、变窄及膀胱出口梗阻加重排尿困难。动力性梗阻：在前列腺和膀胱颈组织内含有丰富的 α 肾上腺素能受体，良性前列腺增生症时，该受体数量增加且活性增强，造成前列腺平滑肌紧张、张力增大，导致前列腺尿道阻力增高。继发膀胱功能障碍：长期的后尿道阻力增高可引起膀胱逼尿肌代偿性肥大，形成粗大的网状结构，称为膀胱小梁。尿路上皮在小梁之间形成小室甚至憩室。如果下尿路梗阻长期存在，最终导致膀胱逼尿肌失代偿，出现慢性尿潴留及膀胱内压升高；引起尿液反流至输尿管及肾盂，造成上尿路积水和肾功能损害。

（四）衰老对睾丸的影响

男性的睾丸主要有两大功能：第一是产生精子，从而完成生育，使人类得以延续。第二是分泌雄激素，即睾酮，促进男性生殖系统的发育并维持第二性征。衰老对睾丸的生精功能具有不良影响，主要表现在精子活力及数量的下降。体内大约 98% 的睾酮是以与性激素结合球蛋白及白蛋白结合的形式存在，游离睾酮只占 2% 左右；游离型与白蛋白结合的睾酮均具有激素活性，统称为"生物活性睾酮"。随着年龄老化，总睾酮以及游离睾酮均有所降低，但总睾酮主要是在 60 岁以后才出现明显降低，而游离睾酮则从 20 岁开始就几乎呈直线缓慢下降趋势。美国麻省老年研究的结果表明，血清总睾酮浓度每年下降 0.4%，血清中白蛋白结合睾酮每年下降 1.0%，血清游离睾酮每年下降 1.2%。近年来，一些研究进一步证实了衰老和睾酮浓度变化的趋势，在测量 1～99 岁的健康人睾酮水平后发现：出生后数周内睾酮在残存的绒毛膜促性腺激素的作用下浓度很高，然后降至检测低限的基线水平。到青春期睾酮分泌迅速增加，在约 17 岁时达高峰，而后下降。在成年男性中，睾酮从 21～30 岁时的中位数 16.2nmol/L 逐渐下降至 70 岁时的 9.7nmol/L。也有研究表明，男性一般从 40 岁左右睾丸功能开始减退，血清睾酮水平逐渐下降。

随着年龄的增长，睾酮分泌逐渐减少，且与性激素结合的球蛋白量逐渐增加，使可直接利用的游离雄激素水平日渐下降。中老年睾酮部分缺乏将导致性欲降低，勃起功能障碍，夜间勃起消失，精液量下降，射精后不应期延长，性幻想消失，内外生殖器器官萎缩等。

随着研究的深入，发现睾酮除主要作用于生殖系统外，对其他系统和器官也发挥了广泛作用。如睾酮有助于稳定情绪、改善抑郁、有助于增强认知功能、改善注意力；在心血管系统可刺激红细胞生成、减少动脉粥样硬化、减少心绞痛发作、减少心悸、潮热多汗等症状。也有研究表明血清睾酮水平与冠状动脉疾病的严重程度呈显著负相关，睾酮水平低下是冠状动脉粥样硬化的高危险因子；在内分泌和代谢方面其参与并影响多种物质代谢、改善胰岛素抵抗，增加氧储备。有研究指出，睾酮可使甘油三酯和载脂蛋白降低，对脂类代谢有积极意义；在骨骼运动系统可维持肌肉代谢和肌肉量，减少脂肪含量、促进骨钙化，增加骨小梁、抑制骨破坏；抑制自身免疫性风湿病炎症反应；刺激肝脏蛋白质的合成。因此，当衰老导致睾丸分泌睾酮减少时，导致雄性激素缺乏可出现性欲下降，阴茎勃起次数减少，勃起不坚或勃起困难，还可能导致思维迟钝、记忆力减退、睡眠障碍、行动迟缓、肌力减退、骨质疏松、胰岛素抵抗，诱发糖尿病，肥胖、代谢综合征等。

（刘明　王鑫；张立群　审阅）

参 考 文 献

[1] Nicholson TM, Ricke WA. Androgens and estrogens in benign prostatic hyperplasia: past, present and future[J]. Differentiation, 2011, 82(4-5): 184-199.

[2] Wang Z, Olumi AF. Diabetes, growth hormone insulin-like growth factor pathways and association to benign prostatic hyperplasia[J]. Differentiation, 2011, 82(4-5): 261-271.

[3] Macoska JA. Chemokines and BPH/LUTS[J]. Differentiation, 2011, 82(4-5): 253-260.

[4] McLaren ID, Jerde TJ, Bushman W. Role of interleukins, IGF and stem cells in BPH[J]. Differentiation, 2011, 82(4-5): 237-243.

[5] Ma J, Gharaee-Kermani M, Kunju L, et al. Prostatic fibrosis is associated with lower urinary tract symptoms[J]. J Urol, 2012, 188(4): 1375-1381.

第二节 老年肾脏疾病

一、概述

伴随增龄，肾脏的组织结构和功能均发生变化，对疾病的易感性明显增加；同时，老年人常常多种基础疾病共存，需要服用多种药物，发生肾脏损害的风险也随之明显增加。因此，老年人是各种肾脏疾病的高发人群，包括急性肾损伤（acute kidney injury，AKI），慢性肾脏病（chronic kidney disease，CKD）及其引起的终末期肾病（end stage kidney disease，ESKD），是严重威胁人类生命和健康，造成严重疾病负担并耗费巨额医疗资源的慢性进展性疾病，其患病率远高于年轻人。由于老年人的自身生理特点，使得老年肾脏疾病的诊断和治疗有别于普通成年人群。

相较于青年人，老年人的肾脏储备功能下降，应激损伤会更为严重，而且损伤后难以修复。因此，对于老年肾脏疾病要注意保护肾功能，延缓疾病进展；更重要的是减少对肾脏的应激性损伤，如临床中老年人常面临的感染、手术、缺血缺氧等应激因素以及肾毒性药物，如 NSAIDs 和造影剂等都可导致严重的不良预后。另外，老年人常伴有复杂的并发症，可能存在不同程度的衰弱、营养不良、跌倒、认知障碍等老年综合征，临床所见的症状和体征并不能反映某一单独的疾病过程，而是多种疾病因素之间复杂的相互作用。目前大于 65 岁老年人肾脏疾病的专项研究不多，而现有的研究中又多将老年人排除在外，特别是有共患疾病的老年人，所以对老年肾脏疾病的诊疗不能完全照搬现有的临床指南。

相对于以疾病为导向的传统疗法，老年科医师应该更多地选择以患者为中心的治疗模式，在做临床决策之前要发挥多学科团队的优势，对患者进行全面综合评估，以患者为中心的个体化疗法对患者更有帮助。

二、肾小球疾病

国内外肾活检资料证实，老年人的急性和慢性肾小球肾炎仍比较常见，临床可表现与普通成年人相同的临床综合征，如肾病综合征、急进性肾炎、急性肾小球肾炎、慢性肾小球肾炎和无症状性尿异常，其中最常见的是肾病综合征、急进性肾炎。相较于青年人，老年人原发性肾小球疾病，如 IgA 肾病和微小病变相对较少，而以膜性肾病、新月体性肾炎多见。相比起原发性肾小球疾病，继发性肾小球疾病更多见，如继发于糖尿病、高血压、药物相关的肾小管间质肾病，也可继发于恶性肿瘤性疾病，包括骨髓淋巴增殖性疾病及实体肿瘤，也可与全身系统性疾病相关。

由于老年人肾小球疾病的病因、临床表现均有别于普通成年人群，故其诊断、治疗策略和预后也有所不同。

（一）肾病综合征

1. 临床特征 肾病综合征是指表现为大量蛋白尿（超过 3.5g/d）、低白蛋白血症、高脂血症和水肿的一组临床综合征。老年人症状常不典型，不易识别。相比起普通成年人，水肿较为常见，也可表现为全身性水肿，甚至可被误诊为充血性心力衰竭。血栓是肾病综合征的常见并发症，尤其是卧床的老年患者。有报道显示，老年肾病综合征患者深静脉血栓形成或肺栓塞等严重并发症的发生率接近 50%，甚至可以成为首发表现。另外，老年肾病综合征患者高血压、高血脂、非选择性蛋白尿的发生率更高，GFR 更低，并且常伴有镜下血尿。

2. 诊断 由于老年人继发性肾小球疾病更多见，而且约 5% 的老年肾病综合征患者的病因是恶性肿瘤，或者在 1 年之内会发生某种恶性肿瘤，因此，诊断评估除了进行常规检查，包括尿沉渣镜检、血清肌酐、白蛋白、胆固醇和 24h 尿蛋白定量之外，还应进行血清和尿液蛋白电泳及免疫固定电泳、抗核抗体、补体、冷球蛋白、乙型和丙型肝炎病毒、梅毒和 HIV 血清学检查、胸片和大便潜血等检查除外继发病因。如果没有恶性肿瘤的证据，建议在发病后 12～15 个月内严格随访，监测是否有恶性肿瘤的表现并应告知患者接受定期检查。

肾组织病理检查对明确诊断是必不可少的。在有条件时应行肾穿刺活组织病理检查，年龄并非肾穿刺活检的禁忌证。我国老年人原发性肾小球疾病中以膜性肾病较为多见，微小病变和局灶节段硬化性肾炎也不少见。对于肾穿风险大的患者，如临床表现为肾病综合征，抗磷脂酶 A2 受体（phospholipase A2 aeceptor，PLA2R）抗体阳性，可以启动膜性肾病的治疗。

3. 治疗　肾病综合征的治疗取决于肾脏病理类型，但是不论哪种组织病理学类型，均可采用一般性治疗。首先需要积极控制血压，ACEI/ARB 在降压的同时可减少蛋白尿、减缓肾脏疾病的进展而成为主要的降压药物。HMG-CoA 还原酶抑制剂对于 75 岁以上的老年患者的作用尚未明确，但对于较年轻的患者仍适用。

膜性肾病患者 1/3 可自行缓解，1/3 病变基本不进展，可以根据患者蛋白尿和血清白蛋白的情况决定是否加用免疫抑制治疗。蛋白尿小于 3.0g/d 则不需要急于加用免疫抑制治疗，可以先进行一般治疗；蛋白尿 3.0～6.0g/d 则密切随访，观察期可以半年左右；蛋白尿大于 6.0～8.0g/d 需要考虑加用免疫抑制方案，但要考虑到高龄、合并症及药物的不良反应，与青年人比较，治疗药物的剂量应相对较小，应用时需要仔细权衡利弊。由于治疗方法不断更新，应注意咨询肾脏病专科医师的意见，调整治疗方案。

（二）急进性肾炎

1. 临床特征　急进性肾炎（rapidly progressive glomerulonephritis，RPGN）属于临床诊断，指在血尿、蛋白尿的基础上，肾功能进展迅速，常在短期内进展至肾衰竭，甚至需要透析治疗，患者可有少尿乃至无尿。然而，临床上老年 RPGN 患者也可隐袭起病，肾功能进展缓慢，常被误诊为慢性肾衰竭而延误宝贵的治疗时机，需要引起高度重视。

RPGN 患者肾脏的病理改变为新月体肾炎，是老年急性肾衰竭最常见的病理类型之一。我国目前采用的新月体性肾炎诊断标准为肾穿刺活检标本中 50% 以上的肾小球有大新月体，新月体占肾小囊面积 50% 以上。如果能早期明确诊断并及时采取适宜的治疗，可改善患者的预后，但 RPGN 总体病情危重、预后差。

2. 诊断和分类　根据肾脏免疫病理将其分为三型：Ⅰ型抗 GBM 抗体型、Ⅱ型免疫复合物型和Ⅲ型少免疫沉积型。Ⅰ型特点为 IgG 和 C3 沿肾小球毛细血管襻呈线样沉积，Ⅱ型为免疫球蛋白和补体成分呈颗粒样或团块样沿肾小球毛细血管襻和系膜区沉积，Ⅲ型则无明显免疫球蛋白成分沉积。多数新月体肾炎与抗肾小球基底膜抗体和抗中性粒细胞胞浆抗体（anti-neutrophil cytoplasmic antibody，ANCA）两种自身抗体相关。而老年人最常见的免疫病理类型是Ⅲ型 ANCA 相关小血管炎，其中 70%～90% 为 ANCA 阳性。

3. 治疗　分为诱导缓解和维持治疗。诱导缓解治疗应力求达到完全缓解，维持治疗的目标则为长期控制病情，避免复发。老年人，在进行治疗时要安全第一，治疗方案相比年轻人更为保守，综合考虑患者的获益和风险，制订个体化治疗策略。同时，还应注意尽可能减少治疗药物所带来的副作用，治疗过程中需要密切监测肝功能，外周血白细胞等相关指标。

三、急性肾损伤

急性肾损伤（acute kidney injury，AKI）是由多种病因引起，临床表现为肾功能在短时间（数天或数周内）迅速恶化，GFR 下降，并由此引起水、电解质及酸碱平衡紊乱的临床综合征。

（一）流行病学

AKI 在社区的患病率约为 1%，在医院内可高达 7.1%，老年人群是 AKI 更大的易感人群。老年 AKI 多在医院内发生，即所谓"医院内获得性急性肾损伤（hospital-acquired AKI，HA-AKI）"。HA-AKI 是指患者在住院期间由于某些医源性因素，如药物、手术、感染及各种原因导致的肾脏灌注压减低等引起的 AKI。我国一项涵盖 22 个省市、44 家医院（省 / 地区）针对 2 223 230 例住院患者的调查显示，AKI 的患病率约为 2.03%，其中 ≥60 岁的老年患者占 57.7%。中国台湾一项对住院患者的研究显示，AKI 患病率约为 15.7%，其中≥60 岁的老年患者高达 70.36%。国外的流行病学资料表明，住院患者 AKI 的发病率 4.9%～7.2%，死亡率仍很高，特别是 ICU 患者，甚至高达 80%。研究同时显示，入住 ICU 的患者，发生 AKI 的平均年龄是 63 岁，其中 25% 的患者年龄大于 75 岁。

（二）病因

1. 与年龄相关的因素　随着年龄的增加，肾脏的结构发生明显的变化，从 40 岁以后，肾脏的重量开始逐渐减轻，体积缩小，与年轻人比较，70～80 岁老年人的肾脏重量下降 20%～30%，总体积也下降了 20% 左右。年龄引起机体成分的改变，与 20 岁左右的青年比较，65 岁以上老人体内脂肪量增加了 35%，血浆容量减少了 8%，体内总水含量减少了 17%，体内细胞外液容量减少了 40%，故老年患者对容量的变化更为敏感。随着年龄的增加，肾小球功能减低、肾脏血流量下降、尿液浓缩稀释能力降低、肾脏血管硬化、血管自身调节能力减低、血管活性物质分泌减少，肾脏的储备能力明显下降，因此老年人对各种肾损伤因素的敏感性增高，极易发生 AKI。

2. 与临床相关的因素　研究显示肾脏低灌注和肾毒性药物是 AKI 的主要损伤因素。造成肾脏低灌注的常见原因，包括：各种原因导致的出血、入量不足；呕吐腹泻导致的胃肠道液体丢失；不适当应用利尿剂、严重的低蛋白血症、严重感染引起的败血症休克及各种原因引起的失代偿心力衰竭等导致的有效血容量不足。由于多数老年人多种疾病共存，导致有创检查或手术机会增多，大约有 18%～47% 的 HA-AKI 与手术有关，而 90% 以上的手术相关 AKI 为肾前性因素所致。多重用药是老年人 AKI 的主要因素，国内统计结果显示，老年 HA-AKI 20%～30% 与药物相关。引起 AKI 的常见药物主要有碘对比剂、抗生素、NSAIDs、抗病毒药物、抗肿瘤药物等。误用肾毒性中草药以及滥用和过量服用中草药导致的肾损害也不容忽视。需要注意的是在 AKI 的鉴别诊断中应包括肾小球疾病（急进性肾炎）。

尿路梗阻引起的肾后性 AKI 是老年人群社区获得性 AKI 的主要原因，如前列腺肥大、神经源性膀胱引起的尿潴留、尿路结石等；恶性因素主要是前列腺癌、膀胱癌、盆腔及腹膜后肿瘤等。

值得注意的是，老年人 AKI 的病因可能是多种因素，重症患者，特别是 ICU 患者，多器官功能衰竭可以诱发或加重 AKI，AKI 也可恶化其他相关器官功能的衰竭，导致死亡率增加。

（三）AKI 的定义和分级

AKI 的定义为以下任一：① 48h 内血清肌酐（serum creatinine，SCr）增加≥0.3mg/dl（≥26.5μmol/L）；②已知或推测在过去 7 天内 SCr 增加至基础值的 1.5 倍以上；③尿量＜0.5ml/（kg·h）超过 6h。

目前多采用 2012 年改善全球肾脏病预后组织（Kidney Disease：Improving Global Outcomes，KDIGO）关于 AKI 临床指南推荐的诊断标准和分级（表 4-8-1）。

表 4-8-1　AKI 分期

分期	血清肌酐	尿量
1 期	基线值的 1.5～1.9 倍，或增加≥26.5μmol/L	＜0.5ml/（kg·h）持续 6～12h
2 期	基线值的 2.0～2.9 倍	＜0.5ml/（kg·h）持续≥12h
3 期	基线值的 3.0 倍；或血肌酐值增加≥353.6μmol/L；或开始肾脏替代治疗	＜0.3ml/（kg·h）持续≥24h；或无尿≥12h

（四）AKI 的治疗

老年 AKI 的预防重于治疗。预防的关键是积极发现并及时处理患者存在的可能危险因素，避免使用潜在的肾毒性药物，使用药物前要充分了解患者的肾功能状况，并根据肾功能调整药物剂量。治疗过程中应监测尿常规、肾功能，发现肾损害要及时停药。

1. 积极查找和去除 AKI 的病因　对于感染、心血管病变或治疗措施不当等原因导致的肾血流灌注不足，要及时纠正低血压、低血容量和加强抗感染治疗，尽快恢复肾灌注。如果出现败血症休克，需应用低剂量去甲肾上腺素［＜0.3μg/（min·kg）］而不是多巴胺提升血压，保证平均动脉压在 80mmHg 左右（至少应在 65mmHg 以上），中心静脉压在 8～10cmH_2O，以维持肾小球滤过压。因用药不当导致急性肾小管坏死或急性肾小管间质性肾炎，要仔细检查患者用药情况并及时停用相关药物。

2. **合理的容量管理,维持电解质和酸碱平衡** 密切监测患者的每日出入量、体重变化和心、肺功能情况,要保证患者的有效血容量正常,才能保证肾脏灌注。在有水潴留的情况下需要采用药物利尿,首选袢利尿剂,根据液体潴留的程度,选择个体化的剂量。尽量维持体内酸碱、电解质平衡。

3. **肾脏替代治疗** AKI进行肾脏替代治疗(renal replacement therapy,RRT)的时机目前尚缺乏公认的标准,应根据临床和实验室指标的变化趋势,而非单一尿素氮和肌酐值来决定RRT的时机。一旦出现危及生命的容量、电解质和酸碱平衡等异常,即应紧急行RRT。有一项针对≥65岁的AKI患者进行的前瞻性研究显示,早期启动RRT,存活率明显优于晚期启动,获益更多。但也有研究表明,早期和晚期RRT对危重AKI患者的死亡率没有差异,并且晚期RRT还可以避免RRT的相关性并发症,如出血和导管相关性感染的风险。

由于老年患者的AKI病理机制和病情复杂,RRT的时机还需要更多的临床研究证据。实际临床工作中,在密切监测的前提下需及时请肾脏专科医师会诊,对减少老年患者AKI的并发症、降低死亡率很重要。

四、慢性肾脏病

(一)流行病学

老年CKD患病率要显著高于青中年人。美国国家健康和营养调查研究(National Health and Nutritional Examination Survey,NHANES)比较1988—1994年与1999—2004年的数据,显示成年人CKD(1~4期)的患病率从10.0%升至13.1%,而年龄大于70岁的老年人群,患病率也从36.8%增至47.8%。目前大于65岁老年人CKD患病率的研究不多,但总体结果均显示老年人CKD的患病率随增龄而增加。我国45岁及以上中老年人群CKD的患病率为11.5%,60~79岁老年人群CKD患病率为16.3%,而80岁及以上高龄老年人CKD患病率可高达64.1%。

由于近年来高血压、糖尿病等与CKD相关的慢性疾病患病率逐年增加,因此CKD的患病率也呈逐年增长趋势,且增长幅度明显高于一般成年人群。

(二)CKD的定义和分期

2012年KDIGO指南提出CKD的定义、分期和风险评估。①定义:肾脏损害(结构、病理、功能、标志物异常)或GFR<60ml/min>3个月(表4-8-2);②CGA分期系统:病因(C);GFR(G1~G5);白蛋白尿(A1~A3)(表4-8-3);③风险评估:根据GFR和白蛋白尿定义终点事件发生风险,包括全因死亡率、心血管事件、急性肾损伤、肾功能快速进展和终末期肾病。

表4-8-2 CKD诊断

肾脏损害标志	白蛋白尿(AER>30mg/24h; ACR>30mg/g [>3mg/mmol])
	尿沉渣异常
	肾小管功能障碍导致的电解质或其他异常
	组织学检测到的异常
	影像学检查异常
	有肾移植史
GFR降低	GFR<60ml/(min·1.73m^2)

表4-8-3 CKD分期

分期	eGFR/ [ml/(min·1.73m^2)]	特征
G1	≥90	肾损伤指标(+),eGFR正常或升高
G2	60~89	肾损伤指标(+),eGFR轻度下降
G3a	45~59	eGFR轻到中度降低
G3b	30~44	eGFR中到重度降低
G4	15~29	eGFR重度降低
G5	<15或透析	终末期肾病

(三)老年CKD的肾功能评估

40岁以后,GFR会以每年0.75~1ml/min的速度减退,多数老年人的GFR会随着增龄而下降。如果依据目前的CKD诊断标准,即GFR<60ml/(min·1.73m^2),多数老年人会诊断为CKD。但老年人GFR下降究竟是一种疾病状态还是一种正常的衰老表现,目前仍存在较大的争议。有研究探讨年龄、蛋白尿及GFR水平与进展为ESKD和全因死亡的关系,结果显示,GFR降低和蛋白尿水平升高与死亡率和ESKD的发生风险独立相关,是不依赖于年龄而独立存在的。鉴于目前针

对老年人的 CKD 研究证据较少，2012 年 KDIGO 指南并未特别规定老年人 CKD 的诊断标准，因此对于老年 CKD 患者的诊断标准仍需进行大量的前瞻性研究。

SCr 的测定易受肾外因素的影响，如年龄、性别、种族、饮食、体型大小等，老年人容易合并食欲减退、肌肉萎缩、蛋白质代谢率降低等，即使 SCr 值尚在正常范围，肾功能可能已经明显减退，故不能单独根据 SCr 水平评价老年人的肾功能。以 SCr 为基础估算的肾小球滤过率（eGFR）常规用于患者肾功能的评估和监测，是 CKD 诊断和分期的最重要指标。多种 GFR 计算公式各有利弊，对老年人群的研究显示，与 Cockcroft-Gault 公式、肾脏病饮食改善研究（Modification of Diet in Renal Disease，MDRD）公式相比，2009 年慢性肾脏病流行病学合作研究组（chronic kidney disease epidemiology collaboration，CKD-EPI）提出的 CKD-EPI 公式，目前被认为具有更高的准确度和精密度。但无论是哪种公式，在最初设计所涉及的研究人群均不是专门针对老年人群的，由于在老年 CKD 患者中缺乏足够的循证医学证据，目前对于老年人 GFR 的评估公式尚无定论和统一的标准。

鉴于单纯以 SCr 为基础的 GFR 公式评估肾功能可能高估 CKD 3a 期[GFR 45～59ml/（min·1.73m²）]的患病率，2012 年 KDIGO 指南建议对 GFR 处于 45～59ml/（min·1.73m²）且无肾脏损伤证据的人群进一步以胱抑素 C 为基础估算 GFR 来判断是否为 CKD，以减少对 CKD3a 期的过度诊断。而老年人，由于生理功能减退、慢性疾病等问题常存在肌肉萎缩、体质量减轻以及蛋白质摄入量减少等因素造成肌酐生成量相应减少，因此以 SCr 估算 GFR 判断老年人的肾功能状态常出现偏差，而以胱抑素 C 为基础或联合肌酐胱抑素 C 的 GFR 评估公式可以更加准确地判断老年人的肾功能水平，目前国内外针对老年人的多项研究也发现 CKD-EPIcr-cyst 联合公式的准确性优于其他 GFR 估测公式，但仍需要进一步在老年人群中开展大规模的流行病学研究以开发出更加适合这一特定人群的 GFR 评估公式。

（四）老年 CKD 患者用药

老年人普遍存在多病共存、多药联合、长期服用等特点，目前关于老年 CKD 患者用药的研究较为有限，建议在处方药物之前需评估老年患者的 GFR，尤其是使用活性成分或者代谢产物经过肾脏排泄的药物时。在使用治疗窗窄的药物时，更应密切关注血清药物浓度。在尿毒症透析患者用药时，要注意药物的血清蛋白结合率，以明确透析对药物的影响程度。

（五）老年 CKD 的治疗

近些年对 CKD 的治疗有很大进展并且不断优化，但是现有的临床研究所纳入的研究对象多数将老年人排除在外，特别是有多种疾病共存的老年人，而且多数研究仅关注肾脏病的进展和预后，是以病理机制为靶点，以改善疾病预后为目标，并没有考虑到共存疾病的影响。然而，老年人常伴有复杂的并发症，可能存在不同程度的衰弱、营养不良、跌倒、认知障碍等老年综合征，而且预期寿命、功能状态有较大的异质性，临床指南提出的一些治疗措施通常缺乏安全性和有效性数据，在老年 CKD 人群中的应用仍存在争议。

1. 功能状态的评估 老年慢性肾脏病诊治的中国专家共识（2018）推荐对老年 CKD 患者进行衰弱评估，并建议对衰弱的老年 CKD 患者进行老年综合评估（CGA）。特别是老年 ESKD 患者，CGA 有助于临床决策，如是否进行透析治疗以及何时开始透析治疗等。

运动锻炼可以提高 CKD 患者的肌力、心肺适应性、身体功能和生活质量。已有证据表明，老年 CKD 患者也可通过有质量的运动，维持或提升营养状态，降低死亡风险，但需要根据患者的能力和需求，由专业的临床理疗医师制订体力和耐力相结合的、强度适中的运动，并需要密切监管和定期随访，及时调整运动方案。

2. 营养状态评估与干预 低蛋白饮食（low protein diet，LPD）可延缓 CKD 的进展，建议 CKD 1～2 期患者蛋白质摄入量为 0.8g/kg/d，从 CKD 3 期开始 LPD 治疗，蛋白质摄入量＜0.6g/（kg·d），糖尿病肾病者从 GFR 下降起即应实施 LPD，其中优质蛋白应占摄入蛋白总量的 50% 以上，同时应摄入充足的能量以保证体内蛋白质的合成。但是老年人多处于能量消耗高风险状态，建议在对老年 CKD 实施 LPD 之前进行营养评估，不建议过度限制蛋白摄入，防止营养不良的发生。

3. **血压的控制** 积极控制血压达标对 CKD 进展具有明显的延缓作用，尤其是伴有蛋白尿的 CKD 患者。KDIGO 指南建议 CKD 血压控制目标为伴有蛋白尿者应 < 130/80mmHg，无蛋白尿者应 < 140/90mmHg，但对老年人，未制定明确的血压达标值。对于高龄患者，特别是合并老年综合征的患者，需采取个体化、分级达标的治疗策略，老年 CKD 患者血压的控制应注意安全、平稳，避免血压的明显波动。

4. **血糖的控制** 老年 CKD 患者的降糖药物应根据肾功能情况选择剂型和调整剂量。例如二甲双胍，是老年 2 型糖尿病患者的首选药物，但体内蓄积可能会导致乳酸酸中毒，当 eGFR 在 $30 \sim 60 ml/(min \cdot 1.73m^2)$ 时应减量和谨慎使用；当 $eGFR < 30 ml/(min \cdot 1.73m^2)$ 时应停止使用。同时，老年 CKD 合并糖尿病的治疗需权衡利弊，需要注意在不同健康状态下老年 CKD 患者血糖的控制目标是不同的。

5. **钙、磷及甲状旁腺激素水平的监测** 血管钙化的发生率和严重程度随老年 CKD 患者肾功能的恶化而增加，已存在血管或瓣膜钙化的 CKD 患者是发生 CVD 最高危的人群。建议定期监测老年 CKD 3 ~ 5 期患者血清钙、磷及甲状旁腺激素（iPTH）水平，积极纠正钙、磷代谢紊乱。值得注意的是，在老年 CKD 患者中，高钙血症和低磷血症的发生率明显高于年轻患者，如果出现血钙升高，应避免使用含钙的磷结合剂，减少活性维生素 D 的用量或停用；活性维生素 D 制剂使用不当，可致老年 CKD 患者的无动力骨病，容易导致异位钙化，增加 CVD 的发生率和病死率，要注意减少钙剂和活性维生素 D 负荷，避免对 PTH 的过度抑制。

6. **肾脏替代治疗（RRT）** 随着社会的老龄化，老年 ESKD 患者数量急剧上涨，高龄已不再是透析的禁忌证，接受 RRT 的老年人越来越多。目前尚无关于老年 ESKD 患者透析与保守治疗比较的随机对照研究，但对于高龄、衰弱、合并有多种基础疾病、预期寿命有限的患者，选择透析治疗的获益性一直存在较大争议，透析对生存率的改善并不明显；相反，可能会使患者生活质量下降及增加不必要的额外负担，包括住院、经济支出和护理需求的增加等。因此在进行医疗决策时

需要重视老年 ESKD 患者的多学科综合评估，包括认知功能、衰弱、并发症、营养、功能状况和心理社会因素等，保守治疗也应在考虑的范围内，并告知患者及其家属短期死亡的风险，更有助于医患双方共同决策 RRT 治疗的必要性。

在老年 CKD 的管理中，建议联合肾脏专科医生组成老年 - 肾科多学科协作，对老年 CKD 患者的基础疾病、并发症以及功能状态进行全面评估，采取适宜的干预措施，提高老年 CKD 患者的生活质量。

（马清；齐海梅 审阅）

参 考 文 献

[1] Yang L, Xing G. Acute kidney injury in China: a cross-sectional survey[J]. Lancet, 2015, 386: 1465.

[2] Coca SG. Acute Kidney Injury in Elderly Persons[J]. Am J Kidney Dis, 2010, 56: 122-131.

[3] 中华医学会老年医学分会肾病学组国家老年疾病临床医学研究中心. 老年人慢性肾脏病诊治中国专家共识（2018）[J]. 中华老年医学杂志, 2018, 37(7): 725-731.

[4] Jamilla A Hussain. Andrew Mooney and Lynne Russon. Comparison of survival analysis and palliative care involvement in patients aged over 70 years: choosing conservative management or renal replacement therapy in advanced chronic kidney disease[J]. Palliative Medicine, 2014, 27(9): 829-839.

[5] Ken Farrington, Adrian Covic. Clinical Practice Guideline on management of older patients with chronic kidney disease stage 3b or higher（$eGFR < 45 mL/min/1.73m^2$）[J]. Nephrol Dial Transplant 2016, 31: ii1-ii66.

第三节 泌尿系感染

泌尿系感染（urinary tract infections，UTIs）是老年人群常见的感染性疾病，约占老年患者所有感染的 25%。其流行病学、病因、临床表现及治疗都不同于普通成年人，其中导尿管相关的尿路感染更是老年人面临的严重问题，需要临床医生予以重视。

一、易感因素和流行病学

泌尿系感染在年轻女性常见，发病率约 5%，而随着年龄增加，不仅女性高发，60 岁以上男性

的发病率也明显增加,特别是养老机构的老年人,尿路感染占医疗相关感染的 30%～40%。

泌尿系感染易感因素,首先与增龄的生理改变有关,如女性尿道短,绝经期后雌激素分泌减少,阴道上皮萎缩,致病菌易在阴道滋生;子宫下垂导致膀胱排空能力减退,会阴部污染。男性因前列腺肥大,易尿路梗阻,以及前列腺分泌物杀菌活性减弱或丧失,使得 UTIs 增加。前列腺感染也是一种严重的、潜在的危险因素,慢性细菌性前列腺炎可能表现为反复的泌尿道感染。其次与基础疾病有关,如糖尿病、心力衰竭等,可导致神经肌肉功能障碍,使膀胱排空不全。脑卒中、失能、认知障碍、长期卧床、压疮感染、留置导尿管等都是老年易发生尿路感染的危险因素。

二、病原微生物学

大肠埃希菌(E.coli)是 UTIs 最常见的病原体。对长照机构老年人的调查显示,大肠埃希菌占尿培养阳性的 53.6%,其他肠杆菌科,克雷伯氏菌属、变形杆菌属,占总培养物的 34.8%,革兰氏阳性菌,包括肠球菌和葡萄球菌分别占 4.5% 和 4.1%。另一项对 32 个长照机构老年人的调查也发现大肠埃希菌最常见,约占尿培养阳性的 69%,其次是克雷伯氏菌属,占 12%,粪肠球菌占 8%。近年来,国内复杂性尿路感染细菌谱的特点是大肠埃希菌感染比例降低,而产超广谱 β 内酰胺酶(ESBLs)菌株和肠球菌比例升高。

三、临床特点

因感染住院的 65 岁以上老年患者中,UTIs 是仅次于呼吸道感染的第二位原因。按照解剖部位分为:上尿路感染(肾盂肾炎)和下尿路感染(膀胱炎和尿道炎)。按照临床表现分为:单纯性尿路感染、复杂性尿路感染、反复发作的尿路感染、无症状性菌尿和尿道综合征。

(一)单纯尿路感染

1. **急性膀胱炎**　多见于性行为活跃的女性和绝经后的中老年女性,尿道没有相关的结构或功能异常。常见感染途径为逆行感染,即前尿道及会阴部细菌逆行进入膀胱引起感染,血行感染或淋巴播散少见。女性尿道短,受挤压后细菌易于进入膀胱,因此女性膀胱炎较男性常见。当然

男性前列腺感染亦可逆行感染膀胱。此外尿道内应用器械检查或治疗时,细菌可随之进入膀胱引起感染。

(1)诊断:对于意识清楚的老年人,临床症状与普通成年人相同。主要表现为尿频、尿急、尿痛、排尿不畅、下腹部不适等刺激症状,一般无明显全身感染症状,约 1/3 患者可以出现血尿。

尿检:新鲜清洁中段尿沉渣每高倍视野白细胞 > 5 个,清洁中段尿细菌培养阳性,菌落计数 ≥10CFU/ml。

(2)治疗:选取口服吸收良好的抗菌药物口服治疗,不必采用静脉或肌内注射给药。仅在下列情况下可先予以注射给药:①不能口服给药的患者,如有吞咽困难或鼻饲患者,所选药物不能研磨经鼻胃管应用;②患者存在可能明显影响口服药物吸收的情况,如呕吐、严重腹泻、胃肠吸收功能障碍等。

甲氧苄啶 - 磺胺甲基异噁唑(CoSMZ),氟喹诺酮类或阿莫西林等作为一线抗菌治疗,疗程 5～7 天。

2. **急性肾盂肾炎**　肾盂肾炎是由于泌尿道的逆行感染而引起的肾实质和肾盂炎症。分为急性非复杂性尿路感染和伴有潜在疾病的复杂性尿路感染。

急性肾盂肾炎可有一系列典型的临床表现,发热寒战,伴全身酸痛、恶心呕吐,腰背痛,可有肋脊角叩击痛;尿频、尿急、尿痛的症状轻或不明显,通常尿液浑浊并带有臭味。虽然可出现菌血症,但是发生革兰氏阴性菌脓毒血症的情况比较少见。

急性肾盂肾炎感染的细菌主要来自尿路逆行感染,常见于会阴部的肠道细菌经尿道、膀胱、输尿管至肾脏,血行感染少见。尿路梗阻和尿流停滞是最常见的诱因,尿路梗阻以上部位的扩张和积液利于细菌繁殖。绝大多数致病细菌为革兰氏阴性杆菌,以大肠埃希菌最常见,约占 80%,其次是变形杆菌、克雷伯杆菌、铜绿假单胞菌属、沙雷菌属、枸橼酸杆菌、产气杆菌等。在革兰氏阳性致病菌中,只有类链球菌和金黄色葡萄球菌有致病意义。

治疗之前建议行尿液培养。初始治疗多选用静脉用药,病情稳定后可酌情改为口服药物。经

验治疗推荐选择肾排泄型抗生素,如 β- 内酰胺类和喹诺酮类,开始治疗后 3 天需要评估症状以确定经验疗法的效果,再根据细菌培养结果,调整治疗方案,给药总持续时间为 14 天。

(二)复杂性尿路感染

复杂性尿路感染是指患者由于存在尿路结构或功能异常或其他潜在疾病导致的尿路感染,或增加治疗失败风险的尿路感染。尿路结构或功能异常包括泌尿道畸形、膀胱憩室、肾囊肿、多囊肾等;膀胱出口梗阻、神经源性膀胱、尿路结石及肿瘤;危险因素包括留置导尿管、尿路支架;围手术期和术后尿路感染;糖尿病、免疫缺陷及肾功能不全等。伴有潜在复杂因素的人群患尿路感染的风险是普通人群的 12 倍。

对于合并多种疾病,包括失能、脑卒中、认知障碍的老年人,不能进行正常的交流,不能准确表达自己的症状,很多时候也没有典型的临床表现,可能的症状为排尿困难、尿失禁或谵妄和尿液改变(肉眼血尿、气味等)。评价 UTIs 的第一步是尿液试纸检测,一些细菌,如大肠埃希菌、肠杆菌属所产生的酶能将尿液中的硝酸盐还原为亚硝酸盐,对于亚硝酸盐阳性的尿液检测有价值。联合临床评估,其阴性预测值为 100%;反之,如果临床怀疑尿路感染,尿常规提示白细胞增多,同时试纸检测结果烟硝酸盐阳性,那么有可能为尿路感染。研究调查显示排尿困难和精神状态改变是最常见的两个特征,可对 63% 的细菌尿合并脓尿有预测作用。

同时需要根据患者的情况,进行超声、腹部平片、静脉肾盂造影、逆行肾盂造影等检查,排除尿路结石、肿瘤、尿路梗阻和肾周围脓肿、肾结核。还应排除膀胱过度活动症(overactive bladder,OAB),即临床表现尿急、尿频、夜尿或伴尿失禁,但尿常规无异常。

复杂性尿路感染的治疗包括对尿路感染本身、合并症及复杂因素的治疗。

1. 治疗原则　抗菌药物品种的选用,原则上应根据尿液培养、细菌药物敏感试验的结果而定。有条件的医疗机构,对临床诊断为尿路感染的患者应在开始抗菌治疗前留取合格的尿液标本,在怀疑存在血行感染时应留取血标本送病原学检测,以尽早明确病原菌和药敏试验结果,并据此调整抗菌药物的治疗方案。

2. 抗菌药物选择　推荐根据尿培养和药敏试验结果选择敏感抗菌药物。国内复杂性尿路感染细菌谱的特点是大肠埃希菌感染比例降低,而产超广谱 β 内酰胺酶(ESBLs)菌株比例升高,另一个特点是肠球菌感染比例升高。临床中常在获得药敏试验结果之前采用经验性治疗或不规范的抗菌药物治疗,导致耐药的出现。

(1)社区老年人:经验治疗选用三代头孢菌素,以针对常见的革兰阴性菌。需要根据临床症状和尿培养结果及时进行调整治疗方案,疗程 10～14 天。

(2)长期住院或既往有反复尿路感染病史的患者:多重耐药细菌感染的机会增加,应参考药敏结果选择抗菌药物。男性尿路感染(梗阻、结石、前列腺增生、导尿引起)疗程长,至少 14 天。

(3)多种疾病共存的老年人:在选择药物的时候还要进行肾功能、多重用药等的评估。

3. 外科手术治疗　对引起或加重尿路感染的尿路梗阻性疾病,包括结石、肿瘤、狭窄、先天性畸形或神经源性膀胱等,在检查评估后应积极手术治疗,在施行手术前要控制好感染,以免手术时继发尿源性脓毒血症。

(三)无症状性菌尿

1. 无症状性菌尿(asymptomatic bacteriuria, ASB)定义　无任何尿急、尿痛等尿路感染的症状或体征,但合并细菌尿。细菌尿的诊断标准:女性连续 2 次常规尿标本检测为相同细菌株,定量 $\geq 10^5$ CFU/ml;男性 1 次常规尿标本检测细菌阳性,定量 $\geq 10^5$ CFU/ml。男性或女性患者的导尿标本,1 次菌落计数定量 $\geq 10^2$ CFU/ml。

2. 流行病学　ASB 在年轻人中不常见,但随着年龄的增长,ASB 显著增加。研究显示社区老年人,女性 >15.0%,男性为 3.6%～19.0%,住院患者和长照机构的老年人 ASB 的发病率更高,女性约 25%～50%,男性约 15%～40%。短期留置导尿管者 ASB 为 9.0%～23.0%,长期留置导尿管者可达 100.0%。

3. 诊疗原则　对社区或养老机构的老年人,包括留置导尿者,目前的指南不建议常规进行 ASB 的筛查或治疗,不推荐针对 ASB 进行抗菌治疗。但如果需要留置或更换导尿管之前建议进行筛查，并使用抗生素预防感染。

在行泌尿道手术之前，推荐进行 ASB 筛查和治疗，因为此类患者术中可能有黏膜破溃、细菌入血出现菌血症的风险，术前适当的抗菌药物治疗可以减少发生感染的机会。推荐治疗方案：术前1天或手术前即刻应用，术后如果不保留尿管可以不再使用，如果留置导尿管，需持续应用直至拔除导尿管。具体抗菌药物的选择应参照药敏试验结果。

然而，有些老年人因伴有脑卒中、认知障碍，无法正常交流，在实际临床工作很难区分症状性尿路感染和 ASB，也因此常导致对可疑 UTIs 的患者过度应用抗生素，增加了与抗生素使用相关的不良事件和药物相互作用的风险。

泌尿系感染诊疗思路详见图 4-8-1。

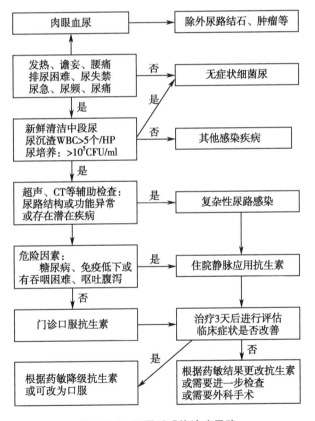

图 4-8-1 泌尿系感染诊疗思路

四、导尿管相关性尿路感染

导尿管相关性尿路感染（catheter associated urinary tract infection，CA-UTI）是指患者留置导尿管后，或者拔除导尿管 48h 内发生的泌尿系感染。CA-UTI 的发生率高，单次尿管短期放置的发生率为 1%～5%，开放系统放置 >4 天时约100%，无菌密闭系统放置 >7 天时约 25%。发生 CA-UTI 的原因为尿道口开放，病原菌常来源患者自身的肠道菌丛（肠杆菌科细菌为主），院内感染也是常见的原因。念珠菌属是最常见的泌尿病原体，其次是肠球菌、大肠埃希菌、假单胞菌属、克雷伯氏菌属和葡萄球菌。

1. **诊断** 超过 90% 的院内导尿管相关的感染性菌尿是无症状的，菌尿和脓尿的水平及发展趋势不能预测是否将发展为有症状的尿路感染，因此无需对无症状的置管患者常规进行尿液分析及尿培养检查。

CA-UTI 常见的症状是发热，其次为上尿路感染或男性生殖系感染（如附睾炎）的症状。长期留置导尿管的老年患者，通常多种疾病共存，病情较为复杂，一旦出现发热，需要进行尿培养和血培养，但其发热原因不一定就来自于泌尿系，还要结合其他化验检查及辅助检查进行综合判定，明确感染部位。

CA-UTI 诊断标准：有发热、尿液浑浊、血尿等症状，并伴有细菌尿，菌落计数 $\geqslant 10^2 CFU/ml$。需注意尿液取自尿管，从尿管壶腹部针吸获得，而非尿袋。

2. **治疗** 包括如下几方面：

（1）大多数无症状者不推荐使用抗菌药物。

（2）确诊 CA-UTI，首先拔除导尿管，如果无需留置导管，则不再插管。

（3）需要长期留置尿管的老年患者，在尿培养前和应用抗菌药物治疗前应更换留置时间超过7天的导尿管。

（4）抗菌药物的选择与复杂性尿路感染相同，依据临床症状、尿液检查等情况决定疗程，一般需要 14～21 天。

（5）治疗后临床症状缓解，仅表现为细菌尿，可能与细菌定植有关，不需要再重复培养。

（6）留置导尿管的患者，不需要常规进行尿培养，不推荐长期应用抑菌治疗。没有尿管阻塞的情况，也不推荐进行尿管和膀胱冲洗，因为会干扰闭式导尿系统，增加感染机会。

（7）留置导尿管超过 10 年的患者，建议每年进行膀胱肿瘤的筛查。

五、预防

已有研究证实老年人活动能力的降低增加了因 UTIs 住院的风险，65 岁以上能够独立行走的与不行走或需要大量帮助的老年人相比，UTIs 住院风险降低了 69%。随着时间的推移，能够保持独立行走或行走有所改善的居民因 UTIs 住院的风险降低了 53%。

对留置导尿管的患者，护理人员应该采取积极主动的方法来预防 CA-UTI。首先要确保留置导管是在无菌条件下放置。在条件允许的情况下，应尽快拔除导管，移除留置导尿管是管理 CA-UTI 的关键，适当的时候间断导尿代替留置导尿管可以降低 CA-UTI 的风险。留置导尿的患者应定期检查进行重新评估，确定是否有留置导尿管的指征。另外最近有研究表明，使用一种固定装置来固定导尿管，有助于减少膀胱壁的刺激，减轻患者的疼痛，并促进尿液更好地排入收集袋。

长期留置导尿管的患者，目前的临床指南（中国泌尿外科疾病诊断治疗指南）不建议例行更换，只在导管堵塞、导管周围渗漏或 CA-UTI 时才需要更换，因为没有充分证据显示例行更换尿管可以降低 CA-UTI 的发生率。预防性应用抗生素并不会降低细菌尿、CA-UTI 或死亡的发生率。如果患者留置导尿 10 年以上，还应每年进行膀胱癌的筛查。已有研究显示，拔除导尿管前夹闭尿管与否，对尿路感染发生率、尿潴留发生率、重置管率差异无统计学意义。

规范的操作、导尿管的维护以及导尿管相关尿路感染预防的培训和教育是预防导管相关性尿路感染的有效途径。

（马清；齐海梅　审阅）

参 考 文 献

[1] Schaeffer AJ, Nicolle LE. Urinary Tract Infections in Older Men[J]. N Engl J Med, 2016, 71: 374-562.

[2] Hyun-Sop Choe, Seung-Ju Lee, Stephen S Yang, et al. Summary of the UAA-AAUS guidelines for urinary tract infections[J]. International Journal of Urology, 2018, 25: 175-185.

[3] 尿路感染诊断与治疗中国专家共识编写组. 尿路感染诊断与治疗中国专家共识（2015）[J]. 中华泌尿外科杂志, 2015, 36（4）: 245-248.

[4] Lona Mody, Manisha Juthani-Mehta. Urinary Tract Infections in Older Women A Clinical Review[J]. JAMA, 2014, 311（8）: 844-854.

第四节　良性前列腺增生，下尿路症状

一、概述

良性前列腺增生（benign prostatic hypertrophy, BPH）是老年男性泌尿系统最常见的疾病之一，主要特征包括前列腺间质和腺体的病理性增生、前列腺增大、下尿路症状和膀胱颈梗阻。在老年人中，前列腺体积约以每年 2%～2.5% 的速率增长，因此，随着年龄的增长 BPH 的发病率增加。1984 年的尸检研究发现，在 40、60 和 90 岁，BPH 的发病率分别为 8%、50% 和 80%。据估计，全球前列腺增生发病率约为 26.2%，而中国的发病率则可达到 43.68%。仅仅在 2000 年，就有约 450 万的前列腺增生患者至门诊就诊，预计直接花费为 11 亿。然而，其中仅有超过一半的老年男性表现出下尿路症状（lower urinary tract symptoms, LUTS），这部分人也称为症状性良性前列腺增生（良性前列腺增生 / 下尿路症状，BPH/LUTS）。尽管，BPH/LUTS 并不会直接导致患者死亡，然而其引起的许多严重并发症，如慢性尿潴留、肾衰竭、反复的尿路感染、膀胱结石、血尿和其他疾病，能明显降低患者的生活质量，增加年度医疗支出，给家庭和社会带来巨大的损失。因此，了解 BPH/LUTS 的发生发展及老年人群的治疗特点，为改善老年男性排尿功能、提高生活质量有重要意义。

二、良性前列腺增生与下尿路症状

在解剖层面上，前列腺可以分为前纤维肌性基质、外周区、移行区和中央区。老年男性的良性前列腺增生主要是影响尿道周围的移行区和中央区，导致局部组织多个结节样增生，增大的前列腺可以挤压尿道并使膀胱颈变形，引起排尿梗阻症状。正常排尿需要膀胱逼尿肌在排尿间隙放松和收缩，以克服膀胱出口的阻力。一般认

为增大的前列腺，可明显导致膀胱出口梗阻，这也是下尿路症状最常见的发病基础。然而，有意思的是，前列腺的大小与下尿路症状的严重程度之间的关联存在很大的争议，临床发现并非所有的前列腺增大都能引起排尿症状，而与前列腺和膀胱颈的位置有着密切联系。目前，具体的机制并不清楚。近期研究发现，前列腺增生患者局部组织中硫酸软骨素蛋白多糖增多，可以在一定程度上影响尿道前列腺部的弹性，即使前列腺明显增大，但对尿道的压迫作用并不明显，这也可能是前列腺大小与 LUTS 症状表现不一致的潜在病因之一。此外，膀胱逼尿肌过度活动或逼尿肌收缩无力可能是引起部分小前列腺患者出现明显的LUTS 症状的主要因素。

国际尿控学会将下尿路症状分为三类，涉及排尿、贮存和排尿后情况。排尿梗阻症状包括排尿缓慢、尿分叉、尿线变细、尿等待和尿滴沥。刺激性储尿症状有尿频、尿急、夜尿增多和尿失禁。排尿后症状包括尿不尽和尿后滴沥。LUTS 发病因素复杂，除了前列腺增生外，膀胱肿瘤、前列腺癌、泌尿系感染、膀胱过度活动症、尿道狭窄、脑血管意外或神经系统损伤、帕金森病、糖尿病、心力衰竭和肥胖等都能引起 LUTS 的发生。欧洲泌尿等多个指南强烈推荐使用排尿症状评分量表评估患者治疗前后情况，以了解患者 BPH/LUTS 的严重程度，指导进一步治疗。目前国际上有多个量表，包括国际前列腺症状评分表（international prostate symptom score，IPSS）、国际尿失禁问卷

（International Consultation on Incontinence Questionnaire，ICIQ-MLUTS）和丹麦前列腺症状评分（Danish Prostate Symptom Score，DAN-PSS）等，其中 IPSS 问卷在临床和科研工作中应用最为广泛（表 4-8-4），量表前七个问题包含了对排尿梗阻症状（第 1、3、5 和 6 个问题，分别对应尿不尽，间歇性排尿，尿线变细，排尿费力等症状）、刺激性排尿症状（第 2、4 和 7 个问题，分别对应尿频、尿急和夜尿增多）的评估，而第 8 个问题则主要关注患者的生活质量。IPSS 量表的应用为评价 BPH/LUTS 患者的症状严重程度、治疗方式的选择以及治疗效果的评估提供了客观指标。

三、诊断特点

老年人群疾病有患病率高、临床表现不典型、多种慢性疾病并存、容易诱发多个并发症、致残率高等特点。在诊断 BPH/LUTS 疾病时应充分结合患者自身健康状况、病史、排尿症状、直肠指检、经直肠前列腺超声、尿流率和尿动力等检查，还应注重老年人全身的健康状况、精神意识状态、活动情况和生活能力等多个方面，从而更好评估疾病在影响患者正常生活所占的权重，帮助其选择更加有益的治疗方式。

（1）详细了解患者病史：在进行 BPH/LUTS 诊断前，详细了解患者的既往病史，包括心脑血管疾病史、神经系统疾病史、用药史、生活习惯、情绪和精神状态等，将更有利于挖掘出引起排尿症状可能的致病因素，进行对症处理。

表 4-8-4　国际前列腺症状评分（international prostate symptom score，IPSS）问卷

在过去一个月，您是否有以下症状？	没有	在五次中少于一次	少于半数	大约半数	多于半数	几乎每次
2.1　是否经常有尿不尽感？	□	□	□	□	□	□
2.2　两次排尿时间是否经常小于 2h？	□	□	□	□	□	□
2.3　是否经常有间断性排尿？	□	□	□	□	□	□
2.4　是否经常有憋尿困难？	□	□	□	□	□	□
2.5　是否经常有尿线变细现象？	□	□	□	□	□	□
2.6　是否经常需要用力及使劲才能开始排尿？	□	□	□	□	□	□
2.7　从入睡到早起一般需要起来排尿几次？	没有	1次	2次	3次	4次	5次或以上
	□	□	□	□	□	□
2.8　如果在您的后半生始终伴有现在的排尿症状，您认为如何？	高兴 □	满意 □	大致满意 □	还可以 □	不太满意 □	苦恼 □　很糟 □

评分标准：0～7 分（轻度），8～19（中度），20～35（重度），8 分以上者应引起注意

（2）进行相关检查：老年人常患有多种慢性疾病导致排尿异常，如糖尿病、高血压、肾脏疾病等，在充分了解患者病史的情况下，需行尿常规、血糖、尿素、电解质等检查，利用客观指标进一步排除患者糖尿病、肾功能损伤、尿路感染等因素。

（3）排除肿瘤性疾病：与 BPH/LUTS 类似，随着年龄的增长，老年人癌症的发病率也呈逐年升高的趋势，尤其是膀胱肿瘤和前列腺癌，对疑似的患者，可以采用尿道膀胱镜检、前列腺特异性抗原（prostate-specific antigen，PSA）等肿瘤相关检查。

（4）直肠指检：作为最简便易行的体格检查手段，直肠指检在初步评估男性前列腺状态有着十分重要的意义。值得注意的是，前列腺增生的组织质地较韧并且表面光滑，而癌组织质地较硬，表面明显不规则。此外，直肠指检还能探查肛门括约肌张力，初步提示神经系统疾病。

（5）影像学检查：充分了解前列腺的大小和形状。在正常的男性中，突入膀胱颈的前列腺大小应该小于 20g，然而对前列腺增生患者，由于膀胱颈部被扭曲，经腹 B 超检测膀胱内前列腺突入程度将是评价前列腺形状的主要指标，根据突入膀胱的深度，可以分为三个等级（≤5mm，5～10mm，>10mm）。前列腺的大小和形状为手术方式的选择和药物治疗提供依据。目前普遍认为，经直肠较经腹超声能更好地评估前列腺大小。

（6）尿动力检查：是目前应用最广泛的侵入性操作，能评估排尿和膀胱功能，更好地理解 LUTS 的功能机制。然而，侵入性尿动力应用的价值和风险目前还存在一定的争议，在寻找非侵入性指标替代尿动力检查未果后，尿动力仍旧是能指导后续治疗措施的重要检查方法之一。

四、老年 BPH/LUTS 的健康管理

由于老年人基础疾病及并发症较多，在控制排尿症状的同时需联合多学科对患者的心理、精神、营养、运动等多方面进行调整，以获得更好的治疗效果。BPH/LUTS 治疗的主要目的是提高患者的生活质量，根据患者的排尿梗阻以及受困扰的分级分期，可以对 BPH/LUTS 进行更加合理的健康管理。

Ⅰ期：患者没有明显的排尿梗阻（残余尿<100ml 或者排尿容积>100ml）和症状困扰。建议：主动监测。

Ⅱ期：患者没有明显的排尿梗阻，但是备受排尿症状困扰。建议：使用 α 受体拮抗剂等药物治疗。

Ⅲ期：无论症状如何，患者有明显的排尿梗阻。建议：使用 5-α 还原酶抑制剂，可以选择手术干预。

Ⅳ期：患者有 BPH 引起的并发症，如尿潴留、膀胱结石、反复血尿或是尿路感染。建议：手术干预。

（一）主动监测

对于不受排尿困扰或者症状较轻（IPSS<8），尚未达到药物治疗和手术干预地步的患者，可以采用主动监测。主动监测的内容包括健康教育、调整不良生活方式以及定期检查。在饮食方面，建议多摄取青菜、水果、多不饱和脂肪酸、亚油酸、维生素 E、番茄红素、硒和胡萝卜素等。此外，适当锻炼、减少抽烟饮酒也对 BPH/LUTS 症状改善有益。近年来，许多研究也已关注到 BPH/LUTS 和代谢综合征的关联性，其中控制体重、体内糖代谢和脂代谢平衡也将明显改善 BPH/LUTS。当然，也需要认识到，尽管主动监测能降低用药和手术带来的风险和花费，在进行长达 4 年的随访过程发现，BPH/LUTS 的累积临床进展率分别在 6、12、18、24、36 和 48 个月为 6%、13%、15%、24%、28% 和 31%。其中四年内发生急性尿潴留的概率为 4.9%。因此，应该明确随着时间推移，患者排尿症状有加重的可能性。

（二）药物管理

对于症状较重，无法通过干预生活方式等措施改善生活质量的 BPH/LUTS，需要对其进行必要的药物干预。目前针对不同的症状发生因素，如逼尿肌不稳定、膀胱出口梗阻等，都有对应确定的治疗药物（α 肾上腺能受体拮抗剂、5α 还原酶抑制剂、抗毒蕈碱药、磷酸二酯酶 5 抑制剂）。

根据对 $α_1$ 肾上腺能受体的选择程度，可以将目前的药物分为几类，包括特异性阻断 $α_{1A}$ 肾上腺能受体和非选择性阻断 $α_{1B}$ 及 $α_{1D}$ 肾上腺能受体的药物，由于 $α_{1B}$ 及 $α_{1D}$ 广泛分布于血管和中枢神经系统，因此服用药物后会出现低血压、乏力等副作用，有意思的是，这些副作用在 $α_{1A}$ 肾上

腺能受体拮抗剂中也有体现。尽管 α_1 肾上腺能受体拮抗剂在 BPH/LUTS 中的治疗应用已经获得了显著效果，然而其远期的作用也一直备受关注，2018 年 Duan Y 发现长期使用 α_1 肾上腺能受体可能会提高老年男性痴呆症的风险，这一问题可能是老龄化社会重要的健康问题。

目前良性前列腺增生的病因并不明确，研究发现，激素尤其是睾酮可能有重要的作用，既往的研究发现先天性的 5α 还原酶缺乏的人并不会发展为前列腺增生，而进行手术或者药物雄激素剥夺治疗的患者的前列腺上皮细胞也会出现明显凋亡。基于这一原理开发的 5α 还原酶抑制剂，在缩小前列腺体积、改善排尿上有明显的作用。尽管如此，5α 还原酶抑制剂在治疗过程中也会引起患者出现性欲下降、勃起功能障碍和男性乳房增生等副作用。除此之外，关于其与前列腺特异性抗原（prostate specific antigen，PSA）和前列腺癌的关系也备受关注。研究发现，5α 还原酶抑制剂能明显降低患者血清 50% 的 PSA 滴度，因此用药期间如果出现 PSA 升高甚至在 PSA 正常范围时都应该警惕前列腺癌的可能。在讨论是否 5α 还原酶抑制剂能降低前列腺癌风险时，发现虽然其能降低前列腺癌 6% 的风险，但是这一药物的使用也能提高中等到高级别前列腺癌的发病风险（Gleason≥7）。因此目前常用药物的在 BPH/LUTS 中的健康管理也是一直值得重新审视的问题。

（三）手术治疗

手术治疗在 BPH/LUTS 处理过程中并非首选一线治疗，一旦患者出现药物治疗失败、对药物耐受、前列腺体积过大、出现难治性的尿潴留、持续性的血尿和膀胱结石，就需要考虑手术处理。通常，手术方式可以根据前列腺的大小进行选择（一般而言，>80ml 前列腺需要进行开放前列腺摘除术；30～80ml 经尿道前列腺电切术；<30ml 可行经尿道前列腺切开术）。近年来，多项新的微创技术，包括经尿道微波热疗、经尿道气化电切术、激光切除术在治疗 BPH 中也逐渐得到开展。对于决定手术治疗的老年患者，应该更加注意围手术期的评估，充分了解患者目前的全身健康状况，术前从医学问题、躯体功能、认知功能、情感、生活环境、社会支持系统和信仰心灵状态等多层次对老年患者进行全面而详细的综合评估，发现老年人所有潜在问题，从医学健康问题、心理因素、肢体活动等多个方面进行调整和修正，使患者能更好地耐受手术打击，获得明确的疗效。

五、总结

良性前列腺增生是老年男性常见的泌尿系疾病之一，严重影响老年人的生活质量，在处理症状的同时，应该充分了解老年人的发病特点，在多个角度上充分评估患者身体、精神状况，联合多学科进行全面治疗，做到从"人"出发治疗疾病，对不同的治疗方式也应该充分了解存在的风险和矛盾，在与患者充分沟通和商讨下，给老年人提供更好的治疗措施和效果。

（程继文；马清 审阅）

参 考 文 献

[1] Lee SWH, Chan EMC, Lai YK. The global burden of lower urinary tract symptoms suggestive of benign prostatic hyperplasia: A systematic review and meta-analysis[J]. Sci Rep, 2017, 7(1): 7984.

[2] Yu P, Zheng H, Su H, et al. Prevalence of prostatic hyperplasia and its relative factors in six cities of China in 1997[J]. Zhonghua Liu Xing Bing Xue Za Zhi, 2000, 21(4): 276-279.

[3] Wei JT, Calhoun E, Jacobsen SJ. Urologic diseases in america project: benign prostatic hyperplasia[J]. J Urol, 2008, 179(5 Suppl): S75-80.

[4] Lepor H. Pathophysiology of benign prostatic hyperplasia in the aging male population[J]. Rev Urol, 2005, 7 Suppl 4: S3-S12.

[5] Duan Y, Grady JJ, Albertsen PC, Helen Wu Z. Tamsulosin and the risk of dementia in older men with benign prostatic hyperplasia[J]. Pharmacoepidemiol Drug Saf, 2018, 27(3): 340-348.

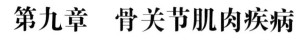

第九章 骨关节肌肉疾病

第一节 骨质疏松与常见脆性骨折

一、概述

骨质疏松症（osteoporosis）是一种以骨量减低、骨组织微结构损坏，导致骨脆性增加、易发生骨折为特征的全身性骨病（世界卫生组织，1994）。2001年美国国立卫生研究院（NIH）提出骨质疏松症是以骨强度下降、骨折风险增加为特征的骨骼系统疾病，骨强度反映了骨密度和骨质量两个骨骼的主要方面，因此NIH的定义更强调骨强度的概念。

骨质疏松症最严重的后果是脆性骨折，亦称骨质疏松性骨折，指受到轻微创伤或日常活动中即发生的骨折。脆性骨折的常见部位是椎体、髋部、前臂远端、肱骨近端和骨盆等，其中最严重的是髋部骨折，是老年患者致残、致死的主要原因之一。

骨质疏松症是一种与增龄相关的骨骼疾病，2016年中国60岁以上的老年人骨质疏松症患病率为36%，其中男性为23%，女性为49%。预计至2050年，我国脆性骨折患病人数将达599万，相应的医疗支出高达1745亿元。目前我国骨质疏松症诊疗现状不理想，脆性骨折患者骨质疏松症的诊断率仅为2/3，接受有效抗骨质疏松药物治疗者不足1/4，因此预防和早期筛查骨质疏松非常重要。

二、危险因素与病理生理

骨质疏松症的危险因素包括遗传因素和环境因素等多方面，分为不可控因素与可控因素。不可控因素包括种族、老龄化、过早停经史、脆性骨折家族史。可控因素包括不健康生活方式、相关疾病和药物。需要强调的是，跌倒是脆性骨折的

独立危险因素，应重视对跌倒相关危险因素的评估及干预。

骨质疏松症的病理生理机制尚未完全阐明，与遗传、激素水平改变、活动减少或制动、维生素D缺乏、营养不足以及继发性甲状旁腺功能亢进等相关。肌肉和骨骼是一个整体，通过骨骼-肌肉单元（bone-muscle unit）进行旁分泌和内分泌信号的交互作用（cross-talk），以协调两者从胚胎发育到老化全过程应对外界的负荷和损伤。骨骼和肌肉之间的相互作用比较复杂，包括肌肉收缩对骨骼作用的力学机制，以及更为精密的内分泌调控机制。由骨骼肌细胞分泌而作用于骨骼的因子有胰岛素样生长因子1（IGF-1）、碱性成纤维细胞生长因子2、白介素6、白介素15、肌肉生长抑制素（myostatin）、骨诱导因子（osteoglycin）和骨激活素（osteoactivin）等。骨骼对肌肉代谢的潜在影响研究较少，目前仅发现少数骨源性因子，如骨细胞分泌的前列腺素E2和Wnt3a蛋白，成骨细胞分泌的骨钙素（osteocalcin）和IGF-1，以及两种细胞均可分泌的硬骨抑素（sclerostin），可能会影响骨骼肌细胞。此外，软骨细胞分泌Dickkopf-1和Indian hedgehog，也参与骨和肌肉代谢的调控。骨质疏松症和肌少症具有许多共同的病理生理基础，包括代谢激素分泌失衡，炎性细胞因子活性增加，组织特异性分子释放以及营养不良等。有学者提出"肌少-骨量减少症""肌少-骨质疏松症"的概念，希望有助于鉴别脆性骨折的高危人群。此外，老年人脂肪组织在体内重新分布，浸润骨骼和肌肉，从而产生骨量-肌量减少性肥胖综合征（osteosarcopenic obesity syndrome）。

三、临床表现

（一）骨质疏松症的临床表现

初期通常没有明显的临床表现，随着病情进

展可出现腰背疼痛或全身骨痛、肌无力、脊柱变形、身材缩短，甚至脆性骨折。

（二）脆性骨折的临床表现

可有疼痛、肿胀和功能障碍，出现畸形、骨擦感（音）、反常活动；但也有患者缺乏上述典型表现，仅具有骨质疏松症的一般表现。多发性胸椎压缩性骨折可导致胸廓畸形，甚至影响心肺功能。

四、风险评估与筛查工具

对老年人进行骨质疏松症及骨折风险评估，筛查高危人群，有助于疾病早期防治。

（一）国际骨质疏松基金会骨质疏松风险一分钟测试题

国际骨质疏松基金会（International Osteoporosis Foundation, IOF）骨质疏松风险一分钟测试题推荐作为骨质疏松风险的初筛工具，但不能用于骨质疏松症诊断（见表4-9-1）。

（二）亚洲人骨质疏松自我筛查工具

亚洲人骨质疏松自我筛查工具（osteoporosis self-assessment tool for Asians, OSTA）仅适用于绝经后女性，需结合其他危险因素进行判断。计算方法是：OSTA指数 =[体质量（kg）－年龄（岁）]×0.2，结果评定：OSTA指数大于 −1 为低风险，−4～−1 为中风险，小于 −4 为高风险。

（三）骨折风险预测工具

骨折风险预测工具（fracture risk assessment tool, FRAX®）是根据患者临床危险因素及股骨颈骨密度建立的模型，适用于双能X线吸收检测法（dual energy X-ray absorptiometry, DXA）检测骨量减少且伴有一个或多个脆性骨折危险因素的人群；无DXA的医疗机构进行初筛，评估老年人群10年髋部骨折及主要骨折（椎体、前臂、髋部或肩部）风险。不适用于已接受有效抗骨质疏松药物治疗的人群，或已发生脆性骨折者。FRAX®评

表4-9-1 国际骨质疏松基金会骨质疏松症风险一分钟测试题

	编号	问题
不可控因素	1	父母曾被诊断骨质疏松或曾有轻摔后骨折？
	2	父母中有一人驼背？
	3	实际年龄超过40岁？
	4	是否成年后因轻摔后发生骨折？
	5	是否经常摔倒（去年超过一次），或因为身体较虚弱而担心摔倒？
	6	40岁后的身高是否减少超过3cm以上？
	7	是否体质量过轻？（体质量指数小于19kg/m²）
	8	是否曾用类固醇激素（例如可的松、泼尼松）连续超过3个月？（可的松通常用于治疗哮喘、类风湿关节炎和某些炎性疾病）
	9	是否患类风湿关节炎？
	10	是否被诊断出甲状腺功能亢进或甲状旁腺功能亢进、1型糖尿病、克罗恩病或乳糜泻或胃肠疾病或营养不良？
	11	女士回答：是否在45岁或以前就停经？
	12	女士回答：除了怀孕、绝经或子宫切除外，是否曾停经超过12个月？
	13	女士回答：是否在50岁前切除卵巢又没有服用雌/孕激素补充剂？
	14	男性回答：是否出现过阳痿、性欲减退或其他雄激素过低的相关症状？
生活方式（可控因素）	15	是否经常大量饮酒（每天饮用超过2单位的乙醇，相当于啤酒1斤、葡萄酒3两或烈性酒1两）？
	16	目前习惯吸烟，或曾经吸烟？
	17	每天运动量少于30min？（包括做家务、走路和跑步等）
	18	是否不能食用乳制品，又没有服用钙片？
	19	每天从事户外活动时间是否少于10min，又没有服用维生素D？
结果判断		只要以上有一题回答"是"，即为阳性，提示存在骨质疏松症的风险，建议进行骨密度检查或FRAX®风险评估

注：FRAX®：骨折风险预测工具

估结果，髋部骨折概率≥3%或任何主要骨质疏松性骨折概率≥20%者，为骨质疏松性骨折高风险，建议给予治疗。针对中国人群的FRAX®可通过登录以下网址获得：http://www.sheffield.ac.uk/FRAX/tool.aspx?country=2。FRAX®的不足主要有：未纳入跌倒、糖皮质激素使用剂量及疗程、与骨质疏松症相关药物服用史等脆性骨折的危险因素；未纳入2型糖尿病、风湿免疫疾病、内分泌疾病、血液系统疾病、肌肉系统相关疾病以及神经系统疾病等基础疾病；FRAX®只采用髋部骨密度数值，对其他部位骨折风险评估存在一定误差。

（四）跌倒风险的筛查和平衡能力、肌力的评估

跌倒的危险因素包括环境因素和自身因素。环境因素可以选用居家危险因素评估工具（home fall hazards assessments）进行评估；自身因素包括年龄、肌少症、步态不稳、视力障碍、既往跌倒史、相关疾病及药物（如安眠药、精神疾病药物）等。需要强调的是，老年骨质疏松症常伴发肌少症，增加老年人衰弱和跌倒风险，因此应注重肌少症筛查和平衡能力的评估，具体评估方法参见相关章节。

五、诊断与鉴别诊断

（一）骨质疏松症的诊断

根据病史、体格检查、骨密度测定、影像学检查及必要的生化测定，同时排除继发性骨质疏松症。骨密度是指单位体积（体积密度）或者单位面积（面积密度）所含的骨量，测量方法包括DXA、外周DXA、定量CT及定量超声法等。目前的诊断标准主要基于DXA骨密度测量结果和/或脆性骨折（表4-9-2）。骨密度的分类标准见表4-9-3，应注意腰椎的退行性改变和腹主动脉钙化的影响。需要指出的是，虽然骨密度测量是骨质疏松诊断的"金标准"，但近50%的骨强度是由骨质量而不是骨密度决定的，开发基于诊室的骨质量测量工具，以弥补骨密度测量的局限，将有助于老年人脆性骨折风险的预测。

（二）脆性骨折的诊断

脆性骨折的诊断应结合患者的年龄、性别、绝经史、脆性骨折史、临床表现及影像学和/或骨密度检查结果进行综合分析，排除骨肿瘤、结核、免疫性疾病等。X线摄片是最简单、有效的方法，

表4-9-2 骨质疏松症诊断标准

骨质疏松症的诊断标准（符合以下三条中之一者）
髋部或椎体脆性骨折
DXA测量的中轴骨骨密度或桡骨远端1/3骨密度的T值≤-2.5
骨密度测量符合低骨量（-2.5<T值<-1.0）+肱骨近端、骨盆或前臂远端脆性骨折

DXA：双能X线吸收检测法

表4-9-3 基于双能X线吸收检测法骨密度分类标准

分类	T值[a]
正常	T值≥-1.0
骨量减少	-2.5<T值<-1.0
骨质疏松	T值≤-2.5
严重骨质疏松	T值≤-2.5合并脆性骨折

[a]T值：参考认可的中国人群参考数据库

可确定骨折的部位、类型、移位方向和程度，并显示骨质疏松的表现。CT扫描可判断骨折的程度和粉碎情况、椎体压缩程度、椎体周壁完整性、椎管内的压迫情况。磁共振成像可判断椎体压缩性骨折是否愈合、疼痛责任椎体及发现隐匿性骨折，并进行鉴别诊断等。

（三）骨转换标志物

骨转换标志物（bone turnover markers，BTMs）是骨组织本身的代谢（分解与合成）产物，血清Ⅰ型原胶原N-端前肽（procollagen type 1 N-peptide，P1NP）和血清Ⅰ型胶原C-末端肽交联（serum C-terminal telopeptide of type 1 collage，S-CTX）是分别反映骨形成和骨吸收的代表性标志物，IOF推荐临床使用，分别反映成骨细胞活性和破骨细胞活性。测定BTMs有助于鉴别原发性和继发性骨质疏松、判断骨转换类型、预测骨丢失速率、评估骨折风险、了解病情进展、选择干预措施、监测药物疗效及依从性等。

（四）其他实验室检查

基本检查项目有血常规、尿常规，肝、肾功能，血钙、磷、碱性磷酸酶和血清蛋白电泳等。选择性检查项目有红细胞沉降率、性腺激素、血清25羟基维生素D、甲状旁腺激素、24h尿钙和磷、甲状腺功能、血轻链、尿轻链、肿瘤标志物、放射性核素骨扫描等。

六、预防与治疗

（一）基础防治

1. 运动 是预防和治疗骨质疏松的重要措施，可以增加骨密度和肌肉力量，减少跌倒风险。不同类型运动防治骨质疏松效果见表4-9-4，推荐组合式运动，注重负重运动和抗阻运动的同时，兼顾柔韧性和平衡能力训练。运动训练前应咨询临床医生进行相关评估，预防和治疗骨质疏松的运动方案有所不同，应选择适合的运动方式、时间、频率、强度、组合，遵循个体化原则，循序渐进、持之以恒。在高龄老人，运动锻炼要以保护和发挥残存功能为目标。

2. 营养 摄入富钙、低盐和适量蛋白质的均衡膳食，每日蛋白质 1.0～1.2g/kg，动物性蛋白占1/3 以上，牛奶 300ml 或相当量的奶制品，尽可能通过饮食摄入充足的钙。

3. 预防跌倒与环境保护 采取防止跌倒的各种措施，加强自身和环境的保护，骨折高危老年人可佩带髋部保护器，排查引起跌倒风险增加的疾病和药物等，详见相关章节。

4. 充足日照 上午 11：00 到下午 3：00 间尽可能多地暴露皮肤于阳光下晒 15～30min（取决于日照时间、纬度、季节等因素），以促进体内维生素 D 的合成，尽量不涂抹防晒霜，但需注意避免过强的阳光照射引起皮肤灼伤。

5. 骨健康基本补充剂 是有效抗骨质疏松治疗的基础，钙剂和 / 或维生素 D 可以与骨吸收抑制剂或骨形成促进剂联合使用，老年人推荐钙剂摄入量为 1 000～1 200mg/d，维生素 D 摄入量800～1 200IU/d。不推荐使用活性维生素 D 纠正维生素 D 缺乏，不建议 1 年单次较大剂量普通维生素 D 的补充。

6. 其他 戒烟、限酒，避免过量咖啡和碳酸饮料，尽量避免或少用影响骨代谢的药物。

（二）药物治疗

抗骨质疏松症药物的适应证主要包括经骨密度检查确诊为骨质疏松症的患者；已经发生过椎体和髋部等部位脆性骨折者；骨量减少但具有高骨折风险的患者。目前常用抗骨质疏松症药物有三大类，选择方案见表4-9-5。

1. 骨吸收抑制剂 包括双膦酸盐（bisphosphonates）、降钙素、雌激素、选择性雌激素受体调节剂（selective estrogen receptor modulators，SERMs）和核因子 Kappa-B 受体活化因子配体（receptor activator of nuclear factor-κB ligand，RANKL）抑制剂。

（1）双膦酸盐：是目前临床上应用最为广泛的抗骨质疏松症药物，分为口服和静脉两种剂型（表4-9-6）。双膦酸盐主要副作用有胃肠道不良反应、一过性"流感样"症状、肾脏毒性、下颌骨坏死及非典型性股骨骨折。口服双膦酸盐治疗 5

表 4-9-4　不同类型运动防治骨质疏松效果一览表

	适用人群	特点	推荐项目	防治效果	作用部位
有氧运动	各类人群	强度适中，难度低，执行率高，不易受伤	快走、自行车、广场舞等	较弱	腰椎、股骨颈、跟骨等
渐进抗阻训练	正常人群，轻度骨质疏松人群	需器械，易肌肉损伤，执行率低，难度大	核心肌群训练，局部抗阻训练	较强	股骨颈、腰椎、大转子等
冲击性运动	正常人群，轻度骨质疏松人群	以跳跃性项目为主，效果强，但较难掌控	跳绳、踏板操、单足跳等	强	髋部、股骨、胫骨、股骨颈、大转子等
负重运动	具备运动基础的正常人群	效果好，易过度运动形成积累性疲劳	负重蹲起、负重跑、负重踏步等	强	腰椎、股骨颈、大转子、胫骨、跟骨等
民族传统健身运动	各类人群	少出现运动损伤，有养生保健功效	太极拳、五禽戏、八段锦、易筋经	较强	桡骨、尺骨远端、腰椎等
组合式运动	各类人群	可根据个人情况选择最优方案	有氧＋抗阻训练，太极＋抗阻训练	强	腰椎、股骨颈、大转子、胫骨、跟骨等
振动训练	各类人群	仪器要求高，负荷强度可控，普及率低	站姿全身振动训练等	强	腰椎、股骨颈等

表 4-9-5 常用抗骨质疏松症药物的选择方案

	双磷酸盐（口服）	双磷酸盐（静脉）	RANKL抑制剂	PTHa	雌激素/SERMs	降钙素
首选具有较广抗骨折谱的药物	√	√	√			
低/中度骨折风险（骨密度低但无骨折史）	√					
口服不能耐受/禁忌/依从性差		√	√	√		
高骨折风险		√	√	√		
仅有椎体骨折高风险					√	
骨质疏松或骨折伴疼痛						√

RANKL：核因子 Kappa-B 受体活化因子配体；PTHa：甲状旁腺素类似物；SERMs：选择性雌激素受体调节剂

表 4-9-6 目前临床常用双磷酸盐类药物一览表

	阿仑膦酸钠	利塞膦酸钠	依替膦酸二钠	氯膦酸二钠	唑来膦酸	伊班膦酸钠
适应证	绝经后骨质疏松症，男性骨质疏松症	绝经后骨质疏松症，糖皮质激素诱发的骨质疏松症	绝经后骨质疏松症，增龄性骨质疏松症	各种类型骨质疏松症	绝经后骨质疏松症，男性骨质疏松症	绝经后骨质疏松症
剂量	70mg/周或10mg/d	35mg/周或5mg/d	0.2g/次，每天2次	400～800mg/次，1～2次/d	静脉滴注5mg/年	静脉滴注2mg/3月
用法	空腹口服，200～300ml白水送服，服药后保持直立30min，期间避免食物和其他药物	两餐间口服，服药2h内避免高钙食物、含矿物质维生素、抗酸药；服药2周、停药11周，再开始第2个周期	空腹口服，服药1h内避免食物和含钙药物	用药前充分水化，滴注时间不少于15min	用药前充分水化，滴注时间不少于2h	
注意事项	胃及十二指肠溃疡、反流性食管炎者慎用	肾功能损害者慎用	肝肾功能损害者慎用	低钙血症者慎用，严重维生素D缺乏者需补足维生素D		
禁忌证	导致食管排空延迟的食管疾病患者；不能站立或坐直30min者；肌酐清除率小于35ml/min者；药物过敏者	肌酐清除率小于35ml/min者；药物过敏者	骨软化者；药物过敏者	肌酐清除率小于35ml/min者；药物过敏者		

年、静脉双磷酸盐治疗 3 年后应进行骨折风险评估，低风险者可停药实施药物假期，骨折高风险者可以继续使用双膦酸盐或换用其他抗骨质疏松药物（如特立帕肽或雷洛昔芬）。

（2）降钙素：对脆性骨折后的急性骨丢失和疼痛有效，适用于骨质疏松中重度疼痛的患者，或者骨折围手术期。

（3）雌激素类：包括雌激素补充疗法和雌、孕激素补充疗法，一般用于绝经早期（<60 岁或绝经 10 年之内），需充分权衡利弊，使用最低有效剂量，定期随访和监测乳腺和子宫。乳腺癌、子宫内膜癌、血栓性疾病、不明原因阴道出血及活动性肝病和结缔组织病为绝对禁忌证。

（4）SERMs：可发挥类雌激素的作用，用于老年女性骨质疏松症治疗。常用药物雷洛昔芬总体安全性良好，但有静脉栓塞病史及有血栓倾向者禁用。

（5）RANKL 抑制剂：代表性药物迪诺塞麦（Denosumab）为特异性 RANKL 的完全人源化单克隆抗体，抑制 RANKL 与其受体 RANK 的结合，抑制破骨细胞活性，美国食品药品监督管理局批准用于有较高骨折风险的绝经后骨质疏松症。

2. 骨形成促进剂 代表性药物为甲状旁腺素类似物（parathyroid hormone analogue, PTHa）特立帕肽，可以刺激成骨细胞活性，增加骨密度，降低椎体和非椎体骨折风险，疗程不宜超过 2 年，停药后可序贯使用骨吸收抑制剂。

3. 其他机制类药物　主要为活性维生素 D 及其类似物、维生素 K₂（四烯甲萘醌）。活性维生素 D 及其类似物适用老年人、肾功能减退以及 1α 羟化酶缺乏或减少的患者。治疗期间应监测血钙和尿钙，特别是同时补充钙剂者；肾结石患者慎用。四烯甲萘醌是维生素 K₂ 的一种同型物，作为 γ- 羧化酶的辅酶促进 γ- 羧基谷氨酸的形成过程，使骨钙素能够发挥正常生理功能从而提高骨量。

4. 药物联合治疗　钙剂及维生素 D 可以与骨吸收抑制剂或骨形成促进剂联合使用。不宜联合应用相同作用机制的药物，个别情况为防止快速骨丢失和镇痛，可考虑两种骨吸收抑制剂短期联合使用，如降钙素与双膦酸盐短期联合使用。虽然骨形成促进剂和骨吸收抑制剂在作用机制上存在互补，但两类药物联合应用防治骨折的循证医学证据不足。考虑到治疗的成本和获益，目前仅推荐在使用 PTHa 后序贯使用骨吸收抑制剂以维持疗效。

5. 药物治疗展望　2017 年 4 月美国食品和药物管理局批准新合成的甲状旁腺素相关肽（human parathyroid hormone-related protein）类似物阿巴洛肽（Abaloparatide）用于绝经后骨质疏松症的治疗。组织蛋白酶 K 是一种主要表达于破骨细胞的半胱氨酸蛋白酶，在骨吸收过程发挥作用，其抑制剂 Odanacatib 能抑制破骨细胞的骨吸收作用，对骨形成影响小，目前正在进行临床试验。经典 Wnt 信号通路是促进成骨细胞分化、增殖，抑制成脂分化及成骨细胞凋亡的关键信号通路，分泌型蛋白硬骨抑素和 Dickkopf-1 均为 Wnt 信号通路抑制剂，具有抑制骨形成作用，因此硬骨抑素抗体 Romosozumab 和 dickkopf-1 拮抗剂作为 Wnt 信号通路抑制剂的拮抗剂，具有抗骨质疏松应用前景，其中 Romosozumab 已进入临床试验。此外，由于老年骨质疏松症和肌少症密切相关，同时预防和减少增龄相关的骨量下降和肌肉衰弱（muscle wasting），已成为骨质疏松预防和治疗策略的发展方向。

（三）常见脆性骨折的治疗

1. 脊柱骨折　症状和体征较轻，影像学检查显示为轻度椎体压缩性骨折，或不能耐受手术者，可采用卧床、支具及药物等非手术治疗方法。手术治疗的适应证包括非手术治疗无效，疼痛剧烈；不稳定的椎体压缩性骨折；椎体骨折不愈合或椎体内部囊性变、椎体坏死；不宜长时间卧床；能耐受手术者。椎体强化手术方式包括椎体成形术和椎体后凸成形术。

2. 髋部骨折　股骨颈骨折宜尽早手术治疗，对于骨折移位不明显的稳定型骨折或合并内科疾病无法耐受手术者，可以酌情采用外固定架或非手术治疗。股骨转子间骨折可采用闭合或切开复位内固定，包括髓内和髓外固定。

3. 桡骨远端骨折　可采用手法复位、石膏或小夹板外固定等非手术治疗。手法复位不满意者可手术治疗。

4. 肱骨近端骨折　无移位的肱骨近端骨折可采用非手术治疗，有明显移位者适合手术治疗。

5. 脆性骨折的围骨折期管理　除常规的外科治疗外，需要同时缓解疼痛，减少患者的制动时间，抑制快速骨丢失；积极给予抗骨质疏松药物治疗，提高骨强度。为减少脆性骨折后再次骨折的发生，2012 年 IOF 倡导"攻克骨折"行动，在全球范围推行骨折联络服务（fracture liaison service）项目。以老年科医生为核心进行多学科联合门诊管理老年脆性骨折患者，通过脆性骨折患者的准确识别，骨质疏松及骨折危险因素的个体化评估，合适的抗骨质疏松治疗，依从性良好的长期随访，提高患者对骨质疏松的认知度、抗骨质疏松治疗的依从性和连续性，降低再发骨折的风险。

（四）康复治疗

康复治疗主要包括物理因子治疗、作业疗法和康复工程，可根据患者病情与自身耐受程度选择。强调行动不便应选用拐杖、助行架等辅助器具，以减少跌倒发生。骨折患者可佩戴矫形器，以缓解疼痛、矫正姿势，预防再次骨折。

（五）疗效监测

疗效监测有助于提高治疗依从性，鼓励患者坚持长期治疗。药物治疗后每 1～2 年复查一次骨密度（DXA），开始治疗 2 年内每 3～6 个月复查一次 BTMs。老年人身高下降超过 2cm 或急性背痛可能是椎体骨折的表现，需立即进行影像学检查。

七、小结

骨质疏松症是一种与年龄增长密切相关的老年常见疾病，脆性骨折的危害巨大，因此要重视对高危人群的早期筛查与识别，及时诊断和个体化治疗，以改善老年人生活质量，降低致残率和致死率，减轻疾病对家庭和社会造成的巨大负担。

（林帆；杜毓锋 审阅）

参 考 文 献

[1] 中华医学会骨质疏松和骨矿盐疾病分会. 原发性骨质疏松症诊疗指南（2017）[J]. 中华骨质疏松和骨矿盐疾病杂志, 2017, 10（5）: 413-443.

[2] 中华医学会骨科学分会骨质疏松学组. 骨质疏松性骨折诊疗指南 [J]. 中华骨科杂志, 2017, 37（1）: 1-10.

[3] 中国老年学学会骨质疏松委员会. 运动防治骨质疏松专家共识 [J]. 中国骨质疏松杂志, 2015, 21（11）: 1291-1302.

[4] Ukon Y, Makino T, Kodama J, et al. Molecular-Based treatment strategies for osteoporosis: a literature review[J]. Int J Mol Sci, 2019, 20（10）: 2557.

[5] Greco EA, Pietschmann P, Migliaccio S. Osteoporosis and sarcopenia increase frailty syndrome in the elderly[J]. Front Endocrinol（Lausanne）, 2019, 10: 255.

[6] Tagliaferri C, Wittrant Y, Davicco MJ, et al. Muscle and bone, two interconnected tissues[J]. Ageing Res Rev, 2015, 21: 55-70.

第二节　骨关节炎

一、概述

骨关节炎（osteoarthritis, OA）是指发生在一个或多个关节的骨炎症。是一种慢性、退行性疾病，以关节软骨的老化及继发性骨质增生为主要特征。其病程一般随着衰老自然发生，常累及负重较大的关节，如膝关节、髋关节、脊柱和远端指间关节等，最终引起关节疼痛、活动困难等影响健康及生活质量的诸多问题。中老年人群 OA 的发病率高，女性患者多于男性。最新流行病学资料显示，65 岁以上的人群 50% 以上为 OA 患者。随着我国人口老龄化的进展，OA 的发病率还将持续上升，将给社会和家庭带来巨大的经济负担。老年人由于器官功能的老化、多病共存以及老年综合征等原因，往往在诊断上容易出现误诊漏诊，同时也面临着治疗方式的矛盾及治疗不当的问题，需要老年科医生针对老年患者的整体健康状况进行综合评估，然后进行合理治疗干预。

二、病因

原发性骨关节炎（primary osteoarthritis）的发病原因目前仍未研究清楚。目前多考虑由自然老化的进程所致，另外还掺杂着机械、生物等多重因素的作用，其中年龄扮演着重要的角色。

（一）增龄和性别因素

增龄主要是引起软骨细胞的老化，比如细胞自噬受损，凋亡小体清除的遗漏，蛋白质的错误折叠、氧化应激等，导致促炎因子增多、蛋白水解酶增多，进而使软骨细胞基质的稳态调节受损，软骨细胞增殖受损。绝经后女性 OA 患病率远高于同龄男性及绝经前女性。研究发现，雌激素对软骨有保护作用，但是对绝经后女性 OA 患者给予雌激素并没有观察到确切的疗效，其机制仍有待进一步研究。

（二）超重

肥胖超重是导致膝关节、髋关节甚至手关节发生关节炎的重要因素（体重为最高五分位的人群发生膝关节骨关节炎的风险是体重最低五分位的 10 倍）。一方面是由于体重导致的关节负重增加，另一方面是由于肥胖患者过剩的脂肪的脂毒性对关节软骨的损害，有研究观察到这些损伤的始作俑者多是饱和脂肪酸，而 Omega-3 多不饱和脂肪酸对 OA 患者有着积极的意义。

（三）关节创伤或非创伤力学因素

关节创伤及关节畸形参与了原发性骨关节炎的发生发展，研究发现，慢性的关节损伤、氧化应激等可导致软骨细胞获得衰老表型。

（四）肌力问题

伸膝肌力降低可引起膝部、手部关节炎症。肌肉质量和功能的丧失也发生在衰老过程中。肌肉萎缩对 OA 进展的影响知之甚少，有人认为，肌肉萎缩直接影响关节的稳定性，移动能力的丧失导致关节软骨的逐渐退化。骨关节炎肌肉萎缩的分子机制尚不清楚，可能与基因表达的变化以及表观遗传修饰有关。

三、病理生理

骨关节炎主要的病变发生在关节软骨，在致病因素的作用下关节软骨开始出现软骨基质的降解、软骨细胞的凋亡，从而软骨发生变性、易磨损、脱落。失去软骨的保护及缓冲作用后，裸露的软骨下骨在应力及摩擦力等刺激作用下出现硬化、象牙质变、囊腔变。在软骨细胞代偿作用下，关节边缘骨赘（骨刺）形成，伴滑膜增生，形成增生性滑膜炎和纤维性滑膜炎。关节囊、周围韧带退变、纤维化、萎缩等连锁反应。最终导致关节破坏、畸形（图4-9-1）。

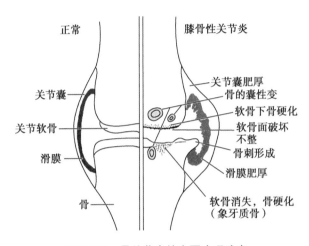

图4-9-1 骨关节炎的主要病理改变

四、临床表现

1. **关节疼痛** 关节疼痛是OA发生率最高的临床表现，疼痛性质主要为钝痛，且随着时间及病程进展逐渐加剧。早期可表现为间断的轻度隐痛，休息时好转，活动时加重；晚期患者疼痛呈持续性，有"静息痛""夜间痛"。此外疼痛与天气变化、潮湿阴冷也有关，伴有肿胀的关节可有压痛。

2. **关节僵硬** 晨起时关节出现晨僵现象，活动后可缓解。关节僵硬持续时间一般不超过30min。

3. **关节肿大** 指间关节较常发生关节肿大，以Heberden结节和Bouchard结节最常见。膝关节也可因骨赘形成或滑膜炎症、积液等因素造成关节肿大。

4. **骨擦音（感）** 多见于负重较大的膝关节。由于关节软骨破坏、关节面不平整，进而在活动时因摩擦而出现骨摩擦音（感）。

5. **肌肉萎缩、活动障碍** 关节疼痛和活动能力下降可以导致受累关节周围肌肉萎缩、无力，行动时腿软，无法伸直，进而出现活动障碍而进一步加重肌肉萎缩。另外，病程中可出现关节交锁，也会加重活动受限。

五、辅助检查及诊断

（一）辅助检查

1. **X线检查** 是目前OA临床诊断的主要手段。OA在X线片上的典型表现为：①病变关节不对称的关节间隙变窄；②软骨下骨硬化和/或囊腔形成；③关节边缘唇样突起，即骨赘形成。也有患者会伴随关节肿胀，关节内可见游离体，严重者可看到关节变形。老年人应考虑到其行动和姿势在检查时配合度较差，以及症状体征与影像学的不对称出现等特点，综合考虑，避免误诊漏诊（图4-9-2）。

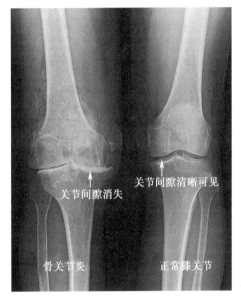

图4-9-2 骨关节炎的X线表现

2. **MRI** MRI对于临床诊断早期OA有一定价值，目前多用于OA的鉴别诊断或临床研究。主要表现为受累关节的软骨厚度变薄、缺损，骨髓水肿、半月板损伤及变性、关节积液及腘窝囊肿。

3. **CT** 常表现为受累关节间隙狭窄、软骨下骨硬化、囊性变和骨赘增生等，多用于OA的鉴别诊断。

4. **实验室检查** 目前暂无特异性的生化指

标支持，当关节腔内伴随炎症反应时可出现 C 反应蛋白和红细胞沉降率（ESR）轻度增高。

（二）诊断

OA 诊断需根据患者病史、症状、体征、X 线表现及实验室检查做出临床诊断。近年来的研究发现，超声检查可以较清晰地显示股骨滑车及股骨髁关节软骨的形态学变化，超声半定量评估软骨退变的一致性良好，对于膝关节骨关节炎的诊断效果较好。以下重点介绍髋关节、膝关节和指间关节 OA 的诊断标准。

1. 髋关节 OA 的诊断标准　①近一个月内反复的髋关节疼痛；②红细胞沉降率≤20mm/h；③ X 线片示骨赘形成，髋臼边缘增生；④ X 线片示髋关节间隙变窄。

满足诊断标准①②③或①③④，可诊断髋关节 OA。

2. 膝关节 OA 的诊断标准　①近一个月内反复的膝关节疼痛；② X 线片（站立位或负重位）示关节间隙变窄、软骨下骨硬化和 / 或囊性变，关节边缘骨赘形成；③年龄≥50 岁；④晨僵时间≤30min；⑤活动时有骨擦感。

满足诊断标准① +（②③④⑤任意两条）可诊断膝关节 OA。

3. 指间关节 OA 的诊断标准　①指间关节疼痛、发酸、发僵；② 10 个指间关节中有骨性膨大的关节≥2 个；③远端指间关节骨性膨大≥2 个；④掌指关节肿大 <3 个；⑤ 10 个指间关节中有畸形的关节≥1 个。

满足诊断标准① +（②③④⑤任意 3 条）可诊断指间关节 OA。

10 个指间关节为双侧示、中指远端及近端指间关节，双侧第 1 腕掌关节。

六、治疗

OA 的治疗目的是缓解疼痛，延缓疾病进展，矫正畸形，改善或恢复关节功能，提高患者生活质量。首先需遵循个体化的原则，依据患者年龄、性别、体重、自身危险因素、病变部位及程度等选择个体化治疗。其次要注意阶梯化原则，早期轻症患者依据患者的需求和一般情况选择适宜的基础治疗方案，病情加重可以选择药物治疗，在考虑患者发病部位及自身危险因素的基础上选择正

确的用药途径及药物种类，病情进一步加重，基础治疗和药物治疗无效的前提下，根据患者的基础疾病及自身意愿综合考虑，可选择手术治疗。

（一）基础治疗

适用于所有 OA 患者，也是轻症 OA 患者的首选治疗方式。主要从生活习惯、运动方式、工作模式等方面实施早期干预，延缓疾病进展，最大程度维持关节的正常功能，减轻患者痛苦。

1. 健康宣教　医务人员要对老年人关节功能进行评估、检查，尽早发现骨关节炎，及时发现，早期治疗，避免危险因素很重要。劝导患者避免长时间的活动，如跑、跳、蹲等。避免对关节损害较大的运动如爬山、爬楼梯等，适当减轻体重。

2. 减轻体重　建议对所有骨关节炎的肥胖患者减轻体重。老年人应该注意加强肌肉功能锻炼。

3. 运动疗法　适当的运动可以改善和维持关节功能，促进血液循环、使关节活动度得以保持，避免肌肉的挛缩、关节交锁、畸形等不良事件的发生，即使在疾病晚期也应强调运动干预来尽量恢复关节的正常功能。科学的活动方法有：关节被动活动，牵拉，关节助力运动和主动运动等。例如，膝关节在非负重方位的屈伸活动可以使膝关节的活动得到有效的锻炼。针对肥胖的老年人运动也可以起到减重的目的，缓解关节负担，减轻疼痛，研究还发现在控制体重的同时，通过锻炼加强关节周围肌肉的力量，可以提升关节韧带的柔韧性，恢复关节结构的力学平衡，保持关节的稳定性。医务人员要帮助患者制订个体化运动方案，推荐的运动治疗方法是低强度有氧运动，关节周围肌肉力量训练，关节功能训练。

4. 物理疗法　主要是通过物理疗法促进关节局部的血液循环、缓解炎症反应，最终减轻关节疼痛。应根据患者意愿选择具体方法，以提高患者生活满意度。

5. 行动辅助　选择合适的行动辅助器械，如拐杖、助行器、支具、辅助行走鞋具等可以减轻关节负荷，缓解关节症状。

（二）药物治疗

在适宜的基础治疗方法后，如病情加重，可给予药物治疗。药物治疗应当遵循个体化、阶梯化原则，依据患者病情的轻重缓急、年龄、是否多

病共存、药物副作用等多方面因素综合考量。

1. 非甾体类抗炎药物（nonsteroidal antiin-flammatory drugs, NSAIDs） 是 OA 患者常用的药物，主要用于缓解疼痛，促进关节功能恢复。但是此类药物在 65 岁以上老年人安全性研究较少，有证据表明扑热息痛在衰弱的老年人体内的清除率下降，因此在老年患者中要酌情使用，特别是肝功能异常、有胃肠道疾病、哮喘病史的老年患者。

如外用药物可以缓解疼痛，应避免口服、针剂等全身用药，包括各种 NSAIDs 类药物的凝胶贴膏、乳胶剂、膏剂、贴剂等。局部用药作用欠佳时可考虑给予口服药物、针剂以及栓剂，对于老年人一定要注意用药前进行评估，特别关注老年人多病共存的特点，关注药物相互作用，NSAIDs 类药物在老年人中使用尤其要注意上消化道、心、脑肾以及诱发哮喘等风险，尽量使用最低有效剂量，逐渐加量，避免引起不必要的不良反应；同时服用 2 种不能增加疗效，会增加不良反应。在用药 3 个月后，应该对用药后的身体状况进行综合评估，以改善治疗方案。

2. 镇痛药物 对 NSAIDs 类药物治疗无法缓解的疼痛，可适当加用阿片类镇痛剂、对乙酰氨基酚与阿片类药物的复方制剂等。但需注意阿片类药物的不良反应和成瘾性较高，需谨慎使用。

3. 关节腔注射药物 可迅速、有效缓解关节疼痛，改善关节活动，但需严格无菌操作及规范操作，避免感染的发生，常用注射药物如下：

（1）糖皮质激素：在其他药物效果欠佳的情况下，可考虑适当使用激素，在短时间内可有效缓解关节疼痛。但应注意激素对关节软骨及骨质的不良影响，建议应用最多不超过 2~3 次/年，注射间隔时间≥3~6 个月，大剂量及长期使用则弊大于利，会抑制软骨细胞增殖，破坏软骨基质的新陈代谢，特别是老年人，易发生骨质疏松，糖皮质激素的不当使用会加重钙离子的流失，增加骨折风险。

（2）玻璃酸钠：适用于早、中期 OA 患者。对改善关节功能、缓解疼痛有一定疗效，且安全性较高。但作用效果尚存争议，谨慎使用。

（3）生长因子和富血小板血浆：主要作用为缓解炎症反应，也可促进关节软骨的修复，临床

上对有症状的 OA 患者可选择性使用。

4. 缓解 OA 症状的慢作用药物（symptomatic slow-acting drugs for osteoarthritis, SYSADOAs）包括双醋瑞因、氨基葡萄糖等。双醋瑞因的主要作用是抑制关节炎症，而硫酸软骨素则主要作为关节营养性药物使用，可以延缓关节的退行性病变、缓解疼痛症状，但不能延缓 OA 进展。对有症状的 OA 患者可选择性使用。

5. 抗焦虑药物 慢性疼痛往往会伴随焦虑抑郁。对于长期持续疼痛的 OA 患者，尤其是对 NSAIDs 类药物不敏感的患者，适当加用抗焦虑药物可以提高 NSAIDs 类药物的疗效，但需注意可能发生的药物不良反应，建议在专科医生指导下使用。

6. 中成药 有研究发现含有人工虎骨粉、金铁锁等有效成分的中药制剂可缓解关节症状，延缓骨关节炎的进展。但其远期疗效尚未得到高级别证据的证实，作用机制也待进一步研究证实。

（三）手术治疗

当 OA 不断加重，在基础治疗和药物治疗无效的前提下，需要进行手术治疗。手术治疗分为修复性治疗和重建治疗。OA 的外科手术治疗目的是减轻或消除患者的疼痛症状、改善关节功能和矫正畸形。主要手术疗法如下。

1. 关节软骨修复术 对于老年性退行性关节炎及多处、大面积的软骨损伤不建议使用。可采用于自体骨软骨移植、软骨细胞移植和微骨折等技术。

2. 关节镜下清理术 对于存在游离体、半月板撕裂移位、髌骨轨迹不良、滑膜病变、软骨面不适合等关节问题，通过关节镜下摘除游离体、清理半月板碎片及增生的滑膜，能减轻部分早、中期 OA 患者症状。但有研究发现，其远期疗效并没有比保守治疗好，应根据患者实际情况及意愿加以选择。

3. 截骨术 主要用于膝关节 OA，其优点是能最大限度保留关节，通过改变力线来改变关节的接触面。适用于活动量大、力线不佳的单间室病变、膝关节屈曲超过 90°、无固定屈曲挛缩畸形、无关节不稳及半脱位、无下肢动静脉严重病变的患者。

4. 关节融合术 关节融合术往往会造成关

节功能的障碍,目前不作为 OA 的常规治疗手段。仅适用于严重的慢性踝关节、指或趾间关节 OA 且非手术治疗无效者,融合术成功率高。

5. 人工关节置换术 主要适用于终末期 OA 患者,该技术成熟且有效,应用日益广泛,主要介绍髋关节及膝关节的置换术。

髋关节置换术:①全髋关节置换术,适用于大多数非手术治疗无效的终末期髋关节 OA。②髋关节表面置换术,目前临床应用较少,对育龄女性、骨质疏松或肾功能不全者更应慎用,有研究显示,老年人髋关节置换也可获益,但不可忽略术后并发症的发生,应根据老年患者的整体情况综合分析评估。

膝关节置换术:①全膝关节置换术,适用于严重的膝关节多间室 OA,尤其伴有各种畸形时其远期疗效确切。②单髁置换术,指内侧髁置换,适用于内侧间隙窄、退变明显时,目前存在争议。③髌股关节置换术,主要适用于单纯髌股关节 OA 患者,亚洲应用少。

(四)治疗新进展

目前对 OA 干预的主要手段仍然是非甾体类抗炎药、激素等控制关节内炎症,减少疼痛以及进行康复性训练等。近年来干细胞治疗成为了再生医学的热点,人体很多组织可以分离出相当多的间充质干细胞(mesenchymal stem cells,MSCs),成为软骨组织工程学中最有希望的祖细胞来源,是治疗 OA 的热点。关于自体 MSCs 移植的安全性评价的研究显示,自体 MSCs 移植安全可靠,但远期疗效有待进一步扩大样本量来研究明确。关于异体胚胎组织来源的 MSCs 移植治疗 OA 的研究较少,其安全性和有效性还需更多研究来论证。另外最近研究证实,一些 miRNA 能够调节软骨细胞分化,可用于基因治疗,但目前仍停留在体外研究阶段,仍有待进一步的研究。Omega-3 多不饱和脂肪酸在 OA 治疗方面的研究也多集中在动物实验方面,人体研究较少,需更多的证据支持。

(杜毓锋;李恩清 审阅)

参 考 文 献

[1] 中华医学会骨科学分会关节外科学组. 骨关节炎诊疗指南(2018 年版)[J]. 中华骨科杂志,2018,38(12):705-715.

[2] Xing D, Xu Y, Liu Q, et al. Osteoarthritis and all-cause mortality in worldwide populations: grading the evidence from a meta-analy-sis[J]. Sci Rep, 2016, 6: 24393.

[3] 张冰,王洋,王建民. 膝关节骨性关节炎的诊断与治疗进展[J]. 甘肃医药,2018,37(3):204-208.

[4] 黄勇. 关节内疗法治疗膝关节骨性关节炎的研究进展[J]. 中国骨与关节损伤杂志,2018,33(12):1343-1344.

[5] 贺曦,吕红斌. 间充质干细胞治疗骨关节炎的研究进展与展望[J]. 骨科,2018,9(3):241-246.

[6] 许颖,范凯健,王婷玉. 骨关节炎的发病机制及其药物治疗进展[J]. 实用药物与临床,2018,21(12):1424-1429.

第三节 高尿酸血症与痛风

高尿酸血症(hyperuricemia,HUA)是嘌呤代谢障碍引起的代谢性疾病。临床上分为原发性和继发性两大类,前者多由先天性嘌呤代谢异常所致,常与肥胖、糖脂代谢紊乱、高血压、动脉硬化和冠心病等共存,后者则由某些系统性疾病或者药物引起。5%~15% 的 HUA 患者可发展为痛风(gout)。痛风是一种单钠尿酸盐(monosodium urate,MSU)沉积所致的晶体相关性疾病,与嘌呤代谢紊乱和/或尿酸排泄减少所致的 HUA 直接相关,属于代谢性风湿病范畴。尿酸(uric acid,UA)与痛风密不可分,并且是代谢性疾病(糖尿病、代谢综合征、高脂血症等)、慢性肾脏病、心血管疾病、脑卒中的独立危险因素。

一、流行病学

血尿酸水平受年龄、性别、种族、遗传、饮食习惯、药物、环境等多种因素影响。20 世纪 80 年代以来,随着我国人民生活水平的不断提高,HUA 的患病率呈逐年上升趋势,特别是在经济发达的城市和沿海地区,患病率达 5%~23.5%,接近西方发达国家的水平。HUA 及痛风的患病率随年龄增长而增高,美国 40~49 岁、60~69 岁、70~79 岁以及≥80 岁的人群患病率分别为 3.3%、8.0%、9.3% 和 12.6%。我国缺乏全国范围内 HUA 及痛风流行病学调查资料,2017《中国高尿酸血症相关疾病诊疗多学科专家共识》指出，我国不同地区 HUA 患病率存在较大的差异，为 5.46%～19.30%，其中男性为 9.2%～26.2%，女性为 0.7%～10.5%；痛风的患病率各地报道 0.86%～2.20% 不等，其中男性为 1.42%～3.58%，女性为 0.28%～0.90%。60 岁以上老年人每增加 5 岁，HUA 风险就增加 2.211 倍。一项针对广州某社区 1 409 例 65 岁以上体检人群的血 UA 水平、HUA 患病率及其危险因素的调查研究发现，男性及女性的 UA 水平及 HUA 患病率均随年龄的增高而升高。男性 HUA 患病率为 24.6%，女性为 50.2%。女性 HUA 患病率约为同年龄段男性的 2 倍。

二、发病机制与分类

痛风的发病机制与尿酸盐沉积引起炎性反应密切相关，但并非与血尿酸水平的增高绝对相关。高尿酸血症诱发急性痛风发作的危险因素包括全身因素如精神紧张、疲劳、酗酒、感染等，以及局部因素如温度、pH 值、创伤等。沉积的尿酸盐结晶通过刺激炎性介质合成和释放来诱发和维持强烈的炎性反应。传统途径：尿酸盐结晶作为调理素和吞噬颗粒，诱发吞噬细胞一系列吞噬反应，包括溶酶体溶解、呼吸爆发和炎性介质释放。特异途径：尿酸盐结晶通过膜插入和膜糖化蛋白交联与脂质膜和蛋白直接作用，激活 G 蛋白、磷脂酶 C 和 D 等信号通路，进而诱导单核细胞白细胞介素 -8（IL-8）的表达，IL-8 在中性粒白细胞募集发挥重要作用。

原发性痛风由遗传因素和环境因素共同致病，确切的发病机制尚不清楚。近年来对原发性高尿酸血症及痛风所进行的一系列全基因组关联分析及 meta 分析研究，发现了与高尿酸血症密切相关的易感基因，如 SLC2A9、ABCG2、SLC17A1、SLC22A11、SLC22A 12、SLC16A9、GCKR、LRRC16A、PDZK1 等，这些易感基因主要分为参与或影响尿酸合成有关的基因及参与或影响肾尿酸排泄有关的基因两大类。人阴离子交换器（hURAT1）由 SLC22A12 基因编码。研究表明，URAT1 为促尿酸排泄药物的靶位点，并证明肾性低尿酸血症的患者有 SLC22A12 基因的突变。人尿酸盐转运子（hUAT）编码基因位于 17 号染色体的短臂，广泛存在于不同细胞，是尿酸由细胞内到细胞外的关键转运体，hUAT 功能的降低或基因表达减弱与尿酸排泄减少有关，但其具体机制有待进一步研究。

临床上根据尿酸生成与排泄状况将 HUA 分为排泄不良型[尿酸排泄 < 0.48mg/（kg·h）且尿酸清除率 < 6.2ml/min]、生成过多型[尿酸排泄 > 0.51mg/（kg·h）且尿酸清除率 > 6.2ml/min]和混合型[尿酸排泄 > 0.51mg/（kg·h）且尿酸清除率 < 6.2ml/min]。其中尿酸排泄不良型约占 HUA 的 90%。摄食过多高嘌呤食物对尿酸生成影响有限，更可能是痛风发作的诱因之一。

三、临床表现

依据痛风患者的自然病程及临床表现大致可分为四期：①无症状 HUA 期；②痛风性关节炎急性发作期；③痛风性关节炎发作间歇期；④慢性痛风性关节炎期。

老年人痛风有如下特点：①老年患者往往亚急性或慢性起病，症状较隐匿，常为多关节受累，较多累及手的小关节；②老年女性患者的发病率明显增高，可能与体内雌激素水平下降有关；③老年患者常见肾功能受损，早期即可出现痛风石沉积，有时可无急性痛风性关炎发作病史；④老年患者骨关节炎（如 Heberden 结节和 Bouchard 结节）和痛风石沉积常同时存在；⑤老年患者常罹患多种慢病，需多重用药，依从性较差。

四、辅助检查

（一）血清尿酸盐测定

尿酸酶法男性正常值一般为 420μmol/L（7mg/dl），女性为 360μmol/L（6mg/dl）

（二）尿液尿酸测定

正常饮食下，24h 尿酸排出量应不超过 3.57mmol（600mg）。了解尿酸排泄情况有助于选择药物及鉴别尿路结石是否由尿酸增高引起。

（三）滑囊液检查

急性期可抽取滑囊液进行偏振光显微镜检查，于白细胞内可见双折光的针形尿酸钠结晶（痛风性关节炎诊断的"金标准"）。

（四）X 线检查

急性关节炎早期关节显影正常；反复发作后表现为关节软骨缘破坏，关节面不规则，关节间隙狭窄;病变发展则在软骨下骨质及骨髓内均可见痛风石沉积,骨质呈凿孔样缺损,边缘锐利。

(五)关节超声

关节内点状强回声及强回声团伴声影是痛风石常见表现,"暴雪征"和"双轨征"是痛风性关节炎最有特征性的超声表现,对痛风诊断有很高的特异性。

(六)双能CT

双能CT较特异显示组织与关节周围尿酸盐结晶,有助于痛风性关节炎诊断和评价降尿酸治疗疗效。

(七)痛风石特殊检查

对痛风结节可做组织活检,或特殊化学试验鉴定,还可作紫外线分光度计测定及尿酸酶分解测定。

五、诊断标准

(一)高尿酸血症的诊断标准

正常嘌呤饮食状态下,非同日2次空腹血尿酸水平,男性>420μmol/L(7mg/dl),女性>360μmol/L(6mg/dl)。

(二)痛风的诊断标准

2015年美国风湿病学会(American College of Rheumatology,ACR)/ 欧洲抗风湿联盟(The European League Against Rheumatism,EULAR)痛风分类标准(表4-9-7)在继承了既往痛风诊断中MSU阳性为"金标准"的基础上,纳入临床、实验室和影像学参数综合分析,通过累计权重评分的方法,提高了痛风分类标准的敏感度和特异度,更加科学、全面、系统。当表中分值相加≥8分时,即可分类为痛风。

六、预防与治疗

HUA及痛风一经确诊,应立即对患者进行宣教及生活方式干预。HUA患者需要综合和长期的全程管理,按照血尿酸水平及合并的临床症状/体征,决定药物起始治疗时机,并制定相应治疗目标,进行分层管理。治疗HUA不仅可预防痛风的发生,同时有助于高血压病、冠心病、糖尿病、代谢综合等慢性疾病的防治。由于老年人机体功能衰退和多病共存,对药物代谢能力下降,容易发生药物相关不良反应,因此需强调非药物治疗是老年HUA的基本治疗措施。

(一)痛风急性发作期的治疗

急性发作期的治疗目的是迅速控制关节炎症状,急性期应卧床休息,抬高患肢,局部冷敷,尽早给予药物控制急性发作,越早治疗效果越佳。2017年中国高尿酸血症相关疾病诊疗多学科专家共识、2017年英国风湿病学会(British Society for Rheumatology,BSA)指南、2016年欧洲抗风湿联盟(The European League Against Rheumatism,EULAR)指南均推荐非甾体类抗炎镇痛药(NSAIDs)及秋水仙碱为急性痛风性关节炎的一线治疗药物。上述药物有禁忌或效果不佳时可考虑选择糖皮质激素控制症状。

1. NSAIDs 包括非选择性环氧化酶(COX)抑制剂和选择性环氧化酶-2(COX-2)抑制剂两种。若无禁忌推荐早期足量使用NSAIDs速效制剂。但由于NSAIDs在老年人中容易引起消化系溃疡、上消化道出血、急性肾损伤等不良反应,也可能使心血管事件的危险性增加。因此,严重慢性肾脏病(CKD4-5期)未透析患者、消化性溃疡、合并心肌梗死、心功能不全以及正在进行抗凝治疗者尽量避免使用NSAIDs。

2. 秋水仙碱 在痛风发作12h内尽早使用,超过36h后疗效显著降低。起始负荷剂量为1.0mg,口服,1h后追加0.5mg,12h后按照0.5mg,1~3次/d。腹泻和呕吐是秋水仙碱最常见的不良反应。近年来,国内外各大指南均建议小剂量秋水仙碱治疗急性痛风,因为大剂量秋水仙碱既不能增加疗效,还会显著增加胃肠道的不良反应。

3. 糖皮质激素 主要用于严重急性痛风发作伴有较重全身症状,秋水仙碱、NSAIDs治疗无效或使用受限的患者以及肾功能不全患者。近年来,糖皮质激素治疗急性痛风的疗效越来越受到肯定,2016年美国医师协会急性和复发性痛风管理指南着重推荐糖皮质激素作为急性痛风治疗的一线用药。但老年人多合并存在高血压、糖尿病、心功能不全等多种疾病,使用糖皮质激素应注意预防和治疗高血压、糖尿病、水钠潴留、感染等不良反应,避免使用长效制剂。

4. 若患者药物不良反应风险很大,可考虑仅使用冷敷、阿片类等镇痛药治疗,等待急性痛风症状自行缓解。

表 4-9-7　2015 年美国风湿病学会 / 欧洲抗风湿联盟痛风分类标准

	评分
适用标准(符合准入标准方可应用本标准):存在至少 1 次外周关节或滑囊的肿胀、疼痛或压痛	
确定标准("金标准",无需进行分类诊断):偏振光显微镜检证实在(曾)有症状关节或滑囊或痛风石中存在尿酸钠晶体	
分类标准(符合准入标准但不符合确定标准时):累计≥8 分可诊断痛风	评分
临床特点	
受累关节分布:曾有急性症状发作的关节滑囊部位(单或寡关节炎)①	1
踝关节或足部(非第一跖趾关节)关节受累	2
第一跖趾关节受累	
受累关节急性发作时症状:(1)皮肤发红(患者主诉或医生查体);(2)触痛或压痛;(3)活动障碍	
符合上述 1 个特点	1
符合上述 2 个特点	2
符合上述 3 个特点	3
典型的急性发作:(1)疼痛达峰 <24h;(2)症状缓解≤14d;(3)发作间期完全缓解;符合上述≥2 项(无论是否抗炎治疗)	
首次发作	1
反复发作	2
痛风石证据:皮下灰白色结节,表面皮肤薄,血供丰富;典型部位:关节、耳廓、鹰嘴滑囊、手指、肌腱(如跟腱)	
没有痛风石	0
存在痛风石	4
实验室检查	
血尿酸水平:非降尿酸治疗中、距离发作 >4 周时检测,可重复检测;以最高值为准	
<4mg/dl(<240μmol/L)	−4
4～<6mg/dl(240～<360μmol/L)	0
6～<8mg/dl(360～<480μmol/L)	2
8～<10mg/dl(480～<600μmol/L)	3
≥10mg/dl(≥600μmol/L)	4
关节液分析:由有经验的医生对有症状关节或滑囊进行穿刺及偏振光显微镜镜检	
未做检查	0
尿酸钠晶体阴性	−2
影像学特征	
(曾)有症状的关节或滑囊处尿酸钠晶体的影像学证据:关节超声"双轨征"②,或双能 CT 的尿酸钠晶体沉积③	
无(两种方式)或未做检查	0
存在(任一方式)	4
痛风相关关节破坏的影像学证据:手 / 足 X 线存在至少一处骨侵蚀(皮质破坏,边缘硬化或边缘突出)④	
无或未做检查	0
存在	4

①急性症状发作:外周关节或滑囊发作肿胀、疼痛和 / 或触痛;②双轨征:透明软骨表面的不规则强回声,且与超声探头角度无关,如在改变超声探头角度后"双轨征"消失则为假阳性;③双能 CT 尿酸钠晶体沉积:通过 80kV 和 140kV 两个能量进行扫描,采用特定软件进行物质分解算法,将关节及关节周围的 MSU 晶体标上绿色伪色,需鉴别甲床、亚毫米、皮肤,运动、射线硬化和血管伪影与尿酸钠沉积的区别;④骨侵蚀需除外远端趾间关节和"鸥翼征"

（二）降尿酸治疗

1. 降尿酸治疗开始的时机 经饮食控制血尿酸浓度仍在 416～472μmol/L（7～8mg/dl）以上者；有痛风石或尿酸钠沉着的 X 线证据者；每年急性发作 2 次以上者；关节症状持续不能控制者；有尿酸性肾结石、肾功能损害（≥CKD 2 期）者。

2. 非药物治疗 提倡均衡饮食，控制饮食中嘌呤含量。国内外多项指南均明确推荐痛风患者限制高嘌呤食物（如肉类、海鲜、动物类、浓肉汤、煲汤等及饮酒，尤其是啤酒）的摄入。2015 年一项前瞻性临床试验认为，严格的嘌呤限制饮食与普通饮食控制相比，降尿酸效果无显著差别，也无法证实能够降低痛风发作频率。因此，2016 年美国医师协会急性和复发性痛风管理指南认为痛风患者进行减重和限酒等普通、非药物控制即可，无需严格的嘌呤限制饮食。但该结果还需要更多的临床试验来证实。其次，2017 年中国高尿酸血症相关疾病诊疗多学科专家共识还推荐大量饮水、增加新鲜蔬菜的摄入、食用含果糖较少的水果、限制酒精摄入、规律运动和减轻体重均有助于降低血尿酸水平。但对于合并心功能不全、慢性肾脏病、水钠潴留的老年患者，每日的饮水量可根据患者实际情况调整。

3. 药物治疗 临床上常用的降尿酸药物包括抑制尿酸生成和促进尿酸排泄两类：

（1）抑制尿酸生成药物：别嘌醇（Allopurinol）是通过抑制黄嘌呤氧化酶 XO 使尿酸生成减少，主要用于尿酸生成过多的高尿酸患者。别嘌醇可引起皮肤过敏反应及肝肾功能损伤，严重者可发生致死性剥脱性皮炎等超敏反应综合征，为避免过敏反应，建议用药前检测 HLA-B5801 基因。血肌酐水平≥177.0μmol/L（2mg/dl）或肌酐清除率<50ml/min，别嘌醇应减量使用。CKD5 期患者禁用。老年人起始剂量通常为 50～100mg，每日 1 次，然后每 2 周增加 50～100mg/d，每日最大剂量不超过 600mg。目前老年患者临床常用的别嘌醇剂量为 200mg 或者更少，可能对该药的临床疗效有影响。

非布司他（Febuxostat）为 XO 抑制剂，通过与 XO 非竞争性结合，抑制 XO 活性，减少尿酸生成，从而降低血尿酸水平。近年来，有研究表明：相比别嘌醇，使用非布司他的患者发生心血管血栓事件概率较高，但尚未确定二者的因果关系，仍需要长期观察。在合并心血管疾病的老年高尿酸血症患者用药时应密切监测相关症状与体征。

（2）促尿酸排泄药物：促尿酸排泄药物通过抑制肾脏近端肾小管上皮细胞对尿酸的重吸收，促进尿酸排泄而降低尿酸。代表药物为苯溴马隆（Benzbromomalone），该药为非选择性抑制尿酸盐阴离子转运体 1（humanurate-aniontransporter，URAT1）和葡萄糖转运蛋白 9（glucosetransporter9，GLUT9）活性。肾功能正常者推荐剂量 50～100mg/d，eGFR 在 30～60ml/（min·1.73m²）者推荐剂量 50mg/d。eGFR<30ml/（min·1.73m²）慎用，尿酸性肾结石和急性尿酸性肾病禁用。主要不良反应有可能促进肾结石和痛风的发生、消化道症状如腹泻，偶见皮疹、皮肤瘙痒、过敏性结膜炎和粒细胞减少等。用药期间应密切监测肝功能。使用促排药物需注意多饮水、碱化尿液。

（3）尿酸酶（uricase）和聚乙二醇尿酸酶（PEG-uricase）：可以将尿酸降解为可溶性尿囊素（allantoine），提高溶解性，促进排泄。

4. 血尿酸的目标值 目前大多数痛风指南提出的血尿酸目标值为 360μmol/L，2017 年 BSR 指南甚至提出了 300μmol/L 的目标值，认为将尿酸控制在较低水平有助于溶解痛风石。中国高尿酸血症相关疾病诊疗多学科专家共识提出：无症状 HUA 人群的目标血尿酸值为<420μmol/L；合并痛风者<360μmol/L；合并严重痛风如有痛风石、严重关节病变、痛风频繁发作等<300μmol/L；不建议长期用药控制血尿酸<180μmol/L。但人体并非一个纯理化环境，血尿酸不高的患者也会发生痛风，血尿酸很高的患者也可能终生痛风不发作，其具体机制仍不明确，可能与多种炎性因子及细胞有关。因此血尿酸能否作为痛风发作的预测因子仍然存疑。对此，有国外指南提出了"痛风患者应达标治疗，还是缓解症状治疗"的问题，但由于缺乏相关临床试验证据，目前仍不能全盘否定达标治疗。

（三）痛风性关节炎发作间歇期的治疗

每年发作 2 次以上的急性痛风患者，在间歇期开始降尿酸药物治疗最为经济合理。此外还用于有痛风石、影像学显示侵蚀性关节炎、尿酸性肾病和尿酸结石的患者。建议急性痛风性关节炎控制症状2~3周后，开始加用降尿酸治疗。已在用降尿酸药物者出现急性痛风发作时可不必停药。使用降尿酸药物把血尿酸水平控制在273.7~392.7μmol/L（4.6~6.6mg/dl）可以预防痛风性关节炎再次急性发作，控制在297.5μmol/L（5mg/dl）以下有助于痛风石吸收。

（四）预防痛风性关节炎急性发作的治疗

指在降血尿酸治疗同时给予预防痛风急性发作的药物治疗。预防性使用小剂量秋水仙碱或NSAIDs 3~6个月可减少痛风的急性发作。但长时间用药要注意不良反应，特别是肾功能损伤，且会增加医疗费用，因此目前对于预防性治疗仍有争议。

（五）老年常见共病的治疗

老年HUA和痛风患者常常合并多种慢性疾病，一些心血管疾病治疗药物对于痛风亦有一定的作用。如有研究证实，美托洛尔可能升高血尿酸水平，用药时应小剂量开始，并密切观察尿酸变化和痛风发作情况。降压药血管紧张素Ⅱ受体拮抗剂氯沙坦和钙抗剂氨氯地平兼有降尿酸作用，适用于高血压病合并HUA患者。虽然对于合并高血压病的痛风患者，最好避免使用噻嗪类利尿剂，但怎样使用利尿剂仍取决于病情的主次和缓急，但需密切关注尿酸水平和痛风发作的情况。二甲双胍、阿托伐他汀、非诺贝特在降糖、调脂的同时，均有不同程度的降尿酸作用，建议可根据患者共病情况适当选用。喹诺酮类、青霉素等抗生素大多由肾脏排泄，会影响尿酸的排出，使体内尿酸水平升高，因此老年HUA患者合并细菌感染时，应尽量避免使用喹诺酮类和青霉素类抗生素，以防止诱发急性痛风性关节炎。

七、小结

HUA和痛风在老年人群中发病率较高，是危害老年人健康的主要疾病之一。老年人常多病共存，多重用药，可通过影响尿酸合成和/或排泄，诱发或加重高尿酸血症，增加发生痛风的风险。因此，对老年专科医师而言，重视HUA和痛风的临床特点、早期诊断和规范化治疗十分必要。

（刘丰；黄玉宇 审阅）

参 考 文 献

[1] Neogi T, Jansen TL, Dalbeth N, et al. 2015 Gout classification criteria: an American College of Rheumatology/European League.Against Rheumatism collaborative initiative[J]. Ann Rheum Dis, 2015, 74（10）: 1789-1798.

[2] 中华医学会风湿病学分会. 2016中国痛风诊疗指南 [J]. 中华内科杂志, 2016, 55（11）: 892-899.

[3] 高尿酸血症相关疾病诊疗多学科共识专家组. 中国高尿酸血症相关疾病诊疗多学科专家共识 [J]. 中华内科杂志, 2017, 56（3）: 235-248.

[4] Qaseem A, Harris RP, Forciea MA, et al. Management of acute and recurrent gout: a clinical practice guideline from the American College of Physicians[J]. Ann Intern Med, 2017, 166（1）: 58-68.

[5] Richette P, Doherty M, Pascual E, et al. 2016 updated EULAR evidence-based recommendations for the management of gout[J]. Ann Rheum Dis, 2017, 76（1）: 29-42.

[6] Hui M, Carr A, Cameron S, et al. The British Society for Rheumatology guideline for the management of gout[J]. Rheumatology（Oxford）, 2017, 56（7）: 1056-1059.

第四节 腰 痛

一、概述

腰痛（low back pain, LBP）是指肋缘以下、臀横纹（水平臀肌折纹）以上及两侧腋中线躯干区域内的疼痛与不适，伴或不伴大腿牵涉痛，部分患者可能伴随下肢的神经性症状。急性LBP病程小于6周，亚急性LBP病程为6~12周，慢性LBP病程持续12周以上。慢性非特异性腰痛（nonspecific low back pain, NSLP）是指病程至少持续12周以上且病因不明的LBP。美国国立医学图书馆"MEDLINE/PubMed"的主题词数据库将"low back pain"定义为"acute or chronic pain in the lumbar or sacral region（腰部或骶部的急性或慢性疼痛）"。中国医学科学院医学信息研究所1999年发布的中文医学主题词表（CMESH），"low back pain"指"continuous pain in the lower back or lumbar region（下背部或腰部的持续性疼痛）"，中文主题词为"腰痛"。

LBP 是导致老年人疼痛和功能障碍的常见健康问题，也是老年人就医的最常见原因之一。世界不同地区的人群调查显示，社区居住老人的腰痛 1 年患病率为 13%～50%。长期护理机构内约 1/4 的老年人为 LBP 患者。基层医疗机构的医师往往对老年人 LBP 的病因认识不足，表现为诊断过程中过度依赖影像学检查或不能正确管理 LBP（例如治疗不足），进而导致患者睡眠障碍、社会和创造性活动参与度减少、抑郁、认知障碍、营养不良、功能快速恶化以及跌倒风险增高。这些 LBP 相关事件会损害老年人独立生活的能力和生活质量，并增加长期健康照护的费用。

二、病因

大多数急性、慢性或复发性 LBP 的病因及发病机制目前尚不清楚，因为 LBP 仅仅是一种症状，局部和全身的众多因素（例如腰背部组织的直接病变、邻近组织器官病变、各种先天性疾患和外伤、炎症或骨关节疾病、代谢性疾病或原发、转移的肿瘤）均可诱发 LBP。常见病因包括神经根病、骨质疏松性椎体骨折、退变性腰椎侧凸、肿瘤 / 癌症、脊柱感染（椎体骨髓炎或化脓性脊柱炎）、内脏疾病、马尾综合征等。

三、临床表现和预后

（一）临床表现

老年人常罹患慢性非特异性 LBP，临床表现多样，以腰背部、腰骶部疼痛为主要表现。多数患者可同时存在腰部无力、僵硬感、活动受限或协调性下降，严重者可发生睡眠障碍。神经根病的临床表现取决于神经组织压迫的部位。继发于退行性改变（例如骨刺、黄韧带肥厚）的单一或多个节段腰椎管狭窄（lumbar spinal stenosis，LSS），可以导致单侧或双侧的神经根病以及神经源性跛行，特点是长时间行走后腿部有麻木和沉重感，在屈曲位（例如向前倾斜或坐位）可以缓解。

LBP 常伴随脊柱功能障碍，这有两方面原因：一是急性疾病疼痛时机体的自我保护，如：急性扭伤时，为避免脊柱疼痛加剧，四肢活动受限，呼吸减慢；二是疾病相关的解剖结构改变导致功能下降和丧失，如强直性脊柱炎。此外，若患者腰背部组织永久性损伤，如椎体压缩性骨折变形、椎体结核导致的椎体缺损变形、腰背部软组织受损形成瘢痕挛缩等，可导致脊柱出现畸形变化，影响脊柱和肢体的功能。

（二）预后

心理因素对 LBP 预后的影响显著强于身体因素。慢性 LBP 的预后因素包括出现膝关节以下症状、心理不良刺激、抑郁、恐惧疼痛、运动和再损伤、对康复信心不足、疼痛程度较高、消极应对方式等。复发性疼痛的预后因素包括既往病史、脊柱活动度过大、其他关节活动度过大等。急性 LBP 患者 1 年随访结果显示，65% 的患者复发≥1 次，平均发作间歇为 2 个月，平均病程为 60 天。由于 LBP 反复发作的特点，很难确定某次发作的起始及恢复时间，并因此影响对预后的评估。

四、评估诊断流程

评估的主要目的是反复筛查与特异性 LBP 痛相关的症状和体征，即"红色警示（red plag）"。"红色警示"是指 LBP 患者既往病史或复合症状中与危险度较高的严重疾病密切相关的高危因素（表 4-9-8）。若患者经过 30 天左右的保守治疗，症状仍无明显好转，就可能是"红色警示"，必须进一步检查以排除潜在的严重疾病，例如感染、类风湿性疾病或肿瘤。

表 4-9-8　红色警示（red flag）

年龄	病史	症状	体征
<20 岁	暴力损伤	持续进展性的非机械性疼痛	持续严重的腰椎弯曲限制
>55 岁	肿瘤	神经系统症状	神经系统体征
	全身性使用类固醇激素	全身不适（如发热等）	腰椎结构变形
	药物滥用	体重下降	
	HIV	胸痛	

成年人急性和亚急性 LBP 的评估诊断流程详见图 4-9-3。

（一）危险因素评估

1. **不能改变的危险因素**　不能改变的危险因素包括脊髓高位节段疼痛中枢的衰老、性别、遗传因素、前期工作暴露以及人口学因素。老年人对疼痛刺激（例如缺血、电刺激、热刺激或寒冷

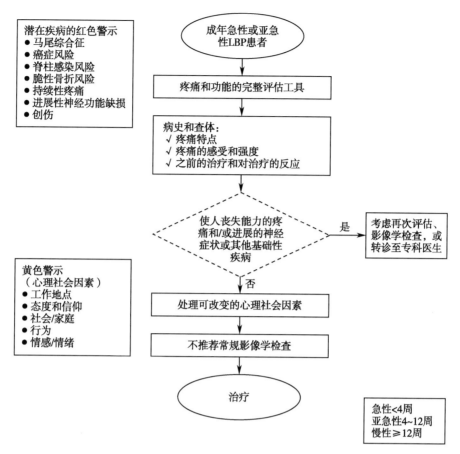

图 4-9-3 成年人急性和亚急性 LBP 的评估诊断流程

刺激）的容忍度更低,同时痴呆相关的神经退行性改变也使中枢疼痛处理过程更加复杂。受过良好教育的老年人对治疗的依从性更高,愿意采用健康的生活方式,因此罹患 LBP 后症状也较轻微。而教育水平和收入较低的患者,通常只在难以忍受疼痛的时候才会寻求健康机构的帮助,从而增加罹患慢性 LBP 可能,或加重病情。女性慢性 LBP 患病风险高于男性,且常伴有骨质疏松和骨关节炎等疾病。

2. **可以改变的危险因素** "黄色警示（yellow flag）"主要指可导致疼痛慢性化或进行性加重、功能障碍及工作能力丧失、迁延不愈的各类危险因素（表 4-9-9）。发现黄色警示后应当鼓励患者改变生活方式,提高对 LBP 的认识,让患者意识到每周保持运动锻炼的重要性,可能有助于减少 LBP 的发生及减轻严重程度。

可以改变的危险因素包括心理压力、吸烟、运动及社会条件等。心理学因素（例如焦虑、抑郁、恐惧 - 回避信念）之间及其与衰老相关生理学和社会学因素的交互作用,可以影响慢性 LBP 的

表 4-9-9 黄色警示(yellow flag)

	发病	慢性化
个体因素	年龄	肥胖
	体质状况	文化程度低
	背部和腹部肌肉强度	疼痛和伤残较严重
	吸烟	
	应激	
心理因素	焦虑	悲痛
	情绪 / 情感	抑郁
	认知功能	躯体化症状
	疼痛行为	
职业因素	体力劳动	工作满意度低
	经常弯腰、扭腰	重返工作岗位时无法提供较低强度的工作
	操作震动性工具	
	工作满意度低	工作需要频繁上举重物
	单一重复性工作	
	工作关系 / 社会支持	
	管理情况	

发生和持续。在 LBP 的评估中引入生物 - 心理 - 社会模型有助于识别预后不佳的个体。深入研究"黄色警示"因素对老年人群 LBP 进展的效应，可以帮助研究者开发针对老年患者的 LBP 多模型治疗方法。此外，社会条件较差的老年患者压力更大、危险暴露程度较高、心理和情绪易受影响、获得卫生服务的机会会更少。社会关系较少的孤独老人更容易发生伤残性疼痛。公共卫生计划和资源分配应该重点关注这些脆弱的老年人（例如高龄、抑郁或独居老人）。

（二）疼痛评估

疼痛评估（pain assessment）是疼痛治疗的基础。虽然自我报告疼痛是"金标准"，但是由于年龄相关的认知功能障碍、沟通困难、痛阈降低等因素，老年疼痛评估仍然存在挑战。中重度痴呆患者可以表现出激惹、焦虑或其他非语言疼痛行为（例如愁眉苦脸、喊叫、敲击），如果医师未发现疼痛是激惹的潜在原因，就可能给患者开具不必要的抗焦虑或抗精神病处方。对于不能进行言语表达的痴呆患者，疼痛评估正确程序包括：①使用确认过的观察性评估工具；②在疼痛和放松条件下评估疼痛行为，寻找疼痛行为的替代报告，并且监测止痛后的反应；③因为≥85 岁老年人痴呆患病率高达 50%，推荐家庭成员或陪护一同陪同患者残疾评估，从而能提供老年人真实、详细的疼痛信息。

（三）诊断

1. 病史采集 详细采集病史对于明确 LBP 的诊断具有重要意义。病史采集内容包括但不限于症状发作时间、疼痛强度与性质、疼痛加重与缓解因素（特殊动作或体位等）、治疗史、手术史、社会史、社会心理状态与就业情况等。应特别关注是否存在与严重疾病密切相关的"红色警示"症状，如肠道 / 膀胱功能障碍、发热、盗汗、体重减轻、渐进性虚弱等。

2. 体格检查 体格检查的目的是进一步明确临床病史所提供的信息，以帮助缩小鉴别诊断范围，确定 LBP 的病因。体格检查从患者进入诊室时开始，在步行、站立和坐姿下，特别是在冠状面和矢状面上观察患者的姿势和位置。应同时在前屈与后伸状态下评估腰椎活动度，如果活动范围不对称性受限或检查时出现疼痛，常提示腰

椎的机械性病变。前屈时加重的疼痛可能是椎间盘源性的，而后伸时加重的疼痛可能与后部结构（如小关节病变、骨折等）有关。仰卧位查体包括评估骶髂关节功能障碍的 Patrick 试验、增加坐骨神经张力的 Lasègue 征检查以及鉴别髋关节内或关节周围病变的抗阻直腿抬高试验（Stinchfield test）。完整的髋部检查是必须的，包括评估髋部被动活动范围，正常情况下，髋部可屈曲 120°，后伸 15°～30°，外展 30°～45°，内收 20°～30°，内旋 35°，外旋 45°。

下肢肌肉检查有助于医师鉴别无力的原因。大蹬趾伸直、踝关节背曲和踝关节外翻无力而髋关节内收和后伸功能无受累时，提示外周神经病变。腰椎疾病（神经根病变）患者更容易出现腰和骶神经支配的髋关节、踝和足部肌肉无力。应密切观察患者从坐位站起和行走的过程，步态模式有助于确定疼痛类型或提示神经系统病变，如不对称或骨盆倾斜。明显的跛行常提示髋部疾病或坐骨神经痛。

另外，医师应该关注可以解释疼痛的皮肤改变，如带状疱疹，咖啡斑可能提示神经纤维瘤病。下肢感觉异常（如刺痛）、感觉改变（如麻木）、肌力改变（如足下垂）或中枢神经系统紊乱表现（如肌张力增高或阵挛）的患者需行全身神经系统检查，包括感觉、反射、肌力、活动控制和协调性的评估。

3. 影像学评估 影像学评估目的：①对存在红色警示（red flag）或根性疼痛的患者进行评估；②帮助拟进行外科治疗的患者确定术式。常用的脊柱影像学检查包括：X 线片、CT、MRI、骨扫描、骨密度检查。X 线片仍然是老年患者 LBP 评估中的首选，也是唯一将脊柱作为整体进行评估的影像学检查，可以反映脊柱序列分布的异常、椎间盘和关节的退行性病变、脊柱压缩性骨折、畸形如脊椎前移和侧弯。MRI 对软组织的形态学更敏感，是诊断脊柱退变性、炎性、外伤性、肿瘤性损伤最强有力的影像学检查手段。腰椎 CT 的适应证包括：评估椎体关节突关节的关节炎、引起中央管和侧隐窝狭窄的骨性结构、椎体骨折，术后随访脊柱内固定物的情况、局灶性骨性改变以及肿瘤。CT 不适于评估椎间盘、马尾、神经根病变。

影像学检查在老年患者中的假阳性率很高，这限制了其在病因诊断方面的应用价值。在老年人，医生需要根据病史、查体、影像学的异常发现以及医生本人的解剖知识来确定诊断 LBP 的病因。

五、临床管理

临床实践指南鼓励临床医师采用生理、心理、社会学视角和分级管理方法管理和照护 LBP 患者，同时鼓励患者进行自我管理（self-management），从而避免不必要的或过度复杂的治疗。因此，LBP 的起始管理应该在初级照护机构进行。对于日常生活受到影响的慢性 LBP 患者，应该在多学科背景下进行 LBP 管理。成年人急性和亚急性 LBP 的管理流程详见图 4-9-4。

（一）预防

1. **一级预防** 目前观点认为，LBP 的危险因素多种多样，因此单一维度的预防方式是不充分的。一个纳入了 21 项 RCT 研究共计 30 850 个样本的系统评价显示，一般预防措施，例如背部支撑、鞋垫、避免损伤的教育等，都缺乏能够预防 LBP 的证据。唯一有效的干预是运动，或是运动与教育相结合，后者可以减少 45% LBP 风险。对 LBP 一级预防有效的运动方式和部位并非仅限于针对脊柱的运动，研究表明，有氧运动、力量训练、柔韧性和改善协调能力的运动方式均对 LBP 一级预防有效。

2. **二级预防** 二级预防的目的是预防高危人群发展为慢性疼痛相关失能（chronic pain-related disability）。建议根据慢性疼痛相关失能危险因

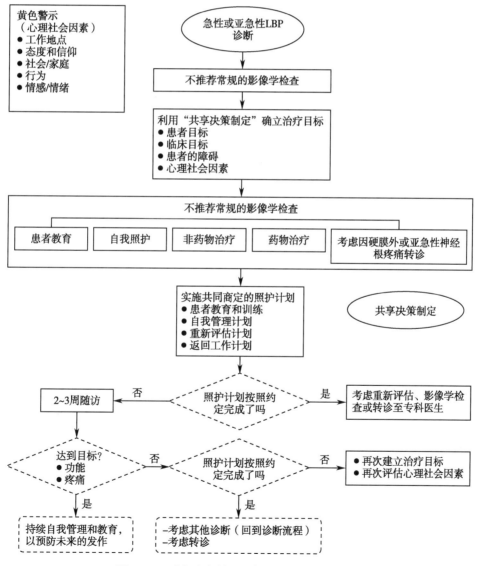

图 4-9-4 成年人急性和亚急性 LBP 的管理流程

素的评估及分层结果，对 LBP 急性发作患者进行后续干预。低危患者可采用简单保守的方法，比如教育、建议恢复日常活动及制订恢复身体功能的计划。高危患者则需要更复杂的干预方法，预防危险因素及疼痛和相关失能问题的进展。

（二）非侵入治疗

2017 年发布的《非侵入性治疗急性、亚急性和慢性腰痛：美国医师学会临床实践指南》，对 2016 年 11 月之前公布的随机对照试验和系统综述进行系统评价，并提供了关于非侵入性治疗 LBP 的临床建议。

1. 非药物治疗　考虑到随着时间的推移，大多数急性或亚急性 LBP 患者症状都会改善，医师和患者应该选择非药物治疗，例如热敷、按摩、针灸或者脊柱推拿术。

对于慢性 LBP 患者，医师和患者应该起始选择非药物治疗，如运动、多学科康复、针灸、正念减压疗法、太极、瑜伽、运动控制练习、渐进式放松、肌电生物反馈、剂量的激光治疗、操作性治疗、认知行为治疗或脊柱推拿术。

2. 药物治疗　急性或亚急性 LBP 患者应选择非甾体类抗炎药（NSAIDs）或骨骼肌松弛药物。慢性 LBP 患者非药物治疗效果不佳时，医师和患者应该考虑药物治疗，NSAIDs 是一线选择，曲马多或度洛西汀是二线用药。老年患者应用 NSAIDs 时，为减少出现消化道不良反应的风险，应配合使用质子泵抑制剂或高剂量的 H_2 受体拮抗剂以保护胃肠道。年龄超过 75 岁、既往有胃肠疾病史、慢性肾脏病史、心脑血管病史者应禁止或避免使用 NSAIDs。癫痫发作的高危患者（例如卒中或头部外伤），或正在服用能减低癫痫发作阈值药物（例如精神安定剂和三环类抗抑郁药）的患者，应慎用曲马多。

对于上述治疗失败的患者，若潜在获益大于风险，且与患者充分讨论已知风险和实际获益的

情况下，医生可以考虑阿片类药物。目前对于老年 LBP 患者，阿片类药物尚没有推荐剂量，使用时需注意个体化用药，谨慎滴定至有效剂量。

3. 手术治疗　大部分老年 LBP 患者通过镇痛药、抗炎药物及改善日常生活方式即可控制症状，因此不需要手术减压。严重的神经根受压症状如无力或感觉丧失、神经源性跛行和马尾受压，是外科手术适应证。特别是退变性脊柱畸形，除手术外，尚无其他有效疗法。手术目的是减少神经组织压迫和 / 或增强脊柱稳定性。因为脊柱对失衡和畸形的代偿能力有限，且常伴虚弱及多种疾病，老年人脊柱疾病已经成为脊柱外科的治疗难点，需要多学科团队协同管理。

随着微创技术的发展，其在脊柱外科治疗中的应用日益广泛。伴有脊柱转移瘤的老年患者可以采用骨水泥强化联合微创固定手术进行姑息治疗。相比传统的"开放"手术方法，微创手术的创伤及失血程度较轻，术后疼痛更少，代谢 / 恢复更快。对于老年人这样潜在的脆弱人群，这些优势非常重要。未来需要随机临床试验进一步证明微创手术或其他手术方式在老年人群的临床价值。

六、小结

LBP 是老年人常见慢病之一，目前关于老年人 LBP 的病程、决定因素以及治疗有效性的证据仍十分缺乏，提示这个领域尚存在研究空白。临床医师应该系统评估老年人严重 / 慢性 LBP 的危险因素，并全面整合主观的、观察性的和物理的检查及照护人员的报告，这有助于判断患者 LBP 的真实病因和制定正确的治疗策略。随着以老年患者为中心的个体化综合照护模式和"生物—心理—社会—环境"模式在老年医学领域的应用，以及对疼痛理解广度和深度的不断增加，未来更多的老年 LBP 患者将获益于精准医疗及个体化管理。

（韩璐璐；白小涓　审阅）

参 考 文 献

[1] 中国康复医学会脊柱脊髓专业委员会专家组. 中国急 / 慢性非特异性腰背痛诊疗专家共识 [J]. 中国脊柱脊髓杂志，2016，26（12）：1134-1138.

[2] Qaseem A，Wilt TJ，McLean RM，et al. Clinical Guidelines Committee of the American College of Physicians. Noninvasive Treatments for Acute，Subacute，and

Chronic Low Back Pain: A Clinical Practice Guideline From the American College of Physicians[J]. Ann Intern Med，2017，166（7）：514-530.

[3] Institute for Clinical Systems Improvement（ICSI）. Health Care Guideline: Adult Acute and Subacute Low Back Pain（16 edition）. https://www.icsi.org/.

[4] Hartvigsen J，Hancock MJ，Kongsted A，et al. Lancet Low Back Pain Series Working Group. What low back pain is and why we need to pay attention[J]. Lancet，2018，391（10137）：2356-2367.

[5] Foster NE，Anema JR，Cherkin D，et al. Lancet Low Back Pain Series Working Group. Prevention and treatment of low back pain: evidence，challenges，and promising directions[J]. Lancet，2018，391（10137）：2368-2383.

[6] Vlaeyen JWS，Maher CG，Wiech K，et al. Low back pain[J]. Nat Rev Dis Primers，2018，4（1）：52.

第十章 老年肿瘤患者诊治原则

恶性肿瘤已经成为威胁我国老年人身体健康的重大疾病，老年肿瘤患者共病多、综合征多，临床上可供参考的循证医学证据少，了解有关进展及诊治原则有助于改进临床实践。

一、流行病学

（一）我国老年肿瘤的流行病学特点

熟悉我国老年肿瘤的流行病学特点有助于从宏观上制定肿瘤防治策略。依据国家癌症中心2018年公布的数据，归纳我国老年人恶性肿瘤发病和死亡特点如下：

1. 老年肿瘤发病和死亡占比均较高 我国2014年新发恶性肿瘤病例约380.4万人，60岁以上的老年人为233.9万，占61.5%；发病率自40岁以后逐渐上升，至80~84岁达到峰值，随后缓慢下降。2014年我国恶性肿瘤死亡约229.6万人，60岁以上约为170.7万，占74.4%。肿瘤死亡率自45岁以后迅速上升，至85岁以上达峰值，男性65~69岁死亡人数最多，女性75~79岁死亡最多。

2. 老年男性发病和死亡人数均高于老年女性 老年男性的新发病例数为142.5万，女性为91.4万，男女比例为1.56∶1；男性的死亡病例数为108.1万，女性为62.6，男女比例为1.73∶1。

这一性别差异在60~79岁组最显著：该年龄段男性的新发病例数为116.1万，女性为71.2万，男女比例为1.63∶1；男性的死亡病例数81.2万，女性42.1万，男女比例高达1.93，而80岁以上这一差异仅为1.31。因此，应对60~79岁男性加强肿瘤筛查，降低致死性晚期肿瘤的发病率。

3. 肺癌位居老年恶性肿瘤发病和死亡之首 尽管男性和女性恶性肿瘤发病和死亡顺位存在明显差异，但比较一致的是：肺癌位居60岁以上老年男性和女性的发病和死亡之首。2014年的新发病例数约为58.5万，男性约39.3万，女性19.2万，共占该年龄段新发病例数的25%，死亡人数约为50.3万，其中男性34.2万，女性16.1万，共占这一人群肿瘤死亡总数的29.5%。也就是说，老年人新诊断的恶性肿瘤中约1/4为肺癌，因肿瘤死亡的老年患者中，肺癌占近1/3。因此，在老年人中宣传肺癌的筛查尤为重要，对于有吸烟史或其他高危因素的老年人尽量用低剂量CT代替胸片检查，而不吸烟的老年女性也不能放松警惕，毕竟肺癌也是女性的第一致死性肿瘤。

4. 消化系统肿瘤总发病和死亡人数最多 老年男性新发病例和死亡病例的第2~5位均为消化系统肿瘤，尽管老年女性新发病例前5位中乳腺癌位列第3，但老年女性死亡病例数位居前2~5位的也全部是消化系统肿瘤。由此可见，在老年患者中开展消化系统肿瘤的筛查工作很有必要，定期胃肠镜检查和肝脏影像学检查是比较简便有效的筛查手段。

5. 老年乳腺癌预后相对较好 乳腺癌位居60~79岁老年女性新病例的第3位，2014年新发病例约为8万人，但死亡病例的前5位中并不包括乳腺癌。这说明与其他恶性肿瘤相比，老年女性乳腺癌的预后相对较好，从临床上看，乳腺癌的治疗手段相对丰富，诸如分子靶向治疗和内分泌治疗等新型治疗方式，因此一旦发现应积极治疗，延缓病情进展，延长寿命。

（二）恶性肿瘤发病和死亡的中西方差异

恶性肿瘤的发病率和预后在中西方存在显著差异。这与种族、经济发展水平、人口老龄化、生活方式、医疗水平和条件、饮食和文化等多种因素有关。重视这一差异和差距将有助于从整体上提高我国老年肿瘤的防治水平。

近年，美国恶性肿瘤的发病率和死亡率都呈逐年下降趋势，这主要得益于控烟和早癌筛查。

过去十年，美国男性恶性肿瘤发病率以每年 2% 左右的速度下降；2015 年的肿瘤死亡率比 1991 年减低了 26%，二十多年来累积减少恶性肿瘤死亡 237.9 万人。与之相比，我国恶性肿瘤的发病和死亡人数仍呈上升趋势，肿瘤防治工作任重道远。

二、临床特点和表现

与年轻患者相比，老年肿瘤的恶性度较低，进展相对缓慢，多原发癌比较常见。尽管老年肿瘤的发病率较高，但因慢病就医偶然发现肿瘤的情况并不少见，提高对老年肿瘤的警惕性和识别力是及早发现肿瘤的关键因素。

老年肿瘤起病隐匿，肿瘤相关症状容易被共病和综合征所掩盖。老年人的早期肿瘤常无明显表现，中晚期临床表现多不典型，绝大多数出现症状就诊的老年人已为肿瘤晚期。

老年肿瘤的临床表现包括局部和全身症状。局部症状由肿瘤直接浸润和转移所致，因原发灶和转移灶部位而异。以老年中央型肺癌患者为例，早期可无任何症状，随着肿瘤逐渐增大，可出现局部刺激和气道受压狭窄的症状，临床上可表现为偶有干咳，活动后稍有气喘，但往往被患者和亲属忽视；当肿瘤进一步浸润、出现肺不张继发感染、肺门和纵隔淋巴结转移时才有可能出现明显的症状，如痰中带血、发热、声音嘶哑等症状。临床上也有不少患者因肺癌出现脑转移、骨转移导致头痛、骨痛就诊的病例。老年肺癌患者中既往有吸烟史的较多，而这部分患者常合并慢性阻塞性肺病，肺内肿瘤导致的症状往往被慢性阻塞性肺病所掩盖，增加了误诊和漏诊的风险。

老年消化系统肿瘤常见的局部症状包括进食哽噎、食欲下降、上腹部不适或疼痛、排便习惯改变和便血等。老年肿瘤的消化道临床症状容易被误诊为消化不良、慢性胃炎等良性疾病，其中把直肠癌误诊为痔疮的病例也比较常见，应注意加以鉴别。

疼痛是老年肿瘤的常见症状，有时甚至是唯一症状。恶性肿瘤骨转移导致的疼痛比较常见，应与老年患者的慢性骨和关节退行性变相鉴别。

与老年患者不典型的局部症状相比，肿瘤导致的全身症状比较容易识别。常见的全身症状包括：消瘦、乏力、低热、贫血等。老年患者出现不明原因的体重下降、休息后难以恢复的乏力时应警惕恶性肿瘤的可能性。

三、诊断

现代肿瘤学发展日新月异，高效低毒的抗肿瘤新药不断涌现，明显改善了生存期。精准诊断是精准治疗的前提，在老年肿瘤的诊断上应注意以下几点：

（一）重视分子病理和基因诊断

病理学诊断一直是恶性肿瘤诊断的"金标准"。以往，病理诊断以形态学和免疫组化为主，诊断目的是与良性疾病相鉴别并进行肿瘤分型，如腺癌或鳞癌，加之肿瘤内科治疗手段有限，以放化疗为主，病理诊断对治疗方案的指导意义远不如现在。在当时的背景下，一旦老年人，尤其是高龄老人临床诊断为晚期肿瘤时，病理活检的积极性并不高，因为即使明确了病理诊断，预期从治疗获益的可能性也比较低，所以不活检的比例较高。现在，分子病理和基因诊断的时代已经到来，难以耐受化疗的老年患者，有可能通过分子病理检测、发现潜在治疗靶点，获得延长寿命、改善生活质量的治疗机会。

（二）活检途径和风险控制

很多老年肿瘤患者没有获得病理诊断的原因主要是担心活检相关并发症，如肿瘤播散、出血、诱发心脑血管病等而拒绝活检。随着 CT 或超声引导下穿刺活检技术和内镜技术的广泛应用、临床医师活检经验逐步积累，活检的安全性已显著提高，"针道"转移的风险和其他并发症的发生率明显降低，所以，权衡利弊、在仔细进行风险评估基础上对肿瘤原发灶或转移灶进行活检很有必要。

老年患者在活检前必须仔细询问是否使用阿司匹林、氯吡格雷等影响凝血的药物，活检应在上述药物停药一周后进行；活检前最好先行 PET/CT 或全身性检查，活检时选择风险相对较小的病灶；强调活检重要性的同时一定要尽可能避免发生严重并发症。

（三）关于试验性治疗

试验性分子靶向治疗在我国老年患者中比较普遍，尤其是肺癌患者，其中不乏有效病例。临床诊断的肺腺癌患者中，不吸烟的亚裔女性多伴有表皮生长因子受体(epithelial growth factor receptor, EGFR)基因突变,这部分女性是为靶向治疗的优势人群,很有可能从试验性治疗获益。即便如此,试验性治疗时,医患双方均面临如下风险:无病理诊断的抗肿瘤治疗存在伦理和法律风险;治疗无效有可能延误病情、缩短生存期;即使有效,耐药后的二线治疗也要依据再活检,但从试验性治疗获益的患者对活检的接受度明显低于其他患者,主动提出换药治疗的可能性比较大,甚至对后续诊疗策略的选择上过度自主,治疗的依从性显著下降,由之而来的疾病进展和并发症风险逐渐增高。因此,在没有分子病理诊断的情况下,不建议试验性靶向药物治疗,除非患者存在活检的禁忌证。

(四)重视分期诊断

完整的肿瘤诊断包括病理诊断和分期诊断,二者缺一不可。

恶性肿瘤的分期诊断一般采用国际上通用的TNM 分期系统。其中 T 代表 tumor,即肿瘤原发灶,N 代表 node,即区域淋巴结,M 为 metastasis,指远处转移,目前常用 TNM 三个指标的组合对肿瘤划出特定的分期。TNM 分期是制订诊疗方案的前提,也是判断预后的主要依据。同一肿瘤、不同分期之间的诊疗策略和预后的差别很大;不同肿瘤、同一分期的差别也很大,要避免在没有病理和分期诊断前提下笼统的讨论治疗和预后。

目前,我国的肿瘤分期诊断以影像学检查为主。局部增强 CT 或核磁有助于判断肿瘤血液供应和区域淋巴结转移情况,全身性检查如 PET/CT 或骨扫描帮助判断有无远处播散和骨转移等。提倡根据肿瘤的常见转移途径安排全身检查,避免检查不足或过度检查。PET/CT 相对昂贵,对于经济条件较差的患者可用全身骨扫描结合多部位 CT 或核磁替代。

(五)改进针对病理诊断的医患沟通

肿瘤诊疗技术进步很快,但老年患者的信息获取相对滞后,需要充分的医患沟通,告知病理诊断对治疗的重要性,权衡利弊,避免不充分知情前提下的"患者不愿意活检""患者亲属不同意活检"等现象,也要避免在病理活检问题上的"家长主义",既要充分告知,也要充分尊重老年患者的自主选择权利。

四、老年综合评估

年龄是制订抗肿瘤治疗方案的重要参考因素,但老年人的年龄跨度大,同龄老年人健康状况差别也很大,仅从老年或年龄本身考虑容易导致治疗不足,甚至放弃治疗,也可能因评估不足导致过度治疗。提倡对老年肿瘤患者进行老年综合评估(comprehensive geriatric assessment, CGA),全面了解老年患者的整体健康状况,以此判断抗肿瘤治疗的耐受性,并制订适合老年特点的个体化方案。随着肿瘤诊疗 MDT 模式的普及,老年专科医生越来越多地参与到老年肿瘤患者的全程管理中来。

(一)体能和功能状态

1. **体能状态** 体能状态评估适于所有肿瘤患者。常用的评估量表包括 ECOG 和 Karnofsky 量表,前者为美国东部肿瘤协作组(Eastern Cooperative Oncology Group, ECOG)制定,简单实用。ECOG 体能评分标准见表4-10-1。

表 4-10-1 ECOG 体能评分标准

分值	体能状态
0分	活动能力完全正常,与起病前活动能力无任何差异
1分	能自由走动及从事轻体力活动,包括一般家务或办公室工作,但不能从事较重的体力活动
2分	能自由走动及生活自理,但已丧失工作能力,日间不少于一半时间可以起床活动
3分	生活仅能部分自理,日间一半以上时间卧床或坐轮椅
4分	卧床不起,生活不能自理
5分	死亡

体能评估是判断患者能否接受全身化疗的重要依据。2 分是一临界点,≤2 分时认为具备全身化疗条件。对于分子靶向治疗、免疫治疗及内分泌治疗,这一临界点过于严格,可适当放宽。此外,老年患者还需结合下述维度综合判断。

2. **功能状态** 与 ECOG 体能评分相比,功能状态评估更符合老年患者的特点,包括自我报告 ADL 和 IADL 及体能测试两部分,详见第二篇第三章第二节。

（二）共病和老年综合征

共病和老年综合征对抗肿瘤治疗的耐受性和预后可能产生不利影响，抗肿瘤治疗也有可能会加重共病和老年综合征。

评估共病和老年综合征的目的是明确慢性疾病和衰老对重要脏器功能、储备能力、生活质量的影响程度，进而评估抗肿瘤治疗的耐受性和毒性风险。

共病和老年综合征评估既要全面、有针对性，更要与潜在抗肿瘤治疗相结合。建议先按系统逐一评估，继之针对拟进行的治疗进行评估，主要评估有无治疗的禁忌证。例如，高血压会限制抗肿瘤血管靶向药物的应用，应用血管靶向药物也可能加重老年人原有的高血压，所以在这类治疗前要重点评估患者的血压和靶器官的功能情况，并给予必要的药物调整和非药物干预。

（三）认知功能

认知功能障碍在高龄老年患者比较常见，而这部分老年人难以实现功能自主和决策自主，误吸、跌倒、谵妄等并发症风险明显升高，治疗的依从性显著下降，预期寿命明显缩短。有些药物会损伤老年患者的认知功能，如抗胆碱能药、抗精神病药、苯二氮䓬类、皮质类固醇和阿片类药物等，联合应用时尤需谨慎。

（四）多重用药

一般是指服药种类达到及超过 5 种或不合理用药及重复用药现象。一些老年常用药物如阿片类药物、抗抑郁药、抗生素和抗精神病药及抗肿瘤药都能诱导或抑制细胞色素 P-450 酶，易出现相互作用，需引起重视。老年肿瘤患者在抗肿瘤治疗前应仔细回顾用药情况，纠正不合理和重复用药。例如：老年癌痛患者可能因疼痛影响睡眠，若同时口服阿片类镇痛药和助眠药物易导致谵妄、跌倒，此时应镇痛优先，疼痛减轻后睡眠会随之改善。

（五）营养状况

老年肿瘤患者营养不良的发生率比较高，导致化疗耐受性减低、严重血液学毒性的发生风险增加、平均住院时间延长、死亡风险也随之增加。绝大多数老年肿瘤患者的营养不良由摄入减少引起。营养状态的评估量表比较多，体重指数（body mass index，BMI）简单实用，其中 BMI≤18kg/m² 常提示存在营养不良，而过去 6 个月内体重下降 5% 也是公认的标准之一。要加强对老年肿瘤患者的饮食宣教，鼓励经口进食，适时药物治疗改善食欲，必要时给予肠外营养，不鼓励晚期患者长期全肠外营养。

（六）心理和社会经济学

老年肿瘤患者心理痛苦和抑郁的发生率较高。一项研究表明，≥65 岁的老年肿瘤患者中，心理痛苦的发生率高达 41%，其中躯体功能好坏是重要的预测因子。另一项来自法国的多中心队列研究对 1 092 例年龄≥70 岁的老年肿瘤患者进行抑郁筛查，在尚未进行抗肿瘤治疗的老年患者中，抑郁的发生率为 28%，其中活动能力受损、社会支持不足、认知功能受损、多重用药、共病被认为是老年肿瘤患者抑郁发生的不良预测因子。

此外，老年患者中存在社会支持系统不足、自我价值感减低、担心给子女和亲属增加经济和照顾负担、信息获取不畅的现象，所以应逐步加强并完善老年患者的家庭支持和社会救助体系。

（七）快速筛查

老年专科开展的 CGA 因内容相对复杂、临床实施困难，常不适用于肿瘤的快速筛查。采用更简单的筛查工具，发现肿瘤科日常诊疗工作中容易被忽略的老年问题更为重要。

简化版的老年评估量表（abbreviated comprehensive geriatric assessment，aCGA）和 G8 量表应用较为普遍。aCGA 由四个分量表组成：ADL、IADL、老年抑郁量表（geriatric depression scale，GDS）和简易精神状态检查量表（mini-mental state examination，MMSE）。G8 量表由法国学者制订，在 364 例 70 岁以上老年肿瘤患者中进行了验证，该量表包括 ADL、IADL、TUG（timed up and go）、MMSE、GDS、简易营养评定法（mini-nutritional assessment，MNA）、老年共病累积评分量表（cumulative illness rating scale geriatrics，CIRS-G）等 7 个分量表，年龄是第 8 个维度。

（八）症状评估

老年肿瘤患者的常见症状包括乏力、疼痛、厌食、便秘、呼吸困难、睡眠障碍等，常用埃德蒙顿症状评估量表（Edmonton symptom assessment system，ESAS）和安德森症状评估量表（MD Anderson symptom inventory，MDASI）进行评估，该量表的中文版在中国已使用多年,信度和效度均较高。症状评估的目的是发现影响患者生活质量的躯体症状和心理痛苦,为后续治疗提供依据。

电子量表快捷方便,是目前研究的热点,有望取代纸质量表,成为今后筛查和评估的主要工具。

综上所述,CGA 旨在了解老年患者的客观健康状态、发现被忽视的老年问题,以预测抗肿瘤治疗的耐受性和疾病预后;症状评估能发现影响生活质量的不适症状。提倡先采用 aCGA 或 G8 量表及 MDASI 量表进行初步筛查和评估,之后有针对性地开展 CGA 及后续干预和治疗;提倡全程动态筛查、个体化评估和干预,避免流于形式。

五、治疗

肿瘤治疗强调循证,但大多数临床研究都将高龄老年患者排除在外,加之老年患者本人及亲属对治疗的期望值较低,治疗不足现象普遍存在;另一方面,临床指南推荐的标准方案主要依据年轻人的数据,老年患者直接应用容易出现毒性反应。提倡针对老年患者的自身特点、肿瘤诊断和 CGA 结果,仔细查找老年研究的有关数据,制订个体化的诊疗方案,避免治疗不足和过度治疗。多学科团队协作有助于优化诊疗方案,提高治疗的耐受性和安全性。

老年肿瘤的治疗包括对因和对症两方面,缺一不可。对因治疗也称抗肿瘤治疗,目的是延长寿命;对症治疗包括支持治疗和缓和医疗,旨在减轻患者的躯体和心理痛苦,改善生活质量。

要尊重老年患者的知情权和自主选择权。告知病情状况,知情患者不仅能直接参与诊疗策略制订,还可配合治疗,及时反馈并纠正治疗相关副作用;晚期肿瘤患者的病情告知有利于签署生前预嘱,实现善终。不提倡隐瞒病情,将老年患者排除在诊疗方案讨论之外、由子女或亲属代为选择。告知病情要循序渐进,目前临床上的做法多是先向亲属解释告知的重要性、打消担心和疑虑,征得同意后再与本人交流。随着社会的不断进步和相关法律的不断完善,关于病情告知的这部分临床实践一定会越来越好。详见第二篇第十一章第一节。

在老年肿瘤患者的诊疗策略制订上建议遵循以下步骤和方法:

(一)判断是否需要抗肿瘤治疗

有别于年轻患者,老年肿瘤患者在制订具体的抗肿瘤治疗方案前应先判断预期寿命,在此基础上还要判断肿瘤对预期寿命和生活质量的潜在影响,并且在结合患者本人对治疗的愿望后,才能决定是否需要治疗。例如:90 岁老年男性的早期前列腺癌不影响预期寿命,如果疾病也未给患者带来不适症状,临床上一般选择观察。而同一年龄段的晚期肺癌不仅会缩短寿命,还会给患者带来诸多痛苦,可能就需要讨论抗肿瘤治疗。

美国国家癌症综合网络(national comprehensive cancer network,NCCN)老年肿瘤指南中引用美国老年人的平均寿命数据并据此提供预期寿命表,可供临床医师参考。鉴于目前我国尚无公认的老年人预期寿命表,可先按照国外学者建议将老年人按年龄分为三个阶段:①青年老人:65～75 岁;②老年人:76～85 岁;③老老年人:85 岁以上。体能好的青年老人,治疗原则基本参照年轻患者,老老年人则应慎重,要结合肿瘤恶性程度和分期、CGA 结果及本人意愿,综合判断是否需要抗肿瘤治疗。

(二)临床常用的抗肿瘤治疗方法

抗肿瘤治疗要首先明确治疗目的,即根治性还是姑息性,主要依据是 TNM 分期,脱离分期诊断进行笼统的讨论甚至制订治疗方案是错误的,此外,老年抗肿瘤治疗还要在 CGA 基础上重点评估治疗的可行性及本人意愿。

1. **手术治疗** 迄今为止,手术仍是恶性肿瘤的主要根治性手段。患者是否具备根治性手术的指征主要看肿瘤分期,早期和部分局部进展期肿瘤可手术根治。要避免晚期患者因检查和评估不足造成的"开关"手术,也要避免担心年龄大、不能耐受手术而放弃治愈性治疗的机会。老年患者对根治性手术的耐受性需要多学科充分评估。要权衡患者是否能顺利接受手术、达到治愈目的的可能性与发生手术相关严重并发症、影响生活质量甚至缩短寿命的风险和本人的手术意愿。

值得注意的是,要摒弃笼统的从年龄上判断患者能否手术、忽视肿瘤分期、手术目的和手术风险评估的错误做法。

随着社会进步和生活水平的显著改善,我国老年人的体能、营养和认知功能较前明显改善,对手术的耐受性明显提高，微创手术和加速康复外科（enhanced recovery after surgery，ERAS）的发展，减少了手术创伤、缩短了术后恢复期、减少了围手术期并发症，越来越多的老年人能顺利接受根治性手术，实现根治目的。

老年患者的根治性手术应在术前仔细评估和讨论，做好预案，避免评估不足、仓促手术给患者造成的不利影响。老年根治性手术的术式、切除范围和淋巴清扫数量都要适度、因人而异。

姑息性手术针对的是晚期肿瘤患者，旨在缓解肿瘤相关严重并发症，减轻患者痛苦。例如缓解结肠梗阻的造瘘术、针对食管梗阻和幽门梗阻的胃造瘘和小肠造瘘术等。近年，肿瘤微创手术和内镜下治疗技术进步很快，常见肿瘤急症，如出血、梗阻性黄疸、尿路梗阻等都可能通过微创和内镜下治疗得以缓解。

老年肿瘤患者要避免急诊姑息性手术，这类手术的术前评估相对不足，术后并发症风险较大。

2. 放射治疗　放射治疗简称放疗，是临床上较常采用的姑息性抗肿瘤疗法，对于骨转移等情况兼有止痛作用。对于不能耐受根治性手术的老年患者，放疗可实现局部控制甚至达到治愈效果。

老年患者的放疗也要评估获益和风险、评估放疗病灶所在脏器的储备功能及肿瘤对放疗的敏感性。老年患者放疗的耐受性与放疗的部位和剂量分割密切相关，老年人要慎重选择同步放化疗，如病情所需，则化疗和放疗剂量都应酌情减低。

放疗常见全身性副作用为乏力和厌食，通过休息，减少活动量，饮食调节可适当缓解，放疗结束后会逐渐减轻至消失。

放疗导致的局部并发症与放疗部位相关。肺癌的照射野除了肿瘤所在部位之外，还包括肺门或纵隔淋巴结，放疗前应行心、肺功能检查，合并慢性心功能不全、肺炎、慢性阻塞性肺病、中度以上通气功能障碍的老年患者在行肺部放疗时应慎重，一旦出现放射性肺炎，心肺储备功能不足，继发呼吸循环衰竭的可能性较大。老年患者肺和纵隔放疗期间应密切监测临床症状和体征，因为咳嗽、发热有时就是重症肺炎的前兆，应予重视，建议放疗后监测末梢氧饱和度、心率和体温变化，及时发现病情变化。

食管癌在病理分型上以鳞癌多见，放疗是重要的治疗手段，甚至是高龄老年患者的唯一治疗手段，有效的局部放疗不仅能缓解进食哽噎，改善营养不良及生活质量，还能通过肿瘤的局部控制延长生存期。老年食管癌放疗前后应注意营养评估和放射性食管炎防治，一旦出现吞咽疼痛、低热、低蛋白血症或电解质紊乱，应尽快评估放射性损伤的范围和严重程度，及早给予积极的支持治疗。

骨转移灶的放疗比较常用，可缓解局部疼痛，降低骨相关事件风险。老年患者的骨髓储备功能低，骨转移灶的放疗容易导致贫血、白细胞减低，甚至全血细胞减少，应周密计划，密切监测，适时调整剂量并积极给予支持治疗。老年神经系统的退行性变也不容忽视，全脑放疗可导致认知功能障碍或加重原有的认知障碍，应慎重选择。

3. 化疗　尽管肿瘤治疗日新月异，但化疗仍是最重要的治疗手段之一。老年患者的化疗要注意以下几点：

（1）重视沟通，消除误解：肿瘤患者及其亲属对化疗的恐惧和担心具有普遍性，老年患者更是如此，患者本人或子女担心化疗副作用、主动提出拒绝化疗的情况比较常见，需要临床医生耐心解释治疗的具体内容及可能的获益及风险，消除误解，避免患者失去潜在获益的治疗机会。

老年肿瘤患者和子女主要担心化疗殃及正常细胞、导致体质下降、免疫力减低、加快疾病进展甚至死亡。实际上，与多年前相比，近年化疗期间的支持治疗明显改善，化疗相关副作用已明显减轻；此外，绝大多数老年患者确诊时已为晚期，化疗仅可能在一定程度上控制疾病进展，延长生存期，但并不能逆转死亡这一必然结局，患者和亲属将疾病和死亡之间的因果关系误认为是化疗和死亡之间的关系，这需要通过医务人员专业沟通来解决。

（2）明确目的，区别对待：临床上，按治疗目的将化疗分为辅助性和解救性（又称挽救性）两种。

辅助化疗一般是指根治性手术之后的补充治疗，目的是降低肿瘤复发和转移风险，提高治愈率。辅助化疗没有可评价病灶，化疗方案一般依据临床研究证据和指南而定，限制在4～6周期，之后进入复查和随诊阶段。老年患者的辅助化疗要量力而行，高龄患者的剂量要酌减，周期数也要根据治疗后的耐受性灵活调整，避免治疗相关严重毒性反应。新辅助化疗是根治性手术之前进行的化疗，老年患者应慎用，以免产生严重副作用或因化疗无效、疾病进展而失去根治性治疗的机会。这方面目前尚缺乏足够多的循证医学证据。

解救化疗针对的是晚期患者和不能耐受根治性手术的非晚期患者。解救化疗有可观察病灶，一般每2～3周期后行影像学检查评价疗效，遵循"效不更方、无效必改"的原则。与辅助化疗不同，解救化疗的周期数不是预先设定的，要根据疗效和耐受性随时调整。任何有效方案都迟早面临耐药和患者不能耐受的现实，一旦耐药则应立即停止，酌情更换治疗方案。

（3）重视规律，仔细选择：年龄是制订化疗方案时需要考虑的重要因素。从整体上看，衰老过程中重要脏器的储备功能随之下降，一方面使化疗药物的代谢和排泄减慢，等剂量药物的作用时间延长，毒性反应的发生率增加、程度加重，另一方面对毒性反应的耐受性降低，如蒽环类药物导致的心脏毒性，对中青年患者的影响明显低于老年人。

尽管如此，超高龄老人化疗不是禁忌，但由于缺乏相关的循证医学证据，一方面应该尽可能地查找相关文献支持，另一方面仔细区分不同化疗药物的副作用特点来选择。比如为了避免肾毒性尽量不用顺铂而选择卡铂，老年胃癌SOX方案（替吉奥＋奥沙利铂）优于SP方案（替吉奥＋顺铂）等。

由于尚缺乏足够循证医学证据，目前临床上老年肿瘤患者单药化疗多于联合化疗，较常采用最低有效剂量，体弱的老年患者还可用每周化疗或双周化疗的方法降低单次给药剂量，避免三周化疗方案单次较大剂量给药的潜在严重毒性风险，提高治疗的耐受性和安全性。对于晚期老年肿瘤患者，一、二线化疗多可耐受，要慎重选择三线及以上化疗。

（4）密切观察，及早干预：老年患者化疗常见的副作用包括骨髓抑制、黏膜炎、肝肾功能损伤、心功能受损等。要通过严密观察和及早干预，避免骨髓抑制导致的粒细胞缺乏和感染、黏膜炎导致的进食困难、营养不良、心脏累积毒性导致的

心功能不全等。

化疗风险预测模型有助于预防老年患者的化疗相关毒性反应，但目前尚无公认的模型。Hurria及其同事开发了肿瘤特异性老年评估模型，用于预测化疗相关毒性。这一模型在后续的老年实体肿瘤队列研究中进行了有效性验证，认为以下因素可预测3～5级毒性：年龄≥72岁；罹患胃肠或泌尿生殖系统肿瘤；标准剂量（未减量）化疗；多药化疗；贫血（男性<110g/L，女性<100g/L）；肌酐清除率<34ml/min；步行能力限于一个街区以内；听力下降；过去6个月内有过至少1次跌倒；服药需要他人帮助；体力和情绪因素导致社交活动下降等。

4. 分子靶向及免疫治疗 近年，分子靶向和免疫治疗备受关注，新药不断用于临床。与传统化疗相比，这类治疗耐受性较好、有效率较高且毒性较低。与化疗相关临床研究不同的是：许多免疫治疗的临床研究都纳入了老年患者，甚至高龄老年患者，并获得了与年轻患者近似的临床疗效。

分子靶向药物按作用部位分为两类：一类是大分子单克隆抗体（简称单抗），需静脉输注，主要作用于细胞外，可阻断胞外信号分子与靶点的结合，如曲妥珠单抗、西妥昔单抗和贝伐单抗等；另一类为小分子抑制物，多为口服，作用于细胞内不同信号传导通路，如吉非替尼、奥西替尼、克唑替尼、阿帕替尼等。

广义的免疫治疗泛指与肿瘤免疫相关的所有治疗手段。狭义的免疫治疗主要指免疫检查点抑制剂（immune checkpoint inhibitors，ICIs）。

ICIs包括PD-1/PD-L1通路抑制剂和CTLA-4抑制剂。PD-1和CTLA-4都表达于T细胞表面、对T细胞的免疫活化起抑制作用；PD-L1分子表达于肿瘤细胞和多种组织细胞表面，能与T细胞表面的PD-1结合抑制T细胞活化，参与肿瘤的免疫逃逸。

2011年，伊匹单抗（Ipilimumab）获得美国食品药品监督管理局（food and drug administration，FDA）批准，用于治疗晚期黑色素瘤，这是全球首个CTLA-4单抗。

2014年，PD-1抑制剂纳武单抗（Nivolumab）在日本首先获得批准，用于治疗不可切除的黑色素瘤。随后，PD-1抑制剂的应用范围迅速扩

展至包括肺癌、肾癌、头颈部肿瘤、淋巴瘤、膀胱癌等多种肿瘤。迄今为止，美国 FDA 已批准 5 个 PD-1/PD-L1 抑制剂，其中两个为 PD-1 抑制剂，即纳武单抗（Nivolumab）和派姆单抗（Pembrolizumab），3 个为 PD-L1 抑制剂，即阿特珠单抗（Atezolizumab）、度伐单抗（Durvalumab）和阿维单抗（Avelumab）。2017 年，美国 FDA 批准将派姆单抗（Pembrolizumab）用于所有 MSI-H/dMMR 的实体瘤患者，这是第一个按照分子分型、不按照瘤种批准的适应证，这标志着肿瘤分子治疗时代的到来。

2018 年 6 月，我国正式批准纳武单抗（Nivolumab）上市，用于 ALK 阴性、含铂方案化疗后疾病进展的局部晚期或转移性非小细胞肺癌患者，此后陆续有多个进口和国产 PD-1 单抗获得批准。

毋庸置疑，分子靶向和免疫治疗已经成为老年肿瘤患者的重要抗肿瘤治疗手段，但临床应用时要以精准的诊断为前提，严格掌握适应证，切莫为了规避化疗副作用而本末倒置、盲目应用。此外，靶向和免疫治疗的副作用不容忽视，甚至有些副作用的致死风险高于传统化疗。Her-2 抑制剂曲妥珠单抗的心脏毒性、血管内皮因子受体（vascular endothelial growth factor receptor, VEGFR）抑制剂贝伐珠单抗导致的高血压、出血和血栓事件并不少见；免疫检查点抑制剂治疗所致的免疫相关肺炎、心肌炎、肝炎、肠炎的致死率都不容忽视。所以，2018 年美国 NCCN 首次颁布了免疫治疗相关毒性指南，旨在引起医务工作者的广泛重视，降低治疗相关严重毒性反应。

5. 内分泌治疗　是乳腺癌、前列腺癌等实体肿瘤的重要治疗手段，也是易被忽视和低估的治疗手段。与上述传统化疗、分子靶向和免疫治疗相比，其毒性最低，一旦有效作用时间也比较长，最适合老年患者，尤其是高龄患者。内分泌治疗也要按适应证用药，视病理诊断而定，且治疗起效比较慢，初始治疗时需积极纠正肿瘤相关并发症，避免患者起效前因并发症死亡。

6. 中医药治疗　是辅助性抗肿瘤治疗手段，包括祛邪和扶正两个方面，即抗肿瘤和改善症状

作用。中医药的确切抗肿瘤疗效有待临床研究加以证实，其扶正作用被普遍认可。中医药有助于减轻老年患者抗肿瘤治疗期间的副作用，如恶心、呕吐、便秘、腹泻、皮疹等，也可改善肿瘤患者的厌食、乏力、睡眠障碍等症状。

老年患者对中医药的认可度和关注度较高，普遍希望通过中医药控制肿瘤进展。临床医生应耐心解释，引导老年患者客观看待中医药的作用，让老年患者从规范的中医药治疗中切实获益。

（三）缓和医疗

老年肿瘤患者诊治全程都需要支持治疗和缓和医疗。肿瘤终末期的缓和医疗也称安宁疗护，是缓和医疗的最后阶段，安宁疗护的目的是实现善终。

以最初诊断的早期患者为例：在最初的根治性手术和辅助治疗阶段，需同时给予支持治疗，减少治疗相关毒性反应和并发症，促进身心康复；一旦判断患者病情严重或者生命期有限，无论是因为恶性肿瘤复发或转移还是因为非肿瘤的原因，都要开始启动缓和医疗的理念和手段，实际上缓和医疗的做法适用于医疗全过程。这阶段可以仍然包括姑息性抗肿瘤治疗，而缓解疼痛等躯体症状和心理、灵性痛苦是更为核心的任务。当肿瘤持续进展进入疾病终末期，则需要提供安宁疗护。在此阶段，不拖延也不加速患者的死亡过程，不采用对患者有害无益的有创抢救，让患者在家人陪伴下有尊严无痛苦的离世。患者离世后，对亲属实施哀伤关怀，以减轻悲伤和痛苦。

安宁疗护与肿瘤终末期患者的"死亡质量"息息相关，该阶段不仅涉及多重症状评估和干预，还需要大量的医患沟通和观念转变，要面对诸多伦理学和法律上的困惑和空白。我国老年肿瘤患者对缓和医疗的知晓率低，因此要加强有关宣传。缓和医疗是肿瘤整体治疗的薄弱环节，提倡通过多学科团队合作改善影响老年患者生活质量的躯体和心理痛苦，克服肿瘤治疗的短板效应，提高整体诊疗水平。详见第二篇第十一章。

（李小梅；刘晓红　审阅）

参 考 文 献

[1] Canoui-Poitrine F, Reinald N, Laurent M, et al. Geriatric assessment findings independently associated with clinical depression in 1092 older patients with cancer: the ELCAPA cohort study[J]. Psycho oncology, 2016, 25: 104-111.

[2] Hurria A, Mohile S, Gajra A, et al. Validation of a prediction tool for chemotherapy toxicity in older adults with cancer[J]. J Clin Oncol, 2016, 34: 2366-2371.

[3] Mansh M. Ipilimumab and cancer immunotherapy: a new hope for advanced stage melanoma[J]. Yale J Biol Med, 2011, 84(4): 381-389.

第十一章　老年口腔问题

口腔健康是全身健康不可或缺的一部分。龋病和牙周病可能引起疼痛或感染，并造成牙齿脱落，从而影响咀嚼功能，限制了营养的摄入。口腔卫生不良、牙周病及其他口腔疾病还可影响糖尿病患者的血糖控制，增加吸入性肺炎的风险，引发感染性心内膜炎及头颈部间隙感染，严重者甚至可能导致死亡，因此保持口腔健康对于实现健康老龄化至关重要。

第一节　衰老及老年人常见问题

一、衰老相关口腔表现

口颌系统的各组织器官随着年龄的增长发生退行性改变。牙齿的外形会因咀嚼产生的机械性摩擦，高度降低，釉质变薄或消失，牙尖变平，严重者可暴露牙本质，这种状态称为重度磨耗，从而引发对冷热及其他外界刺激敏感，降低咀嚼效率。牙本质在一生中不停地向髓腔方向沉积，使髓腔不规则的缩小。此外，随着年龄增长，牙髓中的细胞数量减少，纤维成分增多，血供减少，牙髓的自我修复能力降低，从而增加老年人根管治疗的难度。牙槽骨随年龄增长骨密度下降，骨皮质变薄，骨松质稀疏，在生理性和病理性作用下出现骨吸收现象。口腔黏膜组织萎缩、变薄、弹性降低、光滑、苍白，局部免疫力下降，易受到物理化学性刺激的影响。舌黏膜中的味蕾总数及味觉细胞数量减少，相比甜和酸，对咸、苦的敏感性下降更明显。随着年龄的增长，唾液腺的功能也逐渐减弱，使得唾液分泌减少。这些增龄性变化在一定程度上增加了老年人罹患各种口腔问题的风险，但与疾病不同，这些增龄性的变化不会引发疼痛不适，也不影响老年人的咀嚼及其他口颌系统的功能。

二、老年人常见口腔问题

（一）口腔卫生不良

口腔卫生不良通常见于口腔健康意识差、不重视口腔卫生的老年人，残障失能、认知功能障碍以及家人照料不足也可导致口腔卫生状况恶化。口腔卫生不良可显著增加口腔致病菌的数量，导致菌斑在牙面堆积，从而增加龋齿和牙周病的风险。对于佩戴义齿的老年人来说，义齿卫生状况不良也增加了罹患义齿性口炎的风险。此外，口腔中的细菌还可在咀嚼、刷牙、使用牙线等过程中入血，导致菌血症或感染性心内膜炎，并增加吸入性肺炎的风险。

（二）龋病

龋病是在细菌、食物、宿主和时间四联因素作用下导致的牙体硬组织慢性进行性破坏的细菌性疾病。主要致龋菌是变形链球菌、乳酸杆菌和放线菌，以上细菌分泌酸性物质，使无机成分脱矿，有机成分分解，釉质和牙本质疏松软化，呈棕色或黑色，最终塌陷缺损形成龋洞。依据发生部位，龋病分为冠龋和根龋。慢性牙周炎可导致牙龈退缩，原本被牙周组织覆盖的牙根暴露在口腔内，同时由于口腔卫生不良，细菌堆积在牙根表面，因而增加了老年人罹患根面龋的风险。此外，残障失能、认知障碍、口干以及对口腔健康不重视也增加了老年人的患龋风险。

（三）牙周疾病

牙周疾病是指发生在牙齿周围的支持组织（牙龈、牙槽骨、牙周膜）的疾病。牙周病的始发因素是牙菌斑生物膜，同时受到全身因素（如糖尿病）的影响。主要致病菌是伴放线聚集杆菌、牙龈卟啉单胞菌、福赛坦氏菌、中间普氏菌和具核梭杆菌。唾液中的矿物盐在菌斑中沉积钙化形成牙石，附着细菌的同时对牙周组织产生机械性刺激。牙龈炎表现为牙龈红肿、刷牙或进食出血。牙周炎还可使牙龈退缩、牙齿松动或移位，并可导致牙齿的松动、脱落。

（四）牙齿缺失

龋齿或牙周病是导致牙齿缺失的主要原因，前者破坏牙体组织形态，后者影响牙齿的固位与稳定，当因破坏严重无法保留或三度松动的时候，需要拔除患牙。牙齿缺失后影响美观和发音。如果不进行修复治疗，一方面会影响咀嚼功能，患者会选择性弃用缺失侧，形成偏侧咀嚼，增加颞下颌关节的压力。另一方面，相邻和对侧牙齿会向缺失牙齿的空间伸长、倾斜，增加后期修复的难度。严重的缺牙可影响老年人的咀嚼功能，限制食物的选择，导致蛋白质、水果和蔬菜摄入不足，从而加剧衰弱和失能的进程，并影响免疫系统的功能，增加感染的风险。

（五）口干

口干是一种口腔内干燥的主观感受，严重者可伴有异物感、灼烧感、吞咽困难和味觉改变等症状。老年人的口干可由多种因素导致，最常见的是由抗精神病类药、抗组胺药物、利尿剂以及其他抗胆碱能药物副作用所引发的口干。脱水、涎腺功能减退、唾液腺炎症或肿瘤、头颈部放疗以及系统性疾病如干燥综合征、糖尿病和焦虑也可造成口干。唾液具有湿润、冲刷、防御的功能，因此唾液量减少可影响对菌斑的清除作用，增加老年人罹患龋齿和口臭的风险，并影响咀嚼、吞咽、语言及其他口腔功能。

（六）义齿相关性疾病

1. 创伤性溃疡 是指由不合适的义齿损伤黏膜后形成的长期不愈溃疡。溃疡通常表现为深及黏膜下层，中央凹陷，边缘轻度隆起，色泽发白、疼痛不明显的溃疡。创伤性溃疡也可因残根残冠、尖锐的牙尖和边缘长期对黏膜组织刺激所形成。义齿相关性溃疡常见于痴呆、精神分裂及其他有精神疾患的患者。与口腔癌不同，创伤性溃疡在去除刺激因素后均可愈合。

2. 念珠菌感染 研究显示，绝大多数佩戴义齿的衰弱或残障失能老年人均存在口腔念珠菌感染。口腔念珠菌感染主要由白色念珠菌、光滑念珠菌、热带念珠菌和克柔念珠菌引起。可无症状或伴有口干、灼烧感和瘙痒感等。假膜型念珠菌病在免疫抑制、放疗患者、糖尿病和口干症患者中常见，表现为黏膜上附着白色斑片状假膜，擦拭掉后基底发红。急性红斑型念珠菌病常见于广谱抗生素并发症和免疫抑制个体，表现为黏膜发红萎缩，舌背丝状乳头消失、光滑如镜面。慢性红斑型念珠菌病多为义齿性口炎，与义齿清洁不佳，义齿与口腔黏膜不密合有关，具有病损区与义齿形态符合的特点。如未进行修复治疗，或修复体高度不合适，口唇区塌陷，口角被口水浸泡，还可发生念珠菌口角炎，具有发红、糜烂和鳞屑等表现。

（七）口腔肿瘤

口腔颌面部肿瘤是老年人的常见口腔疾病，多见于舌、牙龈、口腔黏膜、颌骨与颜面部。大多数是上皮来源，以鳞状上皮细胞癌最为常见。男性多于女性，75% 的口腔癌是由吸烟和饮酒引起的，其他因素有长期慢性刺激，如残根残冠锐利的边缘，不合适的义齿，辛辣、热的食物和咀嚼槟榔等。表现为长期不愈合的深大溃疡、底部有菜花状细小突起，边缘隆起翻卷，触有硬结，疼痛不明显。白斑病和红斑病认为是癌前病损，口腔扁平苔藓、黏膜下纤维性变、盘状红斑狼疮梅毒等被认为是癌前状态。以上疾病如发生在口底、舌腹、舌侧缘和软腭处应特别注意，需定期复查。

（陈曦 宋丹丹；刘谦 审阅）

第二节 口腔疾病与全身疾病

一、全身疾病影响口腔健康

1. 认知功能障碍 患者对口腔卫生保健缺乏主动性，维护口腔卫生的能力（如刷牙、使用牙线、清洁义齿等）也会随着认知功能障碍的进展而逐渐降低，从而导致口腔卫生恶化，增加罹患龋齿、牙周病及其他口腔疾病的风险。同时，由于家人缺乏对口腔健康的重视，患者不能表达疼痛和不适，很多患者的口腔疾病得不到及时治疗，显著增加了局部感染的风险。未治疗的口腔感染以及由此引发的剧烈疼痛可导致谵妄，并增加脓毒血症以及严重心血管并发症的风险。

2. 精神疾病 WHO 的数据显示 15% 的老年人罹患精神问题。老年人常见的精神疾病有抑郁、焦虑、双相情感障碍等，其中抑郁最常见，抑郁患者常常忽略自身的口腔卫生及口腔疾病，不愿就诊或就诊时依从性差，从而增加龋病、牙周病以及缺牙的风险。

3. **糖尿病** 糖尿病与口腔疾病的相互影响，充分体现了口腔健康和全身健康之间的紧密联系。糖尿病是牙周病及多种口腔疾病的风险因素。糖尿病患者常见的口腔问题包括：牙龈炎、牙周炎、反复性口腔真菌感染、伤口愈合不佳。研究显示，与血糖控制良好的患者相比，血糖控制较差的患者发生牙龈炎和牙周炎的风险增高了3倍，牙周感染也更加严重，显著增加缺牙的风险。由于免疫功能下降，糖尿病患者更容易发生机会菌感染，如口腔念珠菌感染、复发性口腔溃疡、扁平苔藓和苔藓样变。糖尿病还会影响唾液腺功能，导致唾液分泌减少，增加患龋风险。长期口腔干燥，念珠菌感染，免疫功能的改变以及糖尿病所引发的神经病变可导致舌痛、口腔黏膜痛及灼口综合征，严重影响患者的生活质量。糖尿病患者的味觉和嗅觉功能也会受到影响，1/3患者存在味觉减退，维持正常饮食习惯的能力降低，可能导致食欲过剩、肥胖。

4. **脑卒中** 脑卒中所引发的肢体残疾、认知障碍和语言困难不仅影响患者的日常生活功能，还会影响患者维护口腔健康相关的行为能力、口腔卫生保持、感知和表达口腔疾病治疗需求，配合治疗的能力也会逐渐丧失，从而使口腔卫生恶化，增加龋齿、牙周病、口腔软组织疾病和义齿相关疾病的风险。此外，脑卒中还可影响口颌系统功能，导致面瘫和舌功能障碍，从而影响语言、咀嚼和吞咽功能。吞咽功能障碍是卒中患者常见的并发症，发生率约23%～50%。脑卒中后的损伤可能影响吞咽过程中一个或多个环节，使食团或唾液进入鼻腔或气道，引发误吸误咽。在此过程中，口腔中的致病菌也可能跟随食物或唾液进入呼吸道，引起吸入性肺炎。脑卒中后口腔感觉异常以及舌功能障碍也会影响吞咽的灵活性，使气道的保护功能下降，增加吸入性肺炎的风险。因此，保持口腔卫生习惯，每日刷牙，清洁义齿以及舌根部，减少口腔中的细菌总量将有助于减少吞咽功能障碍患者出现吸入性肺炎的风险。

5. **衰弱** 衰弱是高龄老人的常见问题。目前衰弱与口腔健康的相关性尚不清楚。现有的研究显示，疲乏、日常功能下降以及其他与衰弱相关的综合征可影响患者刷牙和使用牙线的能力，减少口腔卫生行为的频率，从而使龋病、牙龈炎和牙周炎风险增高。因此，与非衰弱的同龄人相比，衰弱老人的口腔健康更差，失牙的风险增加，从而影响进食和咀嚼功能，导致营养不良并加速衰弱的进程。研究显示，全口失牙可显著增加衰弱老人一年内体重减轻10%的风险。因此保持口腔卫生，治疗口腔疾病，恢复患者的咀嚼功能可有助于保持衰弱老人的营养状态，降低非自主体重减轻的风险。

6. **帕金森病** 间歇性震颤、运动不能、运动迟缓可严重影响帕金森病患者的口腔护理能力，使得每日刷牙、清洁义齿受到影响。研究显示，几乎一半的帕金森病患者不能每日刷牙或清洗假牙，导致口腔卫生恶化，增加龋病、牙周病以及失牙的风险。同时由于吞咽功能障碍，口腔卫生不良的患者罹患吸入性肺炎的风险也会显著升高。此外，由于口颌系统肌肉缺乏协调以及面部肌肉僵硬，患者使用义齿时通常会出现义齿固位不良、脱落等问题，严重影响语言、咀嚼功能以及社交活动。

二、药物影响口腔健康

老年人通常存在多重用药，然而，很多药物存在口腔副作用，影响患者的口腔健康。

（一）药物性口干

药物副作用是引发老年人口干最常见的原因。近400多种药物会引起口干，其中包括心血管药物（降压药、利尿药、血管紧张素转换酶抑制剂、钙通道阻滞剂）、抗抑郁药、抗精神病药物、镇静剂、镇痛药、抗帕金森病药、抗组胺药、抗酸剂等。

以上药物存在抗胆碱能副作用，抑制唾液腺的功能，使唾液量减少，并改变唾液的构成。由于唾液在润滑、消化、味觉、抗菌、保护口腔黏膜、牙本质再矿化各方面起关键作用，药物引发的唾液减少和口干可从多个方面影响口腔健康：①由于唾液分泌不足使得唾液的机械清洁作用以及抗菌作用减弱，导致菌斑堆积。同时由于唾液的抗酸能力降低，因此增加口干患者的患龋风险。

②口干可影响老年人的味觉，并改变患者的饮食喜好。严重的口干症还可影响患者的语言和咀嚼功能，并造成吞咽困难。③由于唾液分泌减少，润滑作用降低，使用义齿的患者还可能出现义齿摩擦黏膜、创伤性溃疡、义齿固位不良等问题。④唾液分泌不足也会引起唇裂，并增加灼口综合征、软组织和舌头损伤以及念珠菌感染的风险。

长期使用多巴胺受体拮抗剂及其他抗精神病药物的患者还可能出现迟发性运动障碍，表现舌、唇、口和躯干的异常不自主的缓慢、不规则运动，影响刷牙、义齿使用以及其他口腔相关的功能，并增加口腔疾病治疗的难度。因此，临床医生在选择药物时应考虑其口干副作用以及对患者生活质量的影响，使用最小有效剂量。如有必要，应考虑更换其他药物。

（二）药物相关性颌骨坏死

药物相关性颌骨坏死（medication-related osteonecrosis of the jaw，MRONJ）常见于正在使用抗骨吸收药物或抗血管增生药物的患者，可在拔牙或其他口腔手术后出现，严重者也可有自发性骨坏死。该病以伤口长期不愈、牙槽骨暴露超过8周、死骨形成、疼痛、口臭为临床特征。

MRONJ发病机制不明确，推测可能与破骨细胞功能和骨重建受到抑制、局部感染以及病灶区的血管生成受到抑制有关。引发颌骨坏死的药物可分为两类：①抑制骨吸收药物，如口服或静注型双磷酸盐（阿仑膦酸钠、唑来膦酸等）以及RANK-L抑制剂如狄诺赛麦。此类药物常用于治疗骨质疏松、成骨不全、多发性骨髓瘤以及肿瘤骨转移。②治疗实体瘤的抗血管增生药物，如舒尼替尼、索拉非尼、阿瓦斯汀及雷帕霉素等。

研究显示，MRONJ的发生风险与药物剂量、使用时间的长短及给药方式密切相关。骨质疏松患者口服用药四年后出现MRONJ的风险会显著高于短期用药患者，牙科手术后MRONJ的发生率约为0.21%。此外，由于肿瘤患者用药剂量较大，出现MRONJ的风险比骨质疏松患者显著升高，最高可高达100倍。研究显示，使用RANK-L抑制剂的患者两年后接受口腔手术，MRONJ的发生率约为1.8%，但此后进入风险平台期，MRONJ的发生风险不会随着用药时间的延长而持续增加。

临床上对于MRONJ尚无完全有效的治疗方法，因此预防十分重要。预防措施包括：

（1）对于即将开始静脉使用抑制骨吸收药物或抑制血管生成药物的肿瘤患者，应告知MRONJ风险以及相关症状，强调保持口腔卫生、维护口腔健康以及义齿清洁的重要性。如病情允许，治疗前应将患者转诊到口腔科进行全面的口腔检查和治疗，去除潜在的感染源。

（2）正在静注双磷酸盐或抑制血管增生药物但无症状的肿瘤患者，应建议保持良好的口腔和义齿卫生，定期进行口腔检查。在治疗期间禁忌拔牙，禁忌进行牙周、种植及其他口腔手术。

（3）正在口服或静注抑制骨吸收药物的骨质疏松患者：①如果口服药物时间小于4年且无其他风险因素，出现MRONJ风险较低（<1%），因此手术或非手术口腔治疗可正常进行，无需调整用药。②口服药物时间小于4年且合并使用糖皮质激素或抑制血管增生药物，MRONJ风险增加。如病情允许，建议术前至少停药2个月，待创口完全愈合（或3个月）后再继续治疗。③口服药物时间大于4年，MRONJ风险增加，如病情允许，建议口腔手术前至少停药2月，待创口完全愈合（或3月）后再行治疗。

（三）出血

抗血小板聚集剂（如阿司匹林、氯吡格雷、替格瑞洛）和抗凝剂（如华法林、利伐沙班、阿哌沙班、达比加群）常用于预防血栓形成。这些药物可增加牙周刮治、拔牙等口腔手术时的出血风险。但现有的证据显示，牙科手术前停药，出现脑梗死或心肌梗死的风险显著增加，停药带来的风险显著高于获益，因此在接受口腔手术前通常不建议停药。

具体用药管理原则包括：①使用一种或两种抗血小板聚集药的患者，如果单次拔牙小于3颗，通常无需停用抗血小板聚集药。②同时使用阿司匹林和P2Y12抑制剂（如氯吡格雷等）的患者，涉及多颗牙拔除或预期手术创伤较大，可以术前停用P2Y12抑制剂一周或使用肝素进行桥接治疗。③使用维生素K拮抗剂（如华法林）的患者，根据术前24～72h的INR水平判断口腔手术的出血风险。如果INR小于3.5，术中和术后出血风险较低，术前无需调整华法林剂量。如果INR大于3.5，则应调整华法林的剂量，待INR降低至

3.5 以下后再行口腔手术。④新型口服抗凝药如利伐沙班、阿哌沙班和达比加群酯等对于口腔手术的影响，目前的研究不多，尚无明确的临床指南相关推荐。根据目前的证据，接受小型牙科手术（如单次拔牙≤3颗或涉及5颗牙以内的牙周手术）时无需停药及调整剂量。如果手术较大，可通过减少手术当日用药次数和调整用药时间来降低术中术后的出血风险（表4-11-1）。

表4-11-1 使用新型口服抗凝药患者接受牙科手术时的用药医嘱

药物	手术当日医嘱
阿哌沙班	每日一次，夜间服用
达比加群	每日一次，夜间服用
利伐沙班	术后6～10h后再给药

（四）牙龈增生

多种药物会引起牙龈增生。苯妥英钠是报道的第一种可以导致牙龈增生的药物，发病率为3%～63%。钙拮抗剂（如硝苯地平、尼莫地平等）以及环孢素也会引起牙龈增生。牙龈的增生与口腔卫生状况以及牙龈组织的炎症因素相关，如果口腔卫生状况改善，牙龈炎症消除，牙龈增生可减轻或消失。因此，对于使用上述药物的患者，应强调保持口腔卫生的重要性，以减轻药物引发的牙龈增生。

（五）其他

多种药物可改变口腔内菌斑组成和pH值，长期使用可增加龋病牙周病的风险，从而对患者的口腔健康造成损害。此外，药物还会影响口腔黏膜，形成多形性红斑、苔藓样变、复发性口腔溃疡，引发血管神经性水肿，并导致味觉改变，从而影响患者的生活质量。

三、口腔疾病影响全身健康

1. **吸入性肺炎** 口腔卫生状况不良时，细菌大量繁殖，并可随着唾液飞沫吸入肺部，黏附在下呼吸道，引发炎症。口咽部的细菌也可入血，引发菌血症并在肺部定植，进而引发肺炎。大量的研究显示，口腔卫生状况不良、睡觉时佩戴义齿、牙周健康不良及伴有吞咽功能障碍可显著增加衰弱及残障失能老人罹患吸入性肺炎的风险，

从而增加死亡率。因此，改善口腔卫生，包括每餐后刷牙，每天清洗义齿，使用氯己定及其他抗菌药物漱口，定期的口腔检查和治疗可以有效降低吸入性肺炎的发生率。

2. **糖尿病** 慢性牙周感染以及牙周致病菌所产生的内毒素持续入血可导致多种细胞因子生成增加，从而增加胰岛素抵抗，影响糖尿病患者的血糖控制。研究显示，牙周病越严重的患者，血糖控制越差。因此，糖尿病伴牙周病的患者更容易罹患糖尿病眼底病变、糖尿病肾病等并发症，其发生风险是牙周健康良好患者的2.3～3.5倍。定期的常规牙周治疗可以改善血糖的控制，减少并发症的发生，并且提高生活质量。因此对于老年糖尿病患者，保持良好的口腔卫生，定期进行口腔检查，治疗牙周疾病非常重要。

3. **动脉粥样硬化** 大量的基础和流行病学研究显示，牙周病与动脉粥样硬化、缺血性心脏病以及脑卒中密切相关。然而，目前尚缺乏牙周病与动脉粥样硬化之间因果关系的证据，也未证明牙周治疗可以预防或减缓动脉粥样硬化的发生和发展。

4. **营养不良** 老年人的营养状态和口腔健康关系密切且相互影响。由于口腔主要功能之一是摄取和初步消化食物，口腔健康差，尤其是天然牙缺失过多将会对老年人的正常进食和食物的消化吸收造成影响，并导致非自主性体重减轻，具体原因包括：①食物的选择通常受口腔健康情况影响，如溃疡、牙龈出血、牙齿缺失、疼痛、口干、咀嚼困难、吞咽困难、口腔感染、口腔炎、牙龈炎、牙周病、义齿、植体不适，当这些情况影响患者的饮食时，会导致营养不良，影响口腔和全身健康。②牙齿缺失增加了余留牙齿的压力，导致食物选择受限、咀嚼效率下降，加重胃肠负担。③义齿固位不良和口干也会影响食物的咀嚼和研磨，从而影响食物的吸收。研究显示，在控制其他因素的影响后，口腔健康不良是引起老年人体重显著下降的独立风险因素。此外，营养不良也会降低组织修复能力，影响免疫功能，增加牙周病、口腔感染和肿瘤的风险。因此，良好的口腔健康和营养对维持健康、独立生活状态、生活质量、延缓老化进程非常重要。

（陈曦　张倩倩；刘谦　审阅）

第三节 识别及处理老年口腔问题

保持良好的口腔健康可以维持口腔功能，但老年人定期进行口腔护理的情况并不乐观，不仅仅是因为自身不能察觉口腔疾病，还有对口腔健康的态度、周边的口腔医疗资源、系统性疾病状况和日常生活能力的影响。老年科医生和护理人员可在诊疗过程中评估口腔疾病，协助管理口腔健康，并在有需要时转诊给口腔医生。建立以患者为中心的多学科诊疗团队，对促进老年人口腔健康有促进作用。

一、口腔检查

存在功能障碍或需他人照料的老人，如衰弱、认知障碍、手部运动灵活性改变者，自我口腔护理能力有限，更易出现口腔健康快速恶化的风险（rapid oral health deterioration, ROHD）。因此口腔问题的筛查应包含在老年综合评估中，口腔各部位见到如下体征，则提示需要将患者转诊到口腔科：

（1）唇部：唇红部肿胀或增生，有红色/白色斑片、出血、溃疡/糜烂等。

（2）舌部：舌黏膜有红色/白色斑片、溃疡，舌体局部肿胀膨隆。

（3）牙龈及软组织：牙龈肿胀、出血，颊部/腭部黏膜可见溃疡、白色/红色斑片，义齿覆盖区大面积发红。

（4）唾液：唾液极少或没有，唾液黏稠、黏膜表面干燥发红。患者觉得口干。

（5）牙齿形态与数目：4颗以上龋齿/残根/残冠/重度磨损/折断的牙齿，或天然牙齿总数少于4颗且缺失牙未修复。

（6）义齿：义齿基托和假牙有多于一处的破损、需粘接，已丢失或因义齿不适而不佩戴。

（7）口腔卫生状况：在大部分牙齿或义齿表面可见食物残渣/牙石/软垢、严重口臭。

（8）牙疼：患者自诉牙齿疼痛，有牙疼的体征（面颊或牙龈肿胀）、有牙疼的行为（如搐脸、咬唇、拒绝进食、情绪行为具有攻击性）。

二、口腔卫生的维护

龋病和牙周病是导致牙齿缺失的最常见原因。两种疾病最重要的风险因素是牙菌斑生物膜的积累。表4-11-2中罗列老年人日常口腔卫生维护的注意事项。

表4-11-2 老年人口腔卫生维护指导

刷牙	使用中/软毛牙刷和含氟牙膏。每天刷牙1～2次，持续2min。如果手灵活性差，可选择手柄加粗的手动牙刷或电动牙刷。相邻牙齿之间的缝隙需每天用牙线或牙间隙刷清洁一次。刷牙时可同时清洁舌背上的舌苔。清洁完毕，应将刷牙用具放在通风处
义齿清洁	义齿每天至少清洁1～2次，不戴用的时候应泡在水里保持湿润。避免使用牙膏等含有摩擦颗粒的清洁用品，睡前摘下义齿放在义齿清洁片浸泡溶液中，放在远离饮食区，避免误食，可用纱布蘸清水、盐溶液或漱口水进行清洁。建议居住于养老机构的老人在义齿上标注姓名
饮食建议	对于牙齿缺失多和佩戴义齿的患者，医生应给予饮食建议。减少坚硬、质韧、黏性的食物，将大块食物分割、捣碎或制成软烂食物，避免摄入酸性或碳酸饮料、含糖量高的食物，多进食新鲜水果蔬菜和奶制品。保证营养均衡的同时避免牙齿和义齿负荷过重。建议进食后大量清水漱口或进食半小时后刷牙
定期口腔复查	根据口腔健康状况、患者的生活自理能力以及家人照料水平，建议患者每3～12个月到口腔门诊进行口腔检查和随访
其他	口腔干燥症的患者，应排查原因尤其是药物因素，唇部涂抹润唇膏，增加饮食频率来湿润口腔，使用人工唾液。咀嚼能刺激唾液分泌，可选择无糖/木糖醇口香糖。对于药物性口干，如有可能，应考虑调整剂量或更换药物

三、常见口腔问题预防和处理

1. 每日刷牙保持口腔卫生对于预防龋齿非常重要。痴呆、衰弱和残障失能老人可以应用0.12%氯己定含漱液抑制菌斑生长，或使用氟化物涂布来提高抗龋能力。已经形成的龋洞应及时进行充填治疗，如果延误治疗，龋损的面积和深度进一步扩大，细菌将感染牙髓组织，引起牙髓病和根尖周病，导致进食冷热食物时疼痛、咬物疼痛、夜间痛等，此时需进行根管治疗。

2. 牙周炎的治疗和维护需每年至少进行一

次牙周治疗，高风险的患者（如痴呆和残障失能老年人）应每 3～6 个月进行牙周维护，以控制牙槽骨吸收及延缓牙齿松动脱落。如急性期发生牙周脓肿，可局部应用 2% 盐酸米诺环素软膏，口服阿莫西林、甲硝唑等抗生素以控制感染。如牙齿不能保留予以拔除，应及时修复缺失牙，以维持咀嚼功能及稳定牙齿排列关系的稳定。

3. 与义齿相关的疾病主要是创伤性溃疡和口腔念珠菌病。对于创伤性溃疡，首先去除刺激因素，调磨义齿和尖锐的牙尖，局部应用黏膜用药，涂布局麻药物止痛促进愈合。有口腔念珠菌病者，需根据念珠菌培养和药敏实验结果，局部应用制霉菌素糊剂或含漱 2%～4% 碳酸氢钠（小苏打）溶液，或口服抗真菌药物以控制感染。同时，可用小苏打清洁义齿，并将清洁后的义齿浸泡于小苏打溶液中以增强治疗效果。

4. 存在口腔干燥的患者应排查病因，并使用人工唾液来帮助患者减轻口干症状，同时建议患者定期进行口腔检查并使用氟化物来预防龋齿。对于药物性口干，如病情允许，应考虑调整用药剂量或更换药物以减轻或消除口干症状及其影响。

对于糖尿病和干燥综合征等全身疾病所引发的口干，应积极治疗原发病，控制口腔念珠菌，必要时应用药物干预（如毛果芸香碱、西维美林等）。

5. 口腔肿瘤的预防应着重于去除外界刺激因素，戒烟戒酒，改变如嚼槟榔或烟草等不良习惯，不吃过烫和过硬的食物，及时治疗残根、残冠和调磨处理不良修复体。如有 2 周以上未愈合的溃疡，应及时转诊到口腔科判断疾病类型。已存在癌前病损或癌前病变者，应定期到口腔黏膜科复查，依据病损情况，进行病理检查。

四、问题与挑战

口腔健康与老年人的预后密切相关，然而，患者及照护者对口腔问题的重视程度仍然不足，医疗资源可及性有待进一步完善，尚需建立"预防 - 筛查 - 干预"全方位的口腔健康管理体系。由于老年口腔问题的复杂性，临床处理方法需更加规范化，目前老年口腔问题的相关指南十分缺乏，需开展更多临床研究，为指南的建立提供证据，为老年人提供更优质的口腔健康医疗服务。

（陈曦　葛楠；刘谦　审阅）

参 考 文 献

[1] 陈谦明. 口腔黏膜病学 [M]. 北京：人民卫生出版社，2000.

[2] Kossioni AE, Hajtobryk J, Maggi S, et al. An expert opinion from the European College of Gerodontology and the European Geriatric Medicine Society：European Ppolicy recommendations on oral health in older adults[J]. J Am Geriatr Soc, 2018, 66（3）：609-613.

[3] The Gerontological Society of America. Oral health：An essential element of healthy aging.（2017）[2019-07-10]. https://www.geron.org/images/gsa/documents/oralhealth.pdf.

[4] The Gerontological Society of America. Interprofessional solutions for improving oral health in older adults：Addressing access barriers, creating oral health champions.（2017-07）[2019-07-10]. https://www.geron.org/images/gsa/documents/gsa2017oralhealthwhitepaper.pdf.

[5] Kossioni AE, Hajto-Bryk J, Janssens B, et al. Practical guidelines for physicians in promoting oral health in frail older adults[J]. J Am Med Dir Assoc, 2018, 19（12）：1039-1046.

第十二章 老年急症与危重症

第一节 常见老年急症与处理

老年急症（geriatric emergency）是指老年人突然发生的疾病和意外损伤，其中也包括慢性病急性加重。

随着人口老龄化的加速和带病生存的老年人的不断增多，急诊已成为老年急症患者的首诊科室和聚集地。在美国，65 岁及以上的患者占了 38% 的急诊医疗服务，几乎是年轻患者的 4 倍。在欧洲，据统计，每年急诊患者的数量几乎等同于这些国家人口的 1/4。在国内，某三级综合医院急诊科 2005 年 1 月—2007 年 12 月间救治急重症患者 4 349 例，其中患者年龄以 70～79 岁最多，占 30.3%，60 岁以上患者占 62%。另一家三级综合医院回顾分析 2017 年全年急诊抢救室收治的 3 176 例危重患者的资料，其中，高发年龄段为 75～89 岁（占 35.2%），其次为 60～70 岁（占 30.0%）；疾病谱前 4 位分别是心血管系统疾病（占 41.8%）、神经系统疾病（占 26.7%）、呼吸系统疾病（占 12.3%）及消化系统疾病（占 5.6%），四大系统疾病总占比为 86.4%，男性均多于女性。

一、老年急症临床特点

老年急症的特点主要取决于生理性老化的程度、脏器功能的储备降低、各器官功能调节能力下降及各种慢性疾病的相互影响。

（一）临床表现不典型

1. 多数老年急症患者的临床表现不典型，且与病变的严重程度往往不成比例，易造成就诊延迟、误诊、漏诊，一些症状的鉴别诊断难以进行，如老年社区获得性肺炎（CAP）起病较隐匿，相当一部分患者并非首先出现肺炎症状，而是表现为不典型的嗜睡、谵妄等意识改变，以及食欲不振、食欲缺乏、恶心、呕吐等消化道症状，或仅仅表现为发热，甚至有些情况下，老年肺炎患者的唯一表现可能是难以解释的慢性基础疾病急性加重。又如大多数老年心肌梗死患者更常出现非典型表现，甚至无症状，年龄≥85 岁的患者中出现胸痛症状的比例较年龄小于 65 岁的患者少 30% 以上。由于老年人机体敏感性下降，对疼痛刺激反应减慢，加之记忆不断减退，多数患者无法准确叙述病史，罹患急腹症时，多数老年患者不能描述疼痛的性质和程度，也对急诊诊治造成困难。有报道称，老年急性腹痛误诊漏诊率达 6.7%，明显高于非老年组患者。

2. **部分实验室检查结果缺乏特异性** 在老年急症患者的诊断及监测过程中，一些传统临床检验指标的特异性、敏感性均有下降，例如 D- 二聚体测定只对肺血栓栓塞低危患者有较高的阴性预测价值，而对于老年住院患者、既往有危险因子（如肿瘤、长期卧床等）且目前存在感染的病例，则意义不大。

症状、体征以及化验检查的特异性缺乏，都会造成普通诊断方法和思路在老年人中效力减低，导致老年急症的诊断与鉴别诊断存在更大困难。

（二）合并多种基础疾病与多种用药

老年急症患者多合并基础疾病，以高血压、冠心病、慢性阻塞性肺病和脑血管病多见，合并肿瘤的比例也较非老年患者明显升高。有研究显示，老年急症患者平均每人罹患 3 种基础疾病，在急性诱因作用下，多种疾病相互影响，致使病情加重，诊断困难。除基础疾病外，老年急症患者常常面临内环境的严重紊乱，易合并低蛋白血症、贫血、电解质紊乱等情况。

基础疾病复杂，导致老年患者可能同时服用多种药物，药物及药物之间的相互作用会对病情进展、治疗及预后都可能产生影响。有研究表明,外伤前长期服用 β- 受体拮抗剂或糖皮质激素会增加死亡的可能性。对老年急症患者带来特殊风险的常用药物还包括抗凝药、抗血小板药、钙通道阻滞剂等。

(三) 器官功能老化,代偿功能低下

人体器官功能随着年龄的增长呈现不同程度的衰退,器官的代偿和储备能力也明显减弱,因此很多急症发生率与年龄增加呈正相关,如急性心力衰竭、急性静脉血栓形成等。临床上,一些并不是十分严重的致病原因都可能招致多米诺骨牌效应,引发器官相继出现功能不全,导致多器官功能障碍(multiple organ dysfunction syndrome, MODS),严重影响患者预后。

年龄增长带来的诸多生理改变会损害老年患者的应激反应能力,增加死亡风险。有文献报道,在老年急症中肺功能障碍发生率最高、最早,老年人呼吸系统的原发或继发疾病均可成为引起 MODS 的主要始动机制。随着年龄增加,肺顺应性、气体交换代偿能力、呼吸肌功能等均有降低,导致患者呼吸储备减少,对代谢紊乱的代偿能力降低,对缺氧、高碳酸血症和酸中毒的反应通常会变得迟钝。此外,老年人呼吸道结构和功能的改变均会影响异物和分泌物的排出,易发生咽部定植菌的误吸而导致肺部感染,这也能解释老年 CAP 患者发生呼吸衰竭的比率明显高于非老年的原因。与此同时,老年急症患者的器官功能损伤具有协同作用,如伴有全身动脉硬化,当急性胆囊炎发生时,其胆囊动脉管腔变窄,胆囊动脉又为终末动脉,在炎症持续加重情况下容易发生栓塞,引起胆囊缺血坏死等严重并发症。

(四) 免疫功能低下

随着年龄增长,老年人身体抵抗力和免疫力逐渐下降,发生感染、恶性肿瘤及自身免疫性疾病的风险明显增加。研究显示,在 65 岁以上的人群中,肺炎和流感位居前 10 位死亡原因之列,脓毒症也是老年急诊患者的主要死亡原因之一。老年患者的免疫衰退原因复杂,有报道称胸腺退化萎缩,胸腺激素明显减少,T、B 淋巴细胞功能受损引起体内抵抗力明显下降是其中的重要原因之一。

(五) 多合并营养不良

老年住院患者中营养不良发生比例超过 30%,

而在老年急重症患者中该比例高达 50% 以上。老年急症患者在应激下机体处于高代谢状态,分解代谢增加,氨合成下降等,导致糖、脂和蛋白质代谢严重失调。营养不良会降低老年患者的免疫力及组织修复能力,造成疾病迁延难愈,从而进一步加重机体消耗明显,形成恶性循环导致不良预后。

(六) 多数患者很难进行根治性手术或给予足量的药物治疗

药物及手术治疗,包括有创的生命支持疗法,都对患者的心肺肝肾等脏器功能有严格要求。老年急症患者常伴有器官功能的严重退化,如肾脏量在 30~80 岁会减少 25%~30%,50 岁后减幅最大,到 75 岁时 30% 的肾小球遭到破坏,肾单位丢失主要发生在肾皮质,优先影响那些对最大尿浓缩最为重要的肾单位,肌酐清除率会随年龄增加而降低(每 10 年下降 7.5~10ml/min)。在感染等因素打击下,肾脏最大程度稀释尿液和排出水负荷的能力极易受损,从而造成内环境稳态的破坏。肝脏质量也随年龄增加而减少 20%~40%,其灌注和血流量减少可高达 50%,其作为"化学工厂"的合成、降解及分泌等能力在老年急症患者中都明显降低。基于此,针对老年急症患者的针对性检查及治疗很难像青年患者一样及时、全面展开,如造影剂相关的肾毒性限制了肺动脉 CT 扫描(CTPA)等在老年人中的应用。由于心肺疾患等调节内环境稳定性的重要因素发生障碍,导致老年急症患者对手术等有创治疗耐受性降低,围手术期危险增大。药物治疗方面,由于器官功能的衰退,老年急症患者中药代 / 药效学也发生了明显改变,既造成了治疗的不到位、不彻底,也增加了治疗的副作用和风险,如随着年龄增加,溶栓及抗凝治疗导致大出血的危险性相应增加,造成一部分危重症患者因担心出血而没有进行及时足量的溶栓或抗凝治疗。

(七) 医源性感染及损伤增加

老年急症患者的医治过程中,由于医院特殊环境的影响以及患者本身耐受能力的降低,更易并发医源性感染及损伤,发生菌血症、脓毒败血症、穿刺出血或气胸等。有研究报道,老年 ICU 患者经常伴有气管插管、静脉置管、留置尿管等侵入性操作,导致老年医院内感染与多重耐药菌(MDRO)高发。

（八）心理因素起重要作用

老年急症患者中，大多数存在多种慢性病，长期受病症的折磨，其心理承受能力较差，急性起病时更容易出现紧张、焦虑、恐惧等不良情绪，加上患者家属的恐慌与烦躁，对老年急症患者的心理造成严重影响，进一步加重患者的病情。

总之，老年急症患者的发病与病情严重程度均与年龄相关，普遍存在症状不典型、易变化、并发症多、用药特殊、心理障碍等特点，导致诊治难度增大，费用增加，预后较差。

二、老年急症预检分诊

急诊预检分诊（triage）不仅是对众多急症患者进行分流，更要依据患者急重症程度进行分级与评估，以期抓住威胁患者生命的主要矛盾，从重到轻、从病情迅速变化到相对稳定安排就诊。此外，预检分诊除遵循"充分评估、准确定级、有效沟通、妥善接诊、动态评估"一般原则外，对于老年急症患者更要体现"以人为本、温情服务、周到细致"的原则。

1. **充分评估** 这是急诊预检分诊的基础，在获取患者基本资料与一般情况的基础上，重点在：①迅速掌握主要症状（主诉）、生命体征等指标；②重点评估气道、呼吸、循环、神志等；③分诊思路从重症到轻症，将致命性疾病放在首位。

2. **准确定级** 是急诊预检分诊的核心。目前国内外通用的评估工具是急诊危重指数（emergency severity index，ESI），对于急诊患者病情评价有很高的信度和实用性。

3. **有效沟通** 是急诊预检分诊的保障。沟通的有效性体现在两方面，一是与患者或家属的沟通，包括：①了解病情要全面且重点，引导并发现患者的主要及紧急的临床问题；②患者具有"知情权"，要交代清楚患者的危重程度与就诊级别、就诊区域与候诊时间、已经采取的或即将采取的医疗照护措施等。另一个是与医务相关人员的沟通，包括：①与各区域接诊的医生或护士进行患者信息的完整交接，尤其是患者病情危重程度、急需采取的诊疗措施、特殊事宜的注意事项等；②与院内各部门的沟通，如医务处、病案室、化验室、警务处等；③与院外机构的沟通，如120、999、派出所、卫生行政部门等。

4. **妥善接诊** 是急诊预检分诊的目标。

5. **动态评估** 是急诊预检分诊的关键。要对每个级别的患者进行预检评估，确保患者在相应时限内得到安全救治，并且要设置再评估时间，等候时间一旦超过响应时限，则应立即启动再次评估，重新确认就诊级别；如患者在候诊过程中出现病情变化，需及时调整就诊级别并记录。

三、老年急危重症综合评估

急危重症评估是急诊医学重要的内容之一。就"急危重症评估"而论，应该包括急症评估与危重症评估两个层面，其中对"急症评估"更偏向于其危险分层，目的之一在于对急症高危患者采取更为积极的治疗干预措施；对"危重症评估"则是在于更多地动态了解病情变化，评估患者面临死亡或严重并发症的危险，并指导治疗措施的恰当选择与医疗资源的合理利用。

如前所述，老年患者因老化及同时合并多种慢性基础病等导致的特殊病理生理变化，出现急症时的临床表现更加复杂，因此更需要对老年急症患者进行多层次、全方位评估，结合其病理生理、认知与心理、社会支持等情况进行整体评价。下列评估工具由于简单、快速、有效而特别适用于急诊。

（一）老年人风险识别

老年人风险识别（identification of seniors at risk，ISAR）是由加拿大学者在1999年研制而成，适用于65岁及以上的老年患者，可以快速识别需要进一步评估和干预的老年急症患者，为有风险的老年人提供个性化的医疗资源支持，改善急诊和住院患者的医疗质量。ISAR包括如下内容：①在本次受伤或生病之前，您需要有人定期来帮助您的生活吗？②自本次受伤或生病之后，您需要的帮助是否比以前更多？③过去6个月里，您是否住过院？④您自我感觉如何？⑤您有严重的记忆问题吗？⑥您每天服用的药物超过3种吗？如果存在问题，评分为1分，不存在则为0分，总分0~6分，≥2分提示存在高风险。

（二）国家早期预警评分

通常情况下，患者出现生命体征如心率、血压、呼吸频率及意识水平等的变化，往往是病情急性变化之前机体内在的代偿表现，也可能是病情已恶化发生的失代偿特征。不论如何，生命体征的异常都提示病情的严重程度，临床意义非常重要。

Morgan 等人于 1997 年首先提出了早期预警评分系统（EWS），后经十余年的研究和不断改良，英国皇家医师学院（Royal College of Physicians）于 2012 年提出了国家早期预警评分（National Early Warning Score，NEWS），并很快得到了广泛应用和推广。Smith 等通过对 35 585 例患者进行回顾性研究显示，NEWS 在评估急诊患者 24h 内入 ICU 住院率、死亡率方面具有较高价值（ROC 曲线下面积分别为 0.857、0.894）。近年来，国内外诸多研究从不同方面肯定了 NEWS 在急危重症患者早期预警、危险分层、预后评估等方面应用的重要意义。

NEWS 包括体温（以腋下温度为准）、脉搏、呼吸频率、收缩压、血氧饱和度和意识水平（A：清醒；V：有语言应答；P：对疼痛刺激有反应；U：无反应）六项评分指标，每个指标 0～3 分，其中，当患者需要吸氧时，另计 2 分；将各项评分相加得出总分，最高 20 分（表 4-12-1）。该评分系统中所需要的指标均可在患者急诊时或床旁快速获得，即是急诊分诊的重要参考依据，也是在整个急诊诊疗过程中能够及时对患者进行病情评估的良好工具，简便易行。NEWS 对应低危、中危、高危（≥7 分）、极高危（≥12 分）四个危险等级。

（三）其他系统评估

客观、动态地评价疾病的病情变化和严重程度对于了解疾病发生、发展规律，预知或及早发现可能出现的并发症，并早期干预以阻止疾病的进展、努力救治可预防性死亡（preventable death）都有重要意义。

急重症评分是根据疾病的一些重要症状、体征和生理参数等进行加权或赋值，从而对其严重程度乃至预后包括面临死亡危险进行量化评价，对于老年急症而言更是如此。目前较为常用的急重症系统评分有：①序贯器官功能评分（SOFA）以及快速器官功能评分（qSOFA）；②简明急性生理功能评分（SAPS）；③急性生理功能和慢性健康状况评分系统Ⅱ、Ⅲ（APACHE Ⅱ，Ⅲ）；④多器官功能不全评分（MODS Score）；⑤昏迷程度评分（GCS）；等。虽然从整体上讲，各种评分系统的意义是显著的，但就某一个体来说，它所提示的评估价值可能会因多种因素的影响而受限。不同的评分方法所用的变量是不同的，它的适用对象也是不同的，只有针对患者的实际情况选择恰当的评分系统，同时只有动态地观察量化，才能真正体现评分预测的作用和价值。

四、常见老年急症的处理

基于急诊医学的主要任务，对老年急症的处理依然应遵循先"救命"后"治病"的核心内涵，即首先稳定生命体征与主要病理生理变化，与此同时查找、确定病因，实施针对性治疗。处理老年急症还要把握 5 个原则：①假定重病原则，采用降阶梯思维；②平衡原则，注意整体性思维；③中庸原则，忌矫枉过正；④适度原则，点面结合，功能恢复为主，治愈为辅；⑤充分沟通原则，既要沟通到位，又要考虑患者承受能力。

急诊救命"ABC"

A（气道，airway）、B（呼吸，breath）、C（循环，circulation）是各种急症救治的先决条件。无创性心电、血压、SpO$_2$ 监测，建立静脉通路等是基本支持。

表 4-12-1 NEWS 量表

生理指标	3分	2分	1分	0分	1分	2分	3分
体温 /℃	≤35.0	—	35.1～36	36.1～38	38.1～39	≥39.1	
脉搏 /（次 /min）	≤40	—	41～50	51～90	91～110	111～130	≥130
呼吸 /（次 /min）	≤8	—	9～11	12～20	—	21～24	≥25
收缩压 /mmHg	≤90	91～100	101～110	111～219	—	—	≥220
血氧饱和度 /%	≤91	92～93	94～95	≥96	—	—	—
是否吸氧	—	是	—	否	—	—	—
意识水平（AVPU）	V/P/U	—	—	A	—	—	—

1. **保持气道通畅** ①气道痉挛：可使用 β₂ 受体兴奋药、茶碱类药物、糖皮质激素、抗胆碱能药物等；②上气道梗阻：急性梗阻应立即解除梗阻、控制通气，根据情况行气管插管或气管切开、急诊手术。

2. **纠正低氧和/或高碳酸血症** ①鼻导管与面罩吸氧等常规氧疗；②无创正压通气（non-invasive positive pressure ventilation, NIPPV）：是指无需建立人工气道、通过鼻/面罩等方法连接患者的正压通气，对于慢性阻塞性肺病急性发作、急性心源性肺水肿和免疫抑制患者，较早地应用 NIPPV 可降低这类患者的气管插管率和住院病死率，改善预后，可作为一线治疗方法。对于 ARDS 目前支持证据有限，病情相对较轻者可试用，一旦病情恶化，立即气管插管行有创通气治疗，以免延误病情。③高流量鼻导管给氧（nasal high flow oxygen, NHFO）：对于有 NIPPV 适应证而又不能良好耐受 NIPPV 的患者可应用 NHFO。与 NIPPV 相比，NHFO 有更高的舒适度和耐受性，无胃胀气、呕吐、误吸、痰液干涸、无幽闭感等症状，不影响咳痰、进食水及交谈，可持续不间断治疗。④气管插管、气管切开建立人工气道行机械通气：严重呼吸困难伴意识障碍或无法保证气道的安全；急性呼吸衰竭，不能维持正常氧合；窒息、不能立即解除气道梗阻者；呼吸停止。

3. **循环支持** 低血容量性休克时，多采取限制性液体复苏策略；脓毒症休克时，液体复苏选择晶体液、血管收缩药物以及正性肌力药物等应用维持有效的循环动力学和组织器官灌注，保证组织器官氧代谢。应注意的是，老年急症患者由于机体本身的心肾功能的退变，过于积极的液体复苏可能产生非预期的不良后果，应充分认识老年急重症"液体复苏窗窄"的特殊性，当可能需要大量液体复苏时，最好进行血流动力学监测，评价其容量反应性。高血压急症应尽早应用血管扩张剂积极控制血压；快速型心律失常或严重的缓慢型心律失常应通过药物或电转复、临时起搏等；急性肾损伤或肾衰竭给予血液净化治疗；大动脉搏动消失、意识丧失者立即行心肺复苏。

五、老年急症全程管理

各种危重症患者经救治病情稳定后进入维持治疗与康养阶段，此时应启动分级诊疗与转诊机制，以利于医疗资源的合理使用，并降低留院并发症尤其是院内感染的发生。但由于老年急症患者认知功能障碍等原因，有效落实离院医嘱的依从性差，致使急诊干预后的疗效难以长久维持，病情反复，超过 1/3 的老年患者在离开急诊科后 6 个月内至少再急诊一次，因此，建立老年急症完整的全程管理体系十分重要。

其一，设立《老年患者离院指导》，至少应包括如下信息：①离院诊断；②急诊治疗及疗效；③目前状况；④检验结果及临床意义；⑤离院时带药，及详细用药说明；⑥随访注意事项。也可用包含上述内容的病历摘要替代。

其二，设立随访计划：①建立出院患者信息登记电子档案，包括姓名、年龄、单位、住址、联系电话、门诊诊断、住院治疗经过、治疗效果评价、出院诊断和随访情况等内容；②与社区医疗机构、家庭医生保持良好的沟通交流，对老年人急症的转归和慢病进行连续观察随访；③随访方式包括电话随访、接受咨询、门诊随访、远程视频、移动终端的 APP 等信息化手段；④随访内容包括了解患者出院后的治疗效果、病情变化和恢复情况，指导患者如何用药、如何康复、何时回院复诊、病情变化后的处置等专业性指导；⑤复诊时间应根据患者病情和治疗需要而定。

六、生命终末期患者的缓和医疗

缓和医疗（palliative care），是指"对那些对治愈性治疗无反应的患者完全的、主动的治疗和护理，包括控制疼痛及有关症状，并对患者心理、社会和精神问题予以重视"，其中特别强调了症状控制、患者支持、提升患者和家属生活质量等多方面的内涵。对于老年急症患者而言，与家属一起讨论不进行有创伤性操作、不实施心肺复苏（do not resuscitate, DNR）等重要的治疗决定也十分重要。

缓和医疗对目前老年医学的发展有着更深远的现实意义：①以"疾病为导向"转向为"以患者为导向"。医务人员除了通过专业技术，缓解患者躯体症状，对于"终末期疾病"患者的关怀需求同等重要，更应关注"人"，而不仅仅是"病"。毕竟由于老年人群的特殊性，濒临生命终末期的老年急症患者会更多，此时，若是给予老年急症患者融入更多的缓和医疗内容，为患者提供多学科的缓和医疗干预，而非仅为延长生命而进行无谓的有创性检查、治疗甚至生命支持，应该是提高了生命质量。要做好这个特殊人群的舒缓诊疗，充分了解患者本人及其亲属的治疗意愿至关重要。②节约医疗资源。缓和医疗符合最小化的卫生经济学评估，有利于有限医疗公共资源的合理分配利用。③构建新型医患关系。缓和医疗十分注重与患者及其家属的平等沟通，建立医护与患者间的新型伙伴关系，进而构建和谐、友善的医疗、护理、康养环境，为患者提供舒畅和有尊严的生活质量。一些地区的"五全"安宁医护模式值得学习借鉴：全人——满足患者身体、心理、社会及灵性的需要；全家——生病期间及患者去世后家人的哀伤辅导；全程——延续性的哀伤（居丧）辅导；全队——一组受过训练的团队照顾患者全家；全社区——指整合全部社会资源，为患者在家庭或者社区中提供全面照顾。

七、老年急诊单元建设

老年急诊单元（acute geriatric units）是连接家庭、社区、门诊和住院的重要医疗环节，是老年保健的重要组成部分，为来院老年急症患者提供具有老年医学特色的紧急诊疗服务，并为老年急症患者获得后续的跨学科诊疗服务提供支持和保障。

通过建设老年急诊单元，相关医护人员组成的跨学科团队为老年患者提供"一站式"服务，营造"老年友好"就诊氛围，协作开展老年急症的综合评估，优化诊疗流程，整合配置医疗资源，更有效地提供老年急症诊疗服务，从而提高诊疗效率及改善预后，并降低老年人的住院率和再住院率。

医院设立老年急诊单元后，门诊、急诊和住院部门将集中精力关注"老年"这一特殊人群的需求，而这些优化后的具有"老年友好"特色的诊治标准与流程有助于为更多老年患者以及合作医疗机构提供服务。

（张新超　全锦花；林展翼　胡亦新　审阅）

参 考 文 献

[1] Christian Nickel, Abdelouahab Bellou, Simon Conroy. Geriatric Emergency Medicine[M]. Springer Interna-tional Publishing Switzerland，2018.

[2] Smith GB，Prytherch DR，Meredith P，et al. The ability of the National Early Warning Score（NEWS）to dis-criminate patients at risk of early cardiac arrest, unan-ticipated intensive care unit admission, and death [J]. Resuscitation，2013，84：465-470.

[3] 急诊预检分诊专家共识组. 急诊预检分诊专家共识 [J]. 中华急诊医学杂志，2018（6）：599-604.

[4] Tavares JPA，Sá-Couto P，Boltz M，et al. Identification of Seniors at Risk（ISAR）in the emergency room: A prospective study[J]. Int Emerg Nurs，2017，35: 19-24.

第二节　老年多器官功能衰竭综合诊治

一、概述

（一）定义

老年多器官功能障碍综合征（multiple organ dysfunction syndrome in the elderly，MODSE）特指65岁以上老年人在器官老化和/或患有多种慢性疾病基础上，遭受严重感染、创伤、休克、烧伤及外科大手术等急性损害24h后，同时或序贯出现2个或2个以上器官功能障碍或衰竭的临床综合征，是老年患者死亡的主要原因。20世纪80年代，王士雯院士团队在国际上首次提出老年多器官功能衰竭（multiple organ failure in the elderly，MOFE）的概念，并系统研究了其发病机制、诊断标准、预后及防治，其后又进一步将MOFE更名为MODSE并沿用至今，将MODSE分为器官功能衰竭前期和功能衰竭期。MODSE同成年人常见的多器官功能障碍综合征（multiple organ dys-function syndrome，MODS）在发病基础、致病原因、临床进程、病理生理和临床预后等方面，均有明显差异，是一个有别于MODS的老年人临床综合征。

（二）流行病学

MODSE病因多样、发病机制复杂、涉及脏器种类多、病死率高，通常发生于已存在不同程度器官功能衰退和/或患有多种慢性基础疾病的老年人群中，在某因素激发下（如严重感染、严重创伤、大量输血、重大手术、中毒性损伤等）出现序贯式器官衰竭。范利等分析了4 261例MODSE

确诊的老人，发现心力衰竭合并肾衰竭占比最高，达53%，其次心力衰竭合并呼吸衰竭（18%），呼吸衰竭合并肾衰竭（12%），肝功能衰竭合并肾衰竭（7%），心力衰竭合并肝功能衰竭（6%）。

一旦发生MODSE，患者病死率非常高。年龄是MODSE发病的首要危险且不可逆因素，高龄老年人发生率及病死率均高。据文献报道，若老年患者出现3个器官功能衰竭，死亡率为50%，若患者4个以上器官功能发生衰竭，死亡率高达100%。以往报道MODSE中，器官功能不全构成比依次为肺、心、脑、肾、胃肠及肝脏。但最新的研究显示，老年住院患者中单个器官衰竭频率依次为肾衰竭43%、心力衰竭40%、呼吸衰竭11%、肝功能衰竭6%。MOFE是MODSE的终末阶段，其病死率平均为70%，病死率随衰竭器官的数量增加而明显升高，尤其是合并急性肾衰竭（acute renal failure，ARF）的高龄老年人，病死率可高达86.9%～90.5%。

二、病因与发病机制

（一）病因

MODSE病因和诱因主要为各严重感染、外科大手术和外伤、休克、烧伤等。上述病因中，以感染和重要器官基础疾病恶化最为常见，其中感染是MODSE的首位诱因，占诱因的73.1%，而肺部感染最为多见，高达38.1%，据此王士雯等提出MODSE的"肺启动学说"。

（二）发病机制

随着机体老化，老年人呼吸系统结构和功能变化为感染性疾病的发生打下了基础。早在2000年，王士雯院士团队就报道，肺脏作为易首先衰竭的器官，其损伤频率远远高于其他器官，可达45.3%，随着肺损伤的进展依次出现其他器官的损伤。据此在国际上首先提出了MODSE的"肺启动机制"。肺脏在MODSE的发生和发展过程中可能起这几方面的作用：①机体衰老过程中，肺是最易损器官（中医肺为娇脏），肺脏功能损害可导致机体其他器官相继发生器官功能障碍；②在衰老基础上，在其他器官疾病发生过程中，通过肺的介导，促进了MODSE的发生和发展；③肺是机体进行气体交换的必经器官，随着肺老化进展，肺脏的生理功能减退，多器官氧供减少

促进了其他器官功能改变和老化过程，可能直接导致了其他器官功能障碍。MODSE发病机制错综复杂，目前国内外认同的发生机制，包括过度的全身性炎症反应、微循环障碍、细胞凋亡、凝血功能障碍、基因多态性等。

三、临床表现与诊断及鉴别诊断

（一）临床表现

1. **发病年龄大，基础疾病多，服药种类多**　最新研究显示老年住院患者中，患2种或以上共病老年患者达91%，平均患病5种，以恶性肿瘤、高血压病、缺血性心脏病、糖尿病、脑血管疾病最为常见。平均口服用药5.2种，其中多重用药5种的患者占43.8%，治疗矛盾亦多。

2. **感染或基础疾病急性发作是常见诱因**　感染尤其是肺部感染为最主要诱因（占64%～74%）。在慢性支气管炎和心力衰竭基础上发生的肺部感染，发展为MODSE者高达37%。

3. 器官衰竭顺序与基础慢性疾病相关，以肺、心居多，但最新的文献报道老年单个器官衰竭比例依次为肾、心、肺、肝。

4. **症状不典型，易延误诊治**　MODSE临床表现与患者衰竭器官损害程度常不平行。这是因为机体衰老对病变刺激阈值提高或反应性降低，以及老年人机体免疫功能低下，对长期多种慢性刺激产生一定的耐受力或适应性。

5. 多种原因都会对MODSE患者的神经系统产生影响，所以，对MODSE患者应该注意观察其神志状态，出现意识障碍及时处理。

6. **病程迁延，反复发作，难以完全恢复**　MODSE起病隐袭，病程迁延，可间断反复发作，发病时间在1周以上占80%，22.1%在2周以上，有些甚至会迁延数月或数年。

7. **病死率与累及器官数目呈正相关**　MODSE受累器官数量明显多于MODS，病死率亦随器官障碍数目增多而升高。出现肾衰竭患者预后极差，肾衰竭伴其他2个器官衰竭者病死率为69.6%，伴其他4个器官衰竭者全部死亡。

（二）诊断

2017年国内学者制定了感染诱发的MODSE专家共识。其中感染的临床诊断：①体温>38℃或<36℃；②心率>90次/min；③过度通气[呼

吸 > 20 次 /min 或 PaCO$_2$ < 32mmHg]；④白细胞 > 12×10^9/L 或 < 4×10^9/L，或有超过 10% 的幼稚白细胞或中性粒细胞分类增高；⑤C- 反应蛋白或降钙素原升高。常见感染部位包括：肺、腹部、尿路、皮肤及软组织等。

共识在序贯性器官功能衰竭评估（sequential organ failure assessment，SOFA）评分基础上，根据老年人器官功能衰老的特点，制定了"SOFAE"（SOFA of Elderly）标准。评分代表了病情的严重程度：器官功能正常定为 0 分，功能受损定为 1 分，功能障碍前期定为 2 分，功能障碍期定为 3 分，功能衰竭期定为 4 分。如单个脏器评分≥2 分，则认为存在该器官功能障碍；当发生功能障碍的器官≥2 个，则诊断为 MODSE，见表 4-12-2。

MODSE 临床表现错综复杂，诊断困难，对不属于 MODSE 的情况应予鉴别：

1. MODSE 发生与机体遭受损害之间必须间隔 24h 以上，创伤直接导致 2 个或 2 个以上器官功能不全或衰竭不属于 MODSE。

2. 长期慢性疾病逐渐进展所致的多器官功能不全，如肝肾综合征、肺心病、肺性脑病、肿瘤晚期广泛转移、心力衰竭等，均不属于 MODSE。

3. 某些局部因素导致的急性脏器功能损伤，如呼吸道阻塞或急性肺水肿导致的低氧血症、临终前中枢性呼吸抑制或心律失常、一些疾病终末期出现的急性多器官功能不全或衰竭，均不属于 MODSE。

广义上说，MODSE 是 MODS 的一个特殊类

表 4-12-2 老年多器官功能衰竭评估标准（SOFAE）

系统	0 分	1 分	2 分	3 分	4 分
呼吸	血气分析 PaO$_2$ 和 PaCO$_2$ 正常范围	低氧血症：血气分析 PaO$_2$ 低于年龄校正的公式；或较基础值降低 20%，持续 2h	血气分析 PaO$_2$ < 60mmHg 和 / 或 PaCO$_2$ > 50mmHg；伴 ARDS 时 200mmHg < PaO$_2$/FiO$_2$ < 300mmHg	符合 2 的标准同时需要机械通气；伴 ARDS 时 PaO$_2$/FiO$_2$ < 200mmHg	机械通气支持下 PaO$_2$/FiO$_2$ < 100mmHg
循环	MAP≥70mmHg	MAP < 70mmHg	多巴胺 < 5μg/kg/min 或多巴酚丁胺任何剂量	多巴胺 5.1~15.0μg/(kg·min) 或肾上腺素或去甲肾上腺素≤0.1μg/(kg·min)	多巴胺 > 15.0μg/(kg·min) 或肾上腺素或去甲肾上腺素 > 0.1μg/(kg·min)
心脏	BNP < 100pg/ml 和 / 或 NT-proBNP < 300pg/ml；LVEF≥50% 且超声评价未见舒张功能障碍	LVEF < 50% 且 NYHA/Killip 分级 Ⅰ 级	LVEF < 50% 且 NYHA/Killip 分级 Ⅱ 级	LVEF < 50% 且 NYHA/Killip 分级 Ⅲ 级	LVEF < 50% 且 NYHA/Killip 分级 Ⅳ 级
肝脏	Tbil < 20μmol/L	Tbil 20~32μmol/L	Tbil 33~101μmol/L	Tbil 102~204μmol/L	Tbil > 204μmol/L
肾脏	SCr≤88.4μmol/L	SCr 为基础值的 1.5~1.9 倍或升高≥26.5μmol/L；尿量 < 0.5ml/(kg·h) 持续 6~12h	SCr 为基础值的 2.0~2.9 倍；尿量 < 0.5ml/(kg·h) 持续≥12h	SCr 为基础值的 3.0~3.9 倍；尿量 < 0.3ml/(kg·h) 持续≥24h 或无尿 12~24h	SCr 超过基线 4.0 倍或增加至 353.6μmol/L 或开始 RRT；无尿 > 24h
血液	PLT≥150×10^9/L	PLT < 150×10^9/L	PLT < 100×10^9/L	PLT < 50×10^9/L	PLT < 20×10^9/L
神经	GCS 评分 15	GCS 评分 13~14	GCS 评分 10~12	GCS 评分 6~9	GCS 评分 < 6

注：①致病诱因刺激下 24h 后，出现 2 个或 2 个以上器官功能均达到或超过器官功能障碍前期标准（单个脏器 SOFAE≥2），即可诊断为"老年多器官功能障碍综合征"。②如果 2 个或 2 个以上器官功能达到"器官功能障碍前期"标准（单个脏器 SOFAE = 2），其他脏器功能正常，诊断为"老年多器官功能障碍（障碍前期）"。③出现 2 个或 2 个以上器官功能障碍，（单个脏器 SOFAE = 3）或衰竭（单个脏器 SOFAE = 4），诊断老年多器官功能障碍（衰竭期）。

PaO$_2$ 正常值：仰卧位 PaO$_2$（mmHg）= 103 − 0.42×年龄（岁）；坐位 PaO$_2$（mmHg）= 104.2 − 0.27×年龄（岁）。PaO$_2$：氧分压；PaCO$_2$：二氧化碳分压；ARDS：急性呼吸窘迫综合征；PaO$_2$/FiO$_2$：氧合指数；MAP：平均动脉压；BNP：脑利钠肽；NT-proBNP：氨基末端脑利钠肽前体；NYHA：纽约心功能分级；Killip：Killip 分级；LVEF：左室射血分数；Tbil：总胆红素；SCr：血肌酐；PLT：血小板；GCS：格拉斯哥昏迷评分。1mmHg = 0.133kPa

型。但两者在研究对象、发病基础、致病原因等方面又有许多不同，MODSE 是一个独立的临床综合征：MODSE 特指老年人，而 MODS 多发生在中青年人；MODSE 在机体衰老和多种慢性疾病基础上发病，而 MODS 多无明确慢性疾病史，发病前各器官功能多正常；MODSE 发病诱因多为较轻微病情如普通感冒、肺部感染，MODS 发病诱因多为创伤、感染、手术等；MODSE 病程迁延、易反复，MODS 多起病急、病程较短。

四、治疗

MODSE 缺乏特效的治疗方法，强调预防为主的原则，因此临床医生要有足够的意识，做到早期识别、早期诊断、尽早救治。积极消除引起 MODSE 的病因及诱因，治疗原发病。治疗原则在积极控制感染，维持血流动力学稳定基础上，尽快评估各器官功能，及早治疗任何一个首先发生的器官功能不全，阻断"多米诺式"反应；治疗要有"一盘棋"观念，以保护重要脏器（心、肺、肾、脑）功能为首要目的，在多种有创治疗（机械通气、肾脏替代治疗）或管路治疗（鼻导管、尿管、胃管、中心静脉导管等）时，需加强动态监测，同时注意老年共病、多重用药时个体化原则。

（一）积极治疗原发病

控制原发病是 MODSE 治疗的关键。老年患者在治疗过程中存在基础疾病多、并发症多、病情迁徙反复、症状不典型、心理障碍及用药特殊性等特点，增加了临床治疗的复杂性和难度。临床医生应充分认识和高度重视老年病的临床特点，积极对原发病和基础病进行治疗，延缓 MODSE 的进展。

（二）控制感染源

对于合并感染的 MODSE 患者，控制感染是其基础治疗。及时明确感染部位，尽早控制感染源（≤12h），尽快明确感染菌，尽早静脉使用抗生素（≤1h），初始经验性抗感染治疗并尽可能全覆盖。通常情况下使用碳青霉烯类（美罗培南、亚胺培南、多利培南）或 β- 内酰胺酶抑制剂的复合制剂，并根据药敏结果进行调整。若存在耐甲氧西林金黄色葡萄球菌感染时，可用万古霉素、替考拉宁、利奈唑胺等。对军团菌感染的高风险的患者加用大环内酯类或氟喹诺酮类，同时预防真菌感染。抗生素疗程原则上 7～10 天，经验性治疗不超过 3～5 天。降钙素原水平可为抗生素疗程提供部分参考。

（三）液体复苏治疗

充分的液体复苏不但可维持有效循环血量及血流动力学稳定，减少缺血再灌注损伤带来的二次打击，还可改善微循环，减轻组织缺氧和肾脏低灌注。当临床监测中心静脉氧饱和度降低或者血乳酸水平增加时，提示患者组织器官处于低灌注状态，应立即开始液体复苏治疗，不应等到器官衰竭时才开始。

对于严重脓毒症和感染性休克的患者首选液体为晶体液，可根据病情需要用人血白蛋白用于短期的容量替代。对于老年患者而言，要注意心脏与呼吸功能监测，患者容量超负荷的体征，如呼吸困难，肺湿啰音，胸部 X 线片示肺水肿。患者的心率、血压、毛细血管充盈和尿量的增加、稳定和恢复正常，表示容量复苏充分。合并凝血功能异常的老年患者可考虑应用新鲜或冷冻血浆。液体复苏时应尽早使用去甲肾上腺素，目标平均动脉压≥65mmHg，必要时联合应用小剂量血管升压素，不宜单独使用血管升压素。

（四）呼吸支持

呼吸支持是 MODSE 治疗中的常用手段。对轻度的急性呼吸窘迫综合征（acute respiratory distress syndrome，ARDS）试用无创通气；对轻至中度缺氧的 MODSE 或姑息治疗的老年患者，可使用经鼻高流量氧疗。重症感染，尤其是肺部感染，机械通气可有效纠正缺氧和呼吸性酸中毒等。但机械通气可增加胸内压或腹内压，使肾静脉压增加，影响肾脏的灌注。此外正压通气可影响交感神经系统、肾素血管紧张素系统、抗利尿激素的释放、心房利钠肽的产生，最终可降低肾小球滤滤，造成急性肾损伤（acute kidney injury，AKI）。

呼吸末正压通气（positive end-expiratory pressure，PEEP）可防止肺泡萎陷，改善患者的缺氧状况，但过高的 PEEP，往往会对血压、肾灌注压和心输出量造成影响，需要注意。

对氧和指数 <150mmHg 的中重度 ARDS 患者可通过使用俯卧位通气，来降低胸膜腔压力，提高胸壁顺应性，促进分泌物的清除，从而改善患者的通气。

对于建立人工气道的患者应按需吸痰，不宜定时吸痰。吸痰前后吸入高浓度氧甚至纯氧，每次吸痰时间控制在15s以内，不宜过长。

（五）治疗肾功能不全

对于老年MODSE患者密切监测肾功能及尿量的变化。单一使用血清肌酐难以准确反映肾功能改变，需要联合其他肾损伤标志物的变化。抗感染治疗时，注意对肾功能的保护，选择肾毒性小的药物，并根据老年人肾脏特点及肾功能情况进行调整。在应用各种药物时，一定要首先估算患者的肾功能状况，并计算用药量和用药间隔时间。临床上通常采用减量法［药物维持量＝正常剂量／患者肌酐（mg/d1）］（1mg/dl＝88.4μmol/L）、延长间隔时间法［给药间隔时间＝正常人用药间隔时间（h）×患者肌酐（mg/d1）］或减量＋延长间隔时间法来控制药物的剂量。把患者平均动脉压维持在65mmHg以上（高血压患者平均动脉压＞80mmHg），中心静脉压维持在8～12为宜。

当出现以下情况时可考虑进行肾脏替代治疗（renal replacement therapy，RRT）：①血尿素氮＞27mmol/L或每天升高10.1mmol/L；②顽固性高钾血症（血钾＞6.5mmol/L），高钠血症或低钠血症（血钠＞160mmol/L，或血钠＜115mmol/L），高镁血症（血镁＞4mmol/L）；③严重的代谢性酸中毒或碱中毒（pH＜7.15或HCO_3^-≤13mmol/L，或每日HCO_3^-下降＞2mmol/L）；④非梗阻性少尿（＜200ml/d）或无尿（＜50ml/d）；⑤难以纠正的水钠潴留或顽固性心力衰竭；⑥累及相关器官。

连续性肾脏替代治疗（continuous renal replacement therapy，CRRT）是目前重症AKI患者最常用的RRT方式，具有以下作用：

1. 可有效清除循环中细胞因子等炎性介质和血管活性物质。

2. 可清除过多的容量负荷，维持血流动力学稳定。

3. 可纠正严重的酸碱失衡和电解质平衡紊乱。

4. 减轻肺间质水肿，改善组织氧合。

5. 有助于营养支持治疗，提供液体保障，是良好营养支持治疗的基础。

但是CRRT并非绝对安全有效，也存在一些缺点：包括出血、感染、容量失衡、低体温、费用高昂等。

（六）胃肠功能和肝功能

尽管目前尚无保持或改善肠道屏障功能的制剂，以下措施有利于改善肠道和肝功能：

1. **消化功能**　加强胃肠黏膜保护，维护胃肠道菌群平衡。对于应激性胃黏膜病变及非甾体抗炎药引起的胃肠道出血首选质子泵抑制剂，如雷贝拉唑；选择静脉滴注或持续泵入，疗程3～5天，后改为口服直至停药。可使用乳酸杆菌或联合其他益生菌，老年人使用谷氨酰胺来减少抗生素相关性腹泻。同时对于消化功能障碍患者给予乳果糖、聚乙二醇等保持大便通畅。

2. **肝功能**　老年患者容易发生药物性肝损伤，因此在控制感染时应注意保护肝功能。根据患者肝功能状态调整用药方案，尽量避免使用对肝有损伤的药物，同时可应用保肝药改善肝功能。血清白蛋白维持在30g/L以上，凝血因子水平维持在正常范围。对于肝性脑病患者蛋白质摄入量控制在1.2～1.5g/kg，乳果糖15～30ml，2～3次/d，以降低血氨。对于肝功能衰竭可选择血液净化治疗。

（七）血液系统支持

①尽快明确贫血原因，尤要排除急性出血事件；②对于脓毒症引起的贫血，尽早皮下注射促红细胞生成素，剂量为10 000U，3次/周，将血红蛋白维持在＞120g/L；③若伴有心肌缺血、严重低氧血症等，血红蛋白应维持≥90g/L；④当血红蛋白≤70g/L时，输入红细胞治疗。

对于存在凝血功能障碍患者，可输入新鲜或冷冻血浆，对于凝血因子缺乏者，可肌注维生素K。

当血小板≤10×10⁹/L时或≤20×10⁹/L合并出血高风险时，需预防性输注血小板。对于活动性出血患者，需要手术治疗或介入性操作时，血小板需≥50×10⁹/L。对于同时存在缺血和出血高风险的老年患者，应谨慎使用抗血小板药物。当血小板＜50×10⁹/L时，可使用注射用人血小板生成素15 000U/d，直至数量恢复正常至100×10⁹/L，注意疗程一般不超过15天。对大量输注血制品的患者监测钙离子并维持在正常范围。

（八）神经系统功能支持

①积极降温治疗，控制体温，保护脑组织；②有其他脏器功能衰竭引起的脑病者，积极治疗原发脏器功能衰竭，保持内环境稳定，尤其要积

极治疗和预防低蛋白血症、高碳酸血症、低血糖、低血容量等对神经系统功能的影响；③有脑供血不足给予改善脑循环药物，如钙通道阻滞剂尼莫地平、桂利嗪等，也可用银杏叶制剂等药物；④有颅压增高征象者给予甘露醇、甘油果糖脱水；⑤要注意一些药物如苯二氮䓬类药物的不当使用可能会诱发急性谵妄。

（九）治疗代谢障碍

无论有无糖尿病病史，均应监测全血糖化血红蛋白并监测血糖，当全血糖化血红蛋白≥6.5%，提示既往已存在高糖状态。当血糖水平持续并显著高于 7.8mmol/L 时，则需严密监测。当连续两次血糖＞10mmol/L 时，应将血糖控制在 8.0～13.9mmol/L，同时避免低血糖（≤3.9mmol/L）。当空腹血糖＞10mmol/L 时，需启用胰岛素治疗。血乳酸可作为严重脓毒症或脓毒症休克患者液体复苏治疗后预后判断的指标。

（十）营养治疗

早期适当的营养支持目的是减轻营养底物的不足，防止细胞代谢紊乱，维持器官、组织的结构与功能，参与机体免疫功能的调控。后期营养支持可加速组织修复，促进患者康复。而肠内营养支持，不仅可为患者提供代谢能量来源，而且还可给予胃肠道机械刺激，诱导肠黏膜代谢增强，增加肝和肠的血流量，保持肠黏膜屏障和网状内皮细胞系统的正常功能，减轻应激状态下肠黏膜萎缩，降低肠道通透性，改善黏膜的免疫功能，改善危重患者的内脏循环障碍，加快患者恢复。因此，早期肠内营养是防止 MODSE 加重的重要环节，是促进危重症患者康复的重要前提。而且，肠内营养一般较静脉营养更经济。早期肠内营养以碳水化合物为主，以渐进式、分阶段、交叉推进的原则进行。必要时结合肠外营养，注意微量元素及维生素的补充。

热量：老年患者平均能量需求 17～23kcal/（kg•d），一般指南建议 MODS 患者肠外营养能量支持为 25～30kcal/（kg•d），在急性应激期"允许性低热卡"可达 15～20kcal/（kg•d），国内最新的指南建议老年患者可放宽至 17～23kcal/（kg•d）。

国外指南建议蛋白质摄入量 1.2～2.0g/（kg•d），烧伤和多发伤者需要量可能更多。老年人蛋白质供给量一般为 1.0～1.5g/（kg•d），对于肾功能不全的患者，蛋白需要减少至 0.6～0.8g/（kg•d），且以优质蛋白为主。经常血透或 CRRT 的患者增加蛋白用量至 2.5g/（kg•d）。

注意过度肠外营养带来的并发症，如心力衰竭、高血糖、增加败血症的发生率、肝功能异常和胆汁淤积等。

五、预后

影响预后的因素，包括：

1. 年龄：基础病情相同，年龄是发病的首要的且不可逆的因素，高龄患者发生率及病死率均高。

2. 脏器代偿能力。

3. 累及脏器个数。

4. 系统免疫反应能力，是否存在其他合并症。

5. 诊断治疗是否及时有效。

六、展望

MODSE 作为老年医学和重症医学范畴的一种临床综合征，发病率高，机制复杂，病情凶险，是老年危重病患者死亡的重要原因。重视早期预警、早期诊断、准确评估预后、早期进行脏器功能支持治疗，才有望降低 MODSE 的发病率和死亡率，提高老年人群的健康水平。但目前缺乏 MODSE 早期预警标志物，现有的临床指标难以做到早期诊断和预后评估，其他诸如复苏液体种类孰优孰劣、RRT 治疗模式、剂量及时机的选择等，均缺乏大规模临床研究的证据。因此，未来应加强在这些领域的研究。

（周飞虎　李青霖；张红雨　胡亦新　审阅）

参 考 文 献

[1] 王士雯，谭端军. 老年多器官功能不全的研究现状与展望 [J]. 内科急危重症杂志，1999，4（4）：146-147.

[2] 国家老年疾病临床医学研究中心（解放军总医院）《感染诱发的老年多器官功能障碍综合征诊治中国专家共识》撰写组，范利，等. 感染诱发的老年多器官功能障碍综合征诊治中国专家共识 [J]. 中华老年多器官疾病杂志，2018，17（1）：3-15.

[3] 曹丰，王亚斌，范利，等. 中国老年疾病临床多中心报告 [J]. 中华老年多器官疾病杂志，2018，17（11）：801-808.

[4] Levy MM, Evans LE, Rhodes A. The Surviving Sepsis Campaign Bundle: 2018 update[J]. Intensive Care Med, 2018, 44(6): 925-928.

[5] Permpikul C, Tongyoo S, Viarasilpa T, et al. Early Use of Norepinephrine in Septic Shock Resuscitation (CENSER): A Randomized Trial[J]. Am J Respir Crit Care Med, 2019, 199(9): 1097-1105.

[6] 中华医学会神经外科学分会, 中国神经外科重症管理协作组. 中国神经外科重症患者消化与营养管理专家共识(2016)[J]. 中华医学杂志, 2016, 96(21): 1643-1647.

第三节 脓毒症

一、概述

(一)定义

脓毒症(sepsis)是宿主对感染反应失调引起的危及生命的器官功能障碍。器官功能障碍一般指全身性感染相关性器官功能衰竭评分(sepsis-related organ failure assessment, SOFA)在2分及以上, SOFA评分细则见表4-12-3。脓毒性休克定义为在足够的液体复苏后, 仍需要血管活性药物维持平均动脉压(mean artery pressure, MAP)65mmHg或更高, 血清乳酸大于2mmol/L(18mg/dl)。

(二)流行病学

脓毒症是一种极为常见的危重症, 是各年龄患者入住重症监护室(intensive care unit, ICU)的一个常见原因, 且死亡率极高。在美国, 严重脓毒症年发病率为3‰, 60～64岁老人发病率为5.3‰, 病死率26%; 超过85岁人群发病率为26.2‰, 病死率高达38%。欧洲国家脓毒症的发生率与美国相仿, 2/3的住院脓毒症患者是老人。值得我们注意的是, 老年脓毒症的发病率、病死率往往是被低估的, 因为许多严重感染的老年患者通常会选择舒缓医疗, 而非入住ICU进行积极诊疗, 使之没有诊断为脓毒症。

二、脓毒症发病机制

脓毒症的发病机制尚未明了, 它涉及到复杂的机体全身炎症网络效应、基因多态性、免疫功能障碍、凝血、组织损害以及宿主对不同病原微生物及其毒素的不同反应等多个方面, 与机体多系统、多器官病理生理改变密切相关。老年人处于细胞免疫和体液免疫均受损的免疫衰老状态, 体液免疫的B细胞耗竭和IgM不足, 具有免疫活性的T细胞特别是记忆型T细胞数量减少, 在脓毒症的免疫改变中至关重要。衰老以慢性炎症状态为特征, 促炎症因子如IL-6和TNF-α增加, 加剧氧化应激反应、降低细胞的抗氧化能力, 这使老年人对感染性疾病更易感。免疫衰老带来的感染急性期过度炎症反应导致了脓毒症。

目前已发现一些与氧化磷酸化、线粒体功能障碍和TGF-β信号通路相关的基因表达与老年患者和年轻患者免疫应答的不同相关, 将影响个

表 4-12-3 SOFA 评分系统

器官	变量	0分	1分	2分	3分	4分
呼吸系统	PaO$_2$/FIO$_2$, mmHg	≥400	<400	<300	<200 on MV	<100 on MV
血液系统	血小板, 10^9/L	≥150	<150	<100	<50	<20
肝脏	胆红素, mg/dl	<1.2	1.2～1.9	2.0～5.9	6.0～11.9	>12.0
心血管系统	平均动脉压, mmHg	≥70	<70			
	多巴胺, μg/(kg·min)			≤5	>5	>15
	多巴酚丁胺, μg/(kg·min)			任何剂量		
	肾上腺素, μg/(kg·min)				≤0.1	>0.1
	去甲肾上腺素, μg/(kg·min)				≤0.1	>0.1
中枢神经系统	Glasgow coma score	15	13～14	10～12	6～9	<6
肾脏	肌酐, mg/dl	<1.2	1.2～1.9	2.0～3.4	3.5～4.9	≥5.0
	尿量, ml/d	≥500			<500	<200

体细胞因子产生水平、免疫应答反应强度、全身性炎症反应和全身性感染的发生与发展，导致老年患者更差的预后。

凝血异常在脓毒症的病理生理过程中起到非常重要的作用。在脓毒症发生发展过程中，凝血级联反应过度激活，造成微血管内血栓形成，导致低灌注。有研究显示，老年患者对相同水平的炎症和血栓形成的因素会有更加剧烈的反应，可导致器官功能衰竭。

老年患者更容易在脓毒症期间观察到炎症介质导致的严重心肌顿抑，造成更高的死亡率。

三、脓毒症危险因素

分析人群的危险因素，识别早期脓毒症临床症状和体征，才能够及时干预处理，脓毒症的危险因素如表 4-12-4。存在共病（如恶性肿瘤、慢性疾病）与脓毒症和器官功能障碍的易感性相关。近期住院或者接受有创治疗，例如深静脉置管、留置导尿管和气管插管，特别是在免疫缺陷情况下，是脓毒症的危险因素。而老年本身是定植的革兰染色阴性菌引起脓毒症的独立危险因素。其他危险因素包括较差的功能状态，如过多用药、营养不良和处于护理机构中，衰弱在严重疾病的老年患者很常见，是脓毒症死亡率和致残率增加的独立危险因素。

表 4-12-4　脓毒症的危险因素

脓毒血症的危险因素	
高龄	糖尿病
移植受者	肝功能衰竭
多发伤	营养不良
酒精中毒	恶性肿瘤
HIV	皮质激素的使用
化疗 / 放疗	烧伤
脾切除	异物植入
侵入性操作	

四、脓毒症临床表现与诊断

老年脓毒症患者症状往往不典型，且由于部分患者认知功能受损，不能获得准确描述。感染初期通常会有炎症反应的症状和脓毒症征象，但此时老年患者的表现常弱化甚至缺乏，后期的表现则非常严重，且快速进展到脓毒性休克阶段。

早期识别和治疗，可以显著减少脓毒性休克的发生、改善老年患者的预后。

发热是感染的一个主要临床特征，而高达 47% 的老年脓毒症患者却没有发热。由于老年人基础体温比成年人低 0.6~0.8℃，观察体温与基础值之间的差值比体温绝对值更有临床意义。还有一些患者可能出现低体温，入院 24h 内出现低体温是老年脓毒症患者住院死亡的独立预测因子。

脓毒症的一些症状和体征往往与特异性的感染部位相关。呼吸道、血流和泌尿系是老年脓毒症最常见的感染部位。呼吸道感染可以出现咳嗽、咳痰、呼吸困难等症状，查体可见呼吸急促，胸部可闻及湿啰音和 / 或干啰音。泌尿系感染可能发生尿频、尿急、腰疼、下腹痛、排尿困难、血尿和少尿。腹腔内感染可能腹痛、恶心和 / 或呕吐、腹泻和厌食，查体可发现腹肌紧张、板状腹、压痛、反跳痛。皮肤软组织感染可能是皮肤软组织原发感染的症状（如局部红肿、疼痛，可见脓性分泌物）。中枢神经系统的感染可能会发生头痛，癫痫发作，假性脑膜炎或局灶的神经症状。老年脓毒症患者常常发生嗜睡、谵妄等意识状态的改变，但并不能作为中枢神经系统感染的依据。表 4-12-5 是老年脓毒症患者常见的临床表现。

表 4-12-5　老年脓毒症患者临床表现

疾病常见主诉	特异性感染的常见症状
意识改变（如谵妄、烦躁）	**菌血症**
跌倒	呼吸困难、意识改变、跌倒、低血压，可能没有发热
嗜睡	**肺炎**
食欲缺乏	呼吸急促，可能没有发热，可能没有咳嗽、咳痰
基础体温的改变	**腹腔感染**
	食欲缺乏，可能没有发热，可能没有腹膜刺激征
	脑膜炎
	意识混乱，神志改变，可能没有颈项强直
	结核菌感染
	体重下降，嗜睡，可能没有发热
	泌尿系感染
	可能没有排尿困难，尿频，腰疼，发热

老年脓毒症患者实验室检查结果与其多器官功能障碍相关。接近60%老年患者血常规可见白细胞增多，常伴有核左移，老年患者比年轻患者更易出现淋巴细胞、血小板减少。脓毒症时凝血异常最常见到血小板减少，还可以出现凝血时间延长，部分凝血活酶时间延长，纤维蛋白溶解产物增多和/或D-二聚体升高，纤维蛋白原减少，严重时可出现弥散性血管内凝血（disseminated intravascular coagulation，DIC）。动脉血气分析常提示代谢性酸中毒，伴有呼吸衰竭时可见低氧血症。脓毒性休克常导致血乳酸水平升高。此外，可有肝肾功能受损的实验室指标异常。目前已有生物学标记物（如前降钙素原、IL-10、IL-6和IL-5）有助于评估病情，但尚不能预测老年患者的死亡风险。

微生物学结果对脓毒症的感染控制极为重要。尽可能在抗微生物治疗前取得血培养和感染部位的培养标本。呼吸道培养标本为痰液、支气管镜肺泡灌洗液等标本。下呼吸道分泌物的定量培养有助于区别定植菌和致病菌。考虑血管内导管感染时，应以无菌的方式拔除导管，将导管皮内部分行微生物培养。诊断血管内导管相关性血流感染最好的方法是进行外周和导管内血标本的对照培养，以区分导管相关性菌血症、导管局部相关性感染和单纯的导管部位定植。关于原发感染部位的特异性实验室检查于各自相关章节详细描述。

根据拯救脓毒症运动（surviving sepsis campaign，SSC）指南总结了脓毒症诊断的经典标准（表4-12-6），指南建议老年患者参照此标准。

五、老年脓毒症患者的管理

虽然SSC指南中没有针对老年患者生理差异的特殊考虑，老年患者脓毒症和脓毒性休克的管理仍建议遵从SSC指南，以减少ICU住院时间，降低死亡率。脓毒症治疗应尽早启动复苏，重建受损的组织灌注和氧合，这一过程需在入院后6h内完成。此后在ICU内完成进一步处理，包括早期抗生素治疗、液体管理、机械通气等。老年患者脓毒症带来的或者伴随的复杂的疾病过程是需要处理的临床难题，例如心功能衰竭、心房颤动、抗生素耐药、慢性肾脏病或者急性肾损伤、血糖代谢障碍、营养不良、卧床、谵妄、痴呆和多重用药。

（一）最初的复苏治疗

2017年SSC指南推荐在前3h内至少静脉给予30ml/kg晶体液。一些患者可能需要在血流动力学监测下给予更多的液体。必须为患者进行详细的最初评估，并在治疗过程中启动关于患者临床状态的生理指标再评估（心率、血压、动脉氧饱和度、呼吸频率、体温、尿量等）。老年患者慢性心功能衰竭和慢性肾脏病常共存，在大量液体治疗时监测血容量和氧气输出量尤为重要，以避免液体负荷过重。心脏超声检查可以为老年患者提供一个更详细的血流动力学评估，肺部超声的常规使用有助于发现肺水肿，这些检查措施有助于避免老年患者液体复苏不充分或过量。高乳酸清除率在脓毒症是生存率的独立预测指标，建议进

表 4-12-6　脓毒症诊断标准

全身症状和实验室指标	发热（>38.3℃）
	低体温（核心体温<36℃）
	心率>90次/min
	呼吸急促
	精神状态改变
	明显的水肿或液体正平衡（24h超过20ml/kg）
	非糖尿病患者血糖升高（血糖>7.7mmol/L）
	白细胞增多（WBC>12×10^9/L）；白细胞减少（WBC<4×10^9/L）；白细胞计数正常，其中有超过10%幼稚白细胞
	血浆C反应蛋白（C-reaction protein，CRP）升高
	血浆前降钙素原（procalcitonin，PCT）升高
血流动力学指标	低血压（收缩压<90mmHg，平均压<70mmHg，或者收缩压下降超过40mmHg，老年患者由于常存在高血压病，而血压情况可能不符合标准）
器官功能障碍指标	低氧血症（PaO$_2$/FiO$_2$<300）
	急性少尿（充分液体复苏后，尿量<0.5ml/(kg·h)持续2h以上）
	肌酐增加>44.2μmol/L
	凝血异常（INR>1.5或者aPTT>60s）
	肠梗阻（无肠鸣音）
	血小板减少（血小板计数<100×10^9/L）
	高胆红素血症（血浆总胆红素>70μmol/L）
组织灌注指标	高乳酸血症（血浆乳酸≥2mmol/L）
	毛细血管充盈受损或皮肤花斑

行以乳酸水平降至正常为目标的连续乳酸监测和乳酸清除率监测。

在 MAP < 65mmHg 需要血管活性药物的脓毒性休克患者，首选血管收缩效应强而对心率影响较小，每搏输出量增加少的去甲肾上腺素。在一些对去甲肾上腺素无足够反应的持续低灌注患者，其他血管活性药物，如多巴胺、血管升压素、肾上腺素也可以应用。老年患者液体复苏过程中 MAP 维持水平目前仍存在争议，但有研究显示，有高血压、动脉粥样硬化病史的老年患者，维持 MAP 在 80～85mmHg 是有益的。

（二）感染部位控制

早期感染部位控制是脓毒症治疗的重要组成部分。尽早判断感染部位，一旦明确，尽快实施一切有利于控制感染部位的医疗措施，包括清创、经皮或外科方法引流闭合性感染、异物清除、外科手术，在其他血管通路建立后，及时移除可能引起脓毒症或脓毒性休克的静脉输液装置。

（三）抗微生物治疗

经验性抗菌药物治疗应该在识别脓毒症 1h 内启动，之前应完成血培养和其他推测感染部位培养标本的采集，但是不能因为需要微生物标本的采集而延迟抗感染治疗超过 45min。尽早恰当的抗菌药物治疗对迅速减少病原体负荷，降低病死率至关重要。

抗菌药物的选择应该个体化，考虑不同患者的药代动力学和药效动力学参数不同，根据当地流行病学的资料和所在医疗机构及社区的微生物耐药情况，选择合适的抗菌药物，初次抗菌药物剂量应该能够迅速达到最大治疗剂量。预测患者存在耐药菌感染的危险因素有：90 天内有过抗菌药物治疗史，曾有耐药菌感染或定植史，反复长期住院病史，或曾入住 ICU，存在免疫功能障碍或接受糖皮质激素、免疫抑制治疗，所在社区或医院病区有高发耐药菌者。

老年患者由革兰氏染色阴性细菌、真菌感染发展为脓毒症的风险远远超过年轻患者。起始经验性治疗建议使用一种或者联合使用广谱抗菌药物治疗，尽可能覆盖所有可能的病原体（包括革兰氏染色阳性和革兰氏染色阴性细菌，可能的真菌或病毒）。病原体被鉴定出来或者几天后临床改善、感染控制的情况下，可降阶梯换用相对窄

谱的抗菌药物治疗，以减少耐药菌发生的可能。脓毒症和脓毒性休克患者抗菌药物治疗过程中为降阶梯治疗需日常评估疗效。

7～10 天对大多数感染相关的脓毒症和脓毒性休克的抗微生物治疗足够。较长的疗程适用于临床反应较慢，感染部位引流不畅，金黄色葡萄球菌感染，真菌或者病毒感染，或者包括粒细胞缺乏在内的免疫缺陷患者。较短的疗程适用于腹腔内、尿路感染或者解剖结构正常的肾盂肾炎等感染部位得到有效控制、临床好转迅速的患者。老年患者由于病程长、恢复慢，抗菌药物疗程可根据具体情况适当延长。前降钙素原水平的检测有利于缩短脓毒症患者的抗菌药物的疗程。对于最初考虑为脓毒症但随后感染临床证据不足的患者，前降钙素原水平可帮助判断是否终止经验性抗菌药物使用。

老年患者由于其独特的生理特点，使用糖肽类、氨基糖苷抗菌药物时，要特别注意其对肾脏的影响；使用喹诺酮类药物时，要注意其使 QT 间期延长的副作用；使用利奈唑胺时，注意监测血小板变化；使用三代头孢菌素，特别是头孢哌酮舒巴坦时，容易出现维生素 K 缺乏，导致凝血障碍，加大老年患者的出血风险，需要额外补充维生素 K。为了确保药物的安全性，应在药物使用过程中加强老年患者不良反应监测。

1. 呼吸道感染　老年脓毒症患者感染部位以呼吸道最为常见。在老年患者，肺炎链球菌仍是最主要的病原体，老年人发生革兰氏染色阴性细菌性肺炎的可能性显著增高。病毒性肺炎和不典型病原体肺炎，如支原体肺炎，在老年患者发病率也有所增加。年龄超过 75 岁的老年人流感病毒肺炎发生率是年轻人的 15 倍。对于高龄患者和痴呆患者，吸入性肺炎要特别引起注意。有研究显示，老年患者混合感染、细菌耐药较年轻患者多见，年龄超过 65 岁是耐药菌感染的独立危险因素，除了耐甲氧西林金黄色葡萄球菌（methicillin-resistant staphylococcus aureus，MRSA），在老年患者中分离的耐广谱 β 内酰胺酶肠杆菌发生率明显升高。

对于社区获得性肺炎抗微生物治疗建议使用加酶抑制剂的青霉素类、三代头孢菌素及加酶抑制剂的复合制剂、厄他培南等碳青霉烯类联合四

环素类／大环内酯类／呼吸喹诺酮类。院内获得性肺炎建议使用抗铜绿假单胞菌β内酰胺酶类或抗铜绿假单胞菌碳青霉烯类联合抗铜绿假单胞菌喹诺酮类／氨基糖苷类，有 MRSA 风险时可联合糖肽类或利奈唑胺，必要时可联合多粘菌素或替加环素。此外老年患者因特殊的免疫衰老状态，真菌已成为必须注意的病原体。如抗菌药物治疗无效，可考虑经验性抗真菌治疗。老年患者一旦考虑到流感病毒感染建议早期使用神经氨酸酶抑制剂。

2. **泌尿系统感染**　泌尿系感染最常见的病原菌是革兰氏阴性肠杆菌。源于泌尿系感染的脓毒症，多发生于上尿路，如肾盂肾炎、肾周脓肿等。经验性抗菌药物应选择三代头孢菌素、加酶抑制剂的β内酰胺类、碳青霉烯类单用或联合氟喹诺酮类／氨基糖苷类。长期留置导尿管的患者或近期有尿路操作的患者应怀疑泌尿系肠球菌感染，治疗可选用哌拉西林、糖肽类。

3. **急性胆道感染**　老年患者胆石症的高发病率导致老年急性胆道感染，成为脓毒症的常见原因之一。尽早解除梗阻、减轻胆道压力是重要的治疗措施。胆道感染致病菌主要为革兰氏阴性杆菌，其中以大肠埃希菌最常见，肠球菌、铜绿假单胞菌、变形杆菌、厌氧菌感染亦较常见。抗菌药物建议使用覆盖革兰氏阴性杆菌、厌氧菌且胆道浓度较高的药物，如加酶抑制剂的β内酰胺类／碳青霉烯类／头孢菌素单用或联合氟喹诺酮类／甲硝唑。

4. **皮肤软组织感染**　老年人皮肤菲薄，糖尿病患者比例高，易发生皮肤软组织感染或压疮。其最常见病原菌是金黄色葡萄球菌或 A 组β溶血性链球菌。如果不是 MRSA，建议给予一代头孢菌素或青霉素类抗菌药物；可能为 MRSA 时，给予糖肽类或利奈唑胺。

5. **导管相关性感染**　长期住院的老年患者常留置深静脉导管，当怀疑或证实血管内导管相关性血流感染引起脓毒症时，应立即拔除导管，行血培养和导管皮内部分培养。凝固酶阴性的葡萄球菌和金黄色葡萄球菌是导管相关性血流感染最常见的病原菌。长期住院老年患者院内发生 MRSA 风险高，建议给予糖肽类抗菌药物、利

奈唑胺、达托霉素等药物。如怀疑革兰氏阴性杆菌，加用三代头孢菌素或碳青霉烯类。导管皮内部分或血培养见念珠菌时，可选择氟康唑，如果是耐药的光滑念珠菌或克柔念珠菌，应使用棘白菌素类卡泊芬净抗真菌治疗。

（四）预防并发症及脏器支持治疗等其他治疗

脓毒症或脓毒性休克老年患者的其他治疗包括调节血糖、使用糖皮质激素、血液制品、机械通气、镇静止痛、肾脏替代治疗、预防深静脉血栓和应激性溃疡等。

脓毒症常引起胰岛素抵抗，导致血糖过高，而老年患者血糖调节功能差，监测、调整血糖是必要的，目标血糖 7.8～10mmol/L，严格避免出现低血糖事件。脓毒性休克患者如果对液体复苏和血管收缩药反应差（血压不升），可静脉使用氢化可的松（200～300mg/24h）。患者有明显出血风险而血小板计数低于 20×10^9/L 时，可预防性输注血小板。活动性出血、手术或者计划行有创操作等情况下，血小板计数低于 50×10^9/L 时，可预防性输注血小板。脓毒症或脓毒性休克患者不推荐静脉使用免疫球蛋白。

急性呼吸窘迫综合征（acute respiratory distress syndrome，ARDS）患者如果需要机械通气，推荐潮气量为 6ml/kg，平台压限制在 $30cmH_2O$ 以下。对于中度至重度 ARDS 建议使用较高的呼气末正压。氧合指数（PaO_2/FiO_2）小于 150 的患者考虑使用俯卧位通气。机械通气的患者维持抬高床头 30°～45°可减少误吸风险，预防呼吸机相关性肺炎。使用神经肌肉阻滞剂不超过 48h，尽量减少持续或间歇镇静。

在脓毒症伴有急性肾损伤的患者，可以使用间歇或持续肾脏替代治疗（renal replacement therapy，RRT），持续 RRT 有利于血流动力学不稳定患者的液体平衡管理。

脓毒症或脓毒性休克患者衡量血栓风险和出血风险的情况下，可考虑使用普通肝素或者低分子肝素预防静脉血栓。如存在抗凝药物预防禁忌，可选用机械预防。对于有胃肠道出血风险的脓毒症或脓毒性休克患者建议使用质子泵抑制剂或 H_2 受体拮抗剂预防应激性溃疡。老年脓毒症诊治流程图见图 4-12-1。

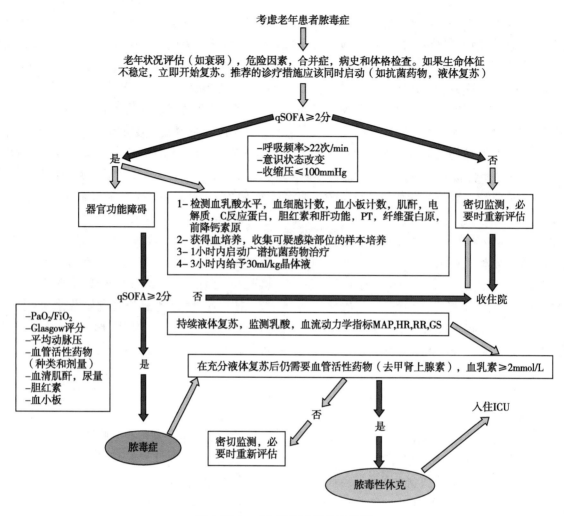

图 4-12-1 老年脓毒症诊治流程图

六、预后

与年轻脓毒症患者相比，65 岁以上的老年患者发展成为脓毒性休克的风险高 12 倍，且死于脓毒症的风险是年轻患者的 2 倍。随着年龄的增加，死亡风险增加。早期识别、经验性抗菌药物治疗、积极的液体复苏可以改善老年脓毒症患者的预后。

预后不良的危险因素包括存在休克、血清乳酸水平增高和存在器官功能衰竭。心功能衰竭、周围血管病、痴呆和糖尿病与老年脓毒症患者远期死亡率相关。相关疾病的早期诊断和治疗可以改善老年脓毒症患者的生存率。

严重脓毒症老年存活者可能出现新的认知障碍和机体功能下降。老年脓毒症的存活者通常在出院后仍需长期照护和康复训练来恢复机体功能。

七、临床研究展望

脓毒症是老年患者的常见病，且随老龄化加重发病率持续增加。由于老年脓毒症患者临床表现不典型，缺乏特异的生物学标志物，使其早期诊断、治疗变得困难，老年脓毒症患者死亡率居高不下。虽然众多临床研究证实应用脓毒症指南指导治疗在老年患者、青年患者均有效，但基于衰弱和年龄相关的调整是必需的，需要开展更多的老年研究为临床提供依据。是否或何时选择舒缓医疗目前尚缺乏足够的临床和伦理依据，仍需进一步探讨。

（张红雨 许霞；周飞虎 樊瑾 审阅）

参 考 文 献

[1] Singer M，Deulschman CS，Seymour CW，et al. The third

internation consensus definitions for sepsis and septic shock (sepsis-3) [J]. JAMA, 2016, 315 (8): 801-810.

[2] Angus DC, van der Poll T. Severe sepsis and septic shock[J]. N Engl J Med, 2013, 369: 840-851.

[3] Rhodes A, Evans LE, Alhazzani W, et al. Surviving sepsis campaign: international guidelines for management of sepsis and septic shock: 2016[J]. Crit Care Med, 2017, 43 (3): 304-377.

[4] Heppner HJ, Singler K, Kwetkat A, et al. Do clinical guidelines improve management of sepsis in criticallyill elderly patients? A before-and-after study of the implementation of a sepsis protocol[J]. Wien Klin Wochenschr, 2012, 124 (8): 692-698.

[5] Sehgal V, Bajwa SJ, Consalvo JA, et al. Clinical conundrums in management of sepsis in the elderly[J]. J TranslInt Med, 2015, 3 (3): 106-112.

[6] Stephen YL. Sepsis and Other Infectious Disease Emergencies in the Elderly[J]. Emerg Med Clin North Am, 2016, 34 (3): 501-522.

第四节 危重症的水电解质管理

人体生存在两个环境中,一个是不断变化的外环境,另一个是维持相对稳定的内环境(internal environment)。机体内环境指的是细胞外液(extracellular fluid, ECF),它是全身细胞组织赖以生存的基础。维护机体内环境相对稳态(homeostasis),对于维持人体正常的生命活动极其重要。水和电解质广泛参与人体内新陈代谢的重要活动,对维持内环境稳态发挥着重要的作用。水电解质紊乱是指任何原因引起的人体体液中水与电解质的量、组成或分布异常导致的生理功能紊乱,在临床上十分常见,尤其是老年患者,由于机体功能老化,导致水电解质平衡紊乱的因素多样,临床表现往往欠典型,诊治难度加大。

一、脱水

脱水是指由呕吐、腹泻等导致体内液体量减少超过自身体重的2%。老年人由于器官老化导致口渴感觉减轻,液体丢失反应的减弱以及液体丢失后尿液浓度下降等因素容易发生脱水。脱水是老年住院患者常见的水电解质紊乱的类型,亦是导致住院老年患者意识障碍的最常见原因。根据水钠丢失比例及细胞外液渗透压的不同,可分为三种类型:

(一)高渗性脱水

高渗性脱水(hypertonic dehydration):失水多于失钠,血钠 >150mmol/L 和血浆渗透压 >320mmol/L。

1. 病因 饮水障碍、昏迷、极度衰竭等原因导致机体水摄入不足,以及肾脏或肾外因素造成的失水过多。老年人口渴感减退、饮水不足、尿浓缩功能下降等因素容易导致高渗性脱水。

2. 病理生理与临床表现 细胞外液的渗透压升高,可以刺激大脑口渴中枢,引起口渴感及主动饮水,同时兴奋下丘脑渗透压感受器导致抗利尿激素(ADH)释放增加,醛固酮分泌减少,促使远曲小管及集合管重吸收水分增加,肾脏重吸收钠减少,引起尿量减少和尿钠排泄增加。因此血容量减少不明显,发生循环障碍不多见。但是由于细胞内脱水导致细胞代谢功能障碍,常伴发酸中毒、氮质血症,其中的脑细胞脱水可导致中枢神经系统症状。

3. 治疗原则 尽量以口服为主,必要时可静脉补充。需补水量 = 脱水量 + 生理需要量 + 继续损失量,其中脱水量计算以降低 1mmol/L 血钠为例,男性需水 4ml/kg,女性需水 3ml/kg。开始补液第一天补充计算总量的 1/2,血钠降至 150mmol/L 时症状改善,宜减慢补液速度。老年患者的补液量和速度应该根据心肺功能而定。

(二)低渗性脱水

低渗性脱水(hypotonic dehydration):失钠多于失水,其中血钠 <130mmol/L、血浆渗透压 <280mmol/L。

1. 原因 丢失等渗体液时只补充水而未补充电解质,可导致低渗性脱水,其中等渗体液丢失见于腹泻、肠瘘、大面积烧伤、大量胸腹水形成等。

2. 病理生理与临床表现 细胞外液的渗透压降低,抑制渴觉中枢,不引发饮水行为;抑制下丘脑渗透压感受器,ADH 释放减少,尿量未减少,尿比重降低。细胞外液的渗透压降低时会使得细胞外液向细胞内转移,早期即可出现周围循环障碍,表现为皮肤弹性降低、眼眶凹陷等脱水体征。脑细胞水肿时可导致中枢神经系统障碍。

3. 治疗原则 积极处理原发病。轻症可输注生理盐水,重症患者则补充高渗盐水,维持血压稳定,积极纠正低钠及细胞水肿。大量补充生理盐水后需注意血氯水平。

（三）等渗性脱水

等渗性脱水（isosmotic dehydration）：失水与失钠比例相等，血 Na 在 130~150mmol/L 之间，细胞外液渗透压维持在 280~310mmol/L。

1. 病因　多见于短期等渗液体的丢失，如大量呕吐、肠瘘等；体液大量丧失在感染区或软组织内，如腹腔感染、肠梗阻、大面积烧伤等。

2. 病理生理与临床表现　循环血容量下降，使醛固酮和 ADH 分泌增加，肾脏对水、钠重吸收增加，尿量减少，细胞外液得到一定补充。临床上因病情阶段不同可出现向高渗性脱水或低渗性脱水转化。等渗性脱水若不即时处理，可因皮肤、呼吸道蒸发水分而转为高渗性脱水；若处理不当，只补充水分而未补电解质，可转为低渗性脱水。

3. 处理原则　首先应尽可能处理引起等渗性失水的原因，从而减少水和钠的继续丢失。针对细胞外液量的减少，一般可用等渗盐水或平衡盐液尽快补充血容量。根据脉搏细速和血压下降等情况来估计体液丧失量，已达体重的 5% 者，可快速输入等渗盐水或平衡盐液以恢复血容量，或按血细胞比容来计算需补液体量。

二、电解质紊乱

（一）低钠血症

低钠血症（hyponatremia）：指血清钠浓度 <135mmol/L，常伴有血浆渗透压下降。根据血钠浓度分类：轻度 130~135mmol/L；中度：125~129mmol/L；重度：<125mmol/L。根据发生时间分类，急性低钠血症 <48h，慢性低钠血症≥48h，如果不能对其分类，除非有临床或病史证据，则认为系慢性低钠血症。

1. 病因　引起低钠血症的病因众多，包括低渗性脱水导致缺钠性低钠血症及病理状态下导致稀释性低钠血症等。临床上还要注意鉴别抗利尿激素分泌异常综合征（syndrome of inappropriate secretion of antidiuretic hormone，SIADH）和脑性耗盐综合征（cerebral salt-wasting syndrome，CSWS），后者通常需要通过排除性诊断来确诊。二者最主要的区别在于：CSWS 患者的血容量通常是减低的，而 SIADH 患者的尿钠常低于 100mmol/L（100mEq/L），并且血容量通常偏高。

2. 临床表现　低钠血症的临床表现取决于低钠血症的程度以及钠浓度下降的速度，通常缺乏特异的临床表现，以精神神经症状为主，表现为意识混乱及头痛，也可以出现呕吐、呼吸窘迫、嗜睡、癫痫样发作和昏迷（Glasgow 评分≤8 分）等重症表现。

3. 处理原则　严重低钠血症时（血钠 <125mmol/L）时，可静脉缓慢增加血钠浓度，但注意血钠浓度增加过快可导致渗透性脱髓鞘等永久性脑损害。通常血钠纠正控制在 4mmol/（L·24h），24h、48h 及 72h 的最大纠正速率应控制在 <10~12mmol/L、≤18mmol/L 及 ≤20mmol/L。对于营养不良、进展性肝病、糖尿病等渗透性脱髓鞘高危患者，纠正速度应控制在 4mmol/（L·24h），最大纠正速度 <8mmol/（L·24h）。对伴有严重症状（如意识不清、抽搐、昏迷）的低钠血症患者，可予 3% 氯化钠溶液缓慢输注缓解脑水肿，避免脑干脑疝形成。快速纠正低钠即每小时提升血钠 >1mmol/L 者，仅限于症状严重（如癫痫、昏迷）和 / 或急性低钠血症者，并严密监测血钠水平，适时调整补钠方案。

限制游离水摄入（<1L/d）是等容量性低钠血症患者的主要治疗方法，高渗盐水对该类患者无效。

高容量性低钠血症的治疗，包括限制盐和液体摄入、治疗原发病及给予袢利尿剂。酌情给予 V_2 受体拮抗剂如托伐普坦（Tolvaptan），可选择性阻断肾小管上的精氨酸血管升压素受体，具有排水不排钠的特点，从而减轻水肿和增加血钠作用，但鉴于托伐普坦对于多囊肾治疗有肝坏死的潜在风险，目前不推荐常规使用加压素受体治疗低钠血症。

（二）高钠血症

高钠血症（hypernatremia）指血清钠浓度 >145mmol/L，严重高钠血症（血钠 >160mmol/L）是死亡率增加的独立危险因素。

1. 病因　浓缩性高钠血症是由于水分丢失过多，失水多于失钠，见于各种原因所致的高渗性失水，是引起高钠血症的主要原因。潴留性高钠血症的原因比较多，包括原发性醛固酮增多症、不同原因的皮质醇增多症、摄入钠过多等所致的钠潴留，也常见于脑外伤、脑血管意外、垂体肿瘤等脑部病变所致的钠潴留。

2. 临床表现 高钠血症主要引起神经系统的症状。急性高钠血症起病急骤，主要表现为淡漠、嗜睡、进行性肌肉张力增加、运动失调、惊厥、癫痫发作，甚至昏迷而死亡。慢性高钠血症症状较轻，初期可不明显，严重时主要表现为烦躁或淡漠、肌张力增高、深腱反射亢进、惊厥等。

3. 处理原则 纠正高钠血症的速度不能过快，以 1～2mmol/h 合适，避免外周血渗透压发生急剧变化导致组织细胞水肿。但当血钠 >160mmol/L 时容易出现颅内高压，特别是对于原发或继发中枢神经系统损害的患者，连续性血液净化（CBP）治疗高钠血症可平稳降低血钠与置换液中钠浓度梯度及渗透压梯度差，从而有效避免血清钠浓度变化过快或纠正过慢所带来的并发症，对重症患者尤其重要。

（三）低钾血症

低钾血症（hypokalemia）指血清钾浓度 <3.5mmol/L。由于人体钾总量是 98% 存在细胞内而 2% 存在细胞外，血清钾降低并不一定表示体内缺钾，只能表示细胞外液中钾的浓度降低，而全身缺钾时血清钾不一定降低，临床上应结合病史和临床表现进行综合判断。

1. 病因 低钾血症常见于如长期禁食导致的摄入不足、大量呕吐、腹泻、长期应用非保钾利尿剂、皮质激素、慢性肾衰竭时所造成的钾丢失过多，以及家族性周期性麻痹、代谢性碱中毒、大量使用葡萄糖注射液（尤其是同时使用胰岛素）等所造成的钾在体内分布异常。对于顽固性低钾血症，应当从病因入手才能有效纠正低钾血症。

2. 病理生理与临床表现 当机体缺钾时，骨骼肌的细胞外液钾离子浓度下降而细胞内液的钾离子浓度变化不大，此时细胞内外钾离子浓度差增大，钾离子随浓度差外流增加，细胞静息电位负值增大而阈值电位不变，因此与阈值电位差值增大，神经肌肉兴奋性降低。对心肌而言，当出现低钾时心肌细胞膜对钾离子的通透性降低，钾离子随着化学浓度差向细胞外移减少，导致细胞静息电位负值减少，与阈值电位差减少，心肌细胞兴奋性升高。临床表现的严重程度取决于细胞内外缺钾的程度及缺钾发生的速度，相同水平的血钾浓度时，急性低钾血症症状比慢性低钾血症

严重。低血钾可引起骨骼肌和平滑肌收缩能力下降，血钾 <3mmol/L 能引起神经、肌肉应激性减退，当血清钾降到 2.5mmol/L 以下时就容易产生如四肢肌肉无力、腱反射迟钝或消失、腹胀甚至麻痹性肠梗阻。心血管系统表现为室性期前收缩、室性心动过速、室颤等严重心律失常，如不及时提高血钾水平就会危及生命。长期低钾可使肾小管受损，引起缺钾性肾病。低钾在心电图表现为 T 波振幅降低，可出现 U 波。

3. 处理原则 补钾应按病情进行，轻症者（血钾 3.0～3.5mmol/L）口服为主，不能口服或缺钾严重的患者需静脉输注氯化钾。静脉补钾以缓慢静滴为原则，外周静脉氯化钾输入浓度不应超过 0.3%，静滴浓度太高可刺激静脉，引起疼痛、痉挛及血栓；中心静脉补给可相对提高浓度，每小时输入 0.5～1.0g，24h 总量一般不超过 12g。见尿补钾且尿量需大于 500ml/24h 或 30～40ml/h。细胞内缺钾恢复比较慢，在停止静脉补钾后还应当继续口服钾制剂 1 周。静脉补钾效果不好时，应检查血镁溶度。

（四）高钾血症

高钾血症（hyperkalemia）指血清钾浓度 >5.5mmol/L，主要引起神经、肌肉及心脏的症状，可出现典型心电图改变，甚至导致死亡。高钾血症属于内科急症。

1. 病因 常见于急慢性肾功能不全所致排钾困难、输注大量库存血、酸中毒、挤压综合征及大量溶血促使细胞内钾释放到细胞外等。

2. 病理生理与临床表现 高钾时一般无特异性临床表现，可表现为骨骼肌兴奋性增高，易疲劳，影响呼吸肌时可导致窒息。严重高钾可出现心搏慢而无力，心律不齐以至心脏停搏。心电图主要表现为：早期 T 波高耸，随后 Q-T 间期延长，QRS 波增宽，进而 P 波振幅降低，形成无 P 波的窦室传导。

3. 处理原则 对于高钾血症最迅速的方法暂停含钾药物摄入，并立即采用拮抗钾对外周神经-肌肉影响的药物

（1）对抗心肌毒性：10% 葡萄糖酸钙 20ml 于 5～10min 内静脉推注。注射后数分钟即可见效，但持续时间较短（仅半小时），故半小时后可重复 1～2 次，动态监测血钾及心电图变化。

（2）促使细胞外液钾离子向细胞内转移：①注射碱性溶液，高钾血症伴酸中毒时可使用碱性溶液，碱化作用可加强钾向细胞内转移，并可促进肾脏排钾。一般用 5% 碳酸氢钠 125～250ml 缓慢静脉滴注，可根据病情需要增减剂量。②静滴高渗葡萄糖 - 胰岛素溶液，可用 10% 葡萄糖 500ml 加入胰岛素 10～15U 静脉滴注，一般于注射后 10～15min 血钾下降。其作用能维持 4h 以上。可反复静注或持续静脉滴注，同时监测血糖。③其他方法包括去除病因或诱因。

（3）促进钾离子排泄：髓袢或噻嗪类利尿剂、阳离子交换树脂等促进钾离子排泄，对于内科降钾效果不明显时或严重高钾血症时应采用血液透析或腹膜透析尽快降低血钾。

（五）低钙血症

低钙血症（hypocalcemia）指血清中总钙浓度 <2.2mmol/L，游离钙低于正常值（<1.1mmol/L）。血清白蛋白浓度会影响血清总钙测定值。只有当血钙浓度降至 1.05～1.25mmol/L 以下时，才会出现生理学相关的"低钙血症"。

1. 病因 低钙血症常见于甲状旁腺功能低下、摄入不足及接触阳光较少等维生素 D 缺乏、肝肾功能不全影响维生素 D 羟化障碍等。

2. 病理生理与临床表现 血钙降低时会刺激甲状旁腺合成和释放甲状旁腺激素（PTH）；而低血钙及 PTH 水平升高均可增强近端肾小管上皮细胞内 1α 羟化酶的活性，从而促进 $1,25(OH)_2D_3$ 的合成。PTH 和 $1,25(OH)_2D_3$ 又可增加远端肾小管钙的重吸收，同时 PTH 可促进骨的吸收，$1,25(OH)_2D_3$ 可增加肠道钙的重吸收，从而使血钙升高。当甲状旁腺功能减退、维生素 D 代谢障碍、肾衰竭时，PTH 和 $1,25(OH)_2D_3$ 合成障碍，使机体正常的血钙平衡调节紊乱，从而出现低钙血症。低钙血症经常没有典型临床症状。临床症状的轻重与血钙降低的程度不完全一致，而与血钙降低的速度、持续时间有关。血钙的快速下降，即使血钙水平在 2mmol/L，也会引起临床症状。低血钙的临床表现主要和神经肌肉的兴奋性增高有关，可出现肌痉挛，严重者可出现肢体抽搐等。当血钙浓度 <0.87mmol/L（低血钙危象）时，尤其是老年患者的临床症状明显，四肢和面部感觉异常，肌肉痉挛，反射亢进，严重者支气管

平滑肌痉挛而发生哮喘，或可引起心力衰竭甚至心脏骤停。

3. 处理原则 急性严重低钙血症抽搐时可立即予以静脉注射钙盐，10% 葡萄糖酸钙 10ml 静脉推注（大于 10min），可重复使用以控制症状。如仍不能控制症状，可肌内注射硫酸镁或加入葡萄糖溶液中静脉滴注。慢性低钙血症，以口服钙和维生素 D 制剂为主。口服钙制剂包括葡萄糖酸钙、枸橼酸钙和碳酸钙，一般每天口服 1～2g。活性维生素 D_3 包括 $25-(OH)D_3$ 及 $1,25(OH)_2D_3$，作用较快，使用 1～3 天开始生效，每天使用 0.25～1μg。甲状旁腺功能低下是甲状腺术后低钙血症最主要的原因。甲状旁腺移植作为一种最有效的治疗手段，主要用于永久性甲状旁腺功能减退，长期具有明显低钙血症症状且药物治疗无效的患者。

（六）高钙血症

高钙血症（hypercalcemia）指血清钙浓度 >2.75mmol/L。当血清中钙≥3.75mmol/L 时称为高钙危象，属内科急症，需紧急处理。

1. 病因 约 20% 的恶性肿瘤（如乳腺癌、肺癌、前列腺癌等）患者，特别在晚期可发生高钙血症，其他原因包括过量补充钙剂、噻嗪类利尿药使用、肾衰竭患者和长期制动患者等。

2. 临床表现 高钙血症的早期症状有便秘、食欲缺乏、恶心、呕吐和腹痛。严重的高钙血症常常出现脑功能障碍，如精神错乱、情感障碍、谵妄、木僵和昏迷，出现心律异常甚至死亡。

3. 处理原则 首先应当停止补充外源性钙剂；无症状的轻度高血钙应及时查明原因，一般不需要积极控制血钙；对有症状的中度高血钙患者需立即治疗，但对于无症状的中度高钙血症，如果是原发性甲状旁腺功能亢进症等良性病变，应积极控制高血钙。当血清钙 >3.5mmol/L 时，无论临床症状如何，都应当立即采取有效措施纠正高血钙症。主要措施如下：

（1）扩容、促进尿钙排泄：扩容可以增加肾小球对钙的滤过率及减少肾脏近、远曲小管对钠和钙的重吸收，使尿钙排泄增多。但对于老年及心、肾功能不全的患者，需根据其容量的耐受性慎重处理。在充分扩容的基础上使用髓袢利尿剂呋塞米，其作用于肾小管髓袢升支粗段，抑制钠钙重吸收，从而增加尿钙排泄。因噻嗪类利尿药会减

少尿钙的排泄,加重高血钙,因此属于绝对禁忌。

(2)抑制骨吸收药物的应用:包括双膦酸盐和降钙素。前者可促进细胞外液钙向骨转移,静脉使用双膦酸盐是迄今为止最有效的治疗高钙血症的方法,老年肾功能受损者应慎用。后者可抑制破骨细胞的骨吸收,同时减少肾脏对钙的重吸收,增加尿钙排泄。

(3)糖皮质激素:通过抑制肠道钙吸收、增加肾脏尿钙排泄、减少骨钙向细胞外液转移等多种途径降低血钙水平,适用于血液系统恶性肿瘤导致的高钙血症,但对实体恶性肿瘤及原发性甲旁亢引发的高钙血症无效。常用剂量为氢化可的松200~300mg/d,疗程一般为3~5天。

(4)其他:包括血液透析和早期活动,前者是可迅速降低肾功能不全的高钙危象的血钙水平。

总之,老年患者由于营养需求及器官功能状态有别于中青年人群,老年化引起机体组成、生理状态和生活方式的改变使老年人营养风险增大。不幸的是,关于老年重症患者营养支持的研究很少,许多治疗标准都是参照青年人标准制定的。老年重症患者营养不良发病率高,基础疾病和并发症多、各器官之间调节功能差是营养支持的难点。因此,合理评估老年患者营养状态,选择合适的营养途径及营养制剂,不仅提供营养,还可以发挥营养治疗的作用。

（林展翼　黄道政；张新超　胡亦新　审阅）

参 考 文 献

[1] Pierre Singer, Annika Reintam Blaser, Mette M, et al. ESPEN guideline on clinical nutrition in the intensive care unit[J]. Clinical Nutrition, 2018, 08: 037.

[2] Giordano M, Ciarambino T, Castellino P. Diseases associated with electrolyte imbalance in the ED: age-related differences[J]. Am J Emerg Med, 2016, 1923: 1926.

[3] Grundmann F. Electrolyte disturbances in geriatric patients with focus on hyponatremia[J]. Z Gerontol Geriatr, 2016, 47: 82.

[4] Bardak S, Turgutalp K, Koyuncu MB. Community-acquired hypokalemia in elderly patients: related factors and clinical outcomes[J]. Int Urol Nephrol, 2017, 483: 489.

[5] Olivero JJ Sr1.Cardiac Consequences Of Electrolyte Imbalance[J]. Methodist Debakey Cardiovasc J, 2016, 125: 6.

附录　常用老年综合评估量表

附表 1　Katz 日常生活活动能力量表

在每一栏中圈出最能反映患者最佳功能状态的项目并在每栏的空白横线上评分（1 或者 0）。

A　如厕	评分（　）
1. 能完全独立上厕所，无失禁。	1
2. 需要提醒如厕，或需要帮助清洁，或偶有失禁（最多 1 周 1 次）。	0
3. 熟睡时有便或尿失禁，并每周大于 1 次。	0
4. 清醒时有便或尿失禁，并每周大于 1 次。	0
5. 尿便完全无法控制。	0

B　进食	评分（　）
1. 能自己独立吃饭。	1
2. 进餐时偶尔需要帮助，和／或在进食特殊烹调的食物时需要帮助，或餐后需要别人帮助清洗。	0
3. 进餐时经常需要帮助，并且不能保持进餐时整洁。	0
4. 所有的进餐几乎全需要帮助。	0
5. 不能自己进食，并且对他人帮助自己进食有抵触。	0

C　穿衣	评分（　）
1. 能自己穿衣、脱衣，并从衣橱自己挑选衣服。	1
2. 能自己穿衣、脱衣，偶尔需要帮助。	0
3. 经常需要帮助穿衣和选择衣物。	0
4. 必须别人帮助穿衣，但能够配合。	0
5. 完全不能穿衣，并且对别人帮忙不能配合。	0

D　梳洗（整洁，头发，指甲，手，脸，衣服）	评分（　）
1. 能独立保持自我整洁和穿着得体。	1
2. 能保持自我充分的整洁，偶尔需要很少帮助，如剃须。	0
3. 需要他人经常监督和帮助以保持自我整洁。	0
4. 需要他人完全帮助，但是接受帮助后能够保持良好的整洁度。	0
5. 完全依靠他人帮助其保持整洁的一切行为。	0

E　躯体活动	评分（　）
1. 能在各种地面或者城市中随意走动。	1
2. 能在住处附近或一个街区内活动。	0
3. 行走时需要帮助（如下任何一项）：①他人搀扶；②固定扶手；③拐杖；④助步器；⑤轮椅　a. 上／下轮椅不需帮助；b. 上／下轮椅需要帮助。	0
4. 仅能独立坐于椅子或轮椅中，但需他人推动。	0
5. 超过多半的时间卧床。	0

续表

F 洗澡	评分（　）
1. 能独立洗澡（盆浴，淋浴，搓澡）。	1
2. 能自己洗澡，但出入浴缸需要帮助。	0
3. 仅能洗脸和手，其他身体部位需要他人帮助。	0
4. 不能自己洗澡，但他人帮忙能够配合。	0
5. 不能自己洗澡，也不能配合他人的帮助。	0

评分：ADL 总分范围为 0～6 分

附表 2　Barthel 日常生活功能量表

项目	分数	内容说明
1. 进食	10 □	可自行进食或自行使用进食辅具，不需要他人协助。
	5 □	需协助使用进食辅具。
	0 □	无法自行进食或喂食时间过长。
2. 个人卫生	5 □	可以自行洗手、刷牙、洗脸及梳头。
	0 □	需要他人部分或完全协助。
3. 如厕	10 □	可自行上下马桶、穿脱衣服、不弄脏衣服、会自行使用卫生纸擦拭。
	5 □	需要协助保持姿势的平衡、整理衣服或使用卫生纸。
	0 □	无法自己完成，需要他人协助。
4. 洗澡	5 □	能独立完成盆浴或淋浴。
	0 □	需他人协助。
5. 穿脱衣服　鞋袜	10 □	能自行穿脱衣裤鞋袜，必要时使用辅具。
	5 □	在别人协助下可自行完成一半以上的动作。
	0 □	需要他人完全协助。
6. 大便控制	10 □	不会失禁，必要时能自行使用栓剂。
	5 □	偶尔会失禁（每周不超过一次），需要他人协助使用塞剂。
	0 □	需要他人处理大便事宜。
7. 小便控制	10 □	日夜皆不会尿失禁，或可自行使用并清理尿布或尿套。
	5 □	偶尔会失禁（每周不超过 1 次），使用尿布或尿套需他人协助。
	0 □	需他人协助处理小便事宜。
8. 平地行走	15 □	使用或不使用辅具，皆可独立行走 50m 以上。
	10 □	需他人稍微扶持或口头指导才能行走 50m 以上。
	5 □	虽无法行走，但可独立操纵轮椅（包括转弯、进门及接近桌子或床旁），并可推行轮椅 50m 以上。
	0 □	完全无法行走或推行轮椅 50m 以上。
9. 上下楼梯	10 □	可自行上下楼梯，可使用扶手、拐杖等辅具。
	5 □	需稍微扶持或口头指导。
	0 □	无法上下楼梯。
10. 上下床或椅子	15 □	可自行坐起，由床移动至椅子或轮椅不需要协助（包括轮椅刹车、移开脚踏板），且无安全上的顾虑。
	10 □	在上述移动过程中需些协助或提醒，或有安全上的顾虑。
	5 □	可以自行坐起，但需他人协助才能够移动至椅子。
	0 □	需他人协助才能坐起，或需两人帮忙方可移动。
总分		

注：辅助装置不包括轮椅。0～20 分＝极严重功能障碍；20～45 分＝严重功能障碍；50～70 分＝中度功能障碍；75～95 分＝轻度功能障碍；100 分＝ADL 自理

附表 3 Lawton 生活用具使用能力量表

A 使用电话能力	( )
1. 能主动打电话，能查号、拨号。	1
2. 能拨几个熟悉的号码。	1
3. 能接电话，但不能拨号。	1
4. 根本不能用电话。	0
B 购物	( )
1. 能独立进行所有需要的购物活动。	1
2. 仅能进行小规模的购物。	0
3. 任何购物活动均需要陪同。	0
4. 完全不能进行购物。	0
C 备餐	( )
1. 独立计划，烹制和取食足量食物。	1
2. 如果提供原料，能烹制适当的食物。	0
3. 能加热和取食预加工的食物，或能准备食物但不能保证足量。	0
4. 需要别人帮助做饭和用餐。	0
D 整理家务	( )
1. 能单独持家，或偶尔需要帮助（如重体力家务需家政服务）。	1
2. 能做一些轻的家务，如洗碗，整理床铺。	1
3. 能做一些轻的家务，但不能做到保持干净。	1
4. 所有家务活动均需要在帮忙下完成。	1
5. 不能做任何家务。	0
E 洗衣	( )
1. 能洗自己所有的衣物。	1
2. 洗小的衣物；漂洗短袜以及长筒袜等。	1
3. 所有衣物必须由别人洗。	0
F 使用交通工具	( )
1. 能独立乘坐公共交通工具或独自驾车。	1
2. 能独立乘坐出租车并安排自己的行车路线，但不能乘坐公交车。	1
3. 在他人帮助或陪伴下能乘坐公共交通工具。	1
4. 仅能在他人陪伴下乘坐出租车或汽车。	0
5. 不能外出。	0
G 个人服药能力	( )
1. 能在正确的时间服用正确剂量的药物。	1
2. 如果别人提前把药按照单次剂量分好后，自己可以正确服用。	0
3. 不能自己服药。	0
H 理财能力	( )
1. 能独立处理财务问题（做预算，写支票，付租金和账单，去银行），收集和适时管理收入情况。	1
2. 能完成日常购物，但到银行办理业务和大宗购物等需要帮助。	1
3. 无管钱能力。	0

评分解释：IADLs 为 0～8 分。在一些项目中只有最高水平的功能状态可以获得 1 分。在其他项目中，2 个或者更多的功能状态水平可以得 1 分，因为每一项目描述的是某些最低功能状态水平的能力。这些项目尤其对于筛查患者目前的行为状况非常有用。多次应用这些评价工具，可以作为记录患者功能状态改善或者恶化的文字依据

附表4　功能独立性评定量表

项目			评分
运动功能	自我管理	进食	
		梳洗	
		洗浴	
		穿脱上衣	
		穿脱下衣	
		用厕	
	括约肌控制	排尿管理	
		排便管理	
	转移	床、椅、轮椅间	
		如厕	
		浴盆、淋浴室	
	行走	步行/轮椅或两者	
		上下楼梯	
运动功能评分			
认知功能	交流	理解	
		表达	
	社会认知	社会交往	
		解决问题	
		记忆	
认知功能评分			
FIM总分			

评分：1完全帮助；2最大帮助；3中等帮助；4小量帮助；5监护或协助；6部分独立；7独立。总分126分，最低18分。评分结果：126分完全独立；108~125分基本上独立；90~107分有条件的独立；72~89分轻度依赖；54~71分中度依赖；36~53分重度依赖；19~35分极重度依赖；18分完全依赖

附表5　谵妄的意识模糊评估法

急性发作且病程波动	1a. 与平常相比较，是否有任何证据显示患者精神状态产生急性变化？	否	是
	1b. 这些不正常的行为是否在一天中呈现波动状态？即症状时有时无或严重程度起起落落。	否	是
注意力不集中	2. 患者集中注意力是否有困难？例如容易分心或无法接续刚刚说过的话。	否	是
思维缺乏逻辑	3. 患者是否思考缺乏组织或不连贯？如杂乱或答非所问或不合逻辑的想法或突然转移话题。	否	是
意识状态改变	4. 整体而言，您认为患者的意识状态是过度警觉、嗜睡、木僵或昏迷。	否	是
总评	1a或1b任何一项[是]+2[是]+3或4任何一项[是]	□谵妄	

附表6 简易智能精神状态检查量表

项目	问题及指导语	评分
1. 定向力	现在是(星期几)(几号)(几月)(什么季节)(哪一年)	( )5
	我们现在在哪里:(省市)(区或县)(街道或乡)(什么地方)(第几层楼)	( )5
2. 记忆力	现在我要说三样东西的名称,在我讲完以后,请您重复说一遍。请您记住这三样东西,一会儿我还要再问您。(请仔细说清楚,每样东西间隔1s)。"皮球""国旗""树木"。请您把这三样东西说1遍(以第一次的答案记分)	( )3
3. 注意力和计算力	请您算一算100减7,然后从所得的数目再减去7,如此一直计算下去,请您将每减一个7后的答案告诉我,直到我说停为止。93,86,79,72,65。(若错了,但下一个答案是对的,那么只记一次错误)	( )5
4. 回忆力	现在请您说出刚才我让您记住的三样东西?"皮球""国旗""树木"	( )3
5. 命名能力	(出示手表)这个东西叫什么?	( )1
	(出示铅笔)这个东西叫什么?	( )1
6. 复述能力	现在我要说一句话,请您跟着我清楚的重复一遍。"四十四只石狮子"	( )1
7. 理解力	(检查者给被测试者一张空白纸)我给您一张纸请您按我说的去做,现在开始:"用右手拿着这张纸,用两只手将它对折起来,放在您的左腿上。"(不要重复说明,也不要示范)每个正确动作1分,共3分	( )3
8. 阅读	请您念一念这句话,并且按照上面的意思去做。(检查者把写有"闭上您的眼睛"大字的卡片出示给被测试者)	( )1
9. 书写	您给我写一个完整的句子。(句子必须有主语,动词,有意义)记下所叙述句子的全文。	( )1
10. 复制(构图)	(指着下面的图形)"请您照着这个样子把它画下来"。	( )1

注:满分为30分,其评分受年龄、教育程度等因素影响,通常认为评分低于27分,小学文化低于20分,文盲者低于17分,则需要做进一步评估

附表7 老年抑郁量表(简洁版)

请为你在过去的一周内的感受选择最佳答案:

1. 您对您的生活基本上满意吗?	是 / 否
2. 您减少了很多活动和嗜好(兴趣)吗?	是 / 否
3. 您觉得生活空虚吗?	是 / 否
4. 您常常感到厌烦吗?	是 / 否
5. 您是否大部分时间内精神状态都好?	是 / 否
6. 您会害怕将有不好的事情发生在您身上吗?	是 / 否
7. 大部分时间内您觉得快乐吗?	是 / 否
8. 您是否经常感到自己是无能和没用的?	是 / 否

续表

9. 您是否更愿意呆在家里,而不喜欢外出和尝试新鲜事物?	是 / 否
10. 您是否觉得与多数人比较,您的记性更差?	是 / 否
11. 您是否认为"现在还能活着"是一件很好的事情?	是 / 否
12. 您是否感到您现在活得很没有价值?	是 / 否
13. 您觉得体力充沛吗?	是 / 否
14. 您是否觉得您现在的处境没有希望?	是 / 否
15. 您是否觉得大部分人比你过得更好?	是 / 否
总分	

界值:正常为 0~5 分;5 分以上提示抑郁

附表 8　PHQ-9 问卷

在过去的 2 周内,你多久被下列问题烦扰 1 次? (几天 = 1,半数以上的日子 = 2,几乎每一天 = 3)	无	几天	一半以上天数	几乎每天
1. 做事情没有兴趣或者乐趣	0	1	2	3
2. 情绪低落、沮丧或绝望	0	1	2	3
3. 入睡困难或易醒,或睡得太多	0	1	2	3
4. 感觉疲倦或缺乏精力	0	1	2	3
5. 食欲不振或暴饮暴食	0	1	2	3
6. 感觉自己很差劲,或认为自己是个失败者,让自己或家人失望	0	1	2	3
7. 精神无法集中,如无法集中精力看报纸或看电视	0	1	2	3
8. 言语或行动缓慢,或过多(别人能观察到的)	0	1	2	3
9. 会有让自己死或伤害自己的想法	0	1	2	3
总分				
如果有上述问题对您造成困扰,这些问题会对您做工作、处理家事或与别人相处造成多大困难?				
没有困难□　　有些困难□　　非常困难□　　极度困难□				

初步诊断标准:在靠右侧的 2 列中至少有 4 个 √(包括问题 1# 和 2#),则怀疑为抑郁性疾病。怀疑为严重抑郁:在靠右侧的 2 列至少有 5 个 √(其中一个为问题 1# 或 2#)。

怀疑为其他的抑郁性疾病:在靠右侧的 2 个列有 2~4 个 √(其中的一个与问题 1# 和 2# 有关)。

注:鉴于问卷是由患者自行完成,因此所有的答案必须由医生确认,并且确切的诊断是基于临床情况,要考虑到患者对于问卷的理解程度以及患者提供的其他相关信息等。诊断严重抑郁或其他抑郁性疾病还需要有社交、职业或其他重要方面的功能受损并除外失去亲人的哀伤、躁狂疾病史(双向性情感障碍)、躯体疾病、使用药物的影响或其他能够引起抑郁症状的药物。PHQ-9 评分严重度的判定:总分解读(附表 8-1)

附表 8-1　PHQ-9 分数解读表

总分	抑郁严重程度
0~4	无
5~9	轻度
10~14	中度
15~19	中重度
20~27	严重

附表 9　膀胱过度活动症症状评分表

问题	症状	频率次数	得分（请在此栏划"√"）
1 白天排尿次数	从早晨起床到晚上入睡的时间内，小便的次数是多少？	≤7	0
		8～14	1
		≥15	2
2 夜间排尿次数	从晚上入睡到早晨起床的时间内，因为小便起床的次数是多少？	0	0
		1	1
		2	2
		≥3	3
3 尿急	是否有突然想要小便，同时难以忍受的现象发生？	无	0
		每周＜1	1
		每周≥1	2
		每日＝1	3
		每日2～4	4
		每日≥5	5
4 急迫性尿失禁	是否有突然想要小便，同时无法忍受并出现尿失禁的现象？	无	0
		每周＜1	1
		每周≥1	2
		每日＝1	3
		每日2～4	4
		每日≥5	5
总得分			

注：如果问题3（尿急）的得分在2分以上，且整个得分在3分以上，就可诊断OAB，应去泌尿外科接受进一步诊疗

附表 10　简易营养评定法简表

	筛查内容	分值
A	既往3个月内，是否因食欲下降、咀嚼或吞咽等消化问题导致食物摄入减少？ 0＝严重的食欲减退；1＝中等程度食欲减退；2＝没有食欲减退。	
B	最近3个月内体重是否减轻？ 0＝体重减轻超过3kg；1＝不知道；2＝体重减轻1～3kg；3＝无体重下降。	
C	活动情况如何？ 0＝卧床或长期坐着；1＝能离床或椅子，但不能出门；2＝能独立外出。	
D	在过去3个月内是否受过心理创伤或罹患急性疾病？ 0＝是；2＝否。	
E	有无神经心理问题？ 0＝严重痴呆或抑郁；1＝轻度痴呆；2＝无心理问题。	

续表

	筛查内容	分值
F1	BMI（kg/m²）是多少？ 0＝小于 19；1＝19～21；2＝21～23；3＝大于或等于 23。	
F2	小腿围 CC（cm）是多少？ 0＝CC 小于 31cm；3＝CC≥31cm。	
合计	筛查分值（14 分）	

说明：

1. 由于老年患者的特殊性，常存在不易测得 BMI 的情况，如卧床或昏迷患者，可用小腿围代替，具体测量方法如下：卷起裤腿，露出左侧小腿，取仰卧位，左膝弯曲 90°，测量最宽的部位，记录值需精确至 0.1cm，重复测量 3 次，取平均值，误差应在 0.5cm 内。

2. 结果判定：分值≥12 分，无营养不良风险；分值 8～11 分为营养不良风险；≤7 分为营养不良

附表 11 Tinetti 平衡与步态评估量表

Tinetti 平衡评估量表		
坐位平衡	斜靠在椅子里或易滑落	0
	稳定，安全	1
起立过程	无他人帮助不能站起	0
	需要用上肢帮助，才能站起	1
	不需要上肢参与，既能站起	2
起立始动过程	无他人帮助不能完成	0
	需要>1 次的尝试，才能完成	1
	1 次尝试，即能完成	2
即刻站立平衡（前 5s 内）	不稳定（摇晃，脚移动，躯干摆动）	0
	稳定，但需要应用助步器或其他支持	1
	稳定，不需要任何支持	2
站立平衡	不稳定	0
	稳定，但步基宽和需要支持	1
	步基窄且不需要支持	2
轻推试验	开始跌倒	0
	摇晃，需要抓扶东西	1
	稳定	2
闭目	不稳定	0
	稳定	1
转身 360°	步伐不连续	0
	步伐连续	1
	不稳定（需要抓握东西，摇晃）	0
	稳定	1
坐下过程	不安全（距离判断异常，跌进椅子）	0
	用上肢协助，或动作不流畅	1
	安全，动作流畅	2
平衡评分	/16	

注：让患者坐在硬座无扶手的椅子上

续表

Tinetti 步态评估量表		
1. 起步	有迟疑,或须尝试多次方能启动	0
	正常启动	1
2. 抬脚高度		
a. 左脚跨步	脚拖地,或抬高大于 3～5cm	0
	脚完全离地,但不超过 3～5cm	1
b. 右脚跨步	脚拖地,或抬高大于 3～5cm	0
	脚完全离地,但不超过 3～5cm	1
3. 步长		
a. 左脚跨步	跨步的脚未超过站立的对侧脚	0
	有超过站立的对侧脚	1
b. 右脚跨步	跨步的脚未超过站立的对侧脚	0
	有超过站立的对侧脚	1
4. 步态对称性	两脚步长不等	0
	两脚步长相等	1
5. 步伐连续性	步伐与步伐之间不连续或中断	0
	步伐连续	1
6. 走路路径(行走大约 3m 长)	明显偏移到某一边	0
	轻微 / 中度偏移或使用步行辅具	1
	走直线,且不需辅具	2
7. 躯干稳定	身体有明显摇晃或需使用步行辅具	0
	身体不晃,但需屈膝或弓背,或张开双臂以维持平衡	1
	身体不晃,无屈膝,不需张开双臂或使用辅具	2
8. 步宽(脚跟距离)	脚跟分开(步宽大)	0
	走路时两脚跟几乎靠在一起	1
步态评分	/12	
总分(步态 + 平衡)	/28	

判定标准:

总评分	跌倒风险
≤18	高
19～23	中等
≥24	低

附表 12 FRAIL 量表

问题
□过去四周内大部分时间或全部时间感到疲乏。
□在不用任何辅助工具及不用他人帮助的情况下,中途不休息爬一层楼梯有困难。
□在不用任何辅助工具及不用他人帮助的情况下,走完一个街区(500m)较困难。
□医生曾经告诉你存在五种以上如下疾病:高血压、糖尿病、急性心脏疾病发作、卒中、恶性肿瘤(微小皮肤癌除外)、充血性心力衰竭、哮喘、关节炎、慢性肺病、肾脏疾病、心绞痛等。
□一年或更短时间内出现体重下降≥5%。

注:≥3条者考虑"衰弱";1~2条为"衰弱前期";0条为"无衰弱的健壮老人"

附表 13 Fried 衰弱诊断标准

问题		
1. 体重减轻(过去1年内体重下降≥5%或4.5kg)。	是□	否□
2. 疲劳感:(近1周内,有3天以上做任何事情感到费力或缺乏干劲)。	是□	否□
3. 握力下降:男性<26kg,女性<18kg。	是□	否□
4. 步速减慢(步速标准为步行6m,<1m/s为异常)。	是□	否□
5. 低体能,表现为活动量减少:每周体力活动男性<383kcal(约散步2.5h);女性<270kcal(约散步2h)。	是□	否□

符合≥3条诊断衰弱;符合1~2项诊断衰弱前期

附表 14 营养风险筛查 2002

疾病状态	分数
● 髋部骨折、慢性疾病有急性并发症者:肝硬化、慢性阻塞性肺病、长期血液透析、糖尿病、一般恶性肿瘤	1
● 腹部大手术、脑卒中、重症肺炎、血液恶性肿瘤	2
● 颅脑损伤、骨髓移植、APACHE>10分的ICU患者	3

营养状况(单选)	分数
● 正常营养状态	0
● 3个月内体质量减轻>5%或最近1个星期进食量(与需要量相比)减少20%~50%	1
● 2个月内体质量减轻>5%或BMI 18.5~20.5kg/m² 或最近1个星期进食量(与需要量相比)减少50%~75%	2
● 1个月内体质量减轻>5%(或3个月内减轻>15%)或BMI<18.5kg/m²(或血清白蛋白<35g/L)或最近1个星期进食量(与需要量相比)减少75%~100%	3

年龄	分数
● ≥70岁加算1分	1

总分

APACHE:急性生理学与慢性健康状况评分,ICU:重症监护病房。

结果判定及处理:

得分≥3分:表明患者有营养风险,需要制订营养支持计划。

总分<3分:需要每周对患者进行评估。

如果患者将进行大手术,则需要考虑预防性的营养干预计划以避免相关的危险状态

中英文名词对照索引

D

E

F

G

H

J

K

L

Q

R

S

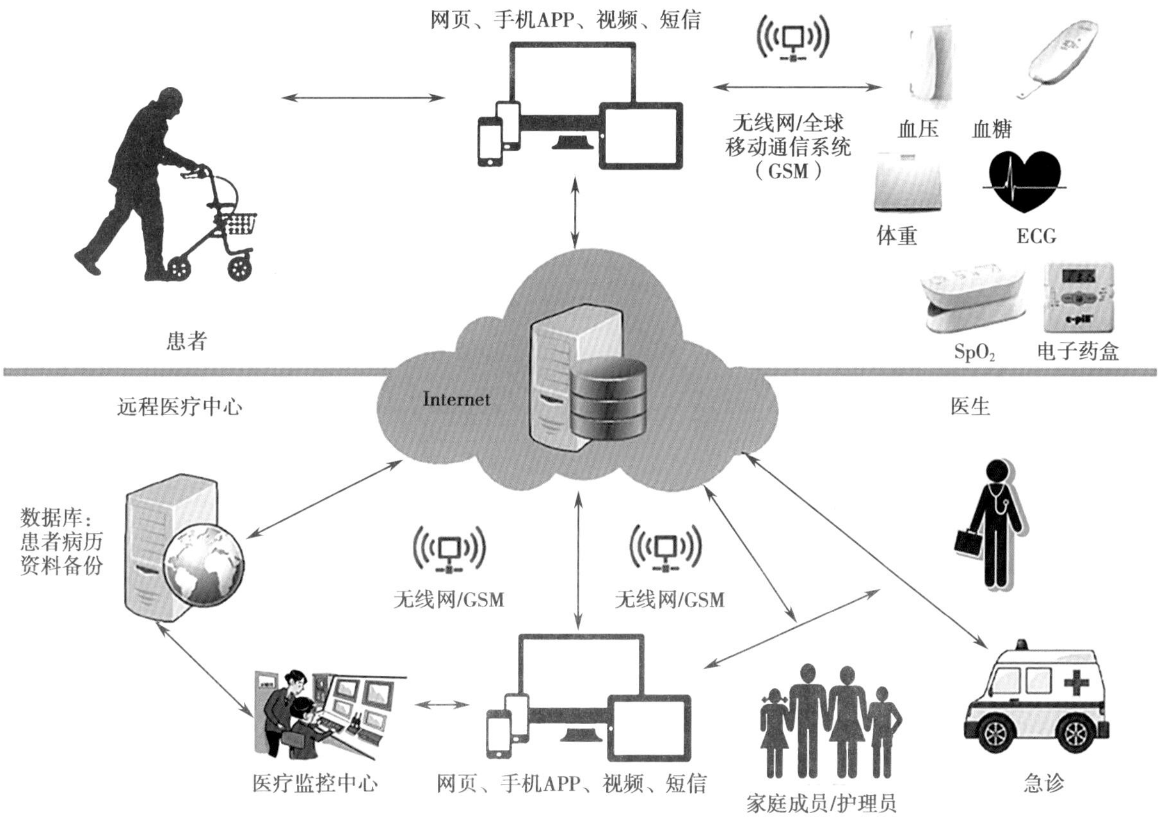

网页、手机APP、视频、短信

无线网/全球移动通信系统（GSM）

血压　血糖

体重　ECG

SpO₂　电子药盒

患者

远程医疗中心

Internet

医生

数据库：患者病历资料备份

无线网/GSM　　无线网/GSM

医疗监控中心　网页、手机APP、视频、短信　家庭成员/护理员　急诊

图 2-9-5　远程医疗系统为老年人提供家庭医疗保健的示意图

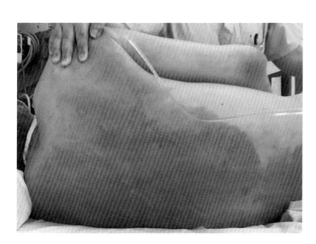

图 3-11-2　1 期压力性损伤示意图

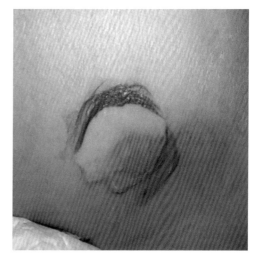

图 3-11-3　2 期压力性损伤示意图

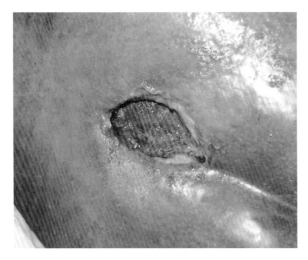

图 3-11-4　3 期压力性损伤示意图

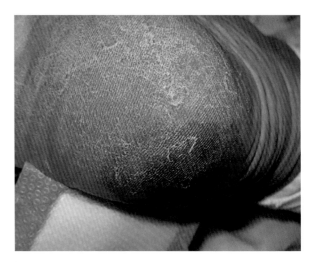

图 3-11-7　深部组织损伤期示意图

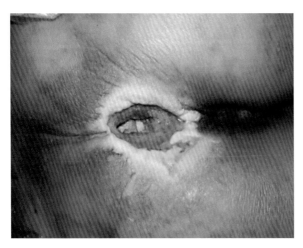

图 3-11-5　4 期压力性损伤示意图

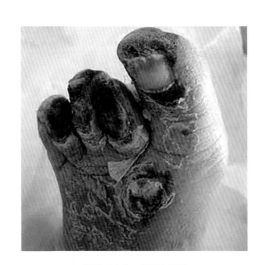

图 3-11-9　糖尿病足

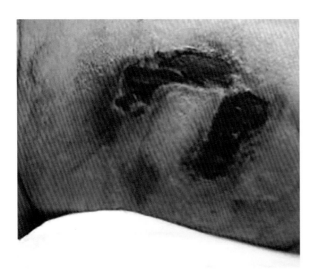

图 3-11-6　不可分期压力性损伤示意图

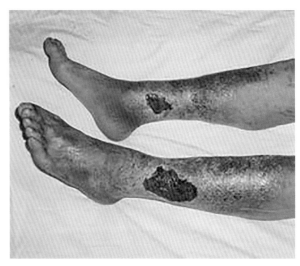

图 3-11-10　下肢静脉溃疡

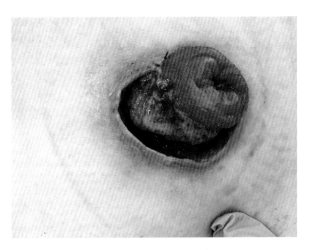

图 3-11-11 造口皮肤黏膜分离

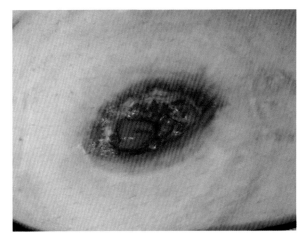

图 3-11-14 造口狭窄

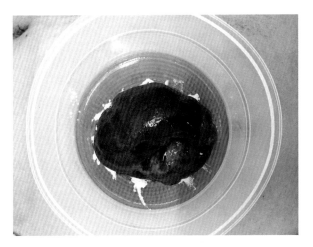

图 3-11-12 造口缺血坏死

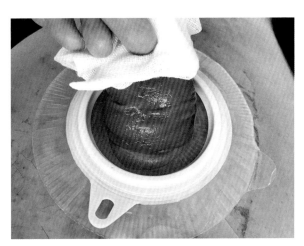

图 3-11-15 造口脱垂

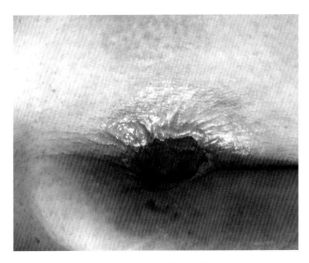

图 3-11-13 造口回缩

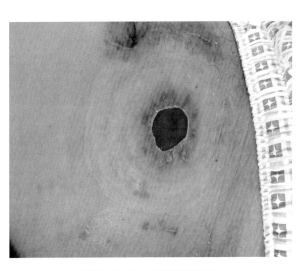

图 3-11-16 回肠膀胱造口

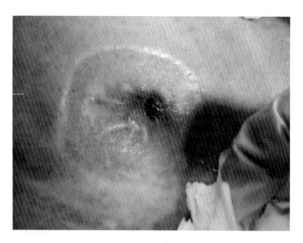

图 3-11-17　输尿管皮肤造瘘

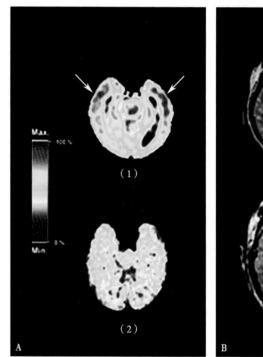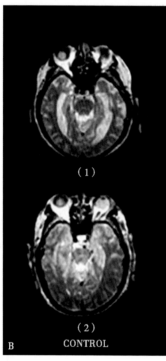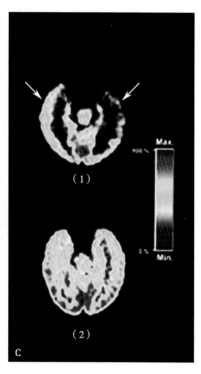

图 4-4-2　阿尔茨海默病患者正电子发射断层摄影
A. FDDNP PET；B. MRI；C. FDG PET

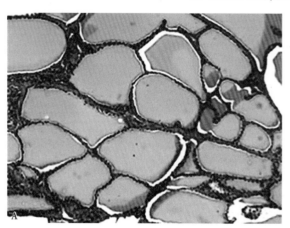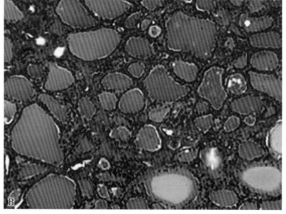

图 4-5-1　苏木精和曙红染色正常甲状腺组织切片的显微照片
老年人的滤泡数目少、体积小、胶质少，并存在细长的纤维间隙扩张（A. 青年女性；B. 老年女性）